AF545358

Ulrike Enke

Emil von Behring 1854–1917

Ulrike Enke

Emil von Behring
1854 – 1917

Immunologe – Unternehmer – Nobelpreisträger

Wallstein Verlag

Gedruckt mit freundlicher Unterstützung
der von Behring-Röntgen-Stiftung,
des Fachbereichs Medizin der Philipps-Universität Marburg
und der Unternehmen am Standort Behringwerke Marburg

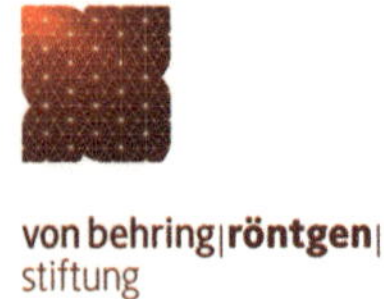

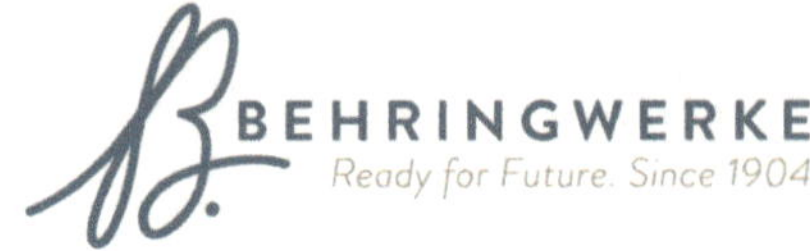

Bibliografische Information der Deutschen Nationalbibliothek
Die Deutsche Nationalbibliothek verzeichnet diese Publikation in der
Deutschen Nationalbibliografie; detaillierte bibliografische Daten
sind im Internet über http://dnb.d-nb.de abrufbar.

2. Auflage 2023
© Wallstein Verlag, Göttingen 2023
www.wallstein-verlag.de
Vom Verlag gesetzt aus der Minion Pro und der Questa
Umschlaggestaltung: Marion Wiebel, Wallstein Verlag
Umschlagbild: Emil von Behring im Jahr 1902. Fotograf: Emil Bieber, Fotoatelier
Emilie Bieber, Berlin. Orig.: Behring-Archiv Marburg, EvB/L1/12.
Lithographie: SchwabScantechnik, Göttingen
Druck und Verarbeitung: Hubert & Co, Göttingen
ISBN 978-3-8353-5501-9

Inhalt

I. Leben – Nachlass – Biographie
Zur Einführung

A biography can never be objectively true; that is what distinguishes it from a record of social or historical fact.
A. J. A. Symons: The Quest for Corvo[1]

1. Spurensuche

Im Sommer 2016 hatte ich die Gelegenheit, das Wohnhaus Otto von Behrings in Wetzlar zu besuchen.[2] Damals hatte ich mich bereits mehrere Jahre mit dem Marburger Nachlass seines Vaters, Emil von Behring, beschäftigt und in dieser Zeit Hunderte von Briefen, Fotos und Manuskripten in Händen gehalten, Handschriften entziffert und Gesichter identifiziert. Otto, ehemaliger Kinderarzt in Wetzlar, war Behrings jüngster Sohn. Er war seit fast fünfzehn Jahren tot, seine um viele Jahre jüngere Witwe war gerade in ein Altenheim übergesiedelt und hatte kaum etwas aus ihrem Haushalt mitnehmen können. Das Ehepaar hatte keine Kinder. Eingeladen hatte mich der in Frankfurt lebende Neffe Ottos, Emilio von Behring, ein Enkelsohn Emil von Behrings, den ich vor einiger Zeit kennengelernt hatte.

Zum vereinbarten Zeitpunkt kam ich am Grundstück an. Wie ich wusste, handelte es sich bei dem Anwesen um ein Einfamilienhaus mit Arztpraxis. Von der Straße aus waren nur eine Mauer und eine offene Garage zu sehen, in der Kisten und Gerümpel, ein Besen und eine Schubkarre abgestellt waren. Endlich fand ich halb versteckt hinter einem Baum eine angelehnte schmiedeeiserne Gartentür. Ein gewundener, mit Moos bewachsener Pfad führte durch einen verwilderten Garten bergauf, vorbei an Bäumen und üppigem Gebüsch, an einem Wasserbecken und einem schon lange stillgelegten Springbrunnen, bis zur Haustür.

Hier wurde ich von Emilio freundlich empfangen, ich betrat das Haus. Der Geruch von Feuchtigkeit und abgelagerten Dingen schlug mir schon im Windfang entgegen. Das erste Zimmer, das ich einsehen konnte, war das Wohnzimmer. Auf engstem Raum ballten sich dunkle Gründerzeitmöbel, Bronzestatuetten, Wandteller und Medaillons mit Napoleon-Darstellungen, Silberkaraffen und Meißener Porzellan. Überall, auf den Möbeln, auf den Fensterbänken und auf den Simsen, standen in versilberten Rahmen die vertrauten Gesichter der Familie und blickten mich an. – War dies ein bis vor kurzem bewohntes Haus, oder war ich in einem Behring-Museum gelandet? Tatsächlich fühlte ich mich bei der unerwarteten

Konfrontation mit den aus einem vergangenen Jahrhundert stammenden Lebenszeugnissen wie bei einem Besuch im Archiv, allerdings einem wilden Archiv, das ungeordneten Erinnerungsstücken einen breiten Raum gab. Es war eine mit allen Sinnen erlebte Begegnung mit dem Vergangenen: Auf dem kurzen Weg von der Straße ins Haus hatte ich einen Zeitsprung vollzogen.

Umso verwirrender war es, dass die mir museal erscheinenden Gegenstände ihre ursprüngliche Funktion noch nicht verloren hatten. Ohne weiteres holte Emilio die historischen Tassen und Teller aus dem Schrank. Gastgeber und Besucherin benutzten die alten Möbel und das wertvolle handbemalte Porzellan wie selbstverständlich für einen kleinen Nachmittagsimbiss.

Der Moment der Überwältigung durch den als auratisch erlebten Ort[3] war also von kurzer Dauer. Nach dem Imbiss wurde mit dem Öffnen der Schränke und Schubladen und der Inspektion der Behältnisse die wissenschaftliche Arbeit fortgesetzt. Ein Buch mit Paul Ehrlichs *Gesammelten Arbeiten zur Immunitätsforschung* in einem Glasschrank enthielt nicht nur eine Widmung des Kollegen,[4] sondern roch auch, gut konserviert und wie mir schien unverkennbar, nach Ehrlichs geliebten Zigarren. An einer Wand im dunklen Flur hing ein signiertes und mit Datum versehenes Portrait Else von Behrings, ein Aquarell des italienischen Malers Edgardo Saporetti aus dem Jahr 1897, gemalt in Rom, einer Station während der Hochzeitsreise. Wegen der im Haus herrschenden Feuchtigkeit war es durch Schimmelbefall stark beschädigt. Neben zwei nahezu identischen blauen Fotoalben mit der geprägten Jahreszahl 1917 fanden sich weitere Hinweise auf die Herkunft bestimmter Gegenstände. Im Aufsatz einer verstaubten Kaminuhr lag ein bisher übersehener Zettel mit einer Notiz in der schwer entzifferbaren Handschrift Else von Behrings. Sie lautete: »Geschenk der Kaiserin Augusta an Großpapa Spinola / EvB«. Dank dieses jahrzehntealten Hinweises konnte die Uhr als Geschenk der deutschen Kaiserin Augusta an Else von Behrings Vater Bernhard Spinola identifiziert werden. Die Auszeichnung datierte, wie spätere Recherchen zeigten, zurück ins Jahr 1881.[5]

Bereits durch diese ersten Anhaltspunkte waren die ungeordneten Alltagsdinge mit ihren Gebrauchsspuren, Knicken, Flecken, Wasserrändern zu Lebenszeugnissen, zur biographischen Quelle geworden. Offensichtlich unterschied sich meine biographische Perspektive erheblich von dem Blick der Familienmitglieder auf die aus ihrer Sicht alltäglichen Gegenstände, die sie nicht hinsichtlich des materiellen Werts und der historischen Bedeutung wahrnahmen. Endgültig wurden die materiellen Hinterlassenschaften zu Repräsentanten einer nun abgeschlossenen Zeit, als ich sie wie papierne Archivalien behandelte, indem ich sie fotografierte, verpackte und in den darauf folgenden Wochen in meinem Büro verzeichnete, wo sie kontextualisiert und der historischen Analyse unterzogen werden konnten.[6]

Die Spurensuche in Otto von Behrings Haus setzte eine Tätigkeit fort, der wir seit damals sieben Jahren in Marburg nachgingen: den Nachlass des Marburger Hochschullehrers, Unternehmers und Nobelpreisträgers Emil von Behring zu sichten, zu ordnen und für die wissenschaftliche Auswertung zugänglich zu machen. Dass die Beschäftigung mit den Lebenszeugnissen in eine Behring-Biographie münden würde, konnte zu Beginn, im Jahr 2009, noch niemand ahnen.

2. »Biographiewürdigkeit«

Emil Behring – das Adelsprädikat wurde ihm erst 1901 verliehen – kann als »biographiewürdige Person«[7] im herkömmlichen Sinne angesehen werden. In die Medizingeschichte ist er als Entdecker eines Heilserums gegen die Kinderkrankheit Diphtherie eingegangen und bis heute in den einschlägigen Personenlexika vertreten. Von Marburg aus, inzwischen weltweit bekannt und angesehen, pflegte er als Tuberkuloseforscher Kontakte mit europäischen Wissenschaftlern und baute Kooperationen mit adligen Rinderzüchtern und Milchproduzenten auf; als Unternehmer gründete er die *Behringwerke*, die das ebenfalls von ihm entwickelte kriegswichtige Tetanusserum produzierten. Ausgezeichnet mit internationalen Preisen und versehen mit Ehrentiteln wie »Retter der Kinder und der Soldaten« wurde er von Staaten und Institutionen gewürdigt und von der Bevölkerung gefeiert. Schließlich wurde er als der erste Träger des Nobelpreises für Medizin oder Physiologie der Fahnenträger einer langen Reihe von Forschern, die als Repräsentanten wissenschaftlicher Exzellenz galten und bis heute gelten.

Zu den Höhepunkten dieses Wissenschaftlerlebens gesellt sich eine Lebensgeschichte mit Besonderheiten, die Behring zu einer zwiespältigen, ja ›schwierigen‹ Person mit Reibungspunkten und Brüchen machen. Die großen Erfolge seines Lebens waren ihm nicht in die Wiege gelegt worden: Er entstammte den ärmlichen Verhältnissen einer im östlichen Westpreußen ansässigen kinderreichen Dorfschullehrerfamilie. Der soziale Aufstieg gelang ihm dank seiner hohen Intelligenz, durch Lerneifer und gute schulische und akademische Ausbildung, durch Ausdauer, Durchsetzungsvermögen und Willenskraft. Seine durch staatliche Protektion geförderte Karriere verfolgte er gegen äußere Widerstände, im Kollegenkreis war er wegen seiner Alleingänge gefürchtet, die Liste seiner Schüler umfasst nur wenige Namen. Im engeren Kreis der Familie ein liebevoller Ehemann, Vater und Schwiegersohn, war er nach außen bedacht auf Anerkennung seiner wissenschaftlichen Leistungen. Schließlich kämpfte er zeitlebens gegen Erschöpfungszustände und eine Neigung zu Depressionen, die ihn im letzten Drittel seines Lebens zu einem dreijährigen Rückzug von allen Geschäften und seiner Familie zwang. Genesen und erneut voller Schaffenskraft wurde Behring 1914 anlässlich seines 60. Geburtstags von den Zeitungen als Wohltäter der Menschheit gefeiert. – Ein heroisches Leben, könnte man annehmen, und aus der geschilderten Faktenlage ließe sich die leuchtende Gestalt eines Helden und »Halbgottes in Weiß« konstruieren.

Medizinerbiographien waren im 20. Jahrhundert weit verbreitet und eine beliebte Lektüre. Gerne verfassten Schüler oder Lehrstuhlnachfolger des Verstorbenen kurze Nekrologe oder »Lebensbeschreibungen«. Im Sinne eines *De mortuis nihil nisi bene* würdigten sie die »Lebensleistung« des »großen Mannes« und gliederten dessen wissenschaftliche Verdienste und Erfolge in die scheinbar unendliche Fortschrittsgeschichte der Menschheit ein, in die sich auch der zumeist männliche Autor der Biographie einreihen konnte. Andererseits schrieben die Ärzte selbst am Ende des Berufslebens autobiographische Erinnerungen oder »Rückschauen«,[8] welche bevorzugt die universitären Lehr- und Wanderjahre bis hin zur Stationierung auf einem bedeutenden Lehrstuhl schilderten. Der Medizinhistoriker Christoph Gradmann hat auf die Fallstricke dieser Art von Selbststilisierung und Heldenverehrung vielfach hingewiesen, insbesondere in seinen *Anmerkungen zur medizinhistorischen Biographik in Deutschland*, die im sprechenden Titel *Nur Helden in weißen Kitteln?* das Problem der Heroisierung zum Ausdruck bringen.[9]

Tatsächlich wurde auch Behrings »Leben« nach seinem Tod im Jahr 1917 mehrfach erzählt, doch nicht von ihm selbst, seinen Schülern, Weggenossen oder Nachfolgern, sondern zunächst von zwei beauftragten Biographen, Heinz Zeiss und Richard Bieling, deren Engagement und Motivation noch vorgestellt wird. Ihnen folgten in den Vierziger- und Fünfzigerjahren Behring-Romane, welche, unzweifelhaft inspiriert von der 1940 erschienenen großen Behring-Biographie der genannten Autoren, die großartigen Leistungen des Bezwingers von Krankheit und Tod schilderten, sich dabei aber meist auf besondere »schicksalhafte Jahre« fokussierten und nicht selten in der Rettung eines Kindes gipfelten. 2005 legte Derek S. Linton eine Biographie vor, die sich bezüglich der persönlichen Lebenszeugnisse ausschließlich auf das Buch von Zeiss und Bieling stützt. 2019 schließlich publizierte die langjährige Leiterin des Marburger Behring-Archivs, Kornelia Grundmann, mit *Emil von Behring in Marburg* in der Reihe der Marburger Stadtschriften ein reichbebildertes Behring-Lesebuch, das – wie der Titel sagt – den Fokus auf Behrings Marburger Jahre legt und nach drei Jahren bereits eine zweite Auflage erlebte.[10]

Die Biographie als Gattung, obwohl viel gekauft und gelesen, war und blieb im theoretischen Diskurs umstritten; sie wurde als »Mode ohne Methode« verunglimpft und galt als »theoretisch naiv«.[11] Wegen des Changierens zwischen Fakt und Fiktion – Virginia Woolf hat sie als Mischwesen, *»a bastard, an impure art«*, bezeichnet –[12] haftete ihr der Ruch der Unwissenschaftlichkeit und in der Tendenz der der Schönfärberei[13] an. Das änderte sich durch die in den Geschichts-, Sozial- und Literaturwissenschaften seit den 1980er Jahren lebhaft geführten Debatten um Anspruch und Berechtigung der wissenschaftlichen Biographieschreibung. Sie führten dazu, dass »Leben« und »Lebensweg« nicht mehr losgelöst von politischen Entwicklungen betrachtet, sondern als Bestandteil gesellschaftlicher Prozesse analysiert und um eine erkenntnistheoretische Perspektive erweitert wurden. Zwangsläufig führte die Einbindung des biographierten Subjekts in das historische Geschehen zu einer Neuausrichtung und zunehmenden Theoretisierung des Genres; mit einem sich wandelnden Subjektbegriff wurden Kernbegriffe wie Lebensgeschichte und Person[14] problematisiert. Die Figur des »Gelehrten«, des

Arztes, des (Natur-)Wissenschaftlers mit seinen sozialen Rollen – bis hin zu der des Familienvaters und Haushaltsvorstandes –[15] wurde unter den Bedingungen der Erkenntnis- und Wissensproduktion in- und außerhalb der Universität untersucht.[16] Generierung neuen Wissens wurde nicht mehr als Einzelleistung eines genialen Forschers, sondern als Ergebnis eines kollektive Prozesse durchlaufenden Austauschs in Denkkollektiven (Ludwik Fleck)[17] betrachtet. Als geeignete Analysekategorie im Umfeld der Produktion von Wissen und der (wissenschaftlichen) Sichtbarkeit erwies sich dabei auch – basierend auf der von dem französischen Soziologen Bruno Latour entwickelten Akteur-Netzwerk-Theorie (ANT) – die Untersuchung der politischen, wissenschaftlichen und privaten Netzwerke und der Praktiken des Austauschs innerhalb dieser Bezugssysteme.[18] Das Soziale, das Latour als Interaktion zwischen Menschen und Dingen bezeichnete, definierte er als ein System in Bewegung, das sich fortwährend und immer neu bildet.[19] Medizinhistorikerinnen und Biographen wie Katharina Kreuder-Sonnen, Heiner Fangerau und Axel Hüntelmann nutzten Latours Analysewerkzeuge, um die von ihnen biographierten Personen – den polnischen Bakteriologen Odo Bujwid, den Biologen Jacques Loeb und den Immunologen Paul Ehrlich – als in Netzwerken agierende Personen vorzustellen[20] und dabei auch den »Kaninchen und Ehefrauen« (Kreuder-Sonnen)[21] den ihnen gebührenden Raum zu geben. In den 1970er und 1980er Jahren wurden die Diskussionen um die »Biographiewürdigkeit« einer Person oder Personengruppe nicht nur von der Sozialwissenschaft, die Arbeiterbiographien erforschte, und den meist männlichen Autoren der Dokumentarliteratur, sondern auch von der Frauenbewegung aufgegriffen. Letztere trug dazu bei, das von doppelter Diskriminierung geprägte »marginale« Leben von Hausfrauen, Müttern, Arbeiterinnen mit Hilfe von Interviews und Protokollen[22] aufzuzeichnen, öffentlich zu machen und dem Vergessen zu entreißen.

»Biographiewürdigkeit« ist also eine sich im steten Wandel befindliche Zuschreibung, die nicht nur von dem biographierten Subjekt, sondern auch von dem der Entscheidung zugrunde liegenden Kanon bestimmt wird.[23] Der einer Lebensbeschreibung würdige Behring – das Biographie-Projekt wurde mehrfach durch Expertengremien positiv begutachtet – hat gerade in den Zeiten einer weltweit grassierenden Pandemie, in denen die vorliegende Biographie geschrieben wurde, eine ungeahnte Aktualität erhalten. Die Analyse der historischen Rahmenbedingungen im Umfeld von Wissenschaft, Politik und pharmazeutischer Industrie zeigen den Impfstoffentwickler und Unternehmensgründer Behring nicht mehr nur als Forscher, sondern eingebunden in unterschiedliche, sich ergänzende oder miteinander konkurrierende Interessenlagen, die gewisse Parallelen zur aktuellen Diskussion um die Bekämpfung der Coronavirus-Erkrankung (COVID-19) erkennen lassen. Als »großer Mann« oder *Held im weißen Kittel* soll er – abgesehen davon, dass er sich stets im eleganten Anzug fotografieren ließ – dennoch nicht dargestellt werden, vielmehr als eine in geschickt geknüpften Netzwerken agierende Person, die sehr unterschiedliche Rollen im Verlauf eines Lebens mit Brüchen ausfüllte.

3. Biographie schreiben

Wie die Kategorie »Biographiewürdigkeit« ist auch die Biographie als Gattung, um mit dem Literaturwissenschaftler Rüdiger Zymner zu sprechen, »keine historisch und kulturell stabile Entität«.[24] Die Art und Weise, wie ein ›Leben‹, eine ›Vita‹, eine Heiligenlegende wie das mittelalterliche *Annolied*[25] erzählt und beschrieben wird, unterliegt sich wandelnden Rahmenbedingungen und einem sich ändernden Erzählmodus: Eine lineare Narration von der Wiege bis zur Bahre geht von einem auf ein Ziel oder einen Sinn gerichteten Lebenslauf aus.

In seiner 1986 erschienenen Schrift *Die biographische Illusion* hat der französische Soziologe Pierre Bourdieu diese Linearität in Frage gestellt. Bourdieu bezweifelt, dass es einen kohärenten, auf ein Ziel *(telos)* hinführenden Lebensweg gibt, der wie ein Schienennetz funktioniert, von Station zu Station reicht, von einem Urgrund *(raison d'être)* ausgeht und einer logischen Ordnung folgt.[26] Das Gegenteil sei der Fall, so Bourdieu, und das biographierte Leben und die biographische Erzählung ein Konstrukt. Bourdieus *Biographische Illusion* wurde im Verlauf der Diskussion um Biographie und Narration intensiv rezipiert und hatte weitreichende Folgen für die Debatte. Denn, so schlussfolgert die Historikerin Levke Harders: »Wenn Lebensläufe als Konstruktion begriffen werden, funktioniert die klassische Nacherzählung einer Lebensgeschichte nicht mehr«.[27]

Mit dem Nachdenken über das beschriebene Subjekt setzte eine Reflexion über das schreibende Subjekt ein, seine Schreibmotivation und die Schreibbedingungen. Biographinnen und Biographen sind entweder konfrontiert mit einem Mangel an ›Lebensstoff‹ oder einer überwältigenden Materialfülle, sie werden geleitet von Sympathien oder Antipathien, und sie sind wie der Nabokov-Biograph Brian Boyd beeinflusst von einer Witwe,[28] von Familienangehörigen der nächsten und übernächsten Generation oder von der Begegnung mit dem leibhaftigen Forschungsobjekt, wie Thomas Söderqvist berichten konnte.[29] Alphonse James Albert Symons widmete gar einen großen Teil seiner Corvo-Biographie, die den vielsagenden Untertitel *An Experiment in Biography* trägt, der Queste, also der abenteuerlichen Suche nach dem biographierten Subjekt, *Baron Corvo*, hinter dem sich der britische Schriftsteller Frederick William Rolfe und sein exzentrisches Leben verbargen.[30] Autoren wie Söderqvist und Boyd, der einen Essayband zum Thema hintergründig *Stalking Nabokov* betitelt hat,[31] haben den Tatbestand der fehlenden Distanz in ihre Überlegungen zum Selbstverständnis des Biographen aufgenommen.[32] Söderqvist etwa stellt die Frage, inwieweit das schreibende Subjekt überhaupt in Erscheinung treten und die Stimme des Autors *(»my own voice«)* zu Gehör gebracht werden dürfe. Er plädiert für eine Balance zwischen der zunächst erforderlichen Nähe zum Forschungsgegenstand und einer nachfolgenden Distanzierung, von ihm gut gelaunt als »*happy divorce*« bezeichnet.[33] Dass eine ›biographische Wahrheit‹ gefunden werden kann, wird vielstimmig angezweifelt. Bernhard Fetz hat die biographische Wahrheit ein »relationales Gebilde« genannt, das zwischen der biographischen Erzählung, ihren Objekten und den Lesern »jeweils neu« entstehen und mit jedem biographischen Projekt »neu verhandelt« werden müsse.[34] Bereits 1936 hatte Sigmund Freud klarsichtig geschrieben: »[...] die biographische Wahrheit ist nicht zu haben, und wenn man sie hätte, wäre sie nicht zu brauchen.«[35] Und das Bonmot von Jean Renoir, dem Sohn des Bildhauers Auguste Renoir, bringt die Subjektivität des Autors noch deutlicher auf den Punkt. »Sie schildern uns Renoir ja gar nicht, wie er war, sondern wie Sie ihn sahen«, wird ihm vorgeworfen. Und Jean Renoir antwortet daraufhin: »Natürlich. Geschichte ist ein zutiefst subjektives Fach.«[36]

Wissenschaftliche Autorinnen und Autoren sind nicht nur konfrontiert mit dem historischen Material und den eigenen, durchaus gemischten Empfindungen gegenüber ihrem Forschungsgegenstand. Sie sind auch eingebunden in einen sich wandelnden wissenschaftlichen Diskurs. Wissenschaftliche Lebensbeschreibungen spiegeln Fragestellungen und Tendenzen einer *Scientific Community* und legen damit auch die Individualitäts- und Gesellschaftsvorstellungen einer bestimmten Epoche offen, die beispielsweise Heroen braucht oder diese als Ausdruck toxischer Männlichkeit dekonstruiert. Die biographischen Erzählungen geben damit auch Einblicke in die »je virulenten Ideen vom ›guten Leben‹«, so der Literaturwissenschaftler Christian Klein. In der Analyse der narrativen Konstruktion, den Leitfragen und -ideen, erfährt man nach Klein also nicht nur etwas über das Subjekt der Erzählung, sondern auch über »die Konstruktions- und Durchsetzungsprinzipien gesellschaftlicher Wertvorstellungen«.[37]

Dass die Vorstellung vom ›guten‹, gelungenen oder, *ex negativo,* vom ›gescheiterten‹ Leben abhängig ist von sich wandelnden Welterklärungsmodellen und Denk- und Wertesystemen, hat auf konsequente Weise Nicolaas A. Rupke in seinem Buch *Alexander von Humboldt. A Metabiography* durchdekliniert.[38] Am Beispiel der fast unzählbaren Lebensbeschreibungen und -darstellungen des Berliner Weltbürgers untersucht Rupke mit dem von ihm explizit durchgeführten metabiographischen Zugang, wie das Leben eines berühmten und hoch dekorierten Wissenschaftlers in vielfältiger Weise erzählt und jeweils neu konstruiert wird. Er zeigt damit auch, dass die Biographie implizit oder explizit nicht nur das von Gesellschaft, Kultur und Ökonomie geprägte re-konstruierte »Leben« der biographierten Person präsentiert, sondern auch den zeitlichen, institutionellen, kulturellen und weltanschaulichen Standpunkt der Verfasserin oder des Verfassers; in den Worten Steven Shapins: »[...] shifting biographical traditions make one person have many lives«.[39]

Auch Behrings Leben kann als Leben im Plural gezeichnet werden. Eine dieser möglichen Lebenserzählungen lässt ihn als den genialen Entdecker eines neuartigen Heilmittels wiederauferstehen. Eine andere Geschichte zeigt ihn als *Homo novus*, als sozialen Aufsteiger, der sich durch gesellschaftliche Kontakte und luxuriöse Reisen neue geographische und soziale Welten erschloss. Eine dritte führt ihn vor als Netzwerker, der medizinische Forschung in Kleingruppen betrieb und von scharfsinnigen und klugen Kollegen wie Paul Ehrlich profitierte, aber in skrupelloser Weise eigene Interessen durchsetzte. Eine vierte richtet den Fokus auf den Marburger Behring, der als Kommunalpolitiker und Unternehmer in der Universitätsstadt nachhaltige Spuren hinterließ und dafür bis heute gefeiert wird. Eine fünfte betrachtet den zu Reichtum gekommenen Bürger, Ehemann und Familienvater und sein privilegiertes Leben im deutschen Kaiserreich, eine sechste zeichnet das Bild einer narzisstisch bedürftigen, latent depressiven und stets Höchstleistungen und Anerkennung benötigenden Persönlichkeit, alle weiteren setzen andere Schwerpunkte, die Aufzählung ließe sich fortsetzen.

Diese neue Biographie versteht sich einerseits als *Assemblage*, eine durch Erzählung verbundene Montage von Fundstücken verschiedenster Art und Provenienz aus Behrings Leben. Das Konzept des Aufgefundenen und Zusammengefügten entspricht meiner Annäherung an Emil Behring als dem Subjekt der Erzählung. Ihm habe ich mich damals nicht aufgrund eines theoretischen Interesses an einer medizin- oder sozialhistorischen Thematik zugewandt, sondern über die Erschließung seines in Marburg aufbewahrten Nachlasses, der für die Präsentation in einer Online-Datenbank vorbereitet wurde. Die mir bis dahin kaum bekannte historische Figur begegnete mir zunächst als der Empfänger von Briefen, deren unter »A« abgelegte Absender Namen wie Christian Wilhelm Allers (Neapel), Friedrich Althoff (Berlin) oder Hugo Andreae (Capri) trugen. Die damals vorgefundene Ordnung führte über die alphabetisch nach Korrespondenzpartnern abgehefteten Briefe hin zu den Manuskripten, Laborprotokollen und Fotos und folgte keinesfalls den Regeln einer Lebenschronologie. Durch den freundschaftlichen Kontakt zu Emilio von Behring und seiner Ehefrau Marisa Lopez de Vicuna kamen weitere Briefe, ein Gästebuch und schließlich auch einige Gegenstände aus dem Haushalt Otto von Behrings hinzu, die das im wahrsten Sinne Stück für Stück entstehende Behring-Bild ergänzten. Zusätzliche Recherchen in Firmen- und Privatarchiven sowie den Stadt- und Staatsarchiven förderten historische Exkursions- und Reiserouten, Verträge, Liegenschaften und Baupläne zutage. Die disparaten Lebensdokumente, nun eher thematisch als chronologisch geordnet, führten vor Augen, dass Behring ein Kind seiner Zeit war, nicht nur im Hinblick auf seine Profession als Arzt, der über die Bekämpfung der Infektionskrankheiten forschte und Heilmittel entwickelte. Er war eingebunden in alltägliche Verrichtungen, unternahm Urlaubsreisen mit dem Schiff, nutzte die Eisenbahn und verfügte im Haus über Badewanne und fließendes Wasser. Er ließ sich von einem Frankfurter Schneider einkleiden, liebte Nussschinken und französische Opern, besuchte einen »Zahnkünstler« bei Zahnschmerzen und nahm Narkotika bei Schlafstörungen. Diese Zutaten des Alltags erzählen aus der mikrohistorischen Perspektive vom Alltag der Familie Behring.

Die vorliegende Lebensbeschreibung versteht sich auch als wissenschaftliche Biographie und ist damit den Gesetzen der *Scientific biography* verpflichtet.[40] Sie greift auf die Hilfsmittel wissenschaftlicher Arbeit zurück, die historische Quellenarbeit und die Recherche. Zur Ausleuchtung der Entstehungsprozesse medizinischer Innovationen (im Sinne der Wissenskonstruktion gemäß der *Science Studies*)[41] und zum Verständnis der Netzwerke wurden die Gegenüberlieferungen aus unterschiedlichen Archiven herangezogen, zeithistorische Dokumente genutzt und die aktuellen Studien der wissenschaftshistorisch tätigen Kolleginnen und Kollegen verwendet – inklusive der von ihnen verfassten Biographien. Besonders die Monographien von Christoph Gradmann über den Begründer der Bakteriologie, Robert Koch, und Axel Hüntelmanns Biographie über den im gleichen Jahr und Monat wie Behring geborenen Paul Ehrlich machten einen inspirierenden Perspektivwechsel möglich. Behrings Briefe und die publizierten Texte wurden nach Schreibabsichten, den impliziten Botschaften an Leser- und Zuhörerschaft und dem Verhältnis zwischen Verfasser und Rezipienten analysiert und Inhalte in den wissenschaftshistorischen Kontext eingebunden.

Die Analyse der alten und neu hinzukommenden Quellen erwies sich als dynamischer Prozess. So erhielten einige zunächst als nebensächlich eingeschätzte Themen eine zeithistorische und auch gesellschaftspolitische Relevanz. Die von Behring praktizierte Wundversorgung durch Jodoformverbände in seiner Winziger Landarztpraxis oder die virulenten Fragen der Säuglingsernährung, der Milchhygiene und Viehzucht öffneten die Augen für Behrings Vielseitigkeit jenseits der Diphtherieforschung. Die Bedeutung Else von Behrings und ihrer Berliner Familie erschloss sich über die in Otto von Behrings Haus sorgfältig aufbewahrten Briefe ihres Nachlasses, einem wahren Schatz an Alltagsschilderungen aus der Marburger Provinz und zugleich das Spiegelbild eines gutbürgerlichen Frauenlebens in der Kaiserzeit. Auch die Tatsache, dass eine Marburger Zementhalle zum Zankapfel zwischen Bremer Kaufleuten und den Marburger Serumforschern wurde, konnte bei der ursprünglichen Konzeption eines Kapitels zur Unternehmensgeschichte nicht vorausgesehen werden. Der Briefwechsel des Konvoluts Behringwerke Bremen und Marburg war erst im Laufe der Nachlasserschließung entdeckt worden.

Die Fülle an historischem Material und an neuer Forschungsliteratur erforderte Auswahl und Konzentration. Die Darstellung des »ganzen Behring« war unmöglich und wurde nicht angestrebt. So kamen als Behrings Forschungsschwerpunkte der Klassiker, nämlich die Diphtherieserumentwicklung, und das Abseitige, nämlich die gescheiterte Tuberkuloseforschung, zur Geltung – dies aber auf Kosten der gerade für die Kriegswirtschaft bedeutenden Tetanusstudien. Behrings Leben auf Capri wurde unterschlagen, um sich vertiefend seiner Orientreise zu widmen, bedeutete diese am Ende des 19. Jahrhunderts aufkommende Art des Reisens für Behring doch einen Aufbruch in neue geographische und soziale Welten. Der Erste Weltkrieg, den der alternde Behring nur mehr als Geschäftsmann und in ökonomischer Hinsicht als Kriegsgewinnler erlebte, wurde nur hinsichtlich der Marburger Kriegslieferungen betrachtet, stattdessen kamen die in Behrings Leben zum Tragen kommenden deutsch-französischen Wissenschaftler-Freundschaften zur Sprache.

Als bisher in der Behring-Biographik nicht berücksichtigtes Thema wurde Behrings Rolle als Unternehmer-Forscher untersucht; das Kapitel verdankt seinen Facettenreichtum dem auf einem Marburger Dachboden gefundenen Konvolut von Briefen, Protokollen und Verträgen. Unverzichtbar war die Frage nach dem Erhalt des Medizinnobelpreises, denn dass die Wahl auf Behring fiel, war entgegen der weit verbreiteten Annahme nicht selbstverständlich. Die Konkurrenz war hart, das legen die historischen Aufzeichnungen des Nobelarchivs in Stockholm nahe.

Wie ein roter Faden zieht sich durch die Kapitel und Schwerpunkte die Frage nach dem gesellschaftlichen Aufstieg des Dorfschullehrerkindes Emil Behring. Seine Lebensstationen, sein Handeln außerhalb des engen Kreises der Familie, waren stets verbunden mit der Frage nach Sichtbarkeit und Bedeutung. Pierre Bourdieu hat das Fehlende und das Erreichte als Kapital bezeichnet und dabei zwischen dem ökonomischen, dem sozialen und dem kulturellen Kapital unterschieden. Bourdieus Gedanken bilden den Subtext bei der Betrachtung von Behrings Leben.

Die verschiedenen Aspekte dieses Lebens werden in Kapiteln vorgestellt, die mit einem »Fundstück« – einer Briefpassage, einem Romanauszug, einem Tagebuchtext, einem Foto – eröffnet werden und in Erzählung und Analyse ein neues »Behring-Leben« entwickeln. Ohne einer strengen Lebenschronologie zu folgen, spinnen sie einen Faden, ausgehend von den aufgefundenen blauen Fotoalben und der Geschichte des Nachlasses. Sie zeigen Behrings Anfänge in Hansdorf und sein Leben in seiner Wahlheimat Marburg und greifen dabei stets die Fragen auf: »Was vermitteln uns die Quellen?«, »Was erfahren wir vom Leben?« und: »Könnte es so gewesen sein?« Die Biographie ist ein Konstrukt, das in erzählerischer Verdichtung *ein* Behring-Bild von vielen anderen möglichen vorschlägt und meine Sicht, *eine* mögliche Sicht, auf Emil Behring und seine Zeit präsentiert und zur Diskussion stellt.

4. Danksagung

Die langjährige Beschäftigung mit Emil Behring und die daraus resultierende Biographie wären ohne vielfältige Hilfe nicht möglich gewesen. Der erste Dank gebührt Gerhard Aumüller. Ohne ihn gäbe es keine Behring-Biographie. Als damaliger Professor für Anatomie und kommissarischer Leiter des verwaisten Instituts für Geschichte der Medizin in Marburg hat Gerhard Aumüller den Wert des Behring-Nachlasses erkannt und die historischen Dokumente vor der Vernichtung gerettet. Dass daraus viele Jahre später eine wissenschaftliche Behring-Biographie entstehen konnte, ist seinem damaligen Weitblick und seiner späteren persönlichen Ermutigung und Fürsprache zu verdanken.

Dass die nun vorliegende Biographie Behrings im Wallstein Verlag erscheint, freut mich sehr. Damit wird das ›historische Dreigestirn‹ Koch – Ehrlich – Behring noch einmal unter einem Dach vereint – obwohl das nicht jedem der damaligen Akteure gefallen mag. Ina Lorenz, die als Lektorin die Fertigstellung des Buches begleitet hat, sei für ihre Unterstützung herzlich gedankt.

Allen Gutachterinnen und Gutachtern, die für die Deutsche Forschungsgemeinschaft und die von-Behring-Röntgen-Stiftung tätig waren, danke ich für die positiven Gutachten und die damit verbundene Wertschätzung; der DFG und der von-Behring-Röntgen-Stiftung für die großzügige finanzielle Förderung. Der Fachbereich Pharmazie der Philipps-Universität Marburg sowie der Förderverein Emil von Behring e. V. gaben grünes Licht bei Zwischenfinanzierungen und halfen mit Geldmitteln ebenso wie der Fachbereich Medizin und örtliche Unterstützer bei der Drucklegung des Buches. Dem Fachbereichskoordinator des Fachbereichs Pharmazie, Christof Wegscheid-Gerlach, danke ich für seine Unterstützung bei außergewöhnlichen Herausforderungen und die gute Zusammenarbeit.

Danken möchte ich Esther Krähwinkel, die einen ausgefeilten DFG-Antrag zur Bewahrung und Digitalisierung der Behring-Archivalien geschrieben hat. Mein großer Dank gilt Kornelia Grundmann, die nicht nur das genannte DFG-Projekt, sondern alle Marburger Behring-Projekte von Anfang bis Ende mit größtem Engagement begleitet hat. Ihrer Initiative ist unsere langjährige Zusammenarbeit zu verdanken. Weit über die universitären Verpflichtungen hinaus half Kornelia als langjährige Leiterin des Marburger Behring-Archivs bis zuletzt beim Auffinden verloren geglaubten Bild- und Archivmaterials. Sie gehörte zu den kenntnisreichen und kritischen Erstleserinnen des Manuskripts, ebenso wie Brigitte Balzer-Engel, Maike Rotzoll und ganz besonders Katharina Engel, denen ich an dieser Stelle herzlich danken möchte.

Ich danke meinen medizinhistorischen Kollegen Christoph Gradmann und Axel Hüntelmann, die als Koch- und Ehrlich-Biographen ermutigende Worte gefunden haben, sowie Heiner Fangerau, Nils Hansson und Thorsten Halling für ihre inspirierende Tagung zum Nobelpreis und der Frage von Exzellenz in der Wissenschaft. Nils stellte mir wertvolles Material aus dem Nobel-Archiv zur Verfügung. Gustav Källstrand vom Nobel-Museum in Stockholm versorgte mich mit schwedischer Nobel-Literatur. Volker Roelcke verdanke ich nicht nur den wertvollen Hinweis auf den Nachlass Heinz Zeiss’, sondern auch kritische Fragen zu Zeiss’ Behring-Biographie. Er sowie Dominik Groß in Aachen und Norbert Paul in Mainz luden mich zu Vorträgen in ihre Institute ein, wo wir erste Gedanken und Entwürfe diskutieren konnten, wofür ich ebenfalls herzlich danke. Bei der »Nachlass«-Tagung in Marbach fand zudem das erste Treffen mit den beiden Drehbuchautorinnen der ARD-Serie »Charité« statt. Dorothee Schön und Sabine Thor-Wiedemann hauchten den Marburger Quellen Leben ein und gaben dem historischen Behring eine äußerst lebendige und differenzierte Gestalt. Ihre im Umfeld des berühmten Berliner Krankenhauses angesiedelte Arbeit brachte die sozial- und medizinhistorisch so spannende Epoche einem breiten Publikum nahe und machte »Behring« bekannt.

Alle theoretischen Fragen zu Gruppen- und Individualbiographie, zum Konstrukt des erzählten Lebens, zur Inszenierung, Familie und sozialen Rolle, zum Gang ins Archiv und zum Schreiben einer Lebensgeschichte wurden im Kreis des *Zentrums für Biographik* (ZetBI) in anregender Weise ge- und bedacht und bei unseren jährlichen Treffen an inspirierenden Orten – Archiven, Museen und einer Kölner Bildhauerwerkstatt – mit Leben gefüllt. Ich danke Levke Harders, Myriam Richter und Sabine Arend, die mich immer wieder auf die Rolle Else von Behrings als Frau und Partnerin im Personengeflecht der Kleinfamilie und der Marburger Gesellschaft hingewiesen haben. Christian Klein, Nora Probst, Alexis Hofmeister, Hans-Christian Petersen, Ulrich Prehn, Falko Schnicke, Diana Weilepp und Alexa von Winning, schließlich Axel Hüntelmann – dem ich so vieles zu Behring und Ehrlich verdanke – für wunderbare Treffen, lebhafte Diskussionen und freundlich-kollegialen Austausch.

Vor Ort in Marburg begleiteten mich Christoph Friedrich als Leiter des Behring-Nachlassprojekts und ermutigender Mentor und Irmtraut Sahmland, die damalige Leiterin der Arbeitsstelle für Geschichte der Medizin, die mich als Externe freundlich in ihrem Team willkommen hieß und mir und der wachsenden Zahl von Projektmitarbeiterinnen und -mitarbeitern großzügig Arbeitsräume und -mittel zur Verfügung stellte. Martina Brinkmann, ehemals Kahler, war im Chaos des ausufernden Behring-Nachlasses die ordnende und strukturierende Hand und machte es möglich, dass die Behring-Datenbank auch pünktlich an den Start ging. Diejenigen, die sich unerschrocken der mühsamen Transkription diverser Handschriften widmeten, waren Anna Anschlag, die zudem mit ihren Kenntnissen der historischen und aktuellen Chemie glänzte, Mariana Klett, die das Sammelsurium der Gästebucheinträge entwirrte, und vor allem Kai Umbach, der sich während der vielen Jahre der Zusammenarbeit nicht nur durch Else von Behrings Schrift und Alltagsberichte kämpfte, sondern sich auch über Monate ins Katasteramt begab, um uns anhand der alten Aufzeichnungen einen Überblick über Behrings Grundbesitz zu verschaffen.

Ich danke allen Archivarinnen und Archivaren – sei es in Berlin, Bremen, Leipzig, Halle an der Saale, München, Marburg und vielen anderen Orten –, die meine Anfragen zu Behring und seinen Netzwerken unbürokratisch und schnell beantworteten. Besonders hervorheben möchte ich zum einen Carsten Lind vom Marburger Universitätsarchiv, zum anderen Clemens Dücker vom Münchener Max-Planck-Institut für Psychiatrie. Ihm verdanke ich den sensationellen Fund der Krankenakte Behrings. Die Anfrage ans Archiv kam durch den Hinweis Tilo Kirchers zustande, dem ich an dieser Stelle danken möchte.

Sascha Topp förderte dank seiner Recherchen in Berliner Archiven Quellen zur Behring-Rezeption in der Presse und zum Briefwechsel Zeiss–Engelhardt zutage. Leo Gros brachte mir das alte Wiesbaden zur Zeit Carl Remigius Fresenius' näher und verwies auf die Rheingauer Netzwerke. Fragen aus dem Kontext der Pharmakologie, der Pharmaziegeschichte und dem Umfeld historischer Rezepturen beantworteten liebenswürdigerweise die Kolleginnen und Kollegen vor Ort Michael Bröker, Jana Brüßler, Kerstin Grothusheitkamp und Axel Helmstädter. Nina Ulrich als forensische Anthropologin half bei der Identifizierung von Personen und sorgte für Nervennahrung, wenn es zu turbulent zuging, und Rainer Brömer leistete bis zuletzt aufmunternden Beistand. Marta Chervinka stellte mit Sorgfalt, Findigkeit und großem Engagement das Personenregister zusammen. Tanja Pommerening schließlich brachte als neue Leiterin des Instituts für Geschichte der Pharmazie und Medizin dem Behring-Projekt nicht nur großes Interesse entgegen, sondern förderte das Unternehmen mit Geldmitteln und Sympathie. Ihnen allen sei an dieser Stelle herzlich gedankt.

Im Zuge der genealogischen Recherchen konnte ich den Kirchenverwaltungsoberrat i. R. Siegfried Malcher kennenlernen – ein Glücksfall für jede Biographin. Mit bewundernswerter Ausdauer suchte er in Kirchenbüchern und Standesämtern nach den Lebensdaten eines jeden Behring-Vorfahren und dem Schicksal einer jeden Enkelin und jedes Enkels. Seine reichen Funde stellte er mir über die vielen Jahre großzügig und unentgeltlich zur Verfügung. Dafür ein herzliches Dankeschön!

Ich hatte das große Glück, im Zuge meiner langen Jahre mit Behring und seinem Nachlass einige Nachkommen der Familie Behring persönlich kennenzulernen. Der leider zu früh verstorbene Christian-Ulrich Behring aus Berlin war ein Enkel des Behring-Bruders Albert, ein Großneffe Emil von Behrings. Mit ihm konnte ich, begleitet von Lucie Hergenröther und der kenntnisreichen und herzlich zupackenden Karin Stichnothe-Botschafter vom Kulturamt der Stadt Marburg, im Juni 2014 nach Ławice, dem ehemaligen Hansdorf, reisen und an einem osteuropäischen Behring-Treffen teilnehmen. Christian überließ dem Behring-Archiv die an seinen Großvater gerichteten Familienbriefe, darunter Briefe Emma Behrings und wertvolle Autographen aus der Hand Emil Behrings.

Erinnert sei an die Frauen der Familien Behring und Spinola, die dafür sorgten, dass der Nachlass Emil von Behrings erhalten blieb und weitergegeben wurde. Von unschätzbarem Wert waren die knapp zweitausend Familienbriefe, die ich von den beiden Behring-Enkeln Emilio und Tómas von Behring erhielt. Diese persönlichen Schreiben gewährten ungeahnte Einblicke in das Alltagsleben in Marburg. Dazu überließen sie mir das private Gästebuch der Familie zur Auswertung und übergaben der Universität Marburg Gegenstände aus dem Besitz der Familie für ein zukünftiges Behring-Museum. Emilio von Behring lud mich nicht nur in das Haus seines Onkels Otto von Behring ein, sondern zeigte mir auch die Familiengruft im Mausoleum auf der Marburger Elsenhöhe. Er, seine Frau Marisa und die Kinder Julia, Maria und Juan begleiten meine Annäherung an ihren Großvater bzw. Urgroßvater seit mehr als sechs Jahren. Das Familientreffen in Marburg, das die Mitglieder aus Frankfurt, Köln, Barcelona und Teneriffa zusammenführte, war in vielerlei Hinsicht bewegend.

Die Herkunftsfamilie Else von Behrings wurde mir dank einer Initiative Roland Spinolas, eines Enkels von Elses Bruder Adolf Spinola, nähergebracht. Er übergab mir die Fotosammlung der Familie Spinola zur Auswertung und zeigte mir damit nicht nur die junge Else, die ein aufgeweckter und selbstbewusster Teenager war, sondern auch »Großmutter Spinola«, die als Familienoberhaupt eine wichtige Rolle in den Familien ihrer Kinder übernahm. Für das mir entgegengebrachte Vertrauen und die gewährte Gastfreundschaft in ihrem Haus in Fulda danke ich ihm und seiner Frau Anke.

Danken möchte ich meiner Tochter Susanne Enke, mit der ich während des Corona-Lockdowns zwei Jahre lang das Schicksal einer ins Homeoffice verbannten Wissenschaftlerin teilte, für die gegenseitige Ermutigung, horizonterweiternde Diskussionen und ihren Humor. Ebenso den Freundinnen und Freunden nah und fern, die Interesse an meiner Arbeit zeigten und meine langen »Abwesenheiten« verständnisvoll ertrugen.

Über die Jahre begleitete mich mein Mann Wolfgang Enke nicht nur auf den Spuren Behrings durch halb Europa, von der Yburg bei Baden-Baden über Martinsbrunn bei Meran bis nach Capri und Stockholm, sondern las und hinterfragte alle Kapitel mit dem kritischen Blick des Psychoanalytikers und des naturwissenschaftlich bewanderten Arztes. Ihm und seiner Großzügigkeit in allen Belangen des gemeinsamen Lebens danke ich an dieser Stelle von ganzem Herzen.

Gewidmet ist dieses Buch meiner Familie und ganz besonders ihrem jüngsten Mitglied, Emilia Enke.

II. Überlieferung und Erinnerung
Vom Bedürfnis zu erinnern und erinnert zu werden

Einmal ums andere, vorwärts und rückwärts durchblätterte ich dieses Album an jenem Nachmittag und habe es seither immer wieder von neuem durchblättert, weil es mir beim Betrachten der darin enthaltenen Bilder tatsächlich schien und nach wie vor scheint, als kehrten die Toten zurück oder als stünden wir im Begriff, einzugehen zu ihnen.

W. G. Sebald, Die Ausgewanderten[1]

1. Nacherinnerung: »Dem Andenken des Vaters«

Bald nachdem Emil von Behring im Frühjahr 1917 gestorben war, begann seine Witwe Else von Behring damit, sechs nahezu identische Fotoalben zusammenzustellen, die – so legt es die Gestaltung nahe – als Weihnachtsgeschenke für ihre sechs Söhne geplant waren. Die schweren, in dunkles Blau eingebundenen großformatigen Erinnerungsbücher[2] tragen auf ihrem vorderen Einband den in Gold geprägten Titel »Dem Andenken des Vaters«, darunter »Weihnachten 1917«. Bis heute sind vier dieser ursprünglich sechs Alben erhalten, zwei von ihnen befinden sich noch in Familienbesitz. Wir können vermuten, dass der direktive Titel den Wunsch Else von Behrings ausdrückt, den unlängst verstorbenen Vater – oder vielmehr ein geformtes ›Vater-Bild‹ – im Gedächtnis der Kinder zu verankern. Versammelt im Album erzeugen die ausgewählten Fotos für die Heranwachsenden eine mit Bedacht konstruierte Erinnerungswelt.[3] Zunächst werden die Zeit der Großeltern und die Jugendjahre der Mutter vergegenwärtigt, die Bildauswahl konzentriert sich aber dann auf die Hauptfigur: Sie zeigt den jungen Stabsarzt am Labortisch mit Mikroskop und Meerschweinchen und den gealterten, von Krankheit gezeichneten Wissenschaftler und Hochschullehrer in Marburg. Sie präsentiert das elegante elterliche Hochzeitspaar auf den offiziellen Brautbildern und die jungverheiratete Else Behring, die 1897 während der Hochzeitsreise auf Capri gezeichnet wurde. Der Familienvater mit einem oder mehreren Söhnen ist zu sehen, und sogar ein lachender Behring findet seinen Platz: Ein rares Bild zeigt ihn entspannt im weißen Dress auf dem eigenen Tennisplatz, auch hier wie stets eine elegante Erscheinung. Am Ende werden die Betrachter mit Bildern von der Trauerfeier, dem Leichenzug und schließlich mit Behring auf dem Totenbett konfrontiert.[4]

Die derart Beschenkten befanden sich in unterschiedlichen Lebensphasen: Der älteste Sohn, Fritz, war beim Tod Emil von Behrings achtzehn Jahre alt und teilte, wie wir aus Behrings Korrespondenzen wissen, Erlebnisse mit dem Vater. Der jüngste Sohn, Otto, war beim Tod des Vaters ein dreieinhalbjähriges Kleinkind; er mag von dem schon lange kränkelnden Familienoberhaupt nur diffuse Erinnerungseindrücke behalten haben.

Zwei der Alben wurden bis 2017 noch im Bücherschrank in Otto von Behrings Haus aufbewahrt. Man kann davon ausgehen, dass die Alben die heranwachsenden und älter werdenden Männer und ihre Familien durch ihr Leben begleiteten und der familiären Selbstvergewisserung[5] dienten. Nach und nach legten sich die Bilder, die von Else von Behring durch kurze Beschriftungen zeitlich und räumlich verortet worden waren, über das ursprünglich Erinnerte und schufen eine eigene innere Realität.[6]

Auf die Fotografien folgen Zeitschriftenaufsätze, die zu bestimmten Anlässen, meist Jubiläen, verfasst worden waren, und schließlich die Nekrologe. Die das Lebenswerk Behrings würdigenden Dokumente lassen auf andere Weise als die Bilder den berühmten Vater und Großvater wieder aufleben.[7] Mit der Textsammlung rief Else von Behring das Bild eines »großen Mannes« und einer bedeutenden Persönlichkeit in Erinnerung und schuf eine Identifikationsfigur für ihre vaterlosen Kinder, die den familiären Rahmen überragte. Die Tradierung des besonderen »Vater-Bildes« in Verbindung mit dem »großen Namen« lässt sich in der Familie bis in die Enkelgeneration nachverfolgen.[8]

2. Witwentätigkeit – Erinnerungsarbeit: Else von Behring als Nachlassverwalterin

Obwohl durch die vorausgegangene lange Krankheit nicht unerwartet, markierte Behrings Tod einen Wendepunkt im Leben der vielköpfigen Familie. Der Marburger Wissenschaftler und Unternehmensgründer hinterließ im Kriegsjahr 1917 neben der Witwe sechs noch nicht volljährige Söhne, für deren materielle Zukunft und seelisches Wohlergehen Else von Behring die Verantwortung trug. Wir können vermuten, dass sie in allen praktischen Fragen der Lebensbewältigung von ihrer damals 68-jährigen Mutter Elise Spinola unterstützt wurde, die seit dem Tod des eigenen Ehemanns in Marburg in der Nähe der Familie ein Haus besaß.

Else von Behring zeigte den Verlust ihres Ehemanns in einer schlichten, privat gehaltenen Traueranzeige an. Darin heißt es: »Heute früh entschlief sanft nach langer schwerer Krankheit infolge einer Lungenentzündung mein geliebter Mann, unser treuer Vater Emil von Behring«.[9] Die vier Tage später stattfindende offizielle Trauerfeier galt der öffentlichen Person; hier waren Ehefrau und Kinder Randfiguren. War in der privaten Todesanzeige als Ort des Abschiednehmens noch die

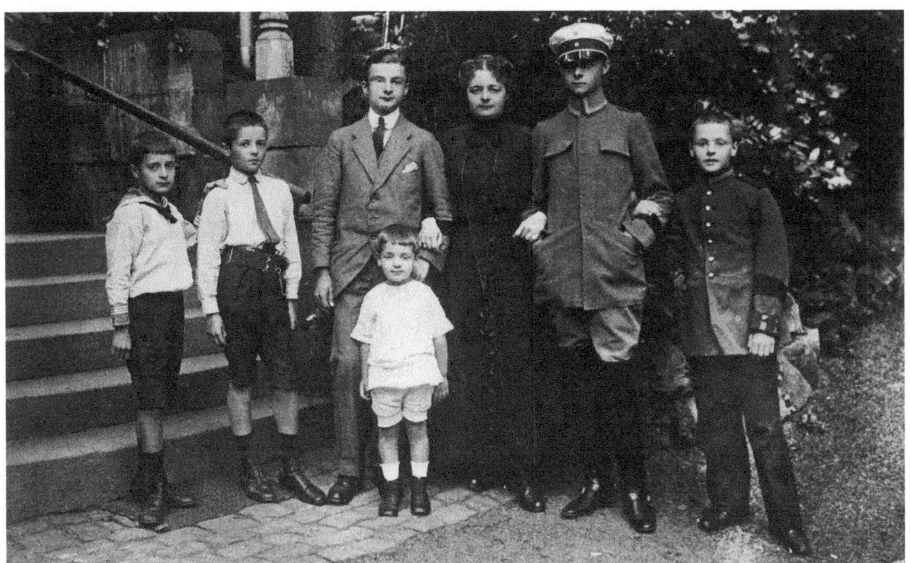

Abb. 1: Else von Behring im Kreis ihrer Söhne nach dem Tod Emil von Behrings, Frühjahr 1917.

private Adresse Roserstraße 7 genannt worden,[10] wurde wenig später in der Presse bekannt gemacht, dass die »Trauerfeier für Exzellenz v. Behring [...] nicht im Sterbehause, sondern Mittwoch früh um 11 Uhr in der Aula der Universität statt[findet].«[11] Die Alben enthalten neben den Todesanzeigen der Familie und verschiedener Marburger Institutionen ein Bild von der öffentlichen Trauerfeier in der Universität und Fotos, die den Trauerzug durch Marburg bis hoch zum Mausoleum auf Elsenhöhe begleiten. Im Gedenkraum über der Gruft ist über dem sonstigen Trauerschmuck gut sichtbar ein prächtiger Kranz von Kaiser Wilhelm II. drapiert, mit dem die Wertschätzung des Deutschen Reichs für den Verstorbenen dokumentiert wurde.[12]

Es scheint, als wäre Else von Behrings eigene Trauer über den Verlust ihres Lebensgefährten, mit dem sie ein ungewöhnliches und im übertragenen Sinne reiches Leben geteilt hatte, in diese sechs Alben eingeflossen. Ein neun Monate dauerndes Abschiednehmen und Bewahren, das nicht wie bei ihrer Freundin Minna von Below, die ihrem verstorbenen Ehemann ein posthumes »Lebensbild« widmete,[13] in schriftstellerisch geformte Erinnerungen mündete, sondern sich dem Konservieren und Zusammenfügen von Lebensdokumenten widmete. In ähnlicher Weise hatte Else es auch nach dem Tod des geliebten Vaters getan. Als Bernhard Spinola 1900 starb, sammelte sie Dokumente und Auszeichnungen aus dessen Leben.[14] Erinnert sei auch an den in der Uhr versteckten Zettel mit Hinweis auf das Geschenk der Kaiserin an »Großpapa Spinola«.

Möglicherweise war auch das im Frühjahr 1917 in Auftrag gegebene Familienbild Teil dieser Erinnerungsarbeit. Es zeigt die Witwe in Trauerkleidung, die Söhne Fritz und Hans in Uniform,[15] den Rest der Familie in heller Alltagskleidung, aufgereiht am Fuß der Eingangstreppe der Villa Behring. Das Arrangement hinterlässt einen ambivalenten Eindruck. Else, tiefschwarz gekleidet, präsentiert sich im Bildmittelpunkt, umrahmt von ihren sechs Söhnen, als Oberhaupt der Familie. Sie hat sich bei den beiden Ältesten, Bernhard und Fritz, eingehakt, doch wer wen stützt, kann nicht entschieden werden. Ihr Gesicht scheint von der Trauer gezeichnet zu sein, es ist wie auch die Gestalt ungewohnt schmal. Ihre aufrechte Haltung, der direkte Blick in die Kamera und der demonstrierte familiäre Zusammenhalt lassen hoffen, dass sie ihr Leben nach dem erlittenen schweren Verlust auch ohne den Ehemann meistern wird.

Beim Tod Behrings war seine Witwe 41 Jahre alt. Dass sie von nun an ein Leben ausschließlich im Dienste der Erinnerung an den großen Wissenschaftler führen würde, war nicht zu erwarten. Das verhinderten zum einen die vielfältigen Herausforderungen als Mutter heranwachsender Kinder, zum anderen ihre Einbindung in die Marburger Gesellschaft und die Tätigkeiten in verschiedenen Vereinen und Organisationen. Sie war aktives Mitglied im »Frauenbund der Deutschen Kolonialgesellschaft« und in dem 1866 von Königin Augusta ins Leben gerufenen kaisertreuen konservativ-nationalistisch ausgerichteten »Deutschen Frauenverein zur Pflege und Hilfe für Verwundete im Kriege«, kurz »Vaterländischer Frauenverein«.[16] Von 1920 bis 1933 war sie Vorsitzende des Zweigverbands Marburg.[17]

Im Verlauf der kommenden Jahre bemühte sich Else von Behring darum, ein öffentliches Behring-Bild zu schaffen, das in die Zukunft wirken sollte. Schon zur Trauerfeier sollten nicht nur die Honoratioren der Stadt, sondern ausdrücklich auch der akademische Nachwuchs einbezogen werden.[18] Auch die zwei Monate später übereigneten Fachbücher aus Behrings Bibliothek an die *Behringwerke* sollten von den Medizinstudierenden, also von der nachfolgenden Ärztegeneration, genutzt werden.[19]

Bis zu ihrem Lebensende sah Else von Behring ihre Aufgabe darin, den Nachlass ihres Mannes als materiellen Träger der Erinnerung zu bewahren und zu erweitern. Testamentarisch von ihr verfügt, gingen nach ihrem Tod im Jahr 1936 alle wissenschaftlichen Schriftstücke und ein großer Teil der Briefe, aber auch das Arbeitszimmer mit Schreibtisch, Bücherschränken und Wandschmuck in den Besitz der *Behringwerke* über.[20] Der mit den Originalmöbeln und Gegenständen rekonstruierte Raum steht bis heute als »Behring-Gedächtniszimmer« in einem Gebäude auf dem Betriebsgelände. Noch in den 2020er Jahren befanden sich Fotografien, Privatbriefe, Gebrauchsgegenstände und dekorative Kunst im Privatbesitz der Familie.

Das Andenken an Behring wurde auch in der Generation der Söhne gepflegt, die Arbeit an der Erinnerung fortgeführt. Am 4. Dezember 1940 schickte Hans von Behring, der dritte Sohn, eine Bildpostkarte mit dem Foto der Villa Behring

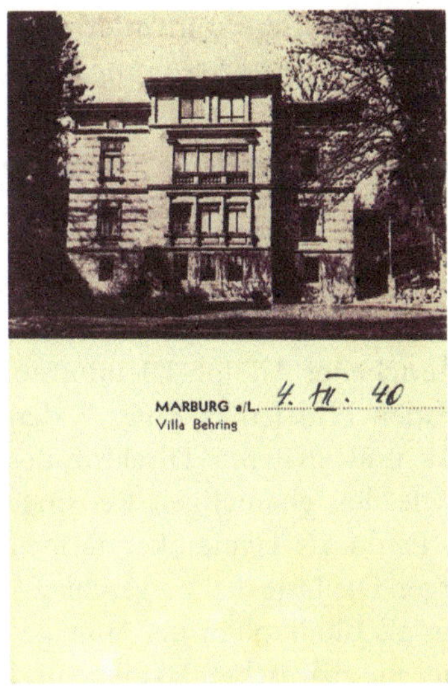

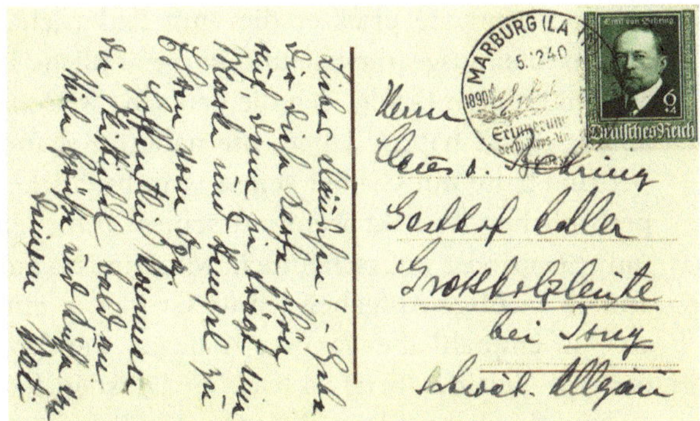

Abb. 2: Ein Ausdruck familiärer Erinnerungskultur: Postkarte Hans von Behrings an seinen Sohn Claus mit Briefmarke und Stempel zu Ehren Emil von Behrings. Die Vorderseite zeigt die Villa Behring und das Datum vom 4. Dezember 1940.

an seinen Sohn Claus, der sich zum Skifahren im Allgäu aufhielt. Er schreibt: »Liebes Cläuschen! Hebe dir diese Karte schön auf, denn sie trägt eine Marke und Stempel zu Ehren vom Opa.« Die Briefmarke zeigt das Konterfei Emil von Behrings, der Stempel erinnert an die Fünfzig-Jahr-Feier zum Andenken an die Entdeckung der Serumtherapie durch den berühmten Großvater.

3. Pläne für eine Biographie

Seit 1924 bemühte sich Else von Behring, vermutlich unterstützt vom Archivar der *Behringwerke*, Alexander von Engelhardt, einen Autor für eine Biographie über ihren Ehemann zu finden. Aus heutiger Sicht erscheint es naheliegend, diese Aufgabe einem ehemaligen Assistenten Behrings, etwa dem Arzt-Schriftsteller Hans Much, oder einem engen Weggefährten wie dem Hygieniker und Diphtherieforscher Erich Wernicke zu übertragen. Das Verhältnis zwischen der Familie Wernicke und Else von Behring war jedoch nicht das beste, und auch Much äußert sich in einem Beitrag zu Behrings 60. Geburtstag sehr kritisch über das »Genie ohne Schule« und Schüler.[21] Bedauerlicherweise war Behrings vertrautester und ihm gewogenster Mitarbeiter, der von Behring geschätzte Paul Heinrich Römer,[22] 1916 im Kriegseinsatz in Nowogrodek an einer Fleckfieberinfektion gestorben.

So musste Else von Behrings Wahl auf einen Externen fallen, zunächst auf den etwa gleichaltrigen Münchener Professorenkollegen Max von Gruber,[23] der nach Behrings Ableben am 20. Juni 1917 in München eine kenntnisreiche und Behrings wissenschaftliche Leistung würdigende Gedenkrede gehalten hatte. In seiner Ansprache pries er die »mit leidenschaftlicher Hingabe und unermüdlichem Eifer ausgearbeitete und in die ärztliche Praxis eingeführte Serumtherapie« als den größten Erfolg, den die deutsche wissenschaftliche Medizin als Heilkunst jemals erzielt habe.[24] Über eine nähere Bekanntschaft ist kaum etwas bekannt; Behring hatte mit Gruber seit 1894 in brieflichem Kontakt[25] gestanden, auch ein persönlicher Kontakt während seines Münchener Krankenhausaufenthalts von 1907 bis 1910 ist wahrscheinlich. Mit Hinweis auf sein fortgeschrittenes Alter und andere wichtige Aufgaben lehnte Gruber in einem Schreiben vom 9. März 1924 ab.[26] Er empfahl aber jüngere Kollegen wie den Münchener Adolph Dieudonné, den zur Zeit des Briefwechsels in Dresden lehrenden Philalethes Kuhn,[27] den wissenschaftlichen Betriebsleiter der *Behringwerke* und späteren Direktor des Marburger Behring-Instituts, Hermann Dold, sowie den ehemaligen Behring-Mitarbeiter Walter von Lingelsheim, den in São Paulo als Hygieniker tätigen Martin Ficker und auch den Wiener Roland Graßberger. Die Liste der Vorgeschlagenen zeigt, dass keinesfalls Historiker oder Literaten als Biographen ins Auge gefasst wurden, sondern Fachleute aus dem Bereich der medizinischen Hygiene und dem eher konservativ ausgerichteten Kollegenkreis. Im Mittelpunkt der geplanten Biographie sollte also weniger die Erzählung über eine bedeutende Person der Zeitgeschichte, sondern vielmehr das Werk des Serumforschers stehen.

Keiner der Genannten fühlte sich zum Behring-Biographen berufen. Überraschenderweise eröffnete sich aber vier Jahre später eine neue Möglichkeit die alten Pläne umzusetzen, als der Bakteriologe und Medizinhistoriker Heinz Zeiss[28] im September 1928 mit dem Wunsch auf Else von Behring zutrat, die im Moskauer Metschnikoff-Museum liegende Korrespondenz zwischen Behring und dem aus Charkow stammenden Biologen Elias Metschnikoff bearbeiten und veröffentlichen zu lassen.[29] Im Zuge dieses sich wiederum über einige Jahre erstreckenden Vorhabens trafen sich Else von Behring und Zeiss am 18. Juni 1932 in Marburg. Bei dem Gespräch war neben Zeiss auch der Archivar Alexander von Engelhardt[30] anwesend. Von einer kommentierten Briefwechselausgabe war nun nicht mehr die Rede, stattdessen kam es, wie aus einer von Zeiss angefertigten Notiz zu entnehmen, zu der Vereinbarung einer Behring-Biographie, bei der von Engelhardt als bester Kenner des Nachlasses Hilfestellung leistete. Als Autor von Behrings Leben wurde der Neurologe Alfred Goldscheider, mit dem Behring nach eigenen Worten seit den Berliner Tagen »in freundschaftlichem Verkehr« gestanden hatte,[31] ins Gespräch gebracht.[32] Nach einer Begegnung in Berlin wurde Goldscheider sogleich die Abschrift eines von Behring selbst geschriebenen Lebenslaufs, der »als Kristallisierpunkt für die weiteren Erinnerungen Goldscheider's dienen« sollte, zugesandt.[33] Eine Studie über Behrings Entdeckungen und Ideen sollte jedoch in Ko-Autorschaft von Zeiss, Else von Behring und dem Mediziner Richard Bieling entstehen. In Marburg übernahm der dem Kreis der in der Pharmazie tätigen Bakteriologen zuzurechnende Bieling,[34] der seit 1927 eine außerordentliche Professur für Hygiene im nahen Frankfurt innehatte und von Else von

Behring als Berater[35] in der Sache verstanden wurde, Koordinationsaufgaben, führte Gespräche, sichtete gemeinsam mit Else von Behring aufgefundene Briefe, verteilte Aufgaben und übersandte Zwischenergebnisse an Zeiss.[36]

Zur gleichen Zeit begann Else von Behring an Weggenossen und Korrespondenzpartner ihres Mannes zu schreiben und um »Erinnerungen« und Einsicht in die von Behring versandten Briefe zu bitten. Einige Antworten, so die der Kollegen Ludwig Aschoff, Fritz König,[37] Ludolph von Krehl,[38] Walther Nernst und Ernst Romberg, sind erhalten. Rudolph von Hoeßlin, Behrings behandelnder Arzt in München-Neuwittelsbach, stellte seine von Behring erhaltenen Briefe zur Verfügung und verband mit seiner Lieferung den Wunsch, die Dokumente in »eine Art Behring-Archiv« einzugliedern.[39] Auch der japanische Bakteriologe Taichi Kitashima, der von 1898 bis 1901 drei Jahre an Behrings Privatinstitut in Marburg gearbeitet hatte, kam dem Wunsch nach, Erinnerungen an die Begegnungen mit Behring niederzuschreiben. Seinem Entgegenkommen verdankt sich – unter Berücksichtigung des mehr als zwanzigjährigen Abstands – eine kurze, eindrückliche Schilderung des Arbeitsalltags im Marburger Labor,[40] die Eingang in die Biographie gefunden hat. Aus den auch persönliche Passagen enthaltenden Briefen Behrings an Hoeßlin wurde jedoch nichts Privates übernommen; lediglich eine längere Passage über die Entgiftung von Heilseren ist im Buch zitiert.[41]

Am 20. September 1934 hielt Zeiss auf der Sitzung der Versammlung der Gesellschaft Deutscher Naturforscher und Ärzte einen Vortrag über Behring, der wenig später gedruckt vorlag.[42] Hierin zeichnet Zeiss knapp und deutlich Behrings Persönlichkeit:

> Dieser Mann war vielen Mitmenschen unbequem, man fürchtete ihn sehr, und er war wenig »beliebt«, auch das müssen wir ganz offen sagen. Nach außen kalt und unzugänglich, stolz ablehnend, soll er schon als Student andere für seine eigenen Mittel einzuspannen versucht haben. [...] Eine sich überschlagende, übersprudelnde Phantasie war ihm eigen, sein handschriftlicher und gedruckter Nachlaß zeigt es deutlich.[43]

Die Biographie erschien pünktlich zum 50. Jahrestag der Entdeckung der Heilwirkung des Diphtherieserums.[44] Sie wurde in hoher Auflage gedruckt und sollte zu einem niedrigen Ladenpreis verkauft bzw. Ärzten als Geschenk überreicht werden.[45] In der Tendenz wurde Behring zu einer deutschen Heldengestalt im Sinne der nationalsozialistischen Ideologie instrumentalisiert.[46] Wie es im Vorwort heißt, wollten die Autoren nicht nur »einen Beitrag zur Geschichte der Blutserumtherapie, der Tuberkulose-Forschung und der Schutzimpfung gegen Seuchen liefern, sondern zeigen, wie sehr dieser schöpferische Gelehrte im geistigen Raum des Volkes ein beispielhaftes Symbol werden konnte.«[47]

Das zunächst geplante Schema einer Doppelbiographie mit unterschiedlichen Schwerpunkten und Verfassern, wie man es während einem der Marburger Treffen im Jahr 1932 entwickelt hatte,[48] war spätestens ab 1935 aus politischen Gründen nicht mehr durchführbar.[49] Alfred Goldscheider war getaufter Jude, Else von Behrings Mutter war konvertierte Jüdin. Im Sinne der nationalsozialistischen Rassenideologie waren beide als Mitautoren für ein Projekt politischer Propaganda, das im Verlauf seiner Entstehung mehr und mehr dazu überging, Behring als einen der »Heroen der Wissenschaft« und »großen Deutschen« zu feiern, nicht mehr tragbar.[50] Gemäß der Nürnberger Rassengesetze von 1935 wurden sie als »Nicht-Arier« deklassiert. Stattdessen wurde Bieling, der seit 1936 als Mitarbeiter der *Behringwerke* vor Ort tätig war, stärker eingebunden. Aus dem intensiven Briefwechsel, den Zeiss und Engelhardt während der Entstehungszeit des Buches führten, wird klar ersichtlich, dass Zeiss zum Hauptautor des Buches wurde.[51] Nicht nur, dass er Behring noch in seiner Marburger Studienzeit erlebt hatte; er fühlte sich auch hinsichtlich des eigenen schriftstellerischen Könnens und des exakten historischen Arbeitens seinem Mitautor Bieling weit überlegen.[52] Als Hauptautor war er auch hauptverantwortlich für das im Sinne des nationalsozialistischen Gedankenguts gezeichnete Bild Behrings. Im Zuge der Ausgrenzung der jüdischen Bevölkerung vom öffentlichen Leben wurde 1937 der im Januar 1933 geschlossene Vertrag mit der Akademischen Verlagsanstalt in Leipzig annulliert; der Inhaber des Verlags sei, so Zeiss in einem Schreiben an seinen Rechtsanwalt, »Volljude und die Firma ist überhaupt in jüdischen Händen«.[53] In der Begründung der Zeiss vertretenden Kanzlei heißt es: Zeiss »als ordentlicher Professor der Universität Berlin und als Mitglied der NSDAP kann und darf bei einem jüdischen Verleger kein Buch erscheinen lassen.«[54] – Wie nicht anders zu erwarten, erklärte sich der Verlag mit der Annullierung einverstanden.[55]

Weder Else von Behring und ihre Söhne noch ihre Herkunftsfamilie, ihr Vater Bernhard Spinola und ihre Mutter Elise Spinola, wurden in der Biographie erwähnt. Zwar war Else von Behrings Bestreben, die Erinnerung an ihren berühmten Ehemann zu bewahren, erfolgreich. Doch die stille Hoffnung, dass sie und ihre Familie im Buch ebenfalls weiterleben würden, wurde nicht erfüllt. Auch bei den Feiern im Behring-Jahr 1940 waren die Söhne nur mehr Randfiguren.[56]

Geradezu zynisch liest sich in der Retrospektive eine »auf die gegebenen Verhältnisse« hinweisende Bemerkung Engelhardts in seinem Brief an Zeiss vom 19. März 1940:

> Wir wollen uns doch noch darüber klar sein, dass es sich letzten Endes nicht um eine abschliessende Biographie Behrings handelt, weil die persönlichen Erlebnisse mehr familiärer Art, mit Rücksicht auf die gegebenen Verhältnisse, nur gestreift sind.[57]

Man wusste also, was man tat.

III. Eine Frage des Lebensstils[1]

Heirat in die bessere Gesellschaft

1. Die Brautzeit

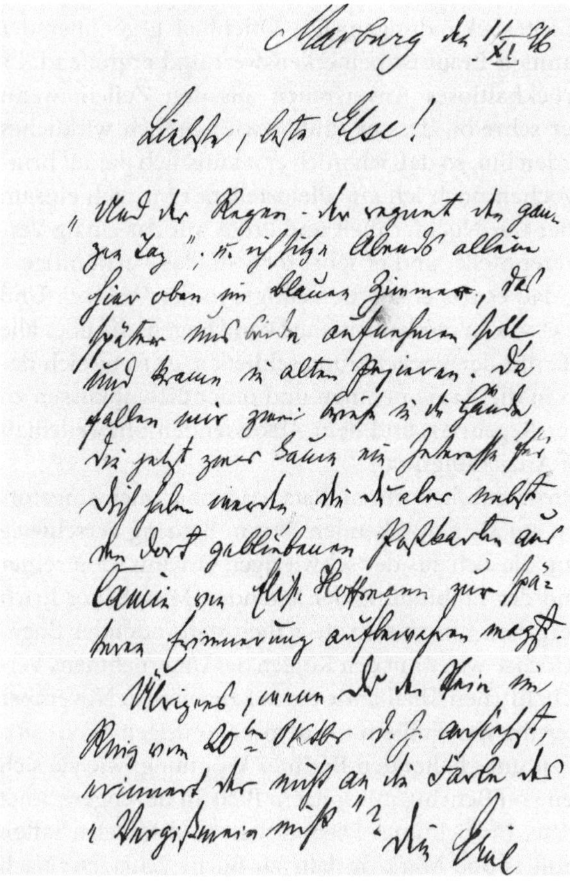
Marburg d. 11/XI 96

Liebste, beste Else!

Abb. 3: »›Und der Regen, – der regnet den ganzen Tag‹; u. ich sitze Abends alleine hier oben im blauen Zimmer, das später uns beide aufnehmen soll, und krame in alten Papieren.« Behring an seine Braut Else Spinola, 11.11.1896.[2]

»Briefe Vater an Mutti 1896« lautet die Beschriftung auf einem Briefumschlag, der dem Behring-Archiv nach dem Tod Else von Behrings übergeben wurde.[3] Es ist die schöne, ordentliche Handschrift Emil Karl von Behrings, des zweitjüngsten Sohnes der Familie, der die Papiere seiner Mutter sortierte und ordnete. Die bisher nicht ausgewerteten Dokumente können als Schatz bezeichnet werden, handelt es sich doch um elf Brautbriefe, die der nicht mehr ganz so junge Hygieneprofessor

Emil Behring aus Marburg an die junge Else nach Berlin schrieb. Die abgegriffenen, offenbar viel gelesenen und mit inzwischen verwischter Tinte geschriebenen Briefe präsentieren einen sich auf Freiersfüßen bewegenden Bräutigam, der wortgewandt und mitteilungsfreudig um seine zwanzigjährige Braut wirbt.

Behrings poetisches Talent, sein ausgeprägtes Stilbewusstsein und die bildreiche, ja musikalische Sprache sind beeindruckend. Geschrieben sind die Briefe offenbar mit überfließendem Herzen und überfließender Feder. »Ich denke, daß Du nicht bloß ahnst, sondern ganz genau weißt, wie ich ganz u. gar dir gehöre«, lautet eine von zahlreichen Liebesbekundungen. Die Offenheit gegenüber der jungen, ihm noch fast unbekannten Braut ist bemerkenswert und ergreifend. Es spricht ein fast kindliches, rückhaltloses Anvertrauen aus den Zeilen, wenn Behring ihr Anfang Dezember schreibt, dass er fühle, »wie sehr ich wirkliches Mitglied Deiner Familie geworden bin, so daß ich mich erst künstlich darauf bringen muß, daß vor wenigen Wochen noch ich ein alleinstehender u. sich einsam fühlender Mensch war.« »Früher war Nüchternheit und Prosa mir das einzig Vernünftige«, räsoniert er an anderer Stelle, und er fährt fort: »u. das Vernünftige – nun darüber war keine Frage, daß es das einzig Berechtigte in der Welt sei. Und jetzt, glaubst Du wohl, daß ich etwas zu merken anfange von Dingen, die über alle Vernunft gehen?« Da die Briefe mit der Versicherung schließen, er freue sich darauf, seine schöne Braut »bald in die Arme nehmen und ordentlich abküssen zu können«, bestand zwischen der Begehrten und dem Abküssenden unzweifelhaft auch eine körperlich-sinnliche Anziehungskraft.

Neben der Poesie fand die Prosa durchaus ihren Platz – offenbar auch eingefordert von Else Spinola oder den auf sie einwirkenden Eltern. Behring verschwieg weder seine beruflichen Sorgen, die sich aus der schwierigen Organisation seiner beiden Marburger Institute und der Einbindung der leitenden Mitarbeiter Erich Wernicke und Angelo Knorr ergaben,[4] noch sein zusätzlich stattfindendes Engagement bei den *Farbwerken* in Höchst, wo er mit den Köpfen des Unternehmens Verhandlungen führte. Zum »geschäftlichen Theil«, wie es im Brief vom 2. November heißt, gehörte auch die Erörterung der Frage nach dem zukünftigen Wohnsitz. Die Nachteile einer dauerhaft zu unterhaltenden Berliner Wohnung, wie sie sich Else offenbar wünschte, wurden von Behring mit spitzem Bleistift durchgerechnet und dargelegt: Kosten für Miete, Einrichtung, Dienerschaft und Gesellschaften würden »nach Adam Riese« mit 15.000 Mark im Jahr zu Buche schlagen. Nach seinen Vorstellungen sollte nicht Berlin, sondern Marburg, wo er der für ihn hoch besetzten Forschungsarbeit nachgehen konnte, der Lebensmittelpunkt des jungen Paares werden. So schreibt Behring wenige Tage vor der Hochzeit nach Berlin:

> Mich überfällt doch mehr und mehr jetzt ein Heißhunger nach ordentlicher fruchtbringender Arbeit, und so werthvoll manche Verbindungen, die ich in letzter Zeit in Berlin angeknüpft habe, auch sein mögen: den ersten Werth des Lebens macht doch erst die positive Leistung aus, welche zum alten Bestande

unseres Wissens und Könnens etwas Neues hinzufügt. Aber das fühle ich ebenso wahr und tief[,] meine kluge Else, mein treuer Kamerad, mein geliebtes goldenes Herz: ohne Dich würde ich die richtige und volle Freude am Erfolg nicht mehr haben.[5]

Über die erste Begegnung der beiden Brautleute ist nichts bekannt, weder in den Briefen noch in anderen Quellen findet sich ein Hinweis auf den Ort eines ersten Rendezvous oder auf gemeinsame Bekannte. Dass ein Zusammentreffen im gesellschaftlichen Umfeld der Berliner *Charité* stattgefunden hat, ist jedoch wahrscheinlich. Elses Vater Bernhard Spinola war der Verwaltungsdirektor des berühmten Berliner Krankenhauses,[6] die Familie wohnte damals wenige Meter entfernt in der Unterbaumstraße 7, einer Fortsetzung der Schumannstraße. Behring hatte bis 1894 bei Robert Koch im Hygienischen Institut der Universität gearbeitet und besaß auch 1896 noch Verbindungen nach Berlin. Dass die Bekanntschaft, wie vermutet wurde, durch Vermittlung Friedrich Althoffs, mit dem Behring seit 1892 in Kontakt stand, in die Wege geleitet worden war, ist wenig wahrscheinlich; in der Korrespondenz zwischen Behring und dem damaligen Universitätsreferenten im preußischen Kultusministerium lässt sich kein Anhaltspunkt auf eine Einflussnahme Althoffs finden.[7]

Wegen der äußerst kurzen Verlobungszeit – der erste erhaltene Brief stammt vom 31. Oktober 1896[8] – ist eine von anderer Seite arrangierte Ehe jedoch nicht auszuschließen. Einen Hinweis auf ein konkretes Verlobungsdatum liefert ein Brief vom 1. November: »Übrigens«, schreibt Behring hier, »wenn Du den Stein im Ring vom 20ten Oktober des Jahres ansiehst, erinnert der nicht an die Farbe des ›Vergißmeinnicht‹?«. Der Vergissmeinnichtring wird wohl das Verlobungsgeschenk gewesen sein, biographische Aufzeichnungen nennen den 21. Oktober als Verlobungstag.[9]

Emil Behring war bei seiner Heirat zweiundvierzig Jahre alt, ein erfolgreicher, vielfach ausgezeichneter Wissenschaftler, der durch seine Kooperation mit der pharmazeutischen Industrie wohlhabend geworden war und der eine glänzende Zukunft vor sich hatte, aus Sicht der Brauteltern war er sicherlich eine gute Partie.

In der Zeit vor der Hochzeit traf sich das junge Paar sowohl in Berlin als auch in Marburg. In Berlin wohnte Behring im *Palast-Hôtel*, das er auch als Quartier für die späteren Berlin-Aufenthalte vorschlug. Die Besuche in der preußischen Hauptstadt nutzte er nicht nur, um Institutsangelegenheiten im Ministerium zu regeln, sondern auch, um mit dem zukünftigen Schwiegervater Bernhard Spinola, der ihm mehr und mehr ans Herz wuchs, Skat zu spielen oder mit den Brauteltern am Lesetisch den Abend zu verbringen. Offenbar bestand vonseiten der Familie Spinola der Wunsch, den Lebensmittelpunkt des Paares nicht auf Marburg zu beschränken. Aus Behrings Briefen aber lässt sich ablesen, dass er Berlin eher als den Ort verstehen wollte, an dem er »Privatmann« sein konnte und wo man – preisgünstiger als in einer eigenen gemieteten Wohnung –, fern aller »Repräsentationspflichten«, im Hotel wohnen könne. Bei den Aufenthalten in Berlin besuchte er mit Else recht widerwillig Gesellschaften, wo zu seinem Leidwesen meist nur »leeres Stroh gedroschen« werde. Else solle doch ablehnen, wenn wieder Einladungen kämen: »Wir haben viel wichtigere Dinge zu thun, als unter fremden Menschen auf dem Präsentirteller herumgereicht zu werden.«[10]

Else hingegen besuchte während der Verlobungszeit in Begleitung ihrer Mutter das Universitätsstädtchen Marburg und machte dort erste Bekanntschaften. Die beiden Frauen stiegen im *Hotel Ritter* am Steinweg ab. Über Elses Eindrücke ist nichts überliefert, Behring aber sah sich bemüßigt, von ihrem zukünftigen Wohnsitz zu schwärmen und dessen Vorzüge herauszustreichen.

2. Spinola – Bendix – Behring: Die familiären und sozialen Herkünfte

Am 29. Dezember 1896 heirateten der 42-jährige Geheime Medizinalrat Professor Dr. Emil Behring und die zwanzigjährige Else Spinola in Berlin im Haus der Brauteltern in der Unterbaumstraße 7 auf dem Gelände der Charité in Berlin.[11] Die Trauzeugen waren, wie aus einer Abschrift der Heiratsurkunde zu ersehen ist,[12] der 76-jährige Professor Dr. Friedrich Leo und Elses Bruder Adolf. Wenig überraschend ist die Wahl des 26-jährigen Adolf Spinola, zur Zeit der Verheiratung »Rechts-Candidat«, also Jurastudent, schließlich war er ein enges Familienmitglied. Dass auch der zweite Trauzeuge aus dem gesellschaftlichen Umfeld der Spinolas stammte, ist dagegen eher verwunderlich. Der 1820 geborene Friedrich August Leo gehörte weder der Familie oder dem Freundes- und Kollegenkreis Behrings an, noch war er ein Altersgenosse.

Leo war Literaturhistoriker, Dichter, Philanthrop, Übersetzer und Shakespeare-Forscher.[13] Er entstammte einem jüdischen Elternhaus, dessen Traditionen er, obwohl er bereits im vierten Lebensjahr evangelisch getauft worden war, sein Leben lang treu blieb. Durch die Hochzeit mit der Millionärserbin Elisabeth Friedländer gelangte er »in glänzende pecuniäre Verhältnisse«, so sein Biograph. Das Haus wurde zu einem Treffpunkt der Berliner Gesellschaft, wo sich Aristokraten, Künstler und die Mitglieder der sogenannten vornehmen Kreise trafen. Er galt als generöser Mäzen im Bereich der Künste, erwies sich aber auch großzügig in allen sozialen Belangen seiner »Adoptiv-Vaterstadt Berlin«, wo er die Volksbibliotheken, die Waisenhäuser, aber auch den Asyl-Verein für Obdachlose förderte und unterstützte.[14] Leos Hochzeitsgeschenke würden im Marburger Haushalt der Behrings noch zum Einsatz kommen.

Der Trauzeuge war offenbar ein vertrauter Freund der Familie und spiegelt das gutbürgerliche Umfeld der Spinolas ebenso wie die Nähe zur konvertierten jüdischen Gemeinschaft Berlins. Elses Mutter Elise, eigentlich Elisabeth Charlotte, geborene Bendix, stammte aus Leipzig, wo sie am 30. Juli 1846 zur Welt kam. In der Messestadt war ihr Vater Adolph Bendix, wohnhaft am Rossplatz 7, als Kaufmann und Seidenbandhändler tätig; ein weiterer Verwandter, ihr Onkel Louis Bendix, war Königlicher Seifenfabrikant. Die Familie Bendix gehörte wie der Orientalist und Hochschullehrer Julius Fürst, die Familien Hirsch Berend Oppenheimer, Hermann Meyer, Hermann Samson, Hartwig Anton Aschard, Samuel Drucker und Adolf Jellinek zu den Mitbegründern der Israelitischen Religionsgemeinschaft zu Leipzig.[15] Leipzig galt zu jenem Zeitpunkt als liberales und kulturelles Zentrum Deutschlands. Einen erheblichen Anteil an diesem Ruf hatte neben der Leipziger Messe, die seit 1497 ein kaiserliches Privileg besaß und im 19. Jahrhundert als Pelzwarenhandelsmarkt der Welt galt,[16] die 1409 gegründete traditionsreiche Großstadtuniversität, die nicht nur Impulse in Richtung des Bildungs-, sondern auch des Wirtschaftsbürgertums aussandte. Die Universitätsangehörigen formten das kulturelle Leben der Stadt, das zudem von alteingesessenen Verlagen wie Breitkopf & Härtel, Philipp Reclam und F. A. Brockhaus sowie der 1846 gegründeten Akademie der Wissenschaften geprägt wurde – Institutionen, die eine ganz spezifische, weltstädtische Atmosphäre schufen.[17] 1843 gründete Felix Mendelssohn Bartholdy, der Enkel des jüdischen Philosophen Moses Mendelssohn und seit 1835 Kapellmeister des Gewandhauses, das Leipziger Konservatorium. In Leipzig erschien die *Allgemeine Zeitung des Judenthums* des Magdeburger Rabbiners Ludwig Philippson.[18] Leipzig war also eine der wenigen deutschen Städte »mit metropolitanen Zügen«, so Stephan Wendehorst.[19]

In dieser Atmosphäre kultureller Anregungen und eines sich nach einer Phase von Beschwernissen und Demütigungen endlich konstituierenden jüdischen Gemeindelebens[20] wuchs Elise Spinola mit ihrer älteren Schwester Charlotte, genannt Lotte, auf. Die Ausrichtung der 1846 gegründeten »Israelitischen Religionsgemeinschaft«, deren Bildung erst durch ein Gesetz von 1837 möglich geworden war, kann als liberal bezeichnet werden. So erhielt die 1855 gebaute Synagoge eine Orgel, der Unterricht wurde im Sinne des Reformjudentums erteilt, angestellt wurde ein liberaler Rabbiner.[21] Auf die zahlreichen aus Osteuropa emigrierten orthodoxen Juden wurde in der Gestaltung des Gemeindelebens keine Rücksicht genommen.

Da die Dokumente der Leipziger Israelitischen Religionsgemeinschaft aus der Zeit von 1850 bis 1925 beim Novemberpogrom 1938 vernichtet bzw. im Krieg verbrannt oder beseitigt wurden, ist über die Leipziger Zeit der Familie Bendix wenig bekannt.[22] Über Elise Bendix' Mutter kann nur gesagt werden, dass Adolph Bendix 1843 bei der Stadt Leipzig ein Gesuch eingereicht hatte, wonach er »um Erlaubnis zur Verheiratung mit einer ausländischen Israelitin« bat.[23]

Die reiche Überlieferung zu Else Spinolas Vater, dem Juristen Dr. Werner Bernhard Spinola, bietet weit mehr Informationen. Als Verwaltungsdirektor der Berliner *Charité* gehörte er, wie in den *Charité-Annalen* von 1898 zu lesen, zu den »stadtbekanntesten Personen«; sein Name erfreute sich »allerorten eines rühmlichen Klanges«.[24] Spinola, geboren am 13. Februar 1836, war gebürtiger Berliner.

Sein Vater Werner Theodor Joseph Spinola bekleidete eine Professur an der Königlichen Tierarzneischule; der Bruder seiner Mutter, einer geborenen Saland, war Sanitätsrat in Berlin.[25] Bernhard Spinola studierte in seiner Heimatstadt und in Heidelberg Jura, das Erste Staatsexamen legte er 1857 ab. Von 1863 bis 1867 war er juristischer Hilfsarbeiter bei der Oberstaatsanwaltschaft am Kammergericht Berlin, danach, von 1867 bis 1872 Staatsanwalt beim Kreis- und Schwurgericht Kiel. Von Kiel aus schrieb er im Herbst 1869 klare und aussagekräftige Brautwerbebriefe an Elise Bendix, die zu dieser Zeit mit ihrer Mutter – der Vater war 1850 verstorben – in Berlin lebte. Die finanziellen Voraussetzungen für eine Heirat wurden dargelegt und damit auch die Gründe für sein langes Warten: Er wisse, »daß ein redlicher, verständiger Mann einer Dame nur dann seine Hand bieten soll, wenn er sich eine in allen Beziehungen sichere Lebensstellung erworben hat«. Nun habe er endlich eine feste Anstellung mit einem Jahresgehalt von 1200 Talern. In trockener Prosa heißt es:

> Insbesondere garantirt mir mein Amt eine angenehme und geachtete Position in der Gesellschaft und wenn ich auch, außer einigen hundert Thalern Ersparnissen, kein eigenes Vermögen besitze, so bin ich doch stets frei von Schulden gewesen, nicht an viele Bedürfnisse gewöhnt, und mein Vater ist nicht unbemittelt. Auch kann ich im Laufe der Jahre auf eine Vermehrung meiner Diensteinkünfte hoffen.[26]

Die zweite, weitaus heiklere Angelegenheit, die vor der Heirat brieflich geregelt wurde, war Elise Bendix' Zugehörigkeit zur jüdischen Glaubensgemeinschaft. Das sich aus einer Eheschließung ergebende Problem einer Konversion zum christlichen Glauben wurde im gleichen Brief ohne Umschweife angesprochen:

> Da nach der bestehenden Gesetzgebung, deren Aenderung vorerst nicht zu erwarten ist, Ehen zwischen Juden und Christen absolut unzulässig sind und mir selbst, so gerne ich unter anderen äußeren Umständen das Opfer brächte, meine amtliche Stellung sowohl den Uebertritt zum Judenthum, wie ein Ausscheiden aus der evangelischen Landeskirche als Dissident unbedingt verbietet, auch die rechtliche Gültigkeit einer Ehe zwischen Juden und Dissidenten zweifelhaft ist, so würde ich keinen anderen Ausweg wissen als daß Sie, mein allergnädigstes Fräulein, den christlichen Glauben annähmen.
>
> Ich bin mir der Tragweite eines solchen Verlangens vollkommen bewusst. Ich kenne nicht den Grad Ihrer eigenen Ueberzeugungstreue für den ehrwürdigen israelitischen Kultus und ich weiß nicht, wie sich Ihre Angehörigen, namentlich Ihre Frau Mutter, zu einem von Ihnen beabsichtigten Wechsel des Bekenntnisses verhalten würden.[27]

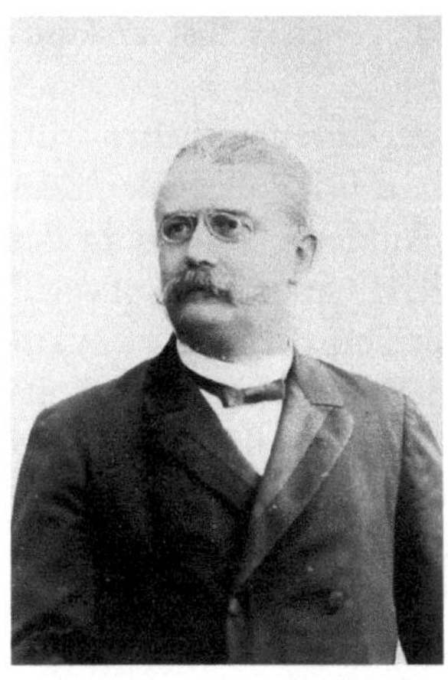

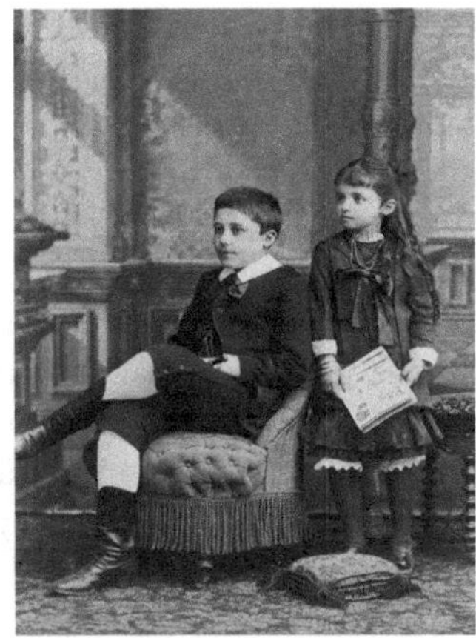

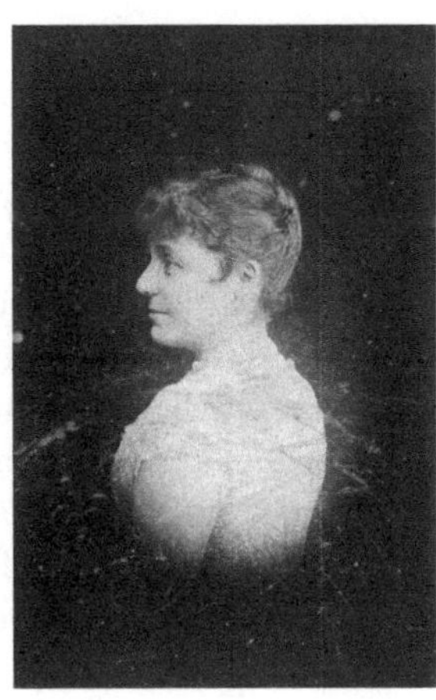

Abb. 4-6: Bernhard, die Kinder Adolf und Else sowie Elise Spinola auf Visitenkarten-portraits (Sgl. Spinola, Fulda).

Im Verlauf des Verlobungsjahres, während dessen Spinola nach Berlin reiste und bei Elise Bendix' Mutter um die Hand der Tochter anhielt, während er die Familie kennenlernte und Kieler Sprotten und Anchovis an Elises Familienangehörige in Berlin versandte, machte sich die Braut durch das Studium des »Luther'schen Katechismus« mit der evangelischen Glaubenslehre vertraut[28] und damit bereit zur Konversion sowie der damit verbundenen Taufe. Die Heirat erfolgte am 21. März 1870 in der evangelischen St.-Lucas-Gemeinde in der Bernburger Straße, in unmittelbarer Nachbarschaft zur Wohnung der Familie Bendix. Als »die Copulation verrichtender Prediger« wird der Vater des Bräutigams genannt,[29] die junge Braut wurde »freudig« in der Familie Spinola aufgenommen.[30] 1872, zwei Jahre nach der Eheschließung, wurde Bernhard Spinola Erster Staatsanwalt am Berliner Kammergericht. Bereits ein Jahr später, 1873, erhielt er den Posten des Verwaltungsdirektors der Berliner *Charité*; diese Position hatte er bis 1900, dem Jahr, in dem er starb, inne.[31]

Offenbar lebte das Ehepaar zunächst in Kiel, denn der am 28. Dezember 1870 geborene Adolf Bernhard erblickte das Licht der Welt in der Stadt an der Ostsee. Die beiden Mädchen Fanny Wilhelmine Charlotte, geboren am 27. März 1875 und nur elf Tage später gestorben, und die ein Jahr jüngere Else Bernhardine Spinola sind Berliner Kinder.[32]

In Berlin wohnte die Familie am *Charité*-Krankenhaus. Zahlreiche Studiofotos zeigen Adolf und eine sehr aufgeweckte kleine Else: sie mit keck vorgeschobener Unterlippe, schön frisiert und mit Halskette und einem feingefälteten eleganten schwarz-seidenen Kleid angetan, ein Buch in der Hand haltend, der sechs Jahre ältere Bruder mit lässig übereinandergeschlagenen Beinen, bekleidet mit einem dunklen, jugendlich geschnittenen Anzug, aus dem eine Uhrkette mit Uhr lugt –

ein Bild, das in seiner gelungenen Inszenierung einen gediegenen, selbstverständlichen Wohlstand vermittelt.[33]

Seine Popularität verdankte Bernhard Spinola auch der ehrenamtlichen Mitgliedschaft in zahlreichen Berliner Vereinen – vom Verein für Volksbäder, dem Heilstätten-Verein für Lungenkranke, dem Verein der Kinderheilstätten an der Seeküste bis hin zur Deutschen Gesellschaft für öffentliche Gesundheitspflege.[34] Dazu kam sein kommunalpolitisches Engagement für die konservative, nach anderen Quellen nationalliberale Fraktion und die Wahrnehmung weiterer öffentlicher Ämter wie dem des Kurators des Augusta-Hospitals,[35] das ihn in näheren Kontakt zu Kaiserin Augusta brachte.[36] Da es für Gäste der Kaiserin zum guten Ton gehörte, in ihrer Begleitung das ihren Namen tragende Hospital zu besuchen, lernte Spinola auch fremde Fürstlichkeiten kennen.[37]

Während also Elses Familie dank Bernhard Spinolas beruflicher Stellung und seines kultur- und sozialpolitischen Engagements in den höchsten Berliner Kreisen bis hin zum Königshaus verkehrte,[38] kann Vergleichbares über Behrings Familie nicht gesagt werden. Im Gegenteil: Der Bräutigam entstammte einem recht einfachen sozialen Milieu. Der am 15. März 1854 geborene Emil Behring wuchs in den bescheidenen Verhältnissen eines Volksschullehrerhaushalts im damaligen Hansdorf in Westpreußen (heute *Ławice,* Polen) auf.

Emils Vater August Behring wurde 1819 in Neumark in Westpreußen geboren,[39] wo Emils Großvater Johann Friedrich Behring als Exekutor, also Gerichtsvollzieher, tätig war. 1831 übernahm der Großvater ohne besondere Ausbildung die Lehrerstelle in einer Landgemeinde im Landkreis Rosenberg.[40] Auch sein Sohn August wurde Lehrer; nach kurzen Stationen in verschiedenen Dörfern[41] erhielt er 1848 die Lehrerstelle in Hansdorf.[42] Zu dieser Zeit war er in erster Ehe mit Ernestine Jaekel verheiratet, die jedoch, nachdem sie fünf Kinder geboren hatte, 1852 starb. Augusts zweite Ehefrau Augustine Zech, Emils Mutter, geboren am 28. April 1828, stammte aus Stradem, wo ihr Vater Friedrich Zech als Lehrer arbeitete; ihre Mutter Karoline Augustine Zech, geborene Gogul(l), war ebenfalls Lehrerkind. Ihr 1854 geborener Sohn Emil Adolf war ihr erstes Kind.[43]

In Emil Behrings Kindheit bestand das Dorf Hansdorf aus vierzehn Hofstellen (Hufen), die Menschen lebten von Ackerbau und Feldarbeit. Das Lehrergehalt war knapp und wurde zum Teil in Naturalien ausgezahlt. Wie in der Hansdorfer Schulchronik beschrieben,[44] bestand August Behrings Lohn 1848, als er seine Stelle im Dorf antrat, aus 18 Morgen Landnutzung, einigen Scheffeln Getreide und einem Einkommen von 24 Talern bar pro Jahr, das später auf 50 Taler aufgestockt wurde. Dieses Gehalt bewegte sich am unteren Ende des für Volksschullehrer möglichen Einkommens; das Realeinkommen eines Volksschullehrers betrug um 1840 gemäß der *Jahrbücher für das Preussische Volksschulwesen* um 150 Taler pro Jahr.[45]

Wie in Dorfschulen üblich befand sich die Lehrerwohnung im oberen Stockwerk des Schulhauses. Die Schulhäuser für ein- und zweiklassige Volksschulen wurden nach einem Einheitsplan gebaut, nach dem im Erdgeschoss der oder die

Schulsäle, der Lagerraum für Brennholz und ein Aktenraum untergebracht waren, im Obergeschoss war die Wohnung.[46] Der 29-jährige August Behring hatte beim Einzug in die reparaturbedürftige Hansdorfer Schule bereits drei Kinder; im Laufe der Zeit kamen elf weitere hinzu, sodass eine auf sechzehn Köpfe angewachsene Familie auf beengtem Raum wohnte[47] und von einem kärglichen Gehalt ernährt werden musste.

Die »Naturalanteile« des Einkommens wurden von den Kommunen beglichen, auch der zur Verfügung gestellte Schulraum stand unter deren Verantwortung.[48] Nebeneinkünfte erhielt der Lehrer durch gemeindliche Dienste, zu denen insbesondere das sonntägliche Orgelspiel gehörte; diese besonderen Zahlungen wurden von den Kirchenmitgliedern entrichtet. Die Möglichkeit, bezahlte Dienstleistungen außerhalb des eigentlichen Schulunterrichts zu erbringen, war strukturell schon in der Lehrerausbildung angelegt, in welcher der Musikunterricht einen hohen Stellenwert einnahm.[49] Der Dorflehrer, dem Wilhelm Busch mit der Person des orgelspielenden *Lehrer Lämpel* hinsichtlich seiner außerschulischen Tätigkeiten ein realitätsnahes Denkmal gesetzt hat,[50] war in der Regel auch Kantor der Gemeinde. In dieser Funktion war er zuständig für den Chorgesang, die Chorleitung und die musikalische Begleitung des sonntäglichen Gottesdienstes. Da die Lehrer der Volksschule über keine höhere Bildung verfügten, standen sie sowohl im Sozialprestige als auch im Einkommen weit unter den Gymnasiallehrern, die wiederum die unterste Rangstufe der akademischen Berufe einnahmen. Der Zwang, sich durch Nebentätigkeiten einen Zuverdienst zu verschaffen, wurde häufig als entwürdigend erlebt.[51]

Die Ausbildung der im niederen Schulwesen tätigen Lehrer erfolgte in den vor allem seit Beginn des 19. Jahrhunderts errichteten Lehrerseminaren, die für die Zulassung lediglich Volksschulbildung voraussetzten. Der eine dreijährige Ausbildungszeit umfassende Unterricht im Seminar fand sehr häufig in Internaten statt; die Auszubildenden wurden dabei einem streng reglementierten Tagesablauf unterworfen, der das Erziehungskonzept des späteren Berufsumfeldes in der Volksschule abbildete.[52] August Behring gehörte noch zu den Lehrern, die kein Seminar besucht hatten. Sein für die Ausübung des Berufs obligatorisches Vorbereitungsjahr absolvierte er bei einem Organisten in Raudnitz, die Lehrerprüfung legte er im September 1839 als Externer im Seminar zu Graudenz ab.[53]

Die mit dem geringen Einkommen verbundene Erfordernis zu improvisieren – zumal in kinderreichen Familien – kommt auch in den Briefen August Behrings an seinen Freund und Kollegen Jakob Kempka[54] zum Ausdruck. Die Rede ist von Anpflanzungen, von Kartoffellieferungen, von der Heuernte[55] – Tätigkeiten, die notwendig waren, um die große Familie und das Vieh satt zu bekommen. 1886, in einem seiner letzten Briefe an den Freund, zieht der damals 66-jährige August Behring ein Resümee seines schweren, von Sorgen und Nöten geprägten Lebens als Familienvater und Dorflehrer, der zeitlebens mit »mürrischen Bauern« konfrontiert war:

> Wie es Dir bekannt [ist], trat ich als ein dummer, unwissender Laie ins Schulamt u. habe im Entfernsten [sic] nicht ahnen können, daß ich mich in diese Höhe, geistig u. leiblich, emporschwingen würde. –
>
> Ja, der Herr hat Großes an mir gethan, wofür ich ihm wiederholt nicht genug danken kann! Aber nicht noch einmal wollte ich die Sorgen u. Mühen übernehmen, ich bin befriedigt von meinem Leben u. kann es köstlich nennen, denn es ist Mühe u. Arbeit und in den früheren Einkommensverhältnissen manche sorgenvolle Stunde gewesen. War die Noth am größten, war aber Seine Hilfe am nächsten! Obgleich mein Geist noch ein wenig lebendig, – so ist mein Körper doch schon sehr geschwächt, daß ich vor ca. 2 oder 3 Jahren fürs Amt zu quittieren glaubte. Wie lange es mir noch vergönnt sein wird im Amte thätig zu sein – wer weiß? Sollte es mir noch einige Jahre vergönnt sein, so würde ich kommenden Octbr. über 3 Jahre [also 1889, UE] mein 50j. Amtsjubiläum begehen.
>
> Die Pensionsverhältnisse sind ja jetzt zwar geregelter u. erfreulicher, aber doch bin ich noch wegen der unversorgten Kinder des Ganzen bedürftig und werde natürlich das Amt so lange halten, wie es geht.[56]

August Behring starb nach schwerer Krankheit am 12. September 1886,[57] in den letzten Lebenswochen halbseitig gelähmt. Die unversorgten Kinder Paul, damals achtzehn Jahre alt, und die siebzehnjährige Emma blieben zunächst in der Obhut der Mutter und des Bruders Albert in Hansdorf und wohnten weiterhin wie diese im Schulhaus. Der Nachruf in der *Westpreußischen Lehrerzeitung* hebt August Behrings Verdienste um die Schulgemeinde, die Anerkennung durch die Vorgesetzten und Kollegen und die 1879 verliehene Auszeichnung mit dem Hohenzollern'schen Hausorden hervor. Geehrt werden sollte er durch die Inschrift auf seinem Grabstein: »Er war ein Lehrer.«[58]

Betrachtet man die Vorfahren Emil Behrings in der väterlichen wie der mütterlichen Linie, fällt die Häufung des Lehrerberufs in der Familie Behring – Zech – Gogul auf. Sie kann als typisch gelten. Hinsichtlich seiner Rekrutierungsbasis war der Volksschullehrerberuf als »niederer Lehrberuf« von der ›besseren‹ Gesellschaft abgeschnitten; der Nachwuchs kam in der Regel vor allem aus ländlichen Einzugsbereichen mit geringem Zugang zu Bildungsmöglichkeiten.[59] Nur in Ausnahmefällen konnte der Volksschullehrer seinen sozialen Stand nach oben verlassen,[60] in der Regel vererbte sich der Beruf familiär. Die Familien der Behrings und Zechs bildeten hierbei keine Ausnahme. Bis in die kleinsten Verzweigungen, bei Onkeln, Schwägern, Kindern, Großonkeln oder Neffen, lassen sich in direkter Linie oder durch Heirat Volksschullehrer finden.

Offenbar behielt August Behring auch viele Jahre nach seinem Tod den Ruf eines ernsten, strengen, aber gütigen Mannes. Er habe über einen klaren Verstand und sonnigen Humor verfügt; aufgrund seiner vielen guten Charaktereigenschaften habe man seine Gesellschaft »gern gesucht«, heißt es in den Erinnerungen der Dorfbewohner.[61]

Die materiellen Verhältnisse der ohnehin bescheiden lebenden Familie verschlechterten sich nach dem Tod des Familienoberhaupts. Sie treten in einem Brief plastisch vor Augen, den Augustine Behring im Frühjahr 1889 voller Dankbarkeit an ihren Sohn Emil in Berlin schrieb:

> Lieber Emiel!
> Für deinen lieben Geburtstagswunsch meinen herzlichen Dank. Das [Geld-] Geschenk hat ja mich auch mancher Sorgen überhoben, aber hast du dich nicht Entbehrungen deswegen auferlegen dürfen, von Hermann erfuhr ich, das du schon für Bernhard 20 Mark geschickt hast [...].
>
> Nun danke ich dir auch herzlich für das schöne Geburtstagsgeschenk, Gott der Herr wird es dir reichlich vergelten, und deine Ferien wirst du doch bei uns zubringen, [...], es ist so herrlich schön, in Berlin, kanns nicht schöner sein als jetzt in unserem Garten, die vorige Nacht kalbte uns eine Kuh, und da waren Albert und ich auf, aber es war wirklich zu schade wieder zu Bette zu gehen.[62]

Die Familie Emil Behrings war zwar arm an materiellen Gütern, hatte aber innerhalb der dörflichen Gemeinschaft ein gewisses Ansehen und war in stabile familiäre und berufliche Netzwerke integriert. Kontakte zu Kommilitonen aus dem Lehrerseminar wurden gepflegt,[63] im Familienkreis – fünf der Geschwister wurden ebenfalls Lehrer oder heirateten Angehörige dieses Berufes – erörterte man Entwicklungen in der Schulpolitik. Man hatte Zugang zu Büchern und wegen der musikalischen Ausbildung im Lehrerseminar zu Instrumenten und Noten, worüber man sich in den Geschwisterbriefen intensiv austauschte.[64]

Vergleicht man die geographische Mobilität der Familien Behring und Bendix-Spinola, so war der Bewegungsradius der beiden Familienverbände höchst unterschiedlich. Elise Bendix war von Leipzig in die noch größere preußische Hauptstadt Berlin übergesiedelt, Bernhard Spinolas Stationen als Student und Jurist waren Berlin, Heidelberg und Kiel. Dagegen bewegten sich die Behrings und Zechs, zweifellos auch mangels ökonomischen Kapitals, im engen Umfeld des Kreises Rosenberg und seiner dörflichen Ansiedlungen. Selbst die Distanz zwischen August Behrings Herkunftsort Neumark und Graudenz, dem Ort, an dem er seine Lehrerprüfung ablegte, betrug weniger als hundert Kilometer. Es kann davon ausgegangen werden, dass neben den stark voneinander abweichenden materiellen Voraussetzungen der extrem unterschiedliche geographische und soziale Raum – hier (groß-)städtisch-universitär, dort dörflich-provinziell – die Lebenswirklichkeit und die Handlungsspielräume der beiden Familien prägte.

Dass sich der Bewegungsradius in der nachfolgenden Generation der Behrings vergrößerte, führt die Lebensgeschichte Emil Behrings deutlich vor Augen. Ökonomisch gesehen ließ auch der zwei Jahre jüngere Bruder Hermann, Brauerei- und Gutsbesitzer in Mohrungen, durch seine Heirat mit der wohlhabenden

Bürgermeistertochter Margarete Kollpack die materielle Kargheit des Schulhauses hinter sich und lebte, umgeben von zahlreichen Hausangestellten, in bürgerlich-vornehmer Gediegenheit.[65]

3. Die Hochzeitsfeier im Hause Spinola

Die Hochzeitsfeier von Emil und Else Spinola fand in den Räumlichkeiten der Brauteltern in der Unterbaumstraße 7 statt. Das Paar war in der Berliner Dreifaltigkeitskirche durch den dem preußischen Königshaus nahestehenden Pfarrer der Dreifaltigkeitskirche, Superintendent Ernst Dryander, getraut worden.[66] Wie zu derartigen Anlässen üblich wurde in einem Berliner Fotoatelier[67] ein repräsentatives Foto gemacht, das Else von Behring 1917 auch für die Erinnerungsalben der Söhne auswählte. Emil im schwarzen Anzug mit Frackhemd und Zylinder präsentiert sich als eleganter Bräutigam, die junge Else im weißen Kleid mit Blumenschmuck ist liebreizend.

Es hätte eine prächtige Feier werden können, wenn die Wochen davor nicht von Bernhard Spinolas fortschreitender schwerer Erkrankung überschattet gewesen wären. Infolge eines Nierenleidens und einer damit in Verbindung gebrachten Gefäßerkrankung hatte Spinola schon vor längerer Zeit ein Auge verloren. Nun war auch »ein kleiner Blutaustritt in's Gehirn«, also ein Schlaganfall, dazugekommen, wodurch die linke Körperhälfte in Mitleidenschaft gezogen wurde. Da Spinolas Zustand Ruhe erforderte, wurde die Zahl der Gäste beschränkt auf die der Familie »am nächsten stehenden Personen«. Zu ihnen gehörte auch Friedrich Althoff, den Behring am 14. Dezember persönlich einlud und dem er bei dieser Gelegenheit Details zur Krankheit seines Schwiegervaters und damit den Grund der dezimierten Hochzeitsfeier schilderte.[68] Die Einladung zur Hochzeit verstand Behring auch als Geste des Dankes für Althoffs vielfältige Unterstützung während seiner beruflichen Laufbahn: Niemand habe sein Schicksal stärker beeinflusst als Althoff, schreibt er.

Über die weitere Zusammensetzung der geladenen Gäste ist kaum etwas bekannt. Selbstverständlich anwesend waren die Brauteltern und die Trauzeugen, weiterhin Behrings Berliner Freund und Kollege Erich Wernicke sowie Helene Bril (Brill)[69] als Begleiterin Friedrich Leos. Sie überreichte als Hochzeitsgeschenk das später oft genutzte Gästebuch und verewigte sich mit den Versen:

Ein Tempel der Erinnerung
Soll dieses Buch Euch sein!
Jetzt seid Ihr lebensfrisch und jung
Jetzt mag's nicht nötig sein! […].[70]

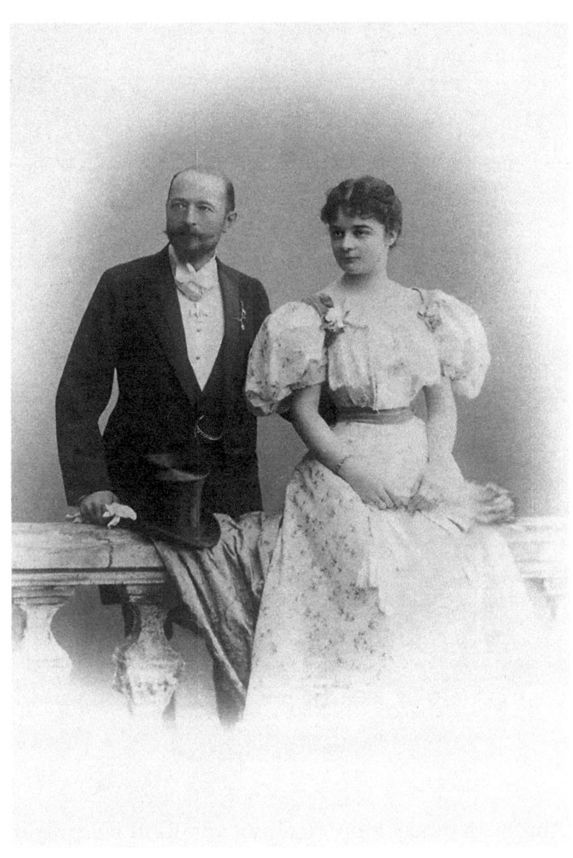

Abb. 7: Hochzeitsbild Emil Behring und Else Spinola, 1896. Fotoatelier Sandau, Berlin.

Noch im November hatte Behring die Einladung »sehr intime[r] Freunde«, zu denen er Oberstabsarzt Dr. Paul Weißer in Altona und den damaligen Hamburger Hafenarzt Bernhard Nocht zählte, ins Auge gefasst, darüber hinaus auch den Industriellen August Laubenheimer aus Höchst.[71] Denkbar wäre auch eine Einladung an das Ehepaar Binz in Bonn gewesen, mit dem sich Behring sehr verbunden fühlte. Durch die Erfordernis, den Kreis der Gäste zu beschränken, hatte man wohl auf diese Personen verzichtet. Es ist auch nicht überliefert, ob Angehörige Behrings zur Feier nach Berlin reisten. Als Gäste aus der Heimat wären sicher Behrings jüngste Schwester Emma, die vier Jahre lang seinen Haushalt in Berlin und Marburg geführt hatte, und sein Bruder Hermann, der Brauereibesitzer, mit seiner jungen Frau in Frage gekommen.

Trotz der traurigen Begleitumstände fand eine kleine Feier statt, die von einem Festmenü gekrönt wurde. Da eine Menükarte mit dem Doppelportrait des Brautpaares erhalten ist,[72] wissen wir, dass das Diner aus mehreren Gängen mit außergewöhnlichen Speisen bestand. Gereicht wurden englische Austern, Kaviar,

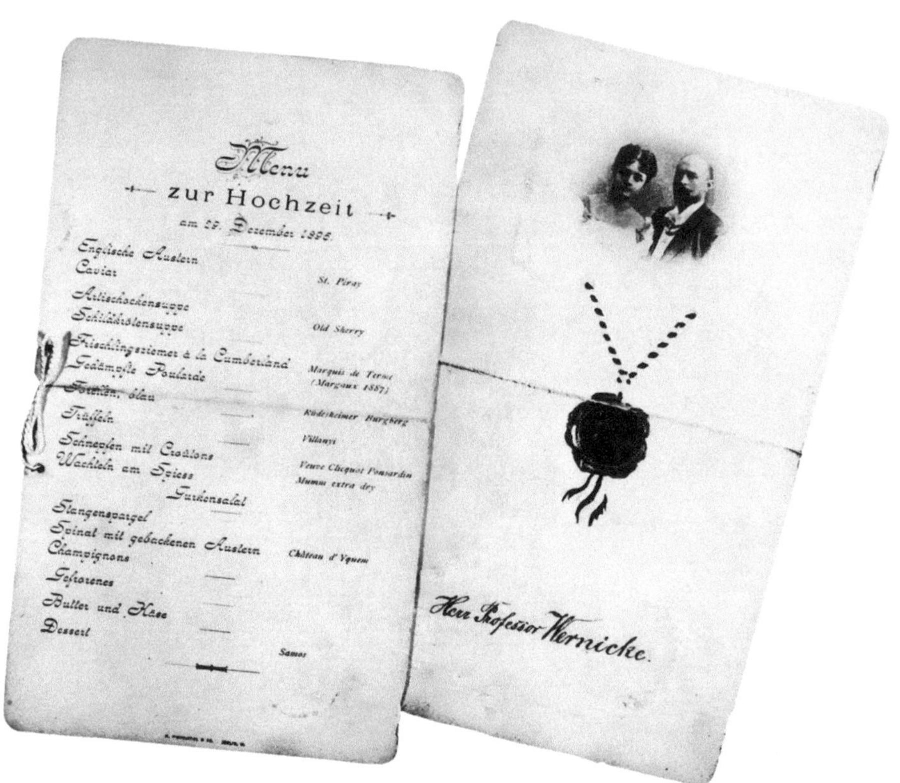

Abb. 8: Menükarte zur Hochzeit von Emil Behring und Else Spinola, ausgestellt auf Erich Wernicke.

Artischocken- und Schildkrötensuppe, ein Frischlingsbraten, Poularde, Schnepfen und Wachteln, Forelle blau und verschiedene, für die Jahreszeit ungewöhnliche Beilagen wie Stangenspargel, Spinat mit gebackenen Austern, Champignons und Trüffeln. Eis, Käse und ein weiteres Dessert beendeten das Menü, das von einer Getränkefolge aus ausgewählten Weinen, Sherry, Sekt und Champagner begleitet wurde.

Der Unterschied zwischen dem exquisiten Berliner Hochzeitsmenü und den Nahrungsmitteln, die im Umkreis des Hansdorfer Schulhauses eingenommen wurden, hätte nicht größer sein können. Pfefferkuchen und Bier zu Weihnachten galten hier als Delikatesse.[73] Zu Emil Behrings Lieblingsspeisen gehörte Deftiges wie Kartoffelflinsen, eine Art Kartoffelpfannkuchen, die seine Schwester Emma für ihn zubereiten musste,[74] und nach einer Marburger Anekdote verspeiste er in der Küche seines Tierpflegers Lauer mit großem Appetit »Erbsen mit Speck«, ein Essen, das ihn an seine Militärzeit erinnerte.[75] Die beim Hochzeitsmenü gereichten Speisen und Getränke vermitteln einen ersten Einblick in das Leben, das das junge

Paar von nun an führen würde und das – wie wir im weiteren Verlauf erfahren werden – den Einfluss der in Berlin lebenden Schwiegermutter Elise Spinola nicht verleugnen konnte.

Für den Bräutigam bedeutete die Heirat mit Else Spinola die Festigung seines gesellschaftlichen Status. Mit ihr vollendete sich der durch Medizinstudium und wissenschaftliche Erfolge eingeleitete Aufstieg in eine höhere gesellschaftliche Klasse. Die weitläufigen politischen und privaten Netzwerke der Spinolas und Bendix' standen mit dem Eintritt in das Spinola'sche Wirkungsfeld nun auch dem Schwiegersohn zur Verfügung. Dieser Vorteil war jedoch mit sich daraus ergebenden gesellschaftlichen Verpflichtungen und Verbindlichkeiten verknüpft, da Behring, wie im ausgehenden 19. Jahrhundert üblich, mit dem Wechsel vom Junggesellenstand zum Haushaltsvorstand einer neu gegründeten Familie die Verantwortung für die junge Ehefrau und den zu erwartenden Nachwuchs übernahm. Man kann von einer glücklichen Ehe ausgehen, auch wenn die aus der Großstadt stammende Else Behring in Marburg einige Startschwierigkeiten zu meistern hatte. Über die Gestaltung des gesellschaftlichen Lebens in Marburg, das dank einer Fülle von Familienbriefen plastisch nachgezeichnet werden kann, berichtet ein späteres Kapitel.[76]

IV. »Erziehung zur Freiheit«

Behrings Schul- und Studienzeit

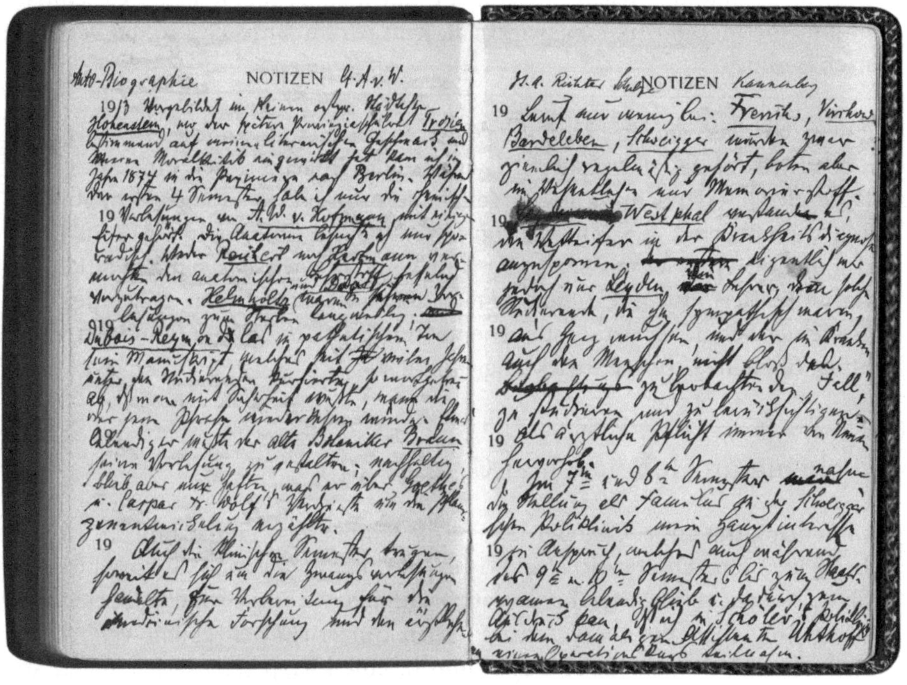

Abb. 9: »Auto-Biographie«. Doppelseite aus einem Notizbuch Behrings, S. 384-385.

Im Jahr 1913, der 59-jährige Behring hatte sich zu diesem Zeitpunkt bereits mit der Errichtung einer eigenen Grabstätte auf Elsenhöhe, also auch mit seinem Tod und Nachleben beschäftigt, begann er mit der Abfassung seiner Erinnerungen, die er zuversichtlich, vor der Größe des geplanten Unternehmens nicht zurückschreckend, mit »Auto-Biographie« überschrieb. Der in einem Taschenkalender niedergelegte Versuch einer Selbstkonstruktion blieb jedoch ein wenige Seiten umfassender Entwurf.[1] Warum er das Projekt seiner Lebenserinnerungen begann, und warum er es nicht zu Ende führte, bleibt im Dunkeln.

Die knappen Einträge versammeln in erster Linie die Hochschullehrer, denen Behring während des Medizinstudiums in Berlin begegnete und deren Namen er mit Worten der Anerkennung oder, im überwiegenden Falle, mit kritischen Anmerkungen versah. Nach wenigen ausformulierten Seiten folgen Stichworte zu Personen, Forschungsthemen und den Lebensstationen von Capri bis zur Elsenhöhe in Marburg; insgesamt haben diese Notizen den Charakter einer noch recht ungeordneten Stoffsammlung.

Bemerkenswert ist jedoch die Eröffnung dieser autobiographischen Skizze:

> Vorgebildet im kleinen ostpreußischen Städtchen Hohenstein, wo der spätere Provinzialschulrat Trosien bestimmend auf meinen literarischen Geschmack und meine Moralkritik eingewirkt hat, kam ich im Jahre 1874 in die Pepiniere nach Berlin.[2]

Mit dem Satz, der wie ein Leitmotiv gelesen werden kann, würdigt Behring nicht nur den Direktor des Hohensteiner Gymnasiums, Eugen Trosien, sowie das ebenfalls durch Unterstreichung hervorgehobene ostpreußische Städtchen, sondern bringt wie nebenbei den Einfluss von Literatur und Philosophie als sein Leben bestimmende Agenzien ins Spiel. Der zeitlebens naturwissenschaftlich tätige Forscher präsentiert also mit diesen Anfangszeilen die sein Leben prägenden Einflüsse seiner Schule, er verweist auf seine humanistische Bildung und deren Bedeutung für seine Lebensentwicklung.

1. Behring im Hohensteiner Gymnasium

Emil Behring trat am 9. Oktober 1867 in die Quinta des Gymnasiums in Hohenstein (heute poln.: Olsztynek) ein.[3] Wie er im Lebenslauf von 1886 schreibt,[4] hatte er bis zu seinem vierzehnten Lebensjahr – ähnlich wie sein Bruder Albert, dessen Bildungsgang ebenfalls überliefert ist –[5] den Unterricht bei seinem Vater in der Hansdorfer Schule besucht und kam nun in eine knapp sechzig Kilometer von seinem Heimatort entfernte Kleinstadt, die zu seiner Schulzeit noch nicht an das Eisenbahnnetz angeschlossen war.[6] Auf welche Weise der vierzehnjährige Junge die räumliche Entfernung überwand, ist nicht überliefert, vermutlich reiste er mit einer Personenkutsche oder einem Lastenfuhrwerk über die Post- und Handelsstraße vom nahe bei Hansdorf gelegenen Raudnitz über Osterode und Döhringen nach Hohenstein.[7] In der damals knapp 2400 Einwohner zählenden Gemeinde[8] verbrachte er die Schuljahre, die mit Michaelis[9] im September begannen und nur durch die vierwöchigen Sommerferien und die knapp zwei Wochen dauernden Weihnachtsferien unterbrochen wurden. Da die Schule nicht über ein Internat verfügte, musste er wie all die anderen ›Auswärtigen‹ bei einer Hohensteiner Familie in Pension gehen.

Der Übertritt ins Gymnasium war also verbunden mit der zwangsläufigen Trennung von Eltern und Geschwistern. Möglicherweise hat Emil die Loslösung von der Enge des Hansdorfer Schulhauses und der sich stetig vergrößernden[10] Familie als Befreiung erlebt. Doch wenn man sich seine Kindheit, trotz der Mittellosigkeit der Familie, als einen im Schonraum der überschaubaren dörflichen

Gemeinschaft verbrachten Lebensabschnitt vorstellt, war mit dem Tag des Übertritts in die Höhere Schule die Geborgenheit in der sozialen Gruppe und im geschützten Raum der frühen Jugend nicht mehr vorhanden. Wie seine Mitschüler war der Heranwachsende durch den Wechsel von Ort und Bezugsrahmen von einem auf den anderen Tag auf sich selbst gestellt und musste wie diese hoffen, auf einfühlsame Ersatzeltern und verständnisvolle Pädagogen zu treffen. Diese Erfahrung der erzwungenen frühen Selbstständigkeit unterschied Emil Behring ganz wesentlich von der unbeschwerten Jugendzeit seiner späteren Ehefrau Else Spinola, die nicht nur zweiundzwanzig Jahre später geboren wurde, sondern auch das Privileg einer behüteten Kindheit besaß.

Über diese prägende Lebensphase gibt es außer einigen Aufsatzheften und dem vorläufigen Abschlusszeugnis keine Lebensdokumente. Fotos aus der Kindheit und Jugend des jungen Emil sind nicht überliefert, vermutlich waren wegen der fehlenden finanziellen Ressourcen Luxusausgaben wie der Besuch eines Fotostudios nicht möglich. Eingedenk der finanziellen Situation verdient die Entscheidung der Eltern, den Sohn in eine fremde und weit entfernte Stadt zum Besuch des Gymnasiums zu schicken, umso mehr Respekt. Mit dem Abitur bot sich die Möglichkeit, ein Studium zu ergreifen und damit auch die eingeschränkte Welt der Eltern und des Kreises Rosenberg hinter sich zu lassen.

Das Gymnasium in Hohenstein bestand seit 1845. Untergebracht war es im Gebäude einer aus dem Jahr 1350 stammenden Ordensburg des Deutschen Ordens, die von 1847 bis 1849 im Stil der Neugotik zu einer Schule umgebaut wurde.[11] Der kompakte, noch heute erhaltene L-förmige Schlossbau, ursprünglich ein typischer Vertreter der polnischen Backsteingotik, befindet sich auf einer kleinen Anhöhe etwas außerhalb des Ortskerns an einer Straße, die heute den Namen Behrings trägt.[12] Bei der Gründung wurde die Schule als Progymnasium geführt, aber bereits 1857 zum vollständigen Gymnasium erweitert; die erste Abiturprüfung fand schon 1858 statt. Die unter königlichem Patronat stehende Lehranstalt war für lange Zeit die einzige weiterführende Schule im Umkreis von hundert Kilometern. Die Mehrzahl der Gymnasiasten waren auswärtige, was nicht verwundert, da Hohenstein 1864 nur 2170 Einwohner hatte.[13] Es musste ein Schulgeld entrichtet werden, das in Preußen für die Eingangsklassen circa 16 Taler pro Jahr betrug.[14] Die Schule verfügte jedoch über zwei kleine Stiftungen für arme Schüler,[15] die 1873 durch einen vom späteren Schulleiter Trosien und einem weiteren Lehrer begründeten Fonds »zu Stipendien für Abiturienten der Anstalt« ergänzt wurden.[16] 1867, beim Eintritt Emil Behrings in die Schule, gab es 221 Schüler, die in sieben Klassen unterrichtet wurden, 159 kamen von auswärts. Gemäß der Stiftungsurkunde war die Schule evangelisch ausgerichtet, tatsächlich besuchten 1868 neben 202 evangelischen auch zwölf katholische und sieben jüdische Schüler den Unterricht.[17]

Die Schule finanzierte sich überwiegend über Staatszuschüsse, aber auch über das Schulgeld und weitere einmalig zu entrichtende Zahlungen, darunter die Gebühren für die Aufnahme, das sogenannte »Inscriptionsgeld«, die Einschreibegebühr, das Antrittsgeld und die Gebühren für die Abgangszeugnisse. Zu den fortlaufenden Zahlungen gehörte das Schulgeld, Abgaben für die Schülerbibliothek, für Lehrmittel wie physikalische Apparate, ja sogar für die Zensurbücher, die Heizung und Beleuchtung und für die Tinte. Auch die »Freischüler«, zu denen Emil Behring gehörte, hatten kleinere Beiträge etwa für die Bibliothek oder den Turnunterricht zu leisten.[18]

Die Gymnasien der Zeit waren hoch ambitionierte Bildungsstätten, was sich nicht nur an ihrer Ausstattung – etwa der seit der Gründung der Hohensteiner Anstalt bestehenden Musikaliensammlung und der im Jahr 1868 mehr als tausend Bände umfassenden und für die Oberstufe »nach den Wissenschaften geordneten« Schülerbibliothek – zeigt,[19] sondern sich auch aus den akademischen Karrieren und ehrenamtlichen Tätigkeiten ihrer Direktoren ablesen lässt. Der erste Direktor des Hohensteiner Gymnasiums war Dr. Max Pollux Töppen.[20] Dem habilitierten und zuletzt mit dem Titel eines Geheimen Regierungsrats ausgezeichneten Schulleiter war es zu verdanken, dass die Schule durch die Einrichtung der Sekunda und Prima zum Vollgymnasium erhoben wurde. Als Historiker und Philologe tat er sich mit zahlreichen Schriften zur preußischen Provinzialgeschichte hervor und sorgte für das hohe Niveau der Lehranstalt, das auch unter der Leitung seines Nachfolgers, des Theologen Eugen Trosien, beibehalten wurde.

Der durch Behrings autobiographische Notizen in Erinnerung gerufene Lehrer Trosien[21] wurde 1838 in Danzig geboren. Nach dem Studium in Halle und Königsberg und beruflichen Stationen in der Realschule Wehlau, den Gymnasien in den ostpreußischen Städten Insterburg und Gumbinnen hatte er zum Schuljahresbeginn 1869 das Amt des Gymnasialdirektors des Hohensteiner Gymnasiums angetreten. 1876 wurde er Direktor des Königlichen Gymnasiums in seiner Heimatstadt Danzig, 1883 Provinzialschulrat in Königsberg, 1892 schließlich Oberregierungsrat und Direktor des Provinzial-Schulkollegiums in Magdeburg. 1908 erhielt er die Ehrendoktorwürde der Theologischen Fakultät zu Halle.[22]

Während seiner Zeit im Städtchen Hohenstein setzte er Impulse im Hinblick auf den Bildungsauftrag der Schule, was insbesondere in seiner programmatisch zu verstehenden Antrittsrede zur feierlichen Eröffnung des Schuljahres 1869 zum Ausdruck kommt.[23] In der vor dem anwesenden Schulrat, dem Kollegium und den versammelten Schülern gehaltenen Ansprache entwickelt Trosien sein pädagogisches Konzept der Erziehung zum wahren und ganzen Menschen. Im Mittelpunkt des Erziehungsgeschäftes stehe die Bildung des »inneren Menschen«, »welcher seinen Schwerpunkt und sein eigentliches Centrum im Willen hat«. Erst der Wille mache den Menschen aus, erst das »Einheitsband« des Willens verknüpfe Verstand und Gefühl:

> Der wahre und ganze Mensch besteht nur in der Totalität und Durchdringung aller geistigen Kräfte, deren Einheitsband der Wille ist, und sie alle zur schönen

> Harmonie zu bilden ist das Ideal einer Erziehungskunst, welche nicht blos Tagelöhner der Arbeit, sondern freie Menschen bilden will.[24]

Als die höchste Aufgabe der Schule und der in ihr wirkenden Erzieher sah Trosien die »Erziehung zur Freiheit«:

> Man könnte, will man es richtig verstehen, die Aufgabe der Schule und speciell des Gymnasiums als der höchsten Stufe derselben, eine Erziehung zur Freiheit nennen, zur Freiheit von Unwissenheit und Wahn, zur Freiheit von allem unedeln [!] und gemeinen [!], zur Freiheit von der Herrschaft der rohen Triebe und von der eigenen Sinnlichkeit.[25]

Trosien verfolgt mit dem hier entwickelten Freiheitsbegriff die Ideale der Aufklärung, die sich auch in Wilhelm von Humboldts *Theorie der Bildung* von 1793 wiederfinden. Für die Aufklärung war das Streben vom Ungebildeten zur *Bildung* im Sinne einer als möglich angenommenen Vervollkommnung des Menschen höchstes Ziel. Die schrittweise Entfaltung der dem Menschen innewohnenden Fähigkeiten war nicht zwangsweise an die Schule gebunden, sondern konnte auch außerhalb von Institutionen geschehen. In seinen Ausführungen greift Trosien zurück auf eine Idee der Freiheit, wie sie Kant unter anderem in seiner *Grundlegung zur Metaphysik der Sitten* von 1785 darlegt. Kants Freiheitsbegriff setzt die Autonomie des Subjekts und Willensfreiheit voraus; erst durch den Einsatz von Vernunft und Willen sei es dem Menschen möglich, gegen die Herrschaft der Triebe und der »Sinnlichkeit«, wie Trosien sagt, anzugehen. Die Vernunft lasse den Menschen das Gute erkennen und vom »Unedlen und Gemeinen« Abstand nehmen; der Wille – verstanden als das Vermögen, »nach der Vorstellung der Gesetze, d.i. nach Prinzipien zu handeln« –,[26] ist mit Kant die auf das Handeln gerichtete *praktische* Vernunft.[27]

In diesem den Idealen des Humanismus verpflichteten Geist – Trosien war nicht nur der Schulleiter, sondern auch Behrings Deutsch- und Religionslehrer – wuchs der junge Behring auf. Die Aufsatzthemen der Prima spiegeln das anspruchsvolle Vorhaben einer Institution wider, die sich weniger als Unterrichts-, sondern vielmehr als »Bildungs- und Erziehungsanstalt« verstand.[28] Neben der Beschäftigung mit Lessings *Nathan dem Weisen,* einem Drama, das sich bekanntlich mit der religiösen Toleranz auseinandersetzt, sind es ethisch-moralische Fragestellungen zu Begriffen wie Tugend, Gut und Böse, Freiheit, Ehre und Charakter, die, wiederum ausgehend von Dichterworten, erörtert werden sollten.[29] Wie nachhaltig diese Prägung bis weit in Behrings Erwachsenenleben wirkte, zeigt der Blick in seine philosophischen Notizen, wo er etwa im Juli 1903 in Auseinandersetzung mit der Gedankenwelt seines russischen Kollegen Elias Metschnikoff[30] notiert:

> Schiller rechnet in seinen moralischen Betrachtungen mit einem gewollten Müssen (vgl. Metschnikoff); sein Grundsatz ist: »Der Mensch soll wollend müssen.« Durch die Befolgung dieses Grundsatzes erhebt er sich über die Natur (das »Erhabene«). Schiller glaubt ferner, daß der Mensch kann wollend müssen, und mit diesem Glauben rettet er sich, wie nach ihm Metschnikoff, in einen moralischen Optimismus hinüber aus dem Wirklichkeits-Elend.[31]

Das umfangreiche Bildungsangebot, niedergelegt etwa im Stundenplan der Schulchronik von 1874, führt vor Augen, dass Behring eine anspruchsvolle Schulbildung genoss, die weit über den Deutsch- und Literaturunterricht hinausging. Der Unterricht begann im Sommer um sechs Uhr dreißig mit einstündigen »Turnübungen«, der Wochenplan verzeichnet darüber hinaus weitere 36 Stunden, von denen die Unterweisung in den alten Sprachen Latein, Griechisch und Hebräisch allein sechzehn Stunden umfasste.[32] Die Ausrichtung auf die antiken Klassiker Homer und Sophokles, Horaz und Cicero war Programm: »Die Gymnasien würden ihre ganze Entstehung verleugnen und mit ihrer Vergangenheit brechen müssen, wollten sie an die Stelle der klassischen Studien den breiten Strom realer Wissenschaften treten lassen, welche das practische Leben beherrschen«, schreibt Trosien.[33] Der eigens erwähnte und im Unterrichtsstoff immer wieder hervortretende Vertreter der »Neueren«, also der deutschen Literatur der deutschen Klassik, war, neben Lessing und Goethe, Friedrich Schiller. Er war »der begeisterte Dichter des [I]dealen«, der »das allbeherrschende Gesetz der Schönheit […] in seiner Bedeutung für die Erziehung des Menschengeschlechts erkannt« habe.[34] Gegenüber den Sprach- und Geisteswissenschaften, zu denen in Behrings Stundenplan neben Deutsch mit drei, Französisch mit zwei, Religion mit zwei und Geschichte und Geographie mit drei Stunden zählten, hatten Mathematik und Physik, immerhin im Stundenplan vertreten mit insgesamt acht Stunden, in Trosiens Augen einen nachgeordneten Rang. Zwar diene die Mathematik der Ausbildung des Verstandes und des systematischen Erkennens, doch habe sie »vorzugsweise nur eine formale Bedeutung«. Schließlich sei »die allgemeine Ausbildung, welche zu den Universitätsstudien befähigt, das Ziel, welches wir erstreben.«[35]

Mit »grenzenloser Liebe« habe Behring an seiner Schule gehangen, sagte Else von Behring in einer Ansprache anlässlich der am 19. März 1928 stattgefundenen »Namensweihe der Behring-Schule« in Hohenstein.[36] Geprägt von einem Direktor, der sich Kant, der Antike und den deutschen Klassikern, allen voran Friedrich Schiller, verpflichtet fühlte, der zudem in der Oberstufe Behrings Deutsch- und Religionslehrer war, überrascht es nicht, dass Behring bei Schulabgang als gewählten Beruf die »Philologie«[sic][37] nannte.

2. »Militärische Haltung und straffe Disziplin« – In der militärärztlichen Bildungsanstalt Berlin

Am 20. Dezember 1873 wurde Emil Behring von seiner Schule ein vorläufiges »Zeugniss behufs der Meldung zum einjährigen freiwilligen Militärdienst« ausgestellt. Die Angaben zu seinen schulischen Leistungen fallen karg aus, »eine besondere Begabung«[38] lässt sich aus dem Dokument nicht ablesen. Knapp wird bescheinigt, dass der Schulbesuch regelmäßig und das Betragen gut war, die gleiche Bewertung erhalten Aufmerksamkeit, Fleiß und Lernfortschritte.[39] Trotz des nicht hervorragenden Zeugnisses müssen Behrings Fähigkeiten vom Lehrerkollegium so geschätzt worden sein, dass der Abiturient ausgewählt wurde, im Rahmen der am 31. Juli 1874 abgehaltenen öffentlichen Prüfungen seiner Schule die »deutsche Rede« halten zu dürfen.[40]

Das von Schuldirektor Trosien und Klassenlehrer Friedrich Wilhelm Krause unterschriebene Zeugnis konnte für die Bewerbung zur militärärztlichen Ausbildung oder zum einjährig-freiwilligen Militärdienst genutzt werden, Letzterer eine Wehrverpflichtung für Freiwillige mit höherem Schulabschluss, die nach der Meldung einen Wehrdienst in einem Truppenteil ihrer Wahl ableisteten. Das einjährig-freiwillige Jahr wurde in der Regel mit dem Reserveoffiziersrang abgeschlossen, der wichtige soziale Vorteile mit sich brachte und als ›Entreebillett‹ in den Kreis der ›gehobenen Stände‹ galt.[41]

Das Datum des zur Bewerbung ausgestellten vorläufigen Zeugnisses lässt sich nicht mit der anekdotengeschwängerten Überlieferung[42] in Einklang bringen, wonach der zwanzigjährige Behring auf dem Weg zum Theologiestudium nach Königsberg gewesen und in buchstäblich letzter Minute, bereits auf dem Bahnhof stehend, durch das Eingreifen des Raudnitzer Pfarrers Leipold und seines Neffen Dr. Ernst Blumensath in die ersehnte Medizinerlaufbahn gelenkt worden sei.[43] Vielmehr ist die von der Schule ausgestellte Bescheinigung ein Hinweis darauf, dass Behring schon vor dem Abitur den Plan verfolgt hatte, entweder eine militärische Laufbahn einzuschlagen oder ein Medizinstudium in einem militärärztlichen Umfeld zu erwägen. Bei Letzterem könnte Blumensath als Impulsgeber, wenn nicht sogar als Berufsberater fungiert haben, da der Arztsohn und im Sanitätsdienst erfahrene Stabsarzt an der Kaiser-Wilhelms-Akademie in Berlin Medizin studiert hatte.[44]

Über die Entscheidung zugunsten der Medizin und gegen die Philologie oder Theologie kann retrospektiv nur spekuliert werden. Das in der Behring-Rezeption geläufige Narrativ des Raudnitzer Bahnhofs als Ort der schicksalhaften Weichenstellung tradiert ein Bild mit Symbolcharakter. Der sich in einer Situation des Aufbruchs befindende junge Mann wird flankiert von zwei Akteuren, die unterschiedliche Möglichkeiten vertreten: hier der alte Pfarrer als Vertreter der Theologie, der in Richtung des in der östlichen Peripherie gelegenen kleinstädtischen Universitätsstädtchen Königsberg weist, das den Glanz des »Königsberger Jahrhunderts« mit dem die geistigen Grundlagen Preußens prägenden Kant schon lange hinter sich gelassen hat; dort der Neffe als Repräsentant der Medizin, der den Weg zum vielversprechenden Neuen eröffnet: Diese Spur führte in die entgegengesetzte Richtung, in den Westen, nach Berlin. Die sich zur Weltstadt entwickelnde neue Hauptstadt des Deutschen Reiches hatte damals fast eine Million Einwohner und konnte eine blühende Universität[45] vorweisen. Behring entschied sich, wie wir wissen, für Berlin und die Medizin und damit für den unwiderruflichen Abschied von seiner sozialen und geographischen Herkunft. In seinem 1878 verfassten Lebenslauf hält er nüchtern fest, er habe sich am 22. Oktober 1874 »als Studirender des medizinischen Fried. Wilh. Instituts«[46] immatrikuliert.

Das 1818 gegründete *Königliche medizinisch-chirurgische Friedrich-Wilhelms-Institut,* aufbauend auf der 1795 von dem preußischen Militärarzt Johann Friedrich Goercke, dem Leibarzt Friedrichs II., gegründeten *Pépinière*, gehörte wie die *Königlich medizinisch-chirurgische Akademie für das Militär* zu den militärärztlichen Bildungsanstalten Preußens. Beide Anstalten hatten die Aufgabe, hoch qualifizierte Mitglieder für das »Sanitäts-Offizier-Korps« auszubilden und damit den stetig wachsenden Bedarf an Militärärzten und Sanitätsoffizieren zu decken. Die Zulassung erfolgte nicht automatisch, sondern war streng geregelten Auswahlbedingungen und -modalitäten unterworfen.[47] So musste der Bewerber Angehöriger eines Staates des Deutschen Reiches – mit Ausnahme Bayerns – sein, aus einer legitimen Ehe stammen, das Alter von 21 Jahren nicht überschritten haben, über das Zeugnis der Reife eines humanistischen Gymnasiums verfügen, die Berechtigung zum einjährig-freiwilligen Dienst vorweisen können und eine Verpflichtung des Vaters oder Vormundes vorlegen, wonach dieser ausreichende Geldmittel für Kleidung, Bücher, Prüfungen und Lebensunterhalt zur Verfügung stellen könne. Darüber hinaus musste der Aspirant ein militärärztliches Gesundheitsattest vorlegen, das nicht nur über Größe und Brustumfang, sondern auch über die »Körperbildung, besonders aber auch über den Zustand der Sinnesorgane« Auskunft gab. Schließlich prüfte eine Kommission von Oberstabsärzten im Berliner Institut die körperliche Tauglichkeit. Die Entscheidung über die Aufnahme in die Anstalt wurde endlich durch den Generalstabsarzt der Armee mitgeteilt.[48]

Bereits das streng geregelte Procedere des Auswahlverfahrens führt vor Augen, dass die ins Friedrich-Wilhelms-Institut aufgenommenen Bewerber im Vergleich zu den an der Universität eingeschriebenen Medizinstudierenden einen herausgehobenen Status hatten. Zwar erfolgte der Unterricht der »Eleven« durch den Lehrkörper der Friedrich-Wilhelms-Universität zu Berlin, und die Lehrveranstaltungen wurden gemeinsam mit den anderen Medizinstudierenden besucht. Jedoch wurde der Stundenplan der Eleven ergänzt durch die für den »Militär-Sanitäts-Dienst erforderliche besondere Ausbildung«,[49] zu der neben an den Samstagen stattfindenden Repetitorien auch Reitunterricht sowie die Fächer Kriegschirurgie und Kriegsheilkunde[50] gehörten. Dazu kam eine »Waffendienstzeit«[51] von sechs Monaten, die jeweils in das erste Sommersemester fiel. Das Medizinstudium für

Absolventen des Friedrich-Wilhelms-Instituts erstreckte sich deshalb über elf Semester und dauerte insgesamt viereinhalb Jahre. Formal waren Universität und Militärärztliche Akademie unabhängig voneinander, da die Universität dem Kultusministerium, die Akademie hingegen dem Kriegsministerium unterstand.[52] Kurator und oberster Gerichtsherr war der jeweilige Kriegsminister,[53] zu Behrings Zeit war dies Generalleutnant Georg Arnold Carl von Kameke.

Das Friedrich-Wilhelms-Institut besaß ein 1824 bezogenes weitläufiges Gebäude in der Friedrichstraße 139-141, in dem neben den Stabsärzten vor allem Studierende einquartiert waren – auch Behring wohnte zumindest zeitweise in der Friedrichstraße 141.[54] Seit 1874/75 verfügte das Institut auch über einen an der Spree gelegenen repräsentativen Neubau, der als Lehrgebäude genutzt wurde.[55] In dem imposanten dreigeschossigen Haus mit großzügigen Fensterfronten, dem sich ein Bibliotheksgebäude anschloss, waren ein Festsaal, ein Repetitionszimmer, Sammlungsräume, Wohnungen und Versammlungsräume für die Studierenden und die Stabsärzte untergebracht.[56] Die Aula wurde auch für Versammlungen des Militärsanitätswesens genutzt; so wurden hier bei einer Veranstaltung am 4. Dezember 1890 aktuelle Fragen der Tuberkulosebehandlung aus chirurgischer und bakteriologischer Perspektive erörtert. Auch der Blick auf die damalige Ausstattung des Instituts bestätigt, dass der junge Behring in den Genuss einer qualitätsvollen Ausbildung kam: Das Friedrich-Wilhelms-Institut konnte 1877 nicht nur eine 26.000 Bände umfassende Bibliothek vorweisen, die alle Zweige der Medizin und Naturwissenschaften, insbesondere des Militärsanitärwesens, umfasste,[57] sondern besaß auch pharmakologische, anatomische, osteologische und kriegschirurgische Sammlungen. Letztere, nach dem Urteil des Chronisten der Akademie, Stabsarzt Otto Schickert, »einzig in ihrer Art«, demonstrierte an Knochenpräparaten durch Projektile verursachte Schussverletzungen, präsentierte aber auch chirurgische Instrumente, künstliche Gliedmaßen, Verbandmittel sowie Modelle von Krankenbaracken, Zelten und Latrinenanlagen.[58]

Die Eleven, die im selben Jahrgang wie Behring studierten, kamen ganz überwiegend aus gebildeten und wohlhabenden Elternhäusern, die Berufe der Väter sind laut *Stammliste der Kaiser-Wilhelms-Akademie* dem Bildungs- bzw. Besitzbürgertum[59] zuzurechnen, einer Personengruppe, die auf Wissen und Beziehungen und damit auf soziales und kulturelles Kapital im Sinne Pierre Bourdieus zurückgreifen konnte. Ein Studienplatz an der Akademie war begehrt, die Einrichtung galt als Eliteschule, der Arztberuf bot zudem die Möglichkeit des sozialen Aufstiegs. Mit Behring traten Michaelis 1874 der Sohn eines Lazarettinspektors, eines Superintendenten, eines Domänenpächters, eines Kanzlei- und eines Kriegsrates sowie eines Kreisrichters in das Institut ein. Mehrere Pastoren- und Arztsöhne sind für dieses Semester ebenfalls nachgewiesen.[60] Frank-Peter Kirsch rechnet auch den Beruf des Lehrers der gehobenen Schicht des Bildungsbürgertums zu, unterscheidet hier aber nicht zwischen dem Gymnasiallehrer als Absolventen einer Universität und dem pädagogisch ausgebildeten Volksschullehrer, der zudem ein erheblich geringeres Einkommen als die Lehrer der Höheren Schulen hatte –[61] ein das gesellschaftliche Schichtungssystem betreffendes Problem, auf das Claudia Huerkamp mit eindrucksvollen Beispielen hinweist.[62] Sie kommt zu dem Schluss, dass Medizin und Jura im Vergleich zu den »sozial relativ offenen philosophischen und theologischen Fakultäten« in den 1870er und 1890er Jahren die beiden »exklusiven Fakultäten« bildeten.[63] Für unvermögende Studenten erfolgte die Ausbildung auf Staatskosten, sofern sie sich verpflichteten, nach dem Studium für jedes durchlaufene Semester ein Jahr Dienst als Militärarzt zu absolvieren, sie erhielten sogar einen geringen zusätzlichen Sold. Damit war es auch jungen Männern, die wie Emil Behring aus weniger wohlhabenden Familien stammten, möglich, Medizin zu studieren; die finanziellen Belastungen für Ausstattung und Unterhalt hätte der vielköpfige Hansdorfer Haushalt nicht tragen können.[64] Das Friedrich-Wilhelms-Institut gewährte diesen Studierenden freie Wohnung mit Licht, Heizung und Mobiliar, dazu ein monatliches Stipendium von 30 Mark, »außergewöhnliche pekuniäre Unterstützungen werden in jedem Halbjahr an zwei bis vier dessen würdige und bedürftige Studirende […] verliehen.«[65]

Behrings erstes Studiensemester begann im Herbst 1874. Mit ihm traten zweiundzwanzig weitere junge Männer an, zu denen auch der zwei Jahre jüngere Richard Muttray[66] gehörte, für einige Jahre ein enger Freund, der nach Stationen in Oldenburg und Rathenow schließlich Chefarzt der Tuberkuloseheilstätte Moltkefels in Nieder-Schreiberhau wurde. Auch der später als Schriftsteller tätige Geheime Medizinalrat[67] Richard Paasch, der neben Romanen, Dramen und literaturwissenschaftlichen Abhandlungen auch den Ratgeber *Gesundheit und Lebensklugheit*[68] veröffentlichte, gehörte zu Behrings Jahrgang. Wie Friedrich Löffler, Richard Muttray, Erich Wernicke und Georg Gaffky soll Behring dem *Verein Studierender der militärärztlichen Bildungsanstalt*, einer 1868 gegründeten schlagenden Verbindung mit dem späteren Namen *Corps Suevo-Borussia* (Schwabenpreußen), angehört haben,[69] zumindest anhand eines Glückwunschtelegramms zu seinem 60. Geburtstag lässt sich eine Verbindung nachweisen.[70] Ein nicht mehr im Behring-Archiv auffindbares Foto – erhalten durch den 1940 erfolgten Abdruck in der *Kölnischen Illustrierten Zeitung*[71] – zeigt den jungen Behring als Teil einer Vierergruppe unbeschwerter junger Männer, die ihre Hüte keck in den Nacken geschoben haben. Nur der vorne stehende Behring, wie immer adrett gekleidet und den Mantel gekonnt über dem linken Arm drapiert, schaut recht ernst in die Kamera.

Im Wintersemester 1874/75 waren an der Berliner Universität 276 Medizinstudierende eingeschrieben.[72] Zwar ist die von Rüdiger vom Bruch konstatierte Explosion der studentischen Frequenz zwischen 1870 und 1910 für die mittleren 1870er noch nicht zu verzeichnen,[73] dennoch klagt ein unmittelbar Beteiligter, der Internist Ernst von Leyden, der im Herbst 1876 als Nachfolger Ludwig Traubes auf den Lehrstuhl für Innere Medizin nach Berlin gekommen war, dass sich nicht nur die Krankensäle in der *Charité* vermehrt hätten, sondern dass auch das klinische

Auditorium für die große Zahl der Studierenden zu klein geworden sei.[74] Diese die Lehre beeinträchtigenden Zustände müssen berücksichtigt werden, wenn man Behrings Erinnerungen an seine Studienzeit und die Bewertung seiner Hochschullehrer, die er in der Eingangspassage der erwähnten autobiographischen Skizze niederschreibt, einordnen will.

Das Renommee seiner Berliner Hochschullehrer ist beeindruckend; in ihren Namen spiegelt sich der sich im Aufbruch befindliche preußische Staat, der die Universitäten förderte, um das nationale Prestige anzuheben. Männer, die durch ihren wissenschaftlichen Ruf zum Ansehen der Institution und des preußischen Staates beitrugen, wurden daher bei der Besetzung der Lehrstühle bevorzugt.[75] Ein hervorragendes Beispiel dafür ist der Chemiker August Wilhelm von Hofmann,[76] den Behring in seinen Erinnerungen an erster Stelle nennt. Hofmanns chemische Vorlesungen habe er mit »einigem Eifer« gehört. Das Urteil verwundert nicht, galt Hofmann doch als »Genie der Inszenierung, […,] der großen Geste«, sein Vorlesungsstil als »sehr dramatisch, ja theatralisch zugespitzt«.[77] Doch der aus Gießen stammende Hofmann hatte weitaus mehr zu bieten: Der international hochangesehene »Cosmopolitan Chemist« (C. A. Russell)[78] hatte in seiner Heimatstadt bei Justus Liebig Chemie studiert und nach seiner Promotion über *organische Basen im Steinkohleteer* zwanzig Jahre lang überaus erfolgreich als Hochschullehrer und Forscher am Chemischen Institut der *Royal School of Miners* in London gewirkt. 1865 nahm Hofmann nach einem Abstecher nach Bonn einen Ruf an die Berliner Universität an, wo er die Chemie im Geiste seines Lehrmeisters und Förderers Liebig gestaltete. 1869 ließ er das Chemische Institut in der Dorotheen- und Georgenstraße bauen. Das von ihm gerne als »Heiligthum« oder »Tempel« bezeichnete Gebäude verfügte während Behrings Berliner Jahre nicht nur über Arbeitssäle, Spektroskopie- und Photometrieräume, Titrierzimmer und ein metallurgisches Laboratorium,[79] sondern auch über einen eigenen großen Hörsaal, der direkt mit einem gut ausgestatteten Sammlungsraum verbunden war. Mit Hofmann wurde der Unterricht im chemischen Laboratorium – ganz im Sinne Liebigs, der die experimentelle Forschung in die universitäre Ausbildung einband – zu einer wesentlichen Lehrform.[80] Behring besaß nicht nur ein gründlich durchgearbeitetes Exemplar von Liebigs Lehrbuch *Die organische Chemie in ihrer Anwendung auf Physiologie und Pathologie*[81] sowie Liebigs mit zahlreichen Unterstreichungen versehenen berühmten *Chemischen Briefen*,[82] sondern auch den von Hofmann herausgegebenen Briefwechsel Liebigs mit Friedrich Wöhler.[83] Liebigs Auffassung von Wissenschaft und wissenschaftlicher Methode scheint Behring geteilt zu haben, dessen im Vorwort der *Organischen Chemie* niedergelegten Ausführungen über die Notwendigkeit der Verknüpfung von Einzelbeobachtungen hat Behring mehrfarbig unterstrichen und mit zustimmenden Randbemerkungen versehen.[84]

Auch der weltbekannte Physiologe und seit 1871 ganz der Physik zugewandte Hermann von Helmholtz verfügte über einen ausgezeichneten Ruf als Gelehrter, wenn auch seine Vorlesungen als schlecht, seine Ansprüche dagegen als hoch galten.[85] Behring beurteilt die Lehrveranstaltungen Helmholtz' – ebenso wie die seines Fakultätskollegen Heinrich Wilhelm Dove – als »zum Sterben langweilig«, eine Einschätzung, die von vielen geteilt wurde. Immerhin schaffte sich Behring das 1896 erschienene *Handbuch der physiologischen Optik* an, das Werk war in seiner Privatbibliothek aufgestellt.[86]

Emil du Bois-Reymond, eine der zu seiner Zeit am höchsten angesehenen Wissenschaftlerpersönlichkeiten der internationalen Gelehrtenwelt, zweimaliger Rektor der Universität Berlin, Präsident der Preußischen Akademie der Wissenschaften und wie Helmholtz einer der Begründer der modernen Physiologie als naturwissenschaftliche Disziplin, konnte Behring ebenfalls nicht begeistern: Der Physiologe habe »in pathetischem Ton« und stets »wortgetreu« vom Manuskript abgelesen. Etwas lebendiger habe der Botaniker Braun seine Vorlesung gestaltet; »nachhaltig« sei jedoch nur das haften geblieben, was Braun »über Goethes und Caspar Fr. Wolf's [sic] Verdienste um die Pflanzenentwicklung erzählte.«[87] – Gemeint sind hier Goethes *Metamorphose der Pflanzen* in der ersten Ausgabe seiner *Morphologischen Hefte* und seine Würdigung Caspar Friedrich Wolffs, insbesondere seiner epochalen Dissertation *Theoria generationis* von 1759. In dieser Schrift entwickelt Wolff die Theorie der Epigenese, indem er durch Beobachtung der Ackerbohne die Pflanzenentwicklung durch Differenzierung aus einfachen Zellen beschrieb und damit einen Gegenentwurf zur damals vorherrschenden Präformationstheorie präsentierte. Durch sein Studium bei Lorenz Oken und Friedrich Wilhelm Joseph Schelling in München[88] besaß Braun Zugang zu naturphilosophischen Fragestellungen, die er offenbar in seinen Berliner Vorlesungen an die Studenten weitergab. In der Retrospektive bewahrte sich Behring gerade dieses naturtheoretische Detail bis ins fortgeschrittene Lebensalter und fand es – korrespondierend mit dem an gleicher Stelle erwähnten früh entwickelten »literarischen Geschmack« und der »Moralkritik« – wert, aufgeschrieben und erinnert zu werden.

Die Personen und Lehrveranstaltungen sind im Großen und Ganzen vergleichbar mit den bei Otto Schickert abgedruckten Verzeichnissen des Jahres 1875. Hiernach sah der Studienplan für das 1. Semester Experimentalchemie mit Repetitorium der Chemie, angeboten von Hofmann, Osteologie, gelesen von Robert Hartmann, Experimentalphysik bei Dove, Anatomie des Gehirns und Rückenmarks sowie Anatomie des Menschen bei Karl Bogislav Reichert und Anatomie der Sinnesorgane sowie Repetitorien in Osteologie bei Hartmann vor.[89]

Auch über die klinischen Fächer urteilt Behring in der Rückschau wenig schmeichelhaft. Dies ist umso erstaunlicher, als es sich bei den Vertretern der klinischen Fächer um Persönlichkeiten handelte, die den Weltruhm des *Charité*-Krankenhauses begründeten. Nach Behrings Urteil hätten die Lehrveranstaltungen, »soweit es sich um die Zwangsvorlesungen handelte, zur Vorbereitung für die medizinische Forschung und den ärztlichen Beruf nur wenig« beigetragen. In erster Linie sei »Memorierstoff« vorgetragen worden, und zwar nicht nur von den

Direktoren der medizinischen bzw. chirurgischen Klinik, Friedrich Theodor Frerichs und Heinrich Adolf von Bardeleben, sondern auch von Behrings späterem Doktorvater Karl Schweigger und ebenfalls von dem berühmten Pathologen Rudolf Virchow. Gerade Virchow, einer der Leuchttürme der Berliner Medizinischen Fakultät, hatte ins Zentrum der Ausbildung am Pathologischen Institut die Erziehung zum »naturwissenschaftlichen Denken« und zum »Sehen Lernen« gestellt[90] mit dem Ziel, die Sinne zu gebrauchen und die »exakte Methode«[91] zu vermitteln. Die didaktischen Ambitionen wurden allerdings getrübt, so berichten es namhafte ehemalige Studierende wie Ernst Haeckel oder Carl Gegenbauer, von einer »gewundenen Sprechweise, die mit philosophischen Exkursen und gelehrten Anspielungen gespickt war« und die es kaum möglich machte, der wissenschaftlichen Argumentation zu folgen.[92] Dass Virchow in Behrings weiterem wissenschaftlichen Leben eine bedeutende Rolle – wenn auch oftmals nur als Reibungspunkt – einnehmen würde, zeigt nicht nur die stattliche Anzahl an Werken Virchows in Behrings Privatbibliothek, sondern auch die häufige Bezugnahme auf seine Krankheitslehre, wenn auch in den weit überwiegenden Fällen um sich von dieser abzugrenzen.[93]

Nur der Psychiater Carl Westphal habe es verstanden, »den Wetteifer in der Krankheitsdiagnose anzuspornen«. Tatsächlich zeigen die im Nachlass aufbewahrten Kolleghefte,[94] mit welcher Akribie Behring den Westphal'schen Vorlesungsstoff notierte[95] und offenbar auch noch später zur Hand nahm, denn es finden sich nachträgliche Ergänzungen. Unter dem Vorlesungstitel »Geisteskrankheiten« las Westphal über Melancholie und Tobsucht als Psychoneurosen, über Hypochondrie, Manie (»Cerebropsychose«), »Verrücktheit«, Zwangsvorstellungen, allgemeine Paralyse, chronische Myelitis, »Degenerationszustände als Ausgänge schwerer Neurosen«, Epilepsie, Hysterie, Idiotie, über »Monomanieen«, »Mikrocephalie« und schließlich über die »Aetiologie der Geistesstörungen«. Bei den mit feiner Handschrift eingetragenen Ergänzungen Behrings handelt es sich um Hinweise auf das 1878 in Leipzig erschienene *Handbuch der Geisteskrankheiten* von Heinrich Schüle.

Ein uneingeschränktes Lob wird dem Direktor der zweiten Medizinischen Klinik der Charité, Ernst von Leyden, der im Herbst 1876 aus Straßburg nach Berlin übergesiedelt war, zuteil: »Eigentlich war jedoch nur Leyden ein Lehrer, dem solche Studierende, die ihm sympathisch waren, ans Herz wuchsen, und der im Kranken auch den Menschen, nicht bloß den zu beobachtenden ›Fall‹ zu studieren und zu berücksichtigen als ärztliche Pflicht immer von neuem hervorhob.«[96] Es mag Behring erfreut und geehrt haben, dass Leyden mit dem früheren Schüler und »sehr verehrten Collegen« bis ins Jahr 1905 brieflichen Kontakt hielt, ihn zu Vorträgen nach Berlin einlud und ihm auch die Mitarbeit an »einem größeren literarischen Unternehmen für die deutsche Klinik« vorschlug.[97] Allerdings spielten später auch private Verbindungen eine Rolle, schließlich war das Ehepaar Ernst und Marie von Leyden mit Behrings Schwiegereltern befreundet.[98]

Die zum Teil recht heftige Kritik an den Hochschullehrern hielt Behring jedoch nicht davon ab, als fleißiger Student die Vorlesungen und Übungen zu besuchen. Seine ausformulierten Vorlesungsmitschriften und gut gefüllten Kolleghefte geben interessante Einblicke in die medizinische Ausbildung an der Berliner Universität. Eine Mitschrift aus dem Umfeld der Gynäkologievorlesung Karl Schröders, der über die Krankheiten der Genitalorgane sowie Gebärmutterchirurgie nach James Marion Sims[99] las, zeigt auch eine fein ausgeführte Zeichnung Behrings. Sie stellt einen senkrechten »Beckendurchschnitt« [sic] zur Demonstration der Neigung und der Mittellinie des Beckens dar, die nach einem Präparat der geburtshilflichen Klinik in Berlin angefertigt und sorgfältig beschriftet wurde.

Während die Gynäkologie für einen zukünftigen Militärarzt zu den weniger wichtigen Fächern gehörte, bildete die Chirurgie einen Schwerpunkt der Ausbildung. Behrings Lehrer war Bernhard von Langenbeck, von 1848 bis 1882 Leiter der Chirurgischen Universitätsklinik, Gründer der *Deutschen Gesellschaft für Chirurgie* sowie, gemeinsam mit Virchow und Albrecht von Graefe, der *Berliner Medizinischen Gesellschaft* und seit 1872 auch deren Vorsitzender. Eine Mitschrift der Langenbeck-Vorlesung über operative Chirurgie (»Akiurgie«) befindet sich heute in Privatbesitz und kann daher nicht ausgewertet werden.[100]

In der Retrospektive und mit dem Wissen, den »Retter der Kinder« dank des reichen Nachlasses bis zu seinen medizinischen Anfängen begleiten zu können, ist die Mitschrift einer Vorlesung Eduard Heinrich Henochs zum Thema »Kinderkrankheiten«[101] von Interesse. Henoch war an der *Charité* zunächst als Professor für Innere Medizin tätig, hielt seit 1850 aber auch Vorlesungen über Kinderheilkunde und betrieb zudem von 1860 bis 1871 eine private Kinderpoliklinik in seiner Privatwohnung. Ein Ordinariat für Kinderheilkunde erlangte Henoch jedoch nicht.[102] Dies war seinem Nachfolger Otto Heubner vorbehalten, mit dem Behring ab Sommer 1892 eng zusammenarbeitete.[103] Die Vorlesungsmitschrift beginnt mit der Darstellung einiger Fälle von »Diphtheritis«: zunächst der Krankengeschichte eines fünfjährigen Mädchens, das mit grauweißen Belägen auf den Tonsillen eingeliefert wurde und an »Herzparalyse«, einem typischen Folgesymptom maligner Diphtherie, einer Myokarditis, verstarb. Ein fünfjähriges Mädchen wurde mit einer Begleitinfektion von Scharlach behandelt, auch dieses Kind starb an »Herzparalyse«. Die Therapie dieser Patientin bestand in Desinfektion mit Jod in Glycerin, »gegen die Drüsen« wurde Natrium subsulfurosum als Antiseptikum eingesetzt. Ebenfalls beschrieben wird die »Diphtherische Parese« eines zwölfjährigen Jungen, die sich in ataktischen Bewegungen der Beine und Akkomodationsstörungen des Auges äußerte, diese sind – wie zum Zeitpunkt der Vorlesung in den späten 1870er Jahren noch nicht bekannt – wie Doppelbilder oder Gesichtsparese auf durch das Bakterientoxin erzeugte Nervenlähmungen zurückzuführen. Die von Henoch angewandte Behandlung erfolgte zunächst ohne ein befriedigendes Ergebnis mit Chinin, die tägliche Gabe von Strychnin [!] 0,001-003 hypodermatisch habe jedoch »gute Erfolge« gezeigt. Auch bei anderen Krankheitsfällen

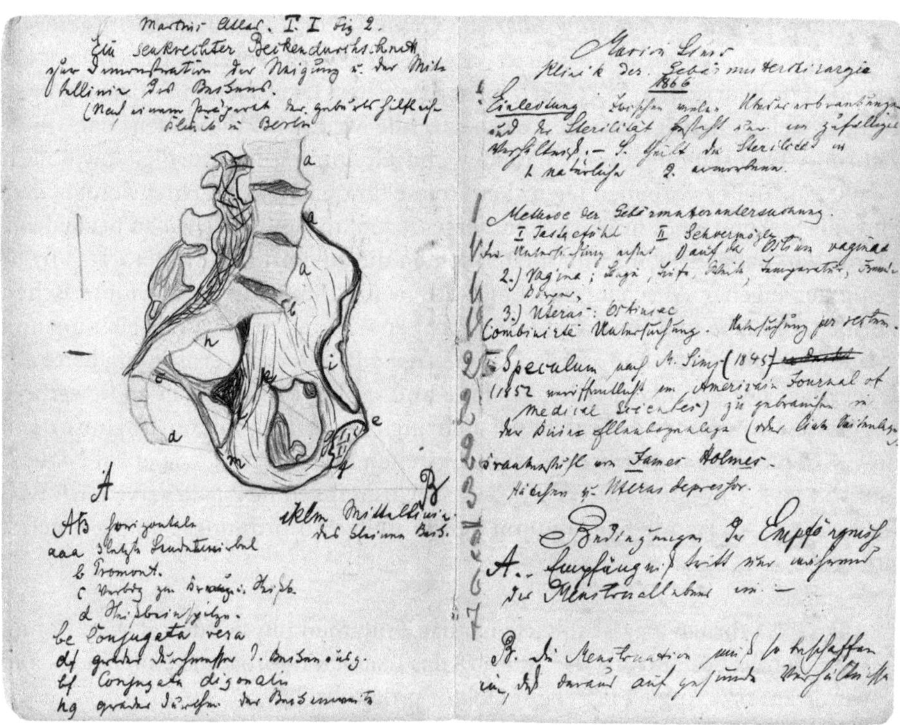

Abb. 10: Senkrechter Beckenschnitt. Zeichnung und Mitschrift Emil Behrings zur Gynäkologievorlesung Karl Schröders, S. 26 u. 27.

(Scharlach, Masern, *Stomatitis ulcerosa, Tussis convulsiva, Typhus abdominalis, Variola, Varicellen, Lues hereditaria*) wurden Verlauf und Behandlung der Krankheit am jeweiligen kleinen Patienten dargestellt, beim Erkrankungsfall eines 24-jährigen Hausdieners wurde der Internist Friedrich Theodor Frerichs hinzugezogen, der sich ebenfalls in der Vorlesung dazu äußerte. Wie wichtig Henoch im Zusammenhang mit Behrings Auseinandersetzung mit der klar definierten Wortbedeutung von Diphtherie als klinischem Begriff sein würde, schlägt sich in seinen Publikationen nieder. So nimmt Behring in seiner 1893 erschienenen *Geschichte der Diphtherie* auf Henochs Buch *Vorlesungen über Kinderkrankheiten*[104] Bezug und zitiert ausführlich dessen Einwendungen gegen die Auffassung der pathologischen Anatomie, und damit explizit gegen deren Vertreter Virchow, welcher »den klinischen Begriff in einen anatomischen umsetze«.[105] Auf den Streit dieser Schulen wird noch ausführlicher eingegangen.[106]

Mit Beginn des Sommersemesters, am 1. April 1876, wurde Behrings Studium für ein halbes Jahr durch einen beim 2. Garderegiment absolvierten »Dienst mit der Waffe« unterbrochen. Diese Verpflichtung war durch die am 1. Mai 1873 in Kraft getretene *Verordnung über die Organisation des Sanitärkorps* geregelt. Paragraph 4 der Verordnung schrieb vor, dass nach »Ablauf dieser Dienstzeit ein von den militärischen Vorgesetzten ausgestelltes Dienstzeugniß beizubringen [sei], in welchem ausgesprochen wird, daß [die Medizinstudierenden] nach ihrer Führung, Dienstapplikation, Charakter und Gesinnung für würdig, sowie nach dem Grade der erworbenen Dienstkenntnisse für qualifizirt erachtet werden, dereinst die Stellung eines militärischen Vorgesetzten im Sanitätsdienst zu bekleiden«. Durch den halbjährigen Militärdienst sollten die zukünftigen Militärärzte »frühzeitig aus eigener Anschauung« Einblicke in die Praxis und die »militärischen Formen, Bräuche und Einrichtungen« erhalten und an »militärische Haltung und straffe Disziplin« gewöhnt werden. Dieser neue Passus der Verordnung hatte zur Folge, dass nur noch körperlich gesunde und »völlig felddienstfähige Bewerber« zugelassen wurden.[107] Offenbar fiel Behrings Dienstzeugnis positiv aus, denn am 30. September 1876 wurde er zum Gefreiten ernannt und, wie er im Lebenslauf von 1878 schreibt, »unter Vorbehalt als Lazarethgehilfe zur Reserve nach Berlin entlassen.« Das Medizinstudium verlief weiterhin ordnungsgemäß; er selbst notiert:

> Am 24ten Februar 1877 absolvirte ich das Tentamen physicum mit dem Votum »genügend«, bestand am 31ten Juli 1878 das Examen rigorosum »cum laude« und wurde am 15ten August 1878 zum Doktor promovirt.[108]

Das *Tentamen physicum* ersetzte seit dem 1. Oktober 1861 das bis dahin übliche *Tentamen philosophicum*, das unter anderem Logik und Psychologie geprüft hatte. An deren Stelle traten Physik, Chemie, Anatomie und Physiologie.[109] Behrings am 24. Februar 1877 ausgestelltes Prüfungszeugnis verzeichnet für die Fächer Anatomie und Physiologie die Noten genügend, in der Physik und Chemie die Note gut. Auch weitere naturwissenschaftliche Fächer, die »beschreibenden Naturwissenschaften«, wurden an der Berliner Universität geprüft; Behring bestand die Prüfungen in Botanik und Zoologie mit der Note genügend, die Mineralogie konnte er mit der Note gut abschließen.[110] Bereits in der geänderten Prüfungsordnung zeichnet sich eine Verschiebung des ärztlichen Leitbildes weg vom Ideal des dem Bildungsbürgertum angehörenden allgemeingebildeten Arztes hin zum auf ein Spezialgebiet konzentrierten Mediziner ab.[111]

Fast alle Absolventen des Friedrich-Wilhelms-Instituts wurden promoviert. Da die am Institut ausgebildeten Militärärzte nach dem Physikum in der Regel auf verschiedenen Stationen der *Charité* als Unterärzte angestellt wurden, bot sich ihnen zur Erlangung des Doktorgrades die Gelegenheit, entweder eigene Untersuchungen an Patienten durchzuführen oder aber das von den Klinikern zur Verfügung gestellte Material, insbesondere Behandlungsergebnisse, zu nutzen und auszuwerten.[112] Nach diesem durchaus üblichen Verfahren verfasste auch Behring seine Dissertation. Die den »theuren Eltern in Liebe und Dankbarkeit« gewidmete dreißig Seiten umfassende Schrift *Neuere Beobachtungen über die Neurotomia opticociliaris*[113] wertet zwanzig Fälle neu entwickelter Operationsmethoden aus, die von dem in der Poliklinik für Augenheilkunde tätigen Ophthalmologen Heinrich Leopold Schöler und dem Direktor der Augenklinik der *Charité*, Karl Ernst Schweigger, 1877 und 1878 durchgeführt worden waren. Schweigger war Schüler und Nachfolger Albrecht von Graefes in Berlin, und Behring war, wie er in seinen autobiographischen Erinnerungen schreibt, im siebten und achten Semester »Famulus in der Schweiggerschen Poliklinik« gewesen. Diese Stellung habe sein »Hauptinteresse in Anspruch« genommen, und es sei auch während des neunten und zehnten Semesters bis zum Staatsexamen lebendig geblieben. Dies sei auch dadurch zum Ausdruck gekommen, dass er »in Schöler's Poliklinik bei dem damaligen Assistenten [Wilhelm] Uhthoff an einem Operationskurs teilnahm.«[114] Behring hatte es in seiner Berliner Zeit also mit namhaften und aufstrebenden Ophthalmologen zu tun und betätigte sich zudem anwendungsbezogen-praktisch.

Behrings Dissertationsthema behandelte einen Eingriff im Bereich des Auges, die Neurotomia optico-ciliaris. Hierbei handelt es sich um ein am Sehnerv durchgeführtes operatives Verfahren, das 1877 von Heinrich Schöler eingeführt worden war. Bei der Operation werden der Sehnerv (*Nervus opticus*) und die Ziliarnerven (*Nervi ciliares*) eines erblindeten Auges in der Augenhöhle hinter dem Augapfel durchtrennt. Ziel war es, schmerzhaften Augenkrankheiten oder einer Atrophie des Augapfels vorzubeugen, eine Entfernung des Augapfels zu umgehen und dessen Beweglichkeit zu erhalten.[115] Als Verfasser der Dissertation sollte Behring die Argumente, die für eine Neurotomie sprachen, zusammentragen und vorstellen. In der Schrift liefert er zunächst einen historischen Überblick und diskutiert, weshalb die Neurotomie bisher nicht angewandt worden war, er beschreibt die Unterschiede zwischen Schölers und Schweiggers operativem Vorgehen und schließt mit der Darstellung der postoperativen Verläufe. In den Fällen, bei denen der Operateur gemäß der Indikationen »zwischen Enucleation [Entkernung, Entfernung des Augapfels] und Neurotomie [Durchtrennung der Nerven] zu wählen« habe, sei »letztere unbedingt vorzuziehen«,[116] da der Patient sein Auge behalten könne und keine Entzündungen zu befürchten seien.

Die Abhandlung imponiert durch die klare, zielweisende Sprache, die geschickte wissenschaftliche Argumentation und die offensichtliche Vertrautheit mit dem erörterten Gegenstand. Die von Emil du Bois-Reymond als damaligem Dekan unterschriebene Promotionsurkunde datiert auf den 15. August 1878.[117]

Wir können festhalten, dass die medizinische Ausbildung an der Berliner Universität und in den Kliniken der *Charité* – trotz Behrings Kritik an Vorlesungsstil und »Memorierstoff« – dank international angesehener, einflussreicher Hochschullehrer in der Theorie qualitätsvoll, in der praktischen Ausrichtung lebensnah und am Fall, also an den Patientinnen und Patienten und ihrer Behandlung, orientiert war. Wie das Beispiel der Henoch-Vorlesung zeigt, wurde an der Berliner Universität bzw. am Friedrich-Wilhelms-Institut zumindest in einigen Disziplinen die von Theodor Billroth geforderte Reorganisation des medizinischen Unterrichts an den Universitäten erfüllt, wonach die Ausbildung »durch practischen Dienst in einem Krankenhause compensiert« werden sollte.[118] Auch Ernst von Leyden legte wie sein Kollege Friedrich Theodor Frerichs Wert darauf, die zukünftigen Ärzte »am Krankenbett durch die Beobachtung des Kranken« auszubilden, und forderte die jungen Kollegen dazu auf, patientenorientiert und damit »mild, mitfühlend, hingebend und gewissenhaft« zu handeln.[119] Die Ausbildung eröffnete den Absolventen somit die Möglichkeit, nach Beendigung des Studiums entweder eine wissenschaftliche Laufbahn einzuschlagen oder aber praktisch-ärztlich tätig zu werden.

Es gibt keine Gegenüberlieferungen zu Behrings Studentenzeit, keine Erinnerungen der Kommilitonen oder Hochschullehrer, wie wir sie aus der Biographie des gleichaltrigen Paul Ehrlich kennen.[120] Über dessen Studium ist die eindrucksvolle Schilderung aus der Feder von Ehrlichs Straßburger Anatomielehrer Heinrich Wilhelm Waldeyer-Hartz erhalten, der in seinen Lebenserinnerungen Ehrlichs früh entwickelte Leidenschaft für die Entwicklung von Färbemethoden und das Einfärben von Gewebe beschreibt.[121] Auch sonst scheint Ehrlich im Gegensatz zu Behring ein unermüdlicher und auch in den Semesterferien seinen Privatstudien nachgehender Jungforscher gewesen zu sein, der sich nicht nur mit histologischem Material und Chemikalien, sondern auch mit Fröschen, Mäusen oder anderen Kleintieren zwecks physiologischer Experimente beschäftigte.[122] Die sich auf Behrings Studienjahre beziehenden Quellen liefern keine Informationen zu derartigen Spezialinteressen. Die zukünftige erfolgreiche Wissenschaftlerlaufbahn lässt sich aus dem Verlauf der Universitätsjahre also nicht ableiten, und auch Ernst von Leyden, der mit Behrings Schwiegereltern eng verbunden war, widmet seinem ehemaligen Studenten in seinen Erinnerungen keine Zeile. Sogar die in der Tendenz eher hochgestimmten Behring-Biographen Heinz Zeiss und Richard Bieling formulieren 1940 vorsichtig, dass während der Studienzeit die »besonderen Fähigkeiten [Behrings] noch nicht aktiviert, der Trieb zur Forschung auf einem sicheren und klaren Weg noch nicht geweckt« gewesen sei.[123] Die zukünftige erfolgreiche Wissenschaftlerlaufbahn lässt sich weder aus dem Thema der Dissertation noch aus dem Verlauf des Studiums ableiten, viel eher kann man einen von praktischen Erwägungen bestimmten Fortgang vermuten, der in Richtung einer zukünftigen ärztlichen Tätigkeit weist.

V. Kaninchenkäfige und Jodoform

Ärztlicher Alltag und frühe Forschungen in Posen und Winzig

1. »Werdejahre« in Posen

> *Es mögen jetzt an die zehn Jahre her sein, als mich v. Behring durch das Reich hindurch geführt hat, in dem sich seine wissenschaftliche Arbeit abspielt. Behring erzählte von seinen Werdejahren, wie er als junger Militärarzt in Posen Gelegenheit erhielt, Kranke zu elektrisieren, wie er für das erhaltene Honorar sich Meerschweinchen und Kaninchen kaufte, deren Käfige unter seinem Bett standen und wie er an diesen Tieren seine ersten Versuche anstellte.*
>
> Rudolf Lennhoff, 1914[1]

Diese kurze, nichtsdestotrotz inhaltsreiche Schilderung von Behrings Lebens in Posen stammt aus der Feder des Berliner Sozialmediziners Rudolf Lennhoff, sein von zahlreichen Fotos[2] begleiteter Bericht erschien anlässlich Behrings 60. Geburtstag in der *Berliner Illustrirten Zeitung*.[3] Die in einem Satz zusammengefassten Erinnerungen an Posen sind in mehrfacher Hinsicht interessant, nicht zuletzt, weil sie dazu einladen, an diesem Beispiel über die Generierung von Wissen im Allgemeinen nachzudenken. So werden nicht nur Behrings Tierversuche erwähnt, sondern auch das Zusammenleben mit den Experimentaltieren, den Meerschweinchen und Kaninchen. Am privatesten Ort, in seinem Schlafzimmer nämlich, scheint sich die Wissensproduktion vollzogen zu haben, der Lebensraum der Tiere befand sich im Käfig unter dem Bett. Wir können uns also eine ungewöhnliche Forschungs- und Lebensgemeinschaft auf engstem Raum vorstellen: eine *work companionship*, wie Donna Haraway es bezeichnet hat,[4] die von einem der beteiligten Akteure Handlungen wie das Füttern, Pflegen und Säubern der Tiere verlangte, die aber vermutlich auch von den nicht-menschlichen Akteuren produzierte vielfältige Sinneseindrücke wie das nächtliche Pfeifen, Quieken und Scharren, die Ausdünstungen und den Geruch der Ausscheidungen umfasste. Am Tag wurde das Zimmer in der Breslauer Straße 43 möglicherweise zum Laboratorium, in dem der Forscher mit den zu Objekten werdenden Hausgenossen, den »lebenden Apparaten«,[5] Forschung betrieb. Um welche Versuche es sich handelte, lässt sich aus diesen Sätzen nicht erschließen, wir können vorläufig nur vermuten, dass es nicht um das Studium der im frühen 19. Jahrhundert üblichen physiologischen, sondern um durch Chemikalien oder Mikroorganismen ausgelöste pathologische Prozesse ging, bei denen Menschenkrankheiten an Säugetieren simuliert wurden.[6] Galvanis reizbare Frösche, die ikonographisch präsenten Versuchstiere schlechthin,[7] waren zwischenzeitlich von Kaninchen, Mäusen, Ratten und Meerschweinchen abgelöst worden.[8]

Behrings und Lennhoffs Erwähnung der Tiere und der Tierkäfige unterm Bett steht im Dienste einer Erzählung, in der die nicht-menschlichen Hausgenossen als Bedeutung tragende Indizien verwendet werden. In dem Narrativ der käfigbewohnenden *companions* erzeugen die von Behring und seinem Chronisten absichtsvoll gelegten Spuren das Bild vom Beginn einer kontinuierlich fortschreitenden Laufbahn des später so außerordentlich erfolgreichen Wissenschaftlers, der souverän die Praktiken naturwissenschaftlicher Forschung anwandte.

Aber die militärärztliche Stufenleiter führte Behring zunächst in die Krankenzimmer der Berliner *Charité*. Nach Abschluss seiner Dissertation wurde er am 1. Oktober 1878 als Unterarzt »behufs Dienstleistung im Charité Krankenhause zum Friedrich-Wilhelms-Institut commandirt.«[9] Es war üblich, dass die Eleven noch vor Abschluss ihres Medizinstudiums in das Berliner Krankenhaus abgeordnet wurden, um ihre praktischen Kenntnisse zu erweitern und ihre Dissertation anzufertigen. Die Einsatzorte in der *Charité* waren vielfältig, von der für Militärärzte doch eher wenig geeigneten Frauenklinik über die Neurologie, die Physiologie und Anatomie hin zur Inneren Medizin und Chirurgie.[10] Vom späteren Gießener Hygieneprofessor Georg Gaffky ist bekannt, dass er in seiner *Charité*-Zeit mehrere Institute und Kliniken, auch die Augen- und Kinderklinik, durchlief.[11] Die Ausbildung von Militärärzten gehörte zwar zu den Aufgaben der *Charité*, aber wegen der oft nur wenige Monate umfassenden kurzen Verweildauer in den Kliniken galten die Unterärzte oder Assistenzärzte für eine wissenschaftliche Karriere als weniger geeignet.[12]

Die in den Akten des preußischen Kriegsministeriums verwahrten Personalnotizen Behrings[13] verzeichnen in Stichpunkten seine weiteren Stationen als Militärarzt. Hiernach erhielt er am 7. Juni 1880 die Approbation als Arzt[14] und wurde – nach einer Zwischenstation als Unterarzt im 4. Posener Infanterie-Regiment Nr. 59 in der niederschlesischen Kreisstadt Wohlau (poln. *Wołów*) – am 15. September 1880 zum Assistenzarzt 2. Klasse beim Leibhusarenregiment in Posen (poln. *Poznań*) ernannt. Der Behring-Biograph Derek S. Linton hat die ersten Jahre nach der Approbation als die Jahres des *Making of*, der Hinführung zu der sein weiteres Berufsleben bestimmenden medizinischen Forschung, dargestellt.[15] Zweifellos wurden die Lebensstationen in Posen und im schlesischen Winzig jedoch nicht nur durch die wissenschaftliche Arbeit im Labor gefüllt, sondern auch durch ärztliche Tätigkeit wie das oben erwähnte Elektrisieren von Kranken. Ob diese Behandlungen möglicherweise im örtlichen Militärlazarett stattfanden und inwieweit Behring dort für die medizinische Betreuung der stationierten Soldaten zuständig war, lässt sich aus den Quellen nicht erschließen. Das Sondieren und Ausprobieren verschiedener Berufsfelder wurde in der Behring-Forschung bisher vernachlässigt, da der Fokus – ganz im Sinne einer ›Teleologie des Ruhms‹[16] – auf den Werdegang des erfolgreichen Wissenschaftlers gerichtet war und die biographischen Erzählungen einen einsträngig-linearen und aufstiegsorientierten Lebenslauf[17] konstruierten.

Die Kommandierung in das fast dreihundert Kilometer von Berlin entfernte Posen bedeutete für den inzwischen 26-jährigen Behring nicht nur einen beruflichen, sondern auch einen gesellschaftlichen Neuanfang. Nach den Jahren der auch räumlichen Verbundenheit mit den Eleven des Friedrich-Wilhelms-Instituts und deren in Berlin gepflegtem »Vereinsleben«[18] erzwang der Ortswechsel eine berufliche und soziale Neuorientierung. Die seit 1793 zu Preußen gehörende Mittelstadt Posen muss man sich 1880 nicht als unbedeutendes Provinzstädtchen an der Peripherie vorstellen, im Gegenteil: Den ungefähr 65.000 Einwohnern[19] der schön gelegenen Stadt an der Warthe standen kulturelle Einrichtungen wie das neue, 1875 eröffnete Stadttheater, eine mit reichen Beständen bestückte polnische Bibliothek, ein Gymnasium, ein städtisches Krankenhaus und mehrere wissenschaftliche Vereinigungen zur Verfügung. So förderte der als Philanthrop angesehene Posener Industrielle Hipolit Cegielski[20] durch großzügige Stiftungen und Mitgliedschaften die Posener Kultur und setzte sich für die Popularisierung der (Natur-)Wissenschaften ein. Er war nicht nur Gründer der *Posener Gesellschaft der Freunde der Wissenschaften,* sondern auch Mitglied des seit 1837 bestehenden *Naturwissenschaftlichen Vereins der Provinz Posen,*[21] eine Vereinigung, die von dem preußischen Verwaltungsjuristen und Oberpräsidenten in Posen, William Barstow von Günther, geleitet wurde. Das Mitgliederverzeichnis listet verschiedene Berufsgruppen des Bildungs- und Besitzbürgertums, unter anderem Lehrer und den Bibliothekar des königlichen Gymnasiums, Unternehmer und Rittergutsbesitzer, Juristen, Apotheker und praktische Ärzte, auf.[22]

Für Behring, der wohl schon 1880 dem Verein beigetreten war, mag die Teilnahme an den Veranstaltungen des *Naturwissenschaftlichen Vereins* Gelegenheit geboten haben, Kontakte mit den Posener Honoratioren zu knüpfen und seine eigene Position in dem gesellschaftlichen Gefüge auszubauen und zu festigen. Belegt ist die ärztlich-beratende Zusammenarbeit mit dem praktischen Arzt Dr. Josef Pauly und dem am städtischen Krankenhaus als dirigierendem Arzt tätigen Sanitätsrat Dr. Joseph Samter[23] aus dem Jahr 1881.

Die Anwesenheit des Militärs schlug sich städtebaulich in Kasernen, einem Militärlazarett und einem am südöstlichen Stadtrand Posens gelegenen Exerzierplatz nieder.[24] Zu offiziellen Anlässen wird sich der junge Militärarzt Behring so präsentiert haben, wie es eine in Berlin angefertigte Fotografie zeigt. Auf dem im Original erhaltenen Foto trägt er eine Uniform. Straff frisiert, einen Schnurrbart im ernsten jungen Gesicht präsentiert er sich kerzengerade in Uniform und mit

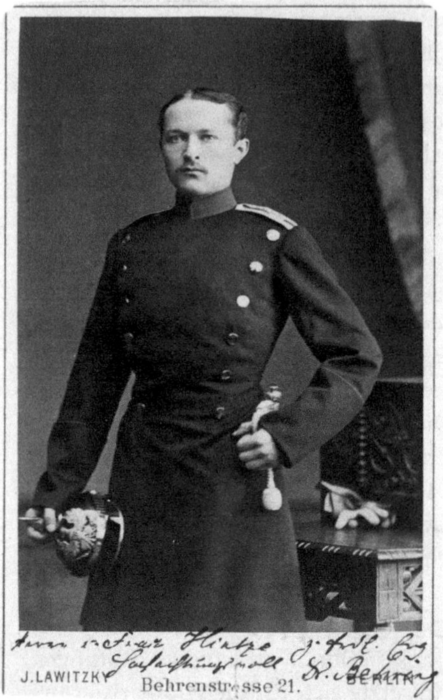

Abb. 11: Behring als Stabsarzt. Visitenkartenportrait, mit eigenhändiger Widmung. Fotostudio Julius Lawitzky, Berlin.

Säbel und Portepee. Der den preußischen Adler tragende Helm mit Spitze ist abgenommen und wird locker an den rechten Oberschenkel gehalten. Der Besatz der Epauletten und somit der Rang ist nicht erkennbar. Er wird wohl den Äskulapstab zwischen zwei Sternen zeigen. Angefertigt wurde diese im Format 10 × 6,5 cm hergestellte *Carte de visite* im Fotoatelier Julius Lawitzky in Berlin,[25] wo sich Behring ab und zu noch aufhielt. Die preußische Hauptstadt war recht einfach zu erreichen, seit 1870 gab es von Posen eine direkte Eisenbahnverbindung.[26] Das auf beigem Karton montierte, von einem feinen roten Rand umgebene Schwarz-Weiß-Bild zeigt den noch jugendlichen Stabsarzt im Fotostudio in der Behrenstraße 21 in Berlin. Auf dem im Behring-Archiv aufbewahrten Exemplar befindet sich eine Widmung, die Behrings Verbundenheit mit seinem Heimatort Hansdorf zeigt: »Herrn u. Frau Hintze z. frdl. Er[innerun]g« richtet sich an den Hansdorfer Gutsverwalter Hintze und seine Frau, die auch in den Briefen der Mutter Augustine und der Schwester Emma Behring erwähnt werden. Die mit dem Doktortitel versehene Unterschrift »Dr. Behring« verweist auf die inzwischen abgeschlossene Promotion und somit auf die Zeit nach dem 15. August 1878. Möglicherweise hat Emil Behring das signierte Visitenkartenportrait dem Gutsverwalter bei einem Besuch in Hansdorf im Juni 1882 überreicht.[27]

Wie das personalisierte Bild in den Marburger Behring-Bestand gelangte, ist unbekannt. Die für die Studioaufnahme angelegte militärische Montur visualisiert eine Karriere, die umso beeindruckender erscheint, wenn man der mündlichen Überlieferung Glauben schenkt, die von selbstgenähten Kleidern, ja, von der Mutter selbstgesponnenen und -gewebten Tuchen berichtet,[28] in denen der junge Emil – von seinen Schulkameraden gehänselt – das Hohensteiner Gymnasium besucht haben soll. Den Hintzes waren Herkunft und Armut des jungen Mannes bekannt. Umso eindrücklicher muss auf sie die Ausstattung und der im Bild festgehaltene soziale Aufstieg gewirkt haben.

1.1. »Jodoform-Enthusiasmus«[29]

In Behrings Stichwortsammlung zur »Auto-Biographie« ist Posen mit einem einzigen Begriff[30] verbunden: »Jodoform«.[31] Jodoform, eine chemische Verbindung aus Kohlenstoff, Wasserstoff und Jod, wurde 1872 in die *Pharmacopoea Germanica,* das deutsche Arzneibuch, aufgenommen. Zahlreiche Untersuchungen und Fallbeschreibungen widmeten sich in der Folge der medizinischen Anwendung und seiner Wirkungsweise. So gibt eine 1877 entstandene Dissertation aus dem pharmakologischen Institut von Carl Binz in Bonn einen Abriss über frühere Studien und die Chemie des Jodoforms.

> Das Jodoform ist den Chemikern schon seit dem Jahre 1822 bekannt, wo es von [Georges Simon] Sérullas entdeckt wurde […]. Das Jodoform (CHJ3) stellt kleine perlmuttglänzende hexagonale Plättchen von citronengelber Farbe dar, welche sich fettig anfühlen, stark nach Safran riechen und einen unangenehmen Geschmack haben. Dasselbe ist in Wasser, Säuren und Alkalien unlöslich, löst sich dagegen in Alkohol, Aether, Fetten und aetherischen Oelen. […] Es ist schon bei gewöhnlichen Temperaturen flüchtig und verflüchtigt sich bei höherer Wärme vollständig, zum Theil unverändert, zum Theil unter Zersetzung in Joddämpfe, Jodwasserstoff und Kohle.[32]

Um sich die Relevanz des Jodoforms in der Wundversorgung vor Augen zu führen, lohnt der Blick auf den Stand der Chirurgie zu Behrings Zeiten. Wie erwähnt bildete die Chirurgie einen Schwerpunkt der militärärztlichen Ausbildung. Behrings Berliner Lehrer war der berühmte Bernhard von Langenbeck, der nicht nur 34 Jahre lang die Leitung der Chirurgischen Universitätsklinik innehatte, sondern auch als Gründer der *Deutschen Gesellschaft für Chirurgie* hervortrat. Publizistisch hatte sich Langenbeck bereits vor dem deutsch-französischen Krieg auch mit Kriegsverletzungen auseinandergesetzt.[33]

Zu den häufigsten unerwünschten Folgeerscheinungen nach chirurgischen Operationen gehörten schwere Infektionen wie Pyämie, Hospitalbrand und Tetanus. Ohne die bakteriellen Ursachen der zeitgenössisch auch »Wundfäulnis«[34] genannten Wundinfektionen zu kennen, entwickelten bereits die Operateure der Antike Maßnahmen zur Verhinderung von Komplikationen bei der Wundversorgung,[35] wozu in erster Linie die Reinigung der Wunde gehörte. Im mittleren 19. Jahrhundert wählten Chirurgen wie der Münchener Johann Nepomuk von Nußbaum Chlorwasser, Natronbleichlauge oder Ätzpaste zur Wundreinigung.[36] 1867 gelang es dem schottischen Chirurgen Joseph Lister, mit Hilfe der aus dem Steinkohleteer gewonnenen Karbolsäure (Phenol) gegen die »Fäulnis« von Wunden nach Operationen vorzugehen, indem er vor der Operation die chirurgischen Instrumente und die Hände des Operateurs mit Karbol reinigen ließ und Wundverbände aus Karbolsäure, die Listergaze, entwickelte, die den Operierten angelegt wurden.[37] Zudem ließ der als *Father of modern surgery*[38] in die Medizingeschichte eingegangene Lister Karbolsprays (»antiseptischen Sprühregen«)[39] in den Operationssälen einsetzen.

Mit dem Einsatz der Lister'schen »aseptischen Methode« sank die Wundinfektionsrate rapide. Das zunächst als Wundermittel gepriesene Desinfektionsmittel wies jedoch erhebliche Nebenwirkungen auf: Neben dem unangenehm scharfen Geruch und starken Hautreizungen wurde das Granulationsgewebe so geschädigt, dass die Heilung der Wunden beeinträchtigt wurde. Auch Behring musste 1878 bei der mündlichen Verteidigung seiner Dissertation zu der These Stellung nehmen, ob denn von dem Lister'schen Karbolspray nicht »zu ausgedehnt[] Gebrauch« gemacht werde.[40]

Bereits in den 1870er Jahren – auch unter dem Eindruck der im deutsch-französischen Krieg 1870/71 gesammelten Erfahrungen mit »Wundkrankheiten«[41] – lösten das von Robert Koch favorisierte Sublimat (Quecksilberchlorid)[42] und weitere Antiseptika wie die von dem Chirurgen Carl Thiersch angewandte Salizylsäure, Bor, Thymol und das von Albert Mosetig von Moorhof[43] eingebürgerte Desinfektionsmittel Jodoform (CHJ3) die von Lister zur Wunddesinfektion eingeführte Karbolsäure ab. Das als Ersatz für die Karbolsäure erprobte Jodoform kam nicht nur bei Operationen zum Einsatz, sondern diente auch als Heilmittel bei eiternden Geschwüren und bei Krebs, Lymphgeschwülsten, Kropf und Amenorrhoe;[44] der Physiologe Jacob Moleschott verwendete es auch bei Diabetes mellitus.[45] Die Chirurgie nutzte seine antiseptische Wirkung bei Verbänden, insbesondere bei der Resektion tuberkulöser Gelenke.[46] Auch Behring hat Jodoform während seiner ärztlichen Tätigkeit therapeutisch verwendet und darüber berichtet. Ein in seiner Bibliothek befindliches Buch aus dem Jahr 1877, *Die Arzneimittel der heutigen Medicin* des praktischen Arztes Otto Roth,[47] enthält bei dem Lemma *Jodum/Jodoformium* Behrings Annotation: »Für Salben [mit dem] Zusatz von Bals[amum] Peruv[ianum], Ol[eum] Menth[ae] und Ol[eum] Foenis [recte: foeniculi]«.[48] Behring verordnete oder verwendete das »Jodum« oder »Jodoformium« äußerlich für die Behandlung von »Schanker«, also Ulcus molle, aber auch, wie wir sehen werden, für offene Wunden nach Verletzungen.

Auch im Alltag soll das Jodoform allgegenwärtig gewesen sein: In seinen Erinnerungen an Deutschland schreibt der amerikanische Bakteriologe George Nuttall, der in den mittleren 1880er Jahren in Göttingen studiert hatte, dass nicht nur die Krankenhausluft, sondern auch die Duellböden der Studenten, ja, die Gaststätten und Biergärten nach Jodoform geduftet hätten und die Gesichter der Studenten nach dem Duell mit Jodoformverbänden bedeckt gewesen seien.[49]

Für die Verwendung des Jodoforms, das, wie der Neurologe Gottfried Ewald rückblickend schreibt, 1882 seine »Sturm- und Drangperiode« erlebte,[50] sprach neben der desinfizierenden Wirkung die schnelle Wundheilung ohne das Zurückbleiben von Fisteln. Trotz dieser auf den ersten Blick überzeugenden positiven Eigenschaften fielen jedoch Nebenwirkungen ins Gewicht, beispielsweise psychoseähnliche psychische Veränderungen oder neurologische Symptome, zum Teil mit tödlichem Verlauf.[51] Jod, ein Halogen wie Chlor und Fluor, reagiert sehr stark mit biologischen Strukturen wie Blut. Es inaktiviert die Infektionen auslösenden Bakterien, wirkt also desinfizierend, was erwünscht ist; im gasförmigen Zustand sind Halogene für Menschen jedoch hochgiftig, da sie unter anderem zu lebensbedrohlichen toxischen Lungenödemen führen können. Den Chirurgen Friedrich Trendelenburg ließen sie im Rückblick auf sein Berufsleben das drastische Resümee ziehen, dass die »meisten Opfer an Menschenleben [...], die die Antiseptica gefordert haben, [...] auf Rechnung des Jodoforms«[52] gingen.

1.2. »Sepsis und Antisepsis in Theorie und Praxis« – Vorstudien zu den ersten Publikationen

In einem frühen Lebenslauf, den Behring 1886 in Bojanowo verfasste, präsentiert sich der inzwischen Zweiunddreißigjährige als Forscher und wissenschaftlicher Autor. Bibliographisch genau erwähnt er seine nach der Dissertation ersten Publikationen. Es handelt sich um Studien zur Wirkungsweise antiseptischer Mittel.

> In Posen fand ich Gelegenheit im Laboratorium der Untersuchungsstation unter ihrem Direktor Dr. Wildt mich mit chemischen Studien zu beschäftigen. Ein Teil derselben [...] ist in der Börner'schen »deutschen medizinischen Wochenschrift« veröffentlicht und zwar im Jahrgang 1882 in den Nummern 11, 20 und 21, 23 u. 24; ferner Jahrgang 1884 Nr. 5 und in der Berliner klinischen Wochenschrift Jahrgang 1882 Nr. 33.[53]

Diese Aufsätze stehen am Beginn einer langen Reihe medizinischer Publikationen, für die Behring die sieben Jahre zuvor von Paul Albrecht Börner[54] gegründete und herausgegebene noch junge *Deutsche Medicinische Wochenschrift* wählte und in der er fortan und kontinuierlich die Ergebnisse seiner wissenschaftlichen Studien publizieren würde. Vermutlich kam der Kontakt über Josef Pauly zustande, der seit 1880 als »Referent« für die neue Zeitschrift Kongressberichte und Rezensionen verfasste und auch wissenschaftlich publizierte.[55] Andere Posener Ärzte sind zu dieser Zeit ebenfalls mit Publikationen in der DMW vertreten,[56] Stabsarzt Dr. Riebe etwa publizierte auch über die Wirkung des Jod.[57]

Mit der Thematik selbst war Behring, wie eine undatierte Loseblattsammlung[58] nahelegt, bereits bei einer Chirurgievorlesung im Medizinstudium in Berührung gekommen. Das Kolleg stützte sich wohl auf Carl Hueters Buch *Die allgemeine Chirurgie*.[59]

Davon ausgehend, dass Entzündungen auf Mikroorganismen (»Spaltpilze«[60]) zurückzuführen seien, fällt schon auf dem ersten Blatt der Mitschrift[61] der Name des französischen Chemikers und Bakteriologen Louis Pasteur,[62] dessen Keimlehre

(Théorie des germes)[63] der »Theorie der Abiogenesis«, also der *Generatio spontanea*, der Vorstellung, dass belebte Materie aus unbelebter entstehen könne, gegenübergestellt wird. Der Begriff der »spontanen Erzeugung« (γένεσις αὐτόματος) wurde von Aristoteles als Bezeichnung für die Entstehung von Lebewesen aus unbelebter Materie eingeführt. Der im Mittelalter geläufige lateinische Begriff der *generatio ex putrefactione* verweist auf den Gedanken der Entstehung aus Fäulnis. Pasteur hingegen postulierte, dass alles Leben aus Leben entsteht (*omne vivum e vivo*). Er hatte sich seit den 1850er Jahren mit chemischen Prozessen wie alkoholischer Gärung und Milchsäuerung beschäftigt und dabei in aufwändigen Versuchen nachgewiesen, dass Mikroorganismen oder Keime (franz. *germes*) bei diesen Prozessen eine wesentliche Rolle spielen. Im Analogieschluss und in Opposition zu Justus Liebig ging er davon aus, dass auch die Fäulnis eine Art von Gärung sei, da man sie ebenfalls als einen durch Mikroorganismen in Gang kommenden Umwandlungs- und Zersetzungsprozess definieren könne.[64] Auch Lister habe die »Pasteur'sche Keimlehre«[65] nicht nur akzeptiert, heißt es bei Behring an anderer Stelle, sondern sie mit dem leuchtenden Polarstern verglichen, »dessen Licht unser Schiff sicher über das unheimliche Meer leitet.«[66]

Der Umfang und die Qualität der nachgelassenen Papiere aus der Posener Zeit machen deutlich, wie intensiv sich Behring mit Fragen der Wundfäulnis und einer nebenwirkungsfrei verlaufenden Wunddesinfektion beschäftigte. Die Aufzeichnungen umkreisen grundsätzliche theoretische Fragestellungen zur Natur der Sepsis.[67] Beispielhaft zeigen dies ehemals verbundene Blätter aus dem Jahr 1881, die den Titel »Sepsis und Antisepsis in Theorie und Praxis« tragen. Das vermutlich auch zur Veröffentlichung vorgesehene Manuskript[68] beschäftigt sich mit der »Bedeutung der antiseptischen Wundbehandlung« in der Chirurgie und nimmt dabei Bezug auf den Schweizer Chirurgen Emil Theodor Kocher, auf Kochs 1878 erschienene Arbeit über Desinfektion[69] und auf Lister. Behring diskutiert die Wirkungsweise des Lister'schen Karbolsäureverbands und macht Ausführungen über Sepsis. Deren Entstehung sieht er einerseits im »Vorhandensein eines geeigneten Fäulnißsubstrats, also einer fäulnißfähigen Substanz«, andererseits – ganz im Sinne Pasteurs – in der »Anwesenheit der bakteriellen Fäulnißerreger«. Er vermutet, dass man Sepsis entweder durch Eliminierung der »Fäulnißerreger« verhindern könne oder aber durch Umwandlung der »fäulnißfähige[n] Substanz in eine fäulnißunfähige«. Letzteres könne beispielsweise durch das Räuchern von Fleisch geschehen. Der Fäulnisprozess könne aber auch durch die Abtötung der Mikroorganismen – Behring verwendet für sie den zeitgenössischen Begriff »Spaltpilze« – verhindert werden. Tote fäulnisfähige Substanzen in lebenden Organismen entstünden beispielsweise durch die mechanische Unterbrechung des Ernährungsstromes, was zum Absterben der Gewebe, zu Exsudation und Eiterung führe.

Auch ein Briefentwurf aus Berlin vom Dezember 1881[70] gibt Hinweise auf die Beschäftigung mit der Thematik. »Auch unterwegs hat mich ›die Sepsis‹ nicht in

Ruhe gelassen«, notiert er auf dem Briefpapier eines Hotels. In systematischer Ordnung zählt er auf, dass »Fäulniß-Sepsis« nur durch Mikroorganismen hervorgerufen werde und dass lebendes organisches Gewebe nicht faule. Totes tierisches Gewebe sei jedoch fähig zu faulen, ebenso Flüssigkeiten im tierischen Organismus, wenn der Ernährungsstrom abgeschnitten sei. Durch bestimmte Verfahren wie Räucherung, was man von der Haltbarmachung des Schinkens kenne, durch Fernhalten der Fäulniserreger oder durch Abtöten der Erreger könne man das tote tierische Gewebe vor Fäulnis schützen, was Behring mit »funktionsunfähig machen« bezeichnet.[71] Statt also die Erreger zu abzutöten, suchte er nach anderen Mitteln der Fäulnisverhinderung. Das von ihm genannte Räuchern von Lebensmitteln sei nicht anti-septisch (keimzerstörend), sondern a-septisch. Konservieren bedeutete, den Körper vor Mikroorganismen zu schützen, indem man ihn »zur ungeeigneten Nährsubstanz für Spaltpilze macht«.[72] Damit stand nicht mehr der pathogene Erreger, sondern der potentiell betroffene und der durch Maßnahmen geschützte oder zu schützende Organismus im Fokus.[73]

Bei seinen Studien und Exzerpten setzte sich Behring nicht nur mit der aktuellen Forschungsliteratur auseinander, sondern nutzte auch seine über den *Naturwissenschaftlichen Verein* gewonnenen Kontakte zu Posener Wissenschaftlern, so auch zu dem Direktor der Posener agrikulturchemischen Versuchsstation, Eugen Maximilian Wildt. Wildt war wie Behring Mitglied des Vereins. Er war 1877 nach der Verlegung der ehemals in Kuschen (Provinz Posen) ansässigen Versuchsanstalt nach Posen gekommen, wo er chemische Analysen zum Trockengewicht der Kulturpflanzen, zu Inhaltsstoffen von Nutzpflanzen und zu den Verdauungsvorgängen der Wiederkäuer durchführte. Bei Behrings Jodoformversuchen mit Kaninchen, von denen noch die Rede sein wird, wurde der Kaninchenurin im Laboratorium der Versuchsstation überprüft. Einen von Wildt angefertigten Zettel, auf dem die organischen und mineralischen Bestandteile des Kaninchenurins mit und ohne Jodoformgabe vergleichend dargestellt werden,[74] bewahrte Behring in einem Notizbuch auf.

Behrings Jodoformnotizen, von denen mehrere hundert Seiten erhalten geblieben sind, geben nicht nur Einblicke in die Themen und Autoren der Posener Zeit, sondern auch in seine Aufschreibepraxis:[75] Es sind Exzerpte aus aktuellen Büchern und Fachzeitschriften, Wort- und Literaturlisten, Tabellen von chemischen Wirkstoffen von Borsäure bis Thymol. Dazu gibt es Zeichnungen, etwa der Jodkristalle unter dem Mikroskop, wie in Abbildung 12 zu sehen.[76] Aus dem wechselnden Schriftbild und nachträglich eingelegten Blättern lässt sich ablesen, dass ältere Notizen wieder hervorgeholt und bearbeitet wurden. Sehr deutlich bildet sich ein dynamischer, das Thema umkreisender Arbeits- und Aneignungsprozess ab, der uns übrigens auch einen Eindruck von Behrings Ausdauer und Hartnäckigkeit gibt. Kurze Literaturangaben nennen Pasteurs und Listers Schriften,[77] aber auch die des Pharmakologen Carl Binz und des Chemikers Felix Hoppe-Seyler;[78] schließlich Kochs wichtige Abhandlung *Ueber Desinfection*[79] von 1881.

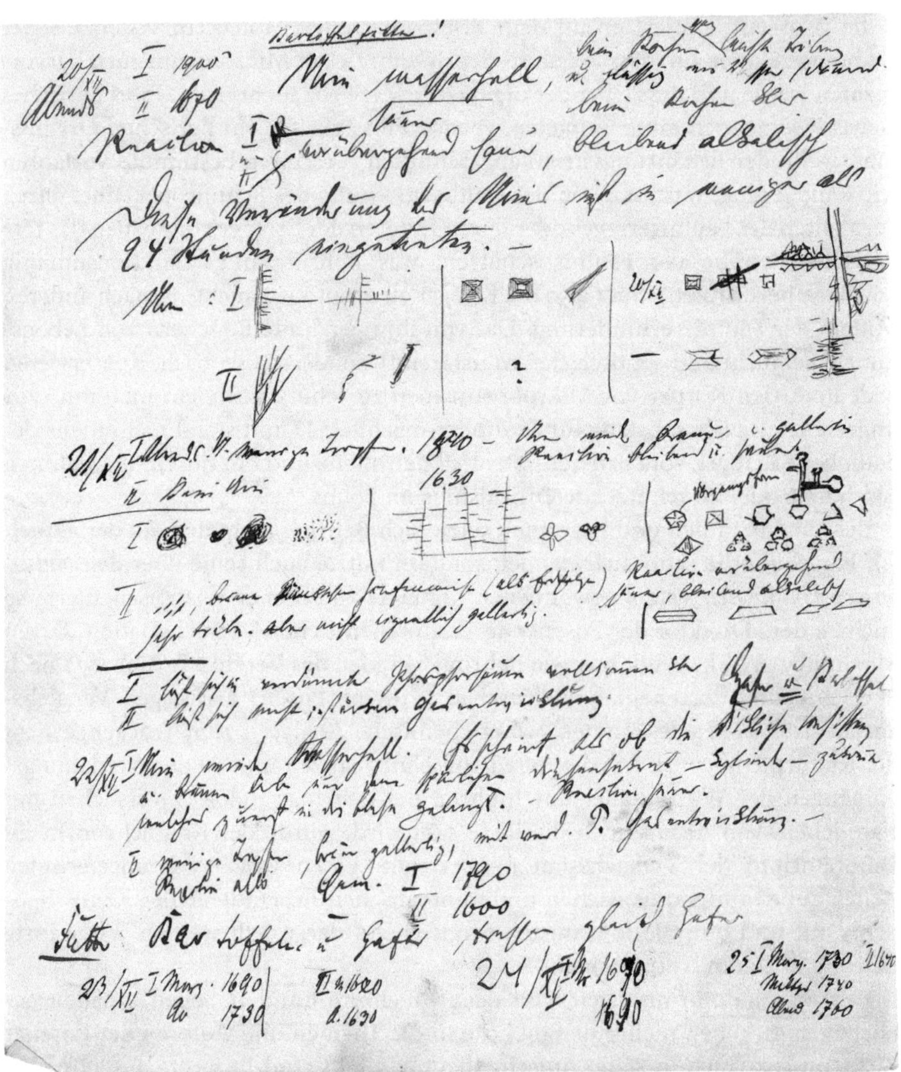

Abb. 12: »Diese Veränderung des Urins ist in weniger als 24 Stunden eingetreten.« – Behrings Aufzeichnungen über Urinuntersuchungen am Mikroskop. Ausschnitt aus einem Kollegheft zu Jodoform und Jodoformwirkung, 1882/1883.

Nach Auswertung der umfangreichen Nachlasspapiere, die Linton nicht vorlagen, muss dessen Einschätzung, es seien Kochs Forschungsschwerpunkte und dessen wachsender Einfluss in Berliner Wissenschaftlerkreisen gewesen, die Behring zu den Fragen der Antisepsis geführt hätten,[80] kritisch überdacht werden. Unbestreitbar gab es eine zeitliche Koinzidenz zwischen Kochs und Behrings

Forschungen. Behring teilte Kochs Auffassung über die Entstehung der Infektionskrankheiten durch Mikroorganismen,[81] die der damals als Kreiswundarzt in Wollstein (Provinz Posen) tätige Koch in seinen *Untersuchungen über die Aetiologie der Wundinfectionskrankheiten* 1878 veröffentlicht hatte. Mit Kochs Veröffentlichung über den Milzbrand und seinen Erreger[82] war, wie Christoph Gradmann gezeigt hat, eine neue Ära eingeläutet: Koch studierte Infektionskrankheiten und ihre Erreger gezielt am Tiermodell. *Krankheit* wurde nicht mehr am Krankenbett oder im pathologischen Befund der menschlichen Leiche definiert, sondern im bakteriologischen Labor, im als Modell dienenden Tierkörper und auf den Bakteriennährböden.[83] Aufgrund seiner Leistungen auf dem Gebiet der Infektionskrankheiten und der mikroskopischen Forschung wurde Koch am 31. März 1880 zum außerordentlichen Mitglied des Kaiserlichen Gesundheitsamts in Berlin berufen, womit seine beispiellose Karriere eingeläutet wurde.[84]

Linton, der Koch als *Spiritus Rector* der gesamten bakteriologischen Forschung verklärt, konzentriert sich in seiner Analyse der Einflüsse, die auf Behring eingewirkt haben könnten, zu stark auf Berlin und Koch und den engen Zeitraum Anfang der 1880er Jahre. Tatsächlich sollte man bei der Suche nach Behrings Motiven von einer Multikausalität ausgehen. Behring, der mit der aktuellen Forschungsliteratur vertraut war, fand in Posen ein anregendes naturwissenschaftlich-medizinisches Umfeld und gut vernetzte Kollegen vor. Die in Berlin genossene forschungsorientierte[85] Ausbildung der Berliner Universität kam ihm bei der wissenschaftlichen Arbeit zugute. Neben berühmten Hochschullehrern wie Rudolf Virchow und Emil du Bois-Reymond hatten auch weniger bekannte Professoren anspruchsvolle und praxisorientierte Lehrstoffe offeriert. So boten Ernst Leopold Salkowski und der zunächst als technischer Chemiker ausgebildete Oskar Liebreich Kurse zur physiologischen und pathologischen Chemie oder zur »Chemie des Harns mit Demonstrationen« bzw. zur »Chemie des Urins mit Experimenten« an.[86] Zweifellos hinterließen die Kurse im chemischen Laboratorium August Wilhelm Hofmanns ebenso ihre Spuren wie der Unterricht bei Virchow, der als Verfechter der experimentellen Methode galt und die Chemie als eine Schlüsseldisziplin in der naturwissenschaftlich-medizinischen Forschung betrachtete.

1.3. »Nur da aktiv, wo Zersetzung besteht«[87] – Behrings erste Publikationen

Von März bis Juni 1882 veröffentlichte Behring fünf kürzere Abhandlungen, die sich mit Fragen der Jodoformanwendung, der Wirkung von Jodoform und Jod und schließlich auch mit der Intoxikation, also den von Trendelenburg so drastisch beschriebenen Vergiftungserscheinungen, beschäftigen. Rückblickend wies er darauf hin, er sei bei seinen Veröffentlichungen stets dem Grundsatz gefolgt,

»nur dann eine Arbeit zu publiciren, wenn nach meiner Meinung dieselbe einen Fortschritt in dem ärztlichen Wissen oder Können anbahnte«.[88]

»Die Jodoformfrage«, so beginnt die erste Abhandlung *Ueber Jodoform und Jodoformwirkung*, »interessirt in letzter Zeit den behandelnden Arzt in hohem Grade, namentlich nach den jüngsten Mittheilungen von *Koenig* und *Schede* über die gesundheitsschädigenden Wirkungen bei chirurgischen Anwendungen.«[89] Tatsächlich hatte der gerade erst begonnene »Jodoform-Enthusiasmus«[90] durch die Beschreibung von Nebenwirkungen wie Doppeltsehen, Schwindel, Schwäche, Schlafsucht, Kopfschmerzen und Exaltationszustände einen empfindlichen Dämpfer bekommen. Auch Behring nahm die Beschreibungen, wonach »schon weniger grosse Mengen bedenklichste Allgemeinstörungen veranlassen« könnten, zum Anlass, um eigene Studien zum Jodoform und den Ursachen der Nebenwirkungen durchzuführen. Die Untersuchungen erfolgten unter Anwendung unterschiedlicher Methoden. Der Blick durch das Mikroskop wurde durch eigenhändige Zeichnungen, die die hexagonale Form des Jodoforms festhalten, dokumentiert, es folgen chemische Untersuchungen im Reagenzglas, die zeigten, dass das freiwerdende Jod »sehr energische Eigenschaften« aufweist, deren Heftigkeit nicht mit der beschriebenen »milden Jodwirkung« übereinstimme. Das sich anschließende Studium der Reaktionsweisen verschiedener tierischer Gewebesubstanzen auf Jodoform führte zu dem Ergebnis, dass lediglich Blut Jodausscheidung aus Jodoform zustande bringe, was mit der Entstehung von aktivem Sauerstoff bei Zerfall der roten Blutkörperchen zu erklären sei. Abschließend wurden Fälle aus dem Posener städtischen Krankenhaus[91] herangezogen. So entnahm man den Geschwüren eines an Pferderotz erkrankten Patienten eitriges Sekret zur weiteren Untersuchung.[92]

In geradezu poetischer Sprache, das Jodoform mit einem hilfreichen, sich nicht störend verhaltenden »Aufpasser« vergleichend, zieht Behring eine Zwischenbilanz:

> Wo in Wunden keine chemischen Körper vorhanden sind, die das Jodoform zersetzen können [...,] da wird das Jodoform im Wesentlichen unverändert bleiben und da dasselbe als solches keine gewebsreizenden Eigenschaften besitzt, so wird es im Gegensatz zu Carbolsäure [Lister!] und anderen Antisepticis nicht zur Entstehung von Entzündung Anlass geben.
>
> Nur wo Zersetzungsprozesse stattfinden, wie sie in ganz exquisiter Weise bei der Sepsis zur Beobachtung kommen, da wird das Jodoform zersetzt, da wird Jod frei, und dieses bewirkt dann energische chemische Umsetzungen und entfaltet damit eine wirksame antiseptische Thätigkeit, wodurch das Fehlen, resp. Aufhören des Fäulnissgeruches leicht erklärbar ist. – Es hat demnach das Jodoform die wunderbar glückliche Eigenschaft für die Wundbehandlung, dass es nur da activ ist, wo Zersetzung besteht.[93]

Bezüglich der praktischen Anwendung empfahl Behring, Jodoform nicht auf blutige Wunden zu bringen, da das durch die Reaktion mit den roten Blutkörperchen entstehende Jod entzündungserregende Eigenschaften entfalte und die Vorzüge des Jodoforms gegenüber anderen antiseptischen Mitteln dadurch verloren gingen. Aus diesem Grund dürfe das Jodoform auch nicht in eröffnete Lymph- und Blutgefäße sowie in Knochenmarkhöhlen eingebracht werden.[94]

Im zweiten Artikel widmet sich Behring unter Auswertung der Studien des Bonner Pharmakologen Carl Binz der Jodoformintoxikation,[95] die sich nach Binz als Beschleunigung des Pulses und der Respiration, Abmagerung, Temperaturerhöhung und zerebralen Symptomen wie Indolenz, Schläfrigkeit bis hin zum komaähnlichen Tiefschlaf (*Sopor*) äußert. Binz führt Letztere auf eine direkte Einwirkung des Jods auf die Gehirnganglienzellen zurück, was auch Behring bestätigt. Hier greift Behring nun erstmals auf das Tiermodell zurück, indem er von der Annahme ausgeht, dass die bei Menschen durch Jod ausgelösten Vergiftungserscheinungen, die ›nervösen‹ Symptome, auch bei Versuchstieren hervorgerufen werden können. Die Experimentaltiere seiner Wahl waren weibliche Kaninchen. Davon ausgehend, dass Jodoform durch Fettgewebe in Lösung überführt wird, schienen Pflanzenfresser, die subkutan und im Intestinalkanal wenig Fett einlagern, gut geeignet, um die »reine Jodoformwirkung« zu untersuchen. Die Entscheidung für weibliche Tiere war den anatomischen Gegebenheiten geschuldet. Erstens erfolgte die Jodoformgabe invasiv unter Zuhilfenahme von Vaseline in die Vagina, zweitens sind weibliche Kaninchen besser als Männchen für die Urinentnahme mittels Katheter geeignet. Die Ausscheidung von Jod im Urin wurde von Eugen Wildt in dessen Laboratorium geprüft, mit dem Ergebnis, dass lediglich eines der insgesamt sechs Kaninchen Jod im Urin zeigte. Dieses Tier wies nach einiger Zeit auffällige Verhaltensweisen auf, es sprang ungebärdig durch den Raum, lief gegen die Wände, schrie, biss ins Holz des Käfigs, zeigte Zuckungen und jagende Atmung, bis es schließlich verendete.

Die hier vorgestellten Beispiele der ersten wissenschaftlichen Publikationen demonstrieren Behrings Arbeitsweise, die von seiner an der Theorie und naturwissenschaftlichen Untersuchungstechniken orientierten Ausbildung an der Berliner Universität geprägt ist. Untersucht wurden die chemischen Reaktionen des Jodoforms im Reagenzglas, die Reaktionen von Jodkali und Jodoform in Verbindung mit Wasserstoffsuperoxid, mit Terpentinöl und Benzin. Aus den frühen Aufsätzen lässt sich aber auch entnehmen, dass zur Generierung neuer Wissensbestände mehr nötig ist als ein mit Mikroskop und Reagenzgläschen ausgestattetes Labor und ein einziger genialer Kopf. Wie Karin Knorr-Cetina, Bruno Latour und Steve Woolgar bereits in ihren in den 1970er Jahren publizierten Arbeiten gezeigt haben,[96] sind bei der »Fabrikation von Erkenntnis« (Knorr-Cetina) vielfältige Akteure zugange. Um Erkenntnisse zu erzielen, mussten nicht nur der Umgang mit Reagenzien beherrscht, sondern auch Praktiken im Umgang mit den Experimentaltieren eingeübt werden. Anatomische Vorkenntnisse und geeignete Operationsbänkchen waren vonnöten, um einem kleinen Säugetier Urin zu entnehmen. Dann wurde in Posen ein »Labor« gebraucht, in dem natürliche Prozesse domestiziert und überformt wurden.[97] Als »Labor« standen sowohl die den Kaninchen als Wohnort dienende Schlafstube als auch Wildts zoochemische Station zur Verfügung. Die menschlichen und nichtmenschlichen Akteure – das wird aus Behrings Beschreibung der Wissensproduktion deutlich – waren überaus heterogen: ein weibliches Kaninchen, das auf die Jodoformgabe reagierte, ein »Bursche«, der das Tier versorgte und bei Bedarf bändigte, Kollegen vor Ort wie der Naturwissenschaftler Wildt und der Klinikarzt Samter, die Urinproben untersuchten oder Zugang zu menschlichen Patienten ermöglichten, und schließlich auch Korrespondenzpartner wie der Bonner Pharmakologe Carl Binz, der sich bereitwillig auf den brieflichen Austausch mit Behring einließ.[98]

Elf Jahre nach den Erstveröffentlichungen fasste Behring in der Einleitung seiner 1893 erschienenen *Gesammelten Abhandlungen* seine Jodoformstudien noch einmal zusammen und verknüpfte die aus ihnen gewonnenen Erkenntnisse mit der von ihm und Shibasaburō Kitasato[99] entwickelten Blutserumtherapie. Die Jodoformversuche stellt er nun in den Zusammenhang der Bekämpfung ansteckender Krankheiten, nämlich Bekämpfung durch »Imprägnirung der gefährdeten Individuen mit schützenden Stoffen (Immunisirung)«, wodurch die drohende Krankheit verhütet und die ausgebrochene zum Stillstand gebracht werde.[100] Er habe damals zeigen können, schreibt er rückblickend, »wie das Jodoform nicht als parasiticides, sondern als antitoxisches Mittel die thatsächlich bei seiner Anwendung zu beobachtenden günstigen Wirkungen bei ansteckenden Wundkrankheiten ausübt.« In der Retrospektive, auf die eigene Forschungsleistung zurückblickend und eine Kontinuität implizierend (»ein einheitliches Band« verknüpfe alle Arbeiten), kann er festhalten,

> dass die specifisch antitoxische Heilmethode in ihrer gegenwärtigen Gestalt, in der Blutserumtherapie, von mir nicht gefunden worden wäre, wenn nicht die Erfahrungen vorausgegangen wären, welche ich gelegentlich meiner Jodoformuntersuchungen gemacht habe, und ich darf auch weiter es aussprechen, dass ein Verständniss der Wirkungsweise der specifischen Antitoxine kaum erlangt werden wird ohne Berücksichtigung der in meinen Jodoformarbeiten mitgetheilten Versuchsergebnisse.[101]

2. »Ein Fall von metastasirendem Chlorosarkom« – ein Posener Denkkollektiv und die Publikationstätigkeit mit Bolesław Wicherkiewicz

In der oben zitierten Passage über seine publizistische Tätigkeit in Posen[102] nennt Behring eine weitere Veröffentlichung aus der Posener Zeit: *Ein Fall von metastasirendem Chlorosarkom*[103] beschreibt die Krankengeschichte eines jungen Mannes mit metastasierendem Tumor in der Augenhöhle; der Aufsatz ist also nicht unmittelbar dem Problemkreis der Antisepsis und den Jodoformforschungen zuzuordnen. Jenseits des thematischen Interesses für Behrings weitere Tätigkeiten in Posen erlaubt uns der Text einen Blick auf seine sozialen Kontakte vor Ort. Auf welche Weise integrierte sich der junge Militärarzt in der *Medical Community* der Stadt Posen? Wohin streckten die medizinisch-wissenschaftlich tätigen Personen ihre Fühler aus und knüpften Verbindungen? Welche Medien und Kommunikationswege wurden genutzt, und wie waren das Kleine und das Große vernetzt?

Hinter den Fragen nach der Verortung und der Vernetzung steht die Annahme, dass bei der Produktion neuer Erkenntnisse nicht Individuen Einzelleistungen schaffen, sondern dass Ideen, neue Ansätze und Wissensinhalte an Kontexte gebunden sind und im Gedankenaustausch und Wechselspiel innerhalb von (Forscher-)Gemeinschaften entstehen. Dafür hat der Lemberger Mikrobiologe und Immunologe Ludwik Fleck 1935 den Begriff des Denkkollektivs geprägt,[104] ein Terminus, der zum Ausdruck bringt, dass wissenschaftliche Betätigungen soziale Handlungen sind. Nach Fleck zeichnet sich die dem Denkkollektiv zugehörige Gruppe durch einen bestimmten, eigenen Denkstil[105] aus, der aber nicht statisch, sondern im Fluss ist und historischen Bedingungen unterliegt. Der Denkstil muss stets aufs Neue modifiziert werden, ein Prozess, der von Fleck Denkverkehr genannt wird.[106]

Auf welche Weise ein solches Denkkollektiv zusammenarbeitet, konnte schon an den in Posen durchgeführten praktischen Jodoformstudien an Kaninchen und ihren Stoffwechselprodukten beobachtet werden. Im überschaubaren Raum der Posener *Scientific Community* konnten Behring und Wildt, obwohl unterschiedlichen Berufsgruppen und wissenschaftlichen Disziplinen angehörend, auf ein gemeinsames Denkgebiet und auf Wissen und Techniken zurückgreifen, die eine fruchtbare Zusammenarbeit möglich machten. Ihr gemeinsames Projekt war gekennzeichnet durch ähnliche Fragestellungen, theoretisches Vorwissen und die Beherrschung bestimmter Laborpraktiken wie des Einsatzes des Mikroskops, der chemischen Analyse mit Hilfe des Reagenzglases und des geübten Umgangs mit den Experimentaltieren.

Dass auf diese Weise gewonnene wissenschaftliche Erkenntnis auch verschriftlicht und vom inneren Kreis eines Denkkollektivs über die Sprache nach außen transportiert werden muss, scheint banal. Nach Fleck entspricht es dem öffentlichen Auftrag und dem öffentlichen Interesse, dass Forschungsergebnisse mitgeteilt und damit aus dem engeren Kreis des speziellen Denkkollektivs in das exoterische Gesamtkollektiv überführt werden.[107] Das geschieht im Wissenschaftsbetrieb entweder durch Vorträge auf Kongressen (auf die Fleck nicht eingeht) oder durch Zeitschriftenaufsätze.

Der fünf Journalseiten umfassende Aufsatz *Ein Fall von metastasirendem Chlorosarkom* erschien am 14. August 1882 in der *Berliner Klinischen Wochenschrift*, die sich – so der Untertitel – als »Organ für praktische Ärzte« verstand. Behring publizierte ihn gemeinsam mit einem der bekanntesten Ärzte Posens, dem Augenarzt Bolesław Wicherkiewicz.[108] Der 1847 in Exin (poln. *Kcynia*) geborene Sohn eines Sanitätsrates hatte wie Behring am Friedrich-Wilhelms-Institut Medizin studiert, allerdings acht Jahre vor ihm (von 1867 bis 1872),[109] sodass eine frühere Begegnung in Berlin sehr unwahrscheinlich ist. Seine Dissertation verfasste Wicherkiewicz 1872 am Ende seines Berliner Studiums zum Thema *Über Sarkome und ihr Vorkommen im Mediastinum.*[110] Nach Stationen in Exin, Breslau und Wiesbaden und weiterer Aus- und Fortbildung in London – dort u. a. bei dem Ophthalmologen Sir William Bowman –, in Paris, Heidelberg, Halle und Leipzig kam Wicherkiewicz 1877 nach Posen, wo er eine private Augenklinik gründete. Aus bescheidenen Anfängen, es gab zunächst nur zwei Betten, entwickelte sich mit der Zeit eine bedeutende Einrichtung, die schließlich hundert Betten beherbergte. Wicherkiewicz wird heute zu den bedeutendsten Ophthalmologen Polens in der zweiten Hälfte des 19. Jahrhunderts gezählt.[111]

In ihrem Bericht beschreiben die beiden Autoren den Fall des 28-jährigen Familienvaters Carl Nixdorf, eines Gelbgießers, der sich im Oktober 1881 mit Klagen über drückende Kopfschmerzen im Bereich der Augen und Ohren in Wicherkiewicz' augenärztlicher Poliklinik vorstellte. Diagnostisch wurde von einem *Tumor orbitae et cavi cranii,* einem Tumor der Augenhöhle und der Schädelhöhle, ausgegangen, was sich im Verlauf der zweimonatigen Behandlung bestätigte. Die Therapie beschränkte sich nach anfänglicher Gabe einer Jodtinktur (*Tinctura Jodi)* als Zusatz zum Mundwasser und einer atropinhaltigen Lösung (*Solutio Atropiae)* ins Auge[112] auf palliative Maßnahmen wie Verabreichung von Laxantien und Gabe von Chloralhydrat in Verbindung mit Morphium, Letzteres, um ihm »wenigstens nächtliche Ruhe« zu verschaffen. Der im Verlauf präkomatös gewordene Patient starb am 29. Dezember 1881 im städtischen Krankenhaus und wurde obduziert.

Die »Seltenheit« der hierbei gefundenen Geschwülste veranlasste die Autoren zur Publikation des Falls. Metastasierende Chlorosarkome – der Name geht auf den Leipziger Pathologen Karl Huber zurück –[113] werden wegen ihrer in der Regel grasgrünen Farbe seit Virchow[114] zu den Chloromen, den »grünen Krebsen«, gerechnet. Die ungewöhnliche Farbe, die von Behring und Wicherkiewicz an der Schnittfläche als »gleichmässig grasgrün und feuchtglänzend« beschrieben wird,[115] veranlasste die beiden Autoren zu chemischen Analysen, mit deren Hilfe die Beteiligung von Blut- oder Gallenfarbstoff ausgeschlossen werden konnte, was noch Huber als Ursache der Grünfärbung in Erwägung gezogen hatte. Dagegen konnte in Posen »auf chemischem Wege« nachgewiesen werden, »dass die Neubildungen einen ganz abnorm hohen Chlorgehalt besitzen«.[116] Die in Eugen Wildts Labor durchgeführten Vergleichsanalysen zeigten, dass sich auch Sputum und eingedickter Eiter mit Chlor grasgrün färben ließen. Bezüglich einer Schlussfolgerung bleiben Behring und Wicherkiewicz vorsichtig. Sie vermuten lediglich eine »Beziehung« zwischen Chlor und grüner Farbe:

> Wir neigen nun vor der Hand zu der Ansicht, dass dieser hohe Chlorgehalt auch in Beziehung steht zu der grünen Farbe unserer Neubildungen. Indessen, es haben die bisher nach dieser Richtung hin angestellten Untersuchungen noch nichts bestimmtes ergeben.[117]

Diese zum Ausdruck kommende Vorsicht, welche die Vorläufigkeit eines Ergebnisses betont, ist nach Fleck typisch für Zeitschriftenaufsätze, die in dieser Hinsicht das Gegenteil des Hand- und Lehrbucheintrags bilden: »Die Zeitschriftenwissenschaft trägt [...] das Gepräge des Vorläufigen und Persönlichen«, schreibt Fleck. Man fühle

> die Vorläufigkeit aus den Angaben über Pläne und Hoffnungen und aus der Polemik heraus. Hierzu gehört noch die spezifische Vorsicht der Zeitschriftenarbeiten. [...] Als ob er [der Verfasser] sich bewußt wäre, daß erst der intrakollektive Denkverkehr aus der vorsichtigen Unsicherheit zur Gewißheit führen könne.[118]

Eine personelle und räumliche Erweiterung des überschaubaren Posener Forscherkreises erfolgte durch die Verschickung von pathologischem Material. Die Knochen, an dem die Tumoren angesessen hatten, wurden an das Breslauer Pathologische Institut zu Emil Ponfick versandt; das Tumorgewebe untersuchte der erwähnte Spezialist Karl Huber, der zum damaligen Zeitpunkt als Assistent am Pathologischen Institut der Universität Leipzig arbeitete.[119] Die sich durch ihre »Seltenheit« auszeichnenden Präparate wurden also zwischen Personen, Laboren und Städten bewegt, nicht, um nach dem Versand an diesem anderen Ort zu verbleiben, sondern um nach der durchgeführten Analyse, von einem Gutachten begleitet und mit Wissen angereichert, zurückgeschickt zu werden. Auf diese Weise formierten sich Reisewege des Wissens – Katharina Kreuder-Sonnen spricht von einer »Wissensmobilisierung«–,[120] welche die Provinzstadt Posen mit den universitären Wissenszentren Breslau und Leipzig verbanden.

Die Analyse des Aufsatzes zeigt uns also, dass sich Behring in Posen in einem aktiven medizinisch-naturwissenschaftlichen Umfeld bewegte, dem mindestens fünf Personen angehörten, die möglicherweise über den Posener *Naturwissenschaftlichen Verein* miteinander in Kontakt gekommen waren. Neben den beiden Autoren Wicherkiewicz und Behring waren dies der praktische Arzt Dr. Pauly, der den metastasierenden Tumor auf dem Brustbein entdeckte, der Direktor des städtischen Krankenhauses Joseph Samter, der die Obduktion des verstorbenen Patienten durchführte, und der wieder für die chemischen Analysen herangezogene Eugen Wildt. Den akademischen Akteuren hinzuzufügen ist aber auch Behrings ›Bursche‹, der sich im Umgang mit den Experimentaltieren bewährte. Personelle Verbindungen wurden darüber hinaus zu externen Fachleuten in Universitäten aufgenommen, die sich durch Forschungen und Publikationen hervorgetan haben, neben dem Chlorom-Experten Huber auch Ponfick, dessen Untersuchungsbericht im Aufsatz wörtlich wiedergegeben ist.

Folgt man den Gedanken des französischen Philosophen und Wissenschaftstheoretikers Bruno Latour, so könnte man sagen, dass auch scheinbar periphere Orte »groß« sein können, wenn es den handelnden Personen gelingt, Verbindungen mit anderen Akteuren aufzubauen und tragfähige Netzwerke zu knüpfen.[121] Im ›kleinen‹, überschaubaren Posen und dem Fall des Chlorosarkoms geschah dies einerseits über den Weg des auf Reisen geschickten Knochenmaterials und Tumorgewebes, andererseits aber auch durch die Veröffentlichung der neuen Beobachtungen und Erkenntnisse, die wiederum in den intrakollektiven Denkverkehr eingespeist wurden.

3. Kranke elektrisieren

Behrings wissenschaftliche Betätigung in Posen ist also durch die einschlägigen Publikationen in medizinischen Zeitschriften gut dokumentiert. Die in den Erinnerungen des Sechzigjährigen kurz angesprochenen ärztlichen Aktivitäten sind weit schwieriger zu fassen, gehören aber zum Tätigkeitsfeld der Posener Jahre und der sich anschließenden Zeit in Winzig und Bojanowo.

In Posen habe er die Gelegenheit erhalten, gegen Honorar »Kranke zu elektrisieren«, berichtete Behring Lennhoff. Diese kurze Mitteilung, deren Inhalt sich in keiner anderen Quelle findet, weckt Assoziationen an funkensprühende spiritistische Sitzungen und paramedizinische Praktiken. Tatsächlich aber war die auf eine lange Tradition[122] zurückblickende »Elektrotherapie« Anfang der 1880er Jahre ein in der Medizin häufig eingesetztes Verfahren, das vor allem angewandt wurde, um psychiatrische und neurologische Erkrankungen wie Depression, Ängstlichkeit, diffuse Schmerzen und Befindlichkeitsstörungen zu behandeln.[123] Die Grundlage der Anwendungsverfahren bildeten die inzwischen klassischen Versuche Luigi Galvanis und seines Neffen Giovanni Aldini zur »strömenden Elektrizität«, die auch Behrings Lehrer Emil du Bois-Reymond in seinen Vorlesungen und Büchern präsentierte. Dass Behring du Bois-Reymonds *Untersuchungen über thierische Elektricität*[124] nicht nur kannte, sondern auch äußerst gründlich studierte, zeigen Exzerpte und Funktionsskizzen aus dem Nachlass.[125]

Elektrotherapie als Begriff findet sich in Behrings Stoffsammlung für die »Auto-Biographie«. Umrahmt wird sie von den Namen der Berliner Lehrer Carl Westphal und Albert Adamkiewicz.[126] Adamkiewicz war 1876 als Assistent Westphals nach Berlin gekommen, im Sommersemester 1878 bot er privatim »Electricitätslehre für Mediciner, mit praktischen Übungen« an, während Westphal »Nerven- und Geisteskrankheiten« las.[127] Die Notierung beider Namen lässt vermuten, dass Behring Westphals und Adamkiewicz' Kurse besucht hatte.

Sollte Behring Kranke elektrisiert haben, wird er zum einen auf die damals eingeübten Praktiken, zum anderen auf das 1882 erschienene *Handbuch der Elektrotherapie*[128] des Neurologen Wilhelm Heinrich Erb zurückgegriffen haben. Erbs Handbuch war ein Standardwerk. Im Einleitungskapitel stellt er die rhetorische Frage: »Und welcher Arzt muss nicht heutzutage auch Nervenpathologe sein? Spielen nicht die ›Neurosen‹ gerade in unsern Tagen eine ganz hervorragende Rolle in der Praxis fast jeden Arztes?«[129]

Welche Krankheiten Behring mit einem elektrischen Gerät behandelte und ob ›Neurosen‹ dabei waren, ist nicht überliefert. Eine Erwähnung findet sich jedoch in der Krankengeschichte des Gelbfärbers Nixdorf. Als im Verlauf der Erkrankung bei dem Patienten eine Lähmung der linken Gesichtshälfte mit vermutetem peripherem Ursprung auftrat, konnte mit Hilfe eines »Taube'schen transportablen Apparats« überprüft werden, ob Nixdorfs Gesichtsnerven noch zu erregen waren. Bei dem Gerät handelte es sich um eine transportable galvanische Batterie mit Elementen, die von seinem Erfinder, dem Leipziger Gottfried Tauber [sic],[130] 1880 in der *Deutschen Medicinischen Wochenschrift* beschrieben wurde.[131] Ein Apparat mit dreißig Elementen kostete bei Hornn in Leipzig, einer Fabrik für chirurgische Instrumente,[132] 200 Mark, einer mit vierzig Elementen sogar 230 Mark, war also recht teuer. Dass der Assistenzarzt Dr. Behring sich ein derart teures Gerät leisten konnte, ist eher unwahrscheinlich; möglicherweise gehörte der Apparat zur Ausstattung der augenärztlichen Poliklinik oder zum Militärlazarett.

Insgesamt gesehen können wir uns Behring in Posen als freundlich aufgenommenes und gut integriertes Mitglied eines interessierten Kollegenkreises vorstellen – im örtlichen Krankenhaus und in Wildts Institut ein und aus gehend, zu Hause, umgeben von Experimentaltieren, unterstützt von einem menschlichen Hausgenossen, der als Offiziersbursche auch Gehilfe bei Alltagsverrichtungen war. Leider wurden aus der Posener Zeit keine weiteren Nachlassdokumente oder eine Gegenüberlieferung gefunden, beispielsweise aus der Sicht eines Kranken oder eines Weggefährten und Kollegen. Jedoch gibt es eine im Behring-Archiv befindliche Schrift Josef Paulys mit einer Widmung vom 15. März 1882: »Meinem Freunde Dr. Behring«.[133] Eine weitere freundschaftliche Verbindung – nämlich mit Dr. Wicherkiewicz, von dem er sich eine größere Geldsumme geliehen habe – erwähnt Behring Muttray gegenüber.[134]

Einen untrüglichen Hinweis auf ärztliche Tätigkeit in der damaligen Zeit liefert das unvollständige Formular einer Quittung »für ärztliche Bemühung«, das, als Lesezeichen benutzt, über die Jahre in Justus von Liebigs *Chemischen Briefen*, einem Buch aus Behrings Bibliothek,[135] erhalten geblieben ist. Aus der Ortsbezeichnung »...nzig« lässt sich das Städtchen Winzig, Behrings nächste Lebensstation, erschließen.

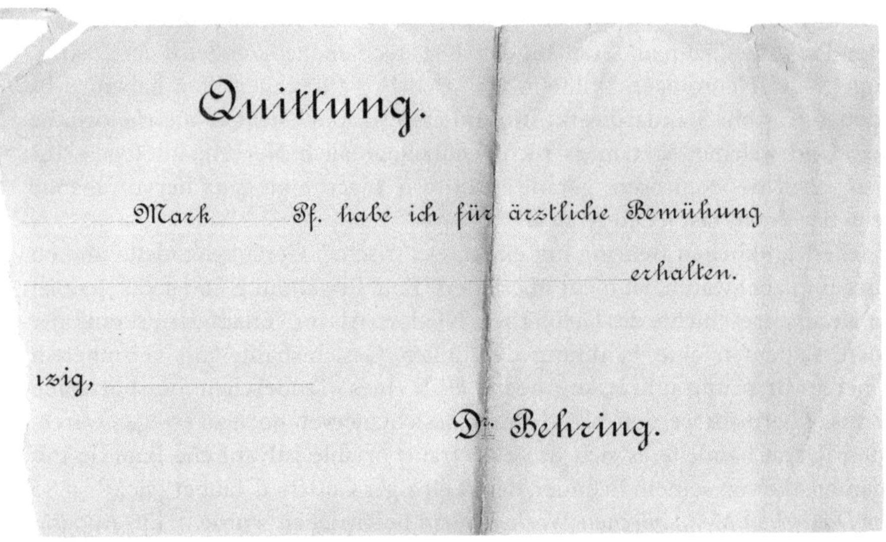
Quittung.

Mark Pf. habe ich für ärztliche Bemühung erhalten.

[W]inzig,

Dr. Behring.

Abb. 13: Quittung für ärztliche Bemühung [Winzig].

4. Als Landarzt in Winzig

In der imaginierten Kammer in Behrings Posener Wohnung stehen Kaninchenkäfige und Elektrisierapparate nebeneinander und bilden, um mit Peter Strohschneider zu sprechen, ein fruchtbares »Sammelsurium der Gegenstände«.[136] Gedanklich zusammengeführt mündeten sie in eine Erzählung vom Beginn des Berufslebens, in der das Experiment an Mensch und Tier zu den alltäglichen Verrichtungen gehörte. Die mit neuem Sinn gefüllten Dinge lassen nicht nur die Mühen des Alltags, sondern auch die Faszination des Erkundens und Entdeckens, »das erste Glück des Forschers«[137] und des Forschens, wieder aufleben. So mag es Behring bei seinem erinnernden Bericht aus Posen gegangen sein.

Noch war in der Posener Zeit sowohl eine wissenschaftliche Karriere als auch eine ärztliche Laufbahn denkbar. In Behrings Versetzungsgesuch nach Winzig, dessen Original sich in den Akten der Medizinalabteilung des preußischen Kriegsministeriums befindet,[138] ist aber neben dem Wunsch, eine »Privatpraxis« zu führen, schon von seiner »Neigung zu selbständigen wissenschaftlichen Arbeiten« die Rede. In dem Schreiben erfahren wir auch die Gründe für den Versetzungsantrag. Folgt man diesem offiziellen Dokument, gaben nicht dubiose private Motive, »etwa finanzielle Schwierigkeiten oder Spielschulden«, wie Zeiss und Bieling vermuteten,[139] den Anstoß für den Weggang aus Posen, sondern der Wunsch, sich finanziell zu verbessern, um die Herkunftsfamilie zu unterstützen und Geld für weitere wissenschaftliche Forschung zur Verfügung zu haben. An den ihm vorgesetzten Oberstabsarzt schreibt Behring:

> Wie […] bekannt sein dürfte, ist meine pecuniäre Lage der Art, daß mir eine Vermehrung meines Einkommens in hohem Grade wünschenswerth sein muß. Zwar sind meine ökonomischen Verhältnisse durchaus geregelt; aber abgesehen davon, daß ich kein Privatvermögen besitze, daß vielmehr ich die Verpflichtung fühle, meinen Eltern in der Sorge für ihre kinderreiche Familie zu Hilfe zu kommen, erwächst mir auch eine Vermehrung meiner Ausgaben durch meine Neigung zu selbständigen wissenschaftlichen Arbeiten; letztere darf ich hoffen, mit besserem Erfolge weiter zu führen, als das bisher der Fall war, wenn die Beschaffung von Apparaten und Instrumenten mir weniger schwer wird.[140]

Offenbar hatte Behring zum Zeitpunkt des Schreibens, dem 14. Januar 1883, schon Erkundigungen vor Ort eingeholt, denn er konnte angeben, dass dem Stelleninhaber Dr. Kaegler[141] eine Beförderung zum Stabsarzt bevorstehe und dass dessen Winziger Stelle demnächst vakant sei. Behring erhoffte sich, gestützt auf »eigene Kenntniß der Stadt Winzig und ihrer Umgegend«, »erhebliche pecuniäre Vortheile durch die Privatpraxis«. »[U]nter voller Berücksichtigung der lokalen Verhältnisse« sei er »nach reiflicher Überlegung zu der Überzeugung gekommen, daß durch Verleihung der Stelle mir nach jeder Richtung hier geholfen würde«.[142]

Die Eingabe hatte Erfolg. Kurz nach der Ernennung zum Assistenzarzt I. Klasse am 26. April 1883 wurde Behring am 24. Mai 1883 zum Westpreußischen Kürassier-Regiment Nr. 5 nach Winzig versetzt[143] und konnte dort recht bald eine privatärztliche Praxis eröffnen.[144]

Auf die lebhafte und sowohl wissenschaftliche wie kulturelle Anregungen bietende Provinzhauptstadt Posen mit den tragfähigen beruflichen Kontakten folgte die freiwillig gewählte Kommandierung in ein Dorf. Bei dem etwa 50 Kilometer nordwestlich von Breslau gelegenen Winzig (poln. *Wińsko*) handelte es sich um eine nicht viel mehr als 2000 Einwohner zählende Landwirtschaft und Weinbau betreibende Gemeinde im damaligen Niederschlesien.[145] Die Bevölkerung scheint arm gewesen zu sein, denn wie der Breslauer Geographieprofessor Joseph Partsch in seiner schlesischen *Landeskunde* von 1896 schreibt, wurde die Umgebung von Winzig auch »Besenbinderland« genannt. Ein Scherzvers fasst den Mangel ins Bild:

> Wer sich dorten will ernähren,
> Der muss suchen Pilz' und Beeren.
> Und kann er auch die nicht finden,
> Muss er lernen Besen binden.[146]

Behrings ärztliche Tätigkeit, unter anderem niedergelegt in einer im Herbst 1883 begonnenen Kladde,[147] war vielfältig und abwechslungsreich und umfasste, wie in der landärztlichen Praxis üblich, die unterschiedlichsten Krankheitsbilder. Der Landarzt[148] musste, so Claudia Huerkamp in ihrer Untersuchung über den *Aufstieg der Ärzte im 19. Jahrhundert*, »in der Regel noch Internist, Chirurg, Geburtshelfer sowie Spezialist für verschiedene Organe in einer Person sein.«[149] Tatsächlich wurde auch Behring zu den unterschiedlichsten Erkrankungen hinzugezogen, so bei der Behandlung der achtjährigen Olga Klose mit der seit zwei Jahren bestehenden Diagnose Epilepsie.[150] Ob er ein eigenes Sprechzimmer in seiner Wohnung eingerichtet hatte oder ob er in erster Linie Hausbesuche machte, ist ebenso wenig überliefert wie die Höhe des für die ärztlichen Bemühungen erhaltenen Honorars.

Als Landarzt machte Behring auch Hausbesuche im Winziger Umland. Am 28. November 1883 wurde er zu einer Hochschwangeren ins nahe Seifrodau gerufen, bei der sich die Niederkunft bereits über viele Stunden hinzog. Die dramatische Vorgeschichte machte kaum Hoffnung auf einen guten Verlauf, da die Frau bereits acht Kinder tot zur Welt gebracht hatte und zwei weitere Geburten »künstlich« erfolgt waren, in den Notizen wird eine Sagittalnaht nahe der Symphyse erwähnt. Im Geburtsverlauf wurde auch dieses Kind für tot gehalten, doch nachdem die Gebärende in ein warmes Zimmer verlegt und ihr Chloralhydrat verabreicht worden war, konnte die Geburt auf normalem Weg zu einem guten Ende gebracht werden.[151]

Eine Aufzeichnung vom 8. Dezember berichtet von einem Spontanabort im dritten Schwangerschaftsmonat nach dem sehr frühzeitigen Einsetzen von Wehen. Erfolglos hatte Behring zunächst das auch bei Krampfwehen[152] empfohlene Opium verordnet; auch ein Klysma von Chloralhydrat sowie Sitzbäder mit Kamillendämpfen halfen der Schwangeren nicht,[153] die zudem an »unstillbarem Erbrechen« litt. Immerhin zeigte die Gabe des Anti-Emetikums »Cerium oxalicum«, also des Salzes der Oxalsäure (Ceroxalat), Wirkung, denn an anderer Stelle vermerkte Behring dessen »[v]orz[üglichen] Erfolg« bei eben dieser Schwangeren.[154]

Handreichungen für alle diese Fälle fand Behring bei seiner landärztlichen Tätigkeit in dem bereits erwähnten *Taschenbuch für Ärzte,* Otto Roths *Die Arzneimittel der heutigen Medicin.*[155] Behrings Exemplar ist voller Notizen und An- und Unterstreichungen, auch der Einband zeigt deutliche Gebrauchsspuren. Als Nachschlagewerk vor Ort empfahl es sich nicht nur wegen des handlichen Formats, sondern auch wegen eines Verzeichnisses der geläufigen Arznei- und Heilmittel und wegen eines *Therapeutischen Repetitoriums*, das auf knapp hundert Seiten Krankheitsbilder von den Erkrankungen der Respirationsorgane bis zu Vergiftungen und deren Heil- und Gegenmittel beschreibt. Nützlich für die armen Winziger Patienten waren sicher auch die *Grundsätze für Ordinationen in der Armenpraxis*, bei denen sich Weisheiten wie »Neumodische, in die Pharmakopoe nicht aufgenommene Mittel sind in der Regel theuer« finden.[156] Wegen der zahlreichen

Annotationen am Rand stellt das Büchlein heute eine Fundgrube der Behring'schen Verordnungen dar. So wurde das erwähnte Ceroxalat nicht nur der Schwangeren verabreicht, sondern auch einem alten Mann, der »mit heftigen Magenschmerzen« in die Praxis kam. Hier war ein »eklatanter Erfolg« zu vermelden; »fraglich« war jedoch das Ergebnis nach der Einnahme bei einem Fräulein Rosenthal, die Behring wegen Hysterie behandelte, sowie bei Fräulein Scherbel, wo »kein Erfolg« verzeichnet werden konnte.[157]

Ein Fall von Jodoformvergiftung

Ein aus dem Bereich der Chirurgie und Wundversorgung stammender Fall schaffte es in ganz ausführlicher Darstellung in Behrings einzige Publikation aus der Winziger Zeit.[158] Ursprünglich in der *Deutschen Medicinischen Wochenschrift* erschienen,[159] präsentiert sich der Aufsatz gleichermaßen als ein Zeugnis seiner landärztlichen Arbeit und seiner wissenschaftlichen Betätigung.

Am 10. November 1883 stellte sich Herr R. aus B. bei Behring vor, ein 58 Jahre alter Mann, von Beruf Lohngärtner, den seine klaffende Kopfwunde dazu veranlasste, einen Arzt aufzusuchen. Die Verletzung war ihm durch einen heftigen Schlag mit einem Holzknüppel zugefügt worden, offenbar mit einer solchen Wucht, dass das Holz zersplitterte und in der Kopfhaut eine fünf Zentimeter große Wunde hinterließ. Wie Behring schreibt, waren die Wundränder stark gequetscht, was die Heilung erschwerte. Zudem enthielt die weit klaffende Wunde einen knapp zwei Zentimeter langen Holzsplitter, der entfernt werden musste. Behring reinigte die Wunde, füllte sie mit Jodoform und Salicylwatte[160] und legte einen Gazeverband über den so behandelten Bereich.

So ging er auch bei jedem Verbandswechsel vor, zu dem sich der Patient nach einem dreiviertelstündigen Fußmarsch einfand; die Wunde wurde mit Jodoform versorgt, mit dessen desinfizierender Kraft sich Behring bekanntlich intensiv auseinandergesetzt hatte. Während die Verletzung wie zu erwarten heilte und sich der beschädigte Bereich innerhalb der folgenden drei Wochen immer mehr verkleinerte, blieb der Allgemeinzustand des Patienten aber schlecht, Herr R. klagte insbesondere über Kopfschmerzen und Appetitlosigkeit.

Am 2. Dezember überbrachte der Verursacher der Kopfverletzung Behring die beunruhigende Nachricht, dass sich Herr R. nun äußerst auffallend verhalte, »der Mann Thue, als ob er nicht mehr seinen richtigen Verstand habe«. Auch der Fuhrmann, der Behring nach B. brachte, berichtete während der Fahrt, »wie die Nachbarschaft durch die Gebahren des Patienten allarmirt [sic] sei«. Zudem gab der Kutscher zu bedenken, welche Folgen es für den Täter habe, wenn R. den Verstand verliere.[161] Herr R. rede »wirres Zeug«, verweigere die Nahrung, halte sich nicht in seinem Bett, mache Fluchtversuche und tobe. Beim Eintreffen in B. fand Behring einen wieder ruhigeren, inzwischen aber merklich geschwächten Mann vor, dessen Kopfwunde zwar weiterhin gut verheilte, dessen Blick jedoch als wirr beschrieben wird. Die Gesichtszüge waren verfallen und die Sprache zögernd-schleppend. Behring, der einen Fall »von psychischer Alteration nach Jodoformgebrauch«[162] diagnostizierte, behandelte den Patienten mit einem die Wunde desinfizierenden Borsalbenverband und verabreichte stündlich eine Lösung von Kaliumbicarbonat, die er als Antidot gegen die mit Recht vermutete Jodoformvergiftung einsetzte. Fünf Tage später war nicht nur die Wunde nach Versorgung mit Jodoformvaseline glatt verheilt, auch der Zustand des Patienten hatte sich normalisiert. Herr R., zuletzt wieder mobil, hatte Behring sogar in dessen Praxis (in der Wohnung) aufsuchen können.

Den guten Verlauf des Falls schreibt Behring der vorzüglichen Wirksamkeit des Jodoforms bei der Wundheilung und den positiven Effekten des Kaliumbicarbonats zu, das die bei Herrn R. aufgetretenen Nebenwirkungen linderte. Die schädlichen Auswirkungen des Jodoforms auf das Zentralnervensystem waren in Wissenschaftlerkreisen bekannt, auch Behring hatte 1882 in seinem Aufsatz *Ueber Jodoformintoxication*, die Fälle des Chirurgen Franz König auswertend, zweiundzwanzig Krankheitsverläufe aufgelistet, in denen Wahnvorstellungen, Unruhe, Delirien und Verwirrtheit sowie Tobsucht genannt wurden.[163] In anderen Berichten wurden als Symptome Erregungszustände, Konvulsionen, Wutanfälle und auch Lähmungen beschrieben,[164] bei Tierversuchen mit Hunden wurden epilepsieähnliche Anfälle und Parese der Hinterbeine mit tödlichem Ausgang als Folge beobachtet, worauf Behring in seinem Aufsatz verweist.[165] Carl Binz in Bonn, mit dem Behring inzwischen kontinuierlich brieflich verkehrte, vermutete als Ursache der Störungen das vorübergehend freiwerdende Jod.[166]

Die Gabe von Kaliumbicarbonat – chemisch gesehen einer Base, die in Verbindung mit Wasser alkalische Lösungen (Laugen) bildet und damit auch freiwerdendes Jod binden kann – diente also der Entgiftung und führte zur forcierten Diurese und zur Ausscheidung des zu Kaliumjodid kumulierten Jodoforms.[167]

Vor der Gabe des Kaliumbicarbonats bei dem verletzten Patienten R. hatte Behring chemische Reaktionsberechnungen angestellt und eine Testreihe an Kaninchen durchgeführt. Sie sollten klären, inwieweit in der Praxis Jod durch bestimmte Kaliumverbindungen (K_2CO_3) neutralisiert werden kann.[168] Die erhaltenen Aufzeichnungen aus dem Spätjahr 1882 zeigen, dass Behring mit chemischen Reaktionsberechnungen vertraut war und dass es ihm gelang, diese Ergebnisse am Tier zu überprüfen. Bei den Reihenuntersuchungen wurden Dreiergruppen von Kaninchen entweder Jodoform oder Kaliumbicarbonat oder aber Jodoform in Kombination mit Kaliumbicarbonat verabreicht. Die an den Labortieren erzielten Resultate wurden in Tabellen festgehalten und bestätigten, zumindest im Tiermodell,[169] die Wirksamkeit des Kaliumbicarbonats als Antidot. Carl Binz, den Behring brieflich zu Rate gezogen hatte, lieferte in seiner Antwort die Gründe für die gute Wirksamkeit der »Alkalien«. Binz' Argumente hielt Behring für so überzeugend, dass er die Erläuterungen des Pharmakologen wörtlich in den Aufsatz übernahm. »[...] je alkalischer die Säfte und Gewebe sind, um so fester werden sie das Jod als Jodat und Jodid an sich halten, um so leichter es dem sauer reagirenden Gewebe streitig machen«, so Binz.[170]

Behrings Fallbericht, der uns heute an Franz Kafkas viele Jahrzehnte später erschienene Erzählung *Ein Landarzt* denken lässt – ein verwirrter Patient, die rosa Wunde, ein Fuhrmann, die Überlandfahrt und schließlich ein alleinstehender Landarzt –,[171] verbindet die Schilderung eines ärztlichen Erlebnisses im dörflichen Winzig mit ausführlichen theoretischen Überlegungen zur Wundbehandlung. Mit Letzteren knüpft er thematisch an die früheren Jodoformschriften an. Wie in den früheren Publikationen stellt Behring durch die Literaturangaben und durch Namensnennung im Text Verbindungen zu auswärtigen Wissenschaftlern her, er erwähnt nochmals den Posener Kollegen Eugen Wildt, nennt eine wichtige Schrift seines Berliner Hochschullehrers Ernst Leopold Salkowski,[172] Binz' Aufsatz *Toxikologisches über Jodpräparate*[173] und Robert Falksons Abhandlung *Gefahren, Schattenseiten und Vorzüge der Jodoformwundbehandlung*. Behrings Kenntnis der aktuellen Jodoformschriften ist auf der Höhe der Zeit und beeindruckt. Er greift zurück auf neuere Publikationen aus der *Wiener medizinischen Presse*, auf *Langenbecks Archiv*, auf das *Archiv für experimentelle Pathologie und Pharmakologie* und die *Zeitschrift für physikalische Chemie* bzw. die *Zeitschrift für Biologie*,[174] wobei die Aufzählung dieser Titel nicht nur die Vielfalt seiner Lektüren, sondern auch die vorwiegend naturwissenschaftliche Ausrichtung seiner Interessen zeigt. Auf welche Weise er sich im kleinen, an der Peripherie angesiedelten und vom Bahnverkehr abgeschnittenen Winzig Zugang zur aktuellen medizinischen und naturwissenschaftlichen Literatur verschafft hat, kann nur vermutet werden – vielleicht durch Bücher- und Zeitschriftensendungen, durch Reisen nach Berlin oder durch Fahrten ins etwa hundert Kilometer gelegene Breslau, woher er auch seine Chemikalien bezog.

Wie dem Beitrag über das metastasierende *Chlorosarkom*, von dem der Gelbfärber Nixdorf betroffen war, lag auch dem Aufsatz über die Jodoformvergiftung des Patienten R. eine Krankengeschichte zugrunde. Bezüglich der Rahmenbedingungen weichen die beiden Fälle jedoch stark voneinander ab. So ist der Winziger Fallbeschreibung eine fast neunseitige theoretische Betrachtung angeschlossen, die sich unter der Überschrift ›Würdigung des Kal[ium] bicarb.[onat] als Antidot‹[175] zusammenfassen ließe. Und es gibt hier keine ärztlich-kollegiale Zusammenarbeit, obwohl es in Winzig einen weiteren Arzt, Dr. Struensee,[176] gab. An die Stelle des Austauschs vor Ort trat die wissenschaftliche Korrespondenz. Ein wichtiger Unterstützer bei chemisch-pharmakologischen Problemen war Carl Binz, mit dem Behring Briefe wechselte. In der Wahl dieses Korrespondenzpartners zeichnet sich nicht nur die zukünftige Wirkungsstätte, sondern auch die Entscheidung für das künftige Wirkungsfeld ab: Behring kam nach einer Zwischenstation im südpreußischen Bojanowo (Kröbener Kreis) im März 1887 zu Binz nach Bonn und gab mit diesem Schritt die Tätigkeit als Landarzt in einer Provinzgemeinde zugunsten einer fast ausschließlich wissenschaftlichen Tätigkeit in einer Universitätsstadt auf.

VI. Die Abkehr vom Arztberuf und der Aufenthalt bei Binz in Bonn

1. Von den Beschwerlichkeiten des ärztlichen Alltags

Was Behring letztendlich veranlasste, sich nach den in Posen, in Winzig und Bojanowo gesammelten Erfahrungen gegen eine Laufbahn als Arzt mit auskömmlicher privater Praxis[1] zu entscheiden und sich stattdessen ganz der Wissenschaft zuzuwenden, kann nicht mit Bestimmtheit gesagt werden. Auffallend und aufschlussreich sind jedoch zwei räumliche Veränderungen im Jahr 1886, die ihn im Frühjahr nach Wiesbaden und im Winter nach Berlin führten und Hinweise auf eine berufliche Neuorientierung geben. Beide Reisen dienten der wissenschaftlichen Weiterbildung. Der Entschluss, der ärztlichen Tätigkeit den Rücken zuzukehren, ist noch nicht geäußert, lässt sich aber aus den getroffenen Entscheidungen ableiten.

Einen indirekten Hinweis auf die Beschwerlichkeiten des eigenen ärztlichen Alltags gibt ein Eintrag in einem seiner Notizbücher. Der kleine Text stammt, glaubt man der ersten Zeile der Abschrift, aus den *Pariser Briefen* des bekannten österreichischen Arztes und Schriftstellers Max Nordau;[2] Behring datiert seinen Eintrag auf den 17. Dezember 1883.[3] Wohl nicht zufällig schließt er an die Aufzeichnungen der ärztlichen und geburtshilflichen Bemühungen in Seifrodau und Winzig an. Max Nordau, der in Budapest und Paris ärztlich tätig war, schildert in äußerst drastischer Weise die vielfältigen Erwartungen der Patientinnen und Patienten, denen sich der »ideale Arzt« gewachsen zeigen musste:

> Ein idealer Arzt soll ja in der That die ganze Pathologie beherrschen u. nichts Besonderes dabei finden, [wenn] er in seiner Privatpraxis einem heiseren Staarblinden, der am Stein leidet, die Linse zu entfernen, den Kehlkopf auszupinseln u. den Stein zu zermalmen, dann eben dessen gleichfalls mannigfach erkrankter Gattin ein intramurales Uterusfibrom auszuschälen u. durch Elektricität eine hysterische Contractur zu heilen u. zuletzt dem unglücklicherweise rachitischen Kinde dieses pathologischen Musterpaares einen Gypsverband um den skoliotischen Thorax anzulegen hätte. Ein solcher Arzt würde gerechten Anspruch auf die Dankbarkeit der unglücklichen Familie haben. – Aber findet man ihn häufig? Ich bezweifle es.[4]

Nahezu übermenschlicher Einsatz, umfassende, mit technischem Geschick gepaarte fachmännische Kompetenz und die meist vergebliche Hoffnung auf dankbare Patienten – Nordaus bewusste Überzeichnung vermittelt ein krasses Bild des ärztlichen Berufslebens. Es ist nicht auszuschließen, dass Behring den Beruf des

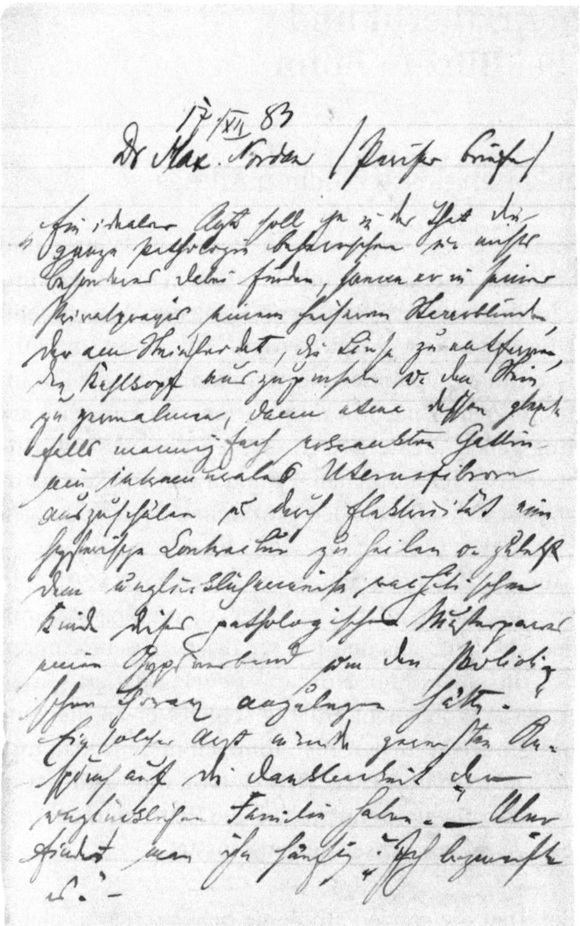
17/XII 83
Dr Max Nordau (Pariser Briefe)

Abb. 14: Behrings Exzerpte aus Max Nordaus *Pariser Briefen*, 1883.

Arztes ähnlich oder noch schlimmer erlebte, da er ja nicht wie Nordau eine großstädtische Praxis führte, sondern als Landarzt Einblicke in die Bauernkaten und das dort verborgene soziale und physische Elend seiner Patienten hatte. Zwar blieb ihm die von Kafka in drastischer Weise geschilderte alptraumhafte Erfahrung des *Landarztes* erspart, aber das ständig Verfügbar-Sein-Müssen, die Bewältigung von Unvorhersehbarem und die körperliche Nähe zum Kranken und seiner Umgebung gehörten zum Landarztleben. Die ärztliche Tätigkeit in Winzig verlangte einen physisch und psychisch belastbaren Mediziner mit Improvisationstalent, Verantwortungsbewusstsein und Empathie.[5] Vor allem die altruistische Haltung gegenüber dem Hilfsbedürftigen, die den Patienten im Wortsinne als leidendes Subjekt wahrnimmt, mag dem als Eigenbrötler und Misanthropen bekannten Behring schwergefallen sein. Dennoch setzte er den in Winzig eingeschlagenen Weg zunächst fort und legte im Frühjahr 1885 das Physikatsexamen ab.[6] Im Mai 1886 erhielt er die Zulassung als Kassenarzt[7] und wurde im selben Monat Kreiswundarzt[8] des Kröbener Kreises in Bojanowo. Doch gerade zu dieser Zeit hielt sich Behring im etwa 800 Kilometer entfernten Wiesbaden auf, wo er eine zweimonatige medizinisch-bakteriologische Fortbildung besuchte. Man kann mit guten Gründen darüber spekulieren, dass er sich damit bereits gedanklich vom Beruf des praktischen Arztes verabschiedete.

2. Der bakteriologische Untersuchungskurs in Wiesbaden

Den Aufenthalt in Wiesbaden erwähnt Behring in seinem im Sommer 1886 in Bojanowo verfassten Lebenslauf; hier habe er »unter der Leitung des Docenten Dr. August Pfeiffer im Untersuchungsamt des Direktor Dr. Schmitt einen bakteriologischen Untersuchungskurs absolviert.«[9] Mit seinem Interesse an der Bakteriologie stand Behring nicht alleine: Wegen der vielversprechenden Möglichkeiten, die sich mit der Entdeckung der ›Mikroben‹ im Hinblick auf die Bekämpfung der Infektionskrankheiten eröffneten, wurde die Bakteriologie nicht nur in Medizinerkreisen als die neue medizinische Leitdisziplin angesehen. Dem sich im universitären Umfeld neu etablierenden Fachgebiet werde »von der ganzen gebildeten Welt das größte Interesse entgegengebracht«, so der Gießener Pathologe Eugen Bostroem.[10]

Erste Hinweise auf neue Möglichkeiten zur Bestimmung der Krankheitsursachen tauchten bereits Mitte der 1860er Jahre auf, als der französische Chemiker Louis Pasteur, ausgehend von seiner Keimtheorie, *Théorie des germes*, nachweisen konnte, dass Tierkrankheiten wie die Fleckenkrankheit der Seidenraupen oder der Milzbrand der Schafe und Kühe durch Mikroorganismen verursacht werden.[11] Mit der Entdeckung dieser Kleinstlebewesen und der darauffolgenden Identifizierung als Erreger einer jeweils spezifischen Krankheit verband sich die Hoffnung, der von Mikroorganismen erzeugten Krankheiten habhaft zu werden. Tatsächlich lieferten die Bakteriologen, ausgelöst durch die Milzbrandforschungen Robert Kochs, ab der zweiten Hälfte des 19. Jahrhunderts in ihrer Beschäftigung mit pathogenen Bakterien spektakuläre, auch von der nicht-universitären Öffentlichkeit wahrgenommene Ergebnisse: Nachdem Koch 1876 den Milzbranderreger entdeckt hatte,[12] konnte er sechs Jahre später den Erreger der Tuberkulose *(Mycobacterium tuberculosis)* und 1883 den Choleraerreger *(Vibrio cholerae)* beschreiben. Seine Schüler Friedrich Löffler und Georg Gaffky setzten 1884 mit der Entdeckung von *Corynebacterium diphtheriae* bzw. dem Erreger des Abdominaltyphus, *Salmonella Typhi*,[13] die Erfolgsserie fort. Es schien, dass nach und nach alle Erreger schwerer Krankheiten identifizierbar und in einem nächsten Schritt bekämpf- und besiegbar seien.[14] Wie jedoch der ›Kampf‹ und der darauf folgende ›Sieg‹ im Konkreten auszusehen hätte,[15] das beschäftigte sowohl die Laborwissenschaftler als auch die in der Seuchenbekämpfung tätigen Ärzte und Pharmakologen. Mit neuen Lehrstühlen für Hygiene und Bakteriologie[16] bot die sich etablierende Fachrichtung ehrgeizigen Wissenschaftlern ein Betätigungsfeld, das bei erfolgreich verlaufender Forschung mit hohem Ansehen verbunden war. So war also der Besuch eines bakteriologischen Untersuchungskurses für Behring, wenn er den Weg in Richtung einer wissenschaftlichen Laufbahn einschlagen wollte, eine lohnende Investition in die Zukunft.

Das Wiesbadener Untersuchungsamt, nach seinem Gründer Dr. Conrad Schmitt auch Schmitt'sches Laboratorium genannt,[17] beherbergte neben der Untersuchungsanstalt auch eine chemische Versuchsstation und ein hygienisches Institut. Der von Behring besuchte Kurs wurde von dem Wiesbadener Arzt Dr. August Pfeiffer angeboten, der im Untersuchungsamt auch als beeidigter Sachverständiger tätig war.[18] Pfeiffer war ein Bruder des regional sehr bekannten Internisten und Kinderarztes Emil Pfeiffer, des Erstbeschreibers der infektiösen Mononukleose, des nach ihm benannten Pfeifferschen Drüsenfiebers.[19] Obwohl über den Wiesbadener Aufenthalt keine Aufzeichnungen erhalten sind, kann man davon ausgehen, dass für Behring der Besuch bei August Pfeiffer lohnend war. Pfeiffer hatte in Bonn, Marburg und Würzburg Medizin studiert, war bei Robert Koch und Carl Flügge als Bakteriologe ausgebildet worden und zu Krankheitsursachen bakteriologisch forschend tätig. So gehörte er zu den Wissenschaftlern, die im Herbst 1886 nach dem Ausbruch der asiatischen Cholera in die linksrheinisch gelegenen Ortschaften Finthen und Gonsenheim reisten, um vor Ort eigene Untersuchungen durchzuführen.[20] Pfeiffer nahm nicht nur an der Obduktion einer Erkrankten teil, sondern erbat sich ein Stück Darm für die bakteriologische Analyse und legte daraufhin eine Plattenkultur des Darminhalts an. Durch dieses Vorgehen konnte er das Wachstum des erstmals von Koch in Reinkultur gezüchteten Choleraerregers *Vibrio cholerae*[21] nachweisen und damit die Krankheit eindeutig identifizieren – und zwar auf die gleiche Weise wie Koch und seine Begleiter während der ägyptischen Choleraexpedition.[22]

Doch Pfeiffer beschäftigte sich auch mit dem für Großstädte besonders wichtigen Thema städtischer Hygiene, setzte sich für die Errichtung städtischer Kläranlagen ein und vertrat sein Anliegen bei öffentlichen Vorträgen.[23] Auch Pfeiffers Namensvetter Richard Pfeiffer, Expeditionsmitglied der deutschen Pestexpedition nach Bombay im Jahr 1897,[24] hatte sein bakteriologisches Handwerk in August Pfeiffers Wiesbadener Bakteriologiekursus gelernt.

Für Behring scheint die Entscheidung für einen Besuch dieses Fortbildungskurses also keine schlechte gewesen sein, der Stoff wurde noch im gleichen Jahr bei einem Forschungsaufenthalt am hygienischen Institut in Berlin vertieft.

3. »Feste Nährböden« und »Reinculturen« – bei Robert Koch in Berlin[25]

Behrings Lebenslauf von 1886, der wohl als Anlage zur offiziellen Bewerbung auf die Kreiswundarztstelle des Kröbener Kreises angefertigt worden war, endet mit dem August 1886. Am 6. August 1886 wurde er in Rawitsch von Landrat Eugen Steinmann[26] als kommissarischer Kreiswundarzt in sein Amt eingeführt, nachdem ihm seitens des Kriegsministeriums die Übernahme der Stelle gestattet worden war. Dies hinderte Behring jedoch nicht daran, nur wenige Monate später wieder ein Gesuch auf Urlaub einzureichen, der ihn dieses Mal nach Berlin führen würde.[27]

Diese Eingaben und Gesuche, verwahrt in Behrings Personalakte der militärischen Medizinalregistratur,[28] sind wichtige biographische Dokumente. Die Anträge betreffen den Besuch von Fortbildungskursen oder Urlaube zur »Wiederherstellung der Gesundheit« und geben Auskunft über seine Abwesenheit von den militärärztlichen Einsatzorten. In einem an seinen Vorgesetzten, Oberstabs- und Regimentsarzt Weber, gerichteten Versetzungsgesuch vom 15. Februar 1887[29] wird auch ein gerade zurückliegender Aufenthalt in Berlin erwähnt. Er diente der wissenschaftlichen Fortbildung und führte Behring in den Alltag und das selbstständige Arbeiten in einem universitären Forschungslabor ein.

Erstmals hatte Linton in seiner Behring-Biographie darauf hingewiesen, dass Behring im Dezember 1886 bei Koch in Berlin arbeitete.[30] Linton bezieht sich auf den im Mai 1887 erschienenen Aufsatz *Ueber Jodoform und Acetylen,*[31] in dem Behring schreibt, dass er von Koch im Dezember 1886 nicht nur einen Arbeitsplatz im hygienischen Institut zur Verfügung gestellt bekommen, sondern auch vielfache Unterstützung »seinerseits und Seitens der Herren Assistenten des Instituts« erfahren habe. Dies ermöglichte ihm, »zunächst den Einfluss verschiedener Bacterien auf die Zersetzung des Jodoforms zu studiren.«[32] – Also nicht erst im Sommer 1889, wie es bei den Behring-Biographen Zeiss und Bieling heißt,[33] näherte sich Behring mit den Worten der beiden Biographen dem »Elitekreis der modernen europäischen Naturforschung«, einem »Höhepunkt seiner Laufbahn«,[34] sondern bereits 1886 hatte er die Gelegenheit, im Hygieneinstitut selbstständig Untersuchungen durchzuführen.[35] In Berlin wohnte er äußerst günstig gelegen in der Königstraße 39, also in unmittelbarer Nachbarschaft des Hygieneinstituts in der Klosterstraße.[36]

In Kochs Hygieneinstitut knüpfte Behring an seine Posener Jodoformstudien an. Seine Versuche verliefen so erfolgreich, dass er am 29. Dezember 1886 einen Antrag auf »Nachurlaub« einreichte, nicht ohne zu betonen, dass ihm »die Erlaubniß zur Einholung dieses Urlaubs [...] von Herrn Escadrons-Chef Rittmeister von Rouppert ertheilt worden« sei. Seine Vertretung in Bojanowo übernehme der praktische Arzt Dr. Seiler, dem Staat entstünden dadurch keine zusätzlichen Kosten. Der einmonatige »Nachurlaub« vom 15. Januar bis 15. Februar 1887 sei nötig, weil er

> auf Veranlassung des Herrn Geheimrath Professor Dr Koch eine selbständige Arbeit begonnen [habe], und zwar untersuche ich den Einfluß des Jodoforms auf pathogene Mikroorganismen insbesondere auf die Eiter erzeugenden. Auf Grund meiner Voruntersuchungen darf ich hoffen, bis Mitte Februar 1887 zu gesicherten Resultaten gelangt zu sein.[37]

Der in Behrings Brief mit seinen akademischen Titeln genannte Koch war zum Zeitpunkt des Forschungsaufenthalts ein nicht nur in medizinischen Fachkreisen bekannter Mann; hinter der Erwähnung des großen Namens im Urlaubsgesuch stand sicher auch taktisches Kalkül. Koch hatte bereits während seiner Zeit als Landarzt in Wollstein bei Posen (heute *Wolsztyn* in Polen) in Medizinerkreisen erstes Aufsehen erregt, als er wie erwähnt 1876 den erfolgreichen Nachweis erbrachte, dass *Bacillus anthracis* der Erreger des Milzbrands ist. Dies gelang ihm, indem er zunächst mikroskopische Untersuchungen von Blutproben milzbrandkranker Schafe durchführte und in der Folge das bakterienhaltige Material Mäusen einimpfte. So konnte er die über einen längeren Zeitraum verfolgbare Konstanz der Form und der Infektiosität des Milzbranderregers belegen. Methodisch gesehen waren Kochs Forschungen beeinflusst von dem Breslauer Botaniker Ferdinand Julius Cohn; sie bildeten, wie Christoph Gradmann zusammenfasst, »die Lösung eines medizinischen Problems mithilfe der Botanik«.[38] Durch Schaffung spezifischer Laborbedingungen konnte Koch den vollständigen Lebenszyklus des Bakteriums, also auch dessen Sporenbildung, beobachten. Der Nachweis der gegen Nässe und Trockenheit unempfindlichen Endosporen, die im Boden jahrzehntelang überleben können,[39] lieferte eine Erklärung, weshalb Milzbrandepidemien auch noch Jahre nach deren scheinbarem Verschwinden wieder ausbrechen und zu verheerenden Schäden am Weidevieh führen konnten. Schließlich erbrachte Koch aber auch durch das Anfertigen von Mikrofotografien den optischen Beweis, dass die pathogenen Keime tatsächlich existieren. Das Wissen von der Existenz verschiedener Bakterienarten, die morphologisch klar voneinander zu unterscheiden waren, konnte also durch das Bild nicht nur visualisiert, sondern auch fixiert werden. Mithilfe der neuen Technik nahmen die pathogenen Bakterien zu Beginn der 1880er Jahre im wörtlichen Sinne Gestalt an.[40]

Seit Februar 1880 arbeitete Koch als Regierungsrat unter Heinrich Struck am Kaiserlichen Gesundheitsamt in Berlin, wo dem damals 38-Jährigen der Durchbruch in seiner wissenschaftlichen Karriere gelang: Am 24. März 1882 hielt er einen Vortrag zur Ätiologie der Tuberkulose, der schon von den Zeitgenossen als bahnbrechend bewertet wurde. Die Entdeckung des Tuberkelbazillus und die Präsentation seiner Forschungsergebnisse vor der Physiologischen Gesellschaft in Berlin machten Koch »mit einem Schlage«, so sein Kollege Friedrich Löffler, »zum größten, erfolgreichsten und verdienstvollsten Forscher für alle Zeiten«.[41] Paul Ehrlich beschrieb den Vortragsabend noch dreißig Jahre später als sein größtes wissenschaftliches Erlebnis.[42] Tatsächlich stieß Koch mit dem besonderen Forschungsgegenstand, viel mehr als bei seinen früheren Studien über die Viehseuche Milzbrand, auf großes öffentliches Interesse: Die zumeist in Form der Lungentuberkulose auftretende Tuberkulose hatte sich im Laufe des 19. Jahrhunderts zu einer häufig tödlich verlaufenden Volkskrankheit entwickelt.[43] Sowohl die Verbreitungswege als auch der Auslöser der im Volksmund Schwindsucht, Weiße Pest *(White plague)*[44] oder Weißer Tod genannten Krankheit lagen noch im Dunkeln.

In die Diskussion über die Ursachen wurde neben Umwelteinflüssen, Erblichkeit, Konstitution oder Disposition auch das Vorhandensein spezieller Ansteckungsstoffe eingebracht.[45] Um diese Stoffe oder Erreger eindeutig zu bestimmen, benutzte Koch Verfahren, die er im Ansatz bereits bei den Milzbrandversuchen angewandt hatte.[46] Dazu zählten ausgeklügelte neue Techniken wie die Verwendung fester Nährböden (Kulturmedien auf Gelatinebasis), verbesserte Kulturbedingungen und Anfärbetechniken mit Methylenblau[47] zur Sichtbarmachung des Erregers und nicht zuletzt der Einsatz unzähliger Tiere,[48] die zu vergleichenden Untersuchungen und Experimenten herangezogen wurden – Koch nennt Rinder, Schweine, Hühner, Affen, Meerschweinchen, Kaninchen, Mäuse, Ratten, Igel, Hamster, Tauben, Frösche, Katzen und Hunde. Im Tiermodell konnte er zeigen, dass die Tuberkulose durch einen »faßbaren Parasiten«, den Tuberkelbazillus, ausgelöst wird.[49]

Kochs Erklärungstheorie war leicht nachvollziehbar und eingängig, ging er doch davon aus, dass schon ein einziger Infektionskeim genüge, um eine Krankheit ausbrechen zu lassen – ein reduktionistisches, »einfaches Invasionsmodell von Infektionskrankheit«, wie Christoph Gradmann schreibt, hinter dem der Gedanke stand, dass das Bakterium den aktiven Part und der von ihm befallene Körper den passiven Part im Krankheitsgeschehen einnimmt.[50] Bereits knapp drei Wochen nach dem aufsehenerregenden wissenschaftlichen Abend wurde Kochs Bericht in der *Berliner Klinischen Wochenschrift* veröffentlicht[51] und kurz danach wiederum öffentlichkeitswirksam auf dem Kongress für Innere Medizin in Wiesbaden diskutiert, dem weitere kürzere Artikel und schließlich 1884 der fast hundert Seiten umfassende Aufsatz *Die Ätiologie der Tuberkulose* mit kritischer Reflexion seines bisherigen Vorgehens folgten.[52]

Ende 1883 leitete Koch im Auftrag des Kaiserlichen Gesundheitsamts die Choleraexpedition nach Ägypten und Indien,[53] bei der es dem Forschungsteam gelang, die Cholera während eines Ausbruchs zu untersuchen und das Bakterium *Vibrio cholerae* zu identifizieren, was die Forscher wie Sieger erscheinen ließ.[54] Die erfolgreiche Jagd auf die ›Mikroben‹ trug weiter zur Bekanntheit und zum Ansehen des Wissenschaftlers bei, er wurde zu einem Mann, »dessen Name gegenwärtig in aller Munde ist«, so die *Gartenlaube.*[55] Am 13. Mai 1885 ernannte ihn Wilhelm I. zum Geheimen Medizinalrat und ordentlichen Professor der Friedrich-Wilhelms-Universität Berlin, die Inaugurierung erfolgte am 1. Juli 1885.

Mit dem Amtsantritt Kochs wurde auch das Hygieneinstitut, in dem Behring während der Wintermonate 1886/87 forschen sollte, eröffnet. Das große Gebäude, ursprünglich eine Gewerbeschule, war etwas abseits von den Universitätsinstituten und -kliniken in der Klosterstraße 32-36 im Zentrum des alten Berlins gelegen.[56] Das Haus war für die neue Verwendung gut geeignet, Raum und Licht waren ausreichend vorhanden, die durchgehenden Fensterfronten garantierten helle Arbeitsplätze, und Koch selbst sorgte für die Innenausstattung, sodass eine »in jeder Hinsicht [...] gedeihliche Thätigkeit« zu erwarten war.[57]

Die von einem ungenannten Verfasser aufs Papier gebrachte Beschreibung vermittelt einen Eindruck von den großzügigen räumlichen Verhältnissen und lässt die Leser der *Berliner Klinischen Wochenschrift* an einer Führung durch das Gebäude teilnehmen. In der ersten Etage befanden sich neben der Portierswohnung und dem Dienstzimmer des Kustos das große und das kleine Auditorium, die Vorbereitungsräume für die Vorlesung, die Bibliotheks- und Verwaltungsräume und auch die Ställe für die Versuchstiere. Die chemische Abteilung mit Räumen für die chemisch-hygienischen Untersuchungen und Analysen[58] waren auf derselben Etage, jedoch im linken Seitenflügel untergebracht. Das zweite Stockwerk beherbergte Kochs Arbeits- und Sprechzimmer, die Privatwohnung seines Assistenten sowie sechs große Laborräume mit Abzugshauben für die Sterilisationsapparate, mit Brutschränken und Eiskästen.[59] Im hier gelegenen bakteriologisch-mikroskopischen Laboratorium fand auch Unterricht statt.[60] Im Wintersemester 1885/86 bot Koch erstmals die Vorlesung »Bakteriologische Untersuchungsmethoden« an. Die praktischen Kurse im Laboratorium fanden *privatim* statt und waren kostenpflichtig.[61] Doch bereits im Sommer 1885 müssen nach der Mitschrift des polnischen Mediziners Odo Bujwid die ersten Bakteriologiekurse im Institut stattgefunden haben.[62]

Neben den festangestellten Assistenten wie Bernhard Proskauer oder dem auf internationale Erfahrungen zurückblickenden Wilhelm Dönitz – er hatte seit 1873 als Lehrer für Anatomie in der Medizinschule in Tokio unterrichtet und war 1886 nach Berlin zurückgekehrt –[63] gab es auch Gastwissenschaftler wie Behring, die für wenige Monate in Berlin bei Koch waren. Sie konnten, wenn sie Glück hatten, einen der zwanzig Arbeitsplätze an den Fenstern erhalten.[64] Die begehrten hellen Plätze waren laut *Berliner Klinischer Wochenschrift* »hauptsächlich für Vorgeschrittenere [sic] reservirt, die bereits eine gewisse hygienische oder bacteriologische Vorbildung erfahren haben und im Stande sind, selbstständig fortzuarbeiten«.[65] – Möglicherweise hatte Behring den Wiesbadener Kurs belegt, um die erforderliche »Vorbildung« vorweisen zu können, um im renommierten Labor Kochs aufgenommen zu werden.

Die Berliner Aufzeichnungen Odo Bujwids, von Katharina Kreuder-Sonnen mit Bezugnahme auf Bruno Latour als »Inskriptionen der bakteriologischen Labortätigkeiten« bezeichnet,[66] vermitteln *en detail*, und damit für die zeitgenössischen und heutigen Lesenden reproduzierbar, die bakteriologische Labor*praxis* bei Koch. Zu dieser gehörte die Zubereitung des festen und keimfreien Nährbodens aus Rindfleisch und Gelatine; dieser war die Voraussetzung, um Bakterien in Reinkultur zu erzeugen. Bujwids Niederschrift ist wie eine Gebrauchsanleitung der Arbeitsschritte, der bakteriologischen Handgriffe, des Handwerkszeugs und der Gefäße zu lesen: der Glaskolben, der Reagenzgläser, der Wattekorken, des Platindrahts, der Pinzetten, des Dampfsterilisators und des Thermostats.[67] Es sind Gerätschaften, die auch Behring bei seinem Aufenthalt im Dezember 1886 vorfand und die er unmittelbar durch den Gebrauch zu handhaben lernte. In Behrings Notizen begegnen uns auch Glasschalen, Uhrgläser, Pipetten und Objektträger. Wir werden sehen, inwieweit Behring diese »technischen Dinge«[68] als feste, standardisierte Systeme in sein weiteres wissenschaftliches Leben übertragen konnte und bei der Arbeit mit Experimentaltieren oder den Versuchen mit Eiter und Leichengiften nutzte.

Die Einbindung der jungen Gastwissenschaftler in den Forschungsalltag gab ihnen die Gelegenheit, im Tagesgeschäft Techniken und Abläufe praktisch zu erfassen und so einzuüben, dass sie andernorts ohne schriftliche Fixierung reproduzierbar waren. Für diese Art des Wissens, das Handgriffe, Fertigkeiten und methodisches Vorgehen in nahezu automatisierter Form einschließt, hat der ungarisch-britische Naturwissenschaftler und Philosoph Michael Polanyi den Begriff des *tacit knowing*, des stillen oder impliziten Wissens, geprägt.[69]

Andere Lerninhalte wurden von Behring jedoch akribisch festgehalten, so auch die Herstellung von Kochs festen Nährböden für die Bakterienkultur. Das »Universal«-Rezept fand Eingang in ein Kollegheft und damit in Behrings schriftlich fixierten und transportabel gemachten Wissensschatz. Die mit der Überschrift »Reinculturen« versehene mehrseitige Beschreibung fällt beim Blättern im Kollegheft ins Auge, sie ist in auffallender lilafarbener Tinte verfasst, die Schrift ist sorgfältig und gut lesbar, der Titel hebt sich durch Größe, Schönschrift und Verzierung vom Fließtext ab.[70]

Behring notierte zunächst, dass Koch durch seine Beobachtungen an gekochten, halbierten Kartoffeln die Vorteile fester Nährböden entdeckte. Er konstruierte eine aus Nährflüssigkeit und Gelatine bestehende »Universal-Nährflüssigkeit«, die er »Nährgelatine« nannte. Es folgt die Zubereitung:

> »Die Gelatine läßt man in destillirtem Wasser quellen und löst sie dann in der Wärme auf. Auch die Nährlösung wird für sich zubereitet und beiden Flüssigkeiten eine solche Concentration gegeben, daß nach dem in einem bestimmten Verhältnisse stattgefundenen Vermischen derselben der beabsichtigte definitive Gehalt an Gelatine und Nährstoffen erreicht wird. Als der passende Gehalt der Nährgelatine an Gelatine habe ich in meinen Versuchen einen 2½ – 3prozentigen gefunden. Soll also die Gelatine mit der Nährflüssigkeit zu gleichen Theilen vermischt werden, dann muß, um die Nährgelatine auf 2½ pct. Gelatinegehalt zu bringen, die Gelatinelösung mit 5 pct. Gelatine bereitet werden, und ebenso müßte der Nährlösung der doppelte Gehalt an Nährstoffen gegeben werden […].

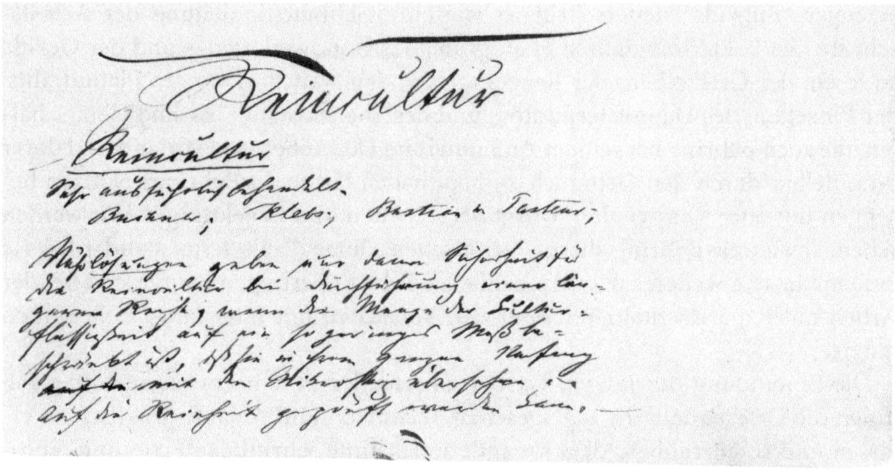

Abb. 15: Mitschrift Behrings: »Reincultur / Sehr ausführlich behandelt.«

Was nun die weitere Behandlung und die Anwendung der Nährgelatine zur Reincultur betrifft, so ist vor Allem zweckmäßig, die Nährgelatine in einer Anzahl von mit Watte verschlossenen und sammt der Watte durch Hitze gut desinficirten Reagensgläschen [sic] zu füllen, um jederzeit, ohne jedes Mal die Gesammtmenge flüssig zu machen und durch das Öffnen einer Verunreinigung auszusetzen, ein entsprechendes Quantum der Nährgelatine zur Hand zu haben. Da dieses Quantum nur ein geringes ist, ungefähr 10-15 ccm, so wird auch in jedes Gläschen nicht mehr hineingefüllt.

Die Nährgelatine wird in flache Uhrgläser, kleine Glasschalen oder dergleichen ausgegossen, am zweckmäßigsten aber für die Handhabung der Culturen, besonders bei der mikroskopischen Untersuchung derselben, [ist] es nach meiner Erfahrung, die Nährgelatine in Gestalt eines langen und breiten Tropfens auf Objektträger auszubreiten. Dies geschieht mit einer vorher desinficirten Pipette und ebenso werden auch die Objektträger selbst vor dem Gebrauch gut gereinigt und längere Zeit einer Temperatur von 150°C ausgesetzt. Dem Tropfen gibt man eine Dicke von etwa 2 mm, die Gelatine erstarrt nach wenigen Minuten und es werden dann die Objektträger auf kleine Glasbänke gelegt, die so breit sind, daß sie 2-3 Objektträger nebeneinander tragen können, und schließlich werden mehrere solcher Glasbänke, etwa 4-6, übereinander geschichtet und in einen beständig feucht gehaltenen Raum gestellt.«[71]

Schritt für Schritt wird hier ein für das bakteriologische Labor essentielles Verfahren notiert, das über das bloße Zubereiten einer Nährgelatine hinausgeht. Die Desinfektion von Gerätschaften durch Erhitzung, der Verschluss der Reagenzgläser durch Watte, schließlich die Ausbreitung der erstarrenden Gelatine auf Objektträgern durch Tropfen – all dies wird von Behring sorgfältig aufgeschrieben, um die Praktiken auch für zukünftigen Gebrauch zur Verfügung zu haben. Da ein Teil der Aufzeichnung in Anführungszeichen gesetzt ist und in dieser Passage von einem »Ich« die Rede ist, kann vermutet werden, dass Behring entweder Kochs Anweisungen wortwörtlich mitschrieb oder aber einen bereits vorliegenden Text aus Kochs Feder kopierte.

Insgesamt können wir uns das Leben in den Laborräumen des Berliner Hygieneinstituts als einen lebhaften Austausch zwischen Menschen, Tieren und unbelebten Objekten vorstellen. Das Labor selbst war, folgt man Karin Knorr-Cetina, eine »Nische«, in der die unterschiedlichsten Interaktionen in sozialer »Verdichtung« stattfanden.[72] Die miteinander kommunizierenden Menschen im Labor bildeten eine bunte Mischung aus jungen und älteren Wissenschaftlern, aus Anfängern und Fortgeschrittenen, Lernenden und Lehrenden, deutschsprechenden und des Deutschen nicht Mächtigen, Labordienern, Portiers, Reinigungskräften und Tierpflegern, Zugereisten und Einheimischen. Das Labor präsentiert sich, mit Bruno Latour, als Ort der Wissensproduktion, in dem sich Menschen, Tiere, Werkbänke, Schreibtische und Brutschränke mit Wissensbeständen und Techniken vermengten. Doch es war auch ein Raum, in dem vielleicht – wenn es das um 1885 in Berlin schon gab – ein Mittagessen »in brown paper bags«[73] mitgebracht wurde, Alltag stattfand und persönlichere Verbindungen geknüpft wurden.[74] Koch als Institutsdirektor war Teil dieses Mikrokosmos, zugleich aber durch seine Leitungsfunktion mit besonderen Aufgaben bedacht. Er war also einerseits Organisator der Abläufe im Inneren, gleichzeitig aber ein Vermittler nach außen, der sich an Kollegen, Funktionsträger in der Politik und an die interessierte Öffentlichkeit wandte.[75]

Im Gefüge des Labors knüpfte Behrings Arbeit an die Posener Jodoformforschungen an. Im Mittelpunkt standen nun mit Jodoform präparierte Nährböden, auf denen er Reinkulturen des Eiter erzeugenden Bakteriums *Staphylococcus aureus* züchtete. Die mit Jodoform in unterschiedlicher Verdünnung präparierten Nährböden wurden verwendet, um die Wirkung auf Bakterien *in vitro* zu untersuchen. Durch die Vermischung einer nicht zersetzten alkoholischen Jodoformlösung mit sterilisiertem Wasser entstand eine Emulsion, die für eine sehr feine Verteilung des Jodoforms im Substrat sorgte und die Staphylokokken je nach Jodoformkonzentration in ihrem Wachstum einschränkte, sie aber nicht komplett abtötete. Aus der *In-vitro*-Beobachtung schloss Behring, dass eine vollständige Desinfektion im Sinne einer Keimfreiheit durch das Jodoform nirgends stattfand. *In vivo*, im Wundgeschehen des lebenden Körpers, musste Jodoform einen Zersetzungsprozess durchlaufen, der auf reduzierende Stoffe zurückzuführen ist, die sich in der Wunde befinden und eventuell mit dem Stoffwechsel der Bakterien in Verbindung zu bringen sei. Es handelte sich also um einen noch zu ergründenden chemischen Prozess, der mit den unterschiedlichen Reaktionen reduzierender bzw. oxydierender Bakterien zusammenhängen musste.[76]

In ihrer Fragestellung zeigt Behrings Versuchsanordnung Parallelen zu Untersuchungen Kochs und seines Mitarbeiters Georg Cornet, die sich ebenfalls mit dem Einsatz von Chemikalien zur Unterbindung des Bakterienwachstums beschäftigten, wobei die zum Einsatz kommenden Stoffe wie Arsenik, Kampfer, Kreosot und Karbolsäure, später auch verschiedene Farbstoffe aus der chemischen Industrie,[77] eine Art innere Desinfektion bewirken sollten. Das übergeordnete Ziel dieser breit angelegten Versuche sollte sein, den Körper durch Durchtränkung ähnlich einem sterilisierten Nährboden vor der Ausbreitung des Erregers zu schützen, indem er keimfrei gemacht wurde.[78] Keimfreiheit hätte Heilung bedeutet – eine Hoffnung, die sich als nicht haltbar erwies. Die Ergebnisse dieses Forschungsaufenthaltes legte Behring wenige Monate später in der ersten Bonner Publikation *Ueber Jodoform und Acetylen* vor.[79]

Als Behring zu Koch nach Berlin kam, war er ein Lernender mit Erfahrung, der im akademischen Umfeld des Hygieneinstituts das bestätigt bekam, was er bereits bei Eugen Wildt in Posen praktiziert hatte. Medizinisches Wissen und insbesondere das Wissen über die Entstehung von Krankheiten kann im Experiment, in Anlehnung an die Chemie als Naturwissenschaft und unter den geregelten, durchaus reduktionistischen Bedingungen des Labors, generiert werden. Im Hygieneinstitut kam er in Kontakt mit ambitionierten und gut vernetzten Wissenschaftlern, denen die Möglichkeit geboten wurde, die Ergebnisse ihrer bakteriologischen Forschungen weit gestreut, etwa in Lehrbüchern[80] oder in der neuen Reihe der *Arbeiten aus dem Kaiserlichen Gesundheitsamt*, zu veröffentlichen[81] und mit ihren Publikationen zur Verstetigung der Bakteriologie als medizinischer Leitdisziplin beizutragen. Bei seiner Rückkehr aus Wiesbaden und Berlin führte Behring in seinem Gepäck neben dem im Notizbuch fixierten Rezept für die Herstellung des festen Nährbodens und den Techniken des Isolierens, Kultivierens und Verimpfens der Bakterien[82] auch die im Berliner Labornetzwerk gewonnenen zwischenmenschlichen Erfahrungen einer engeren, kooperativen Zusammenarbeit in der Forschung. In der Summe bildeten die Erträge der beiden Stationen in Wiesbaden und Berlin die Basis für Behrings spätere Arbeiten mit Krankheitserregern und deren Bekämpfung.

4. Bei Carl Binz in Bonn

Am 22. März 1887 trat Behring nach sechseinhalb Jahren in Schlesien seinen Dienst als Stabsarzt beim 2. Rheinischen Infanterie-Regiment Nr. 28 in der mehr als 1100 Kilometer von seiner Heimat entfernten Universitätsstadt Bonn an. Warum seine Wahl auf die Stadt am Rhein fiel, erläutert aus einer privaten Perspektive Arthur Binz, der Sohn des durch den Jodoformbriefwechsel mit Behring verbundenen Pharmakologen und Mentors Carl Binz. Arthurs »persönliche Erinnerungen« stammen aus dem Jahr 1941, sind also in einem zeitlichen Abstand von mehr als fünfzig Jahren entstanden. In der Retrospektive wird die Begegnung mit dem später weltberühmten Wissenschaftler verklärt. Dass der Erfolg viele Väter hat und dass Arthur Binz seinen Vater zu einem Geburtshelfer von Behrings Aufstieg machte, kommt in den Erinnerungen des Sohnes explizit zum Ausdruck. Durch die Verwendung des alten Binz für Behring und seine Fürsprache beim General-Stabsarzt Alwin von Coler[83] sei Behrings Laufbahn in die richtige Bahn gelenkt worden, schreibt Arthur Binz, und die »Erfindung der Serumtherapie« damit auch Carl Binz zu verdanken. Im Text heißt es:

> Mein Vater wünschte Behring als Mitarbeiter nach Bonn zu ziehen, weil er den kühnen Griff in seinen Arbeiten erkannt hatte und für ihre Fortsetzung bessere Bedingungen bieten konnte, als sie Behring in Winzig zur Verfügung standen. Es war aber nur in der Weise möglich, daß Behring zugleich in Bonn Anstellung fand. Hierzu suchte mein Vater eine Gelegenheit, und sie ergab sich im Frühjahr 1887, als er hörte, im Bonner Husaren-Regiment sei die Stelle eines Arztes zu besetzen. Carl Binz schrieb sofort an [...] Alwin v. Coler, den Chef des Militär-Sanitätswesens: »Falls es kein Schaden für die Armee ist, wenn der Assistenzarzt Dr. Behring nach Bonn versetzt wird und dort Gelegenheit zur wissenschaftlichen Arbeit erhält, für die Wissenschaft wird es sicherlich kein Schaden sein.«
>
> Dieser Brief, dessen Inhalt in Form jenes Satzes mein Vater mir mündlich überliefert hat, wurde für Behrings Laufbahn und damit für die Erfindung der Serumtherapie entscheidend. Behring wurde sofort unter Beförderung zum Stabsarzt nach Bonn versetzt.

Weiter erinnert sich der damals Neunzehnjährige, Behring sei auch später »bei jeder sich bietenden Gelegenheit« in Arthur Binz' Elternhaus eingekehrt, wo er »über seine Kämpfe und seine Erfolge« berichtete.

> Dabei konnte ich Behrings sonst so zur Härte und Eigenwilligkeit neigenden Charakter von einer seiner schönsten Seiten beobachten, der der rührenden Anhänglichkeit und Dankbarkeit, die er meinem Vater entgegenbrachte. Im Pharmakologischen Institut der Universität Bonn setzte Behring zunächst seine Versuche über Jodoform fort und näherte sich dann in einer wichtigen Etappe seiner späteren großen Entdeckung, indem er die Frage der Wirkung antiseptischer Mittel mit der Frage nach der Ursache der Immunität verknüpfte.[84]

Die Gegenüberlieferung zu Arthur Binz' privaten Erinnerungen findet sich in Behrings Personalakte.[85] Das bereits erwähnte Versetzungsgesuch vom 15. Februar 1887 kann nicht nur als Abkehr von Niederschlesien, sondern auch als endgültige Hinwendung zur Wissenschaftlerlaufbahn gelesen werden. Für den Fall seiner »Beförderung zum Stabsarzt und der damit verbundenen Versetzung aus Bojanowo«, schreibt Behring explizit, wünsche er in eine Universitätsstadt versetzt zu werden, um dort seine begonnene wissenschaftliche Arbeit fortsetzen zu können. In Berlin habe er Jodpräparate mit Hilfe von Bakterienkulturen »auf ihren antiseptischen Werth bakteriologisch geprüft« und hoffe nun »auf Grund der dort gewonnenen Resultate« weitere Fragen beantworten zu können. Das sollte »durch weitere pharmakologische Untersuchungen« geschehen, die er an jedem Ort mit einem pharmakologischen Institut durchführen könne. »Ganz besonders aber«, präzisiert er seinen Ortswunsch, »würde dies der Fall an der Bonner Universität sein, wo Herr Geheimrath Professor Binz, der sich seit sehr lange für meine Arbeiten interessirt, mir einen Arbeitsplatz in seinem Institut angeboten hat.«[86]

Bereits nach einer Woche konnte Behring ein vom Regimentsarzt Weber genehmigtes Schreiben, das vermutlich nach Rücksprache mit Generalarzt von Coler ausgestellt worden war,[87] in Händen halten.[88] Am 22. März 1887 wurde Behring als Stabsarzt zum II. Rheinischen Infanterie-Regiment Nr. 28 nach Bonn kommandiert.[89]

4.1. Krankenbehandlung und Grundlagenforschung

> Übrigens ist Bonn ein lichtes, freundliches Städtchen, in dem es neben der etwas staubigen Gelehrsamkeit an Jugend und Sonnenschein nicht fehlt, und die Gegend, wenn auch nicht in unmittelbarer Nähe, eine Perle. Gestern war ich zum zweitenmal im Siebengebirge; das erstemal natürlich auf dem Drachenfels und in Rolandseck, wo uns die deutsche Sagenwelt wie ein lebendig gewordenes Märchen entgegenstrahlt, und die ganze Poesie einer begrabenen Vergangenheit überall durch das fröhliche Leben der Gegenwart schlägt.[90]

Diesen persönlichen Eindruck von der Stadt am Rhein gibt der Schriftsteller Max Eyth in einem Brief vom September 1882 wieder. Nicht nur bei der Jugend war das am nördlichen Ende des engen Rheintals gelegene Bonn wegen der schönen Lage, des angenehmen Klimas und der reizvollen, als märchenhaft beschriebenen Umgebung beliebt; von den knapp 36.000 Einwohnern zählten 150 zu den Millionären oder Multimillionären, betuchte Rentner wählten die Stadt zum Altersruhesitz.[91] Die Universität war 1818 vom preußischen König Friedrich Wilhelm III. gegründet worden, mit seinen 1300 Studenten[92] galt Bonn als »Professorenstadt im alten Stil«.[93] Die Bonner Professoren, insbesondere die Altphilologen, die Chemiker und die Botaniker, genossen einen hervorragenden Ruf und sorgten für internationales Ansehen, das durch einen prominenten Studierenden, Prinz Wilhelm von Preußen, den späteren Kaiser Wilhelm II., der von 1877 bis 1879 in Bonn studiert hatte,[94] zusätzlich befeuert wurde. Bonn habe »zugleich die Vorteile einer Groß- und die Behaglichkeit einer Kleinstadt« geboten, schrieb der Schriftsteller Julius R. Haarhaus, der in Bonn seine Lehrjahre als Buchhandlungsgehilfe verbracht hatte, in seinen Erinnerungen: »Alles trägt hier den Stempel einer gediegenen bodenständigen Kultur [...].«[95]

Zu den Profanbauten, die zur Schönheit des Stadtbildes beitrugen, zählte neben dem Rathaus mit seiner Rokoko-Fassade und den beiden von großzügigen Grünanlagen umgebenen Stadtschlössern das neue chemische Institut nahe dem Poppelsdorfer Schloss. Ordinarius am Lehrstuhl für Chemie war seit 1867 August Kekulé – wie Behrings Berliner Hochschullehrer August Hofmann ein Schüler Liebigs –, der als Vater der Benzolformel Bonn zu einem Mekka der organischen Strukturchemie machte.[96] Dass sich das chemische Institut brüsten konnte, neben dem neuen Institut der Berliner Universität zu den größten, schönsten und am besten ausgestatteten Deutschlands zu gehören, war kein Zufall.[97] Es war wie das Institut der Hauptstadt von Hofmann entworfen worden, der – ein Kuriosum der Chemiegeschichte – aufgrund der preußischen Berufungspolitik parallel zwei Institute, in Bonn und Berlin, hatte planen können.[98] Zu den zahlreichen habilitierten Schülern Kekulés gehören auch zwei spätere Chemienobelpreisträger, der Niederländer Jacobus Henricus van t'Hoff und Otto Wallach,[99] der seit 1876 eine ordentliche Professur in Bonn bekleidete und den Behring im Rahmen seiner Bonner Jodoformstudien näher kennenlernen würde.

Obwohl Behring als Mitglied des preußischen Militärs nach Bonn versetzt wurde, wohnte er wie auch ein anderer Angehöriger des 2. Rheinischen Infanterie-Regiments, der Hauptmann und Kompaniechef Franz Freiherr von Eynatten,[100] nicht in der Kaserne, sondern privat im Haus des Schankwirts Andreas Hubert Kolb im Maarflachweg 12[101] in der Bonner Innenstadt, somit in der Nähe des Rheins, des Hofgartens und des kurfürstlichen Schlosses. Auch das pharmakologische Institut, dessen Labore er fortan nutzen würde, befand sich in nächster Nähe in der Konviktstraße.[102]

Im Bonner Adressbuch von 1887 ist Behring nicht nur im alphabetischen Verzeichnis der Einwohner und unter seiner Privatadresse, sondern auch unter der Rubrik der Praktischen Ärzte als Stabs- und Bataillons-Arzt[103] verzeichnet. Möglicherweise übernahm er als Stabsarzt die medizinische Versorgung der Bonner Infanteriegarnison, die in der Ermekeilkaserne nahe dem Poppelsdorfer Schloss stationiert war;[104] in seiner Wohnung bot er morgens von acht bis neun Uhr eine tägliche Sprechstunde an.[105] Als preußischer Stabsarzt, im Rang vergleichbar mit dem eines Hauptmanns, konnte Behring auf jährliche Bezüge von 2160 Mark[106] zurückgreifen, über die Aufgaben seiner ärztlichen Tätigkeit und über seine Patienten ist jedoch wenig bekannt. Informationen über Krankenbehandlungen lassen sich nur aus verstreuten Nebenbemerkungen seiner wissenschaftlichen Arbeiten erschließen.

So lesen wir in seinem in Bonn verfassten Aufsatz über den antiseptischen Wert von Silberlösungen, in dem er in erster Linie Versuche mit Labortieren beschreibt, auch über die erfolgreiche Behandlung von sechs akut an Gonorrhoe erkrankten Personen, die er mit Silberlösungsinjektionen in die Harnröhre behandelte.[107] Die

Gonorrhoe, der Tripper, war in den Berufen »mit langer Junggesellenzeit«, also bei den Akademikern und Militärangehörigen, überdurchschnittlich häufig verbreitet. Die Erkrankungs- und Mortalitätsstatistiken legten nahe, dass bei älteren ledigen Männern »annähernd jeder einmal Gonorrhoe durchgemacht« habe.[108] So ist es nicht verwunderlich, dass unter den Männern der Bonner Garnison gerade diese Erkrankung gehäuft auftrat. Die von Behring gewählte Therapie wird als schmerzhaft beschrieben.[109] Allerdings könnten, so Behring, gerade »*locale* Erkrankungen, welche durch Mikroorganismen [hier: durch *Gonococcus Neisseri*] erzeugt sind, durch Silberlösungen günstig beeinflusst werden«.[110]

Ein namentlich genannter Patient Behrings, Herr Niss (Nish), kam wegen eines Lippengeschwürs und einer nachfolgenden Lungentuberkulose in Behandlung. Behring behandelte das Geschwür lokal mit Jodoform und Sublimat (Quecksilber[II]-chlorid). Die danach auftretende »tuberkulöse Schwindsucht«, von Behring diagnostiziert durch Bakteriennachweis im Sputum, kam zum Erliegen, nachdem dem Patienten drei Monate lang Jodoformfettlösungen per Darminjektion verabreicht worden waren.[111] Das Verfahren hatte Behring zuvor in Posen leicht modifiziert an Kaninchen getestet.[112] Auch zu Patienten der Bonner chirurgischen Klinik scheint Behring Kontakt gehabt zu haben, allerdings kann hier nicht sicher belegt werden, ob er die Klinik als behandelnder Arzt oder als Forscher besuchte. Für seine Versuche mit Jodoform und eiterbildenden Bakterien erhielt er von dem Chirurgen Oskar Friedrich Witzel Staphylokokken enthaltenden Eiter, den Witzel einem an einer Phlegmone leidenden Patienten abgenommen hatte.[113] Außerdem untersuchte er den Urin chloroformierter Patienten hinsichtlich der Säurevermehrung im Harn nach Verabreichung des Chloroforms,[114] das bezüglich seiner Stoffwechselvorgänge im Organismus eine gewisse Analogie zum Jodoform aufweist.

Die Quellen sind lückenhaft, lassen aber die Vermutung zu, dass bei den Bonner Tätigkeiten die Grenzen zwischen dem ärztlich-therapeutischen Arbeiten und den Laborstudien verschwimmen. Wie bereits bei den Tätigkeiten in Posen und Winzig integrierte Behring Krankheitssymptome und Heilungsverläufe in Forschungskontexte. Die Patientengeschichten nehmen den Charakter einer Experimentalanordnung an, im Vergleich zu den Posener Studien gewannen nun die mit Laboruntersuchungen verbundenen wissenschaftlichen Fragestellungen deutlich die Oberhand.

Wie zuvor in Posen trat Behring auch in Bonn bald einem wissenschaftlich ausgerichteten Verein bei; der Beginn seiner Mitgliedschaft bei der *Niederrheinischen Gesellschaft für Natur- und Heilkunde Bonn* datiert auf den 20. Juni 1887.[115] Seit Dezember 1886 stand Carl Binz dem Verein vor. Vielleicht kam Behrings Aufnahme in die Vereinigung durch seine Empfehlung zustande. Die Mitgliedschaft ermöglichte es ihm, schon in den ersten Bonner Monaten berufliche Kontakte zu knüpfen und durch eigene Vorträge seinen Ruf als aufstrebender Wissenschaftler zu festigen. Die Gesellschaft, die im Jahr der Universitätsgründung 1818 von dem Bonner Medizinprofessor Christian Friedrich Harless ins Leben gerufen worden war, galt als exklusiv; die Aufnahme in den Verein, dem auch Goethe und Wilhelm und Alexander von Humboldt als Ehrenmitglieder angehört hatten, war eine Auszeichnung. Kurze Vorträge, bei denen die Referenten Einblicke in die neuen Forschungen aus Medizin und Naturwissenschaft gaben, waren üblich,[116] man nutzte die Gelegenheit, eigene aktuelle Studien bekannt zu machen. In der medizinischen Sektion überwogen die Berichte über außergewöhnliche Krankheitsfälle und deren Behandlung, doch auch Laborstudien wurden präsentiert. So referierte Binz über die Salizylsäure oder den »Werth guter Weine für die Ernährung«.[117] Am 4. Mai 1885 berichtete er über Präparate aus dem Umfeld der *Cholera asiatica*, die ihm Robert Koch persönlich in Berlin demonstriert hatte.[118]

Behring trug dem Bonner Publikum Beobachtungen aus seinem aktuellen Forschungsumfeld und seiner ärztlichen Tätigkeit vor. Am 28. Mai 1888 präsentierte er die oben erwähnte Krankengeschichte des an Schwindsucht erkrankten Patienten Niss. Die mehrwöchige Behandlung mit dem Jodoformgemisch hatte zur Stabilisierung des Allgemeinzustandes, zur Rückbildung der tuberkulösen Kavernen und zum Verschwinden der Bakterien im selten gewordenen Sputum geführt. In derselben Sitzung zeigte er den Zuhörern aber auch den Inhalt verschiedener Glasampullen, die sich vier Wochen unter der Haut von Kaninchen befunden hatten.

Was steckte hinter dieser ungewöhnlichen Demonstration? Das Experiment ging auf den Berliner Freund[119] und Kollegen Ernst Scheurlen[120] zurück, mit dem Behring den Versuch bei seinem Aufenthalt im Berliner Hygieneinstitut durchgeführt hatte.[121] Die Versuchsanordnung sollte Antwort auf die Frage geben, ob Entzündung oder Eiterung auch ohne Beteiligung von Mikroorganismen entstehen kann, insbesondere, wenn sie von den Stoffwechselprodukten bestimmter Bakterien ausgelöst wird. Zu den leicht zugänglichen metabolischen Produkten gehörten die Leichengifte (*Ptomaine*), basische, stickstoffhaltige Verbindungen, die Ähnlichkeit mit pflanzlichen Alkaloiden aufweisen. Von ihnen wurde vermutet, dass auf sie die eigentliche ›Giftwirkung‹ der Fäulnis erregenden Bakterien zurückzuführen sei. Es war also zu untersuchen, ob die Toxine bestimmter Eiter erzeugenden Bakterien wie Staphylokokken im Organismus Störungen durch Intoxikationen auslösen können, ohne sie dem Krankheitsbild bestimmter Infektionskrankheiten zuordnen zu können.[122]

Die Leichengifte als Endprodukte des Bakterienstoffwechsels waren Anfang der 1880er Jahre in den Fokus der Gerichtschemie[123] und der Bakteriologie geraten. So forschte und publizierte der Mediziner Ludwig Brieger in Berlin seit 1882 über die Chemie der Ptomaine.[124] Als es ihm 1885 gelang, Pentamethylendiamin (Cadaverin)[125] mithilfe eines faulenden Fleischaufgusses (»Fleischinfus«)[126] zu isolieren, wurde es möglich, septische Prozesse und die Beteiligung der Leichengifte im Labor zu untersuchen.[127]

Bei dem Cadaverin, mit dem Behring arbeitete, handelt es sich um eine recht einfache Kohlenwasserstoffverbindung mit zwei Aminogruppen (Summenformel

C5 H14 N2), deren Name auf den Kadaver, den in Verwesung übergehenden Leichnam, verweist. Wie alle Ptomaine entsteht Cadaverin durch die bakterielle Zersetzung der in Organismen enthaltenen Proteine, wobei der Abbau der Eiweißstoffe den typischen süßlich-schwefligen Verwesungsgeruch erzeugt. Im Labor kann es aus einer Eiweiß enthaltenden Grundsubstanz, zum Beispiel Rinderblutserum, hergestellt werden, der Bakterien, beispielsweise Staphylokokken oder der Choleraerreger *Vibrio cholerae,* zugesetzt werden. Chemisch »rein« wurde Cadaverin in Chemielaboren und chemischen Fabriken, so bei *E. Merck* in Darmstadt, synthetisiert.[128]

Für seinen Versuch füllte Behring zunächst verschiedene sterilisierte Glasröhrchen aus weichem Glas entweder nur mit Cadaverin oder mit einem Gemisch aus Cadaverin und Jodoform. Danach wurden die präparierten Röhrchen unter die Haut der Versuchstiere geschoben. Um zu verhindern, dass Bakterien von außen in die Wunde eindrangen, wurde der Schnitt sorgfältig vernäht und mit Hilfe von Jodoformkollodium äußerlich desinfiziert. Nachdem die Hautwunde verheilt war, wurden die Spitzen der Glasröhrchen durch die Haut hindurch abgebrochen, sodass sich deren Inhalt unter Luftabschluss im subkutanen Gewebe verteilen bzw. das Gewebe mit dem Inhalt reagieren konnte. Vier Wochen nach dem Öffnen der Röhrchen konnte Behring den Inhalt der Glasgefäße der Öffentlichkeit präsentieren: Während sich in den Röhrchen mit Cadaverin rahmartiger Eiter gebildet hatte, war in den zusätzlich mit Jodoform gefüllten Röhrchen kein Eiter entstanden; das Cadaverin-Jodoform-Gemisch war unverändert farblos und ohne zellige Einschlüsse geblieben. Behring schlussfolgerte, dass Cadaverin ohne Anwesenheit von Bakterien Eiter erzeugen kann, dass dem Cadaverin aber durch die Einwirkung des Jodoforms seine eitererzeugende Fähigkeit genommen wird. Cadverin und Jodoform hatten also miteinander reagiert.[129]

Mit dieser Vorstellung als Tuberkulosearzt und als Jodoformforscher konnte sich Behring gegenüber der Gesellschaft sowohl als erfolgreicher Arzt als auch mit innovativen Methoden arbeitender Wissenschaftler präsentieren – ein fähiger Mitarbeiter des geschätzten Binz, der Grundlagenforschung auch im Dienste der Krankheitsbekämpfung betrieb.

4.2. Carl Binz und das pharmakologische Institut

Carl Binz, mit dem Behring seit der Posener Zeit in brieflichem Austausch stand, hatte den Ruf eines hervorragenden akademischen Lehrers, der seinen Mitarbeitern freie Hand bei der Konzeption und Durchführung wissenschaftlicher Arbeiten ließ[130] und den Nachwuchs ermutigte, durch eigene experimentelle Studien Forschungslücken zu schließen.[131] Sein wissenschaftlicher Optimismus bündelt sich in einer von Behring überlieferten Aussage über die Bekämpfung der Infektionskrankheiten: »Woher wissen Sie denn, dass das Alles vergeblich bleiben wird?«[132]

Als Behring nach Bonn versetzt wurde, war Binz seit knapp vierzehn Jahren Ordinarius für Pharmakologie. Er hatte in Würzburg und Bonn Medizin studiert, sich durch seine Chininforschungen einen Namen gemacht[133] und damit auch für die vakante Bonner Stelle empfohlen.[134] Nach seiner Berufung widmete sich der als erstaunlich vielseitig geltende Arzt – er hatte auch Erfahrungen in der Medizinischen Klinik und der Poliklinik für Kinderheilkunde gesammelt – voller Energie dem Aufbau einer experimentellen Pharmakologie in Bonn.[135] Von 1887 bis 1891 gehörte er der Kommission des deutschen Arzneibuches (*Pharmakopoea Gemanica*)[136] an, 1890 wurde er Mitglied des neu gegründeten Reichsgesundheitsrates.[137]

Als Arbeits- und Experimentierraum diente den Pharmakologen zunächst ein Hörsaal im Universitätsgebäude, dem ehemaligen kurfürstlichen Schloss in der Hofgartenstraße 3, aber es fehlten sowohl Mobiliar als auch Gerätschaften, Chemikalien und Experimentaltiere. 1876 konnte das Institut zwar in den ehemaligen Konviktflügel der Universität in der Konviktstraße 1 umziehen,[138] dort kam es allerdings wegen der Nähe zum Rhein häufig zu Hochwasser, sodass man bei Bedarf auch auf die Wohnung des Assistenten Julius Geppert im Nebengebäude auswich.[139] 1880 erhielt Binz einen zusätzlichen Hörsaal, der sowohl für Demonstrationen als auch für Experimente genutzt wurde, aber der räumliche Notstand wurde erst vollständig beseitigt, als 1890 – Behring hatte Bonn bereits den Rücken zugekehrt – das neue Institut in der Wilhelmstraße 23 bezogen wurde.[140]

Bei seinen frühen Forschungen hatte sich Binz nicht nur mit der Toxikologie der Jodpräparate,[141] sondern auch mit der Wirkungsweise und den Wirkmechanismen zahlreicher anderer Arzneimittel wie Chinin, Atropin, Morphin, Kampfer, Halogen, Salizylsäure, Koffein, Arsen und Alkohol beschäftigt. Bei seinen zumeist an lebenden Tieren vorgenommenen Untersuchungen richtete er die Aufmerksamkeit auf physiologische Phänomene wie Temperaturveränderungen oder die Auswirkung der Medikamentengabe auf Kreislauf, Atmung und Nervensystem. Trotz der für das experimentell-wissenschaftliche Arbeiten zunächst ungünstigen räumlichen Verhältnisse setzte Binz die aufwändig und systematisch betriebene Arbeit im Labor mit viel Optimismus dafür ein, je spezifische Heilmittel für alle Arten von Infektionskrankheiten zu finden, vom Sumpffieber, einer zeitgenössischen Bezeichnung für Malaria, über die Diphtherie bis zur Tuberkulose.[142] Während Behrings Bonner Zeit widmete sich Binz verstärkt der erregenden Wirkung des Atropins, der Ammoniumsalze und des Kampfers.[143] Da sich Behring in den folgenden Monaten mit der Wirkungsweise bestimmter Desinfektionsmittel und der von ihm beobachteten antiseptischen Wirkung organischer Basen gegenüber dem Milzbranderreger im Blutserum[144] beschäftigte, ergab sich keine direkte Forschungskooperation zwischen den beiden Wissenschaftlern. Dennoch kam es in der Laborgemeinschaft zu kollegialem Austausch. Behrings Publikationen und praktische Tätigkeiten hinterließen Spuren in einer Dissertation, die ab 1887, angeregt durch Binz, im pharmakologischen Institut entstand.[145]

4.3. Die Bonner Forschungsthemen in instituts- und ortsübergreifenden Kontexten[146]

Die Zusammenarbeit mit Oscar Kniffler

Zu den engagiertesten Doktoranden des Bonner Instituts gehörte Oscar Kniffler,[147] der mit seiner 1889 verteidigten Dissertation *Jodoform zur inneren Anwendung* eine sowohl auf Literaturstudien als auch auf eigenen Untersuchungen beruhende umfangreiche Arbeit über neue Darreichungsformen des Jodoforms als Heilmittel für innere Erkrankungen vorlegte. Kniffler gab einen historischen Abriss der Jodoformforschung und wandte sich danach den Jodoformaufsätzen Behrings zu, die sich mit der für die Wirksamkeit wichtigen Löslichkeit des Jodoforms beschäftigten. Jodoform gibt, wie vorne beschrieben, in oberflächlichen Wunden in Reaktion mit der Wundfeuchtigkeit eine kleine, desinfizierend wirkende Jodmenge ab. Dass das in Wasser unlösliche Jodoform in Weingeist und Äther gelöst und damit pharmakologisch genutzt werden kann, war inzwischen allgemein bekannt, nicht jedoch seine Löslichkeit in Ölen und Fetten. Kniffler kannte Behrings Publikation über Jodoformvergiftung von 1884, in der dieser über seine Versuche mit Jodoformmischungen berichtete, die in Vaseline und in Schweinefett gelöst und für Darminjektionen bei Experimentaltieren zubereitet worden waren.[148] Mit der eigenen Untersuchung verfolgte Kniffler das Ziel, eine einfache Methode zur Verabreichung von Jodoform bei inneren Erkrankungen, speziell bei Tuberkulose, darzustellen,[149] Behring lieferte mit der Krankengeschichte des Patienten Niss einen Fall, den Kniffler als Beispiel einer gelungenen Jodoformtherapie in seine Dissertation übernehmen und durch gemeinsam durchgeführte Tierversuche ergänzen konnte.[150]

Der zehn Jahre jüngere Kniffler profitierte dabei nicht nur von Behrings Erfahrungen in der Handhabung der kleinen Experimentaltiere, sondern auch von Behrings Beziehungen zum Berliner Hygieneinstitut. Von dort nämlich war eine Reinkultur von Tuberkuloseerregern nach Bonn versandt worden, die nun an insgesamt achtzehn Meerschweinchen und Kaninchen verimpft wurde.[151] Wer Behring die kostbaren Experimentalstoffe zuschickte, deren Aushändigung von einer Wertschätzung seiner Person und wissenschaftlichen Kompetenz zeugt, ist nicht überliefert. Mit der Gabe[152] aus Berlin und der Hoffnung auf deren Erwähnung in einer medizinischen Dissertation wurden nicht nur die bereits bestehenden Verbindungen zwischen Behring und den Berliner Kollegen, sondern auch die zwischen den beiden Institutsleitern Binz und Koch verstetigt. Das Netzwerk, das sich thematisch im Umfeld der Verhinderung von Entzündung und Eiterung bewegte, reichte, wie Behrings Aufsatz über Cadaverin und Jodoform zeigt, räumlich und institutionell über den Berlin-Bonner Personenkreis hinaus und schloss auch pharmazeutische Unternehmen mit ein. Innerhalb dieses Gefüges wurden Bakterienkulturen, Chemikalien und Informationen, also materielle und immaterielle Gaben, ausgetauscht – eine soziale Praxis, die verdeutlicht, wie sehr Behring von dem kurzen Aufenthalt in Berlin auch nachträglich profitierte.

Kooperieren und Verweisen in der Cadaverin-Forschung

Am 9. August 1888 erschien in der *Deutschen Medicinischen Wochenschrift* als vierte von insgesamt sieben Bonner Arbeiten[153] Behrings Aufsatz *Cadaverin, Jodoform und Eiterung,*[154] eine inhaltliche Fortsetzung des auf die Berliner Studien zurückgehenden kurzen Beitrags *Ueber Jodoform und Acetylen.* Behring knüpfte an die Versuche mit dem Eiter erzeugenden Bakterium *Staphyloccoccus aureus* und Jodoform und die gemeinsam mit Ernst Scheurlen durchgeführten Experimente an, bei denen nachgewiesen worden war, dass Cadaverin fähig ist, auch ohne Bakterien Entzündungen und Eiter zu erzeugen. In Bonn wollte er nun untersuchen, welche chemischen Prozesse ablaufen, wenn Jodoform Eiterung verhindert. Nach seiner Hypothese erzeugt Cadaverin Eiter auch ohne Anwesenheit von Bakterien, und Jodoform nimmt dem stark alkalisch reagierenden Cadaverin[155] die Eiter erzeugende Fähigkeit.

Behrings Ausführungen lassen die Leser teilhaben an den Fragen und den eingeschlagenen Lösungswegen mit ihren Windungen und Sackgassen: Er schildert die im Labor angewandten Praktiken und die bei den Experimentaltieren auftretenden Symptome der Cadaverinvergiftung sowie die pathologischen Veränderungen der inneren Organe, die sich bei der Sektion und Vivisektion[156] zeigten. Mithilfe von Summen- und Strukturformeln bildet er chemische Reaktionen zwischen Piperidin, einem Amin mit der Summenformel $C_5 H_{11} N$, und Jodoform ab und formuliert im Analogieschluss Vermutungen (»Den Modus der Zersetzung haben wir uns […] vielleicht so vorzustellen …«). Behrings Darstellung ermöglicht einen Einblick in den äußerst kleinschrittig und tastend verlaufenden Forschungsalltag und bestätigt einen Satz des Koch-Schülers Ferdinand Hueppe, der in seinem Lehrbuch *Die Methoden der Bakterienforschung* festgehalten hatte, dass »ein grosser Theil der bis jetzt betrachteten biologischen Aufgaben nur von dem chemisch geschulten Forscher gelöst werden« könne.[157]

Die Nachlassdokumente bekräftigen, dass sich Behring in Bonn nachdrücklich der Chemie zuwandte, weil er hoffte, hier die Antworten auf die ungeklärten Fragen der Desinfektion zu finden. Das unterschied seine Vorgehensweise, wie auch Linton betont,[158] von Kochs Methoden, dessen Desinfektionsmodell auf das Unschädlichmachen sämtlicher pathogener Mikroorganismen zielte, um durch Entkeimung das Milieu von Krankheitserregern jeglicher Art zu befreien. Gegenüber diesem Verfahren war Behring skeptisch; eine vollständige Vernichtung der Keime hielt er für nicht durchführbar. Im Sommer 1888 erweiterte er seine im Studium bei Hofmann erworbenen Kenntnisse über die organische und analytische Chemie, indem er nicht nur den von Otto Wallach und Konrad Heinrich Klinger angebotenen praktischen Kurs über die analytische Chemie,[159] sondern auch

Wallachs Chemievorlesung besuchte. An Letzterer nahm Behring während des gesamten Sommersemesters 1888 bis zum Semesterschluss am 2. August 1888 teil[160] und hielt den Inhalt der Lehrveranstaltung – unter anderem die Chemie des Jodoforms, seine Bildung und die chemischen Reaktionen – wie gewohnt übersichtlich und klar gegliedert auf fast hundertfünfzig Seiten in einem Notizheft fest.

Über Wallach, den er an anderer Stelle als seinen »damaligen Lehrer« bezeichnete,[161] erhielt er zudem Zugang zu Kekulés chemischem Institut. Dort konnte er über einen längeren Zeitraum Versuche mit Jodoform durchführen, bei denen getestet wurde, wie Jodoform auf Licht und Sauerstoff reagiert.[162] Darüber hinaus tauschte er sich mit Wallach über die chemische Zersetzung des Jodoforms unter dem Einfluss des Cadaverins und der sich daraus ergebenden Freisetzung von Ammoniak und Jod aus.

Doch nicht nur Wallach, insgesamt ein Dutzend Kollegen, Instituts- und Klinikleiter waren direkt oder indirekt in die Cadaverin-Jodoform-Studien eingebunden und werden im Cadaverin-Aufsatz namentlich erwähnt. So erhielt Behring von Ludwig Brieger im Winter 1886/87 in Berlin Cadaverin für die Eiterungsversuche. Die Experimente führte er mit Ernst Scheurlen durch, der 1887 als Assistenzarzt bei Ernst von Leyden an der Medizinischen Universitätsklinik Berlin arbeitete. Weitere Untersuchungen mit Cadaverin aus Cadaverinsalz machte Behring mit Julius Petri; hier stammte das Cadaverinsalz von dem Chemiker Albert Ladenburg aus Kiel. Dazu kamen weitere Vorversuche mit Petri und Proskauer. Auch mit dem Berliner Chirurgen Gustav de Ruyter testete er »in grösserem Maassstabe«[163] die Reaktion von Eiter und Blutserum, das mit Staphylokokken infiziert war, mit Jodoform, und zwar, wie er schreibt, im Laboratorium der von Ernst von Bergmann geleiteten Universitätsklinik für Chirurgie in Berlin. Bezug genommen wird darüber hinaus auf den Berliner Pathologen Paul Grawitz, der zur gleichen Zeit über die Entstehung von Entzündung durch chemische Substanzen forschte, und auf die Jodoformarbeit Albert Neissers. Genannt wird im Literaturverzeichnis auch Binz.

Die hier aufgeführten Personen und Institutionen bildeten die Bezugspunkte eines von Behring aktiv geknüpften Netzes, dessen starke Mitte sich im Berliner Hygieneinstitut befand. Es erstreckte sich bis nach Kiel zu Ladenburg, der seinerseits die Firma *E. Merck* in Darmstadt beauftragte, Cadaverin nach Bonn zu schicken. Vor Ort kam mit Wallach ein weiterer Wissenschaftler hinzu. Die Forschungskooperationen fanden einerseits im Labor statt, lebten aber auch vom Transfer des Materials und Wissens. Behring, in seinen späteren Jahren oft als Einzelkämpfer und Individualist charakterisiert, gelang es dabei, wie bereits in Posen, sich in überregionale wissenschaftliche Gefüge einzugliedern und von den Kontakten zu profitieren.

Gerade in der Cadaverin-Publikation wurden die Koryphäen ihres Gebietes, sei es der Kliniker Bergmann, der Chemiker Ladenburg oder der Ptomain-Experte Brieger, erwähnt – vermutlich geschah dies nicht ohne Kalkül. Selbstverständlich entsprach das korrekte Nennen und Zitieren von Beteiligten und ihren wissenschaftlichen Verdiensten guter wissenschaftlicher Praxis, aber die großen Namen verschafften dem Autor einen zusätzlichen Gewinn. Zitate in wissenschaftlichen Publikationen – darauf hat Heiner Fangerau in seiner Studie über den Physiologen Jacques Loeb und dessen wissenschaftliche Praxis hingewiesen – unterstreichen die eigene wissenschaftliche Expertise und präsentieren die Bezugspunkte der eigenen Arbeit. »Sie dienen aber auch«, so Fangerau,

> dem virtuellen Knüpfen von Kontakten, indem Verbündete durch positive Zitate gesucht und Konkurrenten entweder verschwiegen oder negativ zitiert werden. [...] Ein Autor versucht mit Zitationen also die unterschiedlichsten Ziele zu erreichen, die von der Identifikation und Dissemination von Informationen [...] bis hin zur sozialen Komponente wissenschaftlicher Kommunikation innerhalb des Reputationssystems [...] reichen.[164]

Fangerau hat dies als »*Psychologie* des Zitierens« [Hervorheb. im Orig.] bezeichnet. Es bietet sich an, diese Formulierung zu erweitern: Nicht nur für das Zitieren, sondern auch für das *Verweisen* in Fachtexten gilt, dass im Text über den faktischen Inhalt hinaus Kommunikation stattfindet und dass mit dieser sozialen Strategie Verbindungen verstetigt und neue Verbindlichkeiten geschaffen werden.

Umgekehrt kann aber nicht nur Dissemination, also Ausbreitung, sondern auch Unterdrückung einer Information Teil einer kommunikativen Strategie sein, wenn nämlich die Beteiligung eines wissenschaftlichen Partners verschwiegen wird. Dass dies zu Irritationen und Reaktionen führen kann, veranschaulicht der knappe Text einer Postkarte vom 8. Mai 1887. An diesem Tag schickte Behring dem inzwischen nach Stuttgart kommandierten Freund Scheurlen eine Postkarte, in der er sich beklagt, dass »in dem Referat der Dtsch. medic. W[ochenschrift] über de Ruyters Jodoform-Vortrag auf dem Chir. Congress« Behrings Name »ganz verschwunden« sei. Er fährt fort: »Ich werde mich daher – gegen meine ursprüngliche Absicht – gezwungen sehen, selbst die Resultate meiner Experimente im hygienischen Institut zu publiciren u. zwar voraussichtlich in der Dtsch. medic. W[ochenschrift]. [...] Besten Gruß Dein Behring«.[165]

Was war passiert? Wie erwähnt hatte Behring mit dem Chirurgen Gustav de Ruyter in Berlin Experimente mit Eiter und infiziertem Blutserum durchgeführt. De Ruyter hatte daraufhin die Studie beim Kongress der Deutschen Gesellschaft für Chirurgie in Berlin vorgestellt, vermutlich ohne dabei Behring als Mitarbeiter zu erwähnen. Bereits elf Tage nach dem Versand der Karte, am 19. Mai 1887, erschien als Reaktion auf das Verschweigen Behrings Aufsatz *Ueber Jodoform und Acetylen* in der *Deutschen Medicinischen Wochenschrift*. Hier wurde er zwar als Stabsarzt in Bonn bezeichnet und dem dortigen pharmakologischen Institut zugeordnet, die veröffentlichten Inhalte sind aber unzweifelhaft dem Berliner Forschungsaufenthalt zuzuordnen, was auch aus den direkten Bezugnahmen deutlich wird. So heißt es, dass er in Kochs Institut gelernt habe, mit »Reinculturen von Bacterien«

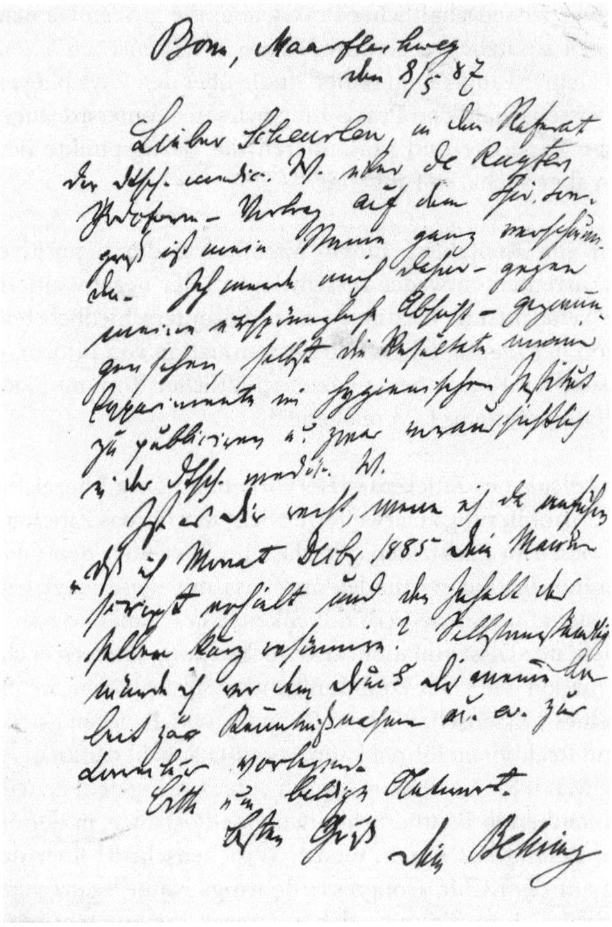

Abb. 16: Postkarte Emil Behrings an Ernst von Scheurlen, Bonn, 8. Mai 1887.

zu arbeiten und nicht mehr »mit beliebigem Eiter oder mit Bacteriengemischen«.[166] Zudem habe er von den Versuchen des Apothekers Wilhelm Carl Heraeus profitiert, der zur gleichen Zeit im hygienischen Institut bei Koch forschte und Bakterienreinkulturen für seine Experimente züchtete.[167] Durch das Vorpreschen de Ruyters fühlte sich Behring gezwungen, vor der Zeit einen Bericht zu publizieren, der noch keine validen Ergebnisse präsentieren konnte. Der Aufsatz greift zurück auf die bei der Jodoformbehandlung beobachteten Vergiftungserscheinungen, beschreibt den Fortgang der experimentellen Arbeiten und kommt zu dem Ergebnis, dass das bei der chemischen Reaktion von Jodoform und naszierendem Wasserstoff entstehende Acetylen, das als Nervengift galt, psychotische Symptome erzeuge, wie sie auch bei Behrings Posener Patienten R. aufgetreten waren. Behring schließt mit der Ankündigung, er beabsichtige, die Untersuchungsreihe noch einmal, »aber mehr von der chemischen Seite her«, im Bonner pharmakologischen Institut in Angriff zu nehmen.[168]

Mit den beiden Arbeiten *Ueber Jodoform und Acetylen* und *Cadaverin, Jodoform und Eiterung* beendete Behring seine Jodoformforschung, die zu einem zunächst ernüchternden Ergebnis kommt: Für Infektionserreger, die Sekrete und Eiter produzieren, sei Jodoform ein geeignetes Heilmittel, ein *alle* Krankheitserreger gleichermaßen abtötendes »Antisepticum« sei es jedoch nicht.[169] Im Gegenteil:

> pathogene Organismen wie Milzbrandbacillen, die durch ihre Menge und Verbreitung schliesslich den thierischen Körper gewissermaßen ersticken, oder Erysipelcoccen [= *Streptococcus pyogenes*, UE], wenn sie kein Secret liefern, welches das Jodoformmolecül aufschliessen und dadurch wirksam machen kann, – solche Organismen können auch unter dem Jodoformverbande ihre verderbliche Wirkung fortsetzen.[170]

4.4. Wissenschaftliche Ergebnisse der Bonner Zeit

Die Bonner Monate waren in wissenschaftlicher Hinsicht eine Zeit des Übergangs, der Neuorientierung und der Suche. Einerseits profitierte Behring noch von den Aufenthalten in Wiesbaden und Berlin, die seine bakteriologische Kompetenz geschult und seine wissenschaftlichen Netzwerke erweitert hatten, andererseits konnte er in Bonn sein Wissen und seine technischen Fähigkeiten auf dem Gebiet der organischen und analytischen Chemie vertiefen. Diese Hinwendung zur Chemie mag erstaunen, da er ja gezielt wegen des Pharmakologen Binz nach Bonn hatte gehen wollen, die Notizen der »Auto-Biographie« bestätigen aber den Eindruck, dass neben Binz die Chemiker Wallach und Klinger für Behring zu den wichtigen Personen der Bonner Zeit gehörten.[171] Dass in der Zusammenarbeit mit den Naturwissenschaftlern bei den Arbeiten zur Desinfektionsfrage vorwiegend chemische Analysen angewandt wurden, zeigen nicht nur die beiden hier vorgestellten Jodoformarbeiten.

So steht im Mittelpunkt der Schrift *Ueber die Ursache der Immunität von Ratten gegen Milzbrand*[172] zwar die allgemeine Frage nach dem Zustandekommen der Immunität gegen Infektionskrankheiten, bei den Experimenten wurden aber chemische Kategorien, basische Körper und Alkaleszens, herangezogen.[173] Behring hatte beobachtet, dass unter verschiedenen Warmblütern weiße Ratten eine sehr geringe Empfänglichkeit für die Infektion mit Milzbrandsporen aufweisen, ja, dass unter ihnen die alten Tiere eine fast absolute Immunität aufwiesen. Studien mit Labortieren, denen virulente Anthrax-Erreger injiziert wurden, zeigten, dass Kaninchen, Meerschweinchen und Hunde innerhalb von Stunden starben, wohingegen sie keinerlei Auswirkungen auf das Allgemeinbefinden der Laborratten aus dem pharmakologischen Institut und den als Kontrollgruppe herangezogenen

Ratten aus dem anatomischen Institut hatten. Auf der Grundlage seiner chemischen Analysen vermutete Behring, dass ein »*basischer* Körper« [Hervorh. im Orig.] im Blut der Ratten ihnen ihre Immunität verleihe. Seine Hypothese versuchte er dadurch zu bestätigen, dass er Nährböden aus dem Blutserum verschiedener Säugetiere – neben dem Rattenblut verwendete er das Blut von Pflanzenfressern wie Rind und Kaninchen – als Zuchtmedium für den *Bacillus anthracis,* den Milzbranderreger, herstellte. Da sich nur das aus Rattenblut gewonnene Blutplasma als ungeeignet für dessen Kultur erwies, vermutete Behring, dass dies auf dessen chemische Zusammensetzung, seine »Alkaleszens«, zurückzuführen sei, denn das Bakterienwachstum änderte sich, wenn er dem Blutserum Säure beisetzte, es also neutralisierte.

Behring ging noch einen Schritt weiter. Nach den *In-vitro*-Versuchen mit aus Blut gewonnenen Nährmedien testete er lebende Tiere, davon ausgehend, dass deren Blut eine noch höhere Alkaleszenz besitze als das Blutserum des Labors – mit der Schlussfolgerung, dass das Blut des lebenden Tieres umso eher im Stande sei, »sich der krankmachenden Wirkungen der Milzbrandinfection zu erwehren.«[174] Eine Verbindung zu den Cadaverin-Untersuchungen herstellend, kam er zu dem abschließenden Ergebnis, dass organische Basen sowohl im Blutserum als auch im Blut »eine sehr beträchtliche antiseptische Kraft« besäßen.[175] Sein Fazit war, dass es bei der

> verhältnismässig sehr beträchtlichen antiseptischen Wirkung organischer Basen gegenüber Milzbrandbacillen im Blutserum […] nicht ausgeschlossen [sei], dass dieselben bei der Immunität der Ratten eine Rolle spielen. Welcher Art dieselben dann aber sind, und in welcher Verbindung sie im Blut existiren, das wird erst festzustellen sein.[176]

Anknüpfend an eine im Berliner Hygieneinstitut durchgeführte Studie von Ernest Laplace über Sublimat-Lösung als desinfizierendes Mittel und seine Verwendung in Verbandstoffen untersuchte Behring auch Quecksilbersublimat und das vor allem in den Garnisonslazaretten zum Einsatz kommende Creolin hinsichtlich ihrer desinfizierenden Wirksamkeit.[177] Weitere Versuche mit Silberoxid beruhten auf Beobachtungen, auf die er durch einen Zufall gestoßen war: Ladenburg hatte ihm aus Kiel vorgeblich reines Cadaverin zugeschickt, jedoch hatte sich die Silberbeschichtung des Behältnisses gelöst. Die Verunreinigung hatte zu Unregelmäßigkeiten bei den Untersuchungsergebnissen der mit Milzbrand infizierten Labortiere geführt. In den beiden später zusammengefassten Arbeiten über *den antiseptischen Wert von Silberlösungen* und *die Behandlung von Milzbrand mit Silberlösungen*[178] kommt Behring zu dem Schluss, dass die als Mittel für die erhoffte *innere Desinfektion* eingesetzten Substanzen wie Chinin, Quecksilber, Jodpräparate oder Salizylsäure nur indirekt wirkten. In seinem Fazit nimmt er Bezug auf die resignative Feststellung der Kliniker, die 1887 beim Kongress für Innere Medizin in Wiesbaden zur Behandlung der Tuberkulose das Resümee gezogen hatten, dass »eine allgemeine innere Desinfection des Körpers immer unmöglich bleiben« werde.[179] Dieses ernüchternde Resultat war auch auf die Erfahrungen in der Praxis zurückzuführen: Die im Zuge der Entdeckung der Mikroorganismen erhofften therapeutischen Fortschritte, die durch einen »directen Angriff gegen die Krankheitserreger« erfolgen sollten, waren nicht vorzuweisen.

Aber die Versuche mit den Silberlösungen und der Abschied von der Idee der inneren Desinfektion lenkten Behrings Aufmerksamkeit wieder auf die bei den Jodoformlösungen praktizierte lokale Behandlung von Krankheitssymptomen und damit auf das Krankheitsgeschehen einer Infektionskrankheit, die ihn in der nachfolgenden Berliner Zeit intensiv beschäftigen würde: die Rachendiphtherie.

> Silberpräparate haben namentlich in früherer Zeit in der Therapie der Rachendiphtherie eine grosse Rolle gespielt; […] ich glaube kein grosses Wagnis zu unternehmen, wenn ich voraussage, dass sie in Form von stark verdünnten alkalischen Silberlösungen bald wieder zu Ehren werden aufgenommen werden [sic].[180]

4.5. Horizonterweiterungen – Reisen und private Aufzeichnungen

Auch Behrings private Aufzeichnungen aus der Bonner Zeit lassen Rückschlüsse auf seine ausgeprägten naturwissenschaftlichen und technischen Interessen zu. Ein kleines abgegriffenes Notizbuch[181] versammelt Reiseeindrücke von Fahrten ins Rheinland, Exzerpte, Abschriften seiner Lektüren und schließlich Listen mit den Namen holländischer Maler und ihren Werken. Die Eintragungen zeigen, dass sich Behring auch außerhalb der räumlich engen Grenzen der Universitätslabore bewegte und sich durch diverse kulturelle Aktivitäten neue Lebensbereiche erschloss. Behrings Biographen Zeiss und Bieling nennen als Reisegrund, freilich ohne dies zu belegen, die »Musterung der Rekruten« im Aachener Bezirk.[182] In den Archiven konnten dazu keine Nachweise gefunden werden. Die ausführlichen Notizen geben wieder, welche nichtmilitärischen Stationen Behring aufsuchte, etwa die von Gerhard Burtscheid gegründete Webstuhlfabrik in Dülken bei Viersen. In dem für seine Textilindustrie berühmten niederrheinischen Ort Lobberich besichtigte Behring die von Carl Niedieck betriebene Samtweberei, die mit vollmechanischen Webstühlen ausgestattet war.[183] Hier interessierte er sich vor allem für Färbemethoden von Fasergemischen aus Baumwoll- und Seidenfasern, da die Niedieck'sche Fabrik eine eigene Samtfärberei besaß. Die aus England stammenden Färbeverfahren ermöglichten es, das tierisch-pflanzliche Mischgewebe im Stück zu färben.[184] Auch beim Besuch der Chemischen Fabrik Heinrich von der Linde in Krefeld am 2. April 1888 richtete sich sein Blick gezielt auf die chemischen Verfahren; ausführlich beschreibt er die Herstellung von Salpetersäure und Schwefelsäure.[185]

Zu den vielfältigen Aktivitäten der Bonner Jahre gehörte nicht nur das Studium medizinischer und naturwissenschaftlicher Journale und Lehrbücher, sondern auch, das bestätigt die Zusammensetzung seiner Marburger Privatbibliothek in den späteren Lebensjahren, die Lektüre belletristischer Werke. Wenig überraschend zählte dazu das Werk Gustav Freytags, wie der Literaturhistoriker Adolph Kohut 1886 anlässlich Freytags 70. Geburtstages schreibt, »ohne Zweifel der Lieblingsdichter unseres Volkes«.[186] Seine Romane gehörten zur »selbstverständlichen Lektüresozialisation«, mehr noch, im ausgehenden 19. Jahrhundert herrschte ein regelrechter »Freytag-Enthusiasmus«.[187] Behring besaß Freytags *Bilder von der Entstehung des deutschen Reiches*, die *Gesammelten Aufsätze* in der Ausgabe von 1888, *Soll und Haben* und anderes. Freytags 1887 erschienene *Erinnerungen aus meinem Leben*[188] scheinen Behring so nachhaltig beeindruckt zu haben, dass er lange Exzerpte anfertigte, die sich mit dem »Preußisch-Sein«, mit Fragen der Herkunft, des Charakters und des Erfolgs im Leben beschäftigen. Auf den ersten Seiten seines Heftes notiert Behring aus diesem Buch:

> Was das Leben des Mannes an seinem Charakter durchbildet, von seinen Anlagen folgereich macht, das sind wir zu beobachten und abzuschätzen gewöhnt, allerdings auch im besten Falle mit unvollkommener Kenntniß. Aber weit schwerer wird es zu verstehen, was dem Lebenden als Förderung und Beschränkung durch seine Eltern u. Vorfahren [Hervorhebung EvB] zu Theil geworden ist, denn nicht immer sind die Fäden sichtbar, durch welche sein Dasein an die Seelen vergangener Menschen gebunden ist; auch wo sie sich erkennen lassen, ist ihre Zugkraft kaum zu berechnen. Nur das merken wir, daß die Gewalt, mit welcher sie leiten, nicht in jedem Leben gleich stark ist, und daß sie zuweilen übermächtig u. furchtbar wird. Es ist gut, daß uns Menschen in der Regel verborgen bleibt, was Erbe aus ferner Vergangenheit, was freier Erwerb des eigenen Daseins ist, denn das eigene Leben würde angstvoll und kümmerlich werden, wenn wir als Fortsetzungen vergangener Menschen unablässig mit dem Segen und Fluch rechnen müßten, der aus der Vorzeit über unserer Lebensaufgabe hängt. Wohl aber ist es fröhliche Arbeit, sich zuweilen bei einem Rückblick auf frühere Jahre in das Bewußtsein zu leiten, daß viele Erfolge des eigenen Lebens nur möglich geworden sind durch die Gabe, welche aus dem Leben unserer Eltern auf uns übergegangen ist, u. durch anderes, was ältere Vergangenheit der Familie uns vorbereitet hat.[189]

Dass Behring durch die Übertragung umfangreicher Passagen aus Freytags *Erinnerungen* ihnen eine besondere Bedeutung gab, mag vor dem lebensgeschichtlichen Hintergrund zu sehen sein: Sein Vater August war im Herbst 1886 nach schwerer Krankheit gestorben,[190] der Kontakt zur Familie im heimatlichen Hansdorf war abgesehen vom losen brieflichen Austausch mit der Mutter[191] spärlich. Das Nachdenken über die eigenen Wurzeln, über die Gestaltung des »eigenen

Daseins«, über die genossene »Förderung und Beschränkung«, über die »Gabe, welche aus dem Leben unserer Eltern auf uns übergegangen ist«, könnte durch den Verlust eines Elternteils angeregt oder reaktiviert worden sein. Geradezu melancholisch klingt das Gedicht von Nikolaus Lenau, dem Dichter des *Weltschmerzes*, das Behring auf eine der letzten Seiten des Büchleins überträgt:

> Lenau
> O Menschenherz was ist dein Glück?
> Ein räthselhaft geborner
> Und, kaum gegrüßt, verlorner
> Unwiederholter Augenblick![192]

Die Konfrontation mit eigener schwerer Krankheit gehörte auch zu diesen Erfahrungen von Vergänglichkeit. Behring selbst war im Alter von gerade 32 Jahren wegen Gelenkrheumatismus und einer Lungenentzündung im April 1886 Patient im Breslauer Hospital der barmherzigen Brüder, vom 28. April bis zum 11. Mai des Jahres war er zwecks »Wiederherstellung seiner Gesundheit« zur »Badekur« in Wiesbaden.[193] In seinen Notizen zu Conrad Ferdinand Meyers 1887 veröffentlichter Novelle *Die Versuchung des Pescara*, einer Geschichte um einen geplanten politischen Verrat an Kaiser Karl V., die in das Umfeld der nationalen Einigungsbewegung Italiens einzuordnen ist, findet sich der Satz: »Was ist die Widerstandsfähigkeit des Pescara? Er hätte wahrscheinlich der Versuchung nicht widerstanden, wenn er gesund gewesen wäre.«[194] – An welche eigenen »Versuchungen« Behring bei dieser Notiz dachte, bleibt im Dunkeln.

Einen weiten Raum nehmen Aufzeichnungen über Künstler und ihre Gemälde in niederländischen und belgischen Museen ein, beginnend mit den Brüdern Hubert und Jan van Eyck und dem berühmten Gemälde *L'adoration de l'Agneau mystique*, dem Mittelstück des Genter Altars in der St.-Bavo-Kathedrale zu Gent. Behrings Aufschreibestil – die Auflistung der Künstler, ihrer Lebensdaten, der Kunstwerke und des Orts der Aufbewahrung bzw. Ausstellung – könnte zu der Annahme verleiten, dass er von Bonn aus eine Museumsreise nach Antwerpen, Brügge und Brüssel unternahm, dort Museen und Kathedralen besuchte, dabei ein Reisetagebuch führte und sich die auf diese Weise besichtigten Kunstwerke und ihre Schöpfer notierte.[195] Dagegen spricht jedoch, dass die Aufzeichnungen nicht nach Ausstellungsorten, sondern nach Künstlern zusammengestellt sind und keine Datumsangabe enthalten. Es könnte vielmehr sein, dass Behring sich vom kunstsinnigen Klima im Haus des Pharmakologen Binz anstecken ließ, sich auf eine virtuelle Reise begab und sich auf diese geradezu lexikalische Weise kunsthistorisches Wissen aneignete. Diese Form der Aufschreibepraxis[196] erinnert an seine umfangreichen Jodoformnotizen der Posener Zeit – eine zunächst unzusammenhängend erscheinende Sammlung von Fakten und Informationen, die wir nun nicht mehr nur als eine Aneignung naturwissenschaftlicher

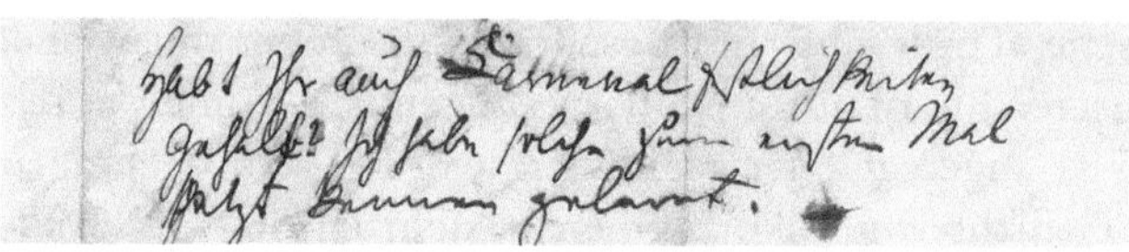

Abb. 17: Behring an Ernst Scheurlen, 18. Februar 1888 (Randnotiz).

Kenntnisse, sondern auch als Aneignung bisher unbekannter Lebensbereiche verstehen können.

Dazu gehört zweifellos auch die Begegnung des Protestanten Behring mit dem rheinischen Karneval. »Habt Ihr auch Carnevalfestlichkeiten gehabt? Ich habe solche zum ersten Mal jetzt kennen gelernt«, schreibt er am 18. Februar 1888 an seinen Freund Scheurlen in Stuttgart.[197] Und auch durch den privaten Kontakt mit Carl Binz und seiner Familie, wo Behring eine freundliche Aufnahme fand, erschlossen sich ihm neue kulturelle und gesellschaftliche Räume.

Binz' Haushalt in der Kaiserstraße 4 war durch Internationalität und Weltläufigkeit[198] geprägt. Der Hausherr war seit 1861 mit der aus Manchester stammenden Harriet Emily Schwabe verheiratet, der ältesten Tochter des aus Oldenburg stammenden Industriellen Salis Schwabe.[199] Seine spätere Ehefrau hatte Binz um 1860 in Neapel kennengelernt, wo er eine ärztliche Praxis in der deutschen Kolonie führte. Harriet verfügte nicht nur über ökonomisches, sondern auch über kulturelles Kapital: Ihr Vater besaß in der Nähe von Manchester eine Fabrik, die Baumwollstoffe bedruckte. Ihre Mutter Julie Salis Schwabe, eine engagierte Förderin der Fröbel'schen Kleinkindpädagogik in England und Italien, war eine bekannte Philanthropin. Im gastfreundlichen und kulturell aufgeschlossenen Haus der Schwabes verkehrten Philosophen, Politiker, Pädagogen, Schriftsteller und Musiker wie Frédéric Chopin oder Malwida von Meysenbug; auf sozialem Gebiet engagierten sich die Schwabes als überzeugte Unitarier nicht nur für Kinder, sondern auch für Kranke und alte Menschen.[200]

Der in Großbritannien und Italien kultivierte Lebensstil der Schwabes scheint auch den Binz'schen Haushalt in Bonn geprägt zu haben: In den Erinnerungen seiner ihn verehrenden Schüler wird Binz – jedoch ohne den zweifellos vorhandenen Einfluss seiner Ehefrau Harriet zu erwähnen – als der Kunst und Kultur zugeneigte Persönlichkeit geschildert,[201] als »Musikfreund, Liebhaber des Theaters, der bildenden Kunst und vornehmer heiterer Geselligkeit, die in seinem Hause eine Stätte fand«.[202] Auch Behring lobte anlässlich eines erneuten Besuchs in Bonn im Frühjahr 1892, auf die vergangene Bonner Zeit zurückblickend, das gastfreundliche Haus. An den Berliner Freund Erich Wernicke schrieb er aus »Bonn am schönen Rhein«, dass Binz und seine Familie 1892 »womöglich noch liebenswürdiger mir gegenüber als früher« gewesen seien.[203]

5. Neue Perspektiven – eine Zwischenbilanz

Behrings Bonner Zeit erstreckte sich vom 22. März 1887 bis Ende Oktober 1888. Die knapp zwanzig Monate sind gekennzeichnet von einer enormen Produktivität, an der Behring die Kollegen teilhaben ließ durch einen Vortrag und sieben Aufsätze, in denen er Ergebnisse und Zwischenergebnisse seiner Forschungen präsentierte. Die so erlangte öffentliche Wahrnehmung konnte er strategisch nutzen, um sowohl seine Vernetzung mit bekannten Wissenschaftlern aufzuzeigen als auch die eigene wissenschaftliche Kompetenz unter Beweis zu stellen. Beides steigerte sein Renommee in der *Scientific Community* und trug Früchte. Darüber hinaus geben sowohl die impliziten Botschaften und expliziten Verweise in den Aufsätzen als auch die private Äußerung auf der Postkarte an Scheurlen einen Hinweis auf sein früh entwickeltes Sensorium für die Chancen und Möglichkeiten medialer Sichtbarkeit – eine soziale Praxis, die er in seinem weiteren wissenschaftlichen und unternehmerischen Leben perfektionierte.

Inhaltlich und formal bilden die Bonner Publikationen eine Suchbewegung ab: Nach wie vor standen die Probleme im Umfeld von Infektiologie und Krankheitsbekämpfung im Raum, und gerade von den naturwissenschaftlichen Disziplinen, speziell der Chemie, erhoffte man sich Lösungen bei deren Bewältigung. Wie Behring rückblickend konstatiert, erfüllten die Ergebnisse seiner mit erheblichem Aufwand betriebenen Cadaverinexperimente seine Erwartungen nicht. Jedoch kam er retrospektiv zu dem versöhnlichen Schluss, dass man »die Lehre von den Ptomainen […] als eine bemerkenswerte Episode und Etappe in der Lehre von den Krankheitsgiften« anerkennen könne.[204] Trotz des zögernden, hinsichtlich der Jodoformforschung sogar resignativen Tons machte Behring bei den Bonner Untersuchungen insgesamt aber einen Schritt in ein neues, vielversprechendes Gebiet: Dies war nicht das von Koch präferierte Studium der Bakterien als krankmachenden Organismen, sondern die Hinwendung zu den »chemischen Producten derselben«. Dabei konnte er die wichtige Hypothese formulieren, dass »Heilwirkungen« in Gang kommen, »ohne dass die Mikroorganismen direkt wesentlich geschädigt werden.«[205] Spätestens 1893, in den *Gesammelten Abhandlungen zur ätiologischen Therapie von ansteckenden Krankheiten*, wendete er die zunächst unbefriedigenden Ergebnisse ins Positive: Die »specifisch antitoxische Heilmethode in ihrer gegenwärtigen Gestalt, in der Blutserumtherapie«, hätte nicht entwickelt werden können, wenn er bei den Jodoformarbeiten und den dort erzielten Ergebnissen nicht zu einem Verständnis »der Wirkungsweise der specifischen Antitoxine« gelangt wäre.[206]

Von einer ärztlichen Tätigkeit als Hauptbroterwerb zu Ungunsten der in Bonn zielstrebig eingeschlagenen Wissenschaftlerlaufbahn ist in den Dokumenten dieser Zeit nicht mehr die Rede. Auch in kultureller und gesellschaftlicher Hinsicht kann von einer Weichenstellung gesprochen werden. In einer persönlich schwierigen Zeit nach ersten Krankheitsepisoden und dem Verlust des Vaters bedeutete das

Leben in Bonn und die freundliche Aufnahme in den Haushalt von Carl und Harriet Binz nach der Enge der dörflichen Herkunft in relativer Armut und den Jahren der Abgeschiedenheit im niederschlesischen Besenbinderland den Eintritt in eine neue, vielfältig inspirierende und kulturell reiche bürgerliche Welt.

VII. »Das Behring'sche Gold«[1]
Die Entwicklung des Diphtherieheilmittels bis zur ersten Anwendung am Menschen

1. Die Diphtherie, »Würgeengel der Kinder«

> *Die Hand des Kassenarztes griff in die Tasche und wog ein achtkantiges, bräunliches Fläschchen, das er hervorgeholt. Das war der Inbegriff des Jahrhunderts der Wissenschaft, der Sieg des modernen Menschengeistes über die Natur. Geheime Kraft lag in diesen wenigen Tropfen, eine Waffe, die man, furchtbarer als die rostigen Schwerter und Morgensterne oben in den Ahnenschlössern, heute in den Werkstätten der Gelehrten schmiedete. Und nicht dem Tode galt sie, wie die plumpen Werkzeuge der schlossgesessenen Herren von einst – sie diente dem Leben. Sie rettete jährlich Zehntausende und Hunderttausende vom Tode.*
>
> Rudolph Stratz: Die ewige Burg[2]

1900 erschien bei Velhagen & Klasing der Roman *Die ewige Burg*, verfasst von Rudolph Stratz, einem der populärsten Unterhaltungsschriftsteller seiner Zeit.[3] Das Buch spielt in der damaligen Jetztzeit auf einer mit Efeu umwachsenen uralten Burg im Odenwald, deren Bewohner auf einen Jahrhunderte zurückreichenden Stammbaum zurückschauen können. Als der jüngste Spross des Hauses – die Dramaturgie verlangt, dass es sich um den einzigen Nachkömmling handelt – an Diphtherie erkrankt, kann nicht der alte *Physikus*, sondern nur der junge Kassenarzt, ein Verbündeter der jungen Gräfin, helfen. Er impft dem kranken Kind das »heilkräftige Elixier« aus dem braunen Fläschchen ein, und die Wirkung tritt alsbald ein: Der junge Wulfi wird geheilt, und der Stamm derer von Wodenstein muss nicht aussterben.

Die hier nur knapp umrissene stark romantisierende Handlung enthält einen damals hochaktuellen Zeitbezug: Nicht zufällig erkrankt die Romanfigur an Diphtherie und überlebt. Die Krankheit war im 19. Jahrhundert weit verbreitet und wegen des oftmals zum Tode führenden Verlaufs gefürchtet. Ein sicher wirkendes Medikament war bislang nicht vorhanden, über die Ursachen der in Wellen verlaufenden Epidemien kursierten vielfältige Spekulationen.[4] Erst in den beiden letzten Jahrzehnten des 19. Jahrhunderts gelang es, den Erreger zu isolieren und kurz darauf endlich auch ein wirksames Heilmittel für erkrankte Personen zu entwickeln. Sowohl Stratz' Hinweise auf das Jahrhundert der Wissenschaft und den *modernen* Menschengeist als auch die von ihm eingeführte Figur des jungen Kassenarztes stehen für den Aufbruch in eine bessere Zukunft, in der die Natur und die Krankheiten beherrschbar werden. Im Roman sind die genannten Elemente als Fingerzeige zu verstehen: Dieser Sieg über eine von Bakterien übertragene Krankheit weckte die Hoffnung auf weitere tiefgreifende Erfolge bei der Bekämpfung der Infektionskrankheiten in der anbrechenden neuen Epoche.

Obwohl in dem Roman Behrings Name nicht fällt, war er ohne Zweifel der Held der Erzählung, und die gebildete Leserschaft wird ihn und seine »große That zum Wohle der Menschheit«, wie es in einer Briefzuschrift heißt,[5] im Romangeschehen wiedererkannt haben. Tatsächlich ist ein persönliches Zusammentreffen des Schriftstellers mit dem Wissenschaftler dokumentiert. Stratz und Behring, der sich im Frühjahr 1898 auf einer Vortragsreise in Spanien befand, waren im April 1898 im selben Hotel in Biarritz abgestiegen. Ihre Begegnung im *Hôtel Victoria* war wohl so erfreulich verlaufen, dass Behring den Schriftsteller nach Marburg einlud.[6] Stratz seinerseits stellte die Diphtherieerkrankung eines Kindes und die spektakuläre Heilung in das Zentrum seines neuen Werks.

1.1. Symptome und Verbreitung der Diphtherie

Bevor das bildreich beschriebene Elixier im Fläschchen nicht nur im Romangeschehen Leben retten konnte, zählte die Diphtherie neben der Tuberkulose, dem Typhus, den Masern und der Ruhr zu den gefürchtetsten Infektionskrankheiten Europas und Nordamerikas, der hauptsächlich Kinder im jüngeren Lebensalter zum Opfer fielen. Vor allem Preußen wies mit einer Diphtheriesterblichkeit von 143 Toten auf 100.000 Einwohner eine hohe Mortalitätsziffer auf, von den 1885 in Preußen gestorbenen Ein- bis Fünfjährigen wurden als Haupttodesursache Diphtherie und Krupp genannt,[7] einen Spitzenreiterplatz soll Serbien mit mehr als 400 Toten eingenommen haben.[8] Beim Husten oder Niesen ausgestoßene Tröpfchen oder die Berührung infizierter Gegenstände im gemeinsamen Haushalt übertrugen den Erreger. Nicht selten konnten Familien auf diese Weise ihren gesamten Nachwuchs verlieren, insbesondere, wenn Armut, Mangelernährung und erbärmliche Wohnverhältnisse die Ansteckung förderten, weil eine Isolierung der Erkrankten und das Sauberhalten der Umgebung nicht möglich waren.[9] Die Krankheit kündigte sich unspezifisch mit Abgeschlagenheit, Fieber, Übelkeit und Schluckbeschwerden an und war häufig verbunden mit Bauch- und Gliederschmerzen. Auf den Mandeln entwickelte sich ein gelblich-weißer Belag, der sich schnell im ganzen Rachenraum ausbreiten konnte und als fest haftende sogenannte Pseudomembranen zu Atemnot bis hin zu Erstickung führte. Diesem Symptom verdankt die Rachendiphtherie auch die Bezeichnungen Häutige Bräune, Hals- bzw. Rachenbräune oder drastischer »Würgeengel der Kinder«,[10] im Lateinischen sogar *Morbus strangulatorius*[11].

Der bis heute gebräuchliche Krankheitsname Diphtherie, frz. *diphthérite*, früher auch Diphtheritis, geht auf den von Behring geschätzten französischen Arzt Pierre Fidèle Bretonneau[12] zurück, der den Begriff aus dem Griechischen – *διφθέρα*, *diphthéra* – herleitete.[13] *Diphthéra* bedeutet Lederrollenpaar, der Begriff greift das typische Erscheinungsbild der Pseudomembranen im Rachen auf, deren dickliche Wülste aus einem Fibrinnetz mit Blutbestandteilen, abgestorbener Schleimhaut, Bakterien und Leukozyten gebildet sind.[14] Die bräunliche Farbe entsteht durch Einblutungen. Bretonneau, der nicht nur zahlreiche Sektionen an Verstorbenen vornahm, sondern mit Spitzfindigkeit und großem zeitlichen Aufwand die oftmals verschlungenen Infektionswege nachverfolgte,[15] war es auch, der nach seinen umfangreichen Beobachtungen während einer in Tours wütenden Diphtherieepidemie in den Jahren 1818 bis 1820 den kontagiösen Charakter der Krankheit und ihre Übertragbarkeit von Mensch zu Mensch als erwiesen darstellte.[16]

Die Therapie der Rachendiphtherie war schwierig, behandelt wurde symptomatisch. Da die für die Krankheit typischen zähen Pseudomembranen kaum entfernt werden konnten, versuchte man den kleinen Patienten Linderung zu verschaffen, indem man Eisstückchen oder antiseptisches Gurgelwasser verabreichte oder den Rachen mit desinfizierenden Mitteln wie Karbolsäure[17] oder alkalischer Silberlösung bestrich.[18] Bei der durch die Verengung der Luftröhre einsetzenden Atemnot kam der Luftröhrenschnitt, die chirurgische Tracheotomie,[19] in Verbindung mit der Intubation zum Einsatz.[20] Wie die Lokalbehandlung half auch die Eröffnung der Luftröhre mit anschließender Katheterisierung, die häufig mit speziell entwickelten Instrumenten in den chirurgischen Abteilungen der Krankenhäuser durchgeführt wurde, nicht zuverlässig. Der von den Chirurgen durchgeführte Eingriff war nicht ohne Risiko, und das Fortschreiten der Krankheit wurde in der Regel nicht verhindert, da der Erreger nicht eliminiert wurde und häufig auch andere Keime in die Operationswunde eingeführt wurden.[21]

Doch der Tod der meist sehr jungen Kinder[22] erfolgte nicht nur durch Ersticken. Zahlreiche medizinische Autoren des 19. Jahrhunderts schildern sogenannte Nachkrankheiten:[23] Noch Wochen nach der scheinbaren Gesundung kam es zu Lähmungen des weichen Gaumens und der Schlundmuskulatur, zu Herzbeutelentzündungen oder akutem Nierenversagen.[24] Diese Spätkomplikationen, zu denen auch die Schädigung des peripheren Nervensystems gehört, sind auf das von den Bakterien gebildete Toxin zurückzuführen. Bretonneau und seine Zeitgenossen konnten über die Ursachen der schweren Krankheitsverläufe nur spekulieren. Insbesondere für die häufig beschriebene diphtherische Lähmung – im französischen Sprachraum als *paralysie diphthérique* bezeichnet – gab es keine zufriedenstellenden Erklärungen. Einige Autoren vermuteten einen nicht näher ausgeführten »neuritischen Process in den peripherischen Nerven«, bei dem auch das »Schwinden der Achsencylinder [der Axone]« und andere neurologische Veränderungen beobachtet wurden. Die Ausprägung des Krankheitsverlaufs wurde auf die »Beeinträchtigung des Nervensystems durch den Infectionsstoff«[25] zurückgeführt. Zudem wurde an eine Form von Vergiftung des Körpers gedacht, die nicht auf die Menge und Verteilung der lebenden Bakterien im Organismus zurückgeführt wurde – wie noch Robert Koch in seinen an die Milzbrandbeobachtungen[26] angelehnten *Untersuchungen über die Aetiologie der Wundinfectionskrankheiten* aus dem Jahr 1878 angenommen hatte –,[27] sondern richtigerweise durch eine bisher noch unbekannte Substanz.

Der in vielen Formen verlaufende Krankheitsprozess und die vielfältigen Symptome, zu denen auch Störungen des Sehvermögens, Ataxie, starke Abgeschlagenheit, Aphonie (Verlust der Stimme) oder das Fehlen des Sehnenreflexes gehörten, machte eine eindeutige Zuweisung zum Begriff *Diphtherie* lange unmöglich. Das änderte sich, als ein Mikroorganismus gefunden wurde, der die genannten Krankheitserscheinungen unzweifelhaft einem bestimmten, von anderen Keimen abgrenzbaren Krankheitserreger zuordnete.

1.2. Forschung in Berlin und Paris: die Entdeckung des Erregers und des Bakterientoxins

1.2.1. Berlin: Friedrich Löffler

Trotz Bretonneaus 1826 veröffentlichter Beobachtungen mit ihrem deutlichen Hinweis auf die kontagiöse Natur der Diphtherie und trotz der späteren wegweisenden Forschungsergebnisse im Umfeld Louis Pasteurs und Robert Kochs wurde noch im letzten Drittel des 19. Jahrhunderts grundsätzlich diskutiert, ob die unter dem Mikroskop sichtbaren stäbchen- oder kugelförmigen Organismen tatsächlich krankheitserregende Bakterien oder aber Pilze oder Algen seien. Christoph Gradmann hat anhand der zeitgenössischen Quellen aufgezeigt, dass auch der einflussreiche Wiener Chirurg Theodor Billroth zu den Ärzten gehörte, die die Lehre von den Bakterien als Krankheitsverursacher ablehnten. Den von ihm selbst beschriebenen Mikroorganismus *Coccobacterium septicum* ordnete er den Algen zu, sein Vorkommen im verletzten Gewebe interpretierte er nicht als Ursache von Entzündungsprozessen, sondern als deren Folgeerscheinung. Die von dem Botaniker Ferdinand Julius Cohn entwickelte medizinische Bakteriologie hielt Billroth »für das Resultat einer Conzession an die moderne Zeitströmung«.[28]

Lehrstühle für Hygiene, die den offenen Fragen im Umfeld der Bakteriologie systematisch nachgegangen wären, gab es an den deutschen Hochschulen bislang aber nicht, abgesehen von Max von Pettenkofers Münchener Hygieneinstitut, das 1878 eröffnet wurde[29] und dessen Lehrstuhlinhaber nicht zu den Anhängern der bakteriologischen Kontagionslehre zählte.[30]

In der von »Unübersichtlichkeit«[31] geprägten Situation nahm sich die deutsche Politik der öffentlichen Gesundheitspflege an. Am 28. April 1876 wurde in Berlin das Kaiserliche Gesundheitsamt gegründet, das bereits im Juli 1876 seine Arbeit in einem Gebäude in der Luisenstraße 19 unweit der Charité aufnahm.[32] Die Aufgaben dieser Reichszentralbehörde umfassten neben der Unterstützung der Regierung bei medizinal- und veterinärpolizeilichen Angelegenheiten und der Vorbereitung und Beobachtung von Gesetzesmaßnahmen auch die Führung einer medizinischen Statistik für ganz Deutschland, die neben den Geburts- und Erkrankungszahlen auch die Mortalitätsursachen der Bevölkerung registrierte.[33] Bereits in seiner Frühzeit zählte zu seinen wichtigsten Aufgaben die Generierung neuen epidemiologischen Wissens. Wie es in der Festschrift zum zehnjährigen Bestehen im Jahr 1886 heißt, »ergab sich für das Gesundheitsamt die Notwendigkeit, auf experimentellem Wege an der Erforschung der Ursachen der Infektionskrankheiten selbstthätig Theil zu nehmen, zumal besondere hygienische Institute, welche diesen Zweig der Forschung sich zur Hauptaufgabe hätten machen können, zur Zeit nicht bestanden.«[34]

Der erste Direktor dieser obersten Gesundheitsbehörde war Heinrich Johann Struck, der Leibarzt Otto von Bismarcks. Da in den ersten Jahren ein Mangel an bakteriologisch geschultem Personal herrschte, wurde zum 1. Oktober 1879 der damalige preußische Stabsarzt Friedrich Löffler – zeitgleich mit Ferdinand Hueppe –[35] als »Humanressource« (Hüntelmann)[36] an das Kaiserliche Gesundheitsamt kommandiert. Hier gelang Löffler gemeinsam mit dem Veterinärmediziner Johann Wilhelm Schütz der Nachweis verschiedener Erreger von Tierseuchen, so 1882 des Pferderotzes und 1885 des Schweinerotlaufs. 1884 konnte Löffler in den vom Amt herausgegebenen *Mittheilungen aus dem Kaiserlichen Gesundheitsamte* die Ergebnisse seiner grundlegenden Untersuchungen über den Erreger der von Bretonneau beschriebenen Diphtherie veröffentlichen.[37] Er gab den Mikroorganismen zunächst den Namen »Klebs'sche Stäbchen« nach ihrem Erstbeschreiber Edwin Klebs, der das Bakterium 1883 auf dem Wiesbadener Kongress für Innere Medizin an Schnittpräparaten demonstriert hatte.[38]

In seiner Arbeit beschreibt Löffler die Form des Bakteriums als leicht gebogene und an den Enden etwas verdickte Stäbchen, im Aussehen an eine Keule, griech. *coryne*, erinnernd, was später zu der Bezeichnung *Corynebacterium diphtheriae* führte. Im Gegensatz zu Löffler hatte Klebs, der weder Reinkulturen der Bakterien angelegt noch die Überprüfung durch Übertragung auf Experimentaltiere durchgeführt hatte, die Verdickungen für Sporen gehalten. Das konnte Löffler durch die einheitliche Färbung mit Methylenblau widerlegen. Gemäß der Abläufe des von Koch entwickelten Verfahrens zur Bestimmung des Ursache-Wirkungs-Prinzips zwischen Bakterium und Krankheit isolierte und kultivierte Löffler nun die Keime, die er aus den Rachenbelägen und den inneren Organen (Leber, Herz, Niere) eines an Diphtherie verstorbenen Kindes gewonnen hatte, auf Gelatinenährböden und auf erstarrtem Blutserum. Die aus der Reinkultur entnommenen Bakterien wurden danach auf Meerschweinchen verimpft, die der Menschendiphtherie ähnelnde Krankheitssymptome zeigten.

Die mehr als 70 Seiten umfassende Abhandlung gibt nicht nur Schritt für Schritt Löfflers Experimentalanordnung wieder,[39] sondern hält auch die Beweisführung fest. Die Bedingungen sind als die Henle-Koch-Postulate in die Medizingeschichte eingegangen:[40]

> Wenn nun die Diphtherie eine durch Mikroorganismen bedingte Krankheit ist, so müssen sich auch bei ihr jene drei Postutate [!] erfüllen lassen, deren Erfüllung für den stricten Beweis der parasitären Natur einer jeden derartigen Krankheit unumgänglich nothwendig ist:
> 1) Es müssen constant in den local erkrankten Partien Organismen in typischer Anordnung nachgewiesen werden.
> 2) Die Organismen, welchen nach ihrem Verhalten zu den erkrankten Theilen eine Bedeutung für das Zustandekommen dieser Veränderungen beizulegen wäre, müssen isolirt und rein gezüchtet werden.
> 3) Mit den Reinculturen muss die Krankheit experimentell wieder erzeugt werden können.[41]

Löfflers Vorgehen zum Nachweis des pathogenen Mikroorganismus kann mit den Begriffen *Isolieren, Kultivieren und Verimpfen* zusammengefasst werden, die Arbeitsschritte sind Züchtung in Reinkultur, Übertragung des Krankheitserregers auf das Labortier und Ausbildung der typischen Krankheitserscheinungen im Tierkörper. Dank der Bakterienreinkulturen konnte er wie gewünscht die Krankheit experimentell im Tier erzeugen. Aber er konnte auch beobachten, dass die Tiere nicht deshalb verendeten, weil sich, nach Kochs Theorie der Krankheitsentwicklung, die Bakterien im Organismus massenhaft vermehrt und verteilt hatten, »sondern durch eine von der Impfstelle ausgehende anderweitige Einwirkung dieser Bazillen.« Daraus folgerte er, dass »ein an der Impfstelle produziertes Gift in dem Blutstrom zirkuliert haben [müsse], welches eine die Gefässwände schwer alterierende Wirkung ausgeübt hat.«[42]

Neben der Identifizierung des Bakteriums als Erreger der Diphtherie gelang Löffler auch die Isolierung des Bakterientoxins durch Alkoholfällung. Er schlussfolgerte, dass es sich um ein Enzym handeln müsse.[43] 1896 teilte er seine zwischenzeitlich gesicherte Erkenntnis, dass nicht ursächlich das Bakterium, sondern sein »todbringendes Gift […] die schweren Krankheitserscheinungen hervorruft«, auch der nicht-medizinischen Öffentlichkeit mit. In einer Rede anlässlich des Geburtstags von Kaiser Wilhelm II. sprach er an der Universität Greifswald *Ueber die Fortschritte in der Bekämpfung der Infektionskrankheiten in den letzten 25 Jahren*, wobei er neben der Erforschung der Tuberkulose besonders die Bekämpfung der Diphtherie hervorhob.[44]

Bis in seine letzten Lebensjahre betrachtete Behring Löfflers Diphtheriearbeit mit Hochachtung. Behring zählte sie zu den »Monumenta perennia« und verglich sie mit dem Anblick ihm »längst bekannter, aber stets mit überraschender Frische auf mich einwirkender, schneebedeckter Bergriesen. Je nach der Beleuchtung, je nach dem eigenen Standort wechselt der Eindruck, und die ganze Fülle mächtiger Anregungen bekommt man erst in angemessener Entfernung.«[45]

1.2.2. Paris: Émile Roux und Alexandre Yersin

Wie alle epidemisch auftretenden Infektionskrankheiten war die Diphtherie keine auf Deutschland begrenzte Krankheit. So bildete die 1818 ausgebrochene schwere Diphtherieepidemie von Tours den Anstoß für Bretonneaus groß angelegte Recherchen und die daraus resultierende umfangreiche Monographie, auf die sich in der Folge viele wissenschaftlich tätige Diphtherieforscher bezogen, so auch die beiden Ärzte und Pasteur-Schüler Émile Roux und Alexandre Yersin. Ihren Aufsatz *Contribution à l'étude de la diphthérie* beginnen sie mit einem Verweis auf Bretonneaus Leistung: »Depuis Bretonneau, la diphthérie est regardée comme une maladie spécifique et contagieuse.«[46]

Der Franzose Émile Roux und der in der Schweiz geborene Alexandre Yersin waren Ende der 1880er Jahre Mitarbeiter des 1888 eröffneten und nach Louis Pasteur benannten Pariser *Institut Pasteur*.[47] Im Dezember 1888 publizierten sie in den vom Institut herausgegebenen *Annales de l'Institut Pasteur* die Ergebnisse ihrer Diphtheriestudien. Diese gaben Aufschluss über die Natur der Krankheit und die Bedeutung des vom Bakterium produzierten Toxins. Zunächst Bezug auf die Arbeiten der deutschen und österreichischen Kollegen Klebs, Löffler und Georg von Hofmann(-Wellendorf) nehmend, beschrieben sie ihr von Löfflers Methode abweichendes aufwändiges Verfahren zur Isolierung des Toxins. Hierbei wurden sieben Tage alte Bakterienkulturen, die in Kalbsbouillon gezüchtet worden waren, durch Porzellanfilter filtriert. Die von Bakterienresten gereinigte Substanz injizierten sie Meerschweinchen, die nach zwei bis drei Tagen sichtbar erkrankten. Das Haar der Tiere wurde struppig, im Urin ließ sich Blut nachweisen, die Atmung wurde unregelmäßig, die Hinterläufe kraftlos. Nach etwa fünf bis sechs Tagen erfolgte der Tod. Die Autopsien zeigten Hyperämie der Nieren, Ekchymose entlang der Blutgefäße und seröse Exsudationen in das Brustfell. Auffallend war, dass sechs Wochen alte Bakterienkulturen ein noch viel giftigeres Filtrat ergaben, das die Meerschweinchen sofort tötete, aber auch bei Kaninchen, Schafen, Hunden und Vögeln körperliche Reaktionen wie Lähmungen auslöste. Die Forscher beobachteten weiterhin, dass sowohl Ratten als auch Mäuse resistent gegen das Gift waren, wobei die Resistenz gegen das *Gift* der Resistenz entsprach, die diese Tiere auch gegenüber der Impfung mit dem Bakterium selbst gezeigt hatten.

Wie auch Löffler gaben sie erste Einschätzungen über die chemische Natur des Bakteriengiftes ab. Sie hatten beobachtet, dass die Giftwirkung durch Erhitzen komplett aufgehoben wurde, auch Sonnenlicht und Luft verringerten die Giftaktivität, sodass sie vermuteten, dass es sich bei dem Toxin um eine ferment- oder enzymartige Substanz handeln müsse.[48] Bereits 1890 bestätigten Ludwig Brieger und Carl Fraenkel, dass die in Paris forschenden Kollegen mit ihrer Analyse richtig lagen,[49] in der Folge konnten August Wassermann und Bernhard Proskauer den Befund mit ihren Untersuchungen über die von den Diphtheriebakterien erzeugten Toxalbumine verifizieren.[50]

1890 teilte auch der Münchener Laryngologe Max Joseph Oertel, der sich bereits 1868 mit der Ätiologie der Diphtherie beschäftigt hatte,[51] seine Beobachtungen über die Verteilung des Diphtherieerregers im befallenen Körper mit. Da der Keim nur im Mund- und Rachenraum sowie auf den Pseudomembranen nachzuweisen war, das Krankheitsgeschehen aber im ganzen Körper beobachtet wurde, schloss Oertel, dass die Allgemeininfektion allein durch das vom Bakterium erzeugte Toxin, das sich durch das Lymphsystem im ganzen Körper verbreite, verursacht werde.[52] In seiner letzten, posthum veröffentlichten Publikation über die Diphtherie würdigte Behring Oertel mit einem eigenen Kapitel und referierte in diesem Kontext Oertels Versuchsreihe.[53] In seinen Versuchen hatte Oertel zunächst Material in die Trachea eines Kaninchens appliziert, das er aus einem kindlichen Larynx entnommen hatte. In der Folge wurde Material aus der Trachea des infizierten Kaninchens genommen, mit dem weitere Experimentaltiere (Tauben und Kaninchen) geimpft wurden, und zwar in jeweils unterschiedliche Stellen des Tierkörpers (Nackenmuskulatur, *Musculus pectoralis major*, Kropf der Taube, Schenkel). Seine Beobachtungen fasste Oertel folgendermaßen zusammen:

> Durch die Möglichkeit, die Diphtherie auf Tiere zu übertragen[,] ist es, wie ich glaube, auf experimentellem Wege gelungen, die Frage über den Charakter dieser Krankheit und den Gang ihrer Entwickelung zu beantworten.
>
> Nach diesen Ergebnissen beginnt die Diphtherie lokal und verbreitet sich allmählich in kürzerer oder längerer Zeit über den infizierten Körper, zerstört immer grössere Partieen seiner Gewebe, bis sie durch allgemeine Blutvergiftung als allgemeine Infektionskrankheit die Lebensfähigkeit des Organismus aufhebt, den Tod desselben herbeiführt.
>
> Die Krankheit haftet somit zuerst an einer ergriffenen Stelle, dem Infektionsherde, wenn wir diese zuerst erkrankte Partie so nennen wollen, und breitet sich von da radienförmig über den Körper aus.[54]

2. Behrings Berliner Forschungskontext

Bis heute sind Friedrich Löffler, Émile Roux und Alexandre Yersin in der Bakteriologiegeschichte präsent und eng mit der Erforschung der Diphtherie und ihrer Ätiologie verbunden, Löfflers Name ist in der deutschen Bezeichnung des Korynebakteriums[55] und dem von ihm entwickelten Anzuchtmedium, dem Löffler-Serum,[56] verewigt. Dennoch stehen diese Forscher, die sich in ihrem wissenschaftlichen Leben auch große Verdienste um die Veterinärmedizin, das Studium der

Pest und die Mikrobiologie im Allgemeinen erworben haben,[57] bezüglich der Diphtherieforschung im Schatten Behrings. Seine herausgehobene Position in diesem thematischen Kontext verdankt sich einer therapeutischen Verheißung, die tatsächlich eingelöst wurde: Die Entwicklung eines Heilmittels gegen die Diphtherie wird mit Behrings Namen verbunden. Während also seine Vorgänger (noch) Grundlagenforscher waren, wurde er zum Anwendungswissenschaftler.[58] Dass sein Herstellungsverfahren zudem vollkommen neuartig war[59] – er nutzte die Reaktion des tierischen Körpers auf das Bakterientoxin –, steigerte sein Ansehen sowohl bei den Wissenschaftlern als auch bei den Ärzten. Von diesem Erfolg, der sich nicht zuletzt Behrings Einbindung in ein gut funktionierendes personelles und institutionelles Forschernetzwerk im Umfeld Robert Kochs verdankt,[60] und dem Weg dorthin handelt das folgende Kapitel.

2.1. Ein neuer Stern am Berliner Himmel

Behring hatte Bonn im Oktober 1888 verlassen und war nach Berlin zurückgekehrt, wo er ab dem 31. Oktober 1888 für knapp neun Monate als Stabsarzt an seiner alten *Alma Mater*, dem Königlich Medizinisch-chirurgischen Friedrich-Wilhelms-Institut, eine Anstellung fand.[61] Pläne zur Abkehr von Bonn muss es bereits im Sommer 1888 gegeben haben. Ein Schreiben an Generalstabsarzt Gustav von Lauer, betreffend die Berufung an das Berliner Institut,[62] datiert auf den 27. Juli 1888. Im Brief erhält Behring eine gute Beurteilung; »durch Befähigung, wissenschaftliches Streben und Charakter Eigenschaften [!]« erscheine er »zur Berufung an das Königliche Friedrich-Wilhelms-Institut vorzugsweise geeignet«.[63]

Folgt man den Erinnerungen des Koch-Schülers James Eisenberg,[64] hinterließ der neue Mitarbeiter einen tiefen Eindruck bei den Kollegen. Hochgestimmt, selbstbewusst und von Arbeitswut gepackt soll er sich in Berlin eingeführt haben:

> In Berlin ist ein neuer Stern aufgegangen. Bei Koch ist jetzt ein merkwürdiger Kerl, der Stabsarzt Behring. Er will bei Infektionskrankheiten innerlich desinfizieren und probiert alle möglichen Chemikalien daraufhin durch. Er ist von einer ganz unheimlichen Arbeitswut erfüllt und soll dabei von einer geradezu pedantischen Genauigkeit sein. Niemand im Institut kann sich seinem Einfluss entziehen und alle erwarten Ausserordentliches von ihm. Er selbst ist voll ungeheurem Selbstbewusstsein und sein eigener Prophet. Letzthin sagte er halb im Scherz: »Ich bitte mich mit Respekt zu behandeln, denn in kurzer Zeit werde ich ein mächtiger und steinreicher Mann sein. Ich habe mir vorgenommen, die Infektionskrankheiten zu heilen und ich werde es durchsetzen.«[65]

Ein bemerkenswertes Zeugnis eines wahrhaft selbstbewussten Auftritts! Doch zwischen Eisenbergs Zeilen kann man lesen, dass die dergestalt präsentierte

Selbstsicherheit nicht nur auf Bewunderung stieß, sondern von den Kollegen zwiespältig aufgenommen wurde: Behrings laut geäußerter Wunsch, »mächtig und steinreich« zu werden, mag auch negative Empfindungen geweckt haben, drücken beide Eigenschaftswörter doch sowohl beruflichen Ehrgeiz wie auch Erfolgsorientierung in hegemonialer und ökonomischer Hinsicht aus. Aber das zielbewusste Auftreten, verbunden mit Behrings unbestreitbarem Fleiß, seiner Leistungsfähigkeit und der sorgfältigen und gewissenhaften Arbeitsweise, nötigte den Beobachtern auch Respekt ab: Niemand könne sich seinem Einfluss entziehen, jeder erwarte Außerordentliches von ihm, heißt es.

Zitiert werden Eisenbergs Erinnerungen 1917 von Max von Gruber in seiner Gedenkrede auf Behring. Hier haben sich die Begegnung Eisenbergs mit dem jungen Stabsarzt und die Lebensleistung des weltberühmt und wohlhabend gewordenen Wissenschaftlers zu einem komprimierten Behring-Bild verdichtet.

Nicht erst durch das Auftreten des zukünftigen ›großen Mannes‹[66] im Hygieneinstitut, sondern bereits durch seine in den medizinischen Fachzeitschriften erschienenen Publikationen hatte sich Behring einen Ruf erworben, der ihm Türen öffnete. Am 28. Juli 1889 wurde er Mitglied des Forscherteams des Berliner Hygieneinstituts, wo er bereits wenige Jahre vorher zwei intensiv genutzte Wintermonate verbracht hatte. Koch als Leiter des Instituts begrüßte die Abordnung des neuen Mitarbeiters an sein Haus. Ein wohlwollender Brief vom 22. Juli 1889 an einen ungenannten Kollegen, vermutlich an den Subdirektor der Kaiser-Wilhelms-Akademie, Generalarzt Dr. Ernst Grasnick, ist in der Personalakte erhalten geblieben. In ihm drückt Koch seine Freude über Behrings Kommandierung ins Hygieneinstitut aus, befürwortet die Abordnung und lobt den jungen Kollegen:

> Herr Dr. B. hat sich schon seit Jahren mit einem solchen Eifer und [...] auch mit Erfolg auf das Studium der Infektionskrankheiten geworfen, daß ich es für recht erwünscht halten möchte, wenn ihm auch weiter noch Gelegenheit geboten wird, sich diesen Arbeiten ungestört widmen zu können.[67]

Seit Behrings letztem Aufenthalt im Winter 1886/87 hatte sich das politische Berlin verändert. Im Jahr 1888, das als »Dreikaiserjahr« in die deutsche Geschichtsschreibung eingegangen ist, hatte das Deutsche Reich zwei royale Todesfälle zu beklagen. Am 9. März 1888 war der 90-jährige Wilhelm I., der fast drei Jahrzehnte geherrscht hatte, gestorben. Der Tod des greisen Monarchen wurde im politischen Berlin als »Weltenstillstand« erlebt,[68] zumal sein Sohn und designierter Nachfolger auf dem Thron, Friedrich III., wegen seines weit fortgeschrittenen Kehlkopfkrebses bereits selbst vom Tod gezeichnet war. Der als Hoffnungsträger des liberalen Deutschland[69] bezeichnete Regent, verheiratet mit Victoria,[70] der ältesten Tochter der englischen Königin, überlebte seinen Vater nur um 99 Tage und überließ den Thron seinem 29-jährigen Sohn Wilhelm. Der ehemalige Bonner Student galt als vielseitig begabt, gleichzeitig aber auch als eitel, prunkliebend und von

Unsicherheit gezeichnet.[71] Der zunächst jung und dynamisch wirkende Mann, von dem auch neue Impulse für die Wissenschaft erwartet wurden,[72] war ein autoritärer Herrscher, der zwei Jahre nach seiner Thronbesteigung Otto von Bismarck entließ und mit dem erzwungenen Rückzug des Reichskanzlers, der fast drei Jahrzehnte die preußischen und deutschen Geschicke mitbestimmt hatte, einen politischen Leerraum schuf.

Auch das Behring seit seiner Studienzeit bekannte Stadtbild Berlins veränderte sich. Mit ihren Kaufhäusern, Hotels, Museen, Universitätsgebäuden und ihrer 1881 in Betrieb genommenen elektrischen Straßenbahn – der ersten der Welt – präsentierte sich die Hauptstadt des Deutschen Reichs den Besuchern als lebhafte, moderne Metropole. Glaubt man Mark Twain, der als Nordamerikaner Europa bereiste und im Winter 1891/92 für einige Zeit hier lebte, verkörperte Berlin das Bild der neuen Stadt schlechthin – »die neueste, die ich je gesehen habe« –, weitläufig, geräumig, übersichtlich und modern: Berlin sei »ein leuchtendes Zentrum der Intelligenz – ein Ort, wo die Errungenschaften der gesamten Forschung dem zur Verfügung stehen, der danach sucht. Berlin ist eine wunderbare Stadt für diese Art von Chancen.«[73]

Über die Schattenseiten der mehr als 1,5 Millionen Einwohner fassenden Großstadt[74] ist hier nichts zu lesen. Vordergründig imponierten neben den Prachtgebäuden auch die vorbildlich erscheinenden Einrichtungen der städtischen Hygiene, die auf den ersten Blick den Erfordernissen gerecht wurden. So waren ab 1888 neue Schleusen- und Wehranlagen an der Unterspree als Teil einer umfassenden Kanalisierung des Innenstadtbereichs in Angriff genommen worden, Neuerungen, die für ein ›sauberes‹ Berlin sorgten. 1893 wurde eine am Müggelsee liegende dritte Wassergewinnungsstation zur Versorgung der Stadt mit Trinkwasser eröffnet.[75] Von diesen Verbesserungen profitierten jedoch nicht alle städtischen Wohnbezirke und Bewohner. Betroffen vom Elend der Großstadt waren die kinderreichen Unterschichtsfamilien, die die Mietskasernen im Wedding, in Neukölln, in Friedrichshain oder im Scheunenviertel bewohnten. Sie lebten unter erbärmlichen Bedingungen in feuchten, dunklen Zimmern, die, wenn in den oberen Stockwerken gelegen, kein fließendes Wasser hatten[76] und nur einen Blick auf lichtlose Innenhöfe boten. Viele Personen teilten sich einen Raum, in dem gekocht, gewaschen, gegessen und geschlafen wurde – ein Leben, das von Hunger, mangelnder Hygiene, Kargheit und Verzicht geprägt war.[77] Wie andere Großstädte war auch Berlin, wie Alfons Labisch dargelegt hat,[78] nicht auf die durch Zuzüge explosionsartig anwachsende Bevölkerung und die damit einhergehende Versorgung mit Wohnraum, sauberem Trinkwasser und Nahrung sowie die Beseitigung von Abwässern und Müll vorbereitet.

In Behrings eigenem Berliner Alltag hinterließen die sozialen Nöte des Berliner Lebens und das auch von Rudolf Virchow immer wieder hervorgehobene »*sociale* Elend«[79] keine Spuren. »Von Berlin sehe ich im Übrigen wenig«,[80] hatte Behring Anfang 1889 an den Studienfreund Richard Muttray geschrieben. Sein enger

Lebensmittelpunkt war Kochs Institut in der Klosterstraße, in dessen Nähe er auch wohnte.

Das Hygieneinstitut mit seinen Laboren, wo Behring nun in der Position eines Mitarbeiters eine neue wissenschaftliche Heimat fand, war, wie vorne beschrieben, im weitläufigen Gebäude der ehemaligen Gewerbeschule untergebracht. Ganz in der Nähe, in der Klosterstraße 58, fand Behring eine Wohnung. Im Berliner Adressbuch von 1890 ist er als Dr. med., praktischer Arzt und Stabsarzt verzeichnet, die Parterrezahlen 8-9 und 5-6 weisen auf getrennte Räume hin, die von ihm vielleicht als Wohnung und separierte Ordinationsräume genutzt wurden.[81] Eine ärztliche Tätigkeit während dieser Berliner Zeit ist in den Quellen jedoch nicht belegt. Vielmehr geben die Briefe, Labortagebücher und Manuskripte sowie die Berliner Aufsätze Einblicke in diesen äußerst fruchtbaren und für Behrings weiteres Fortkommen so wichtigen Lebensabschnitt.

Aus einem am 7. Januar 1889 verschickten Brief an Muttray klingt Zufriedenheit mit der neuen Situation: »Ich sitze den ganzen Tag im hygienischen Institut, stehe mit Koch u. den Assistenten dort sehr gut u. hoffe in kurzem mit mehreren Zeichen meines Fleißes Dich überraschen zu können.« Seine gegenwärtige Situation sei »so ziemlich die beste [..], die ich mir vorstellen kann, so daß durch irgend welche Veränderung dieselbe schwerlich besser würde«.[82]

Zu den überlieferten Lebensdokumenten der Berliner Zeit gehören neben Gruppenbildern[83] zwei Fotografien, die Behring an seiner Arbeitsstätte zeigen. Die fotografische Qualität und die offensichtliche Inszenierung der häufig reproduzierten Bilder sprechen gegen eine zufällige Momentaufnahme. Doch gerade wegen des inszenatorischen Charakters lohnt sich die genauere Betrachtung. Das hier abgebildete Foto[84] stammt aus dem Sommer 1889[85] und zeigt den auf wenige Utensilien reduzierten Arbeitsplatz des damals 35-jährigen Forschers, der nicht nur mit einem aufgeschlagenen Buch und diversen Gerätschaften eines wissenschaftlichen Labors, sondern auch mit fünf Meerschweinchen ausgestattet ist. Es besteht kein Zweifel, dass es sich um Experimentaltiere handelt. Der Laborgehilfe im hellen Kittel hält eines der Tiere in der Hand, es wird von Behring, korrekt gekleidet in schwarzem Gehrock und weißem Hemdkragen, mit einem langen Gegenstand – möglicherweise einer Spritze oder Pinzette – berührt.

Bei dem Assistenten handelt es sich um Hermann Scholz, Behrings »Burschen«. Als Stabsarzt des preußischen Heeres stand Behring ein Offiziersbursche zur persönlichen Bedienung zu; Scholz scheint sich aber in den vielen Jahren als Mitarbeiter Behrings in nahezu allen Lebenslagen als Gehilfe, später als Vertrauter, bewährt zu haben. Er assistierte im Labor und im Tierstall, erledigte Botendienste und übersandte, wenn Not am Mann war, Kleidungsstücke und Bücher an den abwesenden Behring.[86] 1895 siedelte Scholz mit Behring nach Marburg über, wo er bis zum Gutsinspektor aufstieg und 1929 sein 40-jähriges Dienstjubiläum beging. Erste Erfahrungen mit der medizinischen Forschung hatte Scholz zunächst im Kaiserlichen Gesundheitsamt gesammelt, wo er als Kanzlei- und Laboratoriums-

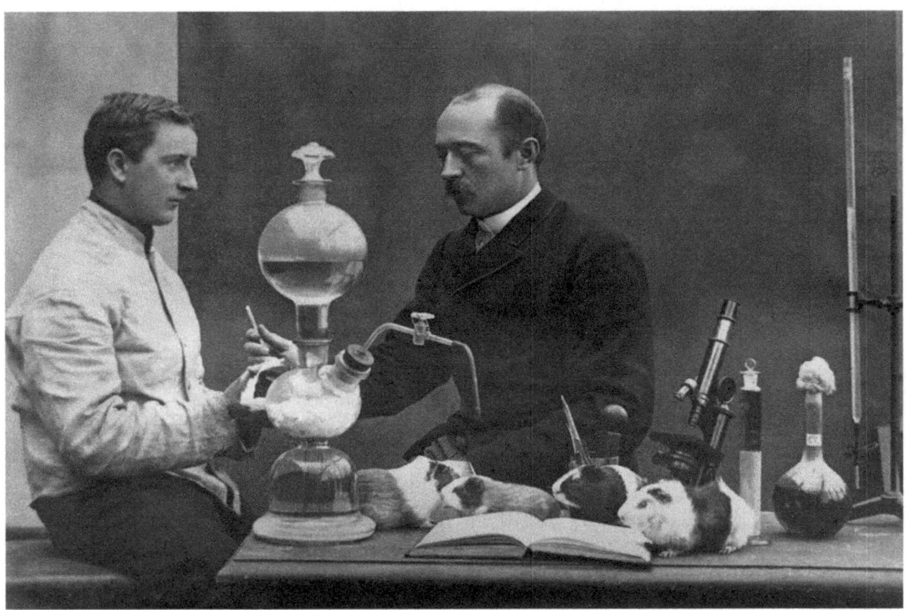

Abb. 18: Behring und Hermann Scholz mit Experimentaltieren und Gerätschaften, Sommer 1889.

diener im Verzeichnis des »Beamten-Personals« aufgelistet ist. Im Gesundheitsamt war er ab 1. Oktober 1879 zunächst probeweise beschäftigt, offiziell bestallt war er vom 17. April 1880 bis zum 19. Mai 1885, bis er am 20. Mai 1885 »als Diener beim hygienischen Institut der hiesigen Universität« eintrat.[87] Belege, dass Behring Scholz, wie Zeiss und Bieling schreiben, »von seiner ersten Militärzeit an kannte«,[88] sind jedoch nicht zu finden. Möglicherweise waren sie sich bei Behrings zweimonatigem Aufenthalt im Winter 1886/87 im Hygieneinstitut begegnet. Das in Marburg begangene Dienstjubiläum von 1929 spricht für Scholz' Diensteintritt bei Behring im Jahr 1889.

In dem von den beiden Männern dominierten Bild fällt eine in der oberen Rundung mit Flüssigkeit gefüllte Glasretorte am linken Tischrand ins Auge. Sie reicht in ihrer Höhe bis zu den Gesichtern der beiden Männer und erinnert an den Filterapparat, den der Berliner Kollege Shibasaburō Kitasato für seine Tetanusversuche konstruiert hatte.[89] Ein mit Watte verschlossener Rundkolben mit Enghals aus Glas, zur Hälfte mit einer dunklen Substanz gefüllt, bei der es sich vermutlich um Tierblut handelt, ist rechts vor einem Metallstativ mit den Glaspipetten platziert. Dieses Gefäß wird auch in späteren Labordarstellungen immer wieder auftauchen. Das Mikroskop als das wichtigste Werkzeug des Bakteriologen darf zwar nicht fehlen, es nimmt aber nicht den exponierten Platz ein, wie wir es von dem berühmten Foto Robert Kochs aus Kimberley/Südafrika (1896) kennen, das

Koch auf der Suche nach dem Erreger der Rinderpest beim konzentrierten Blick durch das Mikroskop zeigt.[90]

Die im Foto festgehaltene Szenerie im Berliner Hygieneinstitut verweist vielmehr auf die Idee vom Labor als verdichtetem Raum im Sinne Knorr-Cetinas.[91] Zu sehen ist eine Experimentalanordnung, bei der Menschen, Tiere, Geräte und Substanzen, nicht jedoch Bakterien, eine Rolle spielen. Als der im Zentrum stehende menschliche Akteur wird Behring als Laborwissenschaftler und Experimentator, nicht als Bakteriologe präsentiert.

Im »Fahrwasser der Humoralpathologen« – Blutserumforschung in Netzwerken der Wissenschaft

Mit seinen Berliner Forschungen knüpfte Behring nahtlos an die Bonner Milzbrandstudien an. Wie vorne beschrieben, hatten die 1888 veröffentlichten Experimente an milzbrandimmunen weißen Ratten[92] zu dem überraschenden Ergebnis geführt, dass Blutplasma, das aus dem Blut dieser gegen Milzbrand resistenten Tiere gewonnen worden war, sich für die Kultur des Milzbranderregers nicht eignete, da es auf eine bisher noch nicht erklärbare Weise desinfizierend (»antiseptisch«, so Behring) wirkte. Die Hemmung des Bakterienwachstums führte Behring auf die ursprünglich basische Natur des Blutplasmas zurück. Damit hatte er die Erklärung für seine Beobachtungen in den chemischen Prozessen, wie sie im Kontext der »inneren Desinfektion« und der Jodoformexperimente diskutiert worden waren, gesucht. Die abschließende Passage seines Aufsatzes *Ueber die Ursache der Immunität von Ratten gegen Milzbrand* (1888) endet mit einer Hypothese:

> Bei der verhältnismäßig sehr beträchtlichen antiseptischen Wirkung organischer Basen gegenüber Milzbrandbacillen im Blutserum ist es nicht ausgeschlossen, dass dieselben bei der Immunität der Ratten eine Rolle spielen. Welcher Art dieselben aber sind, und in welcher Verbindung sie im Blut existiren, das wird erst festzustellen sein.[93]

Um die Bonner Beobachtungen zu vertiefen, musste sich Behring gezielt der Untersuchung des Blutserums zuwenden, dabei aber sowohl die Versuchsanordnungen als auch die Fragestellung ändern. Hier arbeitete er nicht – wie dies die von Alexander von Engelhardt 1940 zusammengestellte *Chronik seiner Forschungsarbeit*[94] suggeriert – als »großer Entdecker«[95] quasi auf sich allein gestellt und aus seiner Genialität schöpfend, sondern im Austausch und im Rückgriff auf die Forschungsergebnisse von Kollegen, die sich ebenfalls in breit angelegten Studien mit den bakteriziden Fähigkeiten des Blutes bzw. des Blutplasmas beschäftigten. Hilfreich war es, dass die Wissenschaftler in ihren oft umfangreichen Publikationen nicht nur Resultate veröffentlichten, sondern minutiös den Fortgang der Versuche schilderten, ihre Tierversuche in Listen und Tabellen zusammenstellten, die Beobachtungen unter dem Mikroskop auf beigelegten Tafeln abbildeten, durch die detaillierten Informationen den Verlauf ihrer Arbeit transparent und nachvollziehbar machten und Vorläufer nannten.[96] So war es den Forschern möglich, offene Fragen aufzugreifen und in die eigenen Studien einzubauen, das Vorgegebene zu modifizieren und weiterzuentwickeln und damit den Erkenntnisgewinn voranzutreiben, was Fleck bekanntlich als *Denkverkehr* innerhalb eines Denkkollektivs bezeichnet hat.[97]

Die Zentren dieses äußerst produktiven überregional agierenden Forschungsnetzwerks im Umfeld der Blutserumforschung bildeten die von Robert Koch und Carl Flügge geleiteten hygienischen Institute in Berlin und Göttingen bzw. Breslau. Beide Wissenschaftler waren seit 1885 Lehrstuhlinhaber für Hygiene an einer preußischen Universität; mit der von ihnen 1886 gegründeten *Zeitschrift für Hygiene* schufen sie ein Forum für den wissenschaftlichen Austausch, das sich ausdrücklich der »Förderung exacter wissenschaftlicher Arbeit auf dem ganzen Gebiet der Hygiene« widmen wollte.[98] Nicht zufällig wurde der erste Band mit einem Beitrag aus Flügges Göttinger Hygieneinstitut eröffnet. Sein Autor, der aus Charkow stammende Arzt Vladimir Wyssokowitsch,[99] forschte im Winter 1884/85 in Göttingen als Gastwissenschaftler über die Ursachen der Immunität, die er in den bakteriziden Körperflüssigkeiten vermutete. Nach seinen Worten war er auf der Suche nach »Schutzvorrichtungen, mit deren Hilfe der Körper der eingedrungenen Mikroorganismen Herr werden kann«.[100] Dabei überprüfte Wyssokowitsch in aufwändigen Tierversuchen auch, ob die zuvor in die Tierkörper injizierten Erreger möglicherweise durch die Exkretionsorgane ausgeschieden würden.[101] Anknüpfend an die noch hypothetischen Schlussfolgerungen Wyssokowitschs, der vermutete, dass die Endothelzellen der Kapillaren der Leber oder der Milz für das Abtöten der Bakterien verantwortlich seien, widmete sich der ungarische Mediziner Josef von Fodor[102] in Budapest den Wirkmechanismen, die das Blut befähigen, Bakterien zu vernichten. Nach langwierigen, wiederum mit Milzbranderregern durchgeführten Experimenten kam er abweichend von Wyssokowitsch zu dem Schluss, »dass ein gewisser vitaler Chemismus des Blutes mit den Bacterien selbst fertig wird«.[103]

Als Flügge 1887 auf den neu geschaffenen Hygienelehrstuhl in Breslau berufen wurde, zählte zu seinen Schülern der junge Franz Nissen, der 1889 seine medizinische Dissertation über die *bacterienfeindlichen Eigenschaften des Blutes*[104] vorlegte. Unter Federführung des ebenfalls in Breslau forschenden amerikanischen Arztes George Henry Falkiner Nuttall[105] entwickelten die beiden Wissenschaftler neue Methoden zur Blutserumuntersuchung. Ein wesentliches Ergebnis der extrakorporal durchgeführten Breslauer Studien – Nuttall mikroskopierte Bakterien im hängenden Tropfen[106] – war, dass Milzbrandbakterien auch ohne das Zutun von Zellen in bestimmten Körperflüssigkeiten vollkommen degenerieren, d.h. komplett abgetötet werden.[107] Damit bestätigte er die Hypothese, dass Blutserum die Fähigkeit hat, Bakterien zu vernichten.

Blutserum versus Phagozyten

Die Ergebnisse der Experimente mit zellenfreier Körperflüssigkeit widersprachen dem von Rudolf Virchow entwickelten Konzept der Zellularpathologie. Virchow definierte die Zelle als morphologische und funktionelle Lebenseinheit und konzipierte mit diesem Modell ein einheitliches Prinzip, dem alle Lebensvorgänge – sowohl die natürlich ablaufenden als auch die pathologischen – zugrunde lägen. Der Organismus stelle demnach »eine Art von *contract social* der Zellen« (C. Goschler) dar, ein bürgerlich-demokratisches Gebilde des gesellschaftlichen Miteinanders mit arbeitsteilig wahrgenommenen Aufgaben,[108] zu welchen auch die Krankheitsbekämpfung durch die Zellen des befallenen Organismus gehörte.[109] Die Konkretisierung eines solchen zellulären Modells von Krankheit und Gesundung lieferte die Phagozytosenlehre.

Im Winter 1882/1883 hatte der russische Zoologe Elias Metschnikoff[110] während eines Aufenthalts in Messina die Beobachtung gemacht, dass sich bei einer künstlich verletzten Seesternlarve körpereigene Zellen um den eingebrachten Fremdkörper, den Dorn eines Mandarinenbaums, anlagerten und diesen umschlossen. Den Vorgang verglich er mit dem Fressvorgang einer Amöbe, die eine Alge inkorporiert. Metschnikoff vermutete, dass ähnliche Prozesse auch in Wirbeltieren, also auch dem Menschen, ablaufen könnten, wenn Bakterien als Krankheitserreger in den Körper eindringen. In Experimenten mit dem gut untersuchten Milzbranderreger zeigte er, wie infiziertes Gewebe, das er in Frösche oder Kaninchen eingebracht hatte, von den weißen Blutkörperchen umhüllt und aktiv »aufgefressen« wurde. Sein Kollege Carl Claus schlug für diesen Vorgang die von Metschnikoff dankbar aufgegriffenen Bezeichnungen Phagozyt und Phagozytose[111] vor.[112] Seine Beobachtungen präsentierte er 1884 einer breiteren medizinischen Öffentlichkeit in seinem Aufsatz *Ueber die Beziehung der Phagocyten zu Milzbrandbacillen*[113] nicht zufällig in *Virchows Archiv*,[114] wo er in angehängten Tafeln die Phagozytose durch Zeichnungen von die Bakterien umschließenden Leukozyten illustrierte.[115] Damit visualisierte er die auf der Aktivität der Zellen beruhende Krankheitsbekämpfung im Sinne von Virchows Konzept.

Das heute anerkannte Modell der körpereigenen Krankheitsbekämpfung durch Endozytose[116] konnte in den späten 1880er Jahren jedoch weder Nissen[117] noch Behring überzeugen. Unter Berufung auf Johannes Petruschky,[118] der nach der Injektion des Milzbranderregers in bei Zimmertemperatur gehaltenen Fröschen[119] gesehen hatte, dass sich die Auflösung der Bakterien nicht intra-, sondern extrazellulär vollzog, grenzte sich Nissen deutlich von der Phagozytosenlehre Metschnikoffs ab.[120] Auch Behring resümierte in Erinnerung an die Bonner Milzbrandversuche, dass man zur Erklärung der Immunität der weißen Ratten gerade nicht auf zelluläre Aktivitäten zurückgreifen müsse, sondern im Gegenteil auf die Beschaffenheit des zellenfreien Blutes. Das habe er mit seinen Milzbrandexperimenten zeigen können, und damit habe er

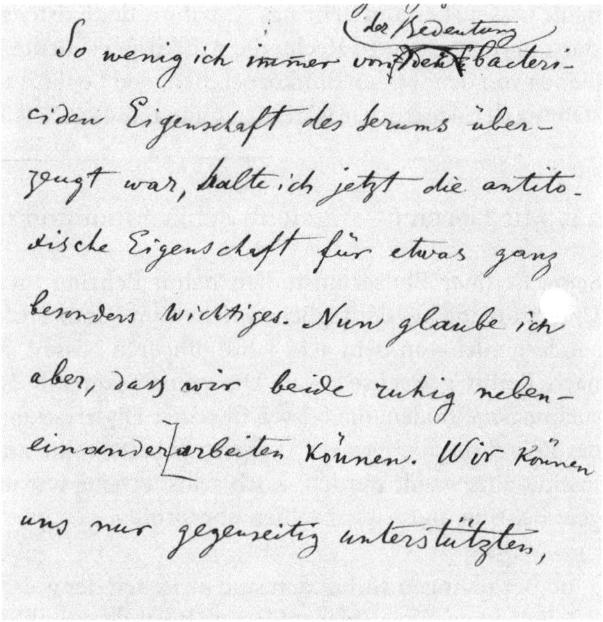
So wenig ich immer von ~~den~~ der Bedeutung bacteri-
ciden Eigenschaft des Serums über-
zeugt war, halte ich jetzt die antitoxische Eigenschaft für etwas ganz
besonders wichtiges. Nun glaube ich
aber, dass wir beide ruhig nebeneinander arbeiten können. Wir können
uns nur gegenseitig unterstützten,

Abb. 19: »So wenig ich immer von der Bedeutung den [korr. der] bactericiden Eigenschaft des Serums überzeugt war, halte ich jetzt die antitoxische Eigenschaft für etwas ganz besonders wichtiges. Nun glaube ich aber, dass wir beide ruhig nebeneinander arbeiten können. Wir können uns nur gegenseitig unterstützten [sic], [weiter S. 3:] ganz ebenso wie die Phagocyten und Antitoxine«. Elias Metschnikoff an Emil Behring, 29. November 1891 (Ausschnitt).

> als der erste [!, UE] für einen bestimmten Fall an Stelle der *Metschnikoff*'schen Phagocytosenlehre, die namentlich durch *Virchow's* Autorität damals noch in höchstem Ansehen stand, eine *positive* experimentell begründete Erklärung des Zustandekommens der Immunität [gegeben], welche auf die vitale Thätigkeit der Zellen nicht zurückzugreifen brauchte.[121]

Und er fährt fort, einen Kontrapunkt gegen die Zellularpathologie und damit auch gegen die medizinische Autorität Virchow setzend: »Nicht zu Unrecht wurde mir damals gesagt, dass ich wieder in das Fahrwasser der Humoralpathologen einlenke.«[122]

Diese harte Position, es deutet sich in der temporalen Konjunktion »damals« an, würde Behring allerdings nicht auf immer beibehalten. Ein freundlicher Brief Metschnikoffs vom 29. November 1891,[123] der Kompromisse zwischen den konträren Auffassungen der Forscher und den scheinbar nicht zu vereinbarenden Theorien der Zellular- bzw. Humoralpathologen anbot, läutete einen fruchtbaren wissenschaftlichen Austausch und eine von Wertschätzung geprägte Freundschaft ein, auf die noch zurückzukommen ist.

Das Blut und seine bekannten und noch unbekannten Bestandteile war zum Schauplatz der Infektionsabwehr geworden, ja »zum Ort eines Krieges, in dem Gifte und Gegengifte zirkulieren«, wie Christoph Wulf und Christina von Braun mit Blick auf die immunologische Forschung der Zeit konstatieren.[124] Wie wir heute wissen, bestand Behrings Annahme der Existenz einer nicht-zellulären Substanz im Blutserum zu Recht; die Antikörper – heute: Immunglobuline – werden jedoch von den weißen Blutkörperchen, den Leukozyten,[125] abgesondert. Die Entstehung der Antikörper wäre also ohne zelluläre Beteiligung nicht möglich.

2.2. Mit Tieren I – Alltag im Schlachthof und im Labor

Seine Berliner Blutserumstudien nahm Behring im Herbst 1889 auf. Wichtige Unterstützung bei der täglichen Arbeit im Labor erhielt er nicht nur von Scholz, sondern auch von dem acht Jahre jüngeren Nissen, der inzwischen von Breslau nach Berlin gewechselt war. Die gemeinsam mit Nuttall entwickelten Untersuchungsmethoden, die Nissen in seiner Dissertation und im selben Jahr auch in der *Zeitschrift für Hygiene*[126] vorgestellt hatte, sollten nun auch in Kochs Hygieneinstitut angewandt werden. Koch selbst erteilte fest umrissene Arbeitsanweisungen: Behring und Nissen sollten überprüfen,

> ob Beziehungen vorhanden sind zwischen der grösseren oder geringeren Empfänglichkeit eines Thieres für eine Bacterienkrankheit und zwischen bacterientödtender Fähigkeit des Serums desselben Thieres gegenüber den in Frage kommenden Bacterien.[127]

Die wachstumshemmende bzw. »bacterientödtende« Fähigkeit des Blutserums wurde durch Vermischung von Blutserum und Bakterienkulturen überprüft, wobei man zunächst wieder auf den gut erforschten Milzbranderreger *Bacillus anthracis* zurückgriff, mit dem Behring auch seine Bonner Versuche zur »inneren Desinfektion« durchgeführt hatte. Das durch Kochs Studien und Schriften[128] bei allen Bakteriologen bekannte Bakterium konnte problemlos in Reinkultur gezüchtet werden und war ein Erreger, für den sich bestimmte Labortiere als besonders empfänglich erwiesen, wohingegen andere, wie die Bonner Ratten, unempfindlich waren.[129]

Um Kochs Vorgaben zu erfüllen, mussten die Berliner Studien sowohl hinsichtlich der serumliefernden Tiere als auch hinsichtlich der Erreger möglichst breit aufgestellt sein, um Zusammenhänge und vielleicht auch Gesetzmäßigkeiten herauszufinden.[130] So wurde nicht nur das Blut der klassischen Labortiere, sondern auch das von Rindern, Pferden, Hunden, Katzen, Vögeln und Amphibien in seiner Reaktion auf Milzbrand untersucht. In einem zweiten Versuchslauf wurden auch die Erreger der Pneumonie und der choleraähnlichen Vibrionenseptikämie, nach der zeitgenössischen Nomenklatur *Diplococcus pneumoniae Fraenkel* (heute: *Streptococcus pneumoniae)* und *Vibrio Metschnikovii*, überprüft.

Die Untersuchungen, deren Ergebnisse sich im Nachhinein in wenigen Sätzen zusammenfassen lassen, zogen sich im Alltagsleben des Berliner Labors über

Monate hin. Die Mühen dieser Arbeit schildern Behring und Nissen detailliert in ihrem im März 1890 fertiggestellten Aufsatz *Ueber bacterienfeindliche Eigenschaften verschiedener Blutserumarten* – von der »Aussaat« der Bakterien im Blutserum über die Entnahme des Serums mittels einer sterilen Platinöse, um den für die mikroskopische Überprüfung der Bakterien wichtigen hängenden Tropfen zu erhalten, bis zur Übertragung auf Nährsubstrat und der Auszählung der in Petrischalen gewachsenen Bakterienkolonien mithilfe eines von Gustav Wolffhügel entwickelten Zählapparats. Hier wurden als Parameter auch die Zeitintervalle beim Bakterienwachstum im Brutschrank berücksichtigt. Die zeitaufwändigen Kontrollzählungen wurden nach drei, sechs und 24 Stunden durchgeführt.[131]

Steriles Blut entnahmen die beiden Wissenschaftler am lebenden Tier, wozu sie manchmal auch das Labor verlassen und zu den Schlachthöfen fahren mussten.

> Blut von Rindern, Kälbern, Hammeln, Schweinen fingen wir im Schlachthof auf, Pferdeblut in der Rossschlächterei; von Ratten, Kaninchen, Meerschweinchen, Mäusen, von Hunden, Katzen, Hühnern, Tauben und Fröschen entnahmen wir das Blut im hiesigen hygienischen Institut. Durch Vermittelung des Herrn Professor Schütz erhielt Herr Geheimrath Koch ferner drei milzbrandimmune Hammel aus Packisch, denen wir gleichfalls zu mehreren Malen Blut entzogen haben. Auch Serum aus menschlichem Blut haben wir uns verschafft.[132]

Sogar die Technik der Blutgewinnung wurde genau beschrieben: Nach einem Schnitt in die Halsarterie des nicht narkotisierten Tieres wurde der Blutstrahl aus dem pulsierenden Blutgefäß in einem sterilisierten Zylinderglas aufgefangen. Das Gefäß wurde mit einem sterilisierten Wattepfropf oder einem Glasdeckel keimfrei verschlossen, die Wunde unter Beachtung antiseptischer Maßnahmen vernäht.

Nach Meinung der Experimentatoren sei keiner der etwa zwanzig Blutspender nach der überstandenen Operation beeinträchtigt gewesen, gestorben seien nur die Hühner, die kleinen Mäuse und diejenigen Tauben, die beim Eingriff zu viel Blut verloren hatten. Die Hunde »sprangen sofort im Zimmer umher und zeigten dieselbe Munterkeit, [sic] wie vor der Operation, gleich als ob ihnen nichts geschehen wäre«[133] – eine Reaktion, die wenig verwundert, waren Hunde doch die treuesten *companions*[134] und die genügsamsten Labortiere von allen.[135]

Über die Praktiken der Beschaffung menschlichen Blutserums gibt es keine Mitteilung, jedoch über eine Spezies, die sich zur Wehr setzte: Die ebenfalls höchst agilen Ratten nutzten ihre »gefährlichste Waffe, das Gebiss«, um sich zu verteidigen. Man sah sich deshalb gezwungen, bei der Berliner Firma Lautenschläger, einer Fabrik für wissenschaftliche Apparate, ein sogenanntes Rattenbrett anfertigen zu lassen, auf dem die Tiere rücklings und mit einer Art Trense fixiert wurden. Zusätzlich mussten die menschlichen Akteure dieser ungleichen Laborgemeinschaft den Kopf der behandelten Tiere mit einer »Kopfzange« halten.[136]

Bei den späteren Immunisierungsversuchen, bei denen Behring Meerschweinchen mit Diphtherietoxingemischen behandelte, überprüfte er die Schwere der Erkrankung und den Fortschritt der Heilung durch Testung der Motorik. Er legte die Tiere auf den Rücken, eine Position, aus der sie in gesundem Zustand mühelos wieder auf die Beine kamen. Im Krankheitsfall war es ihnen nicht möglich, den Körper zu drehen.[137] Bei der alltäglichen Arbeit kamen also Techniken und Praktiken zum Einsatz, die weit über das Anlegen von Bakterienkulturen und die Untersuchungen im hängenden Tropfen hinausgingen. Die zum Alltagsgeschäft gehörende Überwältigung des lebenden Untersuchungsmaterials zur Blutgewinnung oder im Experiment verlief mithilfe eingeübter Handgriffe und war Teil der Laborroutine. Ganz wesentlich war dabei auch die Markierung der in Ställen gehaltenen Tiere, die man zur besseren Unterscheidung mit Farbpunkten auf Nase, Rücken oder Fuß kennzeichnete. So hatte das Meerschweinchen mit der Nummer 82 eine rote Nase und einen blau markierten Rücken, die Nummer 41 hatte einen roten linken Vorderfuß (siehe nebenstehende Abbildung 20).

Veränderungen der inneren Organe infolge der künstlich erzeugten Krankheit konnten nur durch die Sektion der Tiere festgestellt werden. Deren Zahl wird in den Publikationen immer, wenn auch meist nur beiläufig, erwähnt. Sie bewegte sich im zweistelligen Bereich.[138] Im Verlauf der Jahre konnte sie, wie Behring für seine Milzbrandversuche angibt, auch in die Tausende gehen.[139] Über die Menge der gebrauchten und getöteten Tiere wurde Buch geführt. Sie lässt sich anhand der Aufzeichnungen in Behrings Labortagebüchern ablesen.[140]

In seinem 1906 erschienenen populärwissenschaftlichen Aufsatz *Therapeutische Tierexperimente im Dienste der Seuchenbekämpfung* verteidigt Behring das Tierexperiment, ohne die große Zahl der geopferten Tiere zu verschweigen:

> Die serumtherapeutischen Mittel zur Bekämpfung der Diphtherie und des Tetanus konnten nicht entdeckt werden, ohne daß viele Tausende von Tieren in Laboratoriumsversuchen geopfert wurden […] Derartige Experimente sind für den Forscher ein notwendiges Übel; sie sind auch wenig populär, und es gibt im übrigen ganz verständige Menschen, welche die Bekämpfung der Tierexperimente statt der Bekämpfung der durch tierexperimentelle Arbeiten vermeidbaren Krankheiten sich zur Lebensaufgabe machen. Wir können aber trotz aller Tierfreundlichkeit auf das Tierexperiment nicht verzichten, falls nicht an Menschen zum Zwecke der Neuentdeckung von Heilmitteln experimentiert werden soll […]. Der Tierversuch leistet aber mehr als der Menschenversuch. Wir sind nämlich in der experimentellen Beobachtung des gesunden und kranken Tierlebens viel unbefangener und vorurteilsfreier als in der Beobachtung und Beurteilung gesunder und kranker Menschen. Wenn wir daher absichtlich […] manches Tier opfern, so sollte man das nicht inhuman nennen, wo doch dieses Unternehmen ein sehr menschenfreundliches, also ein sehr humanes ist.[141]

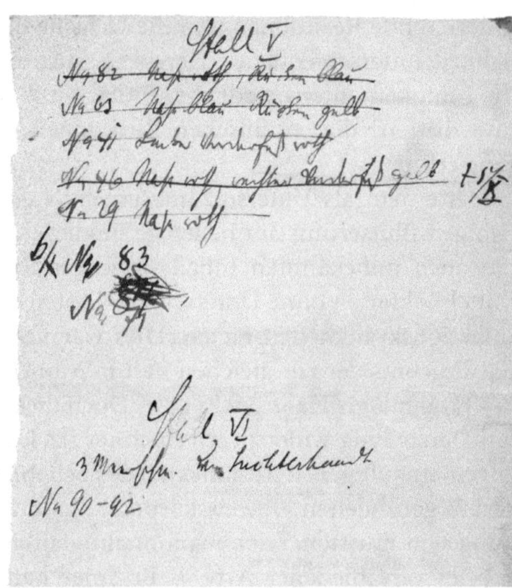

Abb. 20: Aufzeichnungen Behrings über Tierversuche. Die Ziffern bezeichnen die Labortiere in Stall V und Stall VI. Tier Nr. 46, »Nase roth, rechter Vorderfuß gelb«, starb am 5. August (»† 5/8«). Aus Stall VI wurden drei Meerschweinchen (Nr. 90-92) entnommen.

Der Nutzen, den man »aus der Untersuchung der Bedingungen des gesunden und kranken Tierlebens und aus den Sektionsbefunden von Tierkadavern« in den »modernen experimentell-therapeutischen Laboratorien« ziehe, komme der »Erhaltung der menschlichen Gesundheit und [der] Verhütung des vorzeitigen Todes ungezählter Individuen des Menschengeschlechts« zugute. Damit sei das Tierexperiment ein durchaus menschenfreundliches Unternehmen und unverzichtbar.[142]

In der Darstellung ihrer Laborarbeit mit Experimentaltieren blenden die Berichterstatter den Aspekt des *Tieropfers* und die Brutalität des Vorgehens beim Tierversuch zumeist aus; das Rattenbrett, die Kopfzange oder das durch Genickschläge getötete Kaninchen[143] finden nur am Rand Erwähnung. Das Foto von Behring und Scholz mit den zutraulichen Meerschweinchen am Labortisch erzählt von einer Eintracht zwischen Mensch und Tier, welche der blutigen Realität des Experimentallabors keinesfalls entsprach.[144]

2.3. Vorstufen der Blutserumtherapie: Toxin und Antitoxin

Die Immunitätsfrage

Die von Koch angeordnete Aufgabe, die unterschiedliche Empfänglichkeit eines Tieres für bakteriell erzeugte Krankheiten zu überprüfen, hatte die Untersuchung ganz unterschiedlicher Wirbeltiere – es waren ja neben den Säugern auch Amphibien und Vögel untersucht worden – nötig gemacht. Studiert werden sollten differierende Reaktionen und die Ursache der Differenz: einerseits die Empfänglichkeit unterschiedlicher Tierspezies für eine Infektionskrankheit, andererseits die Fähigkeit unterschiedlicher Blutseren, Bakterien abzutöten,[145] und schließlich und drittens die spezifischen Reaktionen verschiedener Krankheitserreger auf Blutserum.

Hätte man als Untersuchungsergebnis eine unspezifische Wirkung eines beliebigen Blutserums auf beliebige Bakterien festgestellt, hätte dies bedeutet, dass die noch unbekannten Inhaltsstoffe des Serums ähnlich einem Desinfektionsmittel Bakterien ohne Unterschied abtöten und so einen generellen Schutz gegen Infektionskrankheiten bieten. Dies war nach Auffassung Behrings und Nissens das Ergebnis der zur gleichen Zeit in München durchgeführten Untersuchungen des Hygienikers Hans Buchner.[146] Doch dieser nach Meinung des Autors verkürzten Darstellung widersprach Buchner nachdrücklich: Niemals habe er von einer allgemeingültigen Wirksamkeit jedes beliebigen Serums gesprochen. Die im Blutserum gefundenen »Eiweisskörper«, die in aktivem Zustand die Träger der Wirkung sein müssten, seien »von mannigfaltiger und bei den verschiedenen Thierspecies verschiedener Art«.[147] Buchner hatte Recht. Behring dagegen hielt die Eiweißnatur der Substanz zu diesem Zeitpunkt für reine Spekulation.[148]

Obgleich sie bezüglich der Natur des Wirkstoffs vorsichtig blieben, kamen Nissen und Behring hinsichtlich des Wirkmechanismus zu einem ähnlichen, wenn auch im Detail differenzierteren Ergebnis. Anhand der als Versuchsvariablen eingesetzten, von unterschiedlichen Tierspezies gewonnenen Blutseren und unterschiedlichen bakteriellen Krankheitserregern hatten sie zeigen können, dass die für Milzbrand sehr empfänglichen Meerschweinchen nach der Immunisierung nur gegen Milzbrand, aber gegen keine andere Krankheit immun waren. Auch Meerschweinchen, die sie gegen *Vibrio Metschnikovii* immunisiert hatten, waren nur gegen die Vibrionenseptikämie immun.[149] Sie schlussfolgerten, dass die bakterienhemmende Wirkung des Blutserums, die den Schutz vor Erkrankung erzeugt, eine spezifische sei. Bezüglich der Immunität eines Tieres gegenüber einer bakteriell erzeugten Krankheit und der bakterienfeindlichen Wirkung seines Blutserums ließen sich »gesetzmässige Beziehungen nachweisen«.[150] Die Immunität werde durch im Blutserum gelöste Stoffe oder »Substanzen« erzeugt, diese seien aber bisher noch unbekannt.[151]

> Diejenigen Substanzen, welche den gegen Vibrionensepticämie immunisirten Meerschweinchen Immunität gegen den Vibrio Metschnikovi verschaffen […,] müssen gänzlich verschieden sein von denjenigen, die im Rattenserum Milzbrandbacillen abtödten, und auf die wir geneigt sind, die natürliche Milzbrandimmunität der Ratten bezw. ihre grosse Widerstandsfähigkeit gegen die Milzbrandinfection zurückzuführen.[152]

Ihren am 1. März 1890 abgeschlossenen Untersuchungen gaben die beiden Autoren den programmatischen Untertitel *Ein Beitrag zur Immunitätsfrage.*

In den überaus aufwändigen Experimenten, die Zeit und Material forderten, waren nun also Gesetzmäßigkeiten zwischen dem spezifisch auf Erreger wirkenden Blutserum und der erworbenen Immunität aufgezeigt worden. Eine allgemeingültige und befriedigende Erklärung der Immunitätsentstehung war jedoch ebenso wenig gefunden wie die Klärung der Wirksubstanz. In dieser Situation, die zwar erste Erkenntnisse, aber noch offene Fragen bereithielt, griff Behring auf seine früheren Jodoformstudien zurück und verknüpfte die damaligen Erkenntnisse mit den Befunden der Blutserumstudien.

Bei seinen frühen Forschungen, schreibt Behring 1893, habe er festgestellt, dass der Ausbruch einer ansteckenden Krankheit durch »Imprägnirung der gefährdeten Individuen mit schützenden Stoffen (Immunisirung)« verhindert werde. Diese Behandlung verhüte eine drohende Krankheit, eine ausgebrochene werde zum Stillstand gebracht.[153] Mit seinen Jodoformexperimenten habe er damals zeigen können, »wie das Jodoform nicht als *parasiticides*, sondern als *antitoxisches* Mittel die thatsächlich bei seiner Anwendung zu beobachtenden günstigen Wirkungen bei ansteckenden Wundkrankheiten ausübt«.[154] Also nicht der *Parasit*, der Krankheitserreger, sondern das vom Bakterium erzeugte Toxin sollte im Fokus weiterer Untersuchungen stehen.[155]

Die Untersuchungen über das Zustandekommen der Diphtherie-Immunität von 1890

Behring griff also zurück auf die Ergebnisse seiner Jodoformversuche, speziell über die Wirkungsweise des Jodoforms als eine Art Gegengift. Sollte also die erworbene Immunität mit der Entstehung eines *Antitoxins* zusammenhängen? Dieses Antitoxin werde dem Körper nicht wie ein Desinfektionsmittel von außen zugeführt, sondern müsse im Organismus selbst erzeugt werden und zwar als Reaktion auf das giftige Stoffwechselprodukt des Krankheitserregers. Zudem töte das im Blutserum immunisierter Tiere enthaltene Antitoxin nicht die Bakterien (oder *Parasiten*) ab, sondern neutralisiere die von ihnen produzierten Giftstoffe *(Toxine)*. Und schließlich wäre es dann, wenn die Vermutungen alle zuträfen, möglich, mithilfe dieser giftneutralisierenden Agenzien spezifische bakterielle Infektionen zu bekämpfen.[156]

Um seine Hypothesen zu belegen, benötigte Behring zweierlei: ein bekanntes Bakterientoxin und Tiere, die gut gegen dieses immunisiert werden konnten. Die erste Voraussetzung war durch Löfflers Reinzüchtung des Diphtherieerregers und die Pariser Diphtherieversuche von Roux und Yersin erfüllt, die gezeigt hatten, wie man durch spezielle Filter reines, von Bakterienbestandteilen freies Diphtheriegift gewinnt.[157]

Für Tiere sorgte Behring selbst. In seinen Labortagebüchern finden sich neben Exzerpten auch Aufzeichnungen über Immunisierungsversuche mit Meerschweinchen und Kaninchen.

Wie in seinen *Untersuchungen über das Zustandekommen der Diphtherie-Immunität* zu lesen, hatte Behring im Januar 1890 begonnen, mit dem Erreger der Diphtherie zu experimentieren.[158] Sein Untersuchungsmaterial entnahm er einem im selben Monat an Diphtherie verstorbenen Kind, von dessen »Diphtherie-Membran« er einen Rachenabstrich machte. Die Bakterien züchtete er in Bouillon an, um mit den so gewonnenen Diphtheriekulturen zunächst die angeborene Immunität gegen Diphtherie bei verschiedenen Säugetieren zu testen. Während die bekanntlich immunen Mäuse und Ratten wie erwartet gesund blieben, starben die Kaninchen und die Meerschweinchen innerhalb von vier Tagen, ein Hammel fünfzig Stunden nach der subkutanen Injektion.

In einer weiteren und ganz entscheidenden Versuchsreihe ging Behring der wichtigen Frage nach, ob man die erworbene (künstliche) Immunität im Experiment erzeugen könne und ob es möglich sei, gerade solche Tiere wie Kaninchen und Meerschweinchen, die sehr empfänglich gegen Diphtherie sind, immun zu machen. Dazu griff er zunächst auf die von Carl Fraenkel praktizierte Methode der mit Kaliumdichromat bzw. Kristallviolett sterilisierten Diphtheriebakterienkulturen zurück,[159] um dann eine eigene Vorgehensweise anzuwenden. Mit dieser erzielte er einen Durchbruch. Er vermischte Jodtrichlorid (I_2Cl_6) – ein wegen seiner stark antiseptischen Wirkung weit verbreitetes und leicht zugängliches Arzneimittel –[160] mit vier Wochen alten Diphtheriekulturen im Verhältnis 1:500. Nach einer sechzehnstündigen Einwirkzeit wurden zwei Kubikzentimeter des Gemischs in die Bauchhöhle von Meerschweinchen appliziert. Die Tiere blieben am Leben. Drei Wochen später wurden dieselben Versuchstiere wiederum mit einer in einer Bouillon herangezüchteten Diphtheriekultur geimpft, wobei die Nährlösung mit Jodtrichlorid im Mischverhältnis 1:5500 angereichert worden war. Wieder blieben die vorbehandelten Tiere am Leben, das Kontrolltier starb nach sieben Tagen. Im zeitlichen Abstand von vierzehn Tagen wurden die überlebenden Meerschweinchen nun mit einer vollvirulenten Diphtheriekultur geimpft. Auch diese Impfung überlebten sie.

Bei einer dritten Versuchsreihe wurde bakterienfreies Gewebe (Pleuratranssudat) direkt aus an Diphtherie verendeten Tieren entnommen und verimpft. Die meisten Versuchstiere starben. Die wenigen, die überlebten und wieder gesund wurden, vertrugen eine weitere Impfung, ohne dabei Schaden zu nehmen.

Bei einer vierten Versuchsreihe wurden weder die Tiere noch die Kulturen vorbehandelt. Hier nun wurden die Tiere mit Diphtherieerregern durch subkutane Injektion infiziert. Nur diejenigen überlebten, die sofort danach mit Jodtrichloridlösung, an der gleichen Stelle subkutan gespritzt, behandelt wurden. Die unbehandelten oder die erst nach über sechs Stunden behandelten Meerschweinchen starben, die überlebenden waren immun. In seinem Resümee spricht Behring von einer »respektablen therapeutischen Wirkung«, betont aber die starken Nebenwirkungen des ätzenden Jodtrichlorids. Ausdrücklich weist er darauf hin, dass dieses Mittel für Menschen nicht geeignet sei, nach einem Heilmittel für Menschen suche er noch.

In der Deutung seiner Beobachtungen blieb Behring vorsichtig. Er vermutete, dass die Diphtheriebakterien bei der Züchtung und Kultur »Stoffwechselproducte« erzeugten, die mit der erwiesenen erworbenen Immunität in Zusammenhang stünden:

> Was nun das Zustandekommen der Diphtherie-Immunität durch die eben skizzierte Methode betrifft, so bin ich zu der Annahme der Mitwirkung von Stoffwechselproducten der Diphtheriebacillen durch die Thatsache veranlasst, dass es mir nicht gelungen ist, durch alleinige Vorbehandlung mit Jodtrichlorid Meerschweinchen immun zu machen.[161]

Tatsächlich hatte Behring mit seiner Versuchsanordnung einen chemischen Prozess in Gang gesetzt, bei welchem dem Jodtrichlorid eine wichtige Rolle zukam. Die Jod-Chlor-Verbindung reagierte mit dem Stoffwechselprodukt des Bakteriums, dem Toxin, und schwächte es ab, ohne es komplett zu inaktivieren. Nach der Applikation in den Tierkörper konnte das abgeschwächte, aber nicht komplett inaktive Toxin eine Immunreaktion des Organismus auslösen, der Antikörper gegen das Toxin bildete. In der geschilderten Versuchsanordnung hatte der Meerschweinchenorganismus Antikörper gebildet, was durch den abschließenden Impfdurchgang mit virulenten Kulturen bewiesen worden war.[162]

Bei aller Vorsicht endet Behrings Beschreibung seiner Versuche mit einem Ausblick voller Hoffnung. Sie speiste sich aus den Ergebnissen der im Institut parallel durchgeführten Tetanusforschungen. Mit seinem japanischen Kollegen Shibasaburō Kitasato hatte er das Blut tetanusimmuner Kaninchen auf tetanuskranke Mäuse übertragen, die – obwohl bereits »tetanisch geworden« – daraufhin sehr schnell wieder gesund wurden: »Die Möglichkeit der Heilung auch ganz acut verlaufender Krankheiten ist danach nicht mehr in Abrede zu stellen.«[163]

In dem Beitrag über die erworbene Diphtherieimmunität lässt Behring seine Leserschaft also teilhaben an den Versuchstechniken, den angewandten Methoden und den erzielten Ergebnissen. Dank der noch vorhandenen Labortagebücher dieses Jahres weitet sich der Blick auf den Alltag im Labor. Diese eher unsystematischen Aufzeichnungen in den Kladden zeigen Suchbewegungen und den Wunsch, aus den bisher gewonnenen Erkenntnissen therapeutische Maßnahmen zur Heilung von Infektionskrankheiten zu finden. Aber sie halten auch einen ganz besonderen Moment im Forscherleben des so abgeklärt wirkenden Behring fest. Als er am 23. November 1890 endlich feststellen konnte, dass die mit dem Blutserum immunisierter Tiere vorbehandelten Meerschweinchen nach der Verabreichung des Bakterientoxins keine Krankheitssymptome zeigten,[164] muss er ein unmittelbares Erlebnis des *Heureka!* – Ich hab's gefunden! – verspürt haben. Unter der Überschrift »Mechanismus des Zustandekommens der Immunität« notiert er in seinem Labortagebuch: »Ist das Blut der immunen Thiere im Stande die Giftwirkung aufzuheben. Jawohl!«[165]

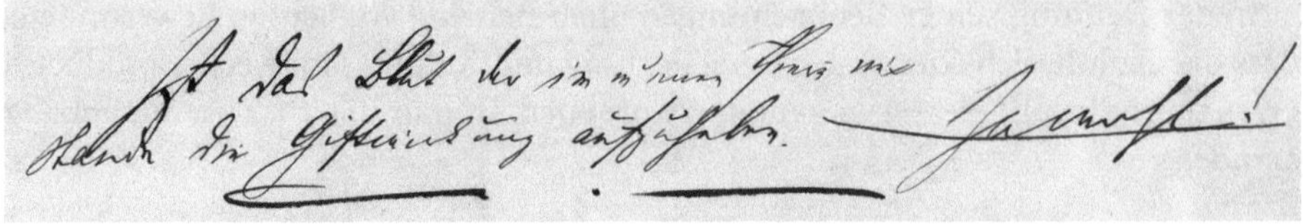

Abb. 21: »Ist das Blut der immunen Thiere im Stande die Giftwirkung aufzuheben. Jawohl!« Eintrag Behrings in seinem Labornotizbuch, 23.11.1890.

Die durchgeführten Experimente hatten Behrings Blutserum-Hypothese bestätigt. Die zielstrebige, Gewissheit ausstrahlende Handschrift setzt hinter die Frage kein Fragezeichen mehr, im Gegenteil, ein Ausrufezeichen und eine Unterstreichung dominieren diesen Eintrag.

3. Shibasaburō Kitasato, ein Mitarbeiter in Kochs Forschungs-»Unternehmen«

Erinnern wir uns: Bereits im Winter 1886/87 hatte Behring das gut ausgestattete neue Hygieneinstitut in der Klosterstraße kennenlernen können und schon damals von dem Angebot, Labortechniken zu erlernen, eigene Forschung zu betreiben und in Forschernetzwerke eingebunden zu sein, profitiert. Die Rückkehr in das Institut, das einen lebhaften wissenschaftlichen Austausch garantierte, war für Behring ein Gewinn. Auch Koch profitierte von dem erfolgreichen Mitarbeiter. Als Behring seinen Vorgesetzten im Frühjahr 1890 auf seine Entdeckung aufmerksam machte, dass Rattenblut eine therapeutische Wirkung auf an Milzbrand erkrankte Mäuse zeigte, hielt Koch dies für so interessant und wichtig, dass er dies Kultusminister Gustav von Goßler[166] bei seinem Besuch im Hygieneinstitut demonstrierte.[167]

Koch selbst, Leiter des Instituts und Lehrstuhlinhaber an der Berliner Universität, befand sich Ende der 1880er Jahre in einer wenig komfortablen Lage. Gradmann spricht sogar von einer »Krise des Forschers«.[168] Als Nichthabilitierter war er auf dem Lehrstuhl einer Fakultät, die ihm kritisch gegenüberstand. Dazu hatte er, da die Zeit der technologischen Innovationen im Labor und der erfolgreichen Identifizierung von Krankheitserregern ihrem Ende entgegenging, mit forschungsstrategischen Problemen zu kämpfen. In der direkten europäischen Nachbarschaft hatte der französische Konkurrent Louis Pasteur 1885 der Öffentlichkeit ein wirksames Serum gegen die Tollwut präsentiert,[169] das ein wissenschaftlicher und kommerzieller Erfolg wurde. Koch und sein Institut waren einem Konkurrenzdruck hinsichtlich der Entwicklung therapeutischer Verfahren ausgesetzt. Dass auch Pasteurs Mitarbeiter mit Erfolg die bakteriologische Forschung und die Entwicklung von Impfstoffen vorantrieben, wurde durch die Publikationen, die seit 1887 in den *Annales de l'Institut Pasteur* veröffentlicht wurden, eindrucksvoll vor Augen geführt.[170]

Frischer Wind durch die Aufnahme engagierter und innovationsfreudiger Mitarbeiter konnte Kochs Institut also nicht schaden. Betrachtet man das Laboratorium als kollektives wissenschaftliches *Unternehmen*, wie es Gerald L. Geison in seinem Aufsatz über Pasteurs Pariser Labor als Marketingunternehmen getan hat,[171] waren begabte und ehrgeizige Wissenschaftler ein nicht zu unterschätzender Produktionsfaktor, der der *Firma* »Hygienisches Institut der Universität Berlin« durch publizistischen Ausstoß und symbolische Produkte einen Zuwachs an Renommee verschaffen konnte.[172]

3.1. Ein Forschungsverbund zwischen Japan und Deutschland

Zu den ambitioniertesten Wissenschaftlern – oder, um mit Geison zu sprechen: »Arbeitskräften« – in der Klosterstraße gehörte der japanische Bakteriologe und promovierte Arzt Shibasaburō Kitasato.[173] Kitasato war sieben Jahre, von 1885 bis 1892, Mitarbeiter Kochs; bei seiner Ankunft in Berlin war er keineswegs bakteriologischer Anfänger. Nachdem er die Medizinschule in seinem Heimatort Oguni in der Präfektur Kumamoto besucht und über den niederländischen Arzt Constant George van Mansvelt[174] erste Einblicke in die europäische Medizin erhalten hatte, setzte er, gefördert durch Mansvelt, seine Ausbildung in Tokio fort, wo er 1883 promoviert wurde. Wie es heißt, soll er als Forschungsassistent im Labor Masanori Ogatas, der ebenfalls bei Koch in Berlin gelernt hatte und 1884 aus Deutschland zurückgekehrt war, *Vibrio cholerae*, den Choleraerreger, unter dem Mikroskop demonstriert haben,[175] was bedeutet, dass er die bakteriologischen Labortechniken wie die von Koch entwickelte Züchtung der Bakterienreinkulturen beherrschte.

Ogatas und Kitasatos Aufenthalt in Deutschland verdankt sich wie der vieler anderer japanischer Gastwissenschaftler einer tiefgreifenden politischen Veränderung in Japan.[176] Die 1868 durch den Regierungsantritt des *Tennōs* (Kaisers) Mutsuhito beginnende *Meiji*-Regierung förderte die Öffnung Japans nach Westen. Seit 1870 begaben sich japanische Ärzte und Absolventen der Universität Tokio – des damals einzigen Instituts, in dem Medizin nach europäischem Vorbild unterrichtet wurde – zur Krönung ihrer medizinischen Ausbildung nach Europa, um sich in deutschen Universitätsinstituten und -krankenhäusern speziell in Chirurgie, Augenheilkunde, Innerer Medizin oder Bakteriologie weiterzubilden.[177]

Die japanische Regierung betrachtete die im Ausland arbeitenden jungen Männer auch »als Botschafter der Regierung«, die nach ihrer Rückkehr dazu beitragen sollten, einen modernen japanischen Staat nach westlichem Vorbild zu errichten.[178] Gemäß dieser Erwartungen war die Beherrschung der deutschen Sprache neben hoher Lernmotivation und hervorragenden Leistungen während des

Medizinstudiums die wichtigste Voraussetzung für das Auslandsstipendium.[179] Bezüglich der Gesamtheit ihrer Qualifikationen bildeten die jungen Leute die akademische Elite ihres Landes.

Kitasato, der noch heute zu den angesehensten Bakteriologen Asiens zählt,[180] kann dieser Elite zugerechnet werden. Seine erste auf Deutsch erschienene Publikation nahm Bezug auf sein Heimatland: Ein 1887 in der *Deutschen medicinischen Wochenschrift* veröffentlichter Aufsatz, mit dem er unversehens in die internationale Wissenschaftlergemeinschaft aufgenommen wurde,[181] widmet sich der Anfang des 19. Jahrhunderts nach Japan eingeschleppten Cholera.[182] Die auf die historisch-epidemiologisch ausgerichtete Studie folgenden Arbeiten, ebenfalls auf Deutsch geschrieben und in der noch jungen *Zeitschrift für Hygiene* bzw. dem ebenfalls gerade ins Leben gerufenen *Centralblatt für Bakteriologie und Parasitenkunde* publiziert, sind unverkennbar in Kochs Labor entstanden. Dazu gehört auch die Untersuchung über das Verhalten von Typhus- und Cholerabakterien bei Züchtung auf säure- oder alkalihaltigen Nährböden, die Kitasato 1886 zum Teil mit dem russischen Bakteriologen Paul Liborius[183] durchführte.[184] Es folgten weitere Berichte zu bakteriologischen Themen, unter anderem über *Spirillum concentricum*, über den Rauschbranderreger und über das Tetanusgift.[185]

Kitasato arbeitete bei Koch zunächst mit dem damals üblichen dreijährigen staatlichen Auslandsstipendium. Ende 1887 beantragte er beim japanischen Innenministerium eine Verlängerung seines Aufenthaltes, was Koch nachdrücklich unterstützte, indem er ihn mit Erfolg zur Habilitation vorschlug.[186] Schließlich wechselte er 1891 mit Koch vom Hygieneinstitut der Universität in das neu gegründete *Preußische Institut für Infektionskrankheiten,* zu dessen Direktor Koch berufen worden war.

Von Anfang an schätzte und förderte Koch den japanischen Kollegen. Er wurde nicht enttäuscht. Den ihm von Koch erteilten Auftrag, den Erreger des Wundstarrkrampfs, *Clostridium tetani*, zu isolieren und in Reinkultur zu züchten, konnte Kitasato zu Kochs Zufriedenheit ausführen; am 27. April 1889 präsentierte er die ersten Ergebnisse, wiederum in hervorragendem Deutsch, beim 18. Kongress der Deutschen Gesellschaft für Chirurgie in Berlin. In seinem Vortrag beschrieb er die erforschten Mikroorganismen als obligat anaerobe Bakterien, die nur bei Luftabschluss wachsen, sich mit den üblichen Anilinfarbstoffen färben lassen und eine gewisse Eigenbewegung besitzen.[187] Über die Tetanuserkrankung selbst und die Ursache für die Entwicklung der typischen Lähmungssymptome, die wie die Diphtherie durch ein Bakterientoxin erzeugt werden, äußerte er jedoch nur die Vermutung, »dass die Bacillen vor ihrem Verschwinden das von Brieger gefundene chemische Gift produciren«.[188]

Seine Hypothese konnte Kitasato in gemeinsam mit Theodor Weyl[189] durchgeführten Versuchen bestätigen. Die Ergebnisse veröffentlichte er 1890 in dem Aufsatz *Zur Kenntnis der Anaëroben.* Mit dem Begriff werden Lebewesen bezeichnet, die für ihren Stoffwechsel keinen Sauerstoff benötigen oder sogar durch

Sauerstoff an Wachstum und Vermehrung gehindert werden. Zu Letzteren gehört der Erreger des Tetanus, *Clostridium tetani*.

Der Text nimmt auch Bezug auf Ludwig Brieger und dessen Ptomain-Forschungen.

> Nachdem der eine von uns (K.[itasato]) den Tetanusbacillus in Reincultur erhalten hatte, liess sich die Entscheidung der Frage versuchen, ob die wesentlichen Symptome des Wundstarrkrampfes durch giftige Stoffwechselprodukte des *Bacillus Tetani* veranlasst würden oder ob dieselben durch die Tetanusmikroben an und für sich bedingt seien.
>
> Diese Frage scheint zu Gunsten der chemischen Theorie entschieden zu sein, da *Brieger* in einer meisterhaften Experimentaluntersuchung aus Tetanusculturen einen krystallinischen Stoff, das *Tetanin*, abschied, welcher Thiere unter den wesentlichsten Symptomen des Wundstarrkrampfes tödtete.
>
> Allein *Brieger* standen damals [...] Reinculturen nicht zur Verfügung.[190]

In einem zeitintensiven Verfahren wurde salzsaures *Tetanin* (das Tetanustoxin) gewonnen, das nun im Tierversuch an weiße Mäuse und Meerschweinchen verimpft wurde. Nach vorübergehenden und harmlosen Symptomen[191] blieb das Meerschweinchen am Leben, während die Mäuse starben. Das typische Symptom des Wundstarrkrampfs, eine krampfartige Muskelstarre, trat erst bei Verabreichung einer größeren Dosis auf.

In einer weiteren, gesondert veröffentlichten Versuchsreihe wandte sich Kitasato dem Tetanusgift zu.[192] Bei der chemischen Untersuchung des Toxins, über dessen chemische Natur er ebenso wenig sagen konnte wie Behring und Nissen, fand er heraus, dass das Toxin sowohl durch Säuren als auch durch Laugen zerstört wird. Das Toxin sei eine nicht näher definierte »Substanz«.[193] Bei seinen Tierexperimenten ging er zunächst der Frage nach, ob man die gegen das Tetanusgift so empfindlich reagierenden Mäuse durch *Gewöhnung* immunisieren könne. Da aber alle mit Toxin oder Bakterienkulturen behandelten Experimentaltiere – sowohl Mäuse als auch Kaninchen – nach einer gewissen Zeit starben, musste er schlussfolgern, dass zwar in geringem Maße eine Gewöhnung zu beobachten sei, dass sich mit der Methode aber »kein Thier gegen Tetanus immunisiren« lasse.[194]

Das Phänomen der Giftgewöhnung, zu Behrings Zeiten auch als Mithridatisation (nach König Mithridates VI. von Pontos) bezeichnet,[195] war ein häufig diskutiertes Erklärungsmodell für die Immunitätsentstehung. Behring hatte dazu einen eigenen Standpunkt. Er wies ausdrücklich darauf hin, dass die erworbene Immunität keinesfalls als eine Gewöhnung oder »Giftwiderständigkeit« gegenüber Bakteriengiften zu verstehen sei. Die erworbene Immunität sei nicht vergleichbar mit der »›Uebung‹« oder »›Abhärtung‹ vitaler Organe«, wie man sie »bei Alkoholikern, bei Morphiophagen, bei Arsenikessern« beobachte, bei denen angeblich »gewisse lebenswichtige Centren auf das in Frage kommende Gift nicht

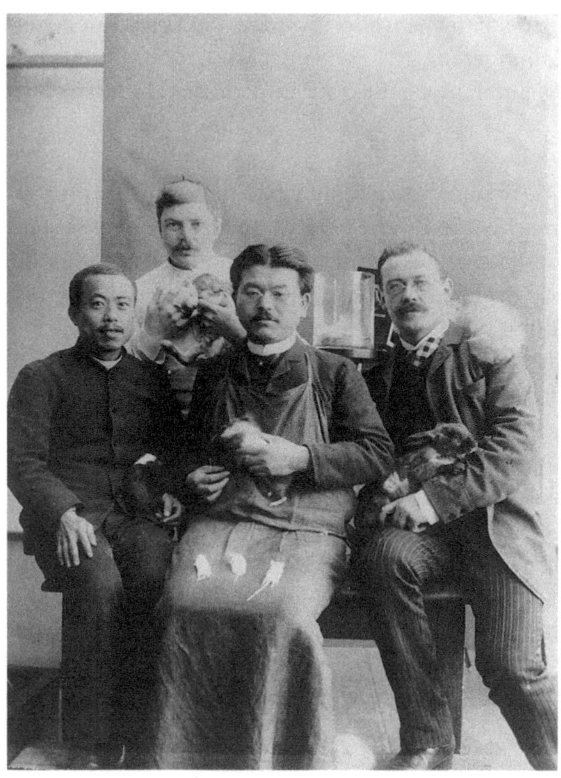

Abb. 22: Shibasaburō Kitasato mit Erich Wernicke und zwei weiteren Kollegen. Auf dem Foto werden Kitasatos Versuchstiere, die weißen Mäuse und Kaninchen, gezeigt. Links vermutlich der Bakteriologe Kunitarô Okara, der zwischen Februar 1890 und Juni 1893 in Berlin arbeitete (Auskunft H.-J. Chen).

mehr reagiren«.[196] Vielmehr beruhe die Immunität auf der Fähigkeit des Blutes, die von den Krankheitserregern produzierten giftigen Substanzen »unschädlich zu machen«.[197] Auch in seiner umfangreichen Abhandlung *Ueber Desinfection, Desinfectionsmittel und Desinfectionsmethoden* von 1890 äußerte sich Behring über die desinfizierenden Eigenschaften des Blutes und unterschied zwischen »bacterienfeindliche[n]«, »bacterien*gift*vernichtende[n]« und »abschwächende[n]« Fähigkeiten des Blutes. Für die bakterien*gift*feindliche Wirkung schlug er abhängig von der Natur der Bakterientoxine die Begriffe »antitoxisch« bzw. »antifermentativ« vor.[198]

Die Immunisierung gegen Tetanus gelang Kitasato schließlich im Rückgriff auf eine Experimentalanordnung Behrings, der seine Versuchstiere, wie beschrieben, unter Einsatz des Jodtrichlorids gegen Diphtherie hatte immunisieren können. Im Gegensatz zu Behring führte Kitasato seine Versuche nicht mit Meerschweinchen, sondern mit Kaninchen durch, die er »refraktär«, also unempfindlich, gegen Tetanus machen wollte. Nachdem er einem mittelgroßen Kaninchen 0,3 cm^3 einer gefilterten Tetanuskultur (d.h. Tetanustoxin ohne Bakterienbestandteile) subkutan injiziert hatte, spritzte er an dieselbe Stelle 3 cm^3 einer einprozentigen Jodtrichloridlösung. Die lokale Behandlung mit dem Jodtrichlorid wiederholte er nach 24 Stunden. Einen Tag nach dieser Anwendung trat »Steifigkeit« auf, das Tier entwickelte also leichte Symptome des Tetanus, die Behandlung mit der Jodtrichloridlösung wurde fortgesetzt. Nach zehn Tagen der Ruhe waren die Symptome verschwunden, das Tier schien gesund zu sein.

Um schließlich zu überprüfen, ob das Kaninchen nun tatsächlich immun gegen Tetanus war, wurden ihm zwei Kubikzentimeter Filtrat (bakterienfreies Tetanustoxin) gegeben, was zu vorübergehenden geringen Krankheitserscheinungen führte. Bei späterer Impfung mit einer Bouillonkultur aus Tetanuserregern traten erneut leichte Krankheitssymptome auf, die aber bald wieder verschwanden. Auch der vier Wochen später durchgeführte Test mit einer Kultur aus stark virulenten Tetanusbakterien verlief erfolgreich, das Tier blieb gesund.[199]

Die Immunisierung inklusive aller Überprüfungen nahm zweiunddreißig Tage in Anspruch. Der erste Schritt, die eigentliche Immunisierung des Tieres bis zur Wiederherstellung der Gesundheit, dauerte etwa zwölf bis vierzehn Tage. Mit seinen Versuchen hatte Kitasato den Beweis erbringen können, dass es möglich war, Kaninchen »künstlich« gegen Tetanus zu immunisieren, und darüber hinaus, dass man mit dem Blut (oder Serum) der tetanus-immunen Kaninchen andere Tiere »wiederum immun machen oder die ausgebrochene Krankheit heilen konnte.«[200]

3.2. »Blut ist ein ganz besonderer Saft«

Geisons Gedanke vom Forschungslabor als einem kollektiven wissenschaftlichen Unternehmen manifestiert sich in einem der eindrucksvollsten Synergieeffekte der Immunologiegeschichte, in dem Aufsatz *Ueber das Zustandekommen der Diphtherie-Immunität und der Tetanus-Immunität bei Thieren.*[201] Der am 4. Dezember 1890 unter der Autorschaft von Behring und Kitasato in der *Deutschen Medicinischen Wochenschrift* erschienene Aufsatz zählt zu den berühmtesten und einflussreichsten Publikationen der Medizin. In der Medizinhistoriographie wird der Text bis heute gerne als Meilenstein der Immunologie[202] bzw. als revolutionär in theoretischer, konzeptioneller, technischer und therapeutischer Hinsicht beurteilt.[203]

Die weniger als zwei Druckseiten umfassende Mitteilung präsentiert die Ergebnisse der in Kochs Institut parallel durchgeführten Tetanus- und Diphtherieforschungen, aus denen die Verfasser ein gemeinsames Resümee zogen. Der Aufsatz beginnt mit einer Zusammenfassung der Untersuchungsergebnisse, die bezüglich der ihnen innewohnenden optimistischen Aussichten tatsächlich als aufsehenerregend gelten können, versprachen sie doch Heilung und Schutz vor Infektionskrankheiten:

> Bei unseren seit längerer Zeit fortgesetzten Studien über Diphtherie (Behring) und Tetanus (Kitasato) sind wir auch der therapeutischen und der Immunisirungsfrage nähergetreten, und bei beiden Infektionskrankheiten ist es uns gelungen, sowohl inficirte Thiere zu heilen, wie die gesunden derartig vorzubehandeln, dass sie später nicht mehr an Diphtherie bezw. am Tetanus erkranken.[204]

Auch hinsichtlich der Frage der erworbenen oder künstlichen Immunität gibt es eine eindeutige Aussage, im Original durch Sperrdruck hervorgehoben:

> Die Immunität von Kaninchen und Mäusen, die gegen Tetanus immunisirt sind, beruht auf der Fähigkeit der zellenfreien Blutflüssigkeit, die toxischen Substanzen, welche die Tetanusbacillen produciren, unschädlich zu machen.[205]

Im Immunitätsgeschehen übernimmt das Blutserum – bzw. eine in ihm enthaltene bis dahin noch nicht bestimmte Substanz – also eine aktive Rolle. Das ist die Grundaussage. In ihrer Argumentation stellen die Autoren in Ergänzung des programmatischen Fazits ihre Experimentalanordnung und den Verlauf der Versuche sehr ausführlich vor, die Kernaussagen werden belegt und für das Fachpublikum nachvollziehbar gemacht; denn auch andere Forscher arbeiteten, wie gezeigt, zur gleichen Zeit über das Blutserum und Immunisierungsmethoden gegen Infektionskrankheiten.[206] Breiten Raum nehmen, obwohl im Titel Behrings Diphtherieforschungen an die erste Stelle gerückt sind, die Tetanusversuche Kitasatos ein, der mit zuvor immunisierten Kaninchen und Labormäusen gearbeitet hatte. Das Ergebnis der insgesamt drei Versuchsläufe mit unterschiedlichen Variablen der Vorbehandlung (mit Kaninchenblut, mit Kaninchenblutserum, ohne Vorbehandlung) bzw. der Nachbehandlung der Mäuse (mit Kaninchenblutserum) hatte bei Aufrechterhaltung der sonstigen Bedingungen (*ceteris paribus*) gezeigt, dass die vor- oder nachbehandelten Labormäuse nicht an Tetanus erkrankten, nachdem ihnen der Erreger appliziert worden war. Im Kontrollversuch starben die unbehandelten Kontrollmäuse, denen Tetanustoxin verabreicht wurde, nach circa sechsunddreißig Stunden. Auch Mäuse, die ein Gemisch aus Tetanustoxin und dem Blutserum tetanusimmuner Kaninchen erhalten hatten, waren dauerhaft gegen Tetanus geschützt, sie waren immun, während die Kontrollmäuse ohne einen zuvor verabreichten Impfschutz verendeten.[207]

Mit Kitasatos Tetanusversuchen war der Beweis geliefert worden, dass eine künstliche Immunisierung möglich war. Infizierte Tiere wurden durch das Blutserum geheilt. Gesunde, mit Kaninchenblutserum vorbehandelte Tiere waren so geschützt, dass sie nicht an Tetanus erkrankten.

In vier griffigen Sätzen fassten die Autoren ihre Ergebnisse zusammen:

1. Das Blut des tetanusimmunen Kaninchens besitzt tetanusgiftzerstörende Eigenschaften.
2. Diese Eigenschaften sind auch im extravasculären Blut und in dem daraus gewonnenen zellenfreien Serum nachweisbar.
3. Diese Eigenschaften sind so dauerhafter Natur, dass sie auch im Organismus anderer Thiere wirksam bleiben, so dass man imstande ist, durch die Blut- bezw. Serumtransfusion hervorragende therapeutische Wirkungen zu erzielen.
4. Die tetanusgiftzerstörenden Eigenschaften fehlen im Blut solcher Thiere, die gegen Tetanus nicht immun sind, und wenn man das Tetanusgift nicht immunen Thieren einverleibt hat, so lässt sich dasselbe auch noch nach dem Tode der Thiere im Blut und in sonstigen Körperflüssigkeiten nachweisen.[208]

Ein resümierender Satz, vorsichtig in der Verneinung formuliert, öffnet eine Tür zur Behandlung des Menschen: »Wir unterlassen es an dieser Stelle, aus unseren Resultaten diejenigen Konsequenzen zu ziehen, die […] vielleicht auch für die Behandlung des diphtheriekranken und des tetanuskranken Menschen nützlich werden können.« Die Möglichkeit, auch Menschen zu therapieren, war in Betracht zu ziehen, weil in den Tierexperimenten Blutübertragungen (»Serumtransfusion«) von einer zur anderen (Säuger-)Spezies stattgefunden hatten. Der Text endet kryptisch und mit Interpretationsspielraum: Die bisherigen Versuchsergebnisse mahnten »eindringlichst«, sich des Wortes zu erinnern: »Blut ist ein ganz besonderer Saft«.[209]

Der humanistisch gebildete Behring, Goethe-Kenner und -Liebhaber,[210] kannte seinen *Faust*. Und er wird gewusst haben, dass nicht nur der mit dem geradezu »metaphysischen Bindemittel« Blut[211] besiegelte Pakt mit dem Teufel, sondern auch die in Fausts Studierzimmer spielende Paktszene förmlich aufgeladen ist mit Bedeutung – ging es doch im Dialog zwischen Mephistopheles und dem Naturwissenschaftler Faust letztlich um die großen Menschheitsfragen; auch um das »hohe Streben«, sowohl für Heinrich Faust als auch für Emil Behring ein Lebensthema.[212] Das für den Vertrag mit dem Teufel benötigte Blut war nicht nur in Goethes *Faust*-Tragödie, sondern auch durch die Forschungen Behrings, Kitasatos und der im engeren wissenschaftlichen Umfeld beteiligten Kollegen ein vielfach konnotierter *Lebens*-Saft.[213] Im Drama war der *Lebenssaft* ein nur schwer lösbares Bindemittel zwischen den Paktierenden, im medizinischen Kontext ein mit naturwissenschaftlichen Methoden validiertes Heil- und Schutzmittel, das durch die Charakterisierung der Autoren als sofort wirksam, sicher und nebenwirkungsfrei[214] zum unschädlichen und Leben erhaltenden Wundermittel erhoben wurde. Schließlich kann der als Schlusssatz gut platzierte Hinweis auf das Blut als Volte gegen Virchows Zellularpathologie und, worauf Myriam Spörri hinweist,[215] auch gegen Metschnikoffs Phagozytosenlehre gelesen werden.

3.3. Prioritätsfragen

Wie gezeigt wurde, standen im Zentrum des gemeinsam publizierten Aufsatzes trotz des anders lautenden Titels Kitasatos Tetanusforschungen und die aus den Tierexperimenten gewonnenen Erkenntnisse. Kitasatos wissenschaftliche Befähigung war durch seine Arbeit vielfach unter Beweis gestellt worden, nicht nur durch die erfolgreichen bakteriologischen Forschungen in Japan und in Berlin oder die Entwicklung von Instrumenten und Hilfsmitteln zur Effizienzsteigerung der Versuche, sondern auch durch die hohe Qualität seiner Publikationen, in denen es ihm gelang, seine Fragestellungen und Experimentalanordnungen systematisch, gut nachvollziehbar und übersichtlich gegliedert darzustellen.[216] Sowohl die persönlichen Erinnerungen ehemaliger Kollegen, die Kitasatos Fleiß, seine Beobachtungsgabe und seine anerkannten technischen Fertigkeiten hervorheben,[217] als auch die beispiellose berufliche Karriere nach den Berliner Jahren bestätigen diesen Befund.

Doch es war Behring, der nicht nur als »Retter der Kinder«, sondern auch als Schöpfer eines neuen Heilprinzips in die Geschichte der Medizin eingegangen ist. Behring erhielt, worauf in einem anderen Kapitel ausführlich eingegangen wird, 1901 für die Entdeckung der Blutserumtherapie den erstmals verliehenen Nobelpreis für Medizin oder Physiologie. Kitasato dagegen fand außerhalb seines Heimatlandes, wenn überhaupt, nur als »Mitarbeiter« Behrings Erwähnung. Durch die von ihm forcierte mediale Präsenz und die deutlichen Hinweise auf seine wichtigen Vorleistungen hat Behring zu dieser Hierarchisierung beigetragen. Noch in einem 1924 verfassten Brief an den Bakteriologen Bernhard Möllers erinnerte Behrings damaliger Kollege Erich Wernicke daran, dass Behring immer wieder darauf hinwies, »daß die Geschichte der Diphtherieserumentdeckung so wenig bekannt wäre, und daß er wiederholt Prioritätsansprüchen gegenüber auch literarisch hätte Stellung nehmen müssen.«[218] »Vielleicht sind am Reichsgesundheitsamt noch Herren, die Behrings Empfindlichkeit und Rücksichtslosigkeit in Prioritätsfragen kennen, auch seinen Mitarbeitern gegenüber.«[219]

Hinsichtlich des Anteils Kitasatos am gemeinsamen Erfolg geschah dies nicht ohne gewisse Skrupel. Behring war sich bewusst, dass Kitasato durch seine Vorarbeiten über den Tetanus zum schnellen Gelingen beigetragen hatte. Dass es von Kitasatos Seite nicht zum offen ausgetragenen Prioritätsstreit kam, hat mehrere Gründe: Auf wissenschaftlicher Ebene erkannte Kitasato Behrings entscheidende Vorarbeiten zur Immunisierung mithilfe von Jodtrichlorid an, auf politischer Ebene verbot es sein Status als ausländischer Gastwissenschaftler, der seinem Lehrer Koch zu Dank verpflichtet war, die eigenen Interessen mit Nachdruck durchzusetzen.

Als Kitasato im Frühjahr 1892 nach Tokio zurückkehrte, hinterließ er für den damals abwesenden Behring nicht nur die bekannte Portraitkarte mit dem standardisierten Widmungstext »Herrn Stabsarzt Dr. Behring zur freundlichen

Erinnerung / Dr. S. Kitasato / Berlin den 21. März 1892«,[220] sondern auch einen persönlichen Brief mit einer Würdigung der Zusammenarbeit, die er »zu den angenehmsten Stunden« seines Berliner Aufenthaltes zählte. Man könnte diese liebenswürdige Formulierung, die durch den abschließenden Gruß »mit herzlichstem Lebewohl und der Hoffnung auf baldiges Wiedersehen Ihr Sie freundschaftlichst grüssender Kitasato«[221] ergänzt wurde, als Ausdruck japanischer Höflichkeit verstehen. Aber Behring scheint keinen Zweifel an Kitasatos Aufrichtigkeit gehabt zu haben. Aus einem Brief an Erich Wernicke spricht Erleichterung:

> [...] der Brief von Kitasato hat mich sehr gefreut. Ja ich muß sagen, daß er ordentlich eine Erlösung für mich war; denn ganz gleichgiltig [sic] konnte es für Kitasato doch nicht sein, daß ich eine Trennung seines u. meines Antheils an der Blutserumtherapie vornahm u. es wäre mir sehr schmerzlich gewesen, wenn ich hätte annehmen müssen, daß er im Stillen das Gefühl mit heimgenommen hätte, bei dieser Trennung zu kurz gekommen zu sein. Es [wa]r das eine mir selber unsympathische, aber vor seinem Fortgang ganz nothwendige Operation. Gott sei Dank, daß sie so gut abgelaufen ist.[222]

Ob es in den Jahren nach Kitasatos Abreise außer der Vermittlung eines japanischen Bakteriologen nach Marburg[223] noch weitere persönliche Kontakte zwischen den beiden Forschern gab, wird aus den erhaltenen Quellen[224] nicht ersichtlich; aufgrund der recht guten Überlieferungssituation erscheint dies aber wenig wahrscheinlich. In ihrer Intensität wäre die Fortsetzung dieser (Arbeits-)Beziehung aber keinesfalls vergleichbar mit Kitasatos lebenslanger Dankbarkeit und Verehrung für Robert Koch,[225] der seinen ehemaligen Mitarbeiter 1908 in Japan besuchte, dort mit überwältigender Herzlichkeit empfangen wurde[226] und auch nach seinem Tod als Lehrer und Vaterfigur gemäß der in Japan herrschenden patriarchalischen Prinzipien anhaltende Verehrung erfuhr.[227]

Nach einem zunächst unerfreulichen Start in Tokio, der auf eine wissenschaftliche Auseinandersetzung über die Ursachen der Vitaminmangelkrankheit Beriberi mit seinem Förderer Ogata zurückzuführen ist[228] und Kitasato die erhoffte akademische Karriere in einer staatlichen Institution versperrte, gründete er schon kurz nach seiner Rückkehr in Tokio ein privates Institut für Infektionskrankheiten nach dem Berliner Vorbild. Von hier aus schickte er seinerseits Mitarbeiter nach Deutschland, unter anderem einen seiner besten Schüler, den Bakteriologen Taichi Kitashima. Kitashimas mehrjähriger Forschungsaufenthalt in Behrings privatem Schlossberglaboratorium in Marburg[229] ist als Akt wissenschaftlicher Kontinuität und Verstetigung des alten Forschungsverbundes zu verstehen.

Die Frage nach der gleichberechtigten Forschungsleistung erhielt 1901 eine besondere Sprengkraft durch die Vergabe des Medizinnobelpreises. Aus Behrings Sicht wird die Frage nach Kitasatos Parität und damit seiner Nobelpreiswürdigkeit verneint. Im gemeinsam publizierten Aufsatz werde deutlich, so die Biographin

Erich Wernickes, Erika Schulte,[230] dass die Forschungsfelder Behrings und Kitasatos getrennt waren: Gleich zu Beginn werde klargestellt, dass Behring über Diphtherie und Kitasato über Tetanus arbeitete.[231] Tatsächlich hebt Behring wenige Absätze später seine alleinige Zuständigkeit für sein Forschungsgebiet, die Diphtherie, *und* vor allem für die Theorienbildung, also das »Erklärungsprincip«, hervor:

> Nun konnte der eine von uns *(Behring)* bei seinen Studien an diphtherieimmunen Ratten und an immunisirten Meerschweinchen feststellen, dass *keine* der oben erwähnten Theorieen [sic][232] uns die Immunität dieser Thiere zu erklären vermag, und er [also Behring, UE] sah sich genöthigt, nach einem anderen Erklärungsprincip zu suchen.[233]

Behring wurde nicht müde darauf hinzuweisen, dass er alleine die Diphtheriestudien betrieben habe. Die »Immunisirung gegenüber der Diphtherie« sei von ihm »allein gefunden worden, und zwar vor dem Beginn der Tetanus-Immunisirungsversuche.«[234] Auch bei der Antitoxinforschung (dem »Erklärungsprincip«) sei er der Vorreiter gewesen. Kitasatos Erfolge bei der Tetanusforschung seien Behrings Vorarbeiten, der Immunisierungsmethode mit Jodtrichlorid, zu verdanken, die Kitasato aufgegriffen und verwendet habe. Außerdem sei die Steigerung der Immunität der Tiere gegenüber dem Tetanusgift wesentlich einfacher durchzuführen als die gegen das Diphtherietoxin.[235] Dies bekräftigte rückblickend auch Erich Wernicke, der die unterschiedlichen Schwierigkeitsgrade der Diphtherie- bzw. Tetanusimmunisierung deutlich voneinander abgrenzte. In der Tat sei es »äußerst schwierig, Meerschweine […] hochgradig gegen Di-Gift zu immunisieren, während es im Gegensatz dazu spielend leicht gelingt, bei kleinen Laboratoriumstieren höchstgradige Tetanus-Immunität zu erzeugen.«[236]

Aus japanischer Perspektive wird hingegen Kitasatos wichtiger Beitrag bei der Immunitätsforschung betont: Er sei es gewesen, der in Berlin die Untersuchungsmethoden verfeinerte, um das Tetanusantitoxin als Verursacher der Krankheitssymptome darzustellen. Er entwickelte nicht nur den *»Kitasato-style filter«* und den *»Kitasato-style mouse restrainer«* [den in seinen *Untersuchungen über das Tetanusgift* vorgestellten Mäusehalter[237]], sondern auch einen Apparat *(»cultivation apparatus for anaerobic conditions«)*, der es ermöglichte, den Tetanusbazillus in einem Inkubator zu züchten. Diese Vorrichtung habe es möglich gemacht, Bakterienkolonien auf der Oberfläche eines Nährmediums zu bilden, die auch mit unbewaffnetem Auge zu sehen waren.[238] Der aus mehreren, durch Schläuche verbundenen Glasflaschen bestehende Apparat ist auf einem berühmten Foto mit dem aufmerksam in die Kamera blickenden Kitasato abgebildet. Wie andernorts bereits dargelegt,[239] hat dieses Bild wegen der dargestellten Versuchsanordnung und ihres Konstrukteurs nicht nur Erinnerungswert, sondern erhält als visuelles Dokument einen argumentativen Charakter, der einer sprachlichen Publikation vergleichbar ist und Kitasatos Bedeutung für die bakteriologische Forschergemeinschaft unterstreicht.

Während Kitasato seine Tetanusstudien bei dem pathologischen Anatomen Wilhelm Schütz in der tierärztlichen Hochschule fortsetzte und dort Versuche mit einem von Behring immunisierten Pferd machte[240] und mit Schütz zusammen Pferde gegen Tetanus immunisierte,[241] startete Behring Anfang 1892 einen regelrechten medialen Parforceritt zur Markierung seines Terrains. Dazu gehörte nicht nur die Platzierung von sechs Aufsätzen in bakteriologischen und medizinischen Fachzeitschriften,[242] sondern auch die in den Briefen an Erich Wernicke[243] dokumentierte Kontaktpflege mit dem Herausgeber der *Deutschen Medicinischen Wochenschrift*, Samuel Guttmann, und die sich anbahnende Geschäftsbeziehung mit dem Leipziger Verleger Georg Thieme, der, wie Behring Wernicke schreibt, ein »sehr nobler äußerst sympathischer noch junger (ca. 30 J.) Herr« sei.[244] Bei der persönlichen Begegnung in Berlin sei auch gleich die Honorarfrage geklärt worden. In Thiemes Verlag erschienen in rascher Folge 1892 und 1893 die Monographie *Die Blutserumtherapie I* und *II* und die bereits erwähnte *Geschichte der Diphtherie*,[245] Letzteres ein mehr als 200 Seiten umfassendes Werk, das Behring neben seiner tagtäglichen Arbeit im Labor verfasste.

Die Buchtitel waren gut gewählt, vermittelten sie doch den Eindruck, den Stand der aktuellen Forschung verbindlich und allgemein anerkannt zu präsentieren. In den *Praktischen Zielen der Blutserumtherapie und die Immunisirungsmethoden zum Zweck der Gewinnung von Heilserum*, als Band I seiner *Blutserumtherapie* erschienen, machte Behring bereits auf der ersten Seite deutlich, dass nicht der mit Kitasato eingegangene Forscherverbund, sondern *er alleine* »eine neue Heilmethode gefunden« habe.[246] Zwar würdigte er im Verlauf der Abhandlung mehrfach Kitasatos Verdienste, strich aber auch die Unterschiede zwischen seiner und der von Kitasato, Ludwig Brieger und August Wassermann angewandten Immunisierungsmethode heraus, die die Gruppe in einem umfangreichen Aufsatz noch einmal dargelegt hatte.[247] Der in der Durchführung schwierigste Teil des Immunisierungsprozesses sei die vorbereitende Arbeit, schreibt Behring, er habe zum Erreichen der Ziele wirksame »neue Immunisirungsmethoden« entwickeln müssen. Diese Vorleistung werde bei der Beurteilung der Gesamtverdienste leicht vergessen.[248]

Auch in Behrings 1893 erschienener *Geschichte der Diphtherie* nimmt die Frage der Immunisierungsmethoden und die damit stets verknüpfte chronologische und inhaltliche Priorität einen breiten Raum ein. Im 6. Kapitel, einer Aufzählung der bisher bekanntgegebenen Immunisierungsmethoden gegen Diphtherie, geht es nochmals um die Zusammenarbeit mit Kitasato. In der gemeinsamen Publikation, so Behring, sei

> expressis verbis darauf aufmerksam gemacht worden, dass die Diphtherieuntersuchungen von mir allein ausgeführt worden sind, und dass unsere gemeinschaftlichen Experimente nur die Anwendung meiner bei der Diphtherie

gesammelten Erfahrungen auf den *Tetanus der Kaninchen* betreffen. *Die Immunisirung gegenüber dem Tetanus der Kaninchen ist von mir und Kitasato gemeinschaftlich, die Immunisirung gegenüber der Diphtherie aber von mir allein gefunden worden, und zwar vor dem Beginn der Tetanus-Immunisirungsversuche.*[249]

Was 1893 noch den Charakter einer Klarstellung trug, eskalierte 1895, als Behring in einem Brandbrief seinem Mentor, dem Ministerialbeamten Friedrich Althoff, die für ihn unerträglichen Zustände in Kochs Institut und seine »Nothlage« schilderte. Unter vielen anderen kränkenden Vorfällen hätten auch Brieger, Kitasato und Wassermann während seines krankheitsbedingten Aufenthaltes in Wiesbaden[250] die Früchte seiner Arbeit »zu escamotieren« versucht.[251]

Einen weiteren Schauplatz der Auseinandersetzung lieferte das Feld der Erstpublikation. Es zeigt den Stellenwert, den der Sachverhalt für Behring hatte, dass er in seiner *Geschichte der Diphtherie* dem Wochentag und dem Erscheinungsdatum der Publikationen einen so breiten Raum gibt. Mit großer Aufmerksamkeit verfolgte er die eigene Präsenz in den medizinischen Journalen:

> Die ersten Mittheilungen über gelungene Diphtherie-Immunisirung bei Thieren sind, nach vorhergehender Besprechung und Verständigung zwischen Professor *C. Fraenkel* und *mir*, zwar an verschiedenen Stellen, jedoch zur gleichen Zeit erfolgt.
>
> Die diesbezügliche Mittheilung von *C. Fraenkel* ist aus dem Laboratorium desselben in Königsberg in der Berliner klinischen Wochenschrift No. 49 vom 3. December 1890 publicirt unter der Ueberschrift »Immunisirungsversuche bei Diphtherie«.
>
> Meine eigene erste Mittheilung findet sich in der Arbeit »Ueber das Zustandekommen der Diphtherie-Immunität und der Tetanus-Immunität von Thieren« von *Behring* und *Kitasato*, publicirt in No. 49 der deutschen medicinischen Wochenschrift vom 4. December 1890.
>
> Die zeitliche Differenz der Publication wurde durch den Umstand bedingt, dass die deutsche medicinische Wochenschrift am Donnerstag jeder Woche, die Berliner klinische nominell am Montag, de facto aber am Sonnabend ausgegeben wird; das ist einigermaassen dadurch auszugleichen gesucht worden, dass ausnahmsweise zwischen die No. 49 und No. 51. der Berl. klin. Wochenschrift eine Zwischennummer eingeschoben wurde; diese (No. 50) wurde am Mittwoch, also sogar schon einen Tag früher, ausgegeben als die No. 49 der Deutsch. medicin. Wochenschrift, und so lässt sich denn die Thatsache nicht aus der Welt schaffen, dass *C. Fraenkel's* Publication eine Priorität von *einem* Tage besitzt. In Wirklichkeit hat es uns, den *Autoren*, ein Prioritätsstreit so fern gelegen, dass wir monatelang vor der Publication uns gegenseitig über unsere Arbeiten orientirten, wie ich denn auch in der Lage war, in meiner eigenen Diphtheriearbeit schon die *Fraenkel'sche* Immunisirungsmethode als eine »sehr zuverläs-

sige«, auf Grund *eigener* Versuche, zu bezeichnen. Andererseits sind auch die von mir angegebenen vier Diphtherie-Immunisirungsmethoden in *C. Fraenkel's* Laboratorium in *Königsberg* nachgeprüft worden.[252]

Mit Carl Fraenkel[253] hatte Behring 1890 Immunisierungsversuche im Berliner Hygieneinstitut durchgeführt, die aber durch die Berufung Fraenkels an die Universität Königsberg unterbrochen wurden.[254] Während Behring sich mit dem Berliner Kollegen, der ihn an anderer Stelle noch unterstützen würde, keine öffentlich ausgetragenen Gefechte bezüglich Immunisierung und Publikationsdatum lieferte, schlug er in einem vertraulichen Brief an Erich Wernicke kämpferische Töne an. Ihm schrieb er aus Wiesbaden, zurück in Berlin wolle er im Anschluss an einen Vortrag über Immunität, den er auf dem Kongress für innere Medizin in Leipzig halten wollte,[255] einen »fulminante[n] Spitzartikel [...] loslassen«, in dem er hoffentlich auch Gelegenheit finden werde, »mit Emmerich, Fraenkel, Brieger, vielleicht auch Buchner abzurechnen.«[256]

Behrings planvolle, als taktisch anzusehende Publikationstätigkeit, die uns schon im Umfeld seines Aufsatzes *Ueber Jodoform und Acetylen* begegnet war, umfasste nun auch die Buchproduktion. Wie im Wissenschaftskontext selbstverständlich, diente das Buch mehr noch als der Zeitschriftenartikel der Präsentation des in der Forschungsarbeit generierten Wissens. Im Unterschied zum Journalbeitrag führt das Buch verbindliche und allgemein anerkannte Erkenntnisse zusammen und hat, so Ludwik Fleck, »das Gepräge des Vorläufigen und Persönlichen« abgelegt.[257] Behring konnte sowohl seine Bücher, die programmatische und publikumswirksame Titel trugen, als auch die Artikel in den Fachzeitschriften strategisch als Macht- und Marketinginstrumente nutzen. Die mediale Sichtbarkeit verschaffte ihm Aufmerksamkeit und stärkte seine Position bei innerwissenschaftlichen Kontroversen. Als sichtbarer Wissenschaftler im Kreis der Berliner Forschergemeinschaft mit Koch als Leitfigur erzielte er durch offensive, die Auseinandersetzung nicht scheuende Strategien Bekanntheit und Reputation. Die wachsende Sichtbarkeit – ein Kommentar bezeichnet sie als »theatralische Inszenierung« –[258] war ein wichtiger Schritt bei der Erweiterung seines sozialen Kapitals[259] und nützlich für die weitere wissenschaftliche Karriere.

4. Heilmittel für Menschen: Fortschritte und Rückschritte

4.1. Die Zusammenarbeit mit Erich Wernicke

Wie gezeigt wurde, hatte Behring seine Diphtheriestudien bereits im Januar 1890 begonnen.[260] Die weiteren Arbeiten im Labor konnten zügig durchgeführt werden, weil er im Verlauf des Jahres massive Unterstützung durch einen neuen Kollegen erhielt, der zupackend, belastbar und technisch versiert war – Eigenschaften,

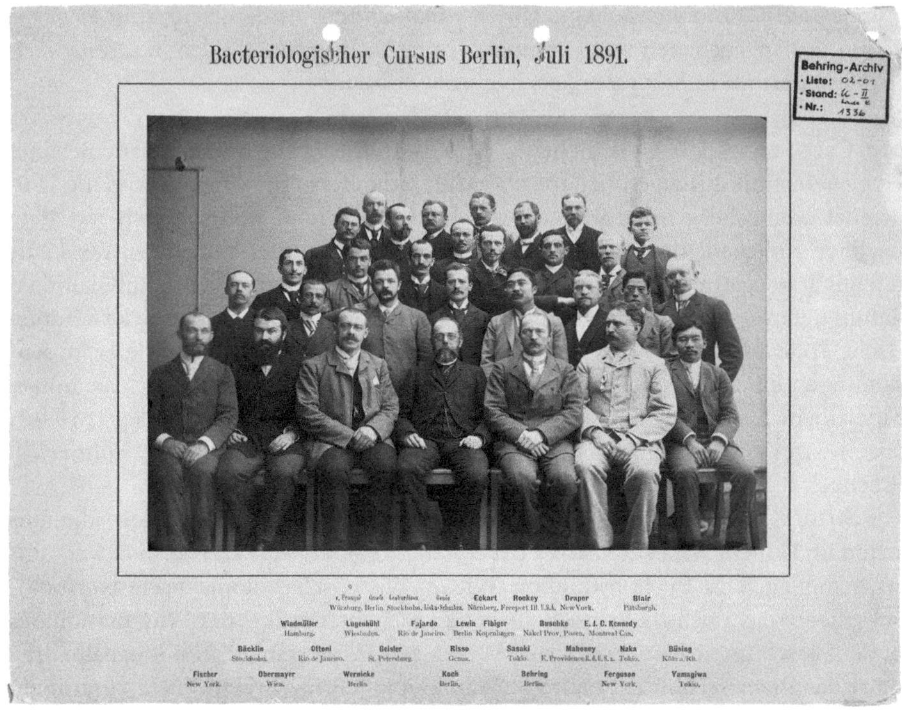

Abb. 23: Bakteriologischer Kurs bei Robert Koch in Berlin mit internationalen Teilnehmern, Juli 1891. Wernicke und Behring vorne links und rechts neben Koch.

die sich vor allem bei der Durchführung der aufwändigen Tierexperimente als äußerst nützlich erwiesen und für Behring einen Glücksfall darstellten. Am 25. März trat Erich Wernicke eine Assistentenstelle am Hygieneinstitut an,[261] kurze Zeit später wurde der fünf Jahre Jüngere zu Behrings Mitarbeiter, Vertrautem und engem Freund, der dem als schwierig und gesundheitlich instabil beschriebenen Kollegen bei der Arbeit im Labor, aber auch bei Behrings Krankheiten, wissenschaftlichen Rückschlägen und Kontroversen mit Konkurrenten Beistand leistete und den Rücken stärkte.[262] Von 1890 bis zum Frühjahr 1899, als er eine Hygieneprofessur in Posen antrat, arbeitete Wernicke »auf Gedeih und Verderb«, wie er mit unmissverständlicher Klarheit in einem Erinnerungsbrief schreibt, Seite an Seite mit Behring, bewältigte das hohe Arbeitspensum und federte die Stimmungsschwankungen des schon damals »hypernervösen« Kollegen ab. Im Rückblick auf die gemeinsamen Berliner Jahre strich er dies nicht ohne Humor als seine besondere Lebensleistung heraus.[263]

Neben Fotografien, die die Freunde gemeinsam am arrangierten Arbeitstisch oder auf Gruppenbildern als Teilnehmer von bakteriologischen Kursen zeigen,[264] existiert eine umfangreiche Korrespondenz. Von den mehr als hundert erhaltenen

Briefen, Postkarten und Telegrammen stammt der ganz überwiegende Teil aus Behrings Hand.[265] Von Wernicke gibt es in Behrings Nachlass nur noch zwei späte Briefe und eine Feldpostkarte.[266] Behrings Briefe, im Ton freimütig und offen, gewähren als wichtige biographische Quellen nicht nur Einblicke in die Beschwernisse der täglichen Arbeit und Behrings Position im sozialen Gefüge einer Institution, sondern liefern auch interessante Details über die zunächst sehr enge persönliche Beziehung der beiden Freunde, die am intensivsten während der gemeinsamen Berliner Zeit war. Nach Angaben Wernickes lebten sie im Frühjahr 1892 für mehrere Monate auch in einer Hausgemeinschaft zunächst in Oberschöneweide und dann in Treptow bei Berlin.[267]

Mit der Diphtherie hatte Wernicke schon vor der Zusammenarbeit mit Behring Erfahrungen sammeln können, jedoch nicht als Forscher, sondern zunächst als Patient und dann als behandelnder Arzt. Als Siebzehnjähriger war er selbst ernsthaft erkrankt und dem Tode nahe gewesen. Während seines ärztlichen Dienstes in der von Friedrich Theodor Frerichs geleiteten Medizinischen Klinik der Berliner Charité wurde er 1884 mit schweren Verläufen der Diphtherie »in ihrer fürchterlichsten Form« konfrontiert.[268] Als Wissenschaftler an Behrings Seite wurde die Bekämpfung der Diphtherie für ihn zu einem Lebensthema:[269] »Wir waren täglich zusammen und sprachen eigentlich von nichts anderem als von der Möglichkeit der Heilung der Menschendiphtherie durch Heilserum«, schrieb Wernicke rückblickend an den dänischen Serumforscher Thorvald Madsen.[270]

Die schon mehrfach konsultierte autobiographische Skizze Behrings[271] führt Wernickes Namen schon sehr früh, unter dem Stichwort »Vereinsleben« und in einer Zeile mit Ernst Scheurlen und Alfred Goldscheider, auf. Obwohl der in Friedeberg (heute poln. *Strzelce Krajeńskie*) bei Landsberg an der Warthe geborene Lehrersohn wie Behring Medizin am Friedrich-Wilhelms-Institut studierte, werden sich die beiden späteren Kollegen wegen des Altersunterschieds nicht bei den Lehrveranstaltungen eines gemeinsamen Studiums kennengelernt haben. Wernicke kam erst zum Wintersemester 1879 nach Berlin, Behring hatte sich fünf Jahre früher, im Oktober 1874, für das Medizinstudium immatrikuliert[272] und sein Studium im Sommer 1878 beendet.[273] In seinen posthum veröffentlichten Erinnerungen spricht Wernicke zwar von »unserer Studienzeit«, aber es scheinen eher Begegnungen im Rahmen der Treffen des *Corps Suevo-Borussia*, dem *Verein der Studierenden der Militärärztlichen Bildungsanstalten*, gewesen zu sein,[274] welche die beiden jungen Mediziner einander näherbrachten.

Nach der Approbation als Arzt am 21. April 1885, der Promotion und der Beförderung zum Assistenzarzt im September desselben Jahres durchlief Wernicke mehrere militärärztliche Stationen im Südwesten Deutschlands, in Karlsruhe und in Mühlhausen im Elsass, bis er im Frühjahr 1890 nach Berlin zurückkehrte. Er wurde Assistent an Kochs Hygienischem Institut und blieb dort auch, als Max Rubner als neuer Direktor Kochs Position besetzte.[275]

Wernickes wissenschaftliche Zusammenarbeit mit Behring begann im Sommer 1890. Zu seinen hauptsächlichen Aufgaben gehörte zunächst die Immunisierung der Meerschweinchen gegen Diphtherie, eine Tätigkeit, die großen technischen Sachverstand und Fingerspitzengefühl erforderte, die er aber nach eigenem Bekunden »souverain« beherrschte[276] und die zu aufsehenerregenden Erfolgen führte. Der damals in Berlin weilende Joseph Lister[277] soll so beeindruckt gewesen sein, dass er bei seinem darauffolgenden Aufenthalt in Paris den Kollegen im *Institut Pasteur* von der weit fortgeschrittenen Immunisierung der Berliner Labortiere berichtete. Émile Roux, der selbst mit der Immunisierung von Meerschweinchen – den wegen ihrer besonderen Empfänglichkeit für die Diphtherie zum *model system* avancierten Labortieren –[278] experimentierte, soll dies 1894 mit den Worten kommentiert haben: »*[...] mais il faut bien savoir, qu'immuniser solidement de petits animaux, tels que lapins et cobayes, est toujours une opération longue et délicate.*«[279]

Obwohl er also die zeitaufwändige und heikle Aufgabe der Immunisierung von Kaninchen *(lapins)* und Meerschweinchen *(cobayes)* übernommen hatte und die Ergebnisse der Experimente in Behrings Publikationen einflossen, ist Wernicke nicht als Koautor aufgeführt – auf eigenen Wunsch, wie er an anderer Stelle sagt, um Behring »die Alleinentdeckerfreude zu lassen«.[280] Behring nennt ihn jedoch bei der Beschreibung der Experimentalverläufe, so in der 1892 erschienenen *Blutserumtherapie.*[281] Mit großem Erfolg übernahm Wernicke auch die Immunisierung der für die Heilserumversuche an Menschen benötigten großen Tiere – Schafe, Hunde und schließlich auch Pferde. Über diese Tätigkeit und die weiteren Fortschritte berichtete er selbst in seinen Erinnerungen, die jedoch einige Abläufe verklären und chronologisch verändern.[282]

Wernicke hat Behrings Persönlichkeit und die intensive Arbeitsgemeinschaft in mehreren (auto-)biographischen Texten beschrieben, besonders eindrücklich unmittelbar unter dem Eindruck von Behrings Ableben in seinem Nachruf auf den Freund und Kollegen, der im April 1917 in der *Deutschen Medizinischen Wochenschrift* erschien. Genretypisch ist das Forschen an der Seite des berühmten Wissenschaftlers in leuchtenden Farben und mit leicht hagiographischer Tendenz dargestellt; der traurige Anlass verbot eine Kritik an dem soeben Verstorbenen.[283] Als historisches Dokument mit der besonderen Perspektive auf den Verstorbenen, das von Else von Behring wie die anderen 1917 erschienenen Nekrologe im Familienalbum *Dem Andenken des Vaters* aufbewahrt wurde, soll es in Auszügen zitiert werden:

> Es ist wenig medizinischen Gelehrten und Forschern beschieden gewesen, die Ergebnisse ihrer experimentellen Forschungen so unmittelbar der Menschheit zum Heile in die ärztliche Praxis übertragen zu sehen, wie v. Behring. In geradezu erstaunlich kurzer Zeit hat die Blutserumtherapie nach ihrer Entdeckung durch Laboratoriumsarbeit beim kranken Menschen ihre praktische

Anwendung finden können. Im Laufe des Sommers 1890 war es v. Behring gelungen, kleine Laboratoriumstiere, wie Meerschweine, gegen Diphtheriebazillen und Diphtheriegift zu immunisieren und die antitoxische Kraft des Blutes und Serums dieser künstlich immunisierten Tiere darzutun. Es folgten im Herbste desselben Jahres in Verbindung mit Kitasato die gleichen Versuche im Laboratorium bei Wundstarrkrampf. Ich hatte das hohe Glück als v. Behrings Mitarbeiter in den Jahren 1890 bis 1893 zunächst die Immunisierungs- und Heilversuche bei kleinen Laboratoriumstieren bei Diphtherie weiter fortzuführen und die Immunisierung größerer Tiere, wie Schafe und Hunde, vorzunehmen, um größere Mengen von Heilserum zur Verwendung beim kranken Menschen zu gewinnen. [...]

Zu Beginn des Jahres 1892 waren [...] schon alle prinzipiell wichtigen Fragen über Darstellung und Gewinnung des Heilserums, seine Konservierung, seine Dosierung und Prüfungsmethode, die Anwendungsweise beim Menschen soweit von uns abgeschlossen, daß die späteren Untersuchungen wesentlich und grundsätzlich Neues nicht mehr gebracht haben. Um die Anwendung der Blutserumtherapie bei der menschlichen Diphtherie auf die breiteste Basis stellen zu können, richtete dann v. Behring mit Hilfe der Höchster Farbwerke in den Jahren 1892 und 1893 im Anschluß an das Kochsche Institut bei der Charité unter dem Stadtbahnbogen einen großen Versuchsstall ein, in welchem dann auch Pferde gegen Diphtherie und Tetanus immunisiert wurden. Und von Ende 1894 standen die größten Mengen Diphtherieheilserum zur Verfügung, sodaß alle Aerzte Deutschlands in der Lage waren, das Heilserum bei der menschlichen Diphtherie zu verwenden.[284]

Was hier im Zeitraffer und mit dem milden Ton des Totengedenkens von Wernicke rekapituliert wird, verlief im Berliner Alltag, der sich, räumlich nah beieinander, zwischen den Laboren des Hygieneinstituts, dem neu gegründeten Institut für Infektionskrankheiten, den Tierställen unter den Bögen der Berliner Stadtbahn und der chirurgischen und der Kinderklinik bewegte, weit weniger reibungslos. Ein äußerst kleinschrittiges Vorgehen, das auch Rückschläge verzeichnen musste, war an der Tagesordnung.

Wernickes Erinnerungen, zu Recht vom Stolz auf die eigene Leistung und die Teilnahme an zukunftsweisenden Arbeiten geprägt, schildern die Abläufe aus seiner Sicht. Mit dem Abstand der vielen Jahre sind sie jedoch hinsichtlich einiger Details und in der chronologischen Abfolge fehlerhaft. Dank der erhaltenen Behring-Briefe aus den Jahren 1891 und 1892 können sie konkretisiert und berichtigt werden. Diese als Gegenüberlieferung zu lesenden Dokumente – Arbeitsanweisungen an Wernicke, Reflexionen über gangbare Methoden und ähnliches – geben die Schritte hin zum therapeutischen Einsatz des Serums am Menschen unmittelbarer und verlässlicher wieder als Wernickes Erinnerungstexte, die neben der Rekapitulation der faktischen Verläufe auch der Selbstdarstellung dienten.

4.2. Berlin und die Welt im ›Tuberkulinrausch‹

4.2.1. Robert Kochs Tuberkulin

Bevor es zur Anwendung der Heilserumtherapie an diphtheriekranken Kindern kam, wurde das medizinische Berlin von anderen Erfolgen und Niederlagen erschüttert, die Auswirkungen auf Behrings weiteres Vorgehen hinsichtlich der therapeutischen Versuche an Menschen hatten. Die Episode, die für Aufsehen in ganz Europa sorgte, ist als Tuberkulinrausch und Tuberkulinskandal in die Medizingeschichte eingegangen.

1890, als Behring, Wernicke und Kitasato mit Hochdruck über eine Serumtherapie für den Menschen forschten, hatte sich die Bakteriologie vom Nischenfach zur Leitdisziplin entwickelt. Mithilfe von Mikroskop und Mikrofotografie konnte der Gegner erstmals sichtbar gemacht werden.[285] Aber die Identifizierung und Visualisierung der Erreger, Techniken, die Koch und seine Schüler hervorragend beherrschten, stellten nur einen Etappensieg auf dem Weg der Bekämpfung von Infektionskrankheiten dar.

Der Blick ins benachbarte Ausland zeigte, dass Louis Pasteur und seine Mitarbeiter den deutschen Konkurrenten in der praktischen Umsetzung dieser Ziele viele Schritte voraus waren. Bereits 1881 hatte Pasteur in Pouilly-le-Fort seine Impfungen gegen den Milzbrand öffentlich demonstriert;[286] die erfolgreiche Behandlung des kleinen Joseph Meister, der mehrfach von einem tollwütigen Hund gebissen worden war und daraufhin von Pasteur mit abgeschwächten Erregern behandelt wurde, lag ebenfalls schon einige Jahre zurück. Publikumswirksam hatte Pasteur seinen Vortrag über die Tollwutimpfung am 26. Oktober 1885 vor der Pariser *Académie des Sciences* gehalten und damit auch die internationale akademische Öffentlichkeit über den Erfolg, der einen weiteren Pariser Triumph darstellte, in Kenntnis gesetzt.[287]

In dem Wettbewerb, der unter verfeindeten Nationen ausgetragen wurde, stand Koch als der weltbekannte Entdecker des Tuberkelbazillus unter dem Erfolgsdruck, sein bakteriologisches Wissen nun auch auf die Behandlung am Krankenbett zu übertragen. Von dem Berliner Tuberkuloseforscher wurde auch vonseiten des Staates erwartet, einen Wirkstoff zu präsentieren, der die symptomatische Therapie der Volkskrankheit Tuberkulose[288] überflüssig machen und als Kausaltherapie Erkrankte vollständig heilen sollte.

Den mühsamen Weg hin zum als Wundermittel gehandelten Tuberkulin, Kochs Triumph und Absturz, hat Christoph Gradmann detailliert beschrieben.[289] Die Berliner Tuberkulin-Episode, die mit Euphorie begann und in Ernüchterung endete, wirft ein Schlaglicht auf die von starken Erwartungen geprägte Forschungsatmosphäre des Hygieneinstituts, wo nicht nur intern über Prioritäten gestritten wurde, sondern auch vorzeigbare Erfolge im Feld der internationalen Konkurrenz angestrebt wurden.

Kochs Forschungen zur Bekämpfung der Tuberkulose begannen mit Versuchen von *in vitro* eingesetzten Desinfektionsmitteln wie Arsenik, Kampfer, Kreosot oder Karbolsäure. Danach experimentierte er mit dem abgeschwächten Erreger und schließlich mit chemischen Agentien, die zur inneren Desinfektion eingesetzt wurden. Die Studien blieben zunächst ohne ein therapeutisch verwertbares Resultat. Dennoch präsentierte er schon wenige Monate später der medizinischen Öffentlichkeit ein im Tierversuch entwickeltes und vermeintlich klinisch erprobtes Heilmittel, das er im Humanversuch an sich selbst, an seiner Geliebten Hedwig Freiberg und an ausgewählten Mitarbeitern wie Kitasato und August von Wassermann getestet hatte.[290]

Ort und Zeitpunkt der Erfolgsmitteilung waren perfekt gewählt: Anfang August 1890 fand in Berlin der 10. Internationale Medizinische Kongress statt, zu dem sich mehr als fünftausend Forscher aus vierzig Ländern einfanden. Gastgeber war das Deutsche Reich, als pompöser Tagungsort stand der eigens dafür umgestaltete Zirkus Renz zur Verfügung. Koch war einer der Hauptredner, der wenig überraschende Titel seines Vortrags *Über bakteriologische Forschung*[291] verhieß zunächst keine medizinische Sensation. Eher beiläufig erwähnte er jedoch am Ende seines Referats, dass er ein Mittel zur Behandlung und zur Vorbeugung der Tuberkulose entwickelt habe, das im Tierexperiment bereits zum Einsatz gekommen sei: das *Tuberkulin*. Trotz der geäußerten Zurückhaltung – er habe, von seiner sonstigen Gewohnheit abweichend, »über noch nicht abgeschlossene Versuche eine Mitteilung gemacht« –[292] klang dieser erste öffentliche Bericht vielversprechend: Die Tierversuche hätten gezeigt, dass die für Tuberkulose besonders empfänglichen Meerschweinchen nach Gabe des neuen Mittels nicht mehr an Tuberkulose erkrankten bzw. dass bei bereits erkrankten Tieren der Krankheitsprozess vollständig zum Erliegen gekommen sein.[293]

Obwohl Koch die Zusammensetzung seines Tuberkulins fürs Erste geheim hielt, löste die Ankündigung[294] bei Laien und Medizinern eine regelrechte Tuberkulin-Euphorie aus, versprach sie doch die ersehnte Heilung dieser weitverbreiteten und häufig zum Tode führenden Infektionskrankheit. Für Koch persönlich bedeutete der zu erwartende Erfolg einen wichtigen Sieg im Kampf gegen die erfolgreiche französische Konkurrenz.

Vor Ort in Berlin würde ein vorzeigbares Forschungsergebnis mit praktischer Verwertbarkeit bei der Bekämpfung der Infektionskrankheiten seine Chance verbessern, endlich die ungeliebte Stellung am Hygieneinstitut der Universität zugunsten der Leitungsposition in einem eigenen Forschungsinstitut einzutauschen. Im neuen Institut sollte über die Therapie der Tuberkulose geforscht werden,[295] auf einem Arbeitsfeld, das »Gegenstand eines internationalen Wettstreits der edelsten Art« werden sollte, so Koch in seinem Berliner Vortrag.[296]

Tatsächlich gab Koch im Oktober 1890 die Direktion des Hygieneinstituts auf und ließ sich mit der Begründung, sich nun ganz der Tuberkulinforschung widmen zu wollen, von den Institutsverpflichtungen befreien. Auch das gewünschte

Forschungsinstitut wurde ihm nach dem aufsehenerregenden Kongressvortrag in Aussicht gestellt. Bereits am 6. November fanden seine Pläne die Zustimmung des Kultus- und des Finanzministers, am 29. November wurden sie im preußischen Abgeordnetenhaus verhandelt.

Den Verhandlungen unmittelbar vorausgegangen war eine öffentliche Tuberkulinvorführung, die auf Kochs Wunsch am 16. November in Ernst von Bergmanns Chirurgischer Universitätsklinik stattfand. In Anwesenheit staatlicher Vertreter, so Kultusminister Goßler, Alwin von Coler als Generalstabsarzt der preußischen Armee und Friedrich Althoff, der als einflussreicher Ministerialbeamter für die universitären Belange zuständig war, wurden zwei mit Tuberkulin vorbehandelte Probandengruppen präsentiert. In der ersten Gruppe waren Kranke, denen zehn Tage zuvor der neue Wirkstoff verabreicht worden war, die Teilnehmer der zweiten Gruppe hatte man am Vormittag des 16. November geimpft. Nur Letztere zeigten die erwarteten Symptome wie hohes Fieber, Schüttelfrost und Übelkeit, was der dem Unternehmen zunächst wohlwollend gegenüberstehende Bergmann als Beweis für die Wirksamkeit des neuen Heilmittels interpretierte.

Nur drei Tage später, ab dem 19. November 1890, war das Tuberkulin über Kochs Mitarbeiter Arnold Libbertz erhältlich. Es galt trotz der Nebenwirkungen als ungefährlich und gut wirksam. Die Presse berichtete begeistert. So meldete die *Vossische Zeitung* auf der Titelseite ihrer Sonntagsausgabe, Koch habe der Welt ein sicheres Mittel gegeben, »dem Würgengel [sic] Schwindsucht den Kampf anzubieten«.[297] Berlin wurde zum Wallfahrtsort[298] aller Ärzte und der Tuberkulosekranken, die sich die Reise leisten konnten. Einer der bekanntesten internationalen Besucher war Joseph Lister, der im Spätherbst 1890 seine an Lungentuberkulose erkrankte Nichte nach Berlin begleitete, wo sie mit Tuberkulin behandelt werden sollte. Dabei stattete er auch Behring und Wernicke den erwähnten Besuch im Labor ab.[299]

4.2.2. Das Tuberkulin und die Frage der Humanexperimente

In der von Euphorie getragenen Aufbruchsstimmung gab es jedoch von Anfang an auch Skeptiker. Statt der erhofften Heilung waren oftmals beschleunigte Krankheitsverläufe bis hin zum Tod der Patienten zu verzeichnen. Im Januar 1891 traten bei scheinbar Gesundeten Rückfälle auf, angenommene Besserungen erwiesen sich als nur oberflächliche.[300] Der Heidelberger Chirurg Vincenz Czerny vermerkte in seinem *Bericht über die Koch'schen Impfungen*, dass die Impfreaktionen in ihrer Heftigkeit nicht im Verhältnis zur verabreichten Tuberkulinmenge verliefen und daher kaum berechenbar seien.[301] In den Berichten, welche die Universitätskliniken und Pathologischen Institute ebenfalls im Januar 1891 verfassten, zeigt sich, dass von 1769 behandelten Patienten 55 verstorben waren und lediglich 28 als geheilt galten, bei allen anderen war die Prognose unbestimmt.[302]

Mehr und mehr stieß auch das nicht gelüftete Geheimnis um die Zusammensetzung des ›Wundermittels‹ in der Berliner Kollegenschaft auf Unverständnis, das zuletzt in deutlicher Ablehnung gipfelte. Der Internist Ernst von Leyden wies auf die »eigenthümliche Lage« hin, in der sich der Kliniker befinde, der mit einem unbekannten Geheimmittel operieren müsse,[303] auch der Pädiater Eduard Henoch, der ebenfalls den Wissensstand über die Substanz und deren Wirkmechanismen als unzureichend betrachtete, lehnte eine breite Anwendung in Polikliniken ab.[304] Schließlich fand Rudolf Virchow, der Sektionen an Verstorbenen vorgenommen hatte, bei den pathologischen Präparaten an der Injektionsstelle nekrotisiertes Gewebe, das er auf die Tuberkulinwirkung zurückführte, aber auch frische Tuberkeln, was auf neue Entzündungen hinwies.[305] Als die medizinische Autorität Virchow im Januar 1891 mit seinen Befunden in die Öffentlichkeit trat, sah sich Koch gezwungen, die Zusammensetzung seines Mittels offenzulegen. Es handelte sich um einen in Glyzerin gelösten Extrakt aus Tuberkulosebazillenreinkulturen, über deren genaue Bestandteile aber selbst Koch keine Angaben machen konnte.[306]

Auf die anfängliche Hochstimmung folgte zunächst Ernüchterung, dann Entrüstung über den als Betrug erlebten Vorgang, zumal Koch den überzeugendsten Beweis, pathologische Präparate seiner mit Tuberkulin geheilten Meerschweinchen, nicht liefern konnte. Zudem warfen Kritiker Koch vor, dass sich seine Tierversuche nicht experimentell reproduzieren ließen. Der Unmut bündelte sich schließlich in dem Schlagwort »Tuberkulinschwindel«,[307] geprägt und in die Diskussion gebracht von dem Göttinger Pathologen und Virchow-Schüler Johannes Orth.

Für Koch bedeutete der Skandal eine Niederlage auf ganzer Linie. Die erfolgreiche Entwicklung eines Heilmittels gegen die Tuberkulose wäre eine weitere wissenschaftliche Sensation nach der Entdeckung des Tuberkuloseerregers gewesen. Darüber hinaus hätten sich dem als Mikrobenjäger weltbekannt gewordenen Wissenschaftler mit der Präsentation einer »*bakteriologischen* Therapie«[308] neue Handlungs- und Forschungsfelder eröffnet, die aus dem Labor in Richtung klinische Medizin geführt hätten. Nun aber warfen Kochs Vorgehen und die offensichtlichen negativen Resultate sowohl in methodischer als auch medizinisch-ethischer Hinsicht brisante Fragen auf: Zum einen war die gewählte Methode für die wissenschaftliche Öffentlichkeit nicht ausreichend transparent und nachvollziehbar; zum anderen hatte Koch auch bezüglich der Übertragbarkeit der Therapie vom Tiermodell auf den Menschen einen Fehler gemacht: Er war davon ausgegangen, dass es hinsichtlich der Pathologie des Meerschweinchens und der des Menschen lediglich graduelle Unterschiede gebe.[309]

Schwerwiegend war auch der ethische Gesichtspunkt: Inwieweit dürfen Ergebnisse, die im Tiermodell gewonnen wurden, auf die Humantherapie übertragen werden, ohne dass es zuvor breit angelegte Studien am Menschen gab? Ja, darf es dem Wissenschaftler und Arzt erlaubt sein, solche Versuche am lebenden Menschen durchzuführen, bei denen die Schädigung oder gar der Tod der Behandelten nicht ausgeschlossen werden kann? Eigentlich sei es, so der Psychiater und Sexualwissenschaftler Albert Moll in einem Rückblick auf die Humanversuche des vorangegangenen Jahrzehnts, die Hauptaufgabe des Arztes, kranke Individuen zu behandeln, d.h. gesund zu machen und im Sinne des *nihil nocere* nicht zu schädigen. In seiner kleinen Schrift *Versuche am lebenden Menschen,* die 1899 in Maximilian Hardens *Zukunft* erschien, griff Moll Probleme auf, die sich aus dem medizinischen Forschungskontext ergaben: Wann handelt es sich um einen therapeutischen Einsatz, der dem schwerkranken Individuum eine letzte Heilungsmöglichkeit eröffnen könnte, wann um ein nicht-therapeutisches Humanexperiment, das der Forschung im Allgemeinen, nicht aber demjenigen Individuum dient, das dabei möglicherweise zu Schaden kommt? Nach Molls Auffassung war der therapeutische Einsatz eines neuen Heilmittels bei schweren Erkrankungen wie dem Krebs unter ethischen Gesichtspunkten zu rechtfertigen. Die Grenzen zwischen Behandlungs- und reinem Forschungsexperiment seien jedoch fließend und eine Trennlinie nicht immer leicht zu ziehen. Zur Klärung der schwierigen Problematik und zur »Aussöhnung der Gegensätze« schlug Moll den interdisziplinären Austausch zwischen Forschern, Ärzten, Juristen und den Vertretern anderer Disziplinen vor, plädierte aber aus der Perspektive der ärztlichen Ethik dafür, »daß sich die wissenschaftliche Forschung nicht über den Beruf des praktischen Arztes stellt«.[310]

Zu ähnlichen Schlussfolgerungen waren schon im Frühjahr 1891 die Abgeordneten des preußischen Abgeordnetenhauses gekommen, die wegen des zum Politikum gewordenen Tuberkulinskandals für den 8. Mai eine Sitzung anberaumt hatten. Die Diskussion lief darauf hinaus, dem »Grundsatz der gebotenen Humanität« den Vorzug vor »strenger, objektiver Wissenschaft« zu geben.[311] Dieser Standpunkt wurde aber keinesfalls von allen Medizinern geteilt. Mit Hinweis auf die ärztliche Expertise wurde in der Ärzteschaft weiterhin diskutiert, inwieweit Laien überhaupt in der Lage seien, über medizinische Versuche und die nur durch das Experiment möglichen Fortschritte in der Heilkunde zu urteilen.[312]

Die in die Öffentlichkeit getragene Tuberkulindiskussion zeigt in ihrer ganzen Dynamik, dass sich durch die Auseinandersetzung, an der neben Abgeordneten und Berufspolitikern Ärzte und Journalisten teilnahmen, eine Sensibilisierung hinsichtlich des Einsatzes neuer Heilmittel (im Sinne eines therapeutischen Experiments) und des ethisch brisanten Humanexperiments in Gang gekommen war. Nicht nur bei chirurgischen Eingriffen, sondern auch bei der sich im Aufschwung befindlichen Arzneimitteltherapie[313] sollte das Vorgehen juristisch und ethisch abgesichert werden, Heilversuche mit Arzneimitteln bedurften der Einwilligung durch die Patienten. Das war, so schlussfolgert auch Gradmann, eine der wichtigen Lehren aus dem Tuberkulinskandal.[314] Er hatte, wie wir sehen werden, auch Auswirkungen auf die Einführung des Diphtherieheilserums.

4.3. »Die Sachen haben eine große Zukunft.«[315] – Forschungen am Institut für Infektionskrankheiten und an der tierärztlichen Hochschule

4.3.1. Das neue Institut für Infektionskrankheiten

Trotz Kochs Verlust an Renommee, des wissenschaftlichen Rückschlags und der persönlichen Demütigung, die der Skandal mit sich gebracht hatte, wurde an den Planungen für das neue Institut für Infektionskrankheiten festgehalten; im imperialen Deutschland galt Koch noch immer als nationales Aushängeschild, mit dem sich auch die Politiker schmücken konnten. Am 29. November 1890 wurden die vom Kultus- und vom Finanzminister gebilligten Pläne im preußischen Abgeordnetenhaus verhandelt. Die Versammlung war mit dem Ziel einberufen worden, Schritte »zur Förderung und Nutzbarmachung des Kochschen Heilverfahrens« in die Wege zu leiten, d.h. die mit Kochs Namen verbundene bakteriologische Forschung in eine anwendungsbezogene klinische Medizin zu überführen. In seiner Ansprache hob Kultusminister Goßler nicht nur Kochs »Forschungsdrang und Wahrheitsliebe«, seine »Uneigennützigkeit und [...] Liebe zur Menschheit« hervor, sondern versicherte zudem in blumigen Worten, dass es dereinst wohl kaum eine schönere Erinnerung für ihn geben werde, »als daß ihm das Glück beschieden gewesen sei, einem Manne wie Koch die Wege habe ebnen zu können. [...] Das Vaterland könne glücklich sein, einen solchen Sohn sein eigen zu nennen.«[316] Prosaischer ausgedrückt versprach sich die preußische Regierung von einem unter Kochs Leitung stehenden Forschungsinstitut ökonomischen und gesundheitspolitischen Ertrag, aber auch – mit Blick auf das Pariser Konkurrenzunternehmen unter Leitung Pasteurs – Gewinn an Renommee im internationalen Forschungswettstreit. Und so folgte nach dem Abschluss der Verhandlungen und der Genehmigung des Vorhabens die rasche Umsetzung der Pläne.

Konzeptionell war das Institut ein Hybrid. Den Wünschen Kochs entsprechend sollte es sowohl eine Krankenabteilung innerhalb eines Krankenhauses, »wo er sich aus einer Fülle von Material das zum Studium der Infektionskrankheiten geeignete heraussuchen könne«, als auch ein wissenschaftliches Institut »zur Anstellung der erforderlichen Untersuchungen« beherbergen. Es erwies sich als günstig, dass mit dem Haus auf dem sogenannten Triangel-Grundstück zwischen Unterbaumstraße und Schumannstraße ein Gebäude ganz in der Nähe des Charité-Krankenhauses zur Verfügung stand, in das die wissenschaftliche Abteilung einziehen konnte. Von ihr war die neue Krankenabteilung mit 128 Betten räumlich getrennt. Mit Rücksicht auf den knappen Zeitplan wurde die Abteilung zunächst als Provisorium errichtet; die Holzbaracken für die Kranken und das Pflegepersonal bestanden aus Holzfachwerk mit Gipsdielen. Die Kosten für beide Abteilungen betrugen insgesamt 370.000 Mark.

Die Bau- und Umbaumaßnahmen schritten rasch voran, sodass die wissenschaftliche Abteilung, die über 24 Arbeitsplätze verfügte, bereits am 1. Juli 1891 eingeweiht werden konnte, die Krankenabteilung folgte am 17. August.[317]

Auch Behring wurde eine Stelle im neuen Institut angeboten. Schon im Frühsommer 1891 bestimmte ihn Koch »zur Übernahme der Krankenstation (bzw. Einrichtung) im neuen Institut für Infektionskrankheiten«, wie Behring in einem Brief an Richard Muttray im Mai 1891[318] berichtet. Er werde »besoldeter Assistent« und habe »mit dem specifisch militärärztlichen Dienst nichts weiter zu thun, als jeden Monat die Quittungen über Gehaltsempfang zu unterschreiben u. meinen Burschen zu beaufsichtigen.«[319]

Die Bedingungen waren gut. Die Stelle enthielt »freie Wohnung« und wurde mit 1200 Mark entlohnt. Behring spekulierte auch auf kostenloses Essen in der Charité.[320] Für ihn kam das Angebot unerwartet und erwies sich in finanzieller Hinsicht als günstig: Ursprünglich war nur ein Kommando zum hygienischen Institut ohne feste besoldete Anstellung vorgesehen. Da aber die beiden beantragten militärärztlichen Assistentenstellen bewilligt worden waren, konnten sie auf Kochs Wunsch mit seinem Schwiegersohn Eduard Pfuhl und mit Behring besetzt werden.[321]

Die Liste des Institutspersonals verzeichnet bekannte Namen aus dem Berliner Forschungskontext. Als bestallte Mitarbeiter leiteten Ludwig Brieger und Richard Pfeiffer die Kranken- und die wissenschaftliche Abteilung, Paul Frosch und Johannes Petruschky wurden wie Behring und Pfuhl als Assistenten angestellt. Dazu kamen als »freiwillige Assistenten« Hermann Kossel, August Wassermann und Max Beck, die in der Krankenabteilung den oberärztlichen Dienst versahen, wobei sie von Charité-Unterärzten unterstützt wurden. Auch der Chemiker Bernhard Proskauer wechselte aus dem Hygieneinstitut in das Triangelgebäude in der Schumannstraße.[322] Selbstständige Forscher waren Kitasato, Wilhelm Dönitz, Georg Cornet,[323] der mit Koch zur inneren Desinfektion geforscht hatte, und Paul Ehrlich, dem Koch »in seltener Freundschaft und Liberalität« einen Arbeitsplatz zur freien Verfügung bereitstellte.[324] Zwar erhielten die Gastwissenschaftler kein Gehalt, sie konnten aber uneingeschränkt auf sämtliche Annehmlichkeiten des Labors zurückgreifen, angefangen bei den Räumen, Geräten und Chemikalien bis hin zu Hilfspersonal, Patienten und Labortieren.[325]

Die Zusammensetzung des Personals lässt vermuten, dass Koch die Stellenbesetzungen steuerte und damit auch die inhaltliche Ausrichtung seines Instituts konzipierte. Von einem externen Beraterstab, der Bewerbungsverfahren durchgeführt und von den neu eingestellten Mitarbeitern bestimmte Qualifikationen erwartet hätte, ist jedenfalls nicht die Rede.

Als einer der von Koch Auserwählten genoss Behring die mit der Einstellung verbundene Auszeichnung, befürchtete aber zugleich, dass mit der neuen Stellung »wohl auch neue und vermehrte Arbeit« auf ihn zukommen werde. Deshalb sei er, so teilt er Muttray mit, »vorher schnell noch auf Urlaub gegangen«.[326] Tatsächlich ist der Brief, aus dem die oben zitierte Passage stammt, auf dem Briefpapier des *Hotel Bernina* in Samaden im Engadin geschrieben – mit der offensichtlich falschen Datierung 13. August 1891. Richtig ist wohl der Mai 1891, denn wie aus den Kontexten zu erschließen fand die Schweiz-Reise nicht im Hochsommer, sondern im Frühjahr 1891 statt. Zum einen ist der Wechsel ins Institut für Infektionskrankheiten im Brieftext als zukünftiges Ereignis dargestellt; zum anderen hielt sich Behring zum im Brief fälschlich angegebenen Datum Mitte August 1891 in London auf, wo er beim Internationalen Kongress für Hygiene und Demographie über *Desinfection am lebenden Organismus*[327] referierte.

Die Auslandsreise führte Behring in die Schweizer Bergwelt, die ihn mit ihren »Großartigkeiten«, ihren »unzähligen Bergriesen«, dem Montblanc, dem Piz Bernina und auch den »lieblichen Orte[n] am Genfer See« offenbar überwältigte. Er erwähnt seine mit den Schweizer Örtlichkeiten verbundenen Erinnerungen an Rousseau, Voltaire und Lord Byron, betont aber, um seine allzu große schwärmerische Begeisterung abzumildern und sein Tun zu rechtfertigen, es sei »eine sehr abgehetzte Reise gewesen«, die eigentlich dem Studium der Tuberkulosebehandlung in den Bergen und der Beurteilung der »Klimatherapie« gedient habe. Luft und Wasser habe er »überall selbst gekostet«. Ganz besonders lehrreich sei für ihn der Besuch von Davos gewesen.[328]

Zur Verwirrung hinsichtlich der genauen Datierung trägt bei, dass Behring den Brief erst im Oktober 1891 abschickte. Versehen mit einem Nachtrag, in welchem er die Fortentwicklung seiner Diphtherie- und Tetanusforschungen schildert, erweist sich gerade diese Nachschrift als wertvolles Textdokument, das Hinweise auf den Fortgang seiner Arbeit mit Wernicke und auf neue Unternehmungen mit dem an der tierärztlichen Hochschule[329] tätigen Veterinär Johann Wilhelm Schütz[330] enthält.

> Seit meiner Rückkunft von der Schweizer Reise habe ich sehr energisch gestrebt u. wie ich glaube mit Erfolg, namentlich, was die Diphtherieangelegenheit betrifft.
>
> Dieselbe ist jetzt soweit gediehen, dass ich darauf hin (zusammen mit Wernicke) mir Hammel u. andere größere Thiere gekauft habe u. mit eigenen Mitteln weiter arbeite, um mir das Verfügungsrecht und die praktische Ausnützung des Heilserums zu sichern. Es hat einige Kämpfe mit Koch gekostet, um sein Einverständniß dazu zu erlangen. Aber das war nöthig da sonst die Resultate dem Institut bezw. dem Staat gehört hätten.
>
> Wir haben allein an Futterkosten ca 100 Mark monatlich zu zahlen. Tetanusheilversuche mache ich mit Koch u. Prof Schütz zusammen seit gestern [8.10.1891] an Pferden in der Thierarzneischule mit den Mitteln, welche das landwirthschaftliche Ministerium bewilligt hatte (mehrere tausend Mark). Die Sachen haben eine große Zukunft.[331]

Zwei Themen kommen in der Nachschrift zur Sprache: die *Diphtherieangelegenheit* und *Tetanusheilversuche*. Erstere – die Immunisierungsversuche mit dem Diphtherieheilserum – setzte Behring mit Wernicke, der weiterhin Mitarbeiter im nun von Max Rubner geleiteten Hygieneinstitut in der Klosterstraße blieb, trotz der nun vollzogenen räumlichen und institutionellen Trennung auf privater Basis fort. Die Tetanusheilversuche wurden dagegen unter Kochs Leitung im Institut für Infektionskrankheiten und in der tierärztlichen Hochschule bei Wilhelm Schütz durchgeführt.

4.3.2. Mit Tieren II – Tetanusimmunisierungsversuche an der tierärztlichen Hochschule

Man verschaffe sich, wenn man ein Pferd immunisiren will, eine grössere Menge, mindestens 200 ccm Tetanusbouilloncultur von solchem Wirkungswert, dass 0.75 ccm genügen, um mit Sicherheit ein ausgewachsenes Kaninchen in 3 bis 4 Tagen zu tödten. […] Diese 200 ccm Cultur versetze man mit Carbolsäure bis zu einem Gehalt von 0.5 Procent behufs Conservirungen bei längerer Aufbewahrung.

Behring: Über Immunisirung und Heilung von Versuchsthieren beim Tetanus, 1892[332]

Bei ihren ersten Immunisierungsversuchen mit Labortieren hatten Behring und Kitasato zwar zeitlich parallel, aber thematisch getrennt geforscht. Nun brachte Koch die beiden Mitarbeiter zu einem nur dem Tetanus gewidmeten Projekt zusammen, bei dem die bei kleinen Labortieren perfektionierten Immunisierungsmethoden auf Großtiere, insbesondere auf Pferde und Schafe, übertragen werden sollten. Die beiden Bakteriologen arbeiteten in fortdauernder »Fühlung« zueinander, wenn auch, wie Behring ausdrücklich betonte, »jeder für sich«, was sich auch in getrennten Publikationen niederschlug.[333] Der wichtigere Kooperationspartner des Großtierprojekts war der mehrfach erwähnte Veterinär und Professor für pathologische Anatomie an der tierärztlichen Hochschule, Wilhelm Schütz, dem das Ministerium für Landwirtschaft, Domänen und Forsten Forschungsmittel bewilligt hatte.[334]

Hinter der Bewilligung der Gelder standen praktische Überlegungen: Die Aufrechterhaltung und Wiederherstellung der Tiergesundheit bildete ein wichtiges ökonomisches Kapital, und da die in der Landwirtschaft als Zug- und Lasttiere zum Einsatz kommenden Pferde besonders empfänglich für Wundstarrkrampf sind, sollte für die wertvollen Tiere ein wirksames Heilmittel zur Bekämpfung einer bereits ausgebrochenen Krankheit entwickelt werden.[335]

Koch stand der Forschergruppe beratend zur Seite.[336] An seinem neuen Institut wurde lediglich das für die Impfungen notwendige Material (Bakterienkulturen und Gemische) hergestellt. Die Verimpfung auf die Versuchs- und die Kontrolltiere fand aus praktischen Gründen in der nahegelegenen tierärztlichen Hochschule statt, die über Ställe und Sektionsräume für große Tiere verfügte.[337] Hier wurden unter der Leitung von Schütz auch die Versuchsanordnungen konzipiert und der Verlauf der Studien mit den Zwischenergebnissen und Endresultaten detailliert protokolliert.[338]

Das Unternehmen startete offiziell mit einer von Koch geleiteten Konferenz am 5. Oktober 1891, die Immunisierungsversuche begannen am 12. Oktober 1891. Der dreistufige Arbeitsplan verfolgte als erstes Ziel, Pferde und Schafe (Hammel) gegen Tetanus zu immunisieren, danach sollte das durch die Immunisierung veränderte Blut zur Immunisierung und Heilung anderer Tiere verwendet werden, und schlussendlich wollte man ein spezifisches Heilmittel in solcher Wirksamkeit und Menge gewinnen, »dass es für grössere Thiere und schließlich auch für Pferde Verwendung finden könne.«[339]

Für die Versuche an der tierärztlichen Hochschule standen zwei Schafe und drei Pferde zur Verfügung, eine etwa zwanzig Jahre alte Schimmelstute, ein gleichaltriger Schimmelwallach und ein circa achtzehn Jahre alter brauner Wallach. Es wurden also »nicht gerade die gesundesten Pferde ausgesucht, sondern – aus Sparsamkeitsrücksichten – alte, mit vielen Fehlern behaftete Thiere«, so Schütz.[340] Sowohl Schütz als auch Behring waren sich darüber im Klaren, dass die billigen, also alten und verbrauchten Pferde möglicherweise an Krankheiten litten, deren »Keime oder Gifte« mit dem zu Heilzwecken verabreichten Blut auf die Kranken übertragen würden.[341] Um die befürchtete Schädigung durch unkontrollierte Erregerübertragung auszuschließen, entwickelten die Forscher ein Verfahren, das eine grundsätzliche Überprüfung des aus Pferdeblut gewonnenen Tetanusheilserums ermöglichte: Dem Pferd wurde so viel Blut entzogen, dass es daran starb, daraufhin wurde der Kadaver obduziert und auf pathologische Veränderungen untersucht. Erst wenn eine Krankheit ausgeschlossen werden konnte, wurde das Heilserum als »unbedenklich« eingestuft.

Insgesamt verlief die Behandlung der Tiere erfolgreich, alle konnten gegen Tetanus immunisiert werden. Im Rahmen der veterinärmedizinischen Therapien von Tier zu Tier wurden die von möglichen Krankheiten ausgehenden Gefahren in Kauf genommen, jedoch nicht bei der Behandlung von Tier zu Mensch. Beim kranken Menschen müsse man »jede Gefahr einer Schädigung durch das anzuwendende Heilmittel aus[]schliessen«, »Sparsamkeitsrücksichten« sollten keine Rolle spielen,[342] so Behring.

Vor den Erfahrungen der in den Schützengräben unter anderem durch Splittergranaten verwundeten Soldaten des Ersten Weltkriegs[343] galt Tetanus im Gegensatz zur weit verbreiteten und von Mensch zu Mensch übertragbaren Kinderkrankheit Diphtherie in erster Linie als Vieh-, speziell als Pferdeseuche.[344] Beim

Menschen war der Wundstarrkrampf vor allem bei Berufsgruppen, die ihrer Tätigkeit im Freien nachgingen und dabei verletzungsanfällig waren, etwa bei Gärtnern, Landwirten und Tierpflegern, verbreitet. Der anaerobe Erreger haftet an Holzsplittern, verrosteten Nägeln, mit Erdpartikeln verunreinigten Geräten und Kleidungsstücken, löst die Krankheit aber in der Regel nur dann aus, wenn er, wie Behring in einem späteren Aufsatz darlegt, »in Rißwunden, Quetschwunden, Schußkanälen und in abgestorbenem Körpergewebe deponiert wird.«[345] Für das zweite Halbjahr 1891 listet Behring einige Fälle von Tetanuserkrankungen auf, die in Breslauer, Bonner, Potsdamer, Münchener und in den verschiedenen Berliner Kliniken behandelt wurden. Die Kranken litten an den schrecklichen Symptomen des Starrkrampfes und setzten ihre Hoffnung auf die Behandlung mit dem Pferdeheilserum.[346]

Vor dem Hintergrund der zeitlichen Koinzidenz der parallel verlaufenden Tetanus- und Diphtheriestudien im Herbst 1891 erschließt sich, dass sich Behrings Hauptaugenmerk in dieser Zeit weniger auf die Heilung erkrankter Nutztiere richtete. Vielmehr war mit dem Gelingen der Tierversuche die Hoffnung verbunden, dass das im Tiermodell erprobte Vorgehen auch, wie er 1892 schreibt, »für den tetanusinficirten Menschen verwerthbar würde«.[347] Durch die Einführung der Unbedenklichkeitsprüfung mittels Tötung und nachfolgender Untersuchung der Tiere war ein Einsatz des antitoxinhaltigen Blutserums in die Humantherapie denkbar geworden.[348]

Das in die Opferung eines Blutlieferanten mündende drastische Vorgehen ist ebenso wie die formale und inhaltliche Ausführung der von Behring bzw. Schütz verfassten Abschlussberichte[349] mit ihren akribischen Beschreibungen, Auflistungen und Mengenangaben auch im Kontext der Berliner Tuberkulindiskussion zu verstehen. Beide Praxen können als Bemühen um Transparenz und Nachvollziehbarkeit und damit als Gegenentwurf zu Kochs Scheitern gelesen werden. Nach den Erschütterungen durch den Tuberkulinskandal waren Vorsicht bei der Erprobung neuer Arzneimittel am Menschen, das Vermeiden gesundheitsschädlicher Nebenwirkungen im therapeutischen Experiment und Reproduzierbarkeit der Entwicklungs- und Produktionsprozesse obligatorisch geworden.

4.4. »Diphtherieangelegenheiten« – Sommer, Herbst und Winter 1891

4.4.1. »Unser ganzer Schatz [...] drei mäßig hochgradig immunisierte Hammel!«

Die vermutlich von Koch in Auftrag gegebenen Tetanusversuche an der tierärztlichen Hochschule waren für Behrings eigentlichen Forschungskontext also von nachgeordnetem Interesse. Im Mittelpunkt seiner Bestrebungen, die er in hohem

Ton als »Lebensaufgabe«, als »wichtiges und würdiges Ziel«, bezeichnete, standen vorzeigbare Behandlungserfolge bei der Kinderkrankheit Diphtherie, einer Krankheit, die, so Behring, »den Menschen [trifft]«[350] und bei einem Durchbruch natürlich größeres Renommee als die Bekämpfung einer Tierkrankheit versprach.

In Wernickes erprobter Hand lagen die für die praktische Umsetzung nötigen Techniken, die Vorbehandlung und Immunisierungen der kleinen Labortiere und der blutliefernden größeren Tiere. Unter Einsatz eigener Mittel wurde »Thiermaterial«,[351] zunächst drei Schafe, angekauft, die Wernicke, wie er rückblickend schreibt, »auf eigene Kosten hielt«: »Unser ganzer Schatz waren drei mäßig hochgradig immunisierte Hammel!«[352]

Die Voraussetzungen, das Blutserum für die Therapie der Diphtherie einzusetzen, schienen günstig. Schon im Sommer 1891 hatte sich als Lieferant größerer Blutmengen ein algerischer Hammel angeboten. Das Tier hatte Behring zuvor für die Milzbrandstudien verwendet, nun sollte es, da ein »unnützer Fresser«, nach Kochs Wunsch abgeschafft werden. Das bereits dem Tod geweihte Tier wurde zunächst mit Jodtrichlorid behandelt, dann verabreichte Wernicke ihm eine stark virulente Diphtheriekultur, woraufhin der Hammel an Diphtherie erkrankte und kurze Zeit später getötet wurde. Wie erwartet hatte das Tier nach der Impfung Antikörper gegen das Diphtherietoxin gebildet, und das Blutserum konnte für weitere Versuche, zunächst für Experimente zum Erreichen höherer Immunisierungsgrade, verwendet werden.[353]

Mit der Tötung des Tieres griff Behring auf die bei den Tetanusstudien praktizierten Techniken zur Sicherstellung der Gesundheit des Blutlieferanten zurück. In seiner *Blutserumtherapie* beschrieb er nicht nur dieses Vorgehen,[354] sondern betonte auch, auf die Morbiditätszahlen verweisend, die Notwendigkeit der Bereitstellung eines spezifischen Diphtherieheilmittels gegen die weitverbreitete Kinderkrankheit. Dabei versäumte er es nicht, auf die Einschränkungen hinzuweisen, die durch die bescheidenen zur Verfügung stehenden privaten Mittel bedingt seien: »[...] dazu reichen unsere privaten Mittel nicht aus.«[355]

Der private Ankauf von größeren Säugetieren hatte jedoch auch Vorteile: Damit waren die Forschungen der beiden Kollegen nicht mehr an Institutionen gebunden. Eigene Mittel zu investieren bedeutete neben den gewonnenen Frei- und Entscheidungsräumen zudem, vom erhofften Ertrag zukünftig finanziell profitieren zu können, da die erwarteten Gewinne nicht an den Staat abgeführt werden mussten.

Während Wernicke die praktische Durchführung übernahm und dabei später auch seine Braut Meta Füth in Friedeberg[356] einband, war Behring für die allgemeinen theoretischen Vorarbeiten zuständig. Wernicke schätzte diese als außerordentlich wichtig für das weitere Gelingen ein. Seines eigenen Beitrags zum Erfolg und seiner zielführenden Leistungen war er sich, obwohl er sich wie erwähnt in Fragen der Ko-Autorschaft zurückhielt und Behring die Alleinentdeckerfreude habe lassen wollen,[357] jedoch sehr bewusst. So strich er 1924 in einem Brief an den

Bakteriologen und späteren Koch-Biographen Bernhard Möllers zu Recht heraus, dass die Immunisierung der Labortiere und der Großtiere, zu denen nicht nur Schafe, sondern auch zahlreiche Hunde gehörten, unter seiner Verantwortung gestanden habe. Das belegen auch die von Wernickes Biographin Erika Schulte ausgewerteten Protokolle und Labortagebücher, welche die Fingerspitzengefühl erfordernde Praxis der Immunisierung vor Augen führen. Das Vorgehen durfte keinesfalls einem starren zeitlichen Schema unterworfen werden, im Gegenteil: Sensibilität für den Zustand des behandelten Tieres und ein »gewisses Maß an Intuition« waren nötig, um den richtigen Zeitpunkt der Impfung herauszufinden. Diese Eigenschaften besaß Wernicke ohne Zweifel. Zudem nutzte er die für die Arbeit mit Experimentaltieren gebräuchlichen Hilfsmittel und Aufschreibesysteme perfekt, beobachtete und registrierte den Verlauf der Erkrankung und die Wiederherstellung der Gesundheit anhand der (patho-)physiologischen Veränderungen und führte Gewichts- und Fieberkurven, die die Impfreaktionen dokumentierten.

Alles spitzte sich, wie Behring am 29. Oktober 1891 hoffnungsvoll an Wernicke schrieb, »auf einen guten Endeffekt zu u[nd] ich möchte gern, dass wir noch in diesem Jahr am Menschen Heilresultate aufweisen können.«[358]

4.4.2. Eine Diphtherievorführung in Bergmanns Klinik

Eine Unterbrechung der Arbeiten im Labor und Tierstall bildete ein für die Vorweihnachtszeit des Jahres 1891 geplantes Ereignis, das die Erfolge der Immunisierung und die heilende Kraft des Hammelblutserums einer breiteren medizinischen Öffentlichkeit präsentieren sollte.

Bereits im August 1891 hatte Behring, wie erwähnt, das Konzept der Blutserumtherapie unter dem Titel *Desinfection am lebenden Organismus*[359] auf dem VII. Internationalen Kongress für Hygiene und Demographie in London[360] einem großen internationalen Publikum vorgestellt und dabei auch Ergebnisse der Meerschweinchenversuche präsentiert.[361] Nun sollte in Berlin vor weitaus kleinerem Zuschauerkreis eine praktische Demonstration folgen. Als Ort des Geschehens war die von Ernst von Bergmann geleitete Chirurgische Klinik in der Ziegelstraße bestimmt worden, wo auch Kochs Tuberkulindemonstration stattgefunden hatte. Bergmanns Klinik war mit Bedacht gewählt, da in der Chirurgie diejenigen an Diphtherie erkrankten Kinder lagen, die durch Tracheotomien behandelt werden mussten. Der erfolgreiche Nachweis, dass ein Heilserum, das den diphtherieaffinen Meerschweinchen helfen würde, auch als Mittel gegen die Diphtherie bei Menschen eingesetzt werden könnte, würde die Hoffnung bestärken, dass fortan der chirurgische Eingriff nicht mehr nötig sei.

Am 21. Dezember 1891, einem eisigkalten Vorweihnachtstag, fand die Vorführung statt. Käfige mit gesunden Meerschweinchen, Flaschen mit Diphtheriebouillonkulturen und Gefäße mit antitoxinhaltigem Hammelblutserum wurden aus dem Institut für Infektionskrankheiten in die Chirurgische Klinik gebracht. Dort wurde zunächst allen Meerschweinchen eine tödliche Dosis der Diphtheriebouillonkultur appliziert. Daraufhin erhielt die Hälfte der Tiere sofort das Heilserum der immunisierten Hammel, während die andere Hälfte unbehandelt blieb. Es war zu erwarten, dass der nicht behandelte Teil der Meerschweinchen erkrankte und eventuell auch starb, während der andere Teil dank des verabreichten Serums gesund blieb.[362] Doch die von Behring und Wernicke akribisch vorbereitete Präsentation geriet zum Desaster. Entgegen der berechtigten Hoffnung, mit dieser Versuchsanordnung eine künstlich erzeugte Erkrankung bzw. den Schutz vor Erkrankung vorzuführen, zeigte keines der Tiere irgendein Krankheitssymptom der Diphtherie. Noch Tage nach der vorgeblichen Infektion machten alle Meerschweinchen einen vollkommen gesunden Eindruck. Nachdem es keine Erklärung für diese überraschende und für die Experimentatoren blamable Demonstration gegeben hatte, vermutete man, dass die sehr niedrigen Außentemperaturen die Diphtheriebouillonkultur beim Transport unwirksam gemacht hatten und deshalb keines der Tiere infiziert worden war.[363] Behring machte eine vergleichbare Erfahrung mit durch Kälte zerstörten Diphtheriekulturen noch einmal 1892 in Wiesbaden.[364]

Die unglücklich verlaufene Demonstration erlebte Behring als beschämend. In den Tagen um Weihnachten setzte er die Versuchsreihe mit Meerschweinchen und Hammelserum entschlossen fort.[365] Eine Woche nach dem Vorfall in der Chirurgischen Klinik, am 28. Dezember 1891, schickte er einen im Ton kämpferischen und nach vorne blickenden Brief an Wernicke, der sich über die Feiertage in seiner Heimatstadt Friedeberg aufhielt. Zwar habe er von Bergmann »nichts Weiteres [...] gehört«, schreibt Behring.

> Aber die Scharte, die unsere Affaire bei ihm bekommen [hat], muß so ausgewetzt werden, daß auch nicht die Spur davon zu sehen ist. Das meiste dazu ist schon gethan, und wenn du zurückkommst, findest Du fast reinen Tisch vor. Die letzte Versuchsreihe ist in ihren Resultaten wahrhaft imponirend, und um sie noch imposanter zu machen, bin ich zu weiterer Arbeit hiergeblieben.[366]

Die beeindruckenden Resultate der Versuchsreihen sollten also die Tür zur baldigen Heilserumtherapie beim Menschen aufstoßen – diese Hoffnung war ja bereits in der 1890er Publikation von Behring und Kitasato geäußert worden. Glaubt man Wernickes Erinnerungen, die er 1917 bei Behrings Trauerfeier vortrug, war dies noch im Dezember 1891 der Fall. In der Druckfassung seiner Rede ist zu lesen, dass 1891 »die ersten wenigen orientierenden Versuche mit dem von uns dargestellten Heilserum bei diphtheriekranken Kindern auf der v. Bergmannschen Klinik in Berlin vorgenommen« werden konnten.[367] Nicht nur Behrings Briefe aus dieser Zeit, sondern auch der im Frühjahr 1892 erschienene gemeinsame Aufsatz der beiden Kollegen[368] spricht gegen diese Darstellung der zeitlichen Abläufe.

4.4.3. Die Geschichte von der Wunderheilung am Weihnachtsabend

Noch in der populären Literatur der 1940er und 1960er Jahre[369] findet sich, vermutlich gespeist durch das von Wernicke mehrfach genannte Datum, die ergreifende Geschichte der initialen Heilserumgabe für einen diphtheriekranken Menschen – das schicksalsträchtige Ereignis sollte ausgerechnet am Weihnachtsabend 1891 stattgefunden haben. Erzählt wird, dass ein schwer an Diphtherie erkranktes Mädchen, das dem Tode nah in der Charité lag, durch die Behandlung mit dem neuen Mittel gerettet wurde. Ein unbekannter Gast, der in der Nacht in die Klinik gerufen worden war, habe dem Kind die »mitgebrachte gelbliche Flüssigkeit aus einem Glasröhrchen« verabreicht, das Kind wurde wieder gesund, »die fassungslos beglückten Eltern« feierten »das schönste Weihnachtsfest ihres Lebens am Krankenbett ihres munteren, wieder genesenen Töchterchens«.[370] – Wer fühlt sich bei dieser dramatischen Schilderung nicht an den jungen Kassenarzt und das bräunliche Fläschchen mit dem heilkräftigen Inhalt aus Stratz' Roman *Die ewige Burg* erinnert, dessen Elixier auch dem kleinen Grafensohn das Leben rettete?[371]

Zur Datierung dieser durch die Quellen nicht zu belegenden ›Legende‹ einer Rettung in der Weihnachtswoche[372] hat vermutlich Wernicke beigetragen, der dieses Datum zuerst in seinem Nachruf auf Behring erwähnte. Auch in dem bereits erwähnten Brief[373] an Thorvald Madsen[374] nannte Wernicke die zweite Dezemberhälfte als Zeitpunkt der ersten Anwendung des Heilserums am Menschen. Im Brief, der durch die genaue Nennung von Namen, Zahlen und Fakten überzeugen will, heißt es wörtlich, mit dem Blutserum wurden »etwa am 20. Dezember 1891 die ersten diphtheriekranken Kinder von mir und dem damaligen Assistenten der Bergmannschen Klinik, Stabsarzt [Heinrich] Geißler, injiziert. Die kranken Kinder erhielten 50 (!) ccm Hammelserum, vertrugen es aber gut und wurden gesund.«[375] – Als Beweis führt Wernicke die noch immer in seinem Besitz befindlichen »Originalprotokolle der ersten grossen Tiere« an. Deren Serum habe zur »Behandlung der ersten Kinder auf der v. Bergmannschen Klinik in Berlin Ende Dez. 1891« gedient, und die Serum liefernden Hammel habe er selbst immunisiert.

Es ist sicher richtig, dass Wernicke die Tiere immunisierte und darüber Protokoll führte, wie er es immer machte. Doch es kann bezweifelt werden, ob er sich 1917 und dann nochmals einige Jahre später beim Aufschreiben der Abläufe zeitlich korrekt an mehr als zwanzig Jahre zurückliegende Ereignisse erinnerte. Behrings Briefe aus diesen Dezembertagen bilden dagegen die belastbarere Quelle, da sie ohne zeitliche Distanz niedergeschrieben wurden. Laut einem am 30. Dezember verfassten Brief Behrings an Muttray war Wernicke Ende Dezember 1891 gar nicht in Berlin, sondern hielt sich bei seiner Verwandtschaft in Friedeberg auf. Behring blieb in der Hauptstadt, testete dort aber kein Heilserum am Menschen. Erste Versuche hatte er – so die Aussage im selben Brief – für »voraussichtlich Mitte Januar«[376] ins Auge gefasst.

Die Aussagen über den zeitlichen Ablauf sind also unklar.[377] Auch die Wernicke-Biographin Erika Schulte spricht von einer widersprüchlichen Quellenlage,[378] Derek S. Linton bezweifelt mit guten Gründen dieses »Christmas Miracle«.[379] Einen eindeutigen Hinweis liefert die im Frühjahr 1892 erschienene gemeinsame Publikation Behrings und Wernickes, *Ueber Immunisirung von Versuchsthieren bei Diphtherie*, in der es ausdrücklich heißt, dass sie darauf verzichteten, »orientirende Vorversuche am Menschen zu machen«.[380]

Aus Angst vor minderwertigem, unwirksamem oder gar unverträglichem Serum, einer Schädigung der behandelten Patienten bis hin zu Todesfällen, negativen Ergebnissen und einem daraus resultierenden vernichtenden Urteil durch die Fachkollegen forderte Behring kurz vor dem Erreichen seines großen Ziels nachdrücklich Zurückhaltung bei sich und Wernicke ein. Am 31. Januar 1892, inzwischen krankheitsbedingt wegen »Sehstörungen« und »scheußlicher Nervenschmerzen« zur Kur in Wiesbaden,[381] warnte er Wernicke vor überstürzten Aktionen im Umfeld der Bergmann'schen Klinik, also vor der Behandlung kranker Kinder und dem riskanten therapeutischen Experiment:

> Laß Dich von Bergmann u. seinen Leuten nicht drängeln, lad das ganze Odium dafür, daß kein D.[iphtherie] Heilserum abgegeben wird, auf mich ab u. wenn Du mit mir einverstanden bist, so wollen wir überhaupt kein Serum an Andere zu Versuchs- u. zu Heilzwecken beim Menschen abgeben, das nicht mindestens einen Immunisirungswerth für Meerschweinchen von 1:500 besitzt.
>
> Jetzt wo ich der Sache ferner stehe, kann ich, wie ich glaube objektiver urtheilen als früher, und steht im Vordergrund die Überlegung, welchen ungeheuren Einfluß der Ausfall der ersten therapeutischen Versuche haben würde – wie ein negatives Resultat uns Jahr und Tag, ja vielleicht auf nicht absehbare Zeit ein ungünstiges Präjudiz schaffte.
>
> Demgegenüber müssen wir die Chancen uns so günstig wie möglich zu gestalten suchen. Dazu haben wir selbst die Möglichkeit in dem Abwarten bis wirksameres Serum da ist. Unter keinen Umständen würde ich es für vortheilhaft ansehen, minderwerthiges Serum zu geben, bloß um die Leute los zu werden.
>
> Von dem Urtheil bisher ist ja unser äußerer Erfolg abhängig und da bleibt nichts übrig als das letzte zu geben, was wir haben, ev. gegenwärtig Serum von mehreren hochimmunen Meerschweinchen. Noch besser aber ist es, so lange zu warten, bis wir Hammelserum mit der Wirkung 1:500 haben. Bei deiner jetzigen Erfahrung wird es ja nicht schwer sein, die Thiere ohne Sie [sic] zu sehr zu gefährden in verhältnißmäßig kurzer Zeit soweit zu bringen. Das weniger wirksame Serum würde ich systematisch zur Immunisirung von Kaninchen vorschlagen.[382]

Auch in drei weiteren Briefen aus Wiesbaden hielt Behring Wernicke »vor überstürzten Taten« und einer zu schnellen Anwendung des Diphtherieheilserums bei Kindern zurück. Zwar wolle er dem Kollegen, so schreibt er einige Wochen später, am 18. März 1892, »in der Diphtherieangelegenheit« die Initiative überlassen, doch sei er nicht mit den Versuchen an Kindern in Bergmanns Klinik einverstanden. Nicht ein einziger Hammel solle »vorläufig geopfert« werden, die Leistungsfähigkeit des Blutes müsse mindestens verzehnfacht werden.[383] Am 9. April aber fordert er mit Hinweis auf seine schwere Erkrankung und den möglichen Verlust der Arbeitskraft Führungs- und Entscheidungsbefugnisse ein: Wernicke solle ihm für »die Paar Jahre, die ich noch als allenfalls arbeitsfähiger Mensch vor mir habe, ein bischen die Führung lassen.« Danach könne er mit dem Heilserum wirtschaften, wie er wolle.[384]

Für Behrings deutliches Veto gab es mehrere Gründe. So stand die medizinische Welt noch immer unter dem Eindruck des Tuberkulinskandals, der weltweites Aufsehen erregt hatte. Den Fehler Kochs, »die zoopathologischen Erkenntnisse in Humantherapie zu überführen«,[385] wollte der bis in die Details gründlich forschende und um Vorausschau bemühte Behring nicht wiederholen, vor allem aber musste ein Zuschadenkommen von Menschen durch unzureichend getestetes Serum[386] ausgeschlossen werden. Zudem wollte man eine Blamage, wie er sie bei der öffentlichen Demonstration mit den nicht erkrankten Meerschweinchen in Bergmanns Klinik erfahren hatte, vermeiden. Und schließlich hätte bei Behrings langer Abwesenheit von Berlin im ersten Drittel des neuen Jahres nicht der eigentliche Entwickler des neuen Therapieprinzips, sondern der nachgeordnete Wernicke den Triumph der erstmaligen Heilung eines Kindes mit Behrings Diphtherieserum genossen.

4.5. Briefe aus Wiesbaden

4.5.1. Augenleiden und andere Krankheiten

Nachdem die Tetanusversuche in der tierärztlichen Hochschule am 17. Januar 1892 abgeschlossen worden waren, begab sich Behring wegen eines »chronischen Lungenkatarrhs«, »fortschreitender Abmagerung« und »häufige[n] neuralgische[n] Schmerzen in großer Heftigkeit«[387] Ende Januar zu einer ärztlichen Behandlung nach Wiesbaden, wo er sich bis Mitte April 1892 aufhielt.[388] An Richard Muttray, bei dessen Familie er eigentlich hatte Weihnachten verbringen wollen, schrieb er, auf seine Arbeitsüberlastung Bezug nehmend, Ende 1891, er sei zum Teil »selber daran Schuld, da ich in den letzten Wochen wieder eine Anzahl Nächte durchgearbeitet habe, um meine demnächst erscheinende größere Arbeit[389] fertig zu bekommen, bevor ich wieder nach dem Süden gehe.«[390]

Ausgeklammert blieb im Brief das Persönlich-Familiäre, nämlich, dass seine Mutter, die mit ihrem Ältesten, dem »lieben Emiel«, immer in brieflichem Kontakt geblieben war, schwer erkrankt war. Sie starb am 19. Januar 1892, ohne dass er sie noch einmal in Hansdorf besucht hätte. Über ihr Ableben wurde Behring von seinem Bruder Albert in einem knappen Telegramm informiert: »mama tot. begraebniss sonntag«.[391] Die Nachricht kreuzte sich mit einem Brief Behrings in die Heimat, in dem er über seine eigene Krankheit und seine Bemühungen, der Mutter durch ärztlichen Beistand vor Ort zu helfen, berichtete.[392]

Zu den »scheußlichen Nervenschmerzen« war eine Dysfunktion des linken Auges gekommen. Heilung sollten Konsultationen bei dem Wiesbadener Augenarzt Arnold Pagenstecher bringen, der bei Nervenentzündungen zur Behandlung mit »Electrisation« durch Reizstrom griff.[393] Wernicke, der in Berlin die Immunisierungsversuche fortsetzte und den Forschungsalltag organisierte, erhielt in zahlreichen kurzen Bulletins zunächst Berichte über Behrings Beschwerden, dann aber mehr und mehr auch positive Nachrichten über die Therapiefortschritte. Während Behring am 7. Februar aus Wiesbaden meldete: »Bei mir heißt's noch immer ›Geduld haben und abwarten!‹ Nur das eine ist ganz sicher, daß es für mich nothwendig war hierherzugehen. Ich werde wohl das Vierteljahr ganz zubringen müssen«,[394] konnte er bereits zwei Wochen später von Erfolgen berichten:

> Seit 8 Tagen wird die Beweglichkeit wieder besser u. ist jetzt größer als bei meiner Abreise. [...] Mit dem Lesen geht's ziemlich gut, auch beim Schreiben geniert mich das Auge nicht. Schonen brauche ich es nicht; im Gegentheil es bekommt der Gebrauch derselben zum binocularen Sehen ihm sehr gut.[395]

Anfang März folgten wieder Klagen, die nun aber das Allgemeinbefinden betrafen:

> Die letzten 8 Tage stellten sich bei dem schlechten Wetter wieder Schmerzen der alten Art ein; auch Verdauungsstörungen und allerhand andere Dinge wirkten unangenehm auf mich ein. Die Entzündung am linken Auge ist beseitigt, aber die Beweglichkeit desselben hat in letzter Zeit kaum Fortschritte gemacht.[396]

Endlich versandte Behring am 11. April 1892 die Nachricht von seiner Genesung, »im Wohlgefühl wiederkehrender Gesundheit aufathmend«, als Postkartengruß von der Yburg bei Baden-Baden.[397] Drei Tage später, zurück in Wiesbaden, meldet er, es gehe ihm »sehr gut«, am 20. April sei er voraussichtlich wieder in Berlin. Zuvor aber wolle er noch Binz in Bonn und möglicherweise auch Muttray in Oldenburg besuchen.[398]

4.5.2. Wem gehört das Hammelserum?

Trotz der Augenbeschwerden, welche das Lesen und Schreiben beeinträchtigten, richtete Behring zahlreiche Anfragen und Arbeitsanweisungen an Wernicke, die zeigen, wie sehr er gedanklich die Arbeitsfortschritte in Berlin begleitete. Zwar finden sich auch Ersuche ganz persönlicher Natur, etwa wenn er um die Nachsendung von Taschentüchern, Strümpfen, wollener Wäsche und seinem »Frackanzug« bittet.[399] Aber breiten Raum nimmt die Versorgung und Pflege der serumliefernden Tiere ein. Es häufen sich die Klagen über die erheblichen Auslagen für Futter,[400] die Schwierigkeit der Unterbringung und der Versorgung im Allgemeinen. Wernicke hatte wegen der hohen Kosten in der Hauptstadt einige Schafe in seinem Heimatort Friedeberg untergestellt, wo sie, wie erwähnt, von seiner zukünftigen Ehefrau Meta Füth versorgt wurden. Im März 1892 schlug Behring schließlich von Wiesbaden aus vor, Bergmann solle in Berlin einen Stall mit Tieren zur Verfügung stellen, die Wernicke für die Krankenbehandlung in Bergmanns Klinik immunisieren solle, ohne jedoch – der Halbsatz ist im Brief unterstrichen – »einem anderen in die Immunisirungsmethode näheren Einblick zu gestatten«.[401]

Es scheint, als habe Behring durch die vorgeschlagene Einbindung Bergmanns fortan zweigleisig fahren wollen, denn wie beschrieben hatte die Entscheidung für den privaten Ankauf von Serumtieren die Forschungen der beiden Kollegen eigentlich auf eine von staatlichen Institutionen unabhängige Grundlage gestellt.

Tatsächlich wurde das sich im Besitz der beiden Forscher befindliche »Hammelserum« von Behring als mächtiges Kapital phantasiert. Offenbar hatte er bereits zu diesem Zeitpunkt das Potential einer zukünftigen Heilserumvermarktung in wissenschaftlicher und finanzieller Hinsicht erfasst. So hatte er im Oktober 1891 Muttray mitgeteilt, er wirtschafte mit eigenen Mitteln, um sich das »Verfügungsrecht und die praktische Ausnützung des Heilserums zu sichern.«[402] An Wernicke wählte er am 30. März 1892 noch deutlichere Worte: Die Leute müssten zu ihnen kommen, wenn sie etwas brauchten, und nicht umgekehrt: »Das Heilserum betrachte ich als unser Privateigenthum.«[403] Seinen imaginierten Einflussradius territorial ausdehnend, packte er seine Hoffnung sogar in holprige Reime: »Mit den Hammeln in der Hand kommen wir durch's ganze Land, ja wenn nöthig, auch in's Ausland.«[404]

Trotz der im selben Brief angemahnten Geheimhaltung der Immunisierungsmethode war bereits im Februar 1892 im gemeinsamen Aufsatz *Ueber Immunisirung und Heilung von Versuchsthieren bei der Diphtherie*[405] nicht nur der »Endzweck« der Versuche, die Therapie der Diphtherie beim Menschen, definiert, sondern auch der Immunisierungsprozess der Experimentaltiere anhand ausführlicher Tabellen[406] Schritt für Schritt dargestellt worden. Am Anfang stand die Immunisierung diphtherieempfänglicher Tiere. Danach wurde in bestimmten zeitlichen Abständen das Blut des immunisierten Tieres auf seine »immunisirende und heilende Leistungsfähigkeit« untersucht.

> Finden wir schließlich dieselbe so gross, dass wir damit eklatante therapeutische Resultate bekommen können, dann suchen wir uns von den Eigenschaften und Fähigkeiten dieses *Diphtheriemittels* genauere Kenntniss zu verschaffen.[407]

Auch der Immunisierungs*wert*, das heißt, der Grad der immunitätsverleihenden Wirkung des Serums, wurde definiert. Die Bezugsgröße bildete das Körpergewicht eines Meerschweinchens. Man bestimmte zunächst die kleinste Menge Serum, bei der das behandelte Tier noch am Leben blieb, wenn es mit virulenten Diphtherieerregern infiziert worden war. Ziel der sich anschließenden Versuchsreihen war es, den Immunitätsgrad des Serums, seine »antitoxische Kraft«, zu steigern, um die Behandlung der erkrankten Kinder mit möglichst geringen, also wenig schädlichen, aber hochwirksamen Serummengen durchführen zu können.[408] So sollte bei einem Kind mit einem Körpergewicht von 20 Kilogramm gleich zu Beginn der Behandlung 50 Kubikzentimeter Heilserum verabreicht werden, zur Weiterbehandlung dann noch einmal die gleiche Menge.[409]

Weitere Immunisierungserfolge erzielte Behring durch eine kombinierte Methode, bei der er die Experimentaltiere zunächst vorbereitend durch die chemische Abschwächung der Erreger mit Jodtrichlorid immunisierte. Danach wurden ihnen wiederholt hochvirulente Diphtheriekulturen verabreicht.[410] Diese Technik hatte Behring auch beim Tetanus und bei durch Streptokokken erzeugten Krankheiten[411] mit Erfolg angewandt. In seiner *Blutserumtherapie* deklarierte er das Verfahren als »*meine* Immunisirungsmethode bei der Diphtherie, beim Tetanus und bei Streptococcenkrankheiten.«[412]

4.5.3. In der Kapellenstraße bei Fresenius

Zeitgleich mit dem wiederholten Appell an Wernicke, sich bezüglich der Diphtherietherapie am Menschen zurückzuhalten, erschloss Behring sich in Wiesbaden andere Handlungsfelder. Im Zuge seiner fortschreitenden Genesung bat er Wernicke am 21. Februar 1892 um die Zusendung von Material zur Fortführung seiner Diphtherie- und Tetanusstudien, darunter Tetanusheilserum aus der tierärztlichen Hochschule, von Filtrierpapieren mit Tetanussporen und schließlich auch Tetanusgift.

Wie aus den Briefen zu entnehmen, wohnte Behring im Wiesbadener Bäderviertel Bad Nerotal,[413] wo sich in der Kapellenstraße 42 auch die Pagenstecher'sche Augenklinik befand. Die international angesehene Augenheilanstalt war 1860, damals noch kleiner und an anderer Stelle lokalisiert, von Arnold Pagenstechers Cousin Alexander gegründet worden.[414] Vermutlich vermittelt über Arnold Pagenstecher nahm Behring Kontakt zu Carl Remigius Fresenius auf, einem guten Freund des Wiesbadener Arztes. Der habilitierte Chemiker Fresenius, Herausgeber der *Zeitschrift für Analytische Chemie,* war der Namensgeber des berühmten Chemischen Laboratoriums, das ganz in der Nähe der Augenklinik in der Kapellenstraße 13-15 lag. Obwohl zur Zeit von Behrings Aufenthalt in Wiesbaden in den 1890er Jahren schon in fortgeschrittenem Lebensalter, war der vielfach ausgezeichnete Fresenius[415] noch beruflich aktiv.

Fresenius hatte in Bonn und bei Justus Liebig in Gießen Chemie studiert. Einer seiner berühmtesten Kommilitonen in Gießen war Behrings Berliner Chemieprofessor August Wilhelm Hofmann.[416] Fresenius' 1848 gegründetes Institut galt als »Stätte der angewandten Wissenschaft«;[417] hier wurden nicht nur Wasser- und Weinanalysen, sondern auch Studien zu Gärung, Weinbereitung und Düngung von Weinbergen durchgeführt. Seit der Gründung im Jahr 1848 wurde Chemie, ab 1862 auch Pharmazie und ab 1868 Agrikulturchemie und Ökologie unterrichtet. Neben den berühmten analytischen Laboren gab es seit 1884 auch eine bakteriologische Abteilung,[418] in der für fünf Jahre auch der Koch-Schüler Ferdinand Hueppe als Leiter einer von ihm eingerichteten hygienisch-bakteriologischen Abteilung beschäftigt war; Hueppes *Methodik der Bakterienforschung* erschien 1885[419] während seiner Wiesbadener Jahre. Zu Fresenius' berühmtesten Schülern gehörten Chemiker und Apotheker wie Wilhelm Merck, Ludwig Merck und Carl Emmanuel Merck, Wilhelm Heraeus, Carl und Otto Leverkus, Eugen Lucius und Adolf Brüning, die beiden Letzteren Gründer und Teilhaber der ihren Namen tragenden *Farbwerke* in Höchst am Main, von denen noch die Rede sein wird.[420] Historische Aufnahmen vermitteln einen Eindruck von der Gediegenheit und Weitläufigkeit des Gebäudes.

Die Forschungsbedingungen in den großzügigen, gut ausgestatteten Räumen waren erstklassig. Auch Labortiere, insbesondere Meerschweinchen, gab es zur Genüge, wie Behring Wernicke Mitte März 1892 berichtete.[421] Mit dem Arzt Georg Frank, der als Abteilungsvorsteher am Chemischen Laboratorium arbeitete und auch als Dozent Hygiene unterrichtete,[422] hatte Behring einen fähigen Kollegen zur Seite, der ihm den größten Teil der Laborarbeit abnahm. »Übrigens ich arbeite fast gar nichts selber dabei, sondern controlire bloß Frank im Institut von Fresenius«,[423] schreibt er an Wernicke. Das aus Berlin erhaltene Blutserum von dem gegen Tetanus immunisierten »braunen Wallach« aus der tierärztlichen Hochschule[424] wurde für Tetanusversuche an Mäusen verwendet, die Ergebnisse veröffentlichten Behring und Frank bereits am 21. April 1892 unter dem Titel *Ueber einige Eigenschaften des Tetanusheilserums*.[425] Wichtiger als die Arbeit im Labor waren in dieser Zeit Behrings Präsenz in den Fachzeitschriften und, damit unmittelbar verbunden, neue, in die Zukunft weisende Kontakte zu der am Main ansässigen chemischen Industrie, die sich von Wiesbaden aus knüpfen ließen.

4.6. Die Farbwerke in Höchst. Kontakte zu August Laubenheimer

Bei der Zusammenarbeit mit Georg Frank im Fresenius-Institut handelte es sich nicht nur um eine Fortsetzung der in Berlin begonnenen Forschungen über die Tetanusbekämpfung. Behring trug sich dabei auch mit dem Gedanken, bei Fresenius Heilserum produzieren zu lassen. Offenbar hatte er mit Carl Remigius Fresenius oder einem seiner Söhne bereits darüber gesprochen und war mit dem Thema auf offene Ohren gestoßen, wie er Wernicke am 9. April 1892 mitteilte.[426]

Gleichzeitig tat sich aber auch eine andere vielversprechende Möglichkeit ganz in der Nähe Wiesbadens auf. An Wernicke berichtete er im selben Brief:

> Uebrigens gehen acceptable Anerbietungen von verschiedenen Seiten, chemischen Fabriken etc. ein, die sich mit der Herstellung unserer Heilkörper im Großen abgeben möchten. U.a. muß ich Anfangs d[es]. M[onats]. zu Meister, Lucius u. Brüning nach Höchst (die berühmtesten Farbwerke, die jetzt freilich auch »Tuberkulocidin« fabriciren): Der Direktor wollte nach Berlin zu Verhandlungen mit uns kommen; da ich aber so eine Fabrik gern mal ansehe[,] will ich ihm schreiben, daß ich dorthin herausfahre.[427]

Die »berühmtesten Farbwerke«, mit vollem Namen *Farbwerke vormals Meister Lucius & Brüning*, waren 1863[428] in dem am Main gelegenen Städtchen Höchst gegründet worden und produzierten hier synthetische Farbstoffe, die als Teer- oder Anilinfarben aus den Abfallstoffen der Kokserzeugung gewonnen wurden. Das erste Produkt war der rotviolette Farbstoff Fuchsin, der dem Unternehmen im Volksmund den Namen »Rotfabrik« eintrug.[429] Da die Farbstoffproduktion zur damaligen Zeit noch nicht durch Patentgesetze geschützt war und auch Konkurrenzunternehmen Farben synthetisierten, war man gezwungen, die eigene Produktpalette zu erweitern und zu diversifizieren. Neben weiteren Farben, darunter das berühmte Grün, das durch die französische Kaiserin Eugénie bekannt gemacht wurde, stellten die Farbwerke ab 1883 pharmazeutische Produkte her. Mit dem Antipyrin, einem fiebersenkenden Schmerzmittel, das von Erlanger Pharmakologen und Chemikern entwickelt worden war, gelang den Farbwerken 1884 der Durchbruch im medizinisch-pharmazeutischen Bereich.[430]

Kontakte zu Bakteriologen und damit erste Vorstöße zur pharmazeutischen Bekämpfung von Infektionskrankheiten erfolgten 1891. Für das von Erwin Klebs in Zürich entwickelte Tuberkulocidin[431] bezog man das Ausgangsmaterial aus Berlin: Es handelte sich um Kochs Tuberkulin. Am 20. Mai 1892 wurde ein Vertrag zum Bau eines eigenen Tuberkulinlabors in Höchst abgeschlossen. Obwohl die in das Produkt gesetzten Erwartungen nicht erfüllt wurden, hatte man mit dieser Initiative den Weg in die medizinisch-bakteriologische Forschung und Produktdiversifikation eingeschlagen.[432]

Die treibende Kraft des Höchster Unternehmens war der in Behrings Brief erwähnte »Direktor« August Laubenheimer. Der in Gießen ausgebildete Laubenheimer, der als habilitierter Chemiker selbst aus der Wissenschaft kam und an seiner *Alma Mater* zunächst als außerordentlicher Professor tätig war, trat 1883 bei den *Farbwerken* ein und war seit 1887 in der Funktion eines technischen Direktors im Vorstand tätig. Laubenheimer, von seinem Sohn Kurt als großzügige, »gewinnende Persönlichkeit« beschrieben, hatte nicht nur hervorragende Verbindungen zu bedeutenden Wissenschaftlern, die in den Genuss seiner Gastfreundschaft kamen –[433] die Kontakte zu Klebs in Zürich und zu Koch in Berlin verdankten sich ihm –, sondern auch zu Kreisen der preußischen Regierung. So unterhielt er persönliche Beziehungen zu Friedrich Althoff, der mehr noch als Laubenheimer Behrings weiteren beruflichen Werdegang begleiten und fördern sollte.

Bei den im Brief an Wernicke erwähnten »Anerbietungen von verschiedenen Seiten« handelte es sich insbesondere um ein Schreiben Laubenheimers vom 6. April 1892,[434] in dem dieser Bezug auf Behrings und Wernickes »Referat« in der *Deutschen Medicinischen Wochenschrift* »betr. Immunisierung und Heilung von Versuchsthieren bei der Diphtherie« nahm. In ihrem Aufsatz hatten die Autoren explizit auf »die Verwerthung unseres Diphtherieheilmittels auch beim Menschen« hingewiesen[435] und bei der Veröffentlichung »weitere Kreise«, d.h. die nicht-medizinische Öffentlichkeit, als Adressaten ins Auge gefasst.[436] Zielstrebig und ohne lange Vorrede hatte Laubenheimer im Brief vom 6. April an Behring geschrieben:

> Diese Abhandlung interessiert mich ausserordentlich, weil sie die Aussicht eröffnet, die Diphtherie zu bekämpfen. Da die von Ihnen erwähnte Calciumverbindung (Roux und Yersin) zugänglich wäre, so erlaube ich mir ganz ergebenst anzufragen, ob es Ihnen opportun erscheint, dass wir uns mit der Sache befassen und bin ich gerne bereit, in diesem Falle behufs näherer Besprechung der Angelegenheit nach Berlin zu kommen.

Nachträglich kommentierte Laubenheimer die Anfrage, welche nicht nur die Sicht des Unternehmers, sondern auch die des Chemikers widerspiegelt, dass ihm die »Calciumverbindung« sehr zu Unrecht imponiert habe. Fälschlicherweise war er davon ausgegangen, dass man das Diphtherietoxin in Form einer Calciumverbindung isoliert habe, da er damals nicht gewusst habe, »dass alle Niederschläge, welche in der Toxin-Lösung erzeugt werden, mehr oder weniger Toxin mechanisch mit sich reissen.«[437]

Statt am zunächst vorgeschlagenen Treffpunkt Berlin fanden Behrings und Laubenheimers »Verhandlungen« am 14. Mai 1892, allerdings ohne Koautor Wernicke, in Höchst statt, wo Behring wohl auch die Produktionsstätten besichtigte. Bei dieser Gelegenheit müssen auch die formalen Schwierigkeiten besprochen worden sein, die dem Vertragsabschluss zunächst entgegenstanden: Behrings Status als Stabsarzt und Mitglied des preußischen Militärs machte es erforderlich, die Erlaubnis seiner vorgesetzten Behörde einzuholen. Schließlich ging es auch um die aus dem Vertrag mit einem Industrieunternehmen resultierenden finanziellen Erträge.[438]

Carola Throm hat darauf hingewiesen, dass in diesem frühen Stadium der Planungen und Verhandlungen noch eine staatliche Einflussnahme hinsichtlich der Produktion des Diphtherieheilserums denkbar gewesen wäre. Vonseiten des Staates wäre es durchaus möglich gewesen, Diphtherieserum in einem eigens errichteten staatlichen Seruminstitut zu produzieren, statt die Serumproduktion einem Unternehmen der freien Wirtschaft zu überlassen.[439] Wie Laubenheimer in der Retrospektive schreibt, hatte er damals jedoch nicht den Eindruck, »dass im *damaligen* Stadium der Sache staatlicherseits Werth auf die Errichtung eines Staatsinstituts gelegt werde; dafür waren die Unterlagen denn doch noch viel zu unsicher.«[440]

Am 7. August 1892 legte Behring in einem ausführlichen Brief an seinen obersten Vorgesetzten, Alwin von Coler, sein Anliegen in aller Ausführlichkeit dar, nicht ohne darauf hinzuweisen, dass er im Einvernehmen mit Koch stehe.[441] Der mit der Überprüfung der Angelegenheit betraute Coler brachte daraufhin den finanziellen Aspekt ins Spiel. Vonseiten des Höchster Unternehmens dürften nur die »zur Fortsetzung Ihrer Versuche […] nothwendigen baaren Auslagen erstattet werden und auch dies nur in Anbetracht der Nothlage, die wichtigen Untersuchungen nicht ins Stocken geraten zu lassen.« Behring habe, so Colers Begründung, die Untersuchungen und wissenschaftlichen Forschungen »ausschliesslich der weitgehendsten Ihnen zu Theil gewordenen Förderung Seitens der Staatsbehörden, vor Allem der Militärverwaltung zu verdanken gehabt«. Im Ton versöhnlich, in der Sache paternalistisch, endet der Brief des Vorgesetzten mit der Versicherung, Behring könne es getrost »der weiteren Fürsorge dieser Behörde überlassen […], in welcher Weise Ihnen zu lohnen ist, wenn es Ihnen […] gelingt, der Heilung der verderblichen Krankheiten Diphtherie und Tetanus näher zu treten.«[442]

Trotz Colers ursprünglichem Veto konnte Behring Laubenheimer am 25. September 1892 mitteilen, dass er sowohl vom preußischen Kultus- als auch vom Kriegsministerium das finanzielle Verfügungsrecht über seine Arbeiten erhalten habe.[443] Offenbar war man während des schwebenden Verfahrens in Höchst bezüglich einer positiven Entscheidung recht optimistisch, denn noch während der laufenden Verhandlungen war in Höchst ein bakteriologisches Labor eingerichtet und Kochs Mitarbeiter Arnold Libbertz[444] als dessen Leiter eingestellt worden. Ende des Jahres 1892 wurde in der Nähe des alten Tuberkulinlabors ein Schafstall für etwa zwanzig Tiere gebaut,[445] in dem Libbertz die Schafe nach Behrings Anweisungen immunisieren sollte. Für dieses Expertenwissen waren die Höchster bereit zu zahlen. Behring erhielt für seine Dienste von den Farbwerken schon im ersten Vertragsjahr 1892 dreitausend Mark für Immunisierungsmaterial, für das Folgejahr 1893 wurden ihm zehntausend Mark für Versuche und – unter der Bedingung, dass er demnächst den aktiven Militärdienst quittiere – die Hälfte des durch den Serumverkauf erzielten Reingewinns zugebilligt.[446]

Der Vertragsabschluss erfolgte dann erst am 20. Dezember 1892, der Beginn wurde aber rückdatiert auf den 1. Juli 1892. Die Laufzeit betrug zunächst fünf ganze Jahre und erstreckte sich bis zum 30. Juni 1897.[447] Der Kontrakt umfasste die Produktion und Vermarktung des Diphtherieheilserums im großen Stil und schloss die Weiterentwicklung und Verbesserung des Serums mit ein.[448] Während sich für die *Farbwerke* mit der Expansion ein lukrativer pharmazeutischer Markt

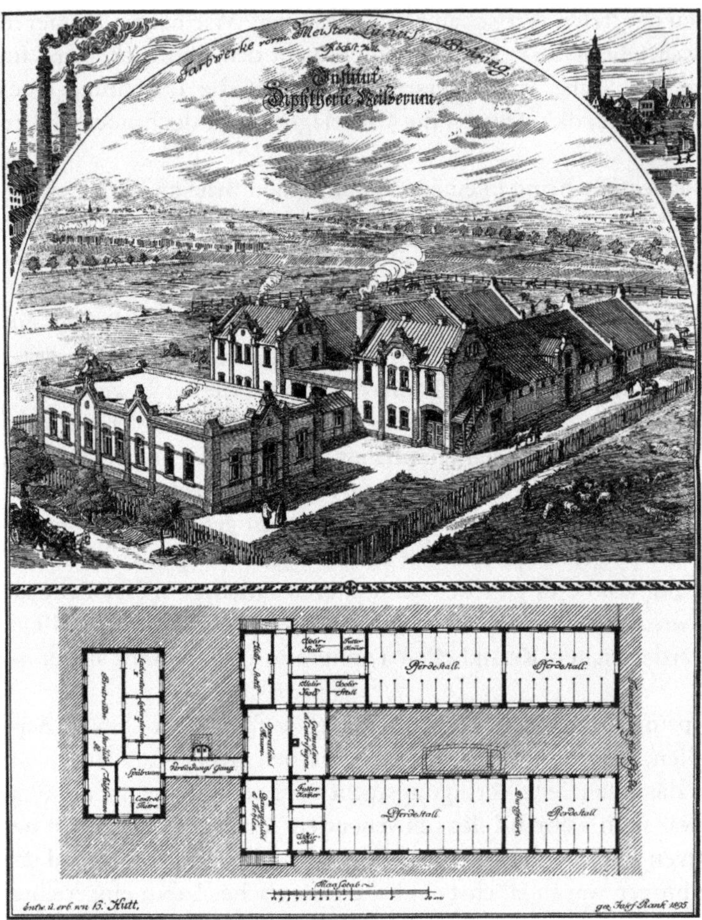

Abb. 24: Das Institut für Diphtherie-Heilserum in Höchst. Tafel 18 aus: Wilhelm Grandhomme: Die Fabriken der Aktien-Gesellschaft Farbwerke vorm. Meister, Lucius & Brüning zu Höchst am Main. Frankfurt a.M. 1896. Zeichnung: Josef Rank.

öffnete, profitierte Behring von den großzügigen finanziellen Zuwendungen, die es ihm in Berlin ermöglichten, weitere blutserumliefernde Großtiere zu kaufen und für deren Unterhalt aufzukommen. Die ersten Tiere, Schafe und Hammel, später auch Pferde, waren in provisorischen Ställen in einem Bogen der Berliner Stadtbahn mit der Adresse Stadtbahnbogen 278 in der Nähe des Instituts für Infektionskrankheiten untergebracht.[449] Hier begannen Behring und Wernicke mit der Herstellung des Diphtherieheilserums.

Bereits anderthalb Jahre nach dem Vertragsschluss wurde in Höchst ein Seruminstitut mit Platz für achtzig Pferde gebaut, das wegen seiner Größe und Ausstattung in der Fachpresse als »grossartig« beschrieben wurde.[450] Der rote Backsteinbau bestand aus zwei geräumigen Funktionsgebäuden, die durch einen überdachten Gang miteinander verbunden waren. Offenbar wurde an nichts gespart. Im vorderen Gebäude waren die Arbeitsräume, Laboratorien, der Stall für die kleinen Versuchstiere, die Spülküche und der Sterilisationsraum sowie das eigentliche Herzstück, der imposante, fünfzig Quadratmeter umfassende Brutsaal mit »individualisierten«, weil unterschiedlich temperaturregulierten Brutschränken, untergebracht. Die als Laboratorien ausgestatteten Arbeitszimmer, in denen auch die Listen und Verlaufsprotokolle geführt wurden, entsprachen dem allerneuesten Standard. Sie waren mit fließendem kaltem und warmem Wasser, künstlicher Beleuchtung und je eigenem Telefon ausgestattet; hohe breite Fenster lieferten bei Tag Licht für die mikroskopischen Untersuchungen. In diesen Zimmern wurden auch die für die Injektionen bestimmten Bakteriengifte in abgeschlossenen Holzschränken aufbewahrt.

In dem zweiten, aus parallelen Flügeln bestehenden Gebäudekomplex befanden sich die weitläufigen Pferdeställe, die Futterkammern und der Operationsraum, in welchem den Pferden das toxinhaltige Blut entnommen wurde. Der Frankfurter Arzt Arnold Eiermann verlieh dem Betrieb nach einem Besuch die Prädikate »vollendet« und »unübertrefflich«.[451]

Es kann festgehalten werden, dass Laubenheimers Initiative, die von der Leitungsgruppe der Farbwerke mitgetragen wurde, ein ganz wesentlicher Schritt in Richtung Massenproduktion für die Serumtherapie der Diphtherie war. Es zeugt vom Innovationswillen und der Weitsicht eines Vertreters der Industrie, dass die ersten Kontakte noch vor der Erprobung des Diphtherieheilserums am Menschen geknüpft und in der Folge Investitionen im fünf- und sechsstelligen Bereich getätigt wurden, zu einer Zeit, als vonseiten des Staates Skepsis bezüglich derartiger Investitionen mit ungewissem Resultat herrschte. Erinnert sei jedoch auch daran, dass sich Laubenheimers Entschlussfreudigkeit auf die inhaltliche Überzeugungskraft der Behringschen Publikationen stützen konnte. Die Aufsätze, in denen die Heilung von Tetanus und Diphtherie im Tiermodell detailliert und nachvollziehbar dargestellt worden war, konnten als Argument für einen Einsatz mit geringem Risiko gelesen und verstanden werden. Offenbar hatte Laubenheimer das Potential des neuen Therapieprinzips und dessen Anwendung bei der Heilung menschlicher Infektionskrankheiten einschließlich des zukünftigen finanziellen Ertrags erkannt.

Es war also nicht das »Schicksal« und ein »ganz nebensächlicher Umstand«, wie Zeiss und Bieling diese Verbindung von Forschung und Unternehmertum bagatellisierten,[452] sondern ein Zusammenschluss von Geschäftsinteressen, die auf Expertenwissen beruhten. Nicht nur Laubenheimer, sondern auch der mit »Kaufmannsgenie« gesegnete Behring, so Wernickes beschönigende Worte für Behrings auf Eigennutz bedachten Geschäftssinn,[453] hatten erkannt, dass mit dem Heilserum viel Geld zu verdienen war.

4.7. Zum »Stand der Diphtherie-Heilungsfrage«[454]

4.7.1. Veränderungswünsche und Bleibeverhandlungen

Am 20. April 1892 verließ Behring Wiesbaden in Richtung Berlin, im Gepäck berufliche Veränderungswünsche. Eine Zwischenstation legte er bei dem ihm wohlgesinnten Carl Binz in Bonn ein. Der Besuch diente nicht nur der Festigung der alten Verbundenheit, sondern unterlag auch einem taktischen Kalkül. »[...] ich mache jetzt bloß noch Geschäftsreisen u. so sondiere ich auch in Bonn mal, ob da nicht ein Feld für unsere künftige Thätigkeit wäre«, schreibt er an Wernicke. Offenbar zog Behring zu diesem Zeitpunkt eine Hygieneprofessur in Bonn in Erwägung, Binz sollte als Unterstützer für die berufliche und örtliche Neuorientierung gewonnen werden. Im Gespräch mit Binz habe er »auch mal ein ganz offenes u. ernstes Wort mit ihm über die unglaublich zurückgebliebenen Verhältnisse der Bonner Universität bezw. der Hygiene gesprochen«,[455] um sich damit wohl als der bessere zukünftige Leiter des Hygienischen Instituts[456] zu empfehlen, so Behring an Wernicke.

Wenige Tage nach der Stippvisite am Rhein griff Behring den Gedanken einer »Übersiedelung nach Bonn« und »die schwelende Frage über meine nächste Zukunft« in einem Brief an Binz nochmals auf, wobei er auch auf einen unüberbrückbaren Konflikt mit dem Leiter der Krankenabteilung des Berliner Instituts, Ludwig Brieger, Bezug nahm. Mit ihm stand Behring seit dessen gemeinsam mit Kitasato und Wassermann verfassten Arbeit *Ueber Immunität und Giftfestigung*, die 1892 erschienen war, auf Kriegsfuß. Sein bereits erwähnter Vorwurf, den er noch 1895 gegenüber Althoff äußerte, lautete, dass die Genannten während Behrings krankheitsbedingtem Aufenthalt in Wiesbaden die Früchte seiner Arbeit hätten zum Verschwinden bringen wollen.[457] Neben den Beweggründen für einen Wechsel wurden im Brief auch die einer beruflichen Veränderung im Weg stehenden Schwierigkeiten angesprochen. Behring musste neben der Genehmigung durch Friedrich Althoff und Koch auch die der anderen Vorgesetzten einholen.

> Die Situation liegt so, daß ich mich sowol [sic] mit der Medicinalabtheilung des Kriegs-Ministeriums wie mit (Generalarzt Mehlhausen und Geh[eim]R[at] Spinola) der Charité-Direktion in Übereinstimmung darin befinde, daß ein Verbleiben meinerseits zusammen mit Prof. Brieger am Institut für Infektionskrankheiten ausgeschlossen ist.
>
> Obwohl nun bis jetzt, soweit ich erkennen kann, überall für mich in ganz entschiedener Weise Partei genommen wird, so kenne ich bis jetzt doch noch nicht die Stellungnahme Koch's. Überdies ist es noch die Frage, ob Brieger, auch wenn er im Übrigen überall aufgegeben wird, so schnell wie ich es fordern muß, wenn ich bleiben soll, aus dem Institut entfernt werden kann.

Im Fall nun, der sehr wahrscheinlich ist, dass nicht[s] geschieht, dann kommt für mich die Frage meiner Übersiedelung nach Bonn in Fluß.

Die Form, unter der ich dorthin gehen kann, wird erst nach Rückkehr Ecxellenz von Coler's erwogen werden können. Ich halte es nicht für ausgeschlossen, daß v. Coler bezw. das Kriegsministerium, ebenso wie es meine Commandirung an Koch's Institut bewirkt hat, auch das zu Ihrem Institut erfolgen lassen kann. Das wäre die beste Lösung.[458]

Axel Hüntelmann hat darauf hingewiesen, dass in Kochs Institut ein enormer Konkurrenzdruck herrschte. Spektakuläre Entdeckungen führten zu einem Reputationsgewinn, was wiederum die Hoffnung auf eine verbesserte und gesicherte berufliche Position befeuerte. Ein »einträchtiges Arbeiten für die gemeinsame Sache« war also äußerst selten,[459] und Behrings aufblühende Kontakte zu einem pharmazeutischen Unternehmen schürten die ohnehin vorhandenen Ressentiments gegen den als schwierig geltenden Kollegen.

Anfang Mai 1892 traf bei Behring ein Angebot aus Marburg ein. Der Leiter des dortigen Hygieneinstituts, Carl Fraenkel, offerierte Behring, der zu diesem Zeitpunkt noch ohne das Prädikat Professor war, die Leitung der Marburger Poliklinik,[460] was Behring jedoch mit dem Satz, lieber gehe er »nach Saarlouis als Bataillonsarzt als als Polikliniker nach Marburg«,[461] mit unmissverständlicher Deutlichkeit ablehnte. In einem weiteren Brief an Binz, verfasst am 18. Mai, versicherte Behring ihm nochmals, dass er gerne nach Bonn kommen wolle und dass er auf seine Unterstützung in dieser Angelegenheit hoffe. Koch und Althoff seien über seine Veränderungswünsche informiert.[462] Wenige Tage zuvor hatten jedoch schon Mitarbeiterkonferenzen in Kochs Institut und Vier-Augen-Gespräche zwischen Koch und Behring stattgefunden, in denen beschlossen wurde, dass Kochs Schwiegersohn Eduard Pfuhl die Leitung der Krankenstation (»in den Baracken«) übernehmen solle. Behrings »Kommen und Gehen« liege in seinem Ermessen, und mit Brieger könne er nach Belieben umgehen. Kochs Entgegenkommen gipfelte in der Aussage, »daß er [Koch] seit Jahr und Tage eine mir [Behring] angemessene Stelle bei Althoff bezw. im Ministerium beantragt habe; vorgestern aber [...] habe man ihm [Koch] bestimmtere Zusagen gemacht wegen einer selbständigen Professur für mich.«[463] Das Verbleiben am Institut für Infektionskrankheiten sei seit dem 11. Mai »definitiv entschieden«,[464] Behring blieb in Berlin, obwohl ein Wechsel nach Bonn noch bis zum November 1892 in den Briefen an Binz thematisiert wurde.[465]

Schon am 30. April[466] war ein Umzug aus dem Zentrum Berlins – Behring hatte mit dem Wechsel ins Institut für Infektionskrankheiten auch seine Wohnung in der Klosterstraße aufgegeben und wohnte in der Unterbaumstraße 7 – in das im Südosten der Stadt gelegene Johannisthal, ein Ortsteil von Treptow, erfolgt. Hier bezog Behring in der damaligen Treptower Chausseestraße 8, I mit seinem Offiziersburschen Hermann Scholz ein geräumiges freistehendes Haus mit acht

Zimmern, dessen Anmietung vermutlich durch die zukünftige Kooperation mit Höchst und die in Aussicht gestellte finanzielle Zuwendung möglich geworden war. Behrings Schwester Emma,[467] die er nach dem Tod der Mutter nach Berlin holte, kam etwas später als weitere Mitbewohnerin hinzu.[468] Das Haus wurde nach ihr »Villa Emma« genannt, die Bezeichnung wurde in den Briefkopf des neuen Briefpapiers aufgenommen.[469]

Ein Exkurs: Privates Leben in Briefen

Hatte Behring Anfang 1889 noch an Richard Muttray geschrieben, dass er von Berlin wenig sehe,[470] erschloss sich ihm mit der Zeit auch das gesellschaftliche und kulturelle Leben der Stadt, und er nahm, das zeigen etliche Familienbriefe,[471] aktiv daran teil. Das mag damit zusammenhängen, dass er seine Schwester in seinen Treptower Haushalt aufnehmen musste. Wie aus den Familienbriefen zu erfahren, war die unverheiratete Emma nicht freiwillig nach Berlin gekommen. Offenbar hatten die Brüder sich bemüht, die alleinstehende Schwester irgendwo unterzubringen, die Wahl fiel auf Berlin bzw. Johannisthal, wo sie nun seit dem Frühjahr 1892[472] bei dem mehr als fünfzehn Jahre älteren Bruder lebte, den sie in den zahlreichen Briefen in die Heimat gerne auch den »Alten« oder »Großvater«, etwas liebevoller auch »Altchen« und »Onkele« nannte.

Zunächst waren wohl nur vier Wochen geplant, aber der Aufenthalt erstreckte sich schließlich über Monate und Jahre, bis Emma 1895 Emil nach Marburg und sogar auf eine Italienreise folgte. Aus der großen weiten Welt, in der sie sich offenbar verloren fühlte, aus Berlin oder Rom, schickte sie herzzerreißende, vom Heimweh nach der vertrauten Familie und der heimatlichen Umgebung gezeichnete Briefe[473] nach Hansdorf. »[…] ein Westpreuße verliert nie das Heimweh«,[474] heißt es an einer Stelle lapidar, oder aber: »Was man da verloren hat, weiß man wohl erst dann, wenn man wie ich fern der Heimat unter Fremden ist, du glaubst gar nicht wie allein u. unverstanden ich hier bin.«[475] »Heimweh habe ich trotz des schönen Italiens«, schreibt sie schließlich im März 1896 aus Rom.[476] Immer wieder bat sie den geliebten Bruder Albert, der als Nachfolger seines Vaters August die Hansdorfer Lehrerstelle übernommen hatte, darum, sie im Schulhaus aufzunehmen. Dazu kam es nie, Emil verheiratete seine Schwester 1897 mit dem Stabsarzt Wilhelm Schumburg, dem sie nach Hannover folgen musste.

Durch den Familienzuwachs mag sich Behring einerseits genötigt gefühlt haben, der Zweiundzwanzigjährigen die Hauptstadt mit all ihren Attraktionen zu zeigen. Ihre Anwesenheit ermöglichte ihm aber andererseits, quasi im Familienverbund und mit weiblicher Unterstützung ein offenes Haus zu führen und Gäste zu empfangen. So erwähnt Emma Diners mit Besuchen von Otto Heubner und Ernst Grasnick oder auch auswärtige Gesellschaften mit jungen adligen *Lieutenants*, die sich als ihre Tischherren charmant um sie bemühten. Insgesamt gewähren diese Briefe als authentische Ego-Dokumente Einblicke in das bisher verschlossene private Leben des damals bereits berühmten großen Bruders.

Die Geschwister Behring lebten in relativem Wohlstand, auch dank der ab Dezember 1892 einsetzenden Zahlungen aus Höchst.[477] Für das geräumige Haus in Johannisthal gab es eine Zugehfrau, die im Haus die Wäsche wusch, Frau D. bereitete die Mahlzeiten, wenn man nicht auswärts aß. Ab und zu musste Emma für den Bruder dessen Lieblingsgerichte wie die typischen Kartoffelpflinzen oder Bouillonkartoffeln kochen. Einerseits litt Emma unter den Launen des älteren Bruders, der »gnarrig« oder unleidlich war, unter Fußbeschwerden, Gicht und Arbeitsüberlastung litt, andererseits der jungen Frau aber die kulturellen und gesellschaftlichen Attraktionen der Hauptstadt näherbrachte. So mietete Emil, als König Umberto I. von Italien im Juni 1892 nach Berlin kam, teure Plätze zwischen dem Opernhaus und dem Kaiserlichen Palais, um von hier aus den König zu sehen. »Die Pracht u. den Jubel zu beschreiben ist unmöglich! Dann fuhren wir noch durch alle geschmückten Straßen von Berlin. Es war großartig schön!«[478]

Bei anderer Gelegenheit besuchte man eine Theateraufführung des *Postillion von Lonjumeau*, eine Kunstausstellung, ein Konzert im Zoologischen Garten oder nahm Einladungen »zum Diner« an. Emma ging auf Bälle, machte einen Kochkurs, hatte französische, italienische und englische Konversationsstunden und spielte *Croquet*. Die Geschwister luden ihrerseits zu einer »Tanzgesellschaft« ein. Im Juli 1892 berichtet Emma von einer Kahnfahrt auf der Spree, bei der Emil so gut ruderte, dass er die Schwester beeindruckte. Für den September desselben Jahres planten die Geschwister mit einem Fräulein Regis (oder Riegis) eine größere Tour in das Riesengebirge, nach Leipzig und in den Harz. Am 2. September 1892 wurde in Erinnerung an die siegreiche Schlacht von Sedan der Sedantag als Nationalfesttag gefeiert, an dem Emma, wiederum mit Fräulein Regis (Riegis), teilnahm.

Emils Interesse an Frauen, eventuell zu verstehen als Suche nach einer zukünftigen Lebensgefährtin,[479] scheint lebhaft gewesen zu sein. Dass er offenbar wiederholt auf Freiersfüßen wandelte, berichtet Emma am 1. März 1893: »Emil hat nach dem Balle auch wieder Liebesgedanken; wenn er sich verlobt oder auch nicht was ich fest glaube, denn es ist nur die 6. sage und schreibe sechste seit ich hier bin, trete ich als Schwester nach Kaiserswert [sic] ein«.[480] – Von gesellschaftlichem Verkehr im Haus Spinola oder von der zukünftigen Braut Else ist in diesen Briefen noch nicht die Rede. Else trat erst im Herbst 1896 in Behrings Leben.

Neben allen privaten und gesellschaftlichen Themen kam in Emmas Briefen auch Emil Behrings Arbeitsleben, wenn auch eher nebenbei, zur Sprache. So werden neu erschienene Bücher Behrings erwähnt, die aus Emmas Sicht den Tagesablauf durcheinanderbrachten (»Heute ist er ohne Frühstück nach Berlin gefahren, wer weiß was dort los ist, denn es kamen einige Depeschen für ihn an. Ja, der Postbote bringt jetzt manchmal 15 Briefe auf einmal für ihn – alle des Buches wegen.«).[481] Behrings mehrtägige Reisen werden Albert deshalb mitgeteilt, weil

Emma dann alleine in Treptow zurückblieb. Eine kurze Nachricht über eine geplante Fahrt nach Frankfurt und Höchst mag als Beispiel für Ton und Inhalt dieser Korrespondenz dienen. Sie zeigt den schwesterntypischen Unterton, der unverstellt das nicht unkomplizierte Leben mit Behring zum Ausdruck bringt:

> Lieber Albert, vielleicht komme ich Sonnabend oder Sonntag nach Hause willst du mich auch freundlich aufnehmen? Der Alte [= Emil, UE] verreist nach Frankfurt für wie lange weiß er selber noch nicht. Ich werde jedenfalls noch eine Depesche schicken; wundere Dich aber nicht Junge, wenn wieder nichts draus wird denn der Alte ist ja unberechenbar.
> Tausend Grüße Allen! Emma

4.7.2. Versuche am Menschen

Die erfolgversprechenden Gespräche mit Laubenheimer in Höchst hatten erwarten lassen, dass Behring in Berlin sofort zu den Diphtheriearbeiten zurückkehren würde, zumal er während seiner dreimonatigen Abwesenheit auf Veranlassung Kochs von Wernicke vertreten worden war,[482] der die Immunisierungsversuche zunächst mit fünf Hammeln und einem alten Hund, dem »Schwarzen Pudel«, fortgesetzt hatte.[483] Bereits Ende April ist in der Korrespondenz mit Wernicke von den Bedingungen die Rede, unter denen er »unser Mittel« für die Humantherapie abgeben wollte, nämlich »nur an solche Personen [...], welche uns die Resultate an Menschen behufs Publikation zur Verfügung stellen.«[484] Als Behring aber Mitte Mai 1892 seine Arbeit im Institut für Infektionskrankheiten wieder aufnahm,[485] setzte er seinen Arbeitsschwerpunkt auf die Fertigstellung seiner *Blutserumtherapie*, die im Verlauf des Jahres in zwei Bänden bei Thieme in Leipzig erschien. Offenbar stolz auf sein Werk, schickte Behring es nach Paris und London zu Metschnikoff und Lister.[486] Besondere Aufmerksamkeit erregte das Buch aber, wie wir sehen werden, beim Direktor der Leipziger Kinderklinik.

Wernickes Bemühungen hatten sich derweil auf die Immunisierung von Hunden verlagert, wie seine umfangreichen Versuchsprotokolle zeigen. Im März und April 1893 entnahm er zwei immunisierten Jagdhündinnen kleine Mengen Blut,[487] die möglicherweise im März 1893 in der Krankenabteilung des Instituts für Infektionskrankheiten bei der Behandlung von Kindern als »Hundeserum Wernicke« zum Einsatz kamen.[488] Ende April und Anfang Mai 1893 publizierten Behring und Kochs Mitarbeiter Hermann Kossel und Oscar Boer unter dem Obertitel *Zur Behandlung diphtheriekranker Menschen mit Diphtherieheilserum* in drei aufeinander folgenden Aufsätzen die Ergebnisse dieser Versuche. Kossel lieferte eine Übersicht über die Behandlung von elf Kindern zwischen zwei und sieben Jahren, die mit Hunde- und Schafserum behandelt worden waren.

Kossels Tabelle gibt wieder, nach welchen Kriterien die Krankheitsverläufe und Therapiemaßnahmen erfasst wurden. Neben den Basisdaten wie Tag der Aufnahme, Alter und Geschlecht des Kindes sowie Ausgang der Krankheit sind die anamnestischen Angaben (Symptome bei Einlieferung, Temperatur, Rachenbelag) und die Art der Behandlung (Inhalationen, Tracheotomie, Serumart und -menge) zur Einschätzung des Behandlungserfolgs von Bedeutung. Der Vermerk zur Familienzugehörigkeit (Geschwisterkinder) half, Ansteckungswege und Infektionszeiträume nachzuverfolgen. Schließlich wurden auch die durch die Therapiemaßnahmen eintretenden Veränderungen (etwa Auswurf von Membranstückchen) notiert.[489] Das Sammeln, Notieren und Ordnen der Beobachtungen am Krankenbett in Form dieser Listen stellte das Krankheitsgeschehen einzelner Patienten in einen neuen, generalisierenden Zusammenhang; diese Art des »Informationsmanagements« (Hess, Mendelsohn) lieferte den Forschenden neue Parameter und machte die aufgezeigten Ergebnisse für pädiatrisch tätige Rezipienten nachvollziehbar.[490] Zur Validität der Erhebung gehörte neben den Fallberichten die gesicherte Diagnose durch den Nachweis des Diphtherieerregers. Trotz der wissenschaftlichen Nachprüfbarkeit der Kautelen gab Behring zu bedenken, dass die bisherigen Fallzahlen – immerhin betrug die Mortalitätsrate nur noch zwanzig Prozent – viel zu klein seien, »um ein abschliessendes Urtheil über die Serumtherapie zu gestatten«. Das vorläufige Fazit endet dennoch optimistisch. Die Ergebnisse seien ermutigend und forderten dazu auf, die Serumbehandlung »in grösserem Massstabe« fortzusetzen.[491]

4.7.3. »Das Behring'sche Gold«: Otto Heubner und das Diphtherieheilserum

Ein Forschungsumfeld außerhalb des engeren Berliner Kontexts hatte sich bereits Mitte 1892 eröffnet, als Behring eine Anfrage aus der Leipziger Kinderklinik erhielt. Deren Direktor Otto Heubner hatte im Frühsommer 1892 den ersten Teil von Behrings *Blutserumtherapie* gelesen und war von dem »exakt wissenschaftliche[n], neuartige[n] Ton dieser Mitteilung« beeindruckt.[492] »So dünn das Heft war […] so bedeutungsvoll erschien es mir sofort bei der ersten Lektüre. Ein völlig neuer Gedanke war hier entwickelt und schon die Ungefährlichkeit des neuen Mittels betont«, schreibt Heubner in einer *Rückerinnerung*, die er anlässlich Behrings 60. Geburtstag verfasste.[493] Das von Heubner unterbreitete Angebot, Behrings Blutserum in seiner Leipziger Klinik zu erproben, griff Behring in einem Brief vom 20. September 1892 auf, wies jedoch auf einen Lieferengpass hin, da momentan Eduard Henoch Material für die Diphtheriebehandlung in der Berliner Kinderklinik beziehe.[494] Doch bereits eine Woche später, am 27. September 1892, erhielt Heubner die Zusage, dass er Mitte November aus Höchst Heilserum erhalten könne:

> Zwar sind die blutliefernden Thiere [gemeint sind Schafe, U. E.] in den Besitz der Farbwerke vorm[als]. Meister, Lucius u. Brüning in Höchst übergegangen; ich habe jedoch bezü[glich] der Abgabe des Heilserum's an Kliniken Seitens der

> Farbwerke jedes Verfügungsrecht. Nur der Formalität halber bezw. wegen der Wahrung der Interessen der Farbwerke halte ich es für angebracht, daß Sie an
> Herrn Fabrikdirektor Dr Laubenheimer
> Höchst / a M
> Farbwerke
> unter Bezugnahme auf Vorstehendes um Überlassung von Heilserum für 50 Diphtheriekranke Kinder bitten; ich bin überzeugt, daß die Abgabe durch mich dann unentgeltlich erfolgen kann.[495]

Die im Behring-Archiv verwahrte Briefkopie zeigt, dass Heubner Behrings Vorgaben Folge leistete. Im Brief ist neben Laubenheimers Adresse notiert: »II. X. 92 geschrieben«. Damit war der Form Genüge getan, eine Serumlieferung aus Höchst traf in Leipzig ein. Am 10. November 1892 wurde, wie aus Abbildung 26 ersichtlich, erstmals ein sechsjähriges Mädchen mit der Diagnose »Septische Diphtherie« mit 40 Kubikzentimetern Serum behandelt.[496]

Nicht nur wegen dieser Initiative gehört Otto Heubner zu Behrings wichtigsten Kooperationspartnern und Unterstützern bei der Erprobung und letztlich auch Bekanntmachung der Heilserumtherapie. Heubners Interesse für die spezifische Behandlung der Diphtherie dokumentiert sich in seinem wissenschaftlichen Werdegang. Als Internist leitete er von 1876 bis 1891 zunächst die Distriktpoliklinik in Leipzig, wo die große Zahl von kindlichen und jugendlichen Patienten sein Interesse für die Kinderheilkunde weckte. Seine stetig wachsenden Erfahrungen auf dem Gebiet kindlicher Erkrankungen veranlassten ihn, im Sinne öffentlicher Aufklärung Vorlesungen über Kinderkrankheiten zu halten. Nachdem er 1886 den Ruf auf einen pädiatrischen Lehrstuhl in Prag abgelehnt hatte, bot ihm die Universität Leipzig einen Lehrauftrag für Pädiatrie an, der mit der Zusage zum Bau einer Kinderklinik und Kinderpoliklinik verbunden war. Am 6. Dezember 1891 wurde die zu dieser Zeit vorbildlich konzipierte Kinderklinik mit 132 Betten unter Heubners Leitung eröffnet. Wie in der oben genannten *Rückerinnerung* beschrieben, war Heubner in den ersten Jahren seines dortigen Wirkens vor allem mit der Diphtherie konfrontiert. Eindrücklich schildert er in den Erinnerungen die Schrecken und den oftmals tödlichen Verlauf der Diphtherieerkrankung – Erlebnisse, die auch für das betreuende Personal der Klinik belastend waren. Man sollte sich Heubners Schilderung der Diphtherieverläufe vor Augen führen, um sich der Bedeutung des mit Hoffnung auf Heilung verbundenen neuen Therapieprinzips bewusst zu werden:

> Ich hatte bis dahin [bis zur Eröffnung der pädiatrischen Klinik, UE] die Diphtherie nur in der Privatpraxis und in der Hauspraxis der Distriktspoliklinik kennen gelernt und studiert, und allerdings schon während dieser 15jährigen Tätigkeit eine genügende Vorstellung von ihrer Furchtbarkeit erlangt. Aber ihren vollen Schrecken erlebte ich doch erst gleich während der ersten Monate

der Hospitalerfahrung. Die Diphtherie war damals in Leipzig nicht mehr so intensiv und so bösartig wie Mitte der 80er Jahre, aber unser neues Haus wurde zunächst vorwiegend von den schweren und schwersten Fällen überströmt; früh kamen die Kinder, mittags wurden sie operiert, und abends nahmen sie den Exitus. Assistent und Pflegerin, alle, derartigen Elendes ungewohnt, verlangten weg von der Station, die erste Weihnachtsfeier dort war ein Trauerspiel. Auch während der Frühjahrsmonate setzte sich das in nicht sehr vermindertem Maasse fort. [...] Da kam mir im Frühsommer des Jahres 1892 die Brochüre Behring's im dunkelbraunen Einband in die Hand [...]. Hielt ich mich überhaupt für verpflichtet, der geschilderten Kalamität und der Wirkungslosigkeit des bisherigen Heilapparates gegenüber, alles zu ergreifen, was nur entfernt Erfolg zu versprechen erschien, so war das dieser Mitteilung gegenüber, wie mir schien, voll berechtigt.[497]

Die Beschreibung des rapiden Krankheitsverlaufs und die Not aller Beteiligten sind an Deutlichkeit kaum zu überbieten. Der Wunsch, ein Heilmittel zur Hand zu haben, das in der Lage war, die Tracheotomie zu ersetzen und den drohenden Tod abzuwenden, ist bis heute nachvollziehbar.

Als Heubner 1892 den Kontakt zu Behring suchte,[498] war er einer der Ersten außerhalb des direkten Berliner Umfelds der Kliniken und Institute, die das Heilserum an kranken Kindern erproben wollten. Dass Heubner die Serumtherapie nicht nur in Leipzig, sondern ab 1894 auch in Berlin durchführen konnte, verdankt sich seiner Berufung an die Berliner Universität. Da das von ihm erhoffte Ordinariat für Pädiatrie in Leipzig trotz seines Engagements nicht eingerichtet wurde, entschied er sich für eine Professur an der *Charité* in der Nachfolge Henochs, die er dank der massiven Unterstützung Althoffs erhielt. Mit seiner Berufung an die Berliner Kinderklinik zum Sommersemester 1894 wurde Heubner der erste Lehrstuhlinhaber für das neue Fach Kinderheilkunde, sein Vorgänger Henoch, der im Sommersemester 1893 die Direktion der Kinderklinik niederlegte, bekleidete noch kein Ordinariat.

Die während Heubners Leipziger Zeit begonnene Zusammenarbeit mit Behring wurde auch nach dem Wechsel an die *Charité* fortgesetzt.[499] Der Austausch zwischen den nunmehrigen Kollegen – Behring wurde am 12. Januar 1893 auf Antrag Kochs mit dem Prädikat Professor ausgezeichnet[500] – intensivierte sich und nahm auch einen privateren Charakter an, der von gegenseitiger Wertschätzung[501] geprägt war. Heubner besuchte Behring in Treptow und genoss die tiefgründigen Gespräche, wobei er insbesondere Behrings intellektuelle Fähigkeiten – diese »strenge, fast mathemathische Conception, wo es das Erfassen und Messen der experimentellen Tatsachen galt«[502] – bewunderte.

Behrings Briefe ihrerseits spiegeln im Inhalt und in der Verbindlichkeit des Tons wider, wie wichtig ihm, der sich seinem Forschungsgegenstand als Naturwissenschaftler, nicht als Kliniker näherte, das durch Heubner ermöglichte neue

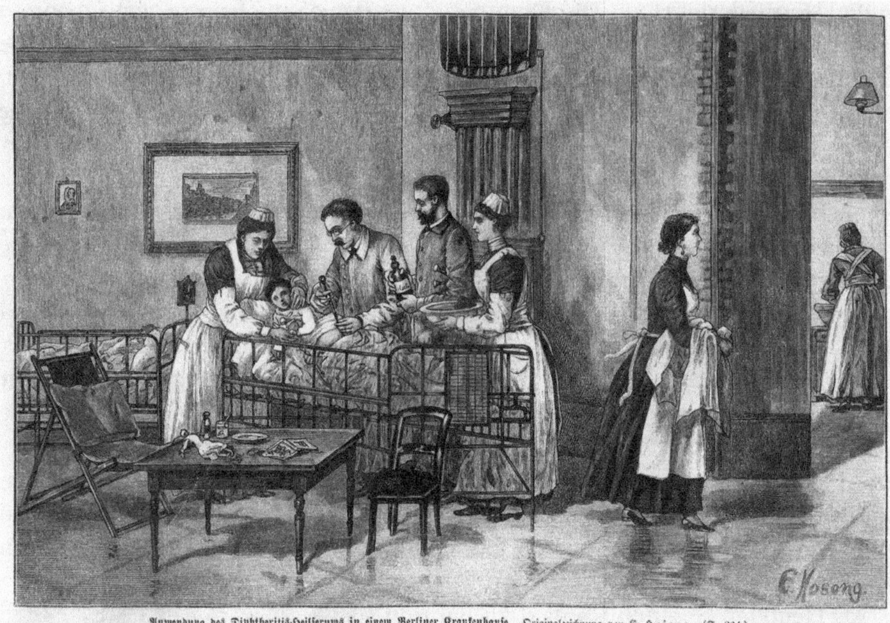

Abb. 25: Anwendung des Diphtherie-Heilserums in einem Berliner Krankenhaus. Zeichnung von Ernst Hosang, 1895.

Forschungsumfeld jenseits von Labor und Tierstall war. »Es liegt ja das in meinem ureigensten Interesse, da ein definitives Urtheil über den Heilwerth beim Menschen sich nur von Jemand erlangen lässt, der *vergleichende* Untersuchungen in großer Zahl angestellt hat«, schreibt er am 23. Dezember 1892 an Heubner.[503] Nur durch die Klinik, durch die »Beobachtung am Krankenbett«, könne man erfahren, wie das Heilserum bei der Therapie größerer bzw. kleinerer Kinder wirke und wie es zu dosieren sei.[504]

Die Briefe enthalten konkrete Anfragen, oft auch regelrechte Arbeitsanweisungen. Anfang Dezember 1892 hatte Behring eine Anleitung für die Anwendung eines von Wernicke entwickelten wirkungsstärkeren Hundeserums mit der Bezeichnung D.H.S. II, also Diphtherie-Heil-Serum Nummer II, nach Leipzig geschickt, das den sehr starken Wirkungswert von 1:10.000 besaß. Auf dessen Überprüfung legte er besonderen Wert; ein Teil des neuen Serums sollte zur Feststellung der »heilenden Minimaldosis« verwendet werden.[505] Das herausragende Thema der weiteren Korrespondenz war neben der die Wirkungsstärke des Serums erfassenden Minimaldosis die zahlenmäßige Registrierung der Krankheitsfälle. »Ich sehe, daß ich die klinische Unterstützung für die Entscheidung dieser Fragen [nämlich nach Heilwert und Minimaldosis, UE] in keine besseren Hände legen kann, als in die Ihren«, bekennt Behring im Brief vom 23. Dezember 1892, dabei Heubners Bedeutung für die weitere klinische Beurteilung betonend.[506]

Das für die therapeutische Anwendung und Überprüfung benötigte Serum erhielt Heubner nun nicht mehr nur aus Höchst, sondern auch aus Berlin. Verschickt wurde entweder Wernickes Hundeserum oder Serum, das von Behrings Schafen gewonnen wurde, der damals auf die stolze Zahl von vierzig Schafen im eigenen Stall blicken konnte.[507]

Am 14. Februar 1893 erhielt Heubner die Nachricht, Behring halte diphtherieimmune Hunde und Schafe bereit und könne für mindestens fünfzig Kinder Serum abgeben.[508] Am 4. Mai 1893 bat Behring um Beurteilung der Heilresultate aus der Kinderklinik: Heubner solle dafür ein festes Auswertungsschema[509] mit verschiedenen Rubriken (Sterbefälle, Geheilte, mit oder ohne Serum Behandelte, Stärke des Serums, Gesamtdauer der Serumbehandlung)[510] heranziehen. Dieses Raster, das Verläufe und Ergebnisse in Ordnungskategorien fixierte, betrachtete Behring als Bestandteil einer vorbereitenden Arbeit, die in eine umfassende statistische Auswertung münden sollte. Nur durch die penible Erfassung und Ordnung könne im Laufe der Zeit mithilfe der großen Zahl eine »Statistik über Hunderte und Tausende serumbehandelter Diphtheriekranker« aufgestellt werden, die endgültige »Schlüsse betreffend die Leistungsfähigkeit des Diphtherieheilserums« zuließe.[511]

Es genügte daher nicht, lediglich die Mortalitätszahlen aufzulisten. So sollte Heubner unterscheiden zwischen leichten oder schweren Verläufen sowie zwischen Fällen reiner Diphtherie oder Fällen, bei denen Mischinfektionen mit Streptokokken[512] nachzuweisen waren. Auch frische Erkrankungen (»beginnende Diphtherie«) sollten registriert, Krankheitssymptome zusammengestellt und schließlich auch die Todesrate notiert werden. Aus statistischen Gründen sei es wichtig, dass, so Behring, der den Begriff der »therapeutischen Statistik« ins Spiel brachte, auch »die leichtesten Fälle« mit Heilserum behandelt und statistisch erfasst wurden.[513] Diejenigen schweren Diphtheriefälle, die wegen Mangels an Serum nicht behandelt werden konnten, sollten – um »ganz exact vorzugehen« – jedoch unberücksichtigt bleiben. Das übergeordnete Ziel war nach Behring die »Herstellung einer brauchbaren therapeutischen Statistik, die uns ein Urtheil über den Einfluß der Serumbehandlung verschaffen soll«.[514]

Obwohl Behring seit Beginn seiner wissenschaftlichen Laufbahn immer wieder mit Forschungsergebnissen in die medizinische Öffentlichkeit drängte und damit, wie gezeigt wurde, implizit wie explizit seine Prioritätsansprüche betonte, war es in dieser Situation Heubner, der maßgeblich zur Präsentation der klinischen Blutserumtherapie in der Öffentlichkeit beitrug. So stellte er die in der Leipziger und der Berliner Kinderklinik gesammelten Erfahrungen bei nationalen Versammlungen und internationalen Kongressen vor,[515] übte jedoch Zurückhaltung bezüglich der Heilungsquote, da hier belastbare Zahlen noch nicht vorlagen. In der Tat wäre die Bilanz der Leipziger Statistik erschütternd gewesen: Wegen des schwachen

1	2	3	4	5	6	7	8	9	10	11	12
				vorher							
Name	Alter	Geschlecht	An welchem Krankheitstage begann d. Behandlung?	Ausbreitg. der Lokalaffektion	Kehlkopf	Operation nötig?	Verhalten d. Herzens u. allgem. Befindens	Verhalten d. Nieren	Prognose vor der Einspritzung	Bakterielle Diagnose	Wann, wie viel wurde injiciert?
I. Ramm (10. XI. 92 — 15. I. 93.)	6	W.	7. (Aufn. 2.)	Tonsillen, Rachenwand, Uvula. Alles! Um die Drüsen Oedem!			136. Sehr hinfällig. „Septische“ Diphtherie	Album. am 6. Tag	Schlecht	Positiv	7. u. 8. Tag 40 Ccm. in toto, 13. u. 14. Tag 30 Ccm. in toto, 39. Tg. 2,5 Ccm. (1 : 10000)

Abb. 26: Behandlung des Mädchens Ramm, 6 Jahre, mit Diphtherieheilserum im November 1892. Aus: Otto Heubner: Klinische Studien über die Behandlung der Diphtherie mit dem Behringschen Heilserum (1895), S. 96.

und daher wenig wirksamen Serums starben trotz der Unschädlichkeit der Behandlung von den in Leipzig behandelten 77 Kindern 35.[516]

Heubner bündelte die in Leipzig und Berlin erhobenen Befunde in den umfangreichen *Klinischen Studien über die Behandlung der Diphtherie mit dem Behringschen Heilserum*, die 1895 erschienen.[517] Im Zentrum dieser wichtigen Abhandlung standen, ergänzt durch einen einführenden Text und Morbiditäts- und Mortalitätskurven, die auf Veranlassung Behrings geführten Listen über die in den beiden Kinderkliniken behandelten Kinder. Neben den bereits vorgestellten Parametern aus Behrings und Kossels Verzeichnissen präsentierten sie nun auch Kategorien wie »Herzschwäche«, »Lähmung«, »Albuminurie« oder »Puls«, also Beobachtungen über weitere im Krankheitsverlauf auftretende Symptome, die retrospektiv wichtige Rückschlüsse auf den Status und die Krankheitsentwicklung unter dem Einfluss der Antitoxinbehandlung zuließen.[518] Die übersichtlich nach Gruppen gegliederten Krankengeschichten trugen dazu bei, das Wissen über die Krankheitsverläufe der Diphtherie im Kontext der Serumgabe zu erweitern.

Wie schon bei der von Wiesbaden aus geführten Korrespondenz mit Wernicke im Winter und Frühjahr 1892 überrascht Behrings Zögern. War es damals die Abgabe des Serums, bei der er von Wernicke Zurückhaltung einforderte, betraf es nun den Gang in die Öffentlichkeit. Statt also ein Forum zur Bekanntgabe der ersten vielversprechenden Resultate zu suchen, mahnten die Briefe an Heubner nachdrücklich zur Umsicht und verlangten wiederholt die detaillierte Erfassung der Behandlungsergebnisse. Eine schriftliche oder mündliche Veröffentlichung der vorläufigen und damit angreifbaren Ergebnisse sollte zunächst unbedingt vermieden werden.

Die Gründe für die Zurückhaltung erschließen sich aus der Korrespondenz: Zum einen war das virulente Problem der »heilenden Minimaldosis«, das heißt, der Wertbestimmung des Serums, noch immer nicht gelöst. Dazu bedurfte es der Zusammenarbeit mit Paul Ehrlich, von der im nächsten Kapitel die Rede sein wird. Zum anderen waren die Erinnerungen an den Tuberkulinskandal noch frisch und gemahnten zu Vorsicht und Zurückhaltung. Eine Passage in einem längeren Brief an Heubner vom 8. Mai 1893, in der Koch namentlich erwähnt wird, belegt dies eindrücklich:

> Ich leite die Serumbehandlung der Diphtherie so, daß jede folgende Publikation einen Fortschritt zur vorhergehenden darstellt bezw. darstellen soll, u. wenn aus irgendeinem Grunde sich Hemmnisse einstellen, dann ziehe ich es vor, lieber gar nichts zu sagen [...], als daß das große Publikum, welches auch die geringste Restriktion für ein Zurückweichen und für eine Enttäuschung ansehen würde, das Laienpublikum sowohl wie das ärztliche Publikum zu ähnlichen Urtheilen gelangen sollte, wie wir das in der Tuberkulose-Affaire erfahren haben.
>
> Deshalb will ich nicht bloß in der Arbeit und in der Sache, sondern auch in dem litterarischen [sic] Vorgehen die Erfahrungen Koch's in der Tuberkulosebehandlung mir zu Nutze machen und vor ähnlichen Rückschlägen bewahrt bleiben.
>
> Lieber noch Jahre mit weiteren Publikationen warten, als Zweifelhaftes jetzt bringen.[519]

Tatsächlich wurde Kochs Tuberkulin auch von Heubner selbst in seinen *Bemerkungen zur Blutserumtherapie*, über die er beim Budapester Hygiene-Kongress vortrug, thematisiert. Nach der Schilderung seiner in der Kinderabteilung der *Charité* gemachten Beobachtungen, wonach keine Nebenwirkungen (»Fieber, Appetitlosigkeit oder sonst etwas«) nach Gabe des Antitoxins auftraten, schlug er einen Bogen zurück zu den ernüchternden humanexperimentellen Erfahrungen mit dem Tuberkulin:

> Durch diese Unschädlichkeit unterscheidet sich das Behring'sche Antitoxin wesentlich von dem Koch'schen Tuberkulin. Letzteres stellt doch immer ein abgeschwächtes Gift dar; es heilt durch Giftgewöhnung, wenn man diesen Ausdruck brauchen darf.[520]

Insgesamt werfen Behrings erhaltene Briefe an Heubner nicht nur ein Schlaglicht auf seine Veröffentlichungsstrategien, die von taktischen Überlegungen gesteuert wurden, sondern beleuchten auf eindrucksvolle Weise auch die Aushandlungsprozesse zwischen Wissenschaft und Klinik, die zur Generierung von Wissen führten. Im Sinne von Marcel Mauss[521] könnte man vom Austausch von Gaben sprechen: Der Kliniker erhielt das potentiell wertvolle Heilserum für seine Kranken und lieferte dafür dem Wissenschaftler die am Krankenbett erhobenen Daten, die durch Aufschreibe- und Ordnungssysteme – die »therapeutische Statistik« – in neue Wissenskategorien über Krankheit und Therapie überführt werden.

Dass in der Korrespondenz auch der Tuberkulinskandal zur Sprache kommt, mag zunächst überraschen. Doch gerade Behrings Bezugnahme auf diesen Fehlschlag, der die medizinische Welt erschütterte und die Hoffnungen auf eine

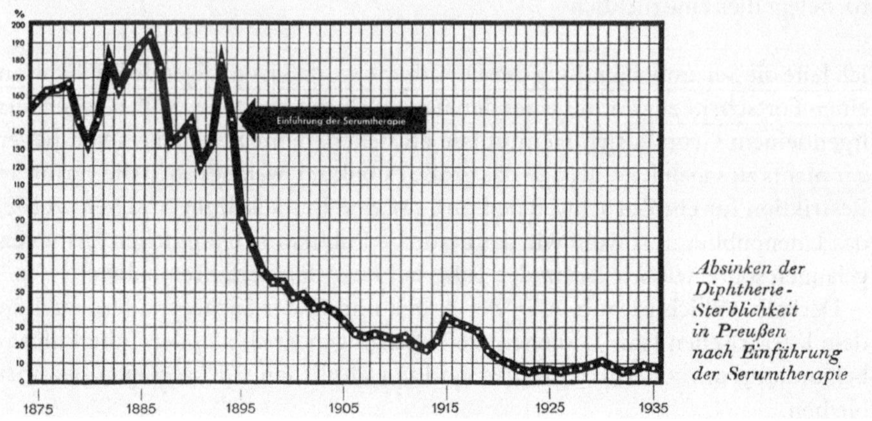

Abb. 27: Diphtheriesterblichkeit in Preußen vor und nach Einführung der Serumtherapie, 1875-1935, in: Behringwerke (Hg.): Idee und Tat. E.v. Behring und die Behringwerke, Marburg [1938], S. 17.

bakteriologische Therapie[522] zunächst zunichte machte, erklärt sein Zögern und die vielfältigen Warnungen, die er Wernicke und Heubner gegenüber hinsichtlich der Anwendung am Menschen aussprach.

Schließlich muss festgehalten werden, dass die Transformation des Wissens von der Grundlagenforschung zur Anwendung, räumlich betrachtet vom Labor in die Klinik, dank der aktiv gestalteten Zusammenarbeit mit dem in Leipzig tätigen Heubner in die Wege geleitet wurde. Offenbar war für Behring ein auswärtiger Kollege, der nicht in das vom übermächtigen Robert Koch geprägte Berliner Netzwerk verstrickt war, auch aus persönlichen, hegemonialen Gründen der adäquatere Kooperationspartner.

Es bleibt nachzutragen, dass das erstmals mit Heilserum behandelte Leipziger Kind die Krankheit überlebte. Das sechsjährige Mädchen der Familie Ramm war bei fortgeschrittener »septischer Diphtherie« und schlechter Prognose in die Klinik aufgenommen und als Fall Nr. 1 neun Wochen lang behandelt worden. Ein Beweis für die Heilung durch die Blutserumtherapie war damit noch nicht erbracht, jedoch die Bestätigung, dass die Behandlung unschädlich war.

Der vielversprechende und schillernde Begriff des »Behring'schen Goldes« stammt von Heubner. Er hatte ihn zum ersten Mal am 7. September 1894 beim oben erwähnten Vortrag zu Behrings Blutserumtherapie auf dem Internationalen Hygienekongress in Budapest verwendet.[523]

Behrings Serumtherapie, so viel kann vorweggenommen werden, war ein überwältigender Erfolg beschieden. Die sinkenden Mortalitätsraten in den Medizinalstatistiken führen dies eindrucksvoll vor Augen. »Allein in Deutschland starben bis 1894 jährlich 40.000 bis 50.000 Kinder im Alter von 1-15 Jahren an Diphtherie. Mit Hilfe der Serumtherapie konnte diese Zahl schon bald auf den fünften Teil herabgesetzt werden«, heißt es in der von den Marburger *Behringwerken* herausgegebenen Broschüre *Idee und Tat*.[524]

Doch auch die Schreiben aus aller Welt, die den »Retter der Kinder« nach Einführung der Blutserumtherapie erreichten, sind Zeugnisse dieses Triumphs. Dankbare Eltern feierten Behring in Briefen und Gedichten vielsprachig als »Lebensretter«, »Salvatore« und »Saveur«; beigelegte Kinderfotos waren Zeugnisse des Überlebens. Die hagiographische Überhöhung schreckte auch vor der Sprachfigur des übermenschlichen »Erlösers« nicht zurück.[525]

VIII. Paul Ehrlich, das Problem der Wertbestimmung und die staatliche Kontrolle des Diphtherieheilserums

Es bedarf keiner Erörterung, dass es für die ganze Diphtherieheilserumfrage sowohl vom praktisch-therapeutischen als vom rein wissenschaftlichen Standpunkte aus notwendig ist, Sera von genau bestimmtem Werte anzuwenden.

Paul Ehrlich, 1897[1]

Im Herbst 1893 trat nach Erich Wernicke ein weiterer Berliner Kollege in Behrings unmittelbaren Wirkungskreis, der eine zentrale Rolle bei der Weiterentwicklung des Diphtherieheilserums hin zu einem für die Anwendung am Menschen geeigneten, weil durch Standardisierung überprüfbaren Therapeutikum spielen sollte: Paul Ehrlich.

Bis heute werden Ehrlich und Behring in der wissenschaftshistorischen Rezeption der Serumentwicklung[2] als das »große Forscherpaar« des ausgehenden 19. Jahrhunderts angesehen.[3] Als »Paar« waren die beiden Wissenschaftler bereits zu Lebzeiten in der öffentlichen Wahrnehmung präsent: Im März 1914 widmete die *Berliner Illustrirte Zeitung* den beiden Forschern ein Doppelportrait, das seinen besonderen Ausdruck in der eigens gestalteten Fotocollage[4] auf dem Titelblatt fand. In den Würdigungen der fast gleichaltrigen Kollegen, die im März 1914 ihre sechzigsten Geburtstage begingen, werden die beiden Namen in einem Atemzug genannt. Die Serumtherapie der Diphtherie nach einem standardisierten Verfahren, der sogenannten Wertbestimmung (oder »Wertbemessung«, so Ehrlichs ursprüngliche Bezeichnung),[5] war erst durch die enge und nicht immer reibungslos verlaufende Zusammenarbeit der beiden erfahrenen Laborwissenschaftler möglich geworden. Berechtigterweise trug das Diphtherieheilserum, das die *Farbwerke* in Höchst am 1. August 1894 auf den Markt brachten, die Bezeichnung *Behring's Diphtherie-Heilmittel dargestellt nach Behring-Ehrlich.*[6] Auch zwei in den Nachkriegsjahren verlegte Briefmarken der Deutschen Post aus den Jubiläumsjahren 1954 und 2004 vereinen die Konterfeis der beiden Wissenschaftler und erinnern damit an eine bedeutende Ära der Lebenswissenschaften.

1. Paul Ehrlich

Es gehört zu den Kuriositäten der Medizingeschichte, dass in Robert Kochs Institut für Infektionskrankheiten mit Behring und Ehrlich zwei spätere Medizinnobelpreisträger zusammenarbeiteten, die fast auf den Tag genau gleichaltrig waren.

Der Arzt und Immunologe Paul Ehrlich,[7] der als Entwickler einer medikamentösen Behandlung der Syphilis durch die Arsenverbindung Arsphenamin (»Salvarsan«) als Begründer der modernen Chemotherapie gilt, wurde einen Tag vor Behring am 14. März 1854 in der etwa vierzig Kilometer südlich von Breslau gelegenen Kleinstadt Strehlen in Niederschlesien geboren. Als Sohn einer wohlhabenden jüdischen Familie, die in Strehlen eine kleine Likörfabrik betrieb, wuchs er in vollkommen anderen sozialen Verhältnissen als Behring auf. Der gute Start ins Leben hatte Auswirkungen auf Ehrlichs Werdegang. Während in der Hansdorfer Lehrerwohnung Enge und materielle Not herrschten, lebte die siebenköpfige Familie Ehrlich – Paul hatte vier Schwestern – in ihrem drei Etagen umfassenden weitläufigen Stadthaus in Strehlens bester Lage;[8] die Eltern boten den Kindern ein großzügiges Umfeld in räumlicher und sozialer Hinsicht. Paul Ehrlichs Mutter Rosa, eine geborene Weigert, war als Tochter eines durch regionale Familiennetzwerke, unternehmerische Risikobereitschaft und Flexibilität reich gewordenen Tuchfabrikanten der schlesischen Oberschicht eine sogenannte gute Partie, die eine beträchtliche Mitgift in die Ehe mit Ismar Ehrlich einbrachte. Schon die beiden Großelternpaare und ihre Familien unterhielten Kontakte zum gebildeten Landadel, pflegten ihre vielfältigen kulturellen Interessen und eigneten sich im Laufe der »Akkulturation« (Hüntelmann) neben ökonomischem auch soziales und kulturelles Kapital an. Ehrlichs Biograph Axel Hüntelmann spekuliert, dass auch die Wahl des Vornamens Paul als Integrationsbestrebung gedeutet werden könne.[9] Als Zehnjähriger verließ Paul das Elternhaus, um in Breslau das Gymnasium zu besuchen. Zu seinen Schulkameraden zählten zahlreiche andere jüdische Kinder aus bürgerlichen Elternhäusern, darunter der spätere Bakteriologe und Sozialhygieniker Albert Neisser.[10] Im Gegensatz zu Emil Behring konnte Paul als Pensionsgast bei einem Privatgelehrten wohnen. Beschrieben wird der Gymnasiast als schmächtiger Junge von ernstem Charakter, der ähnlich wie Emil Behring nicht durch herausragende schulische Leistungen auffiel.

Ehrlich wie auch Albert Neisser gingen nach dem 1872 abgelegten Abitur zum Medizinstudium an die Universität Breslau, die Ehrlich allerdings schon ein Semester später verließ, um an der seit dem Ende des deutsch-französischen Krieges wieder deutschen »Reichsuniversität« Straßburg sein Studium bis zum erfolgreich abgelegten Physikum fortzusetzen. Durch diese nicht nur geographisch zu verstehende Horizonterweiterung konnte Ehrlich schon früh wissenschaftliche Netzwerke knüpfen. In Straßburg lernte er den späteren Ptomainforscher Ludwig Brieger kennen; mit ihm verband ihn eine langjährige Freundschaft. 1874 kehrte

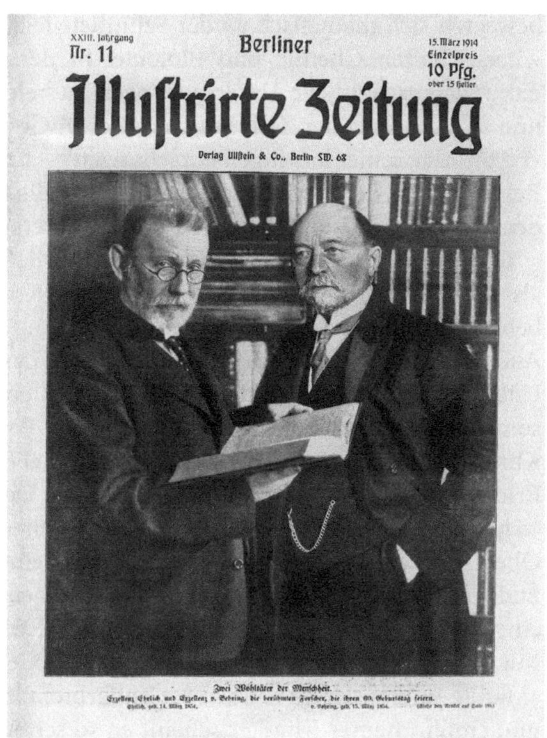

XXIII. Jahrgang
Nr. 11
Berliner
15. März 1914
Einzelpreis
10 Pfg.
oder 15 Heller
Illustrirte Zeitung
Verlag Ullstein & Co., Berlin SW. 68

Zwei Wohltäter der Menschheit.
Exzellenz Ehrlich und Exzellenz v. Behring, die berühmten Forscher, die ihren 60. Geburtstag feiern.

Abb. 28: »Zwei Wohltäter der Menschheit.« Doppelportrait Paul Ehrlich und Emil von Behring [Fotocollage]. Titelblatt der *Berliner Illustrirten Zeitung* vom 15. März 1914. Originalportrait Paul Ehrlichs von Alfred Krauth, Frankfurt, Originalportrait Behrings von Waldemar Titzenthaler, Berlin.

Ehrlich nach Breslau zurück, wo er unter anderem den pflanzenphysiologischen Kurs des Botanikers Ferdinand Friedrich Cohn, dem Robert Koch vielfältige methodische Anregungen verdankte,[11] und den Kursus Pathologische Anatomie bei Julius Friedrich Cohnheim besuchte. Der Erste Assistent des Pathologen Cohnheim war Ehrlichs Cousin Carl Weigert. Cohn und Cohnheim waren Wissenschaftler, deren Denkstil und Arbeitsmethode prägenden Einfluss auf Ehrlichs wissenschaftliches Arbeiten und seine Theorienbildung hatte. Zudem unterstützten beide seine Leidenschaft für das Experimentieren mit Farbstoffen – legendär der dazu passende Spruch: »Ehrlich färbt am längsten!« Tatsächlich handelte die erste Publikation Ehrlichs, die im physiologischen Institut der Universität Freiburg angefertigt wurde und 1877 noch vor Abschluss des Medizinstudiums erschien, von der Anilinfärbung verschiedener Zellgewebe. Bereits in diesem frühen Text[12] ist die Begeisterung des jungen Medizinstudenten für Farben und das Färben herauszulesen.

Unterbrochen von dem Semester an der Universität Freiburg im Breisgau beendete Ehrlich im Oktober 1877 sein Medizinstudium, 1878 erhielt er die ärztliche Approbation. Seine Doktorarbeit *Beiträge zur Theorie und Praxis der histologischen Färbung* verfasste er bei Cohnheim, der inzwischen einen Ruf an die Universität Leipzig angenommen hatte. Ehrlichs *Beiträge,* die 1878 in Leipzig erschienen, bewegten sich thematisch an der Schnittstelle zwischen Medizin und den Naturwissenschaften Chemie und Biologie. In der Arbeit versuchte Ehrlich durch naturwissenschaftliche Untersuchungen zu belegen, dass die »vitale[n] Prozesse und das Leben in der Zelle auf chemischen Gesetzmäßigkeiten beruhen«, einem »Leitmotiv« seiner künftigen Forschungen[13] – und ein Interessengebiet, das er mit Behring teilte, der in dieser Zeit jedoch eher die therapeutischen Wirkungsweisen der Chemikalien, speziell des Jodoforms, untersuchte.

1878 wurde der vierundzwanzigjährige Ehrlich Assistenzarzt an der Charité, die als der Berliner Universität zugeordnetes Krankenhaus neben der Krankenbehandlung der wissenschaftlichen Forschung und der Lehre verpflichtet war. Auch Behring wurde nach Abschluss seiner Dissertation am 1. Oktober 1878 als Unterarzt in die Charité abkommandiert,[14] allerdings nicht wie Ehrlich als Zivil-, sondern als Militärarzt. Ehrlichs damaliger Vorgesetzter an der Medizinischen Klinik war der Internist Theodor Frerichs.[15] Bei Frerichs hatte auch der Militärarzt Erich Wernicke in seinen jungen Jahren als Unterarzt gearbeitet, wo er wie erwähnt 1884 mit schweren Verläufen der Diphtherie konfrontiert wurde, Wernickes Oberarzt war Ehrlich.[16] Frerichs räumte seinen Mitarbeitern, darunter auch Ludwig Brieger, großzügig Freiräume für eigene wissenschaftliche Forschungen ein, die Ehrlich für die Fortführung seiner Färbeexperimente nutzte und dabei Mikroorganismen sichtbar machte, indem er Gewebepräparate mit Methylenblau anfärbte und anschließend wieder entfärbte. Ein hervorragender, gewissenhafter und empfindsamer Kliniker scheint er, so schlussfolgert Hüntelmann nach Auswertung der Quellen, jedoch nicht gewesen zu sein,[17] im Mittelpunkt seiner experimentellen Arbeiten stand »nicht der Patient, sondern das Gewebe, das Mikroskop und gegebenenfalls das Versuchstier«.[18]

Am 31. März 1880 war Robert Koch, damals noch Kreisphysikus in Wollstein, zum außerordentlichen Mitglied des Kaiserlichen Gesundheitsamtes ernannt worden.[19] Das 1879 gegründete Gesundheitsamt residierte in seinen ersten Jahren in der Luisenstraße 19 in unmittelbarer Nachbarschaft der Charité.[20] Vermutlich begegneten sich die Krankenhausärzte und die Medizinalbeamten in den Räumen des Krankenhauses; Ehrlich wird bereits während der Assistentenzeit bei Frerichs informelle Kontakte zu Koch unterhalten haben. Das Personal tauschte sich im Klinikalltag und bei den Treffen der Medizinischen Vereine aus;[21] wie erwähnt hatte Kochs Vortrag über die Ätiologie der Tuberkulose, den er am 24. März 1882 vor der Berliner Physiologischen Gesellschaft hielt, bei dem als Zuhörer anwesenden Ehrlich einen tiefen Eindruck hinterlassen.

Bereits am 31. Juli 1882 erhielt der achtundzwanzigjährige Ehrlich in Anerkennung seiner Verdienste um Wissenschaft und Lehre den Titel Professor, gut ein Jahr später heiratete er Hedwig Pinkus, die Tochter eines schlesischen Industriellen. Es waren die Jahre, in denen Behring als Militärarzt in Posen arbeitete, wo er gemeinsam mit befreundeten Wissenschaftlern seine Desinfektions- und Jodoformversuche intensivierte, bis er als Landarzt nach Winzig und Bojanowo wechselte.

Derweil machte sich Ehrlich in Berlin Hoffnungen auf eine universitäre Laufbahn. Frerichs war am 14. März 1885 überraschend gestorben,[22] und Ehrlich bewarb sich als Frerichs' Nachfolger. Der Lehrstuhl wurde jedoch von Carl Gerhardt aus Würzburg besetzt, der im Gegensatz zu Frerichs dem Dienst am Krankenbett den Vorzug vor der wissenschaftlichen Arbeit gab. Zivile Assistenten waren nun Ehrlich und Friedrich Müller, stabsärztliche Kollegen Friedrich Martius und Wilhelm Landgraf. Mit der personellen Neuausrichtung wurden auch Ehrlichs Forscherfreiheiten eingeschränkt; als Oberarzt musste er nun häufiger in der Klinik sein als zuvor unter Frerichs. Müller, der mit Gerhardt aus Würzburg gekommen war, wurde dagegen von seinem Vorgesetzten protegiert.

Da an der Berliner Universität eine eigens angefertigte Schrift zur Habilitation nicht erforderlich war und es genügte, die bisherigen Publikationen vorzulegen,[23] konnte sich Ehrlich trotz der fehlenden Unterstützung durch einen Mentor 1887 habilitieren. Im März 1887 – Behring siedelte in diesem Monat nach seiner wissenschaftlich weniger produktiven landärztlichen Tätigkeit in Schlesien nach Bonn über – hielt Ehrlich seinen Habilitationsvortrag über *Blutbefunde bei verschiedenen Formen von Anaemien*, einem Thema, das seine grundlegenden Arbeiten auf dem Gebiet der Hämatologie und der Diagnostik von Bluterkrankungen zusammenfasste. Den Lehrverpflichtungen als nunmehriger Privatdozent ging er jedoch soweit wie möglich aus dem Weg. Das Fehlen der Lehrerfahrung, mehr aber noch die Benachteiligung durch den anwachsenden Antisemitismus verschlechterten Ehrlichs Karrierechancen, zudem war die Stimmung und Arbeitsatmosphäre in Gerhardts Medizinischer Klinik durch die kontrovers geführte Diskussion um die Diagnose und Behandlung des an Kehlkopfkrebs[24] erkrankten Kronprinzen Friedrich getrübt. Durch die beruflichen Rückschläge bereits psychisch angeschlagen, erkrankte Ehrlich vermutlich nach einer Laborinfektion bei der Untersuchung von Tuberkuloseerreger enthaltendem Sputum an Tuberkulose. Die Krankheit zwang ihn, im Oktober 1888 den Dienst zu quittieren.

Nach einer mehrmonatigen Urlaubs- und Erholungsreise in den Süden, die er gemeinsam mit seiner Frau unternahm, kehrte der gesundheitlich wiederhergestellte Ehrlich Mitte 1889 nach Berlin zurück. Nun ohne feste Anstellung, richtete er sich, finanziell unterstützt von Eltern und Schwiegereltern, eine Privatpraxis und ein Laboratorium ein, in dem er unter anderem auch die nun therapeutisch ausgerichteten Versuche mit Methylenblau fortführen konnte. Der Farbstoff, den er von den *Farbwerken* in Höchst bezog, wurde im Krankenhaus Moabit erfolgreich zur Behandlung der Malaria eingesetzt.[25] Wie auch bei Behring[26] und Koch[27] lief der Kontakt nach Höchst über August Laubenheimer, der nicht abgeneigt war, seinem Unternehmen mit pharmazeutischen Produkten eine breitere Ausrichtung zu geben.[28]

Von Kochs Renommee unmittelbar nach der Entwicklung des Tuberkulins – einer Episode, die in ihrer Ambivalenz bereits ausführlich dargestellt wurde –[29] profitierte indirekt auch Ehrlich. Das Ansehen bei Ministern und Staatsbeamten verschaffte Koch personelle Spielräume, sodass er sich – wie Hüntelmann vermutet – auch für Ehrlich einsetzen konnte, der im August 1890 zum außerordentlichen Professor an der Berliner Universität ernannt wurde. Ehrlich übernahm im November 1890 die Leitung der Tuberkulosestation im Städtischen Krankenhaus Moabit. Nachdem der von der Tuberkulose genesene Ehrlich das Tuberkulin an sich selbst erprobt hatte und nur leichte Nebenwirkungen aufgetreten waren, setzte man es im Moabiter Krankenhaus bei den Patienten mit der Diagnose Lungentuberkulose ein. Das Tuberkulin zeigte recht positive therapeutische Effekte, die behandelten Personen nahmen an Körpergewicht zu, im Sputum konnte eine Reduktion der Tuberkelbazillen im Verlauf der Behandlung nachgewiesen werden, wenn auch eine vollständige Heilung nur selten festgestellt wurde. Aufgrund der starken Hautreaktionen an der Injektionsstelle, so eine Schlussfolgerung Ehrlichs, sei das Tuberkulin insbesondere als Diagnostikum gut geeignet.

Im August 1891 konnte Ehrlich die Ergebnisse seiner Beobachtungen beim VII. Internationalen Kongress für Hygiene und Demographie in London vorstellen.[30] Der Kongress, dem der Prince of Wales, der spätere König Edward VII., als Präsident vorstand, wurde in prächtigem Rahmen mit mehr als 2300 Tagungsgästen durchgeführt.[31] Aufgrund der internationalen Besetzung mit hochkarätigen Wissenschaftlern, unter ihnen die aus Paris angereisten Émile Roux und Elias Metschnikoff, bot der Kongress gerade für junge aufstrebende Wissenschaftler eine hervorragende Bühne, um eigene Arbeiten vorzustellen, sich überregional zu vernetzen, aber auch differierende wissenschaftliche Konzepte bzw. Modelle der Krankheitsentstehung zu diskutieren.[32] Auch Behring, seit Herbst 1888 in Kochs Hygieneinstitut beschäftigt, trug in London vor, wo er in der Sektion *Bakteriologie* unter dem Vorsitz von Sir Joseph Lister über seine Forschungen zur Desinfektion referierte.[33]

Ehrlich und Behring werden sich in London begegnet sein. Inzwischen kannte man den Namen des anderen nicht nur über die wissenschaftlichen Publikationen oder infolge zufälliger Treffen bei öffentlichen Veranstaltungen. Seit dem Sommer 1891 arbeiteten sie in Kochs Institut für Infektionskrankheiten als direkte Kollegen zusammen, Behring als besoldeter Mitarbeiter allerdings zunächst in der Krankenstation, Ehrlich als unbezahlter Gastwissenschaftler im Labor.

1.1. Giftgewöhnung, erworbene Immunität und Wertbemessung

Die Möglichkeit, die Räumlichkeiten in Kochs Institut mitsamt der Ausstattung an Gerätschaften, Apparaten und Labortieren unentgeltlich zur Verfügung zu haben,[34] nutzte Ehrlich, um seine in seinem Privatlabor begonnenen Versuche zur Giftgewöhnung an Mäusen fortzusetzen und sie »giftfest« im Sinne einer Immunisierung zu machen. Er konnte dabei an Behrings und Kitasatos Immunisierungsversuche gegen Diphtherie bzw. Tetanus anknüpfen, verwendete aber zunächst nicht das von Bakterien produzierte Gift, sondern die pflanzlichen Toxine Ricin und Abrin,[35] mit denen nach eigenen Worten mühelos »hohe Immunitätsgrade erreicht werden konnten«.[36] Die käuflich zu erwerbenden Gifte verabreichte er den als Experimentaltiere besonders geeigneten weißen Mäusen und suchte im Blut der immunisierten Tiere nach auch quantitativ zu erfassenden Antitoxinen,[37] die er als »Antiricin« bzw. »Antiabrin« bezeichnete.

Neben den Antitoxinforschungen beschäftigte ihn die Frage nach der durch »Vererbung« erworbenen Immunität. Darunter verstand er eine Giftfestigkeit, die ohne an die Erbanlagen gekoppelt zu sein von der Elterngeneration an die Nachkommen weitergereicht wird. Als Ursache dieser Immunität vermutete Ehrlich die Übertragung von Antikörpern aus dem mütterlichen Blutkreislauf bzw. aus Milch (»Säugungsimmunität«) auf den Organismus des Fötus bzw. Neugeborenen. In Anlehnung an Behrings Beobachtungen bezeichnete Ehrlich diesen Transfer von Antikörpern ebenfalls als passive Immunisierung, als »passive Zufuhr schon fertig gebildeter Antikörper«.[38] Wie bei der Impfung mit dem Antitoxine enthaltenden Diphtherieheilserum zeigte auch diese erworbene Immunität nur eine zeitlich begrenzte Wirkung von wenigen Wochen bis Monaten.[39] Die Gründe für die beschränkte Wirkungsdauer der sogenannten Vererbungsimmunität versuchte Ehrlich in Studien zu erforschen, die sich über mehrere Monate von Mitte 1891 bis Anfang 1892 erstreckten. Als größeres Versuchstier wurde in der Experimentalanordnung eine gegen Tetanus immunisierte trächtige Ziege, an der die Übertragung der erworbenen Immunität qualitativ und quantitativ analysiert werden sollte, genutzt. Das übergeordnete Ziel war die zahlenmäßige Erfassung des Immunitätsgrades, um *quantitativ* nachvollziehbare Informationen über den Wirkmechanismus zu erhalten.[40] Während Behring im Oktober 1891 an Metschnikoff, der sich ebenfalls mit Fragen der Immunität beschäftigte, schrieb: »Vor der Hand aber ist mir die Gewinnung therapeutisch und immunisierend wirksamer Körper wichtiger, als die Frage, *wie* sie wirken«,[41] suchte Ehrlich also nach Gesetzmäßigkeiten auf den Grundlagen der Mathematik. Mit der exakten Berechenbarkeit sollte es möglich werden, die Wirkungskraft zu steigern. Der Versuchsaufbau verlangte unveränderliche Parameter: ein konstantes Giftmaterial und stabile Versuchsbedingungen. Unabdingbar war dafür die Einführung einer festen Größe, die als die »minimale absolut tödliche Giftdosis« bezeichnet wurde. Nur die Konstanz ermöglichte verlässliche Angaben über die Höhe des im zeitlichen Verlauf des Immunisierungsprozesses schwankenden Antitoxinspiegels, der, wie Ehrlich an anderer Stelle schrieb,[42] in Kurven, ja in Wellen verlief.

In den Versuchen, die Ehrlich gemeinsam mit Brieger mit den für Tetanus sehr empfänglichen Ziegen durchführte, wurde der Verlauf der Immunisierung, d.h. der sich steigernde und wieder abfallende Gehalt an Antitoxinen mithilfe der auf einfachem Weg entnehmbaren Ziegenmilch untersucht. Der »Schutzwerth« der Milch wurde in auf- und absteigenden Wellen, die den Verlauf und die Schwankungen der Immunisierung deutlich zeigten, dargestellt. Das unregelmäßig erscheinende Auf und Ab wies »auf complicirte biologische Verhältnisse« hin,[43] ließ aber dennoch einen »gesetzmässigen Ablauf der Immunisierungsvorgänge« vermuten.[44] Aus den Ergebnissen konnte geschlossen werden, dass es sich bei der Antitoxinbildung nicht um einen kontinuierlichen Verlauf mit proportionalem Anstieg in einem Zeit-Mengen-Kontinuum handelte, sondern um einen in einer ansteigenden und wieder abfallenden Kurve verlaufenden Prozess. Die Kurvenspitze war mit dem maximalen Antitoxingehalt in der untersuchten Substanz (Milch, Blut) gleichzusetzen. Parallelen zu anderen physiologischen Vorgängen im tierischen Organismus heranziehend, deuteten die Autoren den Gipfel des »Wellenberges« als die »maximale[] Arbeitsleistung des Organismus«.[45] Interessanter als das erreichte Maximum war aber die nach einiger Zeit einsetzende Konstanz, die sich in den Diagrammen als gerade verlaufende Linie darstellte. Aus dieser Beobachtung konnte der optimale Zeitpunkt für den Gewinn des wirkungsstärksten Antitoxins gefunden und genutzt werden.[46]

Ehrlich war bei seiner Versuchsanordnung von dem von Behring und Kitasato beobachteten und beschriebenen Phänomen ausgegangen, dass Gift und Gegengift (Toxin und Antitoxin) sich gegenseitig neutralisieren. Testgift, das er von Behring erhalten hatte, verdünnte er soweit, dass ein Kubikzentimeter genügte, um ein Meerschweinchen zu töten. Zur Bestimmung der Antitoxindosis wurde das folgende Vorgehen zur Definition des *Normalserums* festgelegt: Wenn 0,1 Kubikzentimeter eines Antitoxin enthaltenden Serums eines immunisierten Tieres in der Lage ist, ein Kubikzentimeter Toxin zu neutralisieren, bezeichnet man dies als einfaches Normalserum. Wenn nun aber eine zehnfache Verdünnung (also 0,01 cm^3) neutralisierend wirkt, handelt es sich um ein zehnfaches Normalserum. Bei einem hundertfachen Serum muss der hundertste Teil der Serummenge, also 0,001 cm^3, den gleichen Effekt ausüben. Umgekehrt musste ein Kubikzentimeter des Normalserums in der Lage sein, zehn tödliche Dosen des Giftes zu neutralisieren.[47]

Die Höhe der Immunität konnte auf zwei Arten bestimmt werden: zum einen »durch das Multiplum der einfach tödtlichen Dosis […], welches nach Einverleibung einer bestimmten Menge Milch von dem Versuchsthier ertragen wird.« Bei der zweiten Prüfungsart versuchte man »das Minimum der immunisirenden Substanz festzustellen […], das vor der einfach tödtlichen Dosis schützt.«[48] Der Unterschied zwischen den Vorgehensweisen bestand in der unterschiedlichen Zugabe der Substanzen: Bei der ersten Methode variierte die Menge des Toxins, bei der zweiten die Menge des Antitoxins. Unabdingbare Voraussetzung aber war die Verwendung konstanten Giftmaterials. Bei der Tetanusimmunisierung war dies eine aus gleichen Teilen bestehende Mischung von Tetanusbouillon und Glyzerin, die kühl, dunkel und luftdicht in abgedichteten Fläschchen aufbewahrt wurde.[49]

1897, in einem Rückblick auf das von ihm entwickelte Verfahren der Wertbemessung, wies Ehrlich darauf hin, dass Diphtheriegift und Diphtherieantitoxin »sehr labile Körper [sind], welche sich in gelöster Form bald schneller, bald langsamer zersetzen können.«[50] Eine konstante Wirksamkeit »um den Einheitsmassstab des Diphtherieserums auf unbegrenzte Zeiten festzuhalten«[51] sei jedoch durch Trocknung der gelösten Substanzen zu erreichen. Dazu bedurfte es zwar einer besonderen Laboratoriumsausstattung, aber trockenes, das heißt pulverförmiges Diphtherieserum hatte nicht nur den Vorteil der besten Haltbarkeit, sondern schien Ehrlich auch das am besten geeignete Ausgangsmaterial für die Ermittlung der Testgiftdosis zu sein.[52] Diese war wie beschrieben definiert als das Giftquantum, welches durch 0,1 cm^3 eines einfachen Serums gerade neutralisiert wird. Im Tierversuch wurde nach Ehrlichs Beschreibung

> die Testgiftdosis mit 4 ccm [cm^3] der entsprechenden Serumverdünnung gemengt und Meerschweinchen von 250 g subkutan injiziert. Die Versuchstiere sollen keinerlei Krankheitserscheinungen aufweisen und im allgemeinen an der Injektionsstelle keine Veränderungen zeigen.[53]

1.2. Die schwierige Zusammenarbeit mit Behring

Ehrlichs Forschungen und Publikationen bereicherten also das Wissen um die quantitativ zu fassenden Vorgänge im Umfeld der Antitoxin- und Immunitätsforschung und lieferten die methodischen und rechnerischen Grundlagen, die eine Steigerung der Immunität und damit den Heilwert des antitoxinhaltigen Blutserums ermöglichten. Zwischen den Zeilen geben die Aufsätze, zu deren Ko-Autoren die Berliner Institutskollegen Brieger, Kossel und Wassermann zählen, aber auch Einblicke in die Arbeitsatmosphäre im Institut, die sich als eine durchaus harmonische, kollegiale darstellt. Man erhält Serum von im Text als »Freunde« bezeichneten Kollegen, macht Versuche, deren Ergebnisse zu weiterer Nutzung zur Verfügung gestellt werden, und spricht öffentlich mit herzlichen Worten seinen Dank aus. Aus den interkollegialen freundschaftlichen Beziehungen auf einer Hierarchieebene sticht Koch heraus. Er wird von den Untergebenen als hochgeschätzter Vorgesetzter und »verehrter Chef« gewürdigt. Auch Behrings Verdienste um die Entwicklung des Heilserums werden in den Veröffentlichungen stets betont. Der Ton dieser Mitteilungen ist jedoch sachlich, es scheint, dass die Erwähnung seines Namens eher pflichtschuldig denn aus herzlicher Verbundenheit erfolgte. Untergründig entsteht der Eindruck, als habe die Kollegenschaft Angst vor konflikthaften Auseinandersetzungen mit Behring, sollten er und seine wissenschaftlichen Verdienste unerwähnt bleiben.

Beispielhaft zeigt sich dies in Ehrlichs Veröffentlichungen von 1892. In seinem Aufsatz *Über Immunität durch Vererbung und Säugung*[54] dankt Ehrlich seinem »Freund« Kitasato, durch dessen »Güte« er Pferdeblutserum »von maximalem Immunisirungswerthe« erhalten habe. Wie Ehrlich später erfuhr, stammte das Pferdeserum von Behrings Versuchen in der tierärztlichen Hochschule, die Behring mit Kitasato und Schütz durchgeführt hatte. Ehrlich fühlte sich nach der »Verfehlung«, Behring nicht gedankt zu haben, zu einer wortreichen »Berichtigung« veranlasst, die in der *Deutschen Medicinischen Wochenschrift* gedruckt wurde. Er habe nachzutragen,

> dass dieses Serum von einem Pferde herrührt, das Herr Behring selbst nach seiner vortrefflichen Jodtrichloridmethode immunisirt hatte. Diese Thatsache ist mir erst nachträglich bekannt geworden, da ich sonst nicht verfehlt hätte, dies zu erwähnen und Herrn Dr. Behring schon damals meinen Dank abzustatten.[55]

Doch nicht nur auf der Ebene der Publikationen, sondern auch im alltäglichen Zusammensein des Instituts gestaltete sich die Zusammenarbeit zwischen dem als umgänglich, herzlich und fürsorglich gegenüber untergebenen Mitarbeiterinnen und Mitarbeitern geltenden Ehrlich und dem schwierigen Behring kompliziert. Nach Hüntelmann waren Ehrlichs Arbeitsbeziehungen eher familiärer Art,[56] Behring dagegen bezeichnete sich selbst als »soupçonneux«,[57] also argwöhnisch, was ein vertrauensvolles Miteinander im Sinne eines gleichberechtigten wissenschaftlichen Austauschs von Ideen, Techniken und Material kaum möglich machte. Die von Wernicke praktizierten Umgangsformen der bedingungslosen Unterordnung unter den nach Dominanz strebenden Behring scheinen für Ehrlich nicht in Frage gekommen zu sein.

Ein offener Schlagabtausch zwischen den beiden Kollegen entzündete sich wie so oft bei Behring an einem Prioritätsstreit; hier ging es nun um den Prioritätsanspruch bei der Immunitätssteigerung. Behring hatte in seiner im Frühjahr 1892 herausgebrachten *Blutserumtherapie I*[58] diese Steigerung mit Hinweis auf seine Methode der »immer grösser werdenden Injectionen vollgiftiger Culturflüssigkeiten« als sein geistiges Eigentum beansprucht. Dies wiesen die Ko-Autoren Brieger und Ehrlich in ihrer 1893 erschienenen Arbeit *Beiträge zur Kenntniss der Milch immunisirter Thiere* mit Hinweis auf Ehrlichs eigene Arbeit über Ricin und Abrin[59] entschieden zurück. In dieser Arbeit habe Ehrlich »als *erster* eine genaue *zahlenmässige* Untersuchung über Immunität und Immunitätssteigerung vorgenommen«. Bezugnehmend auf andere Wissenschaftler, die seine Methode nutzten, stellt Ehrlich in einer längeren Fußnote klar:

> Diese meine Arbeit ist nachher wiederholt von anderer Seite als Ausgangspunkt für Immunitätssteigerung ganz in dem Sinne, wie sie jetzt *Behring* als sein Eigenthum anspricht, benutzt worden. Auch bei der Immunitätssteigerung bei Tetanus kommt es […] nicht auf die Zufuhr lebender Bakterien an, sondern auf die Einverleibung eines höchst giftigen Materials, auch wenn dies keimfrei ist.[60]

Die Anmerkung schließt mit Ehrlichs Hinweis: »Ich hätte also weit eher die Berechtigung, Herrn *Behring* gegenüber Reclamation zu erheben.«[61]

Wie auch bei anderen Auseinandersetzungen, bei denen es um die Frage der zeitlichen Priorität *(prior tempore potior iure)* ging, wurde das geistige Eigentum durch Hinweis auf die Erstentwicklung bzw. erstmalige Publikation betont oder auf die nachfolgende Übernahme von Techniken und Methoden durch andere Forscher verwiesen. Auch der tagesgenaue Zeitpunkt des Eingangs eines Aufsatzes in der Zeitungsredaktion war wichtig, nicht nur das Datum der Veröffentlichung (»vor Behring's Publication«). Ehrlich fühlte sich bemüßigt zu schreiben, dass Behring *nach* Ehrlichs und Briegers Milchversuchen mit Tierarzt Caspar ähnliche Versuche angestellt habe, wozu er andere Körperflüssigkeiten – nämlich Pferdeurin anstelle von Ziegenmilch – verwendete. Als Augenzeuge wird Koch herangezogen: »Uebrigens hatten wir schon geraume Zeit vor dem Erscheinen der Monographie [gemeint ist Behrings *Blutserumtherapie II*, UE] Gelegenheit, Hrn. Geheimrath Koch den eigenthümlichen Verlauf der Curve zu demonstriren.«[62]

Von einer gedeihlichen Zusammenarbeit zwischen Behring und Ehrlich konnte zu diesem Zeitpunkt nicht die Rede sein. Viel eher gab es innerhalb des Instituts für Infektionskrankheiten ein starkes Konkurrenzverhalten auch während Behrings Aufenthalt in Wiesbaden. Hinweise auf eine »gewisse Opposition« gegen Behring, die von Brieger ausgehe, hatte Behring von Metschnikoff erhalten, der diese Opposition »zwischen den Zeilen« in der 1892 publizierten Arbeit von Brieger, Wassermann und Kitasato *Ueber Immunität und Giftfestigung*[63] wahrgenommen zu haben schien. Metschnikoffs Fingerzeig[64] veranlasste Behring zu heftigen verbalen Reaktionen, obwohl er in der beanstandeten Publikation dreizehn Mal und mit einem anerkennenden Zusatz hinsichtlich seiner Verdienste genannt wurde. Am 30. März erteilte er Wernicke von Wiesbaden aus die Direktive, keinesfalls Serum oder Bouillonkulturen bzw. Gift an Brieger, der zu diesem Zeitpunkt Leiter der Krankenabteilung des Instituts war, abzugeben. Auch über die Art der Hammelimmunisierung solle Wernicke Stillschweigen bewahren. Notfalls solle er die immunisierten Tiere aus dem Blickfeld verschwinden lassen und sie in seinen Heimatort Friedeberg oder einen gemieteten Stall in Berlin transferieren.[65] Vollmundig verkündigte er, dass er große Geschütze auffahren wolle, um Brieger zu vernichten. Er plane, schreibt er Anfang April 1892 an Wernicke, desavouierende Artikel gegen den Kollegen zu veröffentlichen, die Brieger auf einen Schlag »für immer wissenschaftlich unmöglich machen und gesellschaftlich ruiniren«, gleichzeitig aber auch das Institut für Infektionskrankheiten »im höchsten Grad discreditiren« sollten.[66] Letzteres hätte bei Erfolg auch Koch als Leiter des Instituts getroffen.

In dem gemeinsam mit Georg Frank verfassten Artikel, der schließlich am 21. April 1892 nach kräftezehrender »Nachtarbeit«, so Behring, in der *Deutschen Medicinischen Wochenschrift* erschien, wird namentlich nur Hans Buchner genannt. Geradezu höflich richten Behring und Frank an diejenigen anderen Autoren

»die *unsere* Heilkörper nicht experimentell untersucht haben, die Bitte […], mit apriorischen Behauptungen über die Natur derselben nicht die Anschauungen weiterer Kreise auf eine falsche Bahn zu leiten.«[67]

Immerhin führte Behrings Protest zu Änderungen im personellen Gefüge des Instituts. Bei den Mitarbeiterkonferenzen und Vier-Augen-Gesprächen zwischen ihm und Koch, die nach Behrings Rückkehr Mitte Mai 1892 stattfanden, wurde beschlossen, dass Kochs Schwiegersohn Eduard Pfuhl an Briegers statt die Leitung der Krankenstation übernehmen solle. Behring wurde größtmögliche Freiheit, auch im Umgang mit Brieger zugesagt, darüber hinaus wurde ihm eine selbstständige Professur in Aussicht gestellt.[68] Es scheint, als habe Koch mit diesen Maßnahmen die Sprengkraft aus einem sich steigernden Konflikt nehmen wollen.

Behrings stockende Fortschritte bei der Weiterentwicklung der Serumtherapie – die vielfach nachgewiesene Unschädlichkeit bedeutete nicht zwangsläufig auch Heilung – blieben jedoch auch Koch nicht verborgen. Koch sei »mit Behring ganz unzufrieden«, berichtete der freilich nicht unvoreingenommene Brieger seinem Freund Ehrlich in einem Brief vom 1. September 1892: »Behrings Diphtherieversuche an Menschen seien »*sämtlich* misslungen«, doch Behring wollte Koch »in seiner bekannten Schwindelmanier […] beschwatzen«.[69]

1.3. Erfolge und Verträge

1893 gelang es Ehrlich in Zusammenarbeit mit Hermann Kossel und August Wassermann, aus Ziegenblut Diphtherieheilserum zu gewinnen, das einen Immunisierungsgrad von 20- bis 60-fachem Normalserum aufwies. Kossel erhielt dieses Serum im August 1893 und konnte damit auf der Kinderstation der Charité und auf der Krankenabteilung des Instituts für Infektionskrankheiten Serumprüfungen am Menschen durchführen,[70] deren »absolute Unschädlichkeit« gesichert werden konnte. Nach Kossels Worten hatte man mit dem Tierserum nun ein sicheres Mittel zur Hand, »dem nicht der geringste nachtheilige Einfluss auf den Körper zukommt«.[71] Von einer vollständigen Heilung der Diphtherie konnte zu diesem Zeitpunkt jedoch nicht die Rede sein.

Von September 1893 bis Mitte Mai 1894 wurden Versuche an kranken Kindern mit dem nach Ehrlichs Vorgaben hergestellten, nun sehr viel höherwertigen Ziegenblutserum in verschiedenen Krankenhäusern Berlins – Elisabeth-Krankenhaus, Städtisches Krankenhaus am Friedrichshain, Lazaruskrankenhaus, Städtisches Krankenhaus Moabit und Städtisches Krankenhaus am Urban[72] – durchgeführt. Dieses Serum nun erwies sich als therapeutisch wirksam: Von zweihundertzwanzig behandelten Kindern verschiedenen Alters und unterschiedlicher Erkrankungsgrade wurden mehr als fünfundsiebzig Prozent geheilt. Auch hier war die Behandlung in allen Fällen nebenwirkungsfrei und »völlig unschädlich«.[73] Die Wirksamkeit wurde in Tabellen unter Angabe des Krankheitstags bei Einlieferung dokumentiert, wobei die besten Behandlungsergebnisse am ersten Krankheitstag, also direkt nach Ausbruch der Erkrankung, erzielt wurden.[74] Dann hatte sich das Bakterientoxin noch nicht im Körper ausgebreitet, und es waren noch keine toxinbedingten anatomischen Veränderungen, zum Beispiel Läsionen peripherer Nerven, eingetreten. Knappe Krankenberichte mit Angabe des Familienstatus führten eindrücklich vor Augen, dass von Geschwisterkindern die zuletzt Erkrankten die besten Chancen hatten, durch die Serumtherapie geheilt zu werden. Die durch die Geschwister sensibilisierten Eltern hatten bei den neu erkrankten Kindern die Symptome einer gerade ausbrechenden Diphtherie schneller erkannt und die kleinen Patienten rasch einer Behandlung zuführen können.[75]

Es ist Koch zu verdanken, der schon Behring, Kitasato und Schütz für gemeinsame Forschung zusammengebracht hatte, dass es im Verlauf des Jahres zu einer Zusammenarbeit zwischen Behring und Ehrlich kam. Man kann davon ausgehen, dass Kochs Initiative in Verbindung mit einer Dienstreise August Laubenheimers und Arnold Libbertz' steht. Die beiden besuchten als offizielle Delegierte der Höchster *Farbwerke* zunächst Heubners Kinderklinik in Leipzig und anschließend Berlin, um sich vor Ort über den Stand der Diphtherieheilserumentwicklung zu informieren. Da man bereits im Sommer 1893 in Höchst einige Gebäude zur Darstellung des Antitoxins errichtet hatte,[76] war man daran interessiert, möglichst bald ein therapeutisch wirksames Diphtherieserum auf den Markt zu bringen.

Die von außen eingeleitete Kooperation zwischen Behring und Ehrlich mündete in einen formal improvisiert wirkenden, inhaltlich präzise ausgearbeiteten Vertrag, der am 14. Oktober 1893 geschlossen wurde. Seine Laufzeit betrug zunächst dreieinhalb Jahre und sollte zum 1. April 1897 enden. In dem auf Behrings privatem Briefpapier der »Villa Emma« in der Handschrift und eigenwilligen Orthographie Paul Ehrlichs abgefassten Kontrakt, der bis heute im Original erhalten ist,[77] wird das Folgende festgelegt:

> Die beiden unterzeichneten vereinigen sich zu gemeinschaftlichen versuchen um diphtherie heilmittel von milchgebenden Thieren zu gewinnen unter folgenden bedingungen
>
> 1) Die versuchsthiere werden untergebracht in dem stadbahnbogen N 278
> 2) Die maximalzahl der von Ehrlich dort unterzubringenden Thiere wird zu 10 Ziegen u. einer Kuh fixirt
> 3) Für Behring wird die minimalzahl der ziegen auf 7 festgelegt
> 4) Die den unterzeichneten gehörenden Thiere werden auf kosten jedes einzelnen beschafft u sind als eigenthum jedes einzelnen zu betrachten.
> 5) Für die unterhaltungskosten (gesammte Pflege u. beobachtung) trägt Ehrlich bis ¼ des gesammtunterhaltes, die für das versuchsjahr 15 Oct 93 bis 15 Oct 94 rund 7200 mark ausmachen, also 1800 mark.

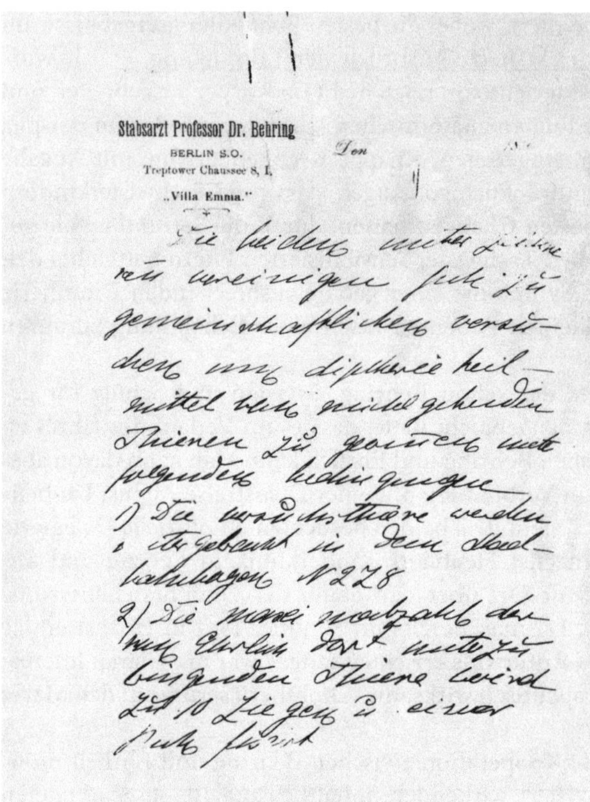

Stabsarzt Professor Dr. Behring
BERLIN S.O.
Treptower Chaussee 8, I.
„Villa Emma."

Abb. 29: Arbeitsvertrag zwischen Emil Behring und Paul Ehrlich, 14.10. [1893], S. 1, in der Handschrift Paul Ehrlichs.

6) Die von den Thieren zu gewinnenden Heilsubstanzen werden den Farbwerken in Höchst zum Verkauf übergeben. Der resultirende Verkaufspreis fällt zu 25 % den farbwerken zu je 37 ½ % den unterzeichneten zu
7) Diese vereinbarung hat gültigkeit bis zum 1t april 1897

Berlin d 14 Oct [1893]
P Ehrlich   Behring

Mit dem dreiseitigen Vertrag wurde ein Arbeitsverhältnis zwischen drei Partnern festgelegt, das bezüglich des finanziellen Ertrags für die Berliner Wissenschaftler sehr günstig ausfiel, da er bei Verkauf des Heilserums eine Gewinnbeteiligung von 75 Prozent festlegte. Allerdings war die in Berlin getroffene bilaterale Abmachung von keinem Vertreter der *Farbwerke* unterschrieben worden. Es fällt zudem ein gewisses Ungleichgewicht zwischen den beiden Unterzeichnenden auf: Die Vertragspunkte zwei und drei enthalten durch die Festlegung der Maximalzahl der serumliefernden Tiere Einschränkungen für Ehrlich, wohingegen sie für

Behring durch die Minimalzahl Spielräume hinsichtlich einer Expansion eröffneten.

Im März 1894 schloss Ehrlich mit den *Farbwerken* einen eigenen Vertrag ab, in dem die Lieferung des Diphtherieantitoxins nach Höchst geregelt wurde. Hiernach sollten wiederum drei Viertel des Verkaufserlöses Ehrlich zukommen, der sich seinerseits verpflichten musste, seine Erfahrungen ausschließlich den *Farbwerken* zur Verfügung zu stellen. Auch der 1892 geschlossene Vertrag zwischen Behring und den *Farbwerken* wurde im April 1894 durch einen neuen ersetzt, nachdem Laubenheimer kurz zuvor dem Aufsichtsrat der *Farbwerke* einen ausführlichen Bericht über die Qualität und vermutliche Rentabilität des Serums geliefert hatte, den er mit einer eindrucksvollen Graphik und mehrfarbigen Listen untermauerte, die die Berliner Heilungserfolge dokumentierten.[78] Im neuen Vertrag wurde vereinbart, dass aus den Einzelverträgen, die die beiden Wissenschaftler mit den Farbwerken geschlossen hatten, der jeweils andere einen Anteil erhalten sollte. Die Gewinnbeteiligung fiel jedoch stets zugunsten Behrings aus, der gemäß vertraglicher Vereinbarung zwei Drittel des Gewinns erhalten sollte.[79]

1.4. Private Annäherungen und wissenschaftliche Kooperation

Ende 1893 war es zwischen Behring und Ehrlich zu einer privaten Annäherung gekommen. So findet sich Ehrlichs Name neben dem Wernickes, Guttmanns, Kossels und Wassermanns im Dezember 1893 auf einer Einladungsliste Behrings. Auch auf dem Verzeichnis von Empfängern der Glückwünsche zum neuen Jahr 1894 taucht er neben den einflussreichen Vorgesetzten Althoff, Koch, Generalarzt Hermann Schaper und Alwin von Coler auf. In der Jahresmitte 1894 wird Ehrlich neben dem getreuen Wernicke, Oscar Boer und den Pariser Kollegen Roux und Metschnikoff zu Behrings »Unterstützern« gezählt, Hans Buchner fällt zu dieser Zeit unter die Kategorie »Gegner« – allein diese Bezeichnung wirft ein Licht auf Behrings kategorisierendes Denken in Freund- und Feindbildern.

Man kann darüber spekulieren, ob Behrings Annäherung an Ehrlich über Neujahrskarten und halboffizielle private Einladungen dem Wunsch nach freundschaftlicher Verbindung folgte oder ob sie von taktischem Kalkül gelenkt war. Besuche in der häuslichen Umgebung dienten dem Knüpfen und der Verstetigung von Beziehungen, schufen Verbindlichkeiten und boten den Rahmen zum gedanklichen Austausch außerhalb der Mauern eines gemeinsamen Forschungsinstituts. Behrings Schwester Emma, die in Treptow den Haushalt führte, schildert in ihren Briefen derartige Geselligkeiten, die zumeist unter Männern stattfanden.[80] Befreundete Kollegen wie Wernicke, Boer und Knorr wurden zum »Krebsessen« eingeladen,[81] in kleinerer Runde spielte man zusammen Skat,[82] und auch Heubner berichtete in seinen Erinnerungen über die anregenden Abende in Treptow.[83]

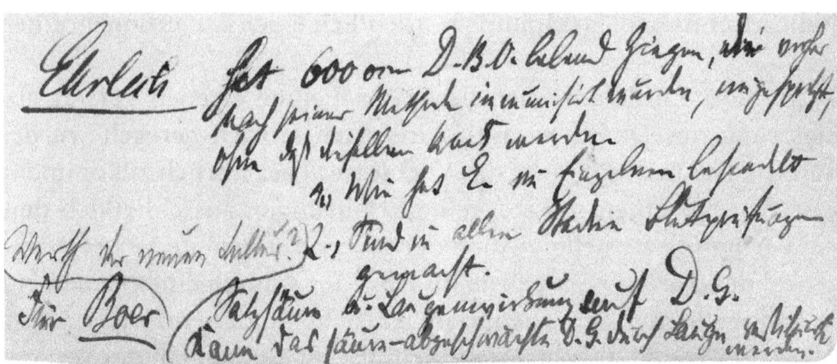

Abb. 30: Fragen zu Ehrlichs Methode. Behrings Eintrag in das Notiz- und Tagebuch vom 28. 9. 1893.

Frauen gehörten offenbar nicht zum Kreis der abendlichen Tischgesellschaften, Ehrlichs Ehefrau Hedwig taucht in den Gästelisten nicht auf.

Ein Blick in Behrings Notizbücher aus diesen Jahren[84] zeigt, dass der nach außen so souverän auftretende Wissenschaftler sich von der Zusammenarbeit mit dem begabten Ehrlich Vorteile versprach. Es gibt Hinweise, dass er sich Ehrlichs Überlegenheit in der Immunisierungstechnik bewusst war. Ab September 1893 konnte Behring Ehrlichs Verfahren direkt verfolgen. Behrings Lücken werden durch Fragen deutlich, wie er sie beispielsweise am 28. September 1893 stellt. An die Feststellung, »Ehrlich hat 600 ccm D. B.C. [= Diphtherie-Bouillon-Cultur, UE] lebend Ziegen, die vorher nach seiner Methode immunisirt wurden, eingespritzt, ohne daß dieselben krank wurden«, schließen sich zwei Fragen an: »1.) Wie hat E. im Einzelnen behandelt 2.) Sind in allen Stadien Blutprüfungen gemacht.«[85] Nach dem Eintrag »Vorschläge an Ehrlich« (30. September 1893)[86] folgt am 4. Oktober die Frage nach Ehrlichs Methode und »Mittel«: »Was hat E. [Ehrlich] für ein Mittel, das es ihm möglich macht Ziegen bis zu so hohen Graden von Immunität gegen D. B. C. zu bringen.«[87]

Die am 3. Oktober 1893 formulierte Frage, »Was bringt E. hinein (3 Ziegen: / 2 Pferde 10 Ziegen?«,[88] steht dagegen vermutlich im Zusammenhang mit der Ausarbeitung des Arbeitsvertrags. Der Eintrag vom 18. Oktober, vier Tage nach der Abfassung des Kontrakts, belegt die nun begonnene aktive Zusammenarbeit mit dem Kollegen:

> Physiologisch-chemische Versuche zum Nachweis der Einwirkung von Bakteriengiften auf das Blutserum von dafür empfänglichen Thieren. […] Deckglaspräparate mit Ehrlich'scher Färbung / Zu besorgen von / durch Ehrlich 1.) Deckgläschen 2.) Farbstofflösungen 3.) Erhitzungsgestelle.[89]

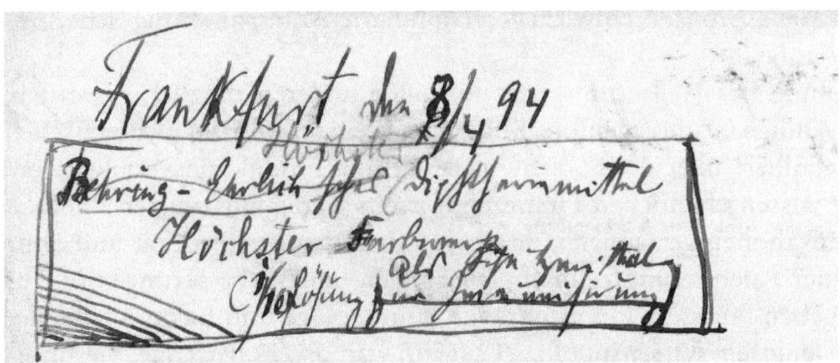

Abb. 31: Entwurf einer Arzneimittelbeschriftung aus Behrings Notizbuch, Eintrag vom 8.4.1894: »Behring-Ehrlich'sches Diphtheriemittel / Höchster Farbwerke / als Schutzmittel / 1/10 Lösung zur Immunisirung«.

Am 27. Oktober scheinen alle offenen Fragen beantwortet, von beiden wird Ehrlichs Prüfungsmethode bei Ziege Nr. XI angewandt.[90] Eine Woche später testet Behring verdünntes Diphtherieheilserum von Ehrlich, am 6. November folgt eine »Milchprüfung bei Ehrlich«,[91] am 15. Dezember erhält Behring von ihm circa 24 Liter Serum in unterschiedlicher Wirkungsstärke, am 24. Dezember schließlich gibt es eine »gemeinsame Behandlung von Ziegen mit löslichem D.G. [Diphtheriegift].«[92]

Parallel zu den Versuchen wurde der Kontakt mit den *Farbwerken* intensiviert. Im ersten Drittel des neuen Jahres unternahm Behring mehrere Fahrten an den Main.[93] Am 8. April 1894 fand in Frankfurt ein Treffen mit leitenden Mitarbeitern der *Farbwerke* statt,[94] bei dem es vermutlich schon um Entscheidungen im Umfeld der Serumvermarktung und Produktbezeichnung ging. Im Notizbuch Behrings findet sich der Entwurf des Arzneimitteletiketts, das in seiner Handschrift die Namen *beider* Serumentwickler nennt: »Behring-Ehrlich'sches Diphtheriemittel / Höchster Farbwerke / als Schutzmittel / 1/10 Lösung zur Immunisirung«.[95]

2. Serumkonkurrenz und Öffentlichkeit

2.1. Scherings *Diphtherie-Antitoxinlösung*

Die beschleunigten Aktivitäten im Vorfeld der Markteinführung hingen nicht nur mit dem Drängen der Höchster, die in den Startlöchern standen, zusammen, sondern auch mit neuen Entwicklungen in Berlin. Hier war ein Konkurrent aus ehemals eigenen Reihen aufgetaucht. Am 15. März 1894 kündigte die Berliner Firma E. Schering[96] in einem zweiseitigen Zirkular an, demnächst eine von dem

Bakteriologen Hans Aronson entwickelte »Diphtherie-Antitoxinlösung-Schering« anbieten zu können.[97]

Die Herstellung des Heilserums war nun auch anderen möglich geworden, ohne die aufwändige Grundlagenforschung zu betreiben, weil die medizinischen Fachartikel detailliert über die Forschungen und die Produktionsverfahren berichteten. Die wissenschaftlichen Pioniere ihrerseits waren zur zügigen Publikation ihrer Innovationen gezwungen, da sie aus Gründen der Priorität und ohne den Schutz einer Patentierung zeitnah Neuerungen und Verbesserungen öffentlich bekannt geben mussten. Ein erfahrener Immunologe und Bakteriologe, der auf diesen kostenlosen Wissenspool zurückgriff, war also in der Lage, die Informationen für eigene Versuche und Weiterentwicklungen zu nutzen. Da in Deutschland bislang nur der Produktionsweg, nicht aber chemische Stoffe oder Handelsnamen durch ein Patent geschützt waren,[98] unterlag nur der eigentliche Herstellungsprozess (das chemische Verfahren) einem Schutz. Um zu verhindern, dass der plagiierende Hersteller juristisch belangt wurde, musste lediglich der Herstellungsweg modifiziert werden.[99]

Der Berliner Kinderarzt Hans Aronson hatte im Sommer 1892 begonnen, wie Wernicke ein Diphtherieserum aus Hundeserum herzustellen,[100] wobei er, auf die Verfahren Behrings, Wernickes und Ehrlichs zurückgreifend, nach eigener Aussage den Immunisierungswert steigern konnte. Seine Ergebnisse präsentierte er, unter Hinweis darauf, dass Wernicke zwei Tage vor ihm eine ähnliche Demonstration vor der Deutschen Gesellschaft für öffentliche Gesundheitspflege durchgeführt hatte, am 21. Dezember 1892 mit einigen gegen Diphtherie immunisierten Meerschweinchen vor der Berliner medizinischen Gesellschaft. Die Berliner *Klinische Wochenschrift* berichtete in ihrer Ausgabe vom 23. Januar 1893 darüber.[101] Trotz des korrekten Wegs über die öffentliche Bühne und die lobenswerten Hinweise auf die Vorarbeiten der Kollegen entbehrte die Aronson-Schering-Angelegenheit nicht einer gewissen Pikanterie, da Aronson, der seit 1893 die bakteriologische Abteilung bei Schering leitete, ein Schüler Ehrlichs[102] war. 1886 war er bei ihm über ein von Ehrlich entwickeltes Färbeverfahren promoviert worden. Bei der Überprüfung des Antitoxinwerts des in Scherings *Grüner Apotheke* erhältlichen Mittels stellte Ehrlich fest, dass es weit weniger wirksam war als von Schering und Aronson propagiert. Es folgte eine in den medizinischen Zeitungen ausgetragene Auseinandersetzung,[103] in die sich indirekt auch die Redaktion der *Deutschen Medicinischen Wochenschrift* kommentierend einmischte.[104] Im Mai 1894 sahen sich Behring und Ehrlich genötigt zu begründen, weshalb ihr eigenes Serum noch immer nicht auf dem Markt war. Sie teilten deshalb wiederum über die *Deutsche Medicinische Wochenschrift* mit, dass ihre Prüfungen der »zur Immunisirung ausreichende[n] Dosis noch nicht abgeschlossen« seien. Bis dahin wolle man »den Vertrieb des Mittels zu Immunisirungszwecken noch nicht gestatten, damit nicht etwaige unbefriedigende Erfahrungen auf Kosten des Publikums [d.h. der Patientinnen und Patienten] gemacht werden.«[105] Die im Text enthaltene Nachricht, die vordergründig als Replik auf Hans Aronson und die Firma Schering verstanden werden kann, könnte auch als eine auf die *Farbwerke* zielende Beschwichtigung gelesen werden.

Verständlicherweise hatte Laubenheimer, der sich von seinem neuen pharmazeutischen Produkt starke Umsätze erhoffte, an einem Wettbewerber kein Interesse, wenn auch Schering hinsichtlich der eingeschränkten Arzneimittelentwicklungs- und -produktionsbedingungen[106] kaum als ernstzunehmender Konkurrent zu fürchten war. Trotzdem fiel Behrings öffentliche Reaktion deutlich aus. Ein Brief an Laubenheimer vom 30. März 1894, in dem er die martialisch formulierte Frage stellte: »Wie kann man die Schering-Fabrik und Aronson kaltstellen und was ist jetzt zu tun?«,[107] legt nahe, dass er über die plötzliche Konkurrenz nicht erfreut war. Im Brief nutzte Behring die Gelegenheit, auf seine juristische und finanzielle Situation und die eigenen engen Spielräume hinzuweisen. Als Angestellter bei Schering habe Aronson Freiräume, die ihm als Militärarzt und Mitarbeiter an einem staatlichen bzw. staatlich subventionierten Institut verschlossen blieben. Im Gegensatz zu Aronson sei er verpflichtet, seine Ergebnisse zu veröffentlichen. Aronson dagegen könne »ruhig abwarten [...], was ich herausbekomme.« Er könne sich »die bedeutendsten Ergebnisse [...] heraussuchen, etwas modifizieren, sodann nicht bloss geschäftlich ausnützen, sondern auch patentiren lassen.«[108]

Zum Zeitpunkt des Schreibens hatte Behring längst taktische Überlegungen hinsichtlich der Schering'schen Initiative angestellt. Eine auf den 1. Januar 1894 datierte Zusammenstellung in seinem Arbeits- und Laborbuch zeigt, dass er die von Aronson und Schering ausgehende Konkurrenz vielschichtig bewertete und den aus seiner Entdeckung fließenden zukünftigen Profit nicht nur unter dem Aspekt des materiellen Zugewinns betrachtete. Unter der Überschrift »Stellungnahme zu Antitoxin v. Schering« listet Behring für sich selbst die Pros und Contras auf.

1. wissenschaftlich
   nein; Aronson selbst erkennt an, daß er Alles von mir hat. Die unter Patentschutz gestellte Extractionsmethode ist wissenschaftlich absolut nichts Neues, auch nichts besonders Wichtiges (wenngleich ich vielleicht besser gethan hätte nicht so sehr zu der Werthlosigkeit zu bekennen. Die Beanspruchung eines Patents kann ich zwar als recht schlauen Geschäftskniff ansehen; aber den wissenschaftlichen Ruhm Aronsohns [sic] wird dieselbe sicherlich nicht begründen
2. praktisch in Bezug auf die von mir vertretene Sache.
   nein; es kann mir nur erwünscht sein, wenn auch von anderer Seite etwas dafür gethan wird, daß die praktisch[e] Bedeutung meiner Entdeckungen öffentlich anerkannt wird.
   Sollte A. – Sch. [Aronson Schering] dabei nicht reussiren, so wird man um so besser die Berechtigung meines vorsichtigen Vorgehens würdigen können.

3. financiell ja od. nein.
Ja, wenn ich nicht im Stande bin Heilserum für kranke Menschen ebenso frisch, ebenso viel, ebenso billig zu liefern wie A. Sch. [Aronson Schering] nein, wenn es mir gelingt, die Concurrenz in absehbarer Zeit aus dem Felde zu schlagen
ad 3. Vorgehen, um das letztere Ziel zu erreichen
a. ev. in Höchst (Centralisation)
Stellung von Libbertz
b. in Berlin zusammen mit Ehrlich
c. alleine für mich
ad 3 c. α) ev. Beschaffung von Höchst
β) anderweitig[109]

Die in drei Haupt- und mehrere Unterkategorien gegliederte Zusammenstellung wirkt wie eine Entscheidungshilfe, welche die aus dem Vorgehen Aronsons erwachsenden Vor- und Nachteile einander gegenüberstellt. Behrings Hauptargument lautet, dass die Konkurrenz aus Berlin, die schlimmstenfalls das in Höchst produzierte Heilserum vom Markt verdrängen würde, seine persönliche Sichtbarkeit in der Öffentlichkeit fördern und die Bedeutung seiner Heilserumforschung untermauern würde. Er betrachtete das von Schering vertriebene Konkurrenzprodukt also weniger unter dem Aspekt des drohenden finanziellen Verlusts, sondern vielmehr als Zuwachs an Ansehen und Macht – eine Investition in die Zukunft und Werbung *für ihn*, die dazu beitragen würde, das Gewicht seiner Entdeckung, ganz unabhängig von den unterschiedlichen Produzenten und Vertreibern, hervorzuheben.

Allerdings gab es zu Behrings Verdruss Stimmen in Berlin, so auch vonseiten Rudolf Virchows,[110] die behaupteten, Aronson habe sein Diphtherieheilserum ganz unabhängig von Behring entwickelt. Auf diesem neuen Schlachtfeld im Kampf um die Priorität trat Behring in seiner Ende 1894 publizierten Schrift *Das neue Diphtheriemittel* nicht nur Aronson, sondern auch seinem ehemaligen Lehrer Virchow vehement entgegen:

> Wenn Virchow angiebt, daß die Aerzte im Kaiser- und Kaiserin-Friedrich-Krankenhause den Eindruck bekommen hätten, als ob das von Aronson hergestellte Serum stärker sei, so giebt es doch ein sehr sicheres und schnell anzuwendendes Mittel, um Dies [sic] zu entscheiden, nachdem Ehrlich und ich eine brauchbare Werthbestimmungsmethode ausgearbeitet haben. Wer wird denn hierzu die Behandlungsresultate eines Krankenhauses benutzen, nachdem wir wissen, daß Meerschweine viel präzisere Resultate geben! Aber ich kann die Vermuthung nicht unterdrücken, daß Virchow der Meinung ist, Herr Aronson fabrizire ein *qualitativ* differentes Mittel. Eine solche Meinung wäre ein Irrthum. *Herr Aronson fabrizirt mein Mittel.* Denn ich bin in der That der

> Ansicht, daß, wenn man schon das Diphtheriemittel mit einem bestimmten Namen verknüpfen will, der *meinige* darauf am Meisten Anspruch hat. Die von verschiedenen Gewinnungsstätten herstammenden Präparate von meinem Mittel kann man ja dann ganz leicht als Höchster, als Scheringsches, als französisches, englisches Präparat unterscheiden.[111]

Virchow sah sich im Herbst 1894 genötigt, sich von Aronsons Mittel zu distanzieren. In einem ausführlichen Brief an Friedrich Althoff bestätigte er, dass im Kaiser- und Kaiserin-Friedrich-Kinderkrankenhaus bis Anfang August 1894 Aronsons unentgeltlich geliefertes »Antitoxin« verwendet worden sei. Nachdem im August ein Todesfall aufgetreten war, wurde das Mittel nicht mehr eingesetzt. Virchow ordnete den Ankauf von Behrings Diphtherieheilserum aus Höchst an. Weiter schreibt er an Althoff:

> Da wir inzwischen in Folge eines Aufrufes an das Publikum eine Summe von 30.000 M[ark] erhalten haben, so ist die weitere Anwendung auch des theueren Serums ermöglicht, und sie wird in ausreichender Weise ausgeübt werden. Sie wollen daraus ersehen, daß ich die geringe Meinung, welche ein Interviewer der Berliner Zeitung mir beigelegt hat, nicht theile. Obwohl ich dafür halte, daß, namentlich in Bezug auf die Dauer der Immunität, noch manche Erfahrung gemacht werden muß und den Grenzen, innerhalb deren auf Heilung gerechnet werden kann, nicht scharf gezogen werden können, so erachte ich es doch für eine zwingende Pflicht, mit dem Gebrauche des Heilserums fortzufahren.[112]

2.2. Das *sérum antidiphtérique* aus Paris

Tatsächlich war bereits Anfang 1894 ein weiterer Serumkonkurrent auf dem internationalen Parkett erschienen. In Paris hatte sich Émile Roux wieder der Diphtherieforschung zugewandt und, zunächst mit Alexandre Yersin, der im Herbst 1890 Paris jedoch verließ,[113] die eigenen Serumforschungen vorangetrieben. Auch auf internationaler Ebene funktionierte der über die Publikationen laufende indirekte Wissenstransfer und beförderte trotz der zum Teil voneinander abweichenden Theoriekonzepte über Krankheitsentstehung und -bekämpfung ähnliche Forschungswege. Man übernahm bewährte oder überzeugende neue Methoden der Kollegen[114] oder lernte aus deren Fehlern und vermied diese zukünftig.[115]

Die Pariser Kollegen hatten ein Pferdeblutserum zur Bekämpfung der Diphtherie entwickelt, das mit dem Behring'schen Verfahren vergleichbar war. Zur Immunisierung der Tiere verwendete Roux wie Behring und Ehrlich nicht die Bakterien, sondern das Diphtherietoxin.[116] Das Antitoxin enthaltende Heilserum wurde von Februar bis Juli 1894 von den beiden Kinderärzten Louis Martin und Auguste Chaillou in der Pariser Kinderklinik, dem *Hôpital des enfants malades*, erprobt, wobei dreihundert kleine Patienten behandelt wurden, von denen nach Verabreichung des Mittels nur noch 26 Prozent im Vergleich zu früher fünfzig Prozent starben.[117] Die Heilungserfolge wurden wie üblich in den *Annales* des Instituts publiziert,[118] im September 1894 stelle Roux die Ergebnisse auch beim Internationalen Hygienekongress in Budapest vor. Ab September begann auch die erweiterte Serumproduktion, wozu man auf ehemalige Pferdeställe des Militärs zurückgriff, die in Garches nahe bei Paris standen und bereits von Pasteur bei seinen Tollwutversuchen benutzt worden waren. Finanziert wurden die Investitionen von Spenden, zu denen der *Figaro* im September 1894 aufgerufen hatte. In wenigen Monaten kamen mehr als eine Million Francs zusammen. Dank dieser Gelder war es nicht nur möglich, neue Ställe und Betriebsgebäude zu errichten, sondern auch weitere Serumpferde anzuschaffen; allein für die Tiere wurden von 1894 bis 1895 26.000 Francs ausgegeben.[119] In Frankreich lag die Herstellung und Vermarktung des Serums also nicht wie in Deutschland in den Händen der pharmazeutischen Industrie, die große Summen investierte, sondern in denen des *Institut Pasteur*. Dem Pariser Pasteur-Institut kam als privatrechtlich organisierter Zentralinstanz die dreifache Aufgabe zu, das Serum zu entwickeln, es zu produzieren und schließlich auch zu kontrollieren, um die Qualität des Produkts zu gewährleisten.[120] Im Ganzen gesehen hatte das Institut quasi ein Monopol auf die Serumherstellung des ganzen Landes inne.[121]

Auch dank des direkten Kontakts zu Metschnikoff hatte Behring die Pariser Forschungen verfolgen und in seiner Korrespondenz direkte Nachfragen an den Kollegen richten können, so auch am 5. Mai 1894. Metschnikoff schickte, auch im Namen Roux', am 14. Mai eine freundliche Auskunft. Roux könne sehr giftige Diphtherietoxine bereits in drei bis vier Wochen bereiten, berichtet Metschnikoff, »indem er die Culturen einer steten Aëration [also Luftzufuhr] unterwirft«. Auch Aronsons Vorstoß und das Konkurrenzprodukt von Schering wurden brieflich erörtert: Nach Meinung Metschnikoffs, der Behring beruhigte, sei es doch »ganz klar, dass in dieser ganzen Frage Ihnen die erste Stelle gebührt. [...] Der Entdecker wird ja immer als die beste Autorität in seiner Sache gehalten.«[122]

Ähnliche Worte der Anerkennung waren im Übrigen auch von dem direkten Serumkonkurrenten Roux zu hören, der ja als Diphtherietoxinforscher weltberühmt war. Ende des Jahres 1895, anlässlich der Verleihung des von der Pariser *Académie des sciences* vergebenen *Prix Alberto Levi* an Behring und Roux, schrieb der bescheidene Roux an Behring, seine eigenen Arbeiten verdienten es nicht, mit denen Behrings gleichgesetzt zu werden. Er betrachte sich lediglich als Behrings Schüler: *»Je ne suis donc que votre élève.«*[123]

Während Roux im Herbst 1894 seinen und damit auch den französischen Erfolg beim Internationalen Hygienekongress in Budapest genießen konnte, blieb Behring der ungarischen Hauptstadt fern. Über den Grund kann nur spekuliert werden,[124] da er einen Vortrag schon vorbereitet hatte.[125] Möglicherweise hielten ihn die laufenden Berufungsverhandlungen auf den außerordentlichen Lehrstuhl

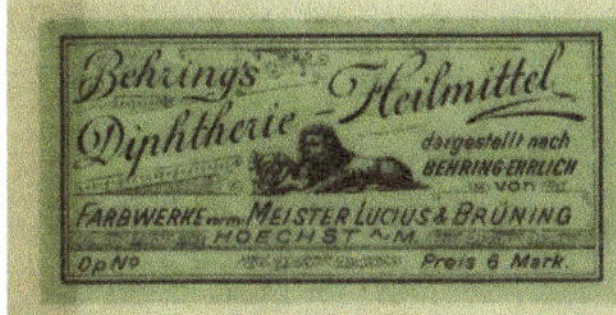

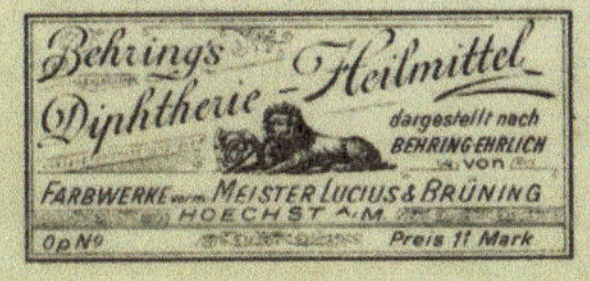

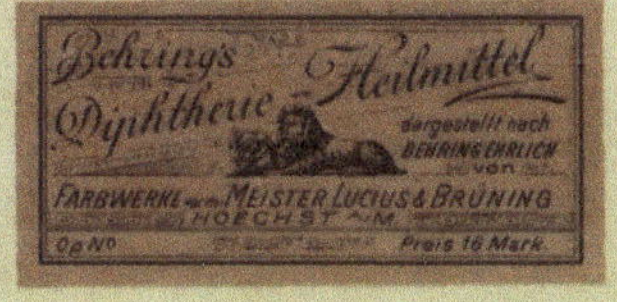

Abb. 32: Etikette für »Behring's Diphtherie-Heilmittel dargestellt nach Behring-Ehrlich«. Die unterschiedlichen Farben entsprechen unterschiedlichen Antitoxinstärken. – Farbwerke Höchst: Gebrauchsanweisung für Behring's Diphtherieheilmittel. 1. September 1894.

für Hygiene an der Universität Halle in Berlin fest. In einer Mitte August verschickten Postkarte an den Oldenburger Freund Richard Muttray deutet Behring schwierige »Verhandlungen mit dem Cultusministerium« im Zusammenhang mit seiner Berufung an und nennt hier auch den »Widerstand der Hallenser Facultät«.[126] Vielleicht wollte er den gewünschten Wechsel in ein anderes Betätigungsfeld und eine andere Stadt durch eine längere Abwesenheit von Berlin nicht gefährden. Die Bestallungsurkunde für Halle wurde schließlich am 15. September 1894 ausgestellt.[127]

Zweifellos wäre ein Auftritt Behrings in Budapest glänzend verlaufen, die große öffentliche Anerkennung wäre ihm sicher gewesen. Bereits am 23. Mai war er vom Organisationskomitee des Kongresses zum Ehrenpräsidenten der 1. Sektion bestimmt worden.[128] Nachträglich bedauerten Kollegen wie der Wiener Max von Gruber Behrings Fehlen und luden ihn zu Vorträgen in ihre Städte ein,[129] aber auch während der Referate und Sitzungen in Budapest erhielt der Abwesende kollegiale Unterstützung. Insbesondere Roux, der Behrings Abwesenheit »lebhaft« bedauerte, bezog sich in seinem Vortrag *Sur la diphthérie et son traitement* explizit auf Behrings Untersuchungen.[130] Weitere Würdigungen erfuhr Behrings Arbeit durch den Entdecker des *Corynebacteriums diphtheriae,* Friedrich Löffler, und den Pädiater Heubner, die kompetent über die Diphtherie und die Heilserumtherapie berichten konnten. Heubner sprach »teilweise im Namen Behring's« und würdigte vor großem Publikum dessen Verdienste um die Serumtherapie. In seinem Referat schilderte Heubner nicht nur die in seiner Kinderklinik angewandte Impftechnik, sondern wies darauf hin, »dass das Mittel in den Höchster Farbwerken bereits zu bekommen ist, und dass der Preis eines Fläschchens Nr. I 5 Mk. beträgt.«[131]

2.3. Serumsicherheit und staatliche Serumkontrolle

Das Heilserum aus Höchst, das nun tatsächlich Behrings und Ehrlichs Namen trug, war wenige Wochen zuvor, am 1. August 1894, in den Handel gekommen. In der Testphase hatten die *Farbwerke* das Mittel noch kostenlos an Kliniken abgegeben, im Gegenzug waren die Ärzte verpflichtet worden, Mitteilung über Wirksamkeit und Nebenwirkungen zu machen. Mit Beginn des regulären Vertriebs musste das Serum bezahlt werden. Die einfache Dosis kostete fünf Mark, die doppelte war für zehn Mark erhältlich.[132] Schon zum 1. September wurde dieser Betrag auf sechs bzw. elf Mark erhöht, dazu gab es eine weitere Abfüllgröße: Das Fläschchen mit rotem Etikett zum Preis von 16 Mark enthielt 1500 Antitoxinnormaleinheiten in konzentrierter Form und wurde für »vorgeschrittene« Diphtheriefälle empfohlen.[133] Die jeweilige Gebrauchsanweisung lieferte neben den Dosierungshinweisen auch die Beschreibung der Applikation via Koch'scher Ballonspritze.

Von Anfang an war die Nachfrage so groß, dass die *Farbwerke* auch das Berliner Heilserum von Behring und Ehrlich aufkaufen mussten, um die Aufträge zu erfüllen.[134] Bis zum Ende des Jahres 1894 wurden über 75.000 Fläschchen mit über hunderttausend Heildosen verkauft. Die Verkaufszahlen stiegen in den folgenden Jahren kontinuierlich, wenn auch ab Februar 1895 der Apothekenpreis auf 75 Pfennig pro hundert Immunisierungseinheiten gesenkt werden musste. Zudem kamen die *Farbwerke* den Berliner Apotheken unter bestimmten Bedingungen preislich entgegen. Laut einem Verhandlungsprotokoll vom 1. Februar 1895 war dies dann der Fall, wenn das Heilserum »nachweislich behufs Verwendung in den Universitäts-Kliniken und Polikliniken Berlins, für die anderweiten öffentlichen Krankenanstalten oder für Personen im Stadtgebiete Berlins verlangt wird, deren Recepte aus Staats- und Gemeindemitteln, sowie von Krankenkassen im Sinne des Krankenkassengesetzes oder von Vereinigungen gezahlt werden, welche die öffentliche Armenpflege ersetzen oder zu erleichtern bezwecken.«[135] Darüber hinaus gab es Ärzte, die Kinder aus ärmeren Bevölkerungsschichten kostenlos impften. Heilserum wurde über die Spenden eines eigens gegründeten *Comités zur Beschaffung von Heilserum für Unbemittelte*, das im Berliner *Lokal-Anzeiger* zu Geldspenden aufgerufen hatte, finanziert. Der behandelnde Arzt musste anamnestische Fragebögen ausfüllen und Angaben zur Impfdosis und dem weiteren Krankheitsverlauf machen.[136] Die noch heute in großer Zahl erhaltenen Datenbögen wurden an Behring zurückgeschickt.[137] Mangels belastbarer empirischer Kenntnisse über die Wirkung des Serums wurden die Erhebungen auch zu statistischen Zwecken herangezogen, um die Wirksamkeit der Serumtherapie zu belegen.

Bald nach Beginn des offiziellen Serumverkaufs wurden für den 3. und 5. November 1894 im Kaiserlichen Gesundheitsamt zwei Treffen anberaumt, bei denen verbindliche Regelungen für die Serumproduktion und den Vertrieb aufgestellt werden sollten. Die Sitzungen waren vom damaligen Direktor des Gesundheitsamtes, Karl Köhler, auch mit dem Ziel einberufen worden, in einem erweiterten Kreis die »medizinalpolizeilichen Maßnahmen« zu erörtern.[138] Bereits im Vorfeld hatte Köhler eine vertrauliche Vorbesprechung mit Koch, Althoff und Behring angesetzt[139] und Gutachten von externen Wissenschaftlern eingeholt, die den gesundheitspolitischen Wert der Serumtherapie und die Notwendigkeit einer staatlichen Kontrolle bescheinigen sollten. So betonte der Marburger Physiologie Eduard Külz, ein Vertrauter Althoffs, dass die Serumtherapie durch experimentelle Vorstudien besser vorbereitet sei als seinerzeit die Tuberkulintherapie, deren negativer Ausgang allen Beteiligten in Erinnerung war. Külz wie auch die drei anderen Gutachter Max Rubner, Ludwig Brieger und Stabsarzt Paul Weißer empfahlen dringend eine staatliche Kontrolle der Serumqualität. Der Staat habe die Verpflichtung, seine Bürger vor minderwertigen oder unwirksamen Produkten zu schützen.[140]

Die Teilnehmerliste der Sitzung vom 3. November mit bekannten Namen aus Medizinalverwaltung und Wissenschaft belegt, dass das Thema staatlicherseits mit hoher Priorität behandelt wurde. Neben Mitarbeitern des Kaiserlichen Gesundheitsamtes und Ministerialbeamten nahmen Vertreter verschiedener Landesmedizinalkollegien sowie der medizinische Direktor der Charité, Hermann Schaper, teil. Beim ersten Termin am 3. November waren zudem Koch, Behring und Ehrlich als Berichterstatter und Experten in eigener Sache geladen. Wegen der vertraglichen Bindung an die *Farbwerke* waren Ehrlich und Behring von der zweiten Sitzung ausgeschlossen. Nachdem die Delegierten aus den Ländern über die überwiegend positiven Erfahrungen mit dem Serum in den ihnen unterstellten Krankenhäusern (Dresden, Stuttgart, München, Karlsruhe, Rostock, Hamburg und Berlin) berichtet hatten, referierten Koch und seine Mitarbeiter unter Hinweis auf die Unschädlichkeit des Heilmittels über dessen Wirkprinzip und die Wertbestimmung. Bei den nachfolgenden Fragen der Zuhörer ging es um das Risiko eventueller Nebenwirkungen und die Gründe für tödliche Verläufe (zu späte Behandlung oder zu geringe Dosierung), man diskutierte über den erforderlichen Zusatz von Karbolsäure als Konservierungsmittel (womit das Heilmittel zu den »Mischungen« gezählt werden musste) und den Vertrieb. In der *Pharmacopoea germanica*, dem reichseinheitlichen deutschen Arzneibuch, wurde das Mittel als *Serum antidiphthericum* gelistet. Es wurde festgelegt, dass die Abgabe gegen ärztliches Rezept über die Apotheken erfolgen sollte. Mit Blick auf einwandfreie Produktionsbedingungen sollten die Serum liefernden Tiere ein- bis zweimal wöchentlich einer tierärztlichen Kontrolle unterzogen und beispielsweise auf Pferderotz untersucht werden. Das Serum selbst musste im Labor durch Tierversuche und mikroskopische Untersuchungen kontrolliert werden.[141]

Gerade der unter staatlicher Aufsicht stehenden Serum*kontrolle* wurde ein hoher Stellenwert zugemessen. Der knapp vier Jahre zurückliegende Tuberkulinskandal war nicht vergessen, ein rufschädigendes staatliches Versagen wie damals sollte, auch mit Blick auf Absatzmärkte im Ausland, unbedingt vermieden werden.[142] Im Gegensatz zum französischen Modell, wo sich Entwicklung, Produktion und Prüfung in einem einzigen Institut bündelten, sollte in Deutschland eine unabhängige Stelle die Kontrolle über das Heilmittel übernehmen. Hierzu musste eine Einigung zwischen staatlichen, industriellen und medizinischen Interessen erzielt werden.[143] In einer Anlage zum Protokoll der Sitzung vom 3. November wurden

»Vorschläge die Prüfung des Diphtherieheilserums und seinen Vertrieb betreffend« gemacht. Das vorrangige Ziel war es, eine unter staatlicher Aufsicht stehende »Controllstelle« zu schaffen, die mit »sachverständige[m] Personal und genügende[n] Einrichtungen« ausgestattet werden sollte.[144] Die wichtigste Aufgabe dieser Serumkontrollstelle musste es sein, durch Standardisierung der Serumprüfung, durch Vergabe von Chargennummern und durch Lagerung von Rückstandsproben die Unschädlichkeit und Qualität des Serums zu garantieren und dessen Unbedenklichkeit und Güte auch im Nachhinein zu beweisen.[145]

Die im November 1894 verhandelten Entschlüsse sollten schnellstmöglich umgesetzt werden. Am 17. Januar 1895 reiste Friedrich Althoff in Begleitung des Referenten im Kultusministerium, Regierungs- und Ministerialrat Adolf Schmidtmann, nach Höchst, um sich dort mit der Leitung der Farbwerke zu treffen und über die Serumkontrolle zu konferieren. Erfreulicherweise kam es zu einer schnellen Einigung.[146] Ein auf den 20. Februar 1895 datiertes Entwurfspapier aus den *Farbwerken* listet die in der Produktionsstätte zu berücksichtigenden Punkte auf; der Entwurf vermittelt einen Eindruck von der Komplexität des Sachverhalts. Die Produktions- und Verarbeitungskette reichte von der Blutentnahme bei den Pferden über die Kontrolle der weiteren Verarbeitung des Blutes, die geschützte Lieferung des Serums an die Abfüllstation, die eigentliche Abfüllung mit Kennzeichnung der Charge, die Plombierung und Stempelung bis zur Vergabe von Kontrollnummern. Auch das Verhalten der Angestellten in den Arbeitspausen wurde geregelt.[147]

Ab dem 1. April 1895 durfte im Deutschen Reich nur noch staatlich geprüftes Serum verkauft werden. Bevor geeignetes Personal und ein passendes Gebäude für eine staatliche Serumkontrollstation mit zufriedenstellender Ausstattung zur Verfügung standen, wurden die anfallenden Aufgaben auch aus fachlichen Gründen von dem in serologischen Fragen versierten Institut für Infektionskrankheiten übernommen.[148] Als zukünftige Leiter brachte man die erfahrenen und bewährten Mitarbeiter Erich Wernicke und Hermann Kossel ins Gespräch, da die am besten geeigneten Experten Ehrlich und Behring wegen ihrer vertraglichen Bindung an ein pharmazeutisches Unternehmen für diese Aufgabe nicht in Frage kamen.

Dennoch wurde der erste Leiter der Serumkontrollstation, die in einer ehemaligen Bäckerei in der Bergstraße in Steglitz angesiedelt war, gerade Paul Ehrlich, der zur Wahrnehmung dieser neuen Aufgabe Unterstützung von Behring und Althoff fand.[149] Die wesentliche Aufgabe der Kontrollstation war es einerseits, als staatliches, d.h. von der Industrie unabhängiges Institut das Serum hinsichtlich Qualität und Konstanz der Wirksamkeit[150] zu prüfen, andererseits, durch eigene Forschungen die Wertbestimmungsmethoden zu optimieren. Die schwierige Geschichte der Stelleninstallation und -besetzung hat Axel Hüntelmann unter Auswertung der Archivalien nachgezeichnet:[151] Ehrlich musste, auch unter massiver Einflussnahme Behrings, der bezüglich der Serumkontrolle Unabhängigkeit vom Institut für Infektionskrankheiten anstrebte, seinen Vertrag mit den *Farbwerken* lösen, um Leiter der Einrichtung zu werden. Diese weitreichende Entscheidung zog hohe finanzielle Einbußen nach sich. Ehrlich bereute dies noch Jahre später. Sein jährliches regelmäßiges Einkommen als Leiter der Kontrollstation und Honorarprofessor an der Berliner Universität betrug sechstausend Mark,[152] während Behring allein im Betriebsjahr 1896 mehr als 160.000 Mark an Gewinnen aus Herstellung und Vertrieb des Diphtherieheilserums von den Farbwerken bezog.[153] Die von Ehrlich geleitete Kontrollstelle, die den offiziellen Titel Königlich Preußisches Institut für Serumforschung und Serumprüfung trug, nahm am 1. Juni 1896 ihren Betrieb auf, wo sie bis zur Umsiedelung nach Frankfurt a. M. im Herbst 1899 blieb.[154]

Behring verließ zum Wintersemester 1894/95 Berlin, um in Halle eine Stelle als außerordentlicher Professor für Hygiene anzutreten.[155] Die ersehnte Distanz zu Berlin hielt ihn nicht davon ab, sich weiter mit der Heilserumproduktion zu beschäftigen und um die Anerkennung der Urheberschaft zu kämpfen. Am 20. November 1894 beendete er in Halle das Vorwort zu dem Buch *Das neue Diphtheriemittel*, in dem er sich auch Gedanken über die Beschaffenheit des Serums, die Konstanz des Immunisierungswertes, die Unabhängigkeit des Prüfpersonals und die staatliche Kontrolle des fertigen Präparats machte.

> Wenn es dahin kommen sollte, daß der Staat eine Kontrole [sic] über das Diphtheriemittel ausübt, so giebt es namentlich zwei Richtungen, nach welchen er die Kontrole bethätigen kann. Einmal in Bezug auf die sachgemäße Herstellung und zweitens in Bezug auf die fertigen Präparate. Ich selbst bin auf Grund meiner bisherigen Erfahrungen zu der Ueberzeugung gekommen, daß vor Allem das fertige Präparat, welches dem Handel übergeben wird, einer staatlichen Kontrole bedarf, daß aber andererseits, wenn diese Kontrole sachgemäß ausgeübt wird, sie auch für sich allein schon genügt, um alle übrigen Ueberwachungsmaßregeln überflüssig zu machen.
>
> Die Kontrole des fertigen Präparates wird sich einerseits zu erstrecken haben auf die Unschädlichkeit […], andererseits auf den spezifischen Heil- und Schutzwerth. Für diesen haben wir bekanntlich im Thierexperiment ein durchaus sicheres Kriterium, da wir mit dessen Hilfe die diphtheriezerstörende Wirkung messen können. Ich denke mir, daß schon in Kurzem es möglich sein wird, die Heilserumproduktion qualitativ so zu verbessern, daß das jetzt am Stärksten wirksame Präparat der Höchster Farbwerke als Minimalanforderung hingestellt werden kann. Wenn Dies der Fall ist, wenn also für die Mehrzahl der Diphtheriefälle eine einzige Einspritzung von 5 ccm zur Heilung genügt, dann brauchen wir blos noch ein einziges Präparat. […]
>
> Wie im Einzelnen durch staatlich angestellte und von den Heilserumgewinnungs-Anstalten gänzlich unabhängige Beamte die Serumabgabe zu regeln ist, Das [!] ist Sache der entscheidenden Behörden. Im Uebrigen hoffe ich immer noch, daß über kurz oder lang die Herstellung des Heilserums aus dem Privatbetriebe in eine staatlich überwachte Centralanstalt übergeben wird.[156]

3. Ehrlichs Resümee

Der Streit um Priorität, die wissenschaftliche Anerkennung und das Ungleichgewicht bei der finanziellen Beteiligung hinterließen tiefe Spuren in der Beziehung Paul Ehrlichs zu Behring, obwohl zwischenzeitlich Beruhigung einkehrte, man sich in den Briefen Privates mitteilte und im Umgang miteinander sogar das Du einführte.[157] Im September 1903, nachdem er kurz zuvor Behring zur Ernennung zum Wirklichen Geheimen Rat und Verleihung des Titels »Exzellenz« gratuliert hatte,[158] zog Ehrlich in einem langen Brief an seinen Förderer und väterlichen Vertrauten Friedrich Althoff ein bitteres Resümee. Nochmals kam die erlittene finanzielle Benachteiligung zur Sprache. Beim Blick zurück auf die Berliner Zusammenarbeit mit Behring den Nutzen abwägend, den der eine für den anderen hatte, wählte Ehrlich das offene Wort:

> Ich glaube, dass jeder, welcher genau das gegenseitige verhältniss von uns beiden [Behring und Ehrlich, UE] historisch betrachtet, sich der meinung anschließen wird, dass das zusammenwirken von Behring u mir ihm weit nützlicher gewesen ist als mir und dass ich von ihm nicht das mass von dankbarkeit geerntet habe, was ich erwarten konnte. Ich habe durch jahrelange schwere arbeit erst die überführung der grossen entdeckung in die praxis ermöglicht – die materiellen vortheile, die mir aus meiner mitarbeiterschaft für lange jahre erwachsen sollten, sind mir von ihm in brüsker weise entrissen worden, indem er mich, assistirt von Laubenheimer u Libbertz, ohne mir bedenkzeit zu lassen dank seiner persuasion fast zwang, einen großen hunderttausende erreichenden gewinn gegen die zusicherung einer staatlichen stellung als director der centralstation [= Institut für Serumforschung und Serumprüfung, UE] aufzugeben.

Ein beigefügter Auszug aus einem englischen Handbuch der Serumtherapie sollte zeigen,

> wie im auslande und von unbetheiligter seite mein werk aufgefasst wird. Leider hat herr Geh Rath Behring diesen, meinen berechtigten standpunkt als einen feindlichen act aufgefasst und mich vielfach bekämpft – wissenschaftlich allerdings ohne jeden erfolg. Ich bin sogar überzeugt, dass hier und im auslande, besonders Amerika ein gewisses bedauern darüber herrscht, dass ich sowohl in materieller als auch in betreff auf auszeichnungen so sehr weit hinter Behring zurückstehe. […] gern [hätte ich] Behring, wie früher, in fragen, in denen ich mich nützlich machen konnte, zur seite gestanden.[159]

Aus Ehrlichs Worten spricht die aus vielen persönlichen Kränkungen resultierende Enttäuschung. Es wird aber auch deutlich, welcher Einsatz bei der Heilserumentwicklung hatte erbracht werden müssen: Es war eine jahrelange entbehrungsreiche Arbeit von der Entdeckung des Heilprinzips bis zur sicheren und quantitativ berechenbaren Anwendung des Serums am kranken Kind. Auf dem Weg dahin wurde ein gesetzlicher Rahmen im Sinne einer staatlich gelenkten öffentlichen Gesundheitsfürsorge geschaffen, welcher die Qualität des Serums *und* zugleich die Arzneimittelsicherheit garantierte.[160]

Es sei daran erinnert, dass Blutseren Heilmittel auf biologischer Basis waren; das neue Heilserum wurde aus dem Blut von Schafen, Hunden und Pferden gewonnen. Die Produktion in konstanter Qualität war wegen der Instabilität der biologischen Referenzgrößen ein komplizierter Prozess, der von der Bakterienzüchtung über die individuell reagierenden Testtiere bis zur Gesunderhaltung der stark belasteten Serumpferde reichte. Die Heilserumproduktion wich also radikal von der herkömmlicher Arzneimittel ab, die in der Regel in der Apotheke nach den festgelegten Rezepturen der *Pharmakopöe* angefertigt wurden und unter der Verantwortung eines Apothekers standen.

Der für die Heilung entscheidende Antitoxingehalt des Blutserums konnte schließlich standardisiert werden.[161] Dies ist das große Verdienst Paul Ehrlichs, dessen Methode der Wertbemessung dazu beitrug, die Konzentration der Antitoxine quantitativ zu bestimmen und das therapeutische Potential des Serums zu beurteilen. Damit wurde eine sichere Anwendung des Diphtherieheilserums am Menschen erst möglich.

IX. Übergänge, Zwischenräume, kleine Fluchten

1. Übergänge: Als *Professor extraordinarius* in Halle

Mein lieber Albert,
lang, ach lang ist es her; dass ich nichts habe von mir hören lassen. Es geht mir immer noch in alter Weise vielleicht kommt jetzt wieder ein wenig Abwechslung, ob zum bessern das weiß Gott! Der Alte ist auf ½ Jahr nach Halle kommandirt, ich gehe natürlich für die Zeit nicht mit da ja ein Umzug mit den Möbeln viel zu teuer wäre u. doch absolut keinen Zweck hätte. Der Alte wohnt im Hotel. Ich werde vorläufig hier bleiben u. vielleicht für kurze Zeit in Pension gehen um noch flott englische u. französische Stunden zu nehmen. Weihnachten komme ich nach Hause. Ich könnte das ja auch jetzt schon thun, da ich aber bis Weihnachten doch nicht dort bleiben dürfte, so komme ich lieber später, denn das Fest möchte ich doch gerne einmal wieder in der Heimat verleben. – Seit einigen Tagen habe[n] wir wieder den allerschönsten Sommer, aber wochenlang war schauderhaftes Wetter, Schmutz Regen u. wieder Regen u. Schmutz. – Schreibe doch bald einmal deiner Schwester Emma

Emma Behring an Albert Behring, Herbst 1894[1]

Eine Hygieneprofessur für ein Semester

Im September 1894 endlich erfüllte sich Behrings Wunsch, Berlin zu verlassen und eine leitende Position an einem Universitätsinstitut zu besetzen. Pläne hinsichtlich einer Umorientierung hatte es bereits im Frühjahr 1892 gegeben,[2] als Behring sich mit diesem Anliegen an Carl Binz gewandt und sich dabei als zukünftiger Leiter des Hygienischen Instituts in Bonn empfohlen hatte.[3] Obwohl sich Binz damals für Behring einsetzte, entschied sich Althoff für Dittmar Finkler, der ab dem Wintersemester 1893, von der Inneren Medizin in die Hygiene wechselnd, in Bonn die Lehre übernahm und schließlich 1895 die Ordentliche Professur für Hygiene erhielt.[4]

»Der Alte ist nach Halle kommandirt«, schreibt Emma Behring an ihren Bruder Albert. – Nun war es also Halle geworden, wenn auch nur für eine Übergangszeit von einem Semester und für ein Extraordinariat.[5] Die Stelle war, wie aus der am 15. September 1894 ausgestellten Bestallungsurkunde und dem die Modalitäten erläuternden Begleitschreiben ersichtlich, befristet auf das Wintersemester 1894/95 und endete mit dem 31. März 1895. Ein Gehalt oder eine sonstige Vergütung war nicht vorgesehen. Behring wurde aber eine Remuneration, eine Art Gratifikation oder Belohnung, von 2000 Mark für das Wintersemester in Aussicht gestellt.

Behring folgte dem Hygieniker Friedrich Renk,[6] der im August 1894 nach fünfjähriger Tätigkeit in Halle an die neu eingerichtete Professur für Nahrungsmittelchemie, Gewerbe- und Wohnungshygiene sowie Bakteriologie an die Sächsische Technische Hochschule in Dresden gewechselt war. Renk war eine interessante Figur. Er war ein Schüler Max von Pettenkofers, des Begründers der modernen städtischen Gesundheitspflege. Der »Pionier der wissenschaftlichen Hygiene«,[7] dessen Münchener Universitätsinstitut als internationale Ausbildungs- und Forschungsstätte[8] hoch angesehen war, hatte ihn habilitiert. Renk publizierte über zentrale Themen der Umwelthygiene wie dem Einfluss der Luft oder des Bodens auf die Gesundheit. Ende der 1880er Jahre hatte er auch berufliche Erfahrungen im Kaiserlichen Gesundheitsamt in Berlin sammeln können. Den Ruf nach Halle hatte Renk trotz der bekannten Nähe zu Pettenkofers Lehre erhalten, weil dort die »bakteriologische Richtung«, die die Pettenkofer-Schule ablehnte, bereits durch den pathologischen Anatomen Karl Joseph Ebert vertreten wurde.[9]

An den deutschen Universitäten war das Fach Hygiene seit 1883 obligater Teil des medizinischen Staatsexamens und damit Bestandteil der universitären Ausbildung.[10] Neben der Bakteriologie mussten auch gesundheitspolitisch relevante Lehrinhalte wie die von Pettenkofer in Bayern beförderte öffentliche Gesundheitspflege[11] in den Vorlesungen behandelt werden. Sie umfasste die Fragen sanitärer Infrastruktur, zu denen Trinkwasserhygiene und Abwasserbeseitigung, Bau- und Wohnungswesen, Schul- und Krankenhaushygiene sowie Gewerbehygiene und Kontrolle der Schlachthäuser gehörten.[12] Hygiene war das Lehrfach, das ganz im Sinne des Sozialmediziners Virchow die Gesamtheit der Lebenszusammenhänge und damit die Umweltfaktoren[13] in den Blick nahm und dessen Schwerpunkt die Prävention bildete: das Bemühen um die Gesunderhaltung des Einzelnen und der Allgemeinheit durch zielgerichtete gesundheitspolitische Maßnahmen, die in ihrer Umsetzung Kooperationen mit Kommunen, Ingenieuren, Architekten und Ärzten erforderten.

Die Überlieferungsgeschichte der Lehrstuhlneubesetzung[14] nach Renks Weggang erscheint zunächst verwirrend, weil im September 1894 gleich zwei Personen eine Berufung nach Halle in Händen hielten. Neben Behring war dies der damalige Marburger Ordinarius für Hygiene, Carl Fraenkel.[15] Beide Bewerber stammten aus dem Umfeld Kochs und kannten sich aus Berlin. Bei Fraenkel und Erwin von Esmarch hatte Behring im November 1889 einen mehrmonatigen Kurs mit praktischen Übungen besucht,[16] ein Gruppenfoto aus dem Jahr 1890 zeigt sie als Teilnehmer eines bakteriologischen *Cursus für Militärärzte*. Koch, in der Bildmitte sitzend, wird umrahmt von Fraenkel, Eduard Pfuhl, Paul Frosch, Behring, Bernhard Nocht, Richard Pfeiffer, Erwin von Esmarch und Bernhard Proskauer.[17]

Aus Fraenkels Personalakte geht hervor,[18] dass nicht Behring, sondern Fraenkel als Nachfolger Renks nach Halle berufen wurde. Er, nicht Behring, sollte der zukünftige Ordinarius werden, der Ruf auf den Lehrstuhl erfolgte am 5. September 1894. Fraenkel wurde zum 1. April 1895 als ordentlicher Professor nach Halle

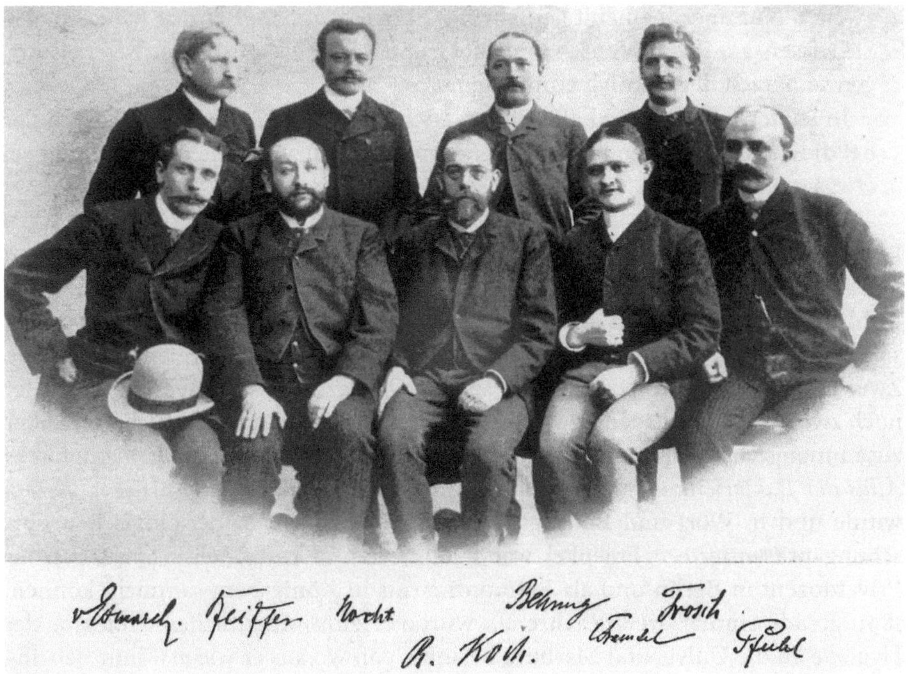

Abb. 33: Gruppenbild eines bakteriologischen Kursus für Militärärzte mit Unterschriften, Berlin, ca. 1890. Stehend von l. n. r.: Pfeiffer, Nocht, Behring, Frosch. Sitzend von l. n. r.: Esmarch, Proskauer, Koch, Fraenkel, Pfuhl. Es fehlt die Unterschrift Proskauers.

versetzt;[19] Behring dagegen wurde für das Wintersemester befristet angestellt, war als Extraordinarius in Halle eine Übergangsbesetzung, zudem ohne offizielles Gehalt.[20] Über Althoffs Handeln und die dahinterliegende Strategie kann nur spekuliert werden. Da Behring den Wunsch geäußert hatte, Berlin und Koch verlassen zu wollen, musste für ihn eine Lösung gefunden werden, gleichzeitig aber sollten auch andere vielversprechende junge Wissenschaftler an deutschen Universitäten gehalten bzw. mit Stellen versorgt werden.

Dass Behring kein Ordinariat in Halle erhielt, mag zudem mit dem Widerstand der Fakultät zusammenhängen. Am 10. August 1894 hatte sich der Hallenser Psychiater Eduard Hitzig aus Helgoland mit einem Protestschreiben, dem eine Korrespondenz vorausging, an Althoff gewandt, in dem es deutlich heißt, Behring sei die zweite Wahl, zudem galt er als »etwas ›meschugge‹«:

> Der Ehrenname eines *spiritus rector* ist mir leider Hyperbel. Denn wäre ich das, dann hätten Sie uns sicher den C. Fränkel gegeben und damit unserer Fakultät wenigstens an einer Ecke geholfen. Nun werden wir, wie ich fürchte, mit einer

> zweiten Nummer [gemeint ist Behring] herauskommen. Behring habe ich, wie Sie wissen, auf Ihren Wunsch und auf Grund seiner wissenschaftlichen Leistungen seinerzeit der Fakultät empfohlen.
>
> In letzterer Beziehung halte ich ihn auch für *tanti*, sonst wurde anläßlich der bei dieser Angelegenheit geführten *Pourparlers* von zwei Seiten geäußert, er sei etwas ›meschugge‹.[21]

Behrings Konkurrent Fraenkel, der als »liebenswürdige, kollegial gesinnte, in jeder Lebenslage vornehm denkende Persönlichkeit« geschildert wurde,[22] war sowohl als Bakteriologe als auch als Hochschullehrer hochqualifiziert. Obwohl sieben Jahre jünger als Behring, trat er bereits 1885 in Kochs Hygieneinstitut ein. Zwei Jahre später veröffentlichte er seinen *Grundriss der Bakterienkunde*,[23] der noch zwei weitere Auflagen erlebte. 1889 folgte der gemeinsam mit Richard Pfeiffer zusammengestellte und mit erläuternden Texten versehene *Mikrophotographische Atlas der Bakterienkunde*, der in fünfzehn Lieferungen von 1889 bis 1892 verlegt wurde und in Wort und Bild den Stand der damaligen bakteriologischen Forschung präsentierte.[24] Fraenkel war habilitiert und hatte Lehrerfahrungen als Privatdozent in Berlin und als Extraordinarius in Königsberg sammeln können. 1891, gerade einmal dreißig Jahre alt, wurde er zum ordentlichen Professor der Hygiene an die Universität Marburg berufen, von wo aus er wie erwähnt Behring im Frühjahr die Leitung der Marburger Poliklinik angeboten hatte, was Behring in einem Brief an Wernicke empört kommentierte.[25] 1891 gründete er gemeinsam mit Erwin von Esmarch die *Hygienische Rundschau*, die schon im ersten Jahr internationale Beiträger wie den Schweden Ernst Almquist begrüßen konnte.

Doch auch Behring konnte hinsichtlich seiner Reputation und öffentlichen Sichtbarkeit ein durchaus positives Resümee ziehen. Betrachtet man die große Zahl der zwischen 1889 und 1894 erschienenen Publikationen und deren inhaltliches Potential,[26] war für Behring die Berliner Zeit – auch dank der Förderung Kochs und des inspirierenden personellen und institutionellen Forschungsumfelds – außerordentlich fruchtbar gewesen. Thematisch hatten die in medizinischen Zeitschriften und Sammelbänden veröffentlichten Aufsätze nochmals die Fragen um Desinfektion und Desinfektionsmittel aufgegriffen. Den größeren Raum nahmen aber die Forschungen zur Immunität und die Hoffnung weckenden praktischen Erfahrungen bei der Diphtherie- und Tetanusbehandlung durch Heilserum ein. Einen öffentlichkeitswirksamen Coup landete er mit der Herausgabe des Bandes *Die Bekämpfung der Infektionskrankheiten, Hygienischer Theil,* der im Frühjahr 1894 bei Thieme in Leipzig erschien. Obwohl er in dem Sammelband nicht als Autor in Erscheinung trat, konnte er dank der für das Projekt gewonnenen Autoren – es waren der in Wiesbaden tätige Städtebauingenieur Joseph Brix und die Berliner Kollegen Bernhard Nocht und Eduard Pfuhl – einen Beitrag zur öffentlichen Gesundheitspflege und -prävention liefern. Die Kapitel behandeln allgemeine Fragen der Raumdesinfektion, der Trink- und Abwasserhygiene, der Bodenverunreinigung und deren Beseitigung sowie Desinfektionsanstalten und mobile Apparaturen. Gewidmet war das Werk Robert Koch.[27]

Obwohl die inhaltliche Ausrichtung des Buches den gegenteiligen Eindruck vermittelt, befassten sich Behrings Forschungen nicht mit der Entwicklung sanitärer Infrastrukturen, sondern weiterhin mit bakteriellen Infektionen und deren Bekämpfung durch die Serumtherapie. Auf diesem Gebiet war er in Fachkreisen als Experte anerkannt.

Vermutlich war man in Halle – abgesehen von persönlichen Sympathien bzw. Antipathien – eher auf der Suche nach einem Generalisten, dessen thematisches Spektrum über die Individualtherapie hinausging. Den von Behring in der Vergangenheit oft bekämpften[28] jüngeren und bestens qualifizierten Kollegen Fraenkel als direkten Konkurrenten für Halle zu wissen, muss Behring, der inzwischen zwar den Professorentitel trug,[29] aber nicht habilitiert war, als Kränkung erlebt haben. Für die medizinische Fakultät in Halle war er eine unerwünschte Übergangslösung. In der Position eines befristet angestellten und unbezahlten kommissarischen Leiters entschied er sich gegen eine Übersiedelung nach Halle »mit Möbeln«, wie es im Brief Emma Behrings heißt. Behring wohnte im Hotel, vermutlich in der »Stadt Hamburg« in der Großen Steinstraße 73.[30]

Halle an der Saale

Die etwa zweihundert Kilometer von Berlin entfernte Großstadt mit ihrer 1694 gegründeten Traditionsuniversität und einer medizinischen Fakultät, die mit der Anatomenfamilie Meckel eine ihrer Glanzzeiten erlebte, zählte am Ende des 19. Jahrhunderts um die 100.000 Einwohner. 1891 war die Stadt Gastgeberin der *64. Versammlung der Gesellschaft deutscher Naturforscher und Aerzte*, zu der eine umfangreiche Festschrift[31] erschien. Halle sei von blühendem Handel und großartiger Industrie geprägt, schreiben die Autoren, gelobt werden insbesondere die besichtigungswürdigen Einrichtungen zur öffentlichen Gesundheitspflege, darunter ein modernes Wasserwerk.[32] Weitere als vorbildlich geltende stadthygienische Neuerungen wie der Bau der Trinkwasserleitung und eines Kanalisationssystems gingen auf den sozialpolitisch engagierten Arzt und Hochschullehrer Ernst Kohlschütter zurück, der auch zahlreiche Grundwasseruntersuchungen in Stadt und Umland vornahm.[33]

Wie viele andere deutsche Hochschulen hatte die Friedrichs-Universität Halle-Wittenberg nach dem deutsch-französischen Krieg 1870/71 dank der französischen Reparationszahlungen neue Universitätskliniken und medizinische Institute bauen können. Zwischen 1875 und 1885 entstanden auf einem knapp acht Hektar großen Areal an der am Rande des Stadtkerns gelegenen Maillenbreite zehn Kliniken und mehrere Institutsgebäude. Seit 1889 gab es den von Renk besetzten Hygienelehrstuhl.[34] Sein Institut verfügte jedoch nicht über ein eigenes Gebäude, sondern war behelfsmäßig in der ehemaligen Direktorenwohnung des physiologischen

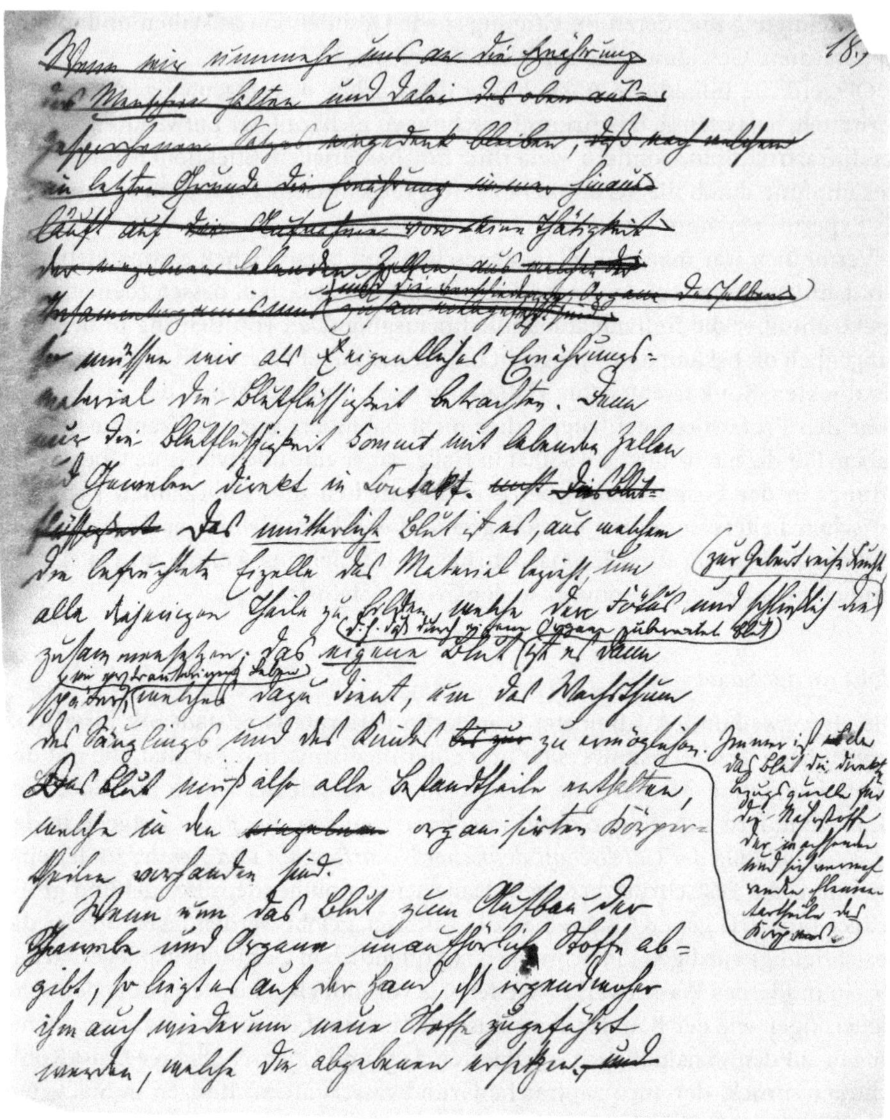

Abb. 34: Behrings Vorlesungsmanuskript zur Ernährung im Rahmen der Hygiene-Vorlesung in Halle.

Instituts in der heutigen Adresse Magdeburger Straße 6 untergebracht.[35] Die erhaltenen Umbaupläne[36] zeigen ein prächtiges Backsteingebäude, dessen große Fenster für lichtdurchflutete Innenräume sorgten.

Wie intensiv Behring die Institutsräume nutzte, kann heute nicht mehr beurteilt werden. Eigentlich war er zu kurz an der Saale, um die Berliner Forschungen fortzusetzen. Jedoch weisen briefliche Äußerungen wie die Erwähnung des späteren Marburger Mitarbeiters Frederick Ransom,[37] der über Cholera forschte und angeblich am 5. Dezember 1894 das »Choleraantitoxin in meinem Institut« nachgewiesen hatte,[38] sowie kostspielige Anschaffungen für die Ausstattung des Labors auf derartige Aktivitäten hin: Behring habe nämlich »in ganz ungewöhnlich kurzer Zeit und zwar meist für Zwecke rein persönlicher und passagerer Natur« eine »recht erhebliche Summe« für Chemikalien, »Glassachen«, die Anschaffung von Tieren und die Besoldung von Hilfsdienern ausgegeben, berichtet Fraenkel.[39]

Die aufgezählte Anschaffung ist Bestandteil des bakteriologischen Forschungslabors, dem von Behring bevorzugten Ort und Betätigungsfeld. Behrings Funktionsräume in Halle sollten jedoch das Direktorenzimmer und der Hörsaal sein, sein akademischer Alltag geprägt von Organisation und Verwaltung eines Universitätsinstituts und der universitären Lehre mit Vorlesungen und Betreuung der Studierenden. Dieser Verpflichtung kam er nach, wenn auch sehr marginal.

Während das Vorlesungsverzeichnis für das Wintersemester 1894/95 knapp verzeichnet: »Hygiene noch unbestimmt«,[40] bereitete Behring seine Vorlesung vor. Sie handelte, wie ein kurzes Manuskript zeigt, zunächst von der Hygiene im Allgemeinen, um sich dann der Ernährung, speziell dem Trinkwasser, zuzuwenden, wobei er aber in kürzester Zeit den Weg zu seinem Spezialgebiet, dem Blut, einschlug.[41] Nach einer akkurat ausgeführten ersten Seite, auf der das Redemanuskript noch Wort für Wort ausformuliert ist, wurden bereits auf der zweiten Seite zahlreiche Änderungen und mehrzeilige Durchstreichungen vorgenommen, die auf eine eher flüchtige Vorbereitung des Lehrstoffes hinweisen. Nach acht Seiten endet der Entwurf. Man kann vermuten, dass der Dozent sich rasch wieder seinen bevorzugten wissenschaftlichen Tätigkeiten, der Forschung und dem Publizieren, zuwandte.

»Tage [...] am Schreibtisch« – Abrechnung mit Virchow

Einen Monat nach Erhalt der Bestallungsurkunde, am 15. Oktober, wurde Behring durch den Rektor der Universität, Franz von Liszt, im Senat eingeführt.[42] Wernicke berichtet er einen Tag später, er habe bei dieser Gelegenheit »eine Rede improvisiren müssen, mit welcher ich soviel Glück gehabt habe, daß mein Muth sehr gewachsen ist.« Nochmals anknüpfend an die Berliner Vorkommnisse im Umfeld der Aronson-Schering-Angelegenheit schreibt er an den Freund:

> Als zweites Ereigniß habe ich hier einen Artikel für die *Zukunft* zusammen, in welcher ich mit Virchow, dem alten Sünder, abrechne. Hoffentlich wirkt auch diese Sache so, wie ich beabsichtige. Die zwei Tage, welche ich ordentlich wieder am Schreibtisch habe sitzen müssen, nachdem mir die Zeitungsberichte zugingen, wonach eigentlich Virchow mit seinem Freunde Aronson das Heilserum zuerst untersucht haben, die soll er mir büßen![43]

Offenbar hatte Behring die ersten Wochen in Halle weniger mit den Lehrverpflichtungen verbracht, sondern vielmehr damit, eine noch immer offene Rechnung mit Virchow zu begleichen. Bereits am 20. Oktober erschien in der von Maximilian Harden herausgegebenen *Zukunft*[44] sein Aufsatz *Das neue Diphtheriemittel*. Nach den selbstbewussten Einleitungsworten, sein Diphtherie-Heil- und Schutzmittel habe »kein Analogon in der Geschichte der Medizin«, und alle bisherigen Mittel, die zur Krankheitsbekämpfung benutzt wurden, seien im Gegensatz zum unschädlichen Diphtherieheilserum »Gifte«, holt Behring nach einer lobenden Erwähnung Kochs zum Angriff gegen Virchow aus. Er beneide Virchow um seine unvergleichliche Arbeitskraft, bewundere ihn wegen seiner Vielseitigkeit und verehre ihn als großen Meister in den beschreibenden Naturwissenschaften.

> Aber seine auf die Lehre vom Zustandekommen der Krankheiten und von ihrer Heilung übergreifenden Theorien halte ich für Irrlehren, und zwar für solche Irrlehren, welche wegen ihrer das ärztliche Handeln in falsche Bahnen lenkenden Wirkung und wegen ihrer großen Verbreitung die schädlichsten sind, die man je ersinnen konnte. Aus diesem Grunde bekämpfe ich Virchow, den medizinischen Doktrinär und Theoretiker.[45]

Das waren schwerwiegende Vorwürfe, die einem Rundumschlag gleichkamen, da sie auch den Sozialmediziner Virchow angriffen. 1893 hatte Behring in seinen *Abhandlungen zur ätiologischen Therapie von ansteckenden Krankheiten* anlässlich der Diskussion um die Bekämpfung der Typhusepidemie geschrieben, man finde bei Virchow »die Anschauungen in voller Schärfe, welche noch lange Zeit einer naturwissenschaftlichen Betrachtungsweise der Krankheitsätiologie entgegenstanden: die Zurückführung der epidemischen Krankheiten auf das *sociale* Elend«.[46] Ohne Frage präferierte Behring den als »naturwissenschaftlich« deklarierten Zugang Koch'schen Zuschnitts und folgte damit dessen Erklärungsmodell von je spezifischen Krankheitskeimen als den Erregern je spezifischer Krankheiten. Die Anwesenheit von Keimen bewirkt Krankheit, die Abwesenheit bedeutet Gesundheit, so die einfache Formel. Die Möglichkeit sozial bedingter, von Lebensumständen und schädigenden Umwelten beeinflussten Krankheitsursachen, wie man sie unter belastenden Arbeitsverhältnissen oder bei den in beengten, feuchten und lichtlosen Verhältnissen aufwachsenden Großstadtkindern vorfand, hinterließen in Behrings Nachdenken über die Ätiologie von Krankheiten kaum Spuren. Auslöser des neuerlichen Disputs war Virchows Stellungnahme für Aronson. Der »Irrlehren« verbreitende »Doktrinär und Theoretiker« hatte sich damit auf die aus Behrings Sicht falsche Seite begeben und musste nun öffentlich bekämpft werden.

Martina King hat die grundsätzliche Auseinandersetzung zwischen Behring und Virchow, die auf unterschiedlichen Theorien der Krankheitsentstehung basieren, nicht nur hinsichtlich der von Behring vorgebrachten inhaltlichen Argumente, sondern auch bezüglich der Rhetorik analysiert. Sie kommt zu dem Schluss, dass Behring auf höchstem naturwissenschaftlichem, medizinhistorischem und wissenschaftsphilosophischem Niveau argumentiert. Er reflektiert epistemologische Grundsatzprobleme und kontrastiert das ontologische Krankheitskonzept der Bakteriologen mit dem konventionellen phänomenologischen Krankheitsverständnis Virchows, so King. »Da es in Virchows deskriptivem Modell keine spezifischen Krankheitsentitäten gibt, sondern nur pathologische Zustände, sind [für Virchow, UE] auch nur unspezifische, symptomatische Therapien denkbar.« Die Bakteriologen dagegen argumentieren mit ihrer Lehre von der Ätiologie je bestimmter Krankheiten mit der Spezifität von Krankheit und Therapie. Behrings Einlassungen seien »derartig anspruchsvoll und voraussetzungsreich«, dass nur hoch gebildete Rezipienten, eine »naturwissenschaftlich, erkenntnistheoretisch und kulturell geschulte Bildungselite«, solchen Diskussionen überhaupt folgen konnten.[47]

Offenbar konnte Behring die Berliner Konfliktpunkte auch in dem neuen Wirkungsfeld nicht beiseitelegen. Damit ließ er die Chance ungenutzt, die nach wie vor erstrebte Universitätskarriere durch Unterrichtserfahrung zu befördern. Die Bilanz seiner Lehrtätigkeit ist ernüchternd. Von den zwanzig Studierenden, die sich für seine Veranstaltung eingeschrieben hatten, besuchten lediglich acht den Kurs bis zum Ende.

In einem Brief an Althoff fasste Joseph von Mering, der Ordinarius für Innere Medizin an der Universität Halle,[48] seine Eindrücke zusammen. Behrings Qualitäten, aber auch seine Defizite werden klar benannt:

> Professor Behring ist ein ausgezeichneter Bacteriologe, von dem es mir aber sehr fraglich erscheint, ob er auf den übrigen Gebieten der Hygiene zu Hause ist. Als Docent hat B. in Halle nur mäßige Erfolge aufzuweisen, was zum Theil darauf zurückzuführen sein dürfte, daß er bisher noch nie gelesen, da er nicht habilitirt war, zum Theil darauf, daß er den Stoff noch nicht völlig beherrscht. [...] Nach meiner Ansicht eignet sich B. vortrefflich dazu, im Laboratorium wissenschaftliche Arbeiten auf seinem Sondergebiet zu leiten und anzuregen.[49]

Im November 1894 bat Behring Althoff mit Hinweis auf die »Arbeitslast« und die »Ueberanspannung« seiner Kräfte um eine »zeitweilige, vollkommene Abstinenz von der bisherigen wissenschaftlichen Thätigkeit«. Er fürchte »schon in nächster Zeit in die Zwangslage zu kommen, daß ich dem Kgl. Cultusministerium ein Gesuch um einen mehrmonatigen Urlaub nach Italien oder Egypten unterbreiten muß.«[50] Für eine Vertretung in Halle hatte er offenbar schon gesorgt. Er schlug den Pharmakologen Erich Harnack vor. Harnack sei

> unter Umständen bereit, auch eine Vorlesung über Hygiene hier in Halle nach Weihnachten zu übernehmen.

> Zur Examinierung hat vorher er schon sich selber angeboten. Auch in der Facultät ist, wie ich zufällig erfuhr, einer Regelung in diesem Sinne – ohne daß etwas von Ihren Intentionen bekannt war – die Meinung am meisten günstig.[51]

Bereits im Dezember 1894 wurde Harnack mit der vorübergehenden Direktion des Institutes beauftragt, las ein hygienisches Kolleg und führte die Prüfungen in Hygiene durch.[52] Behring verbrachte Weihnachten 1894 in Paris. Aus dem *Grand Hôtel* am Boulevard des Capucines[53] berichtete er Althoff von der liebenswürdigen Aufnahme im Pariser *Institut Pasteur* und bei den Fachkollegen, erwähnte eine in Aussicht gestellte Ordensverleihung und schilderte seine weiteren Reisepläne, eine von Neapel ausgehende Schiffsreise nach Ägypten.[54]

Eine Zwischenbilanz

Die Bilanz des knapp zweimonatigen Aufenthalts in Halle ist spärlich. Bei dem in Halle fertig gestellten und bei Oscar Häring in Berlin verlegten Buch *Das neue Diphtheriemittel* handelt es sich lediglich um die Kompilation dreier Aufsätze: Es besteht aus den beiden an der Saale geschriebenen Artikeln aus der *Zukunft*,[55] die durch einen kurzen Text aus der *Deutschen Medicinischen Wochenschrift* ergänzt wurden. Sprengkraft besaß die Veröffentlichung wegen der offenen Kritik an der medizinischen Autorität Virchow; einmal mehr erreichte Behring damit mediale Aufmerksamkeit. Am 22. Januar 1895 erschien in der *Münchener Medizinischen Wochenschrift* noch ein einseitiger Text zum Stand der Diphtheriebehandlung mit Serum.[56] Danach ruhte Behrings Publikationstätigkeit bis zum Herbst 1895.

Vom Personal des Hygieneinstituts hinterließ nur ein Wissenschaftler nachhaltigere Spuren: der englische Physiologe Frederick Ransom. Er arbeitete in Halle über die Cholera und Cholera-Antitoxine. Ransom würde – um hier schon auf die Marburger Zeit vorzugreifen – für Behring in den kommenden Jahren ein wichtiger Mitarbeiter werden und in Behrings privatem Schlossberglaboratorium bis 1901 insbesondere über Tetanusgifte und Tetanusantitoxine forschen und publizieren.[57]

2. Reisen bildet – und schafft Verbindungen

2.1. Unterwegs im späten 19. Jahrhundert[58]

Wenn man im Winter 1894 eine Reise mit der Eisenbahn plante, musste man sich darauf einstellen, lange unterwegs zu sein. So berichtet *Die Gartenlaube* 1887 mit reicher Bebilderung von eingeschneiten Bahnstrecken und gestrandeten Reisenden nach erzwungenem Halt auf freier Strecke.[59] Eine Entfernung von tausend Kilometern – so viel beträgt in etwa die Distanz von Berlin nach Paris – konnte noch nicht durch den Luftverkehr bewältigt werden. Doch dank der technischen

Weiterentwicklungen in Schifffahrt und Eisenbahn wurde das Unterwegssein über weite Strecken, sofern das Wetter mitspielte, immer einfacher und schneller, zumal das deutsche Eisenbahnnetz nach der Überführung in ein Staatsbahnsystem sukzessive ausgebaut wurde. Damit bot die Fahrt mit der Eisenbahn auch länderübergreifend bequemere Möglichkeiten des Reisens, die dem Transportmittel Kutsche, wie wir es aus den Reisebeschreibungen der Goethezeit kennen, weit überlegen war.

Im Verlauf des 19. Jahrhunderts wurden Großstädte wie London, Berlin oder Paris zu touristischen Anziehungspunkten. Die Weltausstellungen mit den eigens errichteten Gebäuden trugen zur Attraktivität der Metropolen bei. Paris konnte bei der Weltausstellung 1889 mit dem damals höchsten Gebäude der Welt, dem über dreihundert Meter hohen Eiffelturm, beeindrucken, durch dessen Bögen die Besucher das weitläufige Terrain am *Champ de Mars* betraten. Gerade das Paris des *Fin de Siècle*, »die Hauptstadt des 19. Jahrhunderts«,[60] war aufgrund seiner Lage, seiner städtebaulichen Reize und wegen des pulsierenden Lebens ein kultureller und gesellschaftspolitischer Anziehungspunkt für Touristen geworden.[61] Nicht nur die Bakteriologen aus aller Welt reisten also hierher, um an Louis Pasteurs Institut zu forschen und zu lernen, auch Maler, Dichter und Musiker ließen sich von der besonderen Atmosphäre der Stadt inspirieren. Die Stadt mit ihren Cabarets und Ballhäusern, ihren Ausflugslokalen und Cafés genoss in der *Belle Époche* den Ruf von Luxus und Lebensfreude. Das wohlhabende Bürgertum schwelgte im eigenen Reichtum, die armen Künstler wie van Gogh oder Paul Gauguin trafen sich in den Cafés und Lokalen auf Montmartre[62] oder wärmten sich wie Puccinis *Bohemiens* im Dachstübchen am fast erkalteten Eisenöfchen.[63]

2.2. Behrings Reise nach Paris, Weihnachten 1894

Auch Behring besuchte die Stadt, zu der er nicht nur wegen des wissenschaftlichen Austauschs mit Émile Roux und Elias Metschnikoff, sondern auch wegen seiner Verehrung für Pasteur[64] eine enge persönliche Verbindung hatte, mehrmals.[65] Immer wurden er und seine Begleitung äußerst zuvorkommend aufgenommen. Dieser Umstand verdient besondere Erwähnung, weil das Verhältnis zwischen dem französischen und dem deutschen Staat nach dem deutsch-französischen Krieg 1870/71[66] auch noch in den 1890er Jahren getrübt war. Der preußische König Wilhelm I. hatte mit der Proklamation zum deutschen Kaiser im Spiegelsaal von Versailles einen symbolischen Akt vollzogen, der vom französischen Volk als Demütigung erlebt wurde. Die »Reichsuniversität« Straßburg im annektierten Elsass-Lothringen galt mit ihren nun überwiegend protestantischen Professoren als kulturelles Bollwerk gegen Frankreich. Wirtschaftlich schlugen die finanziellen Belastungen durch die von Frankreich geleisteten hohen Reparationszahlungen zu Buche, und auf wissenschaftlicher Ebene schwelte nach wie vor die von nationalistischen

Untertönen geprägte Rivalität zwischen Pasteur und dem jüngeren Koch. Im kollegialen Austausch lieferten sich Behring und Metschnikoff eine Grundsatzdiskussion um die der Immunität zugrundeliegenden Mechanismen, mit Roux und dem *Institut Pasteur* befand sich Behring im Wettstreit um die Entwicklung des Diphtherieheilmittels.

Trotz der von nationalistischen Ressentiments und wissenschaftlicher Konkurrenz geprägten Konflikte wurde Behring erstmals 1892 von der Pariser *Académie des Sciences* zur großen Pasteur-Feier, die anlässlich des 70. Geburtstags des Forschers am 27. Dezember 1892 ausgerichtet wurde, eingeladen. Damals wollte Behring mit der Reise nach Paris, so schreibt er in seinem Urlaubsantrag, eine Besichtigung der wissenschaftlichen Einrichtungen verbinden. Der Antrag wurde zunächst genehmigt, dann aber kurzfristig von höchster Stelle mit Hinweis auf seinen Status als Militärarzt beim preußischen Militär abgelehnt.[67] Aus Gründen der Diskretion sollte er gegenüber Paris »seine Nichtbetheiligung an der gedachten Feier mit anderen Gründen rechtfertigen als mit der Ablehnung seines Urlaubsgesuches«.[68]

Als vom Militär beurlaubter Universitätsprofessor[69] konnte Behring im Winter 1894 die erneut ausgesprochene Einladung nach Paris annehmen, ohne diplomatische Irritationen zu erzeugen. Nun sollte ihm in Anerkennung seiner Verdienste um die Bekämpfung der Diphtherie ein Preis verliehen werden; die Annahme einer französischen *»décoration«* musste jedoch vom deutschen Staat offiziell genehmigt werden. Diese Genehmigung ließ aber auf sich warten. Von französischer Seite bedeutete die Ehrerweisung gegenüber einem Deutschen, einem Feind des Vaterlandes, der zudem Konkurrent bei der Entwicklung der Serumtherapie war, nicht nur die Überwindung nationaler Feindseligkeit; mit dieser transnationalen Geste kam auch die große Wertschätzung der wissenschaftlichen Leistung zum Ausdruck.

Die Weihnachtstage des Jahres 1894 verbrachte Behring also in Paris – weit entfernt von universitären Verpflichtungen in Halle und der ledigen Schwester, die er in Berlin zurückgelassen hatte. Seine damaligen Aufzeichnungen und Briefe[70] geben keinen Hinweis auf Spaziergänge auf den städtischen Boulevards oder Streifzüge durch die Gassen am Montmartre. In einem späteren Brief an seine junge Ehefrau aus dem Frühjahr 1898 schwärmt er jedoch vom besonderen Pariser Flair »bei herrlicher Mondscheinbeleuchtung« und den Schönheiten von Notre Dame bis Eiffelturm, die er als nunmehriger Paris-Kenner im April 1898 seinem Reisegefährten Friedrich Löffler präsentierte.[71] Offenbar hatte er die Sehenswürdigkeiten schon bei den vorausgegangenen Parisaufenthalten, so bei der Stippvisite in Paris während der Hochzeitsreise 1897 oder bereits beim ersten Aufenthalt 1894, besichtigt.

Behring hatte am 19. oder 20. Dezember 1894 Berlin verlassen.[72] Er wohnte wie auch bei seinen späteren Paris-Besuchen unweit der Oper in einem Hotel allererster Adresse, im *Grand Hôtel* am Boulevard des Capucines 12 mit seinem berühmten *Café de la Paix*. Als Extraordinarius ohne festes Gehalt wäre es ihm kaum möglich gewesen, in einem der teuersten Hotels der Hauptstadt abzusteigen. Daher wurde seine Visite entweder von einer staatlichen Institution oder der französischen Kollegenschaft finanziert, oder er zahlte selbst, indem er seine Vorschüsse aus Höchst investierte, um sich das luxuriöse Ambiente zu gönnen. Die Zahlungen durch die *Farbwerke* schienen ihm dabei nahezu unerschöpflich.[73]

Von seinem Hotel aus besuchte er Einladungen und Empfänge, die zu seinen Ehren veranstaltet wurden, hielt sich in den Salons auf, parlierte, lernte die ranghöchsten französischen Politiker kennen,[74] rauchte Zigaretten mit russischen Adligen und knüpfte dabei vielversprechende, in die Zukunft weisende Kontakte.

Wernicke, dessen Schicksal es war, ohne Rücksicht auf eigene Befindlichkeiten als Behrings Claqueur und Bewunderer an dessen gesellschaftlichen Erfolgen teilzuhaben, erhielt von ihm am 29. Dezember per Brief eine ausführliche Beschreibung der Erlebnisse:

> Mit den besten Wünschen für's Neue Jahr will ich heute, dem Abend vor meiner Abreise nach Cannes, Dir auch eine Bitte aussprechen, nämlich daß Du u. die Deinen sich etwas meiner Schwester annehmen möchten. Ich glaube, daß dieselbe jetzt doch ein beträchtliches Gefühl der Vereinsamung haben muß.
>
> Ich werde hier in Paris mit Aufmerksamkeiten von allen Seiten überschüttet, nicht bloß von den Lobrednern der Fraternité u. égalité, sondern auch von sehr stolzen Leuten, oder wenigstens solchen, die das sein könnten. Was mir heute an wohlklingenden Namen bei dem Diner begegnen wird, das Bouchard veranstaltet, weiß ich noch nicht. Aber mit einer Kgl. [Königlichen] und einer Kaiserl. Hoheit (Prinz Oldenburg u. Frau) rauchte ich schon gemüthlich Cigaretten u. höre die Versicherung, daß man mich in Petersburg wie ein Kind im Hause aufnehmen würde.
>
> Aber besonders stolz bin ich doch auf Pasteur's Aufmerksamkeiten. Gestern, zum Abschied, habe ich die Reliefbüste en miniature von der Familie Pasteur's erhalten, von welcher der Prinz Oldenburg mir sagte, daß sie ein echtes Kunstwerk u. nur in den Händen sehr weniger sei. Nun, Du wirst sie ja sehen.
>
> Alles in Allem läßt sich sagen, daß es mir unverdient gut geht. Und was das Merkwürdigste dabei ist, mir scheint, als ob es unter solchen Umständen gar nicht anders möglich ist, als daß man bescheiden wird.
> Herzliche Grüße Dein Behring[75]

Briefe an Friedrich Althoff

Bereits wenige Tage später, am 2. Januar 1895, schilderte Behring, inzwischen in Cannes, in einem detaillierten Brief an Althoff die nach wie vor komplizierten deutsch-französischen Verhältnisse, verwies auf die noch nicht eingetroffene Genehmigung der Preisannahme aus Berlin und beschrieb die zwischenzeitlich in

Paris geknüpften bzw. vertieften Kontakte. Darunter befanden sich auch Begegnungen mit dem Staatspräsidenten der Republik, Jean Casimir-Périer, dem französischen Außen- und Kolonialminister Albert Hanotaux sowie dem Premier- und Innenminister Charles-Alexandre Dupuy, einem ehemaligen Professor der Philosophie. Letzterer sei, wie Behring zugetragen wurde, »mit besonderem Eifer den Fortschritten in der Medicin gefolgt«.[76]

Besonders aber durch die Begegnung mit dem russischen Adligen Alexander von Oldenburg und seiner Ehefrau Eugenia von Leuchtenberg schienen sich in der beruflichen Umbruchsituation, in der sich Behring gerade befand, neue Möglichkeiten zu eröffnen. Behrings unbezahlte Anstellung in Halle war auf ein Semester befristet, für eine Professur an einer preußischen Universität benötigte er Althoffs Hilfe. Als naheliegende Alternative bot sich ihm in der momentanen Situation nur die Möglichkeit, die Leitung einer wissenschaftlichen Abteilung bei den *Farbwerken* in Höchst zu übernehmen. Aber auch die Übersiedelung ins Ausland war für den nicht ortsgebundenen und familiär unabhängigen Behring zumindest theoretisch denkbar. Petersburg schien dabei vordergründig besonders verlockend: Prinz Alexander von Oldenburg (Alexander Petrowitsch Oldenburgsky) war – neben der deutschstämmigen Zarin – der ranghöchste Deutschrusse und Mitglied der kaiserlichen Familie. Er und seine Frau Eugenia (Jewgenia Romanowskaja) zählten bezüglich Grundbesitz und Finanzmittel zu den reichsten Adligen Russlands, die als Philanthropen nicht nur Schulen und Waisenhäuser gründeten oder finanziell unterstützten, sondern sich auch im wissenschaftlich-medizinischen Bereich engagierten. Besonders bekannt war das von Alexander 1890 gegründete und von ihm zunächst finanzierte *Kaiserliche Institut für Experimentalmedizin* in Sankt Petersburg, das wenig später durch Iwan Pawlow weltberühmt werden sollte und das experimentell arbeitenden Medizinern und Naturwissenschaftlern nach dem Vorbild des Pariser *Institut Pasteur* eine Forschungsstätte bot.[77] Seit den frühen 1890er Jahren unterhielt der als tatkräftig und geistig rege beschriebene Prinz auch Kontakte zu deutschen Seuchenmedizinern, die sich – wie der Bakteriologe Martin Hahn[78] – im Rahmen der Bekämpfung der schweren Cholera- und Typhusepidemien in den Gebieten der mittleren und unteren Wolga in Russland aufhielten. Größere politische Macht erhielt der als fachliche Autorität geltende Prinz 1896, als er zum Mitglied des Staatsrates berufen wurde.[79]

Wie aus Behrings Brief an Althoff zu erfahren, war Alexander 1894 nach Paris gereist und im *Institut Pasteur* vorstellig geworden, weil er dort Mitarbeiter für eine russische Heilserumgewinnungsanstalt suchte. Nachdem er einen Vortrag Behrings gehört und ihn persönlich kennengelernt hatte, verzichtete er auf die französische Unterstützung und bestellte über Behring zehntausend »Heilportionen aus Höchst«. Oldenburg habe eine geplante Reise nach Nizza aufgegeben, sei selbst nach Höchst gefahren, um das Mittel dort abzuholen und dann direkt nach Russland weiterzureisen, wo er »eine ausgedehnte Behandlung der Diphtherie« organisieren wolle, so Behring an Althoff. »›Die Tausende von Kranken, deren

Leben vielleicht gerettet werden kann, sind‹, wie er mir sagte, ›wichtiger als seine persönliche Erholung‹«, zitiert Behring dabei den russischen Adligen. Auch die Großfürstin Eugenia sichere Behring ihre Protektion zu. Es sei zudem zu erwarten, so Behring weiter, dass die Höchster *Farbwerke* für Russland das Monopol bekommen würden.[80]

Der an Althoff adressierte Brief zum Jahresbeginn 1895 ist in mehrfacher Hinsicht interessant. Zum einen ist er eine wirkmächtige Werbung in eigener Sache, in der sich der Forscher als erfolgreicher, weltweit anerkannter Wissenschaftler darstellt. Behring berichtet nicht nur – »in demonstrativer Weise«, so seine eigene Formulierung in einem späteren Brief[81] – von dem freundlichen Interesse, das ihm von einem Repräsentanten des zaristischen Russland entgegengebracht worden war. Durchaus selbstbewusst beschreibt er zudem die zahlreichen Ehrerweisungen durch die französischen Gastgeber, allen voran durch die Staatspolitiker, deren Einladung »einen besonderen Act der Courtoisie« jenseits diplomatischer Gepflogenheiten darstelle. Auch die »medicinischen Gelehrten in Paris« hätten ihn »in außergewöhnlicher Weise« gefeiert. Von Pasteurs Familie erhielt er dessen seltene Jubiläumsmedaille als Abschiedsgeschenk,[82] und die Fachkollegen richteten ein Diner zu seinen Ehren aus, »bei welchem in sehr sympathischer Weise der Koch schen [sic] Schule«, also der wissenschaftlichen *und* nationalen Konkurrenz, gedacht wurde.[83] Schließlich arrangierte das Akademiemitglied Charles Bouchard, der als »der erste Kliniker Frankreichs« galt,[84] für Behring eine weitere Abendgesellschaft in seinem Haus, wo der deutsche Gast mit einer »größeren Zahl von Mitgliedern der franz. Akademie« bekannt gemacht wurde. Mehr als hundert Personen seien dabei gewesen, »worunter *alle* sich befanden, von welchen ich gesagt hatte, daß deren Bekanntschaft für mich von Interesse sein würde.«

Folgt man dieser Schilderung, wurde Behring in geradezu märchenhafter Weise mit Aufmerksamkeit vonseiten der Politik und der Wissenschaft überschüttet. Er erfuhr Wertschätzung, und sein früherer »Ärger über mangelnde Anerkennung«, so die eigenen Worte, verschwand angesichts des erfahrenen Respekts.[85] Der durchgehend positive Bericht der Pariser Erlebnisse und gesellschaftlichen Erfolge an den Empfänger seines Briefes, der für Behring gleichermaßen die Funktion des väterlichen Vertrauten wie die des Vorgesetzten einnahm, kann durchaus im Sinne einer Selbsterhöhung und Selbstinszenierung verstanden werden. Zum anderen ist der Brief aber auch als dezent formulierte Warnung an Althoff zu lesen. Bereits auf der ersten Seite enthält er eine Auflistung der »Möglichkeiten, mit welchen ich […] jetzt zu rechnen habe«, darunter die ins Auge gefasste Abwanderung in die pharmazeutische Industrie, ein Angebot aus Ungarn, über das Behring Althoff bereits am 24. Dezember unterrichtet hatte,[86] sowie die noch vage »Anerbietung aus Rußland«.[87] Es sind Optionen, mit denen er seinen hohen wissenschaftlichen und unternehmerischen Marktwert dokumentiert.[88] Ohne bisher ernsthaft eine Abwanderung ins Ausland in die Wege geleitet zu haben, droht

Behring, die akademische Laufbahn im Staatsdienst nicht weiter zu verfolgen und gegebenenfalls Preußen zu verlassen. Damit erhielt Althoff den Auftrag, den sich als international gefeierter Wissenschaftler präsentierenden Behring in seinem Heimatland zu halten und zu fördern.

2.3. »An Bord«: Die Mittelmeerreise 1895

Während der Tage in Paris traf sich Behring auch mit den französischen Kollegen Metschnikoff und Roux, woraus sich dank des herzlichen Entgegenkommens von französischer Seite trotz der wissenschaftlichen Differenzen eine »Freundschaft«, so Behring, entwickelte.[89] Mit den anderen Pariser Begegnungen eröffneten sich für ihn nicht nur in beruflicher Hinsicht neue Perspektiven. Die per Amt oder Geburt mit sozialem, kulturellem und ökonomischem Kapital ausgestattete elitäre Gesellschaft aus Staatsrepräsentanten, der ersten Riege der französischen Politik und dem wohlhabenden europäischen Hochadel trat ihm, dem Forscher und ehemaligen Militärarzt, mit wohlwollendem Interesse entgegen. Sie bewegte sich auf einem anderen machtpolitischen Niveau als die akademischen Kreise der *Scientific Community*, denen Behring seit den Posener Tagen angehörte. Diese Gruppe von Staatsvertretern und Adligen besaß neben Geld auch Einfluss und politische Entscheidungsgewalt und konnte durch symbolische Handlungen wie Ordensverleihungen und andere Ehrenbezeichnungen die Sichtbarkeit der ausgezeichneten Person im nicht-akademischen Umfeld vergrößern.

Der sich an Paris anschließende Aufenthalt an der französischen Riviera zeigte sich als Fortsetzung der in der Hauptstadt gemachten Erfahrungen. Die Stadt Cannes, die Behring auf seinem Weg ans Mittelmeer ansteuerte, war Ende des 19. Jahrhunderts ein beliebtes Winterdomizil der Adligen und der bessergestellten bürgerlichen Kreise aus dem nördlichen Europa, die über genügend freie Zeit und die finanziellen Mittel verfügten, sich während der kalten Monate in den Süden zu begeben. Der Ruf der Exklusivität wurde durch »Hofnachrichten« genährt, wie sie die gleichnamige Kolumne der in Berlin und Leipzig erscheinenden *Illustrirten Zeitung* brachte. Zum Repertoire der Zeitung gehörten Berichte über die Reisen und Aufenthaltsorte des Adels, beispielsweise des Großherzogpaars von Mecklenburg-Schwerin, Friedrich Franz III. von Mecklenburg-Schwerin und seiner Ehefrau Anastasia Michailowna Romanowa,[90] die seit 1887 im Winter als Teil der »russischen Kolonie« in Cannes wohnten.[91]

Auch im Januar 1895 hielt sich das Großherzogpaar in seiner Villa[92] in Cannes auf, in Gesellschaft von Russen, französischen Adligen,[93] begüterten Briten und deutschen Industriellen. Behring blieb mehrere Wochen in der Stadt – unterbrochen von einem Abstecher ins nahe Genua, nach Rom und Neapel.[94] Er frischte einige Pariser Kontakte auf und knüpfte neue, etwa mit dem Mitglied des Verwaltungsrates der *Farbwerke*, Walter vom Rath, bei dem er sich über den Stand der Serumproduktion in Höchst informierte. In den Briefen an Wernicke[95] und Althoff zählt Behring weitere Begegnungen auf, ohne sich dabei in Details zu verlieren.[96] Überall, »namentlich auch bei den Mecklenburger'schen Herrschaften u. in der englischen Gesellschaft«, scheine er »eine überaus freundliche Aufnahme zu finden«, schreibt er Anfang des neuen Jahres an Althoff.[97] In der Tat wurde Behring am 22. Januar 1895 von Großherzog Friedrich Franz III. von Mecklenburg mit dem Mecklenburgischen Ehrenkreuz des Greifen-Ordens ausgezeichnet, eine erste Würdigung der Heilserumforschung, der in den kommenden Jahren noch Dutzende von Preisen, Orden und Ehrentiteln folgen sollten.

Die von Cannes aus unternommene Reise nach Rom, wo Behring sich wohl mit dem Hygieneprofessor und Malariaforscher Angelo Celli traf,[98] erwähnt Behring nur bei der Aufzählung der inzwischen besuchten Städte in einem Brief an Erich Wernicke.[99] Vermutlich reiste er von Rom nach Neapel weiter und besuchte von dort aus Capri. Hier, im Hauptort der kleinen Mittelmeerinsel, in der Nähe der im Zentrum gelegenen Piazzetta, erwarb er eine Villa. Sie wurde für ihn im Verlauf der nächsten Jahre zu seinem Zufluchts- und Erholungsort – ein Refugium, das er über viele Jahre entweder mit seiner Ehefrau, mit der Schwester Emma, mit seiner Schwiegermutter oder der ganzen Familie besuchte, wo er Freundschaften knüpfte und ein Inselleben lebte.[100] Über die genauen Umstände des Erwerbs ist nichts bekannt, angeblich und durch valide Quellen nicht belegt habe ihm ein Casinogewinn in Monte Carlo zu der großen Summe verholfen.[101] Auch der genaue Zeitpunkt des Kaufs kann nicht bestimmt werden. Ein an Muttray gerichteter Brief vom Herbst 1895 liefert zumindest einen ungefähren Bezugsrahmen: »[…] zu der Zeit, als ich glaubte im Ausland mir eine Arbeitsstelle suchen zu müssen – das war vor meiner Berufung nach Marburg«,[102] also zu Beginn des Jahres 1895.

Der Abstecher in den Süden Italiens und der winterliche Aufenthalt in Cannes waren nur Zwischenstationen vor der eigentlichen großen Reise, die Behring im November Althoff gegenüber als mehrmonatigen Erholungsurlaub in Italien oder »Egypten«[103] annonciert hatte. Schon Robert Koch und Paul Ehrlich hatten Ägypten besucht, der eine 1890 nach seiner Flucht aus Berlin infolge der Aufregungen rund um den Tuberkulinskandal[104] und der andere bereits 1888/89 als Therapiemaßnahme nach der eigenen Tuberkuloseerkrankung.[105] Seit 1882 stand Ägypten unter britischer Herrschaft, war also bezüglich seiner Verwaltungsorgane quasi europäisch. Aber aufgrund seiner Geschichte – bis 1801 herrschten die Osmanen in Ägypten –, seiner Kultur und Religion galt das Land am südöstlichen Mittelmeer als exotisches Reiseziel, das trotz der Lage auf dem afrikanischen Kontinent »Arabien« und dem Orient zugerechnet wurde. Die mit zahlreicher internationaler Prominenz zelebrierte Eröffnungsfeier des Suezkanals im Jahr 1869 hatte zur Bekanntheit und Attraktivität des Reiseziels beigetragen. Auch der Nil, die Städte Port Saïd, Kairo und Luxor[106] und vor allem die Pyramiden von Gizeh waren touristische Ziele. Ausgangspunkt der Erkundungen im Landesinneren war die Hafenstadt Alexandria mit ihrem Bahnhof an der Porte de Muharrem Bey.[107]

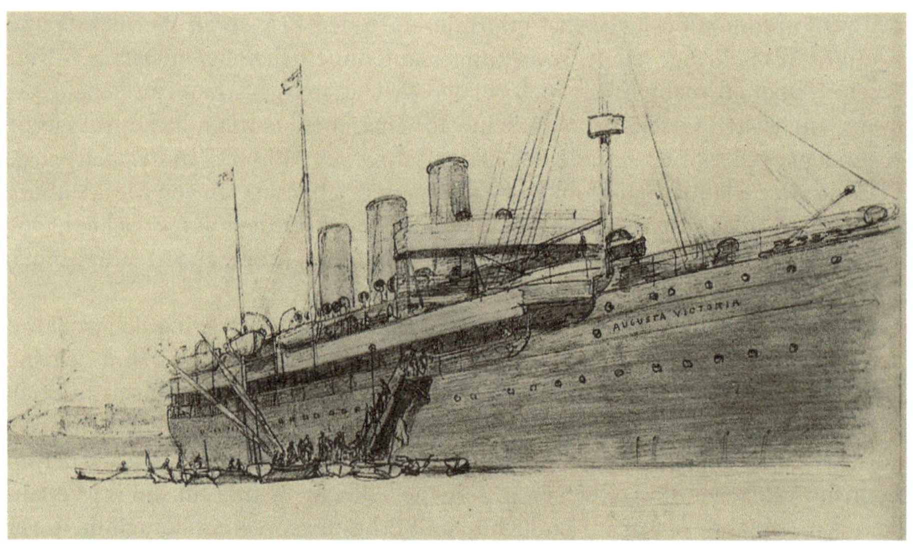

Abb. 35: Christian Wilhelm Allers: Die *Augusta Victoria* vor Piräus (1891). Aus: ders.: Backschisch: Erinnerungen an die Reise der *Augusta Victoria* in den Orient [1892].

Behring blieb bis zum 28. Januar bei winterlichem Wetter in Cannes und wartete hier auf den Start dieses Abenteuers, das seit 1891 als »Orient-Excursion«,[108] also als Bildungsreise mit Landausflügen, beworben wurde. Die von ihm gewählte Art des Reisens war neu und mit den als beschwerlich geschilderten Fahrten, die Koch oder Ehrlich[109] unternommen hatten, nicht zu vergleichen. Im Mittelpunkt stand das Schiff, ein schwimmendes Hotel, das die Reisenden in gemächlichem Tempo von Hafenstadt zu Hafenstadt und von Sehenswürdigkeit zu Sehenswürdigkeit bringen sollte. Die mehrwöchige »Excursion« war eine Kombination aus Mobilität und Beständigkeit, das Schiff als Hotel ein festes Gehäuse, das die betuchte Reisegesellschaft beherbergte und zugleich in der Fremde unterwegs war, oder, um mit Michel Foucault zu sprechen, ein heterotoper Ort.[110]

Möglich gemacht hatte diese besondere Form des Unterwegsseins der Hamburger Reeder Albert Ballin,[111] der seit den 1880er Jahren im Nordamerikageschäft tätig war. Die von ihm geleitete *Hamburg-Amerikanische Packetfahrt-Actien-Gesellschaft,* kurz: *HAPAG,* organisierte von Hamburg aus Atlantiküberquerungen für ausreisewillige Europäer. Da die Atlantikpassage während der stürmischen Wintermonate mit unruhiger See weniger nachgefragt wurde, hatte Ballin die neuartige Geschäftsidee entwickelt, touristische Reisen auf dem ruhigeren Mittelmeer anzubieten.

Die erste dieser Urlaubsreisen auf dem Wasser fand 1891 statt. Das zum Einsatz kommende Schiff war ein Doppelschraubenschnelldampfer, der auf den Namen der deutschen Kaiserin Auguste – in leicht veränderter Schreibweise – *Augusta*

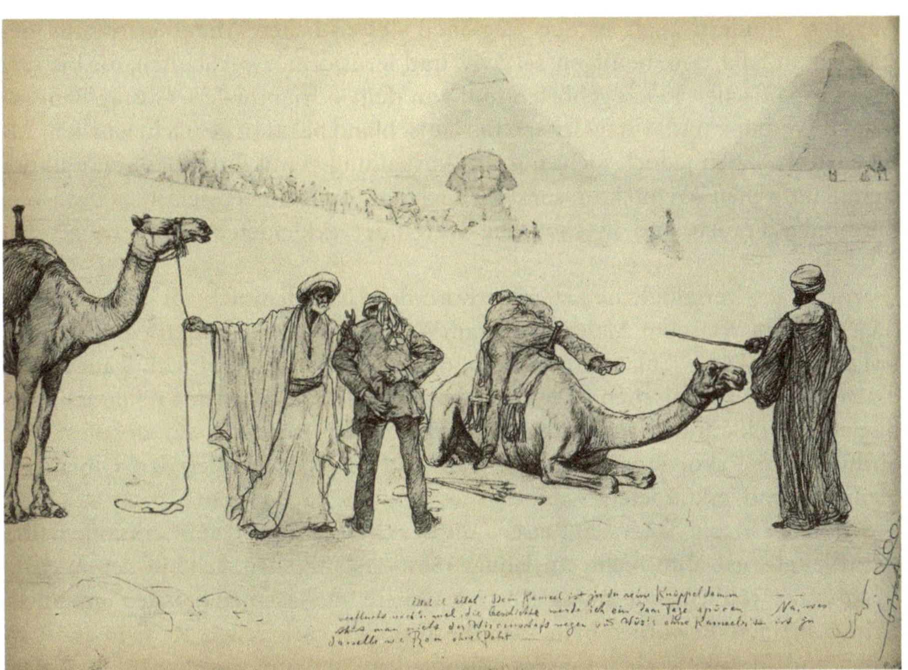

Abb. 36: Christian Wilhelm Allers: Bei den Cheops-Pyramiden (1891). Aus: ders.: Backschisch: Erinnerungen an die Reise der *Augusta Victoria* in den Orient [1892].

Victoria getauft worden war. In seiner ursprünglichen Funktion hatte das mit drei imposanten Schornsteinen ausgestattete Schiff seit 1889 als Personen- und Warentransportschiff einige Atlantikfahrten unternommen. Nun wurde es mit bequemen Schlafkabinen, luxuriösen Restaurants, Rauchsalons und anderen repräsentativen Aufenthaltsräumen für das großbürgerliche Leben an Bord ausgestattet. Die Reise auf dem Schiff diente also nicht mehr in erster Linie der Beförderung von einem Ort zum anderen, sondern vielmehr der Erholung, der Bildung, dem Vergnügen und schließlich auch dem Repräsentieren: eine »Lustfahrt« auf dem Wasser in Gesellschaft Ebenbürtiger, geregelt durch feste soziale Strukturen und gewürzt mit gut organisierten Landausflügen zu den in Küstennähe liegenden kulturell interessanten Zielen mit Schauwert.

Die Bewerbung der Fahrt als »Excursion in den Orient« kam nicht von ungefähr: Der Name griff den Mythos des Fremden, speziell des Orients, auf. Dieser Mythos wurde am Ende des 19. Jahrhunderts nicht nur von den deutschen Orientmalern bedient, sondern auch von populären Schriftstellern wie Karl May, dessen erster Band seiner *Gesammelten Reiseerzählungen* in der ersten Auflage von 1892 den vielsagenden Titel *Durch Wüste und Harem* trug. Orientalisches Flair ließ sich aus dem kolonialistischen Blickwinkel der europäischen Reisenden nicht nur in

Ägypten, sondern auch in den Regionen des östlichen Mittelmeerraums bestaunen: in Jaffa, dem heutigen Tel Aviv, und Jerusalem, zwei Städten, die bis 1917 zum Osmanischen Reich gehörten und von dem »Orientmaler« Gustav Bauernfeind in Veduten und Alltagsszenen in Deutschland bekannt gemacht wurden. Als sehenswert galten jedoch nicht nur die Ansiedlungen mit ihren Basaren und der fremdländischen Architektur, sondern auch das Straßenleben selbst, das von vermummten Frauen und in exotische Gewänder gekleideten Männern geprägt war.[112]

Sowohl das vergnügliche Leben an Bord des Luxusdampfers als auch die Ausflüge wurden von dem Maler Christian Wilhelm Allers in Bleistiftzeichnungen festgehalten. Diese Skizzen bebildern die Abenteuerlust der Landgänger mit einem gewissen komischen Akzent, da die auf Eseln oder Kamelen reitenden Ausflügler in vollkommen ungeeigneter europäischer Kleidung auf unbefestigten Straßen ihre Exkursionsziele, die Pyramiden von Gizeh oder den Ölberg im Heiligen Land, erkundeten.[113]

Schon der Erfolg der ersten Reise,[114] die der charmante und aufmerksame Ballin selbst leitete, gab ihm recht: Im Januar 1891 versammelten sich auf der *Augusta Victoria* 241 wohlhabende Passagiere, viele weitere Interessenten mussten unberücksichtigt bleiben. Beworben hatte man die akribisch vorbereitete Reise in europäischen und amerikanischen Reiseagenturen, das Publikum war demzufolge international, insgesamt befanden sich 49 ausländische Gäste aus zehn Nationen an Bord. Die Reise dauerte circa fünfzig Tage. Im Angebot war nur die Kategorie der 1. Klasse, der Passagepreis betrug einschließlich der vollständigen Verpflegung je nach Größe und Lage der Kabinen zwischen 1600 und 2400 Mark und entsprach damit in etwa Behrings Remuneration für das komplette Wintersemester in Halle.

Behring schiffte sich am 10. Februar vom Hafen Villefranche-sur-Mer bei Nizza aus auf der *Augusta Victoria* ein. Die Fahrt ging, wie aus einem Brief an Metschnikoff zu erfahren,

> von Ville Franche zunächst nach Malta, dann nach Alexandrien (Cairo), Jaffa (Jerusalem); Smyrna, Konstantinopel (Athen); Messina, Neapel, Algier, Tunis, Gibraltar, Southampton, wo die Landung Ende März erfolgen soll oder Anfang April. Ich beabsichtige dann im April nochmals nach Paris zu kommen.[115]

Es war also nicht, wie Linton schreibt, Behrings »restless spirit«, der ihn von einem Ort zum anderen trieb,[116] sondern die Schiffsroute mit den vorgegebenen Hafenstädten und Landausflügen. Noch mit einer anderen Legende soll an dieser Stelle aufgeräumt werden: Der in der Literatur oft erwähnte Besuch des Casinos von Monte Carlo muss, wenn er überhaupt stattfand, zeitlich nach dem Reiseentschluss gelegen haben.[117]

Die von Behring in Klammern gesetzten Ziele Kairo und Jerusalem waren nur über die im Brief genannten Häfen Alexandria bzw. Jaffa per Eisenbahn oder

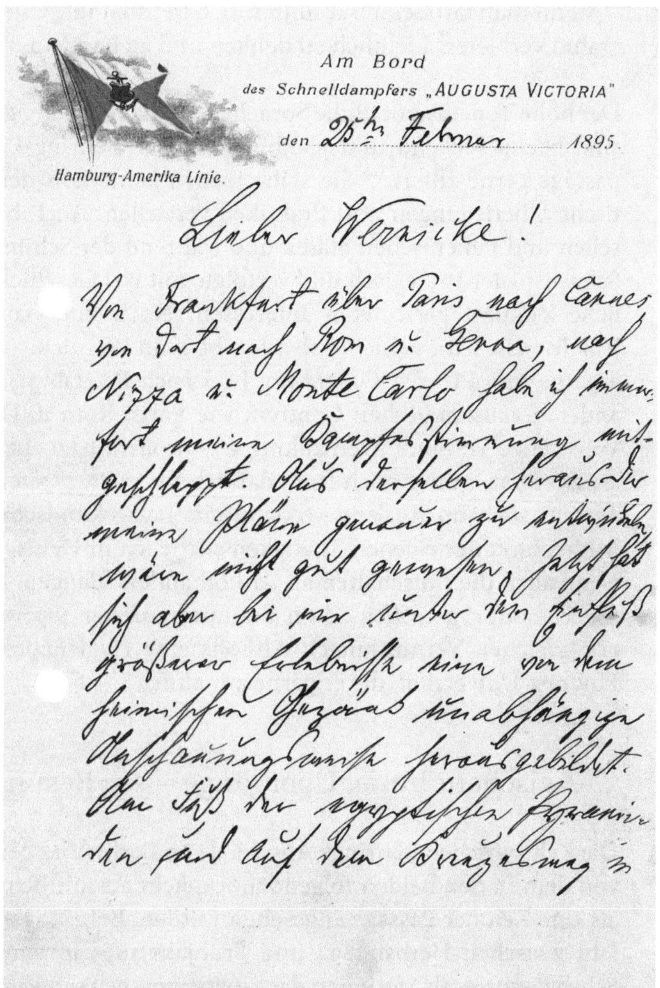

Am Bord
des Schnelldampfers „AUGUSTA VICTORIA"
den 25ten Februar 1895.
Hamburg-Amerika Linie.

Lieber Wernicke!
Von Frankfurt über Paris nach Cannes von dort nach Rom u. Genua, nach Nizza u. Monte Carlo habe ich immerfort meine Dampferstimmung mitgeschleppt. Aus derselben heraus der meine Pläne genauer zu entwickeln wäre nicht gut gewesen. Jetzt hat sich aber bei mir unter dem Einfluß größerer Erlebnisse eine von dem heimischen Gezänks unabhängige Anschauungsweise herausgebildet. Am Fuß der egyptischen Pyramiden und auf dem Kreuzesweg in

Abb. 37: Brief von der Orient-Reise. Emil Behring an Erich Wernicke, 25.2.1895.

Kutschfahrten erreichbar. Gerade diese Stätten im Landesinneren schienen Behring neben der Begegnung mit den Elementen am meisten beeindruckt zu haben. Bedauerlicherweise ist kein Reisetagebuch erhalten geblieben, wohl aber ein Brief an Wernicke, in welchem er von diesen historischen Monumenten und Orten berichtete:

> Am Fuß der egyptischen Pyramiden und auf dem Kreuzesweg in Jerusalem, auf stürmischer See und in der Stille der sternhellen Nächte auf dem Meere – da lernt man, die Dinge ein wenig *sub visu aeterni* [im Angesicht des Ewigen, UE] sehen; da habe auch ich ein lebhaftes Bewußtsein davon bekommen, daß man[,]

> wenn man Großes auszuführen sich berufen fühlt, Pflichten übernimmt, die es ihm verbieten, kleinlich zu denken und zu handeln.[118]

Der hohe Ton, die poetische Sprache und die freimütig geäußerten Empfindungen sind beeindruckend und glaubhaft. In der Behring-Literatur wird diese Briefpassage gerne zitiert.[119] Sie sollte jedoch keinesfalls den Blick auf Behrings taktische Überlegungen und Praktiken verstellen. Auch beim Besuch der französischen und italienischen Städte und während der Schiffsreise dachte der versierte Schachspieler strategisch und verfolgte mit viel Geschick die eigenen in die berufliche Zukunft gerichteten Interessen. Noch kurz vor seiner Einschiffung in Villefranche habe er sich – so schreibt er an Wernicke – »um bei uns die Leute zu ärgern, vom Prinzen Oldenburg [...] nach Petersburg anwerben lassen« und in anderen »ausländischen Centren, wie Paris, Rom u. London in demonstrativer Weise enge Verbindungen anknüpfen« wollen. Jetzt aber – an Bord des Schiffes – sei er »zwar immer noch froh, daß ich für meine späteren Unternehmungen das Terrain auch im Ausland recognoscirt [ausgekundschaftet, UE] habe; aber den Mittelpunkt der eigenen Thätigkeit suche ich in Deutschland.«[120] Damit hatte er, wenn auch die Botschaften an Althoff anders klangen, für sich selbst bereits eine Entscheidung getroffen. Zum Sommersemester 1895 erhielt Behring nach den erfolgreichen Vermittlungen Althoffs eine Hygieneprofessur an der Marburger Philipps-Universität, die er gerne annahm.

3. Zwischenräume, Übergänge – ein Resümee

Die Zeit zwischen Behrings Abschied von Berlin und dem Neuanfang in Marburg, von dem in den beiden folgenden Kapiteln ausführlich die Rede sein wird, kann als eine Zeit der Passage angesehen werden. Behring bewegte sich in dem halben Jahr zwischen Herbst 1894 und Frühjahr 1895 in temporären Räumen, die als Schwellenorte, als Stationen des Übergangs, gelesen werden können.

Neue Erfahrungen der universitären Lehrtätigkeit und Institutsorganisation machte er als befristet angestellter und unbezahlter Extraordinarius ohne Aussicht auf dauerhafte Beschäftigung in Halle. Die Begegnungen in den Pariser Salons durchlebte er trotz der das Gegenteil suggerierenden Erzählung an Althoff nicht als Zugehöriger einer hochrangigen politischen Gruppe, sondern als nichtvermögender und bezüglich seiner Entscheidungsbefugnisse relativ machtloser Gast aus dem Ausland, der sich nur für einige Tage und zudem ohne ausreichende Beherrschung der französischen Sprache in einer fremden Stadt aufhielt. Die Konfrontation mit dem exquisiten Flair der französischen Hauptstadt und dem gesellschaftlichen Leben in den Salons fand ihre Fortsetzung an Bord eines mit neobarocker Pracht ausgestatteten Kreuzfahrtschiffes. Die sich an den Besuch von Cannes und dem Erwerb der Villa auf Capri anschließende mehrwöchige Reise auf dem schwimmenden Luxushotel ermöglichte besondere Begegnungen mit wohlhabenden Bürgern verschiedener westlicher Nationen und überdeckte vordergründig die tiefgreifende, durch Behrings Herkunft bedingte soziale Differenz.

Die in der Gemeinschaft der »besseren Kreise« erlebten Kulturkontakte und die Konfrontation mit einer exotischen Welt außerhalb des Schiffsraumes ermöglichten eine Annäherung, wenn nicht sogar eine vorübergehende Integration in die als »erstklassig« phantasierte Gesellschaft. Mittelfristig verschaffte ihm die vorübergehende Aufhebung der sozialen Unterschiede »an Bord« einen Distinktionszuwachs gegenüber sozial schlechter gestellten Personen. Behrings Luxuskreuzfahrt auf der *Augusta Victoria* – einem Ort, an dem Umgangsformen, Kleidung und ausgewählte Speisen das soziale Machtgefüge widerspiegelten – könnte damit als soziale Strategie im Sinne Norbert Elias' verstanden werden, durch die sich der aufstrebende und die eigene soziale Gruppe mehr und mehr hinter sich lassende Stabsarzt von den Mitgliedern seiner *Scientific Community* und speziell den Kollegen des Berliner Instituts abhob. Undenkbar, dass Behrings Briefempfänger Erich Wernicke eine solche Reise unternommen hätte!

Behrings Parisreise, der Kauf der Villa auf Capri, mehr aber noch die »Orient-Excursion«, können mit der Wegbewegung von Berlin und Halle zudem als eskapistische Bewegung verstanden werden – eine Flucht in urbane Räume und in südliche Gefilde, die ihm Distanz zu der beklagten »Ueberanspannung«, den Alltagsverpflichtungen eines deutschen Universitätsprofessors und den Sorgen um ein alleinstehendes Familienmitglied verschaffte und ihn für einen Neuanfang bereitmachte. Gerade das Unterwegssein auf dem Schiff war für solche Fluchten aus dem Alltag besonders geeignet.

Das im Zusammenhang mit Meerfahrten oft beschworene ozeanische Gefühl des Erhabenen und der Verschmelzung mit den Elementen äußert auch Behring in dem Brief an den Vertrauten Wernicke, dem er seine glaubhafte Ergriffenheit *sub visu aeterni* mitteilt. Wie es scheint, ermöglicht die Schilderung der elementaren Erfahrungen den heutigen Leserinnen und Lesern einen seltenen Einblick in eine sonst verschlossene Seite von Behrings Persönlichkeit, die sich wie ein Gegenbild zu dem des kühl kalkulierenden Strategen präsentiert.

X. In Marburg!
Friedrich Althoffs Coup

1. Friedrich Althoffs Besetzungspolitik

Während Behring sich also auf einer Reise im östlichen Mittelmeer befand, bei der sich ihm neue Horizonte erschlossen, bemühte sich Friedrich Althoff, für seinen Schützling eine geeignete Professur – oder doch zumindest eine vorteilhafte Anstellung – in Preußen zu finden. Dass der einflussreiche Ministerialbeamte seine Suche äußerst tatkräftig anging, zeigt ein längeres Schreiben an Behring, in dem er dem Abwesenden, dessen Fingerzeige, Wünsche und Warnungen er durchaus wahrgenommen hatte, von seinen Aktivitäten berichtete. Dieser Brief demonstriert in seiner ganzen Detailfülle, auf welch verschlungenen Wegen Althoff die preußische Besetzungspolitik betrieb, die Personenkonstellationen vor Ort wie auch die Wünsche der Universitätskuratoren und Dekane auslotete und zum Wohl der ihm unterstellten Hochschulen plante und handelte, ohne dabei als preußischer Beamter die Interessen des preußischen Staates und die »Staatsfinanzen« aus den Augen zu verlieren. Zur Pflege seiner weitverzweigten Netzwerke nutzte der kontaktfreudige Althoff nicht nur seine Korrespondenz, sondern unternahm auch ausgedehnte Reisen, machte Besuche bei befreundeten Professoren und führte Gespräche mit einflussreichen Persönlichkeiten vor Ort, zu denen auch Lokalpolitiker oder Industrielle gehörten. Als eindrucksvolles Beispiel dieser sozialen Praktiken sollen die Briefpassagen aus Althoffs Brief an Behring vom 31. Januar 1895, die Behrings berufliche Zukunft betreffen, im Wortlaut wiedergegeben werden.

> Hochgeehrter und lieber Herr Professor
> [...]
> Neulich war ich in Marburg, um meinen leider so früh verstorbenen Freund Külz zu beerdigen. Die Stelle von Külz wird nun [Albrecht] Kossel übernehmen, so daß die Hygienische Professur in Marburg wieder frei wird. Von Marburg fuhr ich nach Höchst, wo mir die Anstalten der Farbwerke einen höchst imponirenden Eindruck gemacht haben. Meine Rückreise machte ich über Bonn. Dort habe ich mit Binz mal über Sie gesprochen. Wir sind dabei auf den Gedanken gekommen, ob es nicht das beste wäre, wenn Sie zunächst ordentlicher Honorarprofessor in Bonn würden. Sie könnten sich dann ganz Ihrem Arbeitsfelde, der Serumtherapie, widmen und Vorlesungen halten oder nicht, wie es Ihnen beliebt. Der Geldpunkt hat ja für Sie kein erhebliches Interesse. Als Institut würde Binz Ihnen den einen Flügel seines Instituts überlassen. Ein Anbau würde nöthig und event. mit Hülfe von Höchst auszuführen sein. Höchst

> würde gewiß auch gern die Dotation des Instituts zur Verfügung stellen, wenn Sie die weiteren Ergebnisse Ihrer Forschung den Farbwerken vorzugsweise zur Ausbeutung überlassen wollten. Ich ziehe diese Mitwirkung von Höchst deshalb in Betracht, weil es ja augenblicklich mit den Staatsfinanzen sehr knapp steht. Paßt Ihnen das aber nicht, so würde ich mich auch nach Kräften bemühen, die erforderlichen Mittel mit Staatsfonds flüssig zu machen.
> Ich bitte Sie, diese Vorschläge in Erwägung zu ziehen u. mir Ihre Ansicht mitzutheilen. Für meinen Theil bin ich aber auch zu jeder anderen Lösung bereit. Nur würde ich es bedauern, wenn Sie z.B. durch Übernahme eines hygienischen Lehrstuhles Ihren großen Aufgaben zum Theil entzogen würden und wenn Ihre hervorragende Kraft sich Dingen zuwenden müßte, die auch ein Mann II. u. III. Ranges besorgen kann.[1]

In dem Brief unterbreitet Althoff dem als »lieber Herr Professor« angesprochenen Behring zwei Angebote: zum einen ein Unterkommen als Honorarprofessor in Bonn bei Binz, zum anderen eine Hygieneprofessur in Marburg. Beide Universitätsstandorte lagen nicht allzu weit von Höchst entfernt, und bei beiden Optionen bedachte Althoff, dass Behring als Dozent nicht den besten Ruf genoss und dass die angemessene Erfüllung der Aufgaben, die ein Lehrstuhl mit sich brachte, zu viel an Kraft und Energie von den eigentlichen »großen Aufgaben« abzögen. Behrings Tätigkeitsfeld an der Universität würde also nach Althoffs Vorstellung nicht die Lehre und die Organisation eines Instituts sein, sondern weiterhin die Forschungen im Kontext der Krankheitsbekämpfung. Im Fokus sollte die Weiterentwicklung der Serumtherapie stehen. Deshalb unternahm Althoff seine Reise nach Marburg, Höchst und Bonn. Für die Bonner Option plante er einen durch die *Farbwerke* finanzierten »Anbau«.

Mit diesen Aktionen leitete der von Adolf Harnack völlig zurecht als *Scientiarum moderator*[2] bezeichnete Althoff bereits während Behrings langer Abwesenheit von Deutschland eine strukturelle und institutionelle Kooperation zwischen dem preußischen Staat, der pharmazeutischen Industrie und der im universitären Rahmen angesiedelten Forschung in die Wege. Wie die weitere Entwicklung zeigt, liefen die Fäden nicht in Bonn, sondern in Marburg zusammen.

2. Der Hygienelehrstuhl in Marburg

Bekanntlich war das Fach Hygiene seit 1883 obligater Teil des medizinischen Staatsexamens und damit Bestandteil der universitären Ausbildung zukünftiger Ärzte.[3] In Marburg wurde der Lehrstuhl erst 1885 besetzt; Bakteriologie wurde bis dahin von dem Pathologen Felix Marchand gelesen. Marchand nutzte die von Carl Weigert entwickelten Färbemethoden zum Bakteriennachweis, hielt Vorlesungen über die Ätiologie der Infektionskrankheiten und begeisterte sich für Robert

Kochs Forschungen. Über die Etablierung der neuen Disziplin an der Lahn äußerte er sich eher skeptisch.[4]

Mit Wirkung zum 1. Oktober 1885 wurde der damals erst 31-jährige Max Rubner zum Extraordinarius und Direktor eines »provisorischen Hygienischen Institutes« berufen, das Ordinariat erhielt er am 2. Mai 1887.[5] Rubner, später bekannt geworden als »Pionier der Ernährungswissenschaften«, war ein Schüler der Physiologen Carl Voit und Carl Ludwig, hatte in München studiert und wurde über eine ernährungswissenschaftliche Arbeit promoviert.[6] Trotz seiner physiologischen Ausrichtung machte er sich auch einen Namen als Verfasser eines in zahlreichen Auflagen erschienenen Lehrbuchs für Hygiene.[7] 1891 erhielt er als Nachfolger Robert Kochs den Berliner Hygienelehrstuhl, wo er der Vorgesetzte Erich Wernickes war, um schließlich 1909 auf den renommierten Lehrstuhl für Physiologie an der Berliner Universität zu wechseln.

Nach Rubners Weggang 1891 kam mit dem dreißigjährigen Carl Fraenkel ein Koch-Schüler und ausgewiesener Bakteriologe nach Marburg. Fraenkel blieb bis zum Wintersemester 1894/95 an der Lahn. Zum Sommer 1895 übersiedelte er als Hygieneprofessor nach Halle, die vakante Marburger Stelle sollte neu besetzt werden. Mit Albrecht Kossel, der sich in Straßburg für Physiologische Chemie und Hygiene habilitiert hatte, stand wieder ein Physiologe auf der Berufungsliste des Hygienelehrstuhls.

Bei diesem an sich nicht ungewöhnlichen Ablauf, dass jüngere Professoren, die sich in Marburg bewährt hatten, nach auswärts berufen wurden und ein Stelleninhaber durch den nächsten ersetzt wurde, kam nun aber Behring ins Spiel, der nach Althoffs Wunsch an einer preußischen Universität untergebracht werden sollte. Als im Januar 1895 völlig überraschend der Marburger Ordinarius für Physiologie, Eduard Külz, noch nicht fünfzigjährig starb, ergab sich die Gelegenheit, dem Physiologen Kossel Külz' physiologische Professur anzubieten und den Hygienelehrstuhl zum Sommersemester 1895 mit Behring zu besetzen.

Behring war in Marburg kein Wunschkandidat. Schon im Vorfeld – Fraenkel war zu der Zeit noch in Marburg, Behring unterwegs in Frankreich – erteilte Althoff Fraenkel die unangenehme Aufgabe, die Marburger Fakultätskollegen für den möglichen Neuzugang aus Halle zu erwärmen. Althoffs diffiziler Plan, mit dem schließlich zwei zukünftige Medizinnobelpreisträger nach Marburg geholt wurden,[8] schien wegen des heftigen Widerstands der Marburger Fakultät zunächst zum Scheitern verurteilt. Die Ablehnung Behrings gründete nicht nur auf seinem schlechten Ruf als Dozent, sondern auch auf seiner in der *Zukunft* publizierten Polemik gegen Virchow. Über die aus Halle eingeholten »ungewöhnlich ungünstig[en]« Auskünfte und die Marburger Reaktion berichtete Fraenkel Althoff in einem Brief vom 18. Dezember 1894 mit dem Resümee, »daß hier selbst glänzendere Ueberredungskünste versagt hätten.«

> Die Vorschläge für meinen Ersatz sind von der Facultät anfangs voriger Woche dem Kuratorium überreicht worden. Behring auf die Liste zu bringen war einfach unmöglich; es trat außer mir niemand für ihn ein. Zu Beginn des Semesters waren seine Chancen gar nicht schlecht, dann hat er sich aber durch seinen Artikel in der *Zukunft*[9] erheblich geschadet und namentlich lauteten die Auskünfte, die mehrere Herren Collegen aus Halle über sein dortiges Auftreten und seine Wirksamkeit erhalten hatten, so ungewöhnlich ungünstig, daß man dagegen schlechterdings nichts ausrichten konnte. Der Eindruck dieser ganz übereinstimmenden, in der Sitzung verlesenen Briefe war ein so erheblicher, daß ich mich auch zu einem Separatvotum direkt für Behring nicht entschließen konnte. Dagegen habe ich meinen von der Anschauung der Facultät in der ganzen Berufungsangelegenheit überhaupt abweichenden Standpunkt zu Protokoll und auch in dem für Berlin bestimmten Bericht zum Ausdruck gebracht. Eventuelle weitere Schritte würden sich hier wohl anknüpfen lassen.[10]

Da Behrings Name nun weder auf der ersten noch auf der zweiten Vorschlagsliste der medizinischen Fakultät auftauchte, schaltete Althoff seinen Vorgesetzten, den preußischen Kultusminister Julius Robert Bosse, ein, der sich dazu bewegen ließ, die Marburger Professur über die Köpfe der Fakultät hinweg an Behring zu vergeben. Im Frühjahr 1895 teilte Bosse dem Kurator der Marburger Universität per Erlass mit, dass Behring Fraenkels Nachfolger werden würde. Nur durch eine Professur könne Behrings wissenschaftliche Exzellenz dem preußischen Universitätsdienst erhalten bleiben, so die ministerielle Begründung, die schließlich auch den Kollegen der medizinischen Fakultät mitgeteilt wurde. Es sei darauf angekommen, »einen wissenschaftlich so ausgezeichneten Mann wie den Professor Behring dem Preußischen Universitätsdienste zu erhalten«. Ein anderer Weg habe sich nicht dargeboten.[11]

Die Korrespondenz im Umfeld des verwirrenden Marburger Besetzungskarussells belegt beispielhaft, dass Althoffs Gestaltungsmöglichkeiten bei der Besetzung vakanter Lehrstühle so weit gingen, dass er das Berufungssystem für Professoren, das eigentlich unter die Autonomie der Universität bzw. der Fakultät fiel, unterlaufen konnte. Sein planerisches Vorgehen, bei dem er bisweilen auch auf die Unterstützung des zuständigen Kultusministers zurückgriff, wirft zudem ein Licht auf die zunehmende Professionalisierung und Modernisierung der Hochschulverwaltung, die sich mehr und mehr von den rein administrativen Aufgaben löste und einer gestaltenden Wissenschafts*politik* Raum gab.[12] Durch personelle Steuerung und Investition in die Infrastruktur konnten von höchster Ebene einzelne Disziplinen wie etwa die Medizin direkt gefördert werden, wenn sie – wie in Behrings Fall – im Dienste einer vom Staat gelenkten Gesundheitsprävention standen.[13] Das von Althoff initiierte staatliche Engagement bezog sich auch auf die Geistes- und Kulturwissenschaften als Ideengeber und Stützen des Staates. Sie profitierten ebenso vom Gestaltungswillen der Verantwortlichen und von der staatlichen Förderung[14] wie die erstarkenden Naturwissenschaften, deren Ressourcen und Potentiale Althoff erkannte.[15] Sein umfassendes taktisches Vorgehen und Denken zeigt sich schließlich darin, dass er die Möglichkeit ins Auge fasste, auf nicht-staatliche Mittel von Dritten (Althoff spricht im zitierten Brief an Behring von »Dotationen«, also Zuwendungen, aus Höchst) zurückzugreifen, um durch diese Gelder die universitäre Forschung zu unterstützen.

Obwohl Althoff als Universitätsreferent im Kultusministerium nie ein politisches Amt bekleidete, war sein Einfluss im Ministerium gewaltig und reichte bis zum Vortragsrecht beim deutschen Kaiser. Bereits 1907 hat Werner Sombart für diese unbürokratische, alle Ressort- und Fächerbeschränkungen missachtende soziale Praxis den Begriff des »System Althoff« geprägt.[16] Mehrfach verwies Bernhard vom Brocke in seinen Analysen der preußischen Hochschulpolitik im deutschen Kaiserreich auf das von Althoff geschaffene kunstvolle Geflecht »offizieller und offiziöser persönlicher Beziehungen, mittels derer Althoff seinen ›Wissenschaftsstaat‹ aufbaute, durchorganisierte und verwaltete«.[17] Die bei Carl Fraenkel eingeforderte Einflussnahme bei der Besetzung des Marburger Hygienelehrstuhls ist dafür ein gutes Beispiel.

Die Wissenschaftsgeschichte des 21. Jahrhunderts schließlich spricht in deutlichen Worten von Althoffs »gouvernemental-autoritärem Führungsstil«,[18] von dem jedoch nicht nur Behring, sondern auch Paul Ehrlich[19] und andere deutsche Wissenschaftler[20] in hohem Maße profitierten.

Für Behring führte die massive staatliche Intervention zu einem guten Ende: Am 8. April 1895 erhielt er vom Ministerium das Schreiben über seine Versetzung an die Universität Marburg. Bereits am nächsten Tag berichtete er Muttray, dass er zum Direktor des Hygieneinstituts ernannt werden würde, wenn auch zunächst nur als Extraordinarius. »Ich habe Werth darauf gelegt, in einer kleinen Universitätsstadt, die Höchst nahe gelegen ist, eine Stellung zu haben.«[21] Mit dieser Formulierung, die ihn zum handelnden Subjekt macht, präsentierte er sich als aktiver Gestalter seiner Karriere. Ausgestattet mit einer Besoldung von 2800 Mark jährlich, einem Zuschuss über Wohnungsgeld von 540 Mark und einer Remuneration von 800 Mark konnte er zum Sommersemester 1895 in Marburg einen neuen Lebensabschnitt beginnen.[22]

Noch während Behring dabei war, nach Marburg überzusiedeln, erreichten ihn die ersten Auszeichnungen. Die *Senckenbergische Naturforschende Gesellschaft* in Frankfurt am Main ernannte ihn am 23. März 1895 zum korrespondierenden Mitglied,[23] die *Gesellschaft der Kinderärzte* der Kaiserlichen Universität zu Moskau bot ihm drei Tage später die Ehrenmitgliedschaft der Gesellschaft an.[24] Schließlich richtete die Gemeinde Treptow im April die Bitte an ihn, aus einem »Gefühl der Dankbarkeit gegen ein um das Wohl der Menschheit verdientes Gemeindemitglied« eine Straße in Treptow nach Behring benennen zu dürfen.[25]

3. Die Niederungen universitärer Lehre

Bereits in seinem Brief vom 31. Januar 1895 hatte Althoff Behring wissen lassen, dass die »Übernahme eines hygienischen Lehrstuhles« seinen Schützling keinesfalls von den »großen Aufgaben« abhalten sollte. Die mit der Professur verbundenen Lehrverpflichtungen könne auch »ein Mann II. u. III. Ranges besorgen«, Behring könnte »Vorlesungen halten oder nicht, wie es Ihnen beliebt«.[26]

Zunächst aber wurde der Neuankömmling direkt nach seinem Eintreffen in Marburg von genau diesen universitären Pflichten eingeholt. Das Vorlesungsverzeichnis für das Fach Hygiene listet Ätiologie der Infektionskrankheiten, hygienische Untersuchungsmethoden und ein Hygienisches Repetitorium am Samstagnachmittag auf, zudem die Geschichte der Medizin.[27]

Behrings Lehrgeschäfte begannen sofort: Am 11. April veranlasste der Universitätskurator Heinrich Steinmetz Behring, dem Dekan der medizinischen Fakultät, Wilhelm Uhthoff, seinen Veranstaltungsplan umgehend zuzusenden.[28] Der rasch erstellte Plan nennt »Ätiologie der Infektionskrankheiten 3 Stunden wöchentlich«, ein »Hygienisches Repetitorium (u. Excursionen) 1 Stunde wöchentlich« und »Praktische Arbeiten im hygienischen Institut in zu vereinbarenden Stunden«.[29] Möglicherweise führten die Exkursionen zu den Marburger Quellen und Brunnen, um vor Ort Techniken der Trinkwasserprüfung zu demonstrieren.[30] Trinkwasserhygiene, die nicht nur die grobe Reinigung des Wassers von menschlichen und tierischen Verunreinigungen im Auge hatte, sondern eine geregelte bakteriologische Kontrolle durch qualitative und quantitative Bestimmung der Keime anstrebte, diente seit der Hamburger Choleraepidemie von 1892[31] der Seuchenprävention und gehörte damit zu den wichtigsten Lehrinhalten zukünftiger Ärzte.[32] Für einen Hygieneprofessor an einer staatlichen Universität gehörte die Überwachung des Trinkwassers und die Abwasserbeseitigung durch geregelte Kanalisation zum Standardrepertoire,[33] das auch Behring in seinem Programm hatte.

Auch im Wintersemester 1895 bot Behring Ätiologie der Infektionskrankheiten sowie tägliche Arbeiten im hygienischen Institut an.[34] Medizinhistorische Themen tauchen in der Ankündigung nicht auf. Dank des eigenen Interesses an geschichtlichen Fragen wird er historische Aspekte gern in die Vorlesungen eingeflochten haben. Die Notizen dieser Zeit weisen auf Themen wie die fiebersenkende Eigenschaft der Chinarinde oder die Schriften medizinischer Klassiker wie Dioskurides oder Galen hin.[35] Auch die detaillierte Mitschrift eines ungenannten Hörers, der im Sommersemester 1897 die Vorlesung *Experimentelle Therapie* besuchte, belegt, dass Behring seiner Hörerschaft die geschichtliche Dimension nahebrachte. So verweist er auf die 1831 in England grassierende Cholera und verfolgt die Hygiene als medizinische Disziplin bis ins alte Rom und das antike Griechenland.[36] Er erwähnt auch Kochs Tuberkulin, erinnert an Johann Lukas Schönleins damals bereits historische Annahme vom einheitlichen Krankheitsbild der Tuberkulose und geht auf Julius Cohnheims Übertragungsversuch ein, bei dem er infektiöses

Material in die Augenkammer von Kaninchen einbrachte. Er nimmt Bezug auf Virchow, Ehrlich und schließlich auch auf Metschnikoff und dessen Theorie der Phagozytose.

Die Mitschrift belegt nicht nur Behrings breite Kenntnisse historischer und aktueller Literatur im Themenfeld von Infektionskrankheit und Tuberkulose, dem Forschungsgebiet, das für zehn Jahre den Schwerpunkt seiner Marburger Forschungen bilden sollte, bemerkenswert ist auch die Vorlesung vom 17. Mai 1897. Hier wird an prominenter Stelle die »Section eines an Tuberculose gestorbenen aber nicht mit Tuberculin geimpften Thieres« erwähnt. Offenbar beschäftigte sich Behring zu dieser Zeit bereits mit der Tuberkulose des Rindes. Durch die gesamte Lehrveranstaltung zog sich wie ein roter Faden die vermutete Übertragbarkeit der menschlichen Tuberkulose auf das Tier und umgekehrt.[37] Ob er tatsächlich einen derart praxisbezogenen anschaulichen Unterricht »am Thier« anbot, ist nicht belegt.[38]

4. Dinge, »die auch ein Mann II. u. III. Ranges besorgen kann«[39] – Erich Wernicke in Marburg

Trotz des im Sommersemester 1895 gezeigten Engagements in der Lehre und trotz des Bekenntnisses gegenüber Althoff, dass er die »Lehrthätigkeit« »als heilsamen Zwang betrachte, […] auch anderen Rechenschaft abzulegen über die Stelle, welche neugewonnene Resultate in unserem medicinischen Gesammtwissen einnehmen«,[40] bedeutete es zweifellos eine Entlastung für Behring, als sich Anfang 1896 eine erfreuliche personelle Entwicklung abzeichnete. Am 6. Januar traf von Paul Ehrlich die Nachricht ein, dass Erich Wernicke daran denke, seine Stelle im Berliner Hygieneinstitut aufzugeben.[41] Wernicke hatte von Marburg das Angebot erhalten, die Vertretung für Behring zu übernehmen. Althoff riet Wernicke zuzusagen und sich von Berlin beurlauben zu lassen. Die berufliche Zwischenstation in Marburg könne der eigenen wissenschaftlichen Laufbahn dienlich sein, so Althoff.[42] Rechtzeitig vor Semesterbeginn wurde Behring darüber informiert, dass Wernicke als sein Stellvertreter in Marburg vorgesehen sei.[43]

Die für ihn sehr günstige Entwicklung verfolgte Behring von Capri aus, wo er sich im Frühjahr 1896 aufhielt und über die Entfernung die Berufung und den Umzug des inzwischen verheirateten Freundes begleitete. In zahlreichen Briefen brachte er seine Erwartungen bezüglich einer zukünftigen Marburger Zusammenarbeit zum Ausdruck und berichtete von interessanten Forschungen. Die Schreiben haben Appellcharakter. Sie enthalten Informationen über Forschungsfragen und Arbeitsfortschritte, berichten von neuen und engagierten Mitarbeitern, benennen die Vorteile des Forschungsstandorts Marburg, knüpfen an die vergangenen gemeinsamen Erfolge an und zielen schließlich auf Wernickes Bereitschaft zu Kooperation: In Marburg habe man Antituberkulin in guter Konzentration gewonnen, sodass man nun »an Orientirungsversuche beim Menschen über den

Heilwerth denken« müsse. Man forsche hier bereits an einem Diphtheriegift, »das 1000fach normal ist«.[44] Auch arbeite man an der Herstellung eines »starken Tuberkulosegiftes« und sammle »Tcb-Culturen von verschiedener Herkunft«. Ebenso werde an die Herstellung von Tuberkulose-, Streptokokken- und Choleragift gedacht. »Die Leute sollen noch Respekt bekommen vor dem Marburger serumtherapeutischen Centrum.«[45] Ende März 1896 schließlich bot er dem Freund seine nicht mehr benötigte Stadtwohnung in der Bahnhofstraße an,[46] da er in sein eigenes Haus auf dem Schlossberg umziehe. Eine Woche später traf bei Wernicke ein Willkommensgruß aus Capri ein: »Es freut mich sehr, daß Du in Marburg bist. Ich habe die Überzeugung, daß Du ebenso wie es bei mir der Fall war, Dich dort bald heimisch fühlen wirst.«[47]

Doch nicht nur hinter den Arbeitsanweisungen seiner zukünftigen Aufgaben (Wernicke solle in einem neuen Privatlabor »einige bakteriologische Arbeiten« beaufsichtigen),[48] sondern auch hinter dem auf den ersten Blick generösen Wohnungsangebot tut sich das von Behring konstruierte hierarchische Gefälle zwischen dem Immobilienbesitzer und ordentlichen Professor und seinem zukünftigen Vertreter auf.

Wernicke blieb drei Jahre in Marburg. Zunächst lediglich für das Sommersemester als Vertreter Behrings nach Marburg gesandt,[49] wurde sein Vertrag stetig verlängert. Mit der Ernennung zum außerordentlichen Professor am 12. Februar 1897 wurde er mit der Fortführung von Behrings Vertretung in der Lehre und in der Direktion des Hygienischen Instituts beauftragt.[50]

Die institutionelle Zusammenarbeit zwischen Behring und Wernicke endete im Frühjahr 1899, als Wernicke den Ruf als Leiter eines neu zu gründenden Hygienischen Instituts in Posen annahm. Behring war zu diesem Zeitpunkt wieder auf Capri, dieses Mal in Begleitung seiner jungen Ehefrau Else und seines Schwagers Adolf Spinola. Wernickes Abschied von Marburg schlug – wie aus der Korrespondenz mit Behrings Schwiegervater Bernhard Spinola ersichtlich – hohe Wellen. Behring fürchtete, mit dem Weggang Wernickes eine vertraute und vertrauenswürdige Person und einen dienstbaren Geist zu verlieren, und machte sich Gedanken über die Weiterführung des Hygieneinstituts, das Wernicke bei Behrings häufiger Abwesenheit immer kommissarisch geleitet hatte. Am 20. Februar 1899 schickte Behring aus Capri einen Brief an seinen Schwiegervater Bernhard Spinola, dem er seine Überlegungen in offenen Worten mitteilte:

> Wäre schon der Zeitpunkt da, wo ich die Anlehnung meiner Arbeiten an ein staatliches Institut entbehren kann, dann würde meine Entscheidung sehr einfach sein. Ich würde den ganzen Krempel abgeben u. als Privatmann in Verbindung mit den Höchster Farbwerken weiter thätig sein. Soweit bin ich aber noch nicht. Einen mir fremden Gelehrten in der Stellung Wernicke's kann ich in Marburg nun nicht dulden, solange ich selber noch im Hygienischen Institut thätig bin, da die Leitung des Gesammt-Instituts in meinen Händen liegen muß. Zu

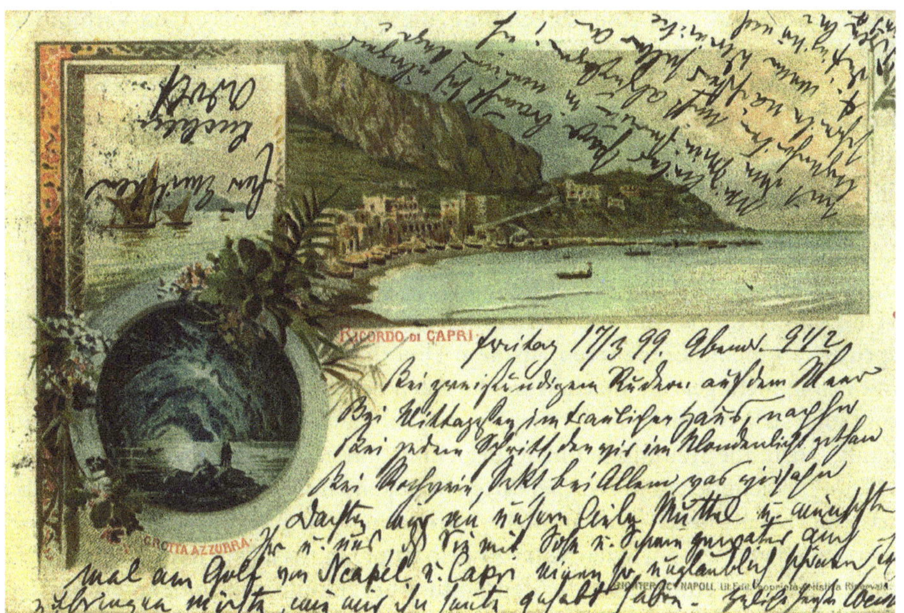

Abb. 38: »Ricordo di Capri«. Postkarte Emil Behrings an Bernhard Spinola mit dem Hafen und der Blauen Grotte. Unterschrieben haben verso »Euer Emilchen«, Else (»Luchen«) und Adolf Spinola. Capri, 17. März 1899.

> Gunsten Wernicke's konnte ich auch noch persönliche Abmachungen [...] machen. Zu Gunsten eines anderen gedenke ich das aber nicht zu thun. Es wird mir unter solchen Umständen nichts übrig bleiben, als daß ich sofort nach der Berufung Wernicke's nach Posen die offizielle Erklärung abgebe, daß ich selber bis auf Weiteres oder auch definitiv die gesammte Thätigkeit des Direktors des Marburger Hygienischen Instituts wieder übernehme, auf die Gefahr hin, ja mit der klar bewußten Absicht, gewisse Pläne des Ministeriums in bezug auf die Neubesetzung der Wernicke'schen Stelle zu durchkreuzen.[51]

Ergänzend teilte er dann am 17. März, noch immer auf Capri, via Bildpostkarte dem »lieben Papa« mit, dieser brauche sich »mit dem Ministerium in meiner Angelegenheiten nicht abzuplagen; ich schreibe nächstens selber an A.[lthoff], wenn Wernicke definitiv nach Posen beruf.[en] ist.«[52]

Offenbar wurde mit Wernickes Weggang ein komplexes und für Behring äußerst vorteilhaftes Arrangement zerstört, das ihn von den Lehrverpflichtungen und damit auch von der steten Anwesenheit in Marburg während der Vorlesungszeit befreit hatte. Zu Recht sorgte er sich um den Fortbestand des komfortablen Zustands. Behrings Verärgerung lässt sich an dem in der Korrespondenz angeschlagenen rüden Ton ablesen. Schon ein im Januar des Jahres verfasster Brief an Wernicke wirkt wie eine Abrechnung, die von der ehemals engen Verbundenheit der Weggefährten kaum noch etwas erahnen lässt.

In der angespannten Situation, in der Behring am liebsten »den ganzen Krempel« – also die Tätigkeit im staatlichen Hygieneinstitut – hingeworfen hätte, ging es auch um Finanzielles. Da Wernickes diesbezügliche Briefe nicht erhalten sind,[53] lässt sich nur vermuten, dass Behrings Schreiben eine Replik auf finanzielle Forderungen Wernickes war. Behring bedauert, dass Wernicke bezüglich der Diphtherieserumgewinne zu dem Ergebnis komme, »daß Du schlecht weggekommen bist«, und weist ihn darauf hin, dass an dieser Sachlage nichts zu ändern sei. »Du musst nun mal mit der Thatsache rechnen, daß Du aus früherer Zeit Ansprüche an meine Einnahmen aus dem Diphtherieserumverkauf mir gegenüber mit Erfolg nicht geltend machen wirst.« Auch bezüglich der Arbeiten mit Pferderotz solle sich Wernicke in der Geldangelegenheit »auf den geschäftlichen Standpunkt«, d.h. die freundschaftliche Beziehung außer Acht lassend, stellen. Diese Haltung gegenüber dem Weggefährten war kein Einzelfall. Wie Behring selbst schreibt, habe Ehrlich ihm ähnliche Vorhaltungen gemacht, er kenne die Vorwürfe auch von seinem Mitarbeiter Angelo Knorr in Bezug auf das Tetanusserum. Aus diesen Erfahrungen ziehe er den Schluss, bei zukünftigen Kooperationen stets sein »alleiniges Verfügungsrecht« herauszustreichen. Wernicke wird darauf hingewiesen, dass Behring »wissenschaftlich und finanziell allein die Entdeckungsrechte« besitze. Alle Mitarbeiter besäßen »Ansprüche nur so lange [...], als sie tatsächlich mitarbeiten.«[54] Aus Behrings Sicht war die Zusammenarbeit mit Wernicke mit dessen Abschied von Marburg beendet.

Mit dem vorübergehenden Zerwürfnis endete Wernickes Intermezzo an der Lahn. Er nahm die ihm angebotene Stelle an dem neu zu gründenden Hygienischen Institut in Posen an[55] und führte die von ihm in der Aufbauphase aktiv begleitete Gründung in die 1903 eingeweihte Königliche Akademie über. Bei der Akademie handelte sich um eine Art großstädtische Volkshochschule, deren Einrichtung aktiv von Friedrich Althoff befördert wurde. Hein Retter hat dargestellt, dass die Gründung »eine von mehreren langfristigen Maßnahmen preußischer Kulturpolitik [war], die das deutsche Geistesleben in den Ostmarken heben sollte.«[56] Sie verfolgte die Absicht, geographisch die Lücke zwischen den Universitäten Königsberg im Norden und Breslau im Süden zu schließen. Politisch muss diese Institutsgründung, so Christoph Schutte, als Maßnahme im Sinne der preußischen Germanisierungspolitik zur »Hebung des Deutschtums«[57] angesehen werden. Durch Ansiedlung von Deutschen und die Installation sogenannter deutscher Kultur sollte dem zunehmenden polnischen Einfluss in der Region entgegengewirkt werden. Das Bildungsangebot der Posener Akademie sollte einerseits »die allgemeine Bildung der Deutschen (vornehmlich Beamtenschaft und Militär) in Posen fördern« und andererseits »ein Aushängeschild des Deutschtums in der Region sein«.[58] Die Universität Posen (Poznań) wurde erst nach dem Ende des Ersten Weltkriegs am 7. Mai 1919 gegründet.[59]

Wernickes Verschickung nach Posen war also auch ein politischer Akt; als weiterer Karriereschritt in Richtung einer ordentlichen Professur kann die Übersiedelung an die Akademie nach den drei Jahren an der Marburger Universität nicht gewertet werden. Doch nach Einschätzung seiner Biographin Erika Schulte erlebte der patriotisch gesinnte Wernicke in Posen seine glücklichste Zeit.[60] Dies mag neben der deutsch-nationalen Atmosphäre im Umfeld der Institution auch mit der endlich gewonnenen beruflichen Unabhängigkeit – frei von Vorgesetzten, auch von Behring –, mit den sich auftuenden Gestaltungsspielräumen und mit der von ihm selbst ins Spiel gebrachten fehlenden Konkurrenz auf dem Gebiet der Hygiene zusammenhängen.[61]

Wernickes Nachfolger in Marburg wurde Heinrich Bonhoff. Bonhoff, ebenfalls Absolvent des *Medicinisch-chirurgischen Friedrich-Wilhelms-Instituts*, kam direkt aus Berlin, wo er mehr als vier Jahre in Kochs Institut gearbeitet hatte, um im April 1896 als wissenschaftliches Mitglied in Paul Ehrlichs Institut für Serumforschung und Serumprüfung zu wechseln.[62] Seine Berufserfahrung konnte er also bei den renommiertesten deutschen Forschern sammeln. Sowohl von Althoff als auch von Paul Ehrlich wurde er in den höchsten Tönen gelobt.[63] Als Kollege, der über Cholera, Streptokokken und Meningokokken forschte, war er für Marburg zweifellos eine Bereicherung.[64]

Obwohl Behring nach Wernickes Rückzug versicherte, er werde nun wieder die Lehrverpflichtungen des Hygienelehrstuhls übernehmen, kann vermutet werden, dass ihm – neben der persönlichen Kränkung, im Stich gelassen worden zu sein – der einsatzfreudige und gutherzige Wernicke bei der Bewältigung der universitären Aufgaben fehlte. Ob Bonhoff die schmerzliche Lücke würde füllen können, war zunächst nicht abzusehen. Behring musste daher mit Althoff in Kontakt treten, um das bisherige, für ihn äußerst günstige Arrangement mit neuem Personal fortzusetzen oder gar zu erweitern, das auch Leitungsfunktionen übernehmen würde – ohne dabei zu eigenständig zu sein. In einem triumphierenden Brief vom 3. Dezember 1899 erläuterte Behring seiner Schwiegermutter, die mit Althoff in persönlichem Kontakt stand, die mit Althoff getroffene Abmachung.[65] Das umfassende Arrangement deckte die verschiedenen Aufgabenbereiche des Instituts ab und band neben Bonhoff auch den Chemiker und Tuberkuloseforscher Wilhelm Ruppel[66] und den Arzt Walter von Lingelsheim ein. Das neu konzipierte *Institut für Hygiene und experimentelle Therapie* sollte aus zwei Abteilungen bestehen, wobei Bonhoff der hygienischen Abteilung, Ruppel der Abteilung für experimentelle Therapie vorstehen sollte.

Nach Behrings Plan vertrat Bonhoff seinen Chef bei Staatsexamensprüfungen, las Allgemeine Hygiene und Bakteriologie und leitete die praktischen Kurse, wenn Behring verhindert war, aber er übernahm auch bei Bedarf die Vorlesung über die Infektionskrankheiten. In »Behinderungsfällen« wurde ihm sogar die Gesamtdirektion des Instituts übertragen. Behring empfand das für ihn wieder sehr günstige Abkommen mit Althoff ebenfalls als Coup, der ihm Entlastung und

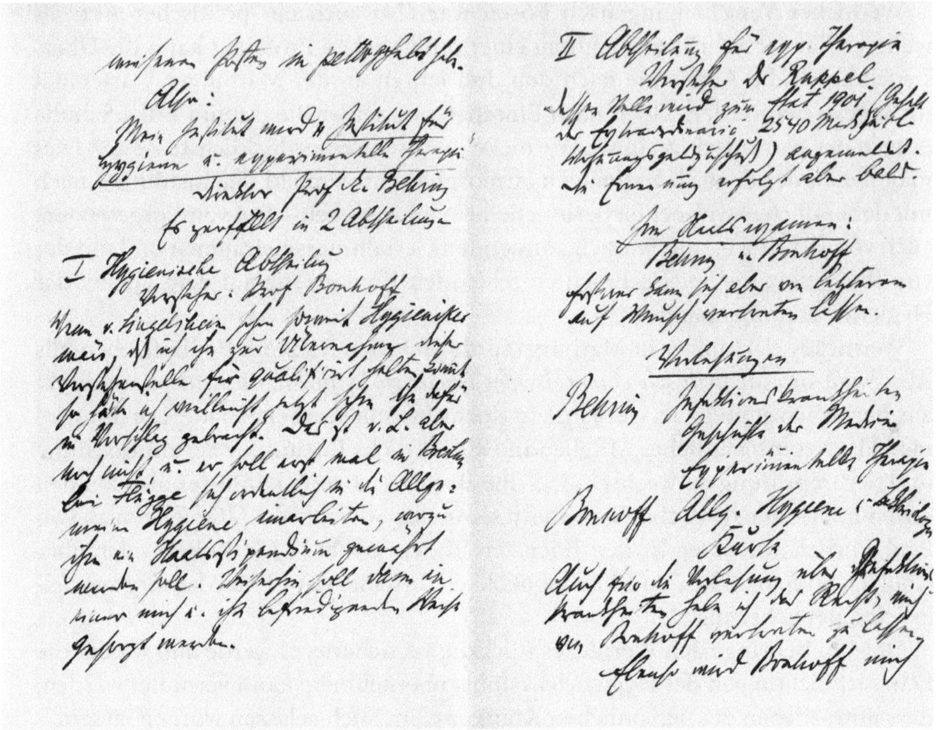

Abb. 39: Institutspläne. Emil Behring an Elise Spinola, 3. Dezember 1899.

Freiräume auf Kosten der Mitarbeiter verschaffte. Die Absprachen seien »genau nach meinem Wunsche erfolgt«, schreibt er an seine Schwiegermutter. Schlitzohrig heißt es im selben Brief: »Frag' mal deinen Mann, meinen Schwiegervater u. Fritzen's Opapa, ob das nicht ein fein gutdurchdachtes Arrangement ist.«[67]

Bonhoff war in Marburg keine Übergangslösung. 1901 wurde er zum Ordinarius für Hygiene berufen. Als Behring 1916 krankheitsbedingt von allen Ämtern zurücktreten musste, wurde er, ausgezeichnet mit dem Titel Geheimer Medizinalrat, Direktor des Marburger Instituts für Hygiene, ein Amt, das er bis zu seiner Emeritierung im Jahr 1929 innehatte.[68]

»Ich habe Werth darauf gelegt, in einer kleinen Universitätsstadt […] eine Stellung zu haben«,[69] hatte Behring an Muttray geschrieben. Es wird ihm jedoch nicht verborgen geblieben sein, welchen Leumund er in Halle hatte und wie unerwünscht er in Marburg war. Aufgrund seines wissenschaftlichen Renommees hatte er zwar die Möglichkeit, Wünsche zu äußern, der eigentliche Gestalter im universitären Kontext aber war Althoff, der seinen Einfluss auch noch vier Jahre nach den Marburger Berufungen von 1895 spielen ließ. Mit Kossel und Behring hatte er zwei brillante Wissenschaftler an die Lahn geholt; in den Folgejahren konnte er mit Wernicke und dessen Nachfolger Bonhoff Hochschullehrer gewinnen, die Behring von Lehre und Institutsverwaltung entlasteten und ihm für viele Jahre den Freiraum für die »großen Aufgaben«[70] verschafften.

XI. Häuslichkeit und Internationalität 1895 bis 1898

Ich selbst betrachte mich als dauernden Marburger und wäre froh gewesen, wenn sich auch für Dich dort ein modus *für eine dauernde Heimath hätte finden lassen.*

Behring an Erich Wernicke, März 1899[1]

1. »[...] die Menschen sind sehr nett u. die Umgebung entzückend.« – Marburg im Jahr 1895

Mit Beginn des Sommersemesters 1895 kam Behring in der Stadt an der Lahn an, die mit Stolz auf ihre Lage am Rand des hessischen Berglandes, ihre Baudenkmäler, ihre Traditionen und ihre 1527 gegründete Universität blickte. Auch der Neuankömmling war begeistert: »Die Natur ist herrlich hier u. ich bin meinem Schicksal dankbar, das mich hergebracht hat«,[2] schreibt er Wernicke am 11. Mai 1895 nach Berlin.

Marburgs Universität gehörte mit fünfzig Ordinarien zu den kleineren deutschen Hochschulen, 1895 waren 954 Studenten eingeschrieben. Seit 1866 war die Einwohnerzahl um etwa 8000 auf etwas mehr als 20.000 Einwohner angestiegen,[3] eine Entwicklung, die auf den seit der Annexion Kurhessens durch Preußen forcierten Ausbau der Universität zurückzuführen ist.[4] Mit diesem verfolgte der preußische Staat das Ziel, nun in seiner südlichen Provinz »einen geistigen Waffenplatz« zu errichten, ähnlich wie 1818 in Bonn.[5] Der erste Marburger Universitätsneubau unter preußischer Verwaltung war die 1868 fertiggestellte Frauenklinik am Pilgrimstein. In unmittelbarer Nähe entstanden im Nordviertel nahe des Bahnhofs das 1882 fertiggestellte Chemische Institut, danach in rascher Folge die Augenklinik (1885), die Chirurgische Klinik (1886), das Physiologische Institut (1889), die Pathologische Anatomie (1889) und die Anatomie (1899).[6] Parallel zur räumlichen Ausdehnung entwickelte sich die Hochschule zu einem wesentlichen Wirtschaftsfaktor in einer an Industrie armen Stadt und einem von bäuerlicher Bewirtschaftung geprägten Umland.[7]

Mit der Expansion wuchs die Zahl der Hochschullehrer. 1895 waren neunzig Professoren und Dozenten in Marburg verzeichnet,[8] eine Personengruppe, die in der Regel mit Familienangehörigen von außerhalb an die Lahn übersiedelte und ihrerseits Gewerbetreibende, Handwerker und sonstige Dienstleistende nach sich zog.[9] Die Neubürger brachten Finanzkraft in die Stadt,[10] um 1880 setzte ein verstärkter ›Bauboom‹ ein.

Behrings erste Unterkunft in Marburg war ein Zimmer im *Hotel Ritter* am Steinweg,[11] in dem er auch später wohnte, wenn im Winter der Weg vom Schlossberg durch Eis und Schnee zu beschwerlich wurde. Die erste angemietete Wohnung, in die er mit seiner noch immer unverheirateten Schwester Emma im Sommer 1895 einzog, befand sich, günstig zum Hygieneinstitut am Pilgrimstein gelegen, in der Bahnhofstraße 16 (nach geänderter Zählung Nummer 22).[12] Die Bahnhofstraße gehörte damals zu einem Stadtquartier mit Gärten und Wohnraum für gehobene Ansprüche,[13] in dem auch andere Professoren wie der Pathologe Emil Mannkopff, der Chirurg Ernst Küster und der Internist Johann Eberhard Nebelthau wohnten. Schon das Universitätsverzeichnis für das Sommersemester 1896 gibt für Behring die neue Adresse »Drei Eichen« an, ein Hinweis auf ein Domizil nahe dem Schlosspark auf dem Schlossberg, wo im Drei-Kaiser-Jahr 1888 drei bis heute existierende Eichen gepflanzt wurden.[14]

Das Hygieneinstitut, dessen Direktor Behring mit der Amtsübernahme geworden war, war nicht mehr in den baufälligen und von Mäusen heimgesuchten Räumen des Deutschherrenhauses[15] untergebracht, sondern im zweiten Stock der chirurgischen Klinik am Pilgrimstein. Hier gab es neben dem Zimmer des Direktors ein Vorzimmer, einen Arbeitsraum für die Diener, einen Bakterienbrutraum, ein Zimmer für den Sekretär, einen Bibliotheksraum, eine Toilette und ein Wasch- und Spülzimmer. Die Arbeitsbedingungen für die zahlreichen Mitarbeiter und Gastforscher waren jedoch nicht optimal. Bis zu sieben Personen arbeiteten an den wenigen Labortischen und Fensterarbeitsplätzen. Auch für die Tiere gab es zu wenig Platz. Die im Laufe der Zeit anwachsende Zahl von Pferden, Rindern, Schweinen, Schafen und Ziegen sowie die Menge der kleineren Experimentaltiere – Meerschweinchen, Kaninchen, Mäuse, Hühner – musste über viele Jahre provisorisch außerhalb untergebracht werden, beispielsweise in den Kellerräumen eines Nebengebäudes.[16]

Trotz dieser Mängel, über die Behring mehr als zehn Jahre nach seinem Start in Marburg berichtete, nahm er Marburg von Anfang an nicht wie Halle als eine Übergangslösung wahr. Im Gegenteil, er empfand die Stadt an der Lahn in beruflicher und persönlicher Hinsicht als seinen eigentlichen Bestimmungsort. »Ich selbst betrachte mich als dauernden Marburger und wäre froh gewesen, wenn sich auch für Dich dort ein *modus* für eine dauernde Heimath hätte finden lassen«, schreibt er 1899 an Wernicke.[17] In den mehr als zwanzig Jahren seines Marburger Lebens hat Behring sich nie um eine andere Professur oder ein auswärtiges Tätigkeitsumfeld bemüht. Fernweh und die Sehnsucht nach dem Süden wurden durch ausgedehnte Kongressreisen ins europäische Ausland, durch eine weitere Kreuzfahrt ins Schwarze Meer, wo er auch die Krim und die Stadt Odessa besuchte,[18] oder durch die regelmäßigen Aufenthalte in seinem Zufluchtsort auf Capri[19] gestillt.

Die ungebrochene Liebe zu der Stadt Marburg, die man ohne Einschränkung als seine eigentliche Heimat bezeichnen kann, lässt sich aus zahlreichen Lebens-

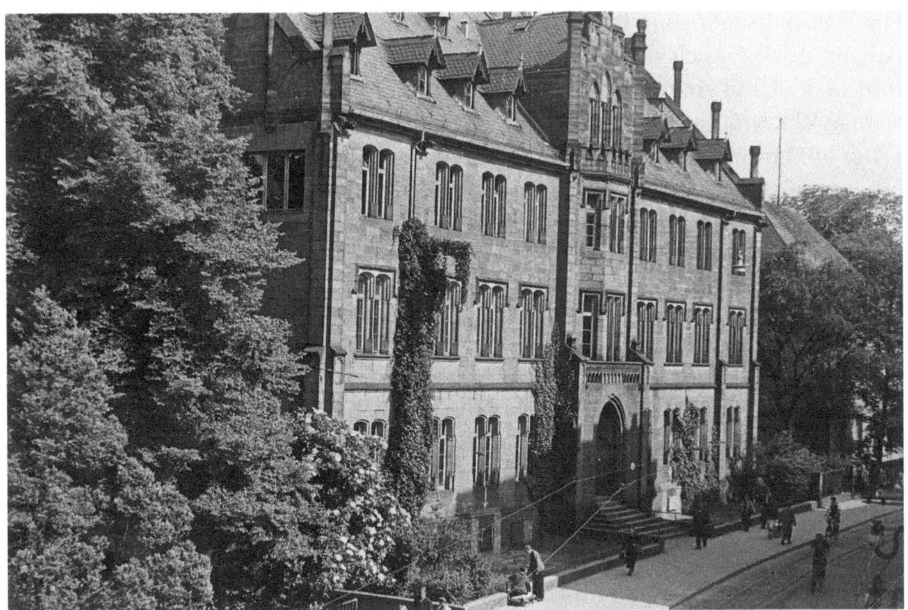

Abb. 40: Das Hygieneinstitut am Pilgrimstein 2, ehemals Chirurgische Klinik. Aufnahme aus den 1930er Jahren.

dokumenten herauslesen. Es ist berührend, dass Behring diesen Grundton, den er in einem Dankesbrief an Althoff anschlug, bis zu seinem Lebensende beibehielt. Auszüge aus dem oft zitierten Brief, den er am 30. April 1895 an seinen Förderer schrieb, sollen deshalb wortgetreu wiedergegeben werden. Nach dem Dank für die Ernennung zum Ordinarius – die Bestallungsurkunde datiert auf den 23. April 1895 –[20] folgt das Loblied auf Marburg. Er sei

> in die Lage gekommen, hier in Marburg alles zu haben, was zu continuierlicher und friedlicher Arbeit erforderlich ist: Eine gesicherte Position, in welcher ich mich für längere Zeit einrichten kann; ein Institut mit Hilfsarbeitern, die von den verschiedensten Seiten, selbst aus Egypten u. der Türkei, sich einfinden, um längere Zeit bei mir zu bleiben; eine Lehrthätigkeit, die ich als heilsamen Zwang betrachte [...]; praktisch wichtige, scharf umschriebene und gut vorbereitete Aufgaben, deren Bearbeitung – in Ermangelung genügender Hilfsmittel am Orte selbst – von der nahe gelegenen Höchster Fabrik aus gefördert und unterstützt werden kann. Dazu eine freundliche Aufnahme in der Facultät und eine zum Naturgenuß einladende Stadt, wie's kaum eine zweite gibt unter unseren Universitätsstädten.[21]

Die Haushaltsauflösung in Johannisthal, Behrings vorherigem Wohnort, erfolgte Anfang April,[22] auch der Umzug Emmas wurde in die Wege geleitet. Sie traf im Juni an der Lahn ein und zog mit in die Bahnhofstraße. Emma äußerte sich bereits wenige Wochen nach der Ankunft dem Bruder Albert gegenüber sehr zufrieden: »Hier in Marburg gefällt es mir sehr gut, die Menschen sind sehr nett u. die Umgebung entzückend«.[23] Ein eindrücklicher Beweis für Behrings endgültiges Ankommen und Bleiben waren die im Verlauf des Jahres einsetzenden Immobilienkäufe und die Planung eines Neubaus. Beides wurde ermöglicht durch die Zuwendungen der *Farbwerke* in Höchst, deren Zahlungen das magere Professorengehalt – es betrug seit der Beförderung zum Ordinarius 3600 Mark[24] –, erheblich aufbesserte. Die von den *Farbwerken* vertraglich festgelegten Konditionen – Unterstützung bei der Verbesserung der Forschungsbedingungen gegen fünfzigprozentige Beteiligung an den zu erzielenden Gewinnen – waren für Behring lukrativ.[25] Im Geschäftsjahr 1895 erhielt er durch den Verkauf von Diphtherieheilserum einen Gewinnanteil von mehr als 350.000 Mark,[26] also fast das Hundertfache des Professorengehalts. Davon hatte er nicht nur die Schiffsreise finanziert, sondern war auch in der Lage, auf dem nördlichen Schlossberg in der Gemarkung »Bunter Kitzel« ein Bauernhaus mit Nebengebäuden und angrenzenden Wiesen und Ackerland im Wert von 30.000 Mark zu kaufen.[27] Am 12. September 1895 lagen zudem Baupläne für ein Wohnhaus vor.[28] Es sollte ein repräsentativer Neubau in exponierter Lage werden, mit Blick ins Lahntal und gestaltet im Stil der Marburger Elisabethkirche.

2. Behrings Haus auf dem Schlossberg

Mit dem Erhalt der Hygieneprofessur und der Übersiedelung nach Marburg erklomm Behring nicht nur weitere Stufen auf der Karriereleiter, sondern erweiterte durch verschiedene Maßnahmen sein soziales Kapital. Geradezu symbolträchtig erscheint die Ausführung des Neubaus auf dem Schlossberg. Das noch heute erhaltene Gebäude sticht durch seine besondere Architektur ins Auge. Von Behring selbst wurde es als »unser Schlößchen« bezeichnet,[29] einem amerikanischen Besucher erschien es wie der Palast eines Prinzen.[30] Das im neogotischen Stil errichtete Haus mit Türmen und Zinnen, den mit Eisen beschlagenen Holztüren und der Rosette im Tympanon über dem Haupteingang erinnert in seiner Formensprache an eine Burg oder einen Sakralbau *en miniature.* Für den damaligen Marburger Baustil war das äußere Erscheinungsbild jedoch nicht ungewöhnlich. Bei der Fassadengestaltung der Chirurgischen Klinik (siehe Abb. 40) hatte der Architekt Friedrich Lange[31] historisierende Strebepfeiler, Spitzbögen, Treppengiebel und Wasserspeier am Dach eingesetzt. Das 1874 bis 1879 errichtete Auditoriengebäude der Universität, entworfen von Carl Schäfer,[32] lehnt sich an die beiden wichtigsten mittelalterlichen Bauwerke Marburgs, die Elisabethkirche und das Landgrafenschloss, an.

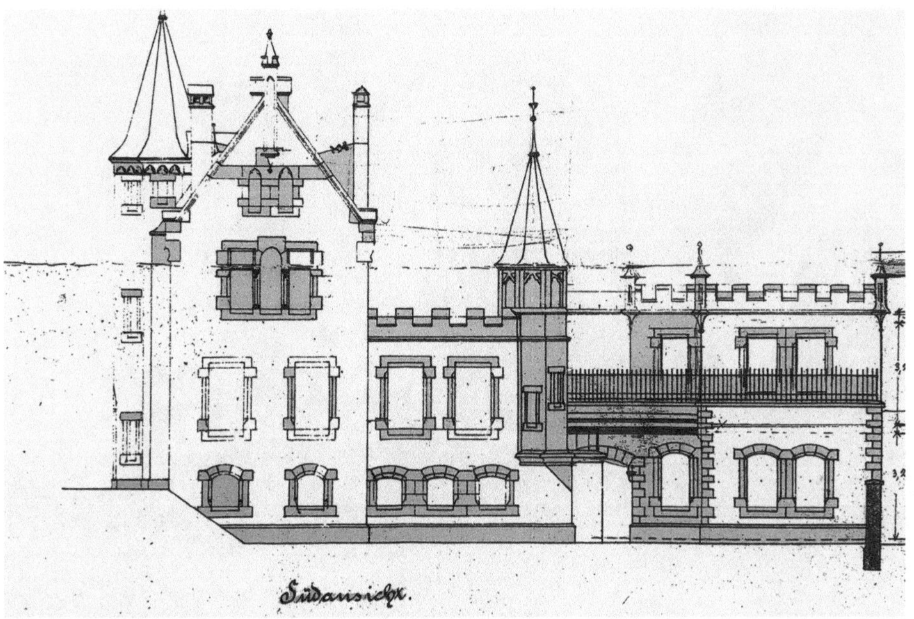

Abb. 41: Aufrisszeichnung für den Neubau eines Wohnhauses für Emil Behring, 12. September 1895 (nachbearbeitet).

Die Entwürfe für Behrings Wohnhaus stammen von dem Marburger Bauunternehmer Wilhelm Dauber. Das Bauprojekt wurde wenige Monate, nachdem Behring nach Marburg gekommen war, in Angriff genommen, die Zeichnungen tragen das Datum vom 12. September 1895.[33] Schon am 2. April 1896 spricht Behring in einem Brief an Wernicke von einem von seiner Schwester Emma zu bewerkstelligenden Umzug »nach oben in mein eigenes Haus«.[34]

Behring scheint die Ausführung geschätzt zu haben. Die architektonischen Besonderheiten seines Haus assoziierte er mit einem königlichen Gebäude.[35] 1902 präsentierte er sich voller Stolz mit hochrangigen Gästen aus Wien, Paris, Moskau und der Schweiz zum Gruppenfoto vor dem Eingang des Hauses. Im Anschluss an die internationale Tuberkulosekonferenz in Berlin, die vom 22. bis 26. Oktober 1902 ausgetragen wurde, hatte Behring siebzehn Kollegen,[36] darunter die französischen Bakteriologen Albert Calmette und Edmund Nocard, nach Marburg eingeladen, um ihnen die Einrichtungen für die Tuberkuloseforschung zu zeigen. Das Foto sollte in einer illustrierten Zeitschrift veröffentlicht werden, der Eingangsbereich des Hauses lieferte den repräsentativen Hintergrund.

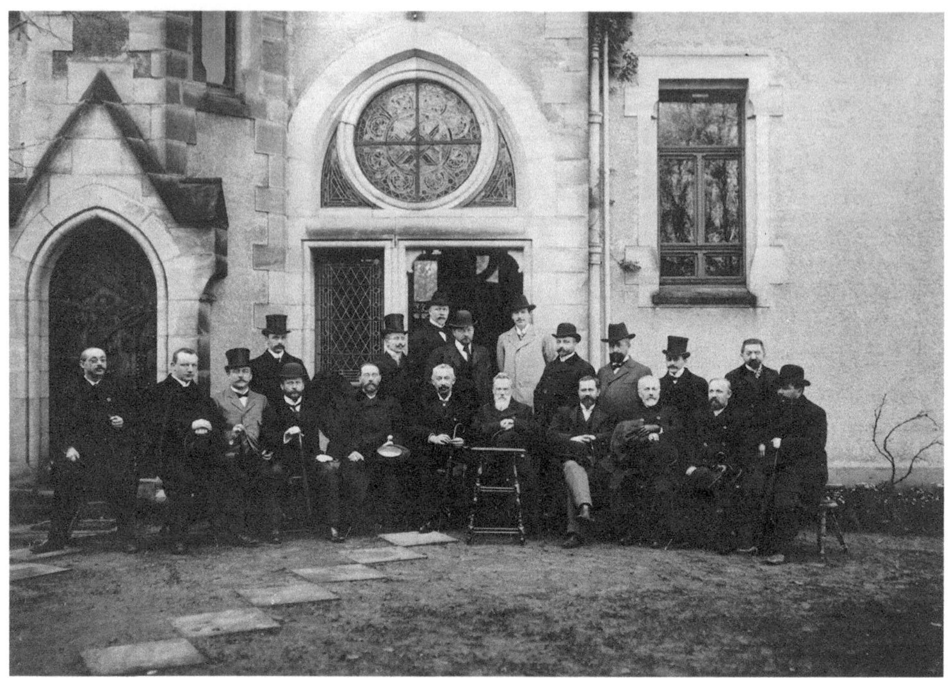

Abb. 42: Eine internationale Delegation von Tuberkuloseärzten zu Besuch in Marburg, 28. Oktober 1902. Behring (mit Melone) steht vor der geöffneten Tür zwischen seinen Assistenten Wilhelm Ruppel und Paul Römer. Im Hintergrund der Eingang zum Wohnbereich.

3. Ein Exkurs über die Liebe und das Leben

»Ich [will] mich ganz auf meinem eigenen Grundstück einrichten. Für den Fall, daß ich in Marburg im Winter ein Haus machen [also Gesellschaften geben] will, ist mir die bisherige Wohnung zu klein«, hatte Behring am 2. April 1896 aus Capri an Wernicke geschrieben und dem Freund die Nutzung seiner Stadtwohnung in der Bahnhofstraße angeboten.[37] Seit April oder Mai 1896 scheint Behring also den Neubau auf dem Schlossberg zugleich als Arbeitsstätte – im Souterrain befanden sich Laborräume – und als Wohnung und Ort für Geselligkeiten genutzt zu haben, wobei ihm seine Schwester Emma weiterhin den Haushalt führte. Bereits am 31. Oktober desselben Jahres ist von räumlichen[38] und personellen Veränderungen die Rede, die im Zusammenhang mit Behrings unmittelbar bevorstehender Hochzeit standen.[39] Das Haus sollte umgebaut werden, und Emma, mit der er oft »auf ernstlichem Kriegsfuß« stehe, wollte man nach der Heirat in eine Berliner Pension schicken.[40]

Das »Schlößchen« am ehemaligen »Breiten Weg« diente nur ein Jahr bis zum Kauf einer Stadtvilla in der Roserstraße als Refugium für die frisch vermählten Eheleute. Zumindest im Sommer war es für Wohnzwecke gut geeignet. Es besaß sechs Zimmer und zwei Dachstuben, ein Badezimmer mit Badewanne und WC sowie eine großzügige Freiterrasse.[41] Die besondere Lage mit dem zauberhaften Blick vom Schlossberg hinunter ins Lahntal präsentierte Behring seiner jungen Braut in poetischen Briefzeilen: »Im Lichterglanz die Stadt zu unseren Füßen. Der sternenklare Himmel über uns, der Boden leicht angefroren – alles dazu angethan, um den Beweis zu liefern, daß auch im Winter unser Marburg schön sein kann.«[42]

Auch sonst tat der Bräutigam alles, um seiner zukünftigen Frau das Leben in der Provinz so angenehm wie möglich zu machen. Er engagierte eine Köchin, ließ auf einem hinzugekauften Gelände eine großzügige Reitbahn und ein »Blumen-Warmhaus« errichten und organisierte Reit- und Wagenpferde aus Höchst. »Auch an Deine Schränke in unserem Schlößchen ist gedacht«, teilt er Else mit.[43] Es bekümmerte ihn allerdings, dass wegen der nun privat genutzten Räume kaum noch Platz für das Forschungslabor vorhanden war, das Stück für Stück samt der Arbeitsplätze für die Mitarbeiter Lingelsheim und Ransom ins Hygieneinstitut am Pilgrimstein transferiert wurde.[44]

3.1. Die Hochzeitsreise nach Paris, Cannes, Rom und Capri

Bevor aber Else nach Marburg übersiedelte, begaben sich die Frischvermählten von Berlin aus auf eine ausgedehnte Hochzeitsreise, die weniger im heutigen Sinne eines *Honeymoons* als Suche nach Ruhe und intimer Zweisamkeit,[45] sondern vielmehr als Einführung in die Gesellschaft und in die Welt zu verstehen ist, bei welcher der zweiundzwanzig Jahre ältere Ehemann die Führung übernahm. Die wenigen Quellen aus Else Spinolas Jugendzeit lassen keine Rückschlüsse zu, ob sie vor der Hochzeitsreise Berlin und ihr Elternhaus je für einen längeren Zeitraum verlassen hat, etwa für eine Europareise mit Verwandten oder für einen Schul- oder Internatsaufenthalt für Höhere Töchter. Der anstehende mehrmonatige Auslandsaufenthalt versprach also in vielfacher Hinsicht ein aufregendes Abenteuer zu werden.

Ursprünglich hatte Behring wohl geplant, wie bei seiner »Orientreise« auch die touristischen Stätten Ägyptens zu besichtigen, aber eine schwere Erkrankung Bernhard Spinolas,[46] die schon die Hochzeitsfeierlichkeiten überschattet hatte, zwang das Ehepaar, die Reiseroute zu verkürzen. Aus den spärlich vorhandenen Lebensdokumenten dieser Monate lässt sich entnehmen, dass sie sich auf Stationen in Frankreich und Italien beschränkten: Von der Riviera ging es über Rom nach Capri.[47] Das Paar steuerte also Städte und Ortschaften an, die dem Bräutigam durch seine Winter- und Orientreise 1894/95 bekannt waren,[48] ihm und seiner Begleiterin unangenehme Überraschungen ersparten und auch die Wieder-

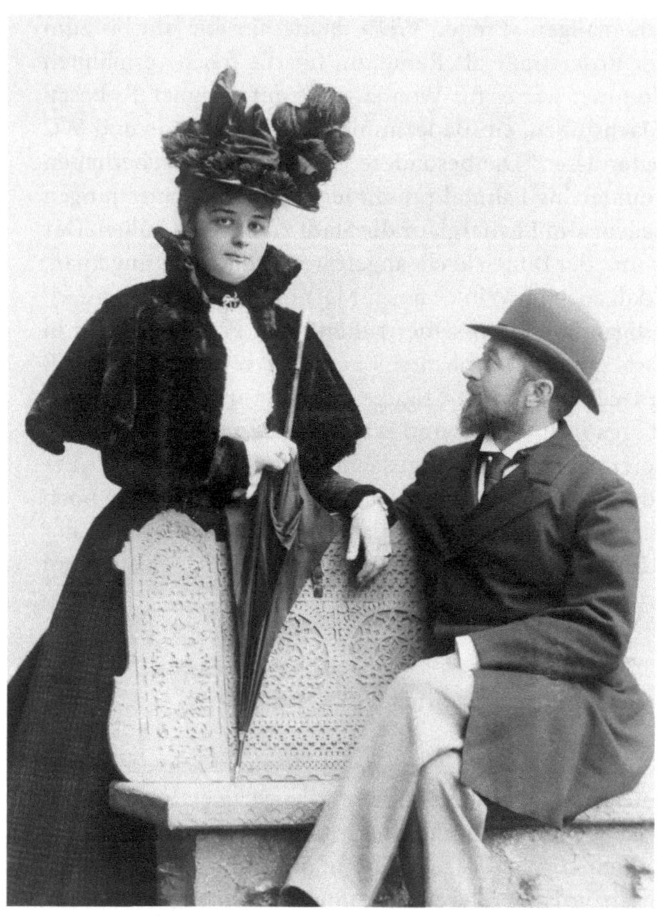

Abb. 43: Else Behring und Emil Behring in Reisekostümen, vermutlich Dezember 1896.

belebung früherer Kontakte ermöglichten. In Paris, wo die deutschen Gäste mit Freundschaftsbeweisen bedacht wurden, machte Else Behring die Bekanntschaft des Ehepaares Olga und Elias Metschnikoff sowie Émile Roux', in Cannes besuchten die Frischvermählten das Großherzogpaar von Mecklenburg-Schwerin. Hier wurde auch Behrings ärztlicher Rat gewünscht; er versuchte, den an einer bakteriellen Entzündung der Haut leidenden Großherzog Friedrich Franz mit »Serum Marmonek«[49] zu behandeln, das Metschnikoff für diesen Zweck an die Riviera schicken sollte.

Den gesellschaftlichen Höhepunkt der Reise bildete der Empfang beim italienischen König Umberto I. und seiner Familie. Schon während der Planung hatte Behring seiner Braut mit einigem Stolz mitgeteilt, dass er sich in Rom »bei der Königsfamilie u. den Ministern« melden müsse, »u. da mache Dich nur darauf gefaßt, daß wir in die allerhöchsten Gesellschaftskreise Italiens hineingerathen.«[50]

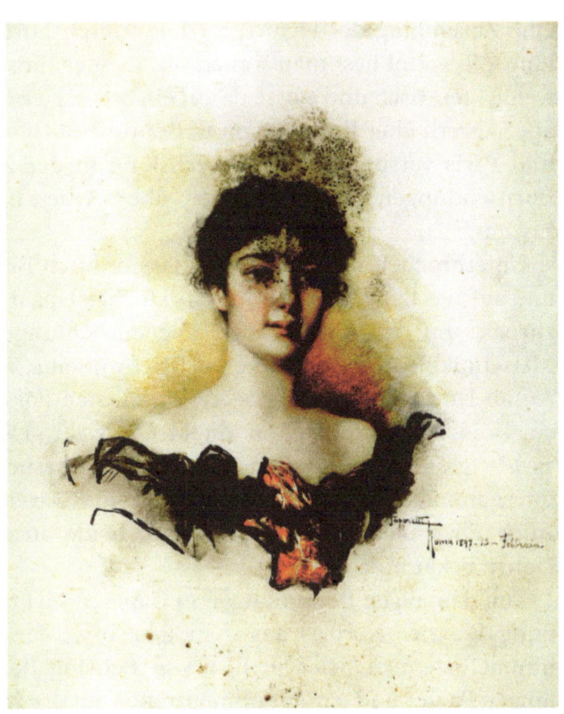

Abb. 44: Else Behring. Kolorierte Zeichnung von Edgardo Saporetti, Rom. Datiert auf den 13. Februar 1897. (Familienbesitz, durch Pilzbefall beschädigt.)

Behring war im Dezember 1896 mit dem Kronenorden Italiens, *Ordine della Corona d'Italia,* ausgezeichnet worden und konnte sich mit dem Titel *Commandeur de la Couronne* schmücken.[51] Der offizielle Empfang bot ihm die Gelegenheit, dem König seine Reverenz zu erweisen. Auf das spektakuläre Ereignis war Else sowohl hinsichtlich ihrer Umgangsformen als auch der angemessenen Toilette bestens vorbereitet.

In Rom ließ sich Else von dem damals sehr gefragten Künstler Edgardo Saporetti[52] portraitieren. Das reizende Bild, datiert auf den 13. Februar 1897, ist bis heute im Familienbesitz. Saporetti war bekannt als Portraitmaler des italienischen Königshauses, im Januar 1897 hatte er auch das Gemälde von Margherita von Savoyen, der Gattin des Königs,[53] vollendet. Else befand sich bezüglich des Malers also in allerbester Gesellschaft. Saporetti zeigt sie als blühende junge Frau in eleganter Garderobe.

Ende Februar 1897[54] trafen die Hochzeitsreisenden in Capri ein. Sie wohnten in Behrings Villa, die er 1895 gekauft und mit Unterstützung seiner Schwester Emma im Sommer 1895 und im März 1896 hergerichtet hatte.[55] Aus einem Brief an Metschnikoff spricht wenig Begeisterung, vielmehr Langeweile und – überraschenderweise – Einsamkeit! »In ländlicher Stille, meistens bei schlechtem Wetter, sitze ich hier in Capri mit meiner Frau. In dieser Idylle [Stille? UE] brachte eine Zusendung des Figaro (2/III.97) durch Ehrlich aus Berlin einige Abwechslung.« Erstaunt liest man weiter: »In meiner Einsamkeit beschäftige ich mich ein wenig literarisch und stosse da auf ein mir bis jetzt unbekanntes von *Lafer* zitiertes Spezialwerk über Enzyme von E. Bourquelot (1896).«[56] Die Post aus Deutschland und Paris versprach also Abwechslung in der Zweisamkeit, Behring verlangte Buchsendungen und freute sich über Arbeitsberichte aus seinem Marburger Institut.[57]

Unterbrochen wurde das Inseldasein durch Besichtigungsreisen in den Süden und aufs Festland. So besuchte das Hochzeitspaar Sizilien, kehrte aber nach Capri zurück, um dort noch einige »Neueinrichtungen ab[zu]warten«, wie Behring Metschnikoff in einem späteren Brief mitteilte. Auch dem bekannten Zoologen Anton Dohrn und seiner meereskundlichen Forschungsstation in Neapel wurde ein Besuch abgestattet. Das direkt am Meer gelegene Institut konnte 1897 sein 25-jähriges Bestehen feiern, die Liste der Besucher verzeichnet über die Jahre internationale Wissenschaftler von Charles Darwin bis Emil du Bois-Reymond.[58] Auch Elias und Olga Metschnikoff, beide ausgebildete Zoologen, waren mit Dohrn bekannt.[59]

Von damaligen Begegnungen in Capri ist nichts überliefert außer einer Erwähnung Walther Nernsts aus dem Jahr 1932; der spätere Physiknobelpreisträger nimmt in einem Brief an Else von Behring Bezug auf die Hochzeitsreise des jungen Paares und ein Zusammentreffen auf der Insel.[60] Briefe aus späteren Jahren lassen jedoch Rückschlüsse auf sich entwickelnde Kontakte mit dem Industriellen und Capri-Liebhaber Friedrich Alfred Krupp[61] und ausgelassene Gesellschaften in Anwesenheit des römischen Bakteriologen Angelo Celli oder Margherita Mengarini zu. Letztere, eine Tochter des Berliner Pathologen Ludwig Traube, war eine interessante Persönlichkeit: promovierte Physiologin, Mitarbeiterin am Hygienischen Institut der Universität Rom und engagierte Frauenrechtlerin.[62]

Während Behring die Korrespondenz mit Metschnikoff nutzte, um während der Hochzeitsreise die freundschaftlich-familiäre Verbundenheit zu verstetigen (es wird eine Einladung in eine der Villen nach Capri ausgesprochen, und es werden Grüße von und an die Ehepartnerinnen ausgetauscht),[63] sind keine schriftlichen Zeugnisse über Else Behrings Befinden und Erleben erhalten. Vermutlich hätten die Briefe von der Hochzeitsreise von den neuen Bekanntschaften und vom ungewohnten Leben an der Seite eines zweiundzwanzig Jahre älteren Ehemanns berichtet. Einen bildlichen Eindruck vermittelt jedoch ein weiteres während der Hochzeitsreise angefertigtes Portrait. Die oft reproduzierte Zeichnung zeigt Else Behring im Dreiviertelportrait mit leicht melancholischem Blick auf der Terrasse der Villa Behring auf Capri. Drapiert vor einer idealisierten italienischen Landschaft und behütet von einem Sonnenschirm, trägt die mädchenhaft-jung erscheinende Frau ein hochgeschlossenes Kleid mit Puffärmeln und enger Taille. Im näheren Hintergrund rechterhand ist ein Ensemble von Gebäuden mit Pinie zu erkennen, in weiterer Entfernung lässt sich die Amalfiküste mit dem rauchenden

Vesuv erahnen. Signiert ist die Zeichnung mit »CW Allers 97/Capri/Villa Behring«.[64] Der auf Capri lebende Allers ist uns als Chronist der ersten Orientexkursion mit der *Augusta Victoria* bereits begegnet. Else Behring ließ Allers' Zeichnung vervielfältigen und rahmen.[65] In den Fotoalben, die die Söhne an Weihnachten 1917 als »Erinnerung an den Vater« erhielten, ist das großformatige Blatt eingeklebt;[66] es scheint also auf ihre Akzeptanz gestoßen zu sein.

3.2. Das Jahr 1897 – Else Behrings Briefe an die Mutter

3.2.1. Privatheit

Am 22. April 1897 trafen die Hochzeitsreisenden in Marburg ein. Mit der mehrmonatigen Reise ins Ausland, die offenbar ohne Zwischenfälle verlief, hatte Emil seiner zwanzigjährigen Ehefrau die prunkvolle Welt zweier europäischer Hauptstädte und die Schönheit italienischer Mittelmeerinseln gezeigt und ihr eine internationale Bühne voller Anregungen und Eindrücke geboten. Der Personenkreis, mit dem das Paar in dieser Zeit verkehrte, bestand zum einen aus den freundlich-zugewandten Pariser Wissenschaftlern, zum anderen aus Persönlichkeiten des Hochadels. Gebildete, emanzipierte Frauen wie die Zoologin Olga Metschnikowa und Großherzogin Anastasia Romanowa in Cannes gehörten zu den Gastgeberinnen.

Else kannte Marburg durch einige Besuche mit ihrer Mutter. Das Ehepaar wohnte zunächst in der Renthofstraße 22,[67] nutzte aber auch die Räumlichkeiten im Haus auf dem Schlossberg,[68] wo Behring bisweilen abends arbeitete oder wo man bei einer Tasse Tee gemeinsame Nachmittage verbrachte.[69] Zupackend nahm Else Behring als Hausherrin in beiden Domizilen einige zweckdienliche Veränderungen vor wie den Einbau besserer Öfen, stellte »Mädchen« ein, ließ neu tapezieren und kümmerte sich um die elektrische Beleuchtung.[70] Neben einer angenehmen Wohnumgebung sorgte sie auch für eine der Jahreszeit angemessene Bekleidung sowie die Bewirtung der Hausbewohner und der überraschend eintreffenden Gäste. Für Else Behring begann also ein Alltagsleben als Ehefrau, Haushaltsvorsteherin und Professorengattin und bald darauf auch als Mutter.

Ihre täglichen Briefe[71] nach Berlin an die geliebte Mutter gewähren einen guten Einblick in das reichhaltige Tätigkeitsfeld der Zwanzigjährigen, die mit Liebe zum Detail und Gespür für Situationskomik über die Herausforderungen des Alltags berichtete. Die Briefe dienten wohl der Rückversicherung, die Schilderungen waren Ersatz für die Gespräche mit der Mutter: »Sage mal, meine Briefe sind aber blödsinnig; was quatsche ich dir alles vor; gerade, als wenn ich mit dir rede. […] Aber es macht mir doch nun mal solches Vergnügen, grade die nebensächlichsten Sachen an dich zu schreiben.«[72]

Der berühmte Ehemann – »E.«, wie sie ihn kurz und knapp nennt – scheint in Else Behrings Erleben bei aller Wertschätzung für seine wissenschaftliche Arbeit ein Partner auf Augenhöhe gewesen zu sein, der seine junge Ehefrau achtete, verehrte und liebte (»Emil fand mich großartig«[73]), der aber in der Bewältigung des Alltags von ihr an die Hand genommen werden musste. Er seinerseits bot seiner Frau eine abwechslungsreiche Freizeitgestaltung, zu der nicht nur das Klavierspiel (»vierhändig«) oder Kutschfahrten und Spaziergänge in der Umgebung Marburgs gehörten, sondern auch Ausflüge nach Frankfurt, Wiesbaden oder Kassel-Wilhelmshöhe, wo man sich die Wasserfälle ansah und zum Kaffeetrinken einkehrte. Die Berichte nach Berlin zeugen von Harmonie zwischen dem in vielen Bereichen so unterschiedlichen Ehepaar:

> Mein süßestes Mütterchen!
> [...] Wir sitzen Abends fast ohne Ausnahme im Billardzimmer, in den beiden großen Lehnstühlen. E. raucht doch immer des Abends & da ist es besser in seinem Zimmer.
>
> Wir gehen jetzt etwas später zu Bett, so um 11 Uhr, stehen so gegen 8 auf. Schlaf fehlt uns entschieden nicht. Emil redet immer: »Morgen stehe ich ganz früh auf!« Dann weckt er mich am anderen Morgen um 7 Uhr [....]: »Stehe doch endlich mal auf«, und schläft weiter. Um ¾ 8 wacht er dann wieder auf: »Es ist doch ne Schande. Nie stehst du auf.« Dann erhebt er sich.[74]

Dass sich das eheliche Zusammenleben des jungen Paares so einträchtig und respektvoll gestaltete, mag zum einen zusammenhängen mit der auch durch die gegenseitige körperliche Anziehung[75] geprägten Liebesbeziehung, zum anderen mit Else Behrings Status einer Tochter aus gesellschaftlich hoch angesehenem Elternhaus. Aus dem Milieu des gehobenen Bildungsbürgertums stammend, verfügte sie über einen gewissen hauptstädtischen Habitus und, um mit Bourdieu zu sprechen, soziales, kulturelles und auch ökonomisches Kapital. Ihr Selbstbewusstsein und ihr Humor verdankten sich aber auch der im Elternhaus erfahrenen emotionalen Geborgenheit und dem nach wie vor bestehenden Rückhalt durch ihre Berliner Familie. Er wurde durch den täglichen Briefverkehr mit der Mutter, das herzliche Einvernehmen mit dem Vater Bernhard Spinola (»Grüße Bärnchen!«) und durch die Besuche naher Verwandter wie der Cousine Elsa Levinstein, genannt Else,[76] oder des Bruders Adolf aufrechterhalten und verstetigt. Der liebevolle Umgangston im Familienkreis spiegelt sich in den Grußformeln (»geliebtes, einziges, goldenes Mütterchen«) und in den von Offenheit geprägten Briefinhalten, die intime Details über Befindlichkeiten und persönliche Vorlieben und Animositäten preisgeben und nicht für die Öffentlichkeit bestimmt waren.[77] Zudem sandte Elise Spinola Luxusgüter aus Berlin an Tochter und Schwiegersohn, etwa einen Fasanen, Lachs- oder Nussschinken. Der Genuss guter Speisen war Teil der Alltagsroutine, die Resultate auch für andere sichtbar. So heißt es in einem Brief vom 22. November 1897, in dem von einer Begegnung mit Arnold Libbertz in Frankfurt berichtet wird:

> E.[mil] [...] ist furchtbar fleißig; daß es ihm körperlich nicht schlecht geht, dafür spricht wohl d. Umstand, daß er seit der Verheiratung 10 Kilo zugenommen hat, was er neulich zu seinem Entsetzen konstatiert hat. Libbertz (er war in Frankfurt) amüsierte sich königlich drüber & machte mir sein Kompliment. Ich bin auch nicht abgefallen; ich wiege wieder 130 Pfund. E. 160 [Pfund].[78]

Die in den Briefen geschilderten Szenen spiegeln aber auch das teils tragikomische Aufeinanderprallen zweier Lebenswelten. Offenbar war die von Eltern und Ehemann »Luchen« genannte Else Behring keine dienende, im Haushalt still vor sich hin werkelnde Ehefrau, die als quasi unsichtbarer Geist dem bedeutenden Wissenschaftler den Rücken freihielt – so wie es wohl Behrings Schwester Emma bei dem Junggesellen gemacht hatte –, sondern eine Resonanz einfordernde Partnerin. Dass Wissenschaft und häuslicher Alltag aneinander angepasst werden mussten, dokumentieren Briefpassagen vom 10. Oktober und vom 28. Oktober 1897:

> Mein geliebtes Mütterchen!
> [...] Vorhin komme ich ins Schlafzimmer & wollte Emil bitten, seine Winter- resp. Sommersachen auszusuchen. Erst wollte er nicht. Schließlich sagte er ganz kläglich: »Ach, siehste, nun denke ich gerade an Tetanus, und da kommst du mit wollener Wäsche!« Na, da zog ich ab! [...]
> 1000 Küsse für Papa & dich. Luchen.

Am 28. Oktober heißt es:

> Mein einziges Mütterchen!
> [...] Denke mal, gestern hat Emil bis ½ 3 gearbeitet! Ich hatte um 11 gebadet & war zu Bett gegangen & war eingeschlafen. Um ½ 3 wache ich auf, und da ist er noch nicht da.
>
> Da habe ich ihn aber geholt & geschimpft. Es machte aber keinen Eindruck; er grinste mich ruhig an, & meinte, er sollte wohl seine Bücher im Schlaf schreiben.
>
> Heute ist seine 1. Vorlesung; Nebelthau & Hess haben sich schon angemeldet; wenn viele kommen, muß er sich natürlich sehr gut vorbereiten.

Weitere zu Beginn des Wintersemesters geschriebene Briefe zeigen, dass Emil zuhause arbeitete[79] und Else ihren Ehemann unterstützte, indem sie ein von ihm verfertigtes Manuskript mit der Schreibmaschine übertrug: »Vielleicht wird aus seinen jetzigen Arbeiten ein Buch; ich will anfangen das Manuskript abzuschreiben, mit der Schreibmaschine.«[80] Auch die Arbeiten in den Pferdeställen und die Serumgewinnung gehörten zum Alltag. Misserfolge wie der Tod eines Pferdes[81] fanden Eingang in die Korrespondenz.[82] Serumtechnische Praktiken wie »Blutabnahmen und Einspritzungen«[83] wurden unerschrockenen Gästen aus dem

Familienkreis vorgeführt: »Von hier ist nicht viel Neues zu schreiben; [...]. Abends spielen E. & ich regelmäßig Klavier. Heute Vormittag gehen wir ins Institut, weil [Cousine] Else gern mal sehen möchte, wie einem Pferde Blut abgelassen wird«.[84]

3.2.2. *Feine Unterschiede:* Das gesellschaftliche Leben

Ich bin neugierig, ob es sehr kleinstädtisch wird.
Else Behring an Elise Spinola, 22.11.1897

Die Gestaltung des Alltagslebens zwischen Teestunde, Tagesausflug und Tierstall war möglich, weil das Ehepaar über die erforderlichen finanziellen Mittel verfügte und nicht den Zwängen eines geregelten Acht-Stunden-Arbeitstages unterworfen war. Der privilegierte Status machte sich auch auf der gesellschaftlichen Ebene bemerkbar, so im Rahmen der sozialen Verpflichtungen, denen die Behrings als Mitglieder der Marburger Professorenschaft nachkommen mussten. Man lud Kollegen und den Repräsentanten der Universität zu sich ein und wurde eingeladen. Das Haus wurde zur Bühne, auf der man das eigene kulturelle, soziale und ökonomische Kapital präsentierte. Die Briefe Else Behrings geben einen Einblick in diese soziale Praxis, die auch der Abgrenzung vom Provinzleben diente. Der hauptstädtische Lebensstil entfaltete sich in vielfältiger Weise – über die gereichten Speisen, die Wohnungseinrichtung oder die Kleidung – und grenzte die Gastgeber von den Marburger »Banausen« ab.[85] Dass für Behring ausgewählte Speisen und die elegante Garderobe seiner Ehefrau als Mittel sozialer Distinktion wichtig waren, ist bemerkenswert. Else schreibt am 17. und vom 27. Oktober 1897 nach Berlin:

> Ich mache mich sehr fein; Jackenkleid von Jureit und meinen neuen Sammethut mit der Federboa. Ich finde es zu elegant für hier, aber E[mil] wollte es absolut, & schließlich geht Frau v. Blankensee, wenn auch nicht elegant, so doch stets verrückt & hübsch.[86]

> Ich hatte die schwarze Federboa umgenommen. Das sah furchtbar verrückt zu dem ganz weißen Kleid aus, aber sehr gut. Emil fand mich »großartig«.[87]

Nach einer Universitätsfeier, bei der der neue Rektor in sein Amt eingeführt wurde, dachten Mutter und Tochter rückblickend über angemessene Kleidung nach. Trug man in Berlin bei solchen Anlässen ausgeschnittene Garderobe, war dies in Marburg verpönt.

Du fragst mich, warum ich nicht ausgeschnitten ging? Frau v. Blankensee war die einzige und erste in Marburg, die ich ausgeschnitten gesehen. Ich habe mich erkundigt, selbst bei großen Diners bei Küsters etc., gehen sie bis an den Hals. Im übrigen ist das entschieden für die Mehrzahl klüger. Wenn ich mir die Hälse vorstelle! Die reine Knochenausstellung![88]

Es war selbstverständlich, dass weder Else noch Emil Behring Konfektionsware in Marburg kauften oder örtliche Schneider aufsuchten. Else Behring ließ sich entweder in Berlin bei der Modistin A. Staberey[89] ihre Garderobe umändern oder in Frankfurt bei Johann Christian Jureit nähen. Beider Namen tauchen in den Briefen sehr häufig auf. Bei Jureit, der nach internationalen Stationen in Marseille, Paris und London[90] im Frankfurter Adressbuch von 1897 als »Hoflieferant, Herren- u. Damenkleidermacher« mit einer Niederlassung in der Friedberger Landstraße 43 und einer Filiale am Rossmarkt eingetragen war, traf sich die bessere Gesellschaft und trug seine Modelle. Berühmt war er insbesondere für seine Kostüme und Reitdresses. »Mein Jureit-Kleid wird reizend«, schreibt Else am 29. September 1897 an ihre Mutter, und wenig später: »[…] ich glaube das Kleid sitzt vollendet«.[91] Schon die Anproben waren gesellschaftliche Ereignisse; in den Umkleideräumen kam es, wie in den Briefen zu lesen, zu erwünschten und unerwünschten Begegnungen mit Personen des gleichen Standes, man sah sich und wollte gesehen werden.[92]

Frankfurt, wohin die Behrings auch anlässlich ihrer Konzertbesuche und Zahnbehandlungen fuhren, erscheint bezüglich des gehobenen Angebots an Luxusartikeln als eine Stadt, die Berlin ebenbürtig war. Nach dem Termin beim amerikanischen »Zahnkünstler« Charles Adams[93] speiste man im *Hessischen Hof*, wo man nach einem Opern- oder Konzertbesuch auch nächtigte. Begegnungen mit internationalen Berühmtheiten waren erwünscht und wurden nach Berlin vermeldet. So kannte Emil Behring die in Frankfurt als *Mignon* in der gleichnamigen Oper auftretende schwedische Opernsängerin Sigrid Arnoldson nicht nur namentlich, sondern grüßte sie auf der Straße und schickte ihr nach ihrem Auftritt Blumen.[94]

Die Tochter ließ die Mutter also teilhaben an den nicht-alltäglichen glanzvollen Erlebnissen, aber auch an ihrem Kopfschütteln über Sitten und Gebräuche der Provinzuniversität. Die Hochschule verzeichnete 1896 und 1897 einige Neuankömmlinge aus der »besseren Gesellschaft«. Das ermöglichte es Else Behring, sich mit anderen Marburger Neubürgerinnen wie Elise Hulda von Borries,[95] Minna von Below[96] oder Nanny Hess zu verbünden und sich von den alteingesessenen Professorengattinnen abzugrenzen.

Nanny Hess, die Frau des Ophthalmologen Carl Hess,[97] war nur zwei Jahre älter als Else. Sie hatte ebenfalls erst vor kurzem geheiratet und brachte als in Leipzig Geborene das Flair der Großstadt mit. Auch mit der Industriellentochter Minna von Below, geborene Wiebel, fand sich eine gleichgesinnte, etwa zehn Jahre ältere

Städterin, mit der Else das Hobby des Klavierspielens vom Blatt teilte. Minnas Ehemann Georg Anton Hugo von Below, ein politisch konservativer Geschichtswissenschaftler,[98] hatte 1897 den Ruf auf die Professur für Geschichte angenommen, die junge Familie wohnte nur wenige Straßen von der gerade bezogenen Villa der Behrings entfernt in der Renthofstraße 17.[99] Die beiden Frauen trafen sich regelmäßig und spielten Mendelssohn und Opernouvertüren, aber auch Märsche von Schubert.[100] Man begegnete sich bei gesellschaftlichen Ereignissen in Marburg und saß bei Tisch zusammen. Schließlich entstammte die von Else wegen ihres Aussehens und ihres mondänen Geschmacks bewunderte Elsa von Blankensee[101] – im Bericht an die Mutter heißt es: »[Sie] sah wieder zum Anbeißen aus. Sie ist zu hübsch«[102] – der in Marburg ansässigen Offiziersfamilie Kleinhans. Die um ein Jahr ältere Elsa war mit dem preußischen Premierlieutenant Arthur von Blankensee verheiratet, der jedoch bereits 1898 verstarb. Elsa war eine emanzipierte, selbstbewusst auftretende Marburgerin mit eigenem Beruf: Vor dem Ersten Weltkrieg war sie eine bekannte Rezitatorin und leitete die Geschäftsstelle der Ferienkurse zur Fortbildung von Lehrerinnen und Lehrern des neusprachlichen Unterrichts. In dieser Funktion pflegte sie Kontakte zu Kursteilnehmern in Europa. Mit ihren vielfältigen Beziehungen bereicherte sie auch die Lebenswelt der Behrings.

Einen Gegensatz zu den Kontakten mit den weltoffenen, kultivierten jungen Professorengattinnen bildeten die Bastelkränzchen der anderen Marburger Damen. Deren Einladungen zu Tee und Handarbeit sorgten bei Else Behring für Bestürzung. Zur Vorbereitung eines vorweihnachtlichen Basars sollten Puppen in hessischer Tracht ausgestattet werden: »Absagen konnte ich unmöglich; aber daß ich Puppen anziehen soll, ist der reine Hohn! Mir schwant Unheil!«[103] Ihre Abneigung gegenüber derartigen Zusammenkünften teilte sie mit den jungen Kollegengattinnen.

Die Einladungen bei den Behrings nehmen in der Korrespondenz einen breiten Raum ein. Man gab Gesellschaften für bis zu zweiundzwanzig Gäste; sie präsentieren sich als gut durchdachte, perfekt organisierte Inszenierungen, wobei die Gastgeberin Erstaunliches leistete. Unterstützt wurde sie von der Köchin Sophie und von den »Mädchen«, manchmal auch von Servicepersonal des nahen *Hotels Ritter*, das bei großen Gesellschaften angemietet wurde. Der sich im beruflichen Umfeld so spröde zeigende Hausherr scheint sich bereitwillig auf seine Gastgeberrolle eingelassen zu haben. Else versorgte auch überraschend eintreffende Besucher wie den Bruder Adolf Spinola mit anspruchsvollen Speisefolgen.

> Ich hatte gerade eine Gänseleber im Haus, die Sophie sehr gut machte, leicht rosa gedünstet. Dann hatte ich aber nur noch Kalbskôtelettes, und kleine Mürbeteig-Tortelettes mit geschmortem Obst. […] heute Mittag hatten wir Sole au vin blanc, Hasen & Haselnußpudding. Ich sage dir! Emil & besonders Adolf haben gefressen.[104]

In der Regel kamen Gäste aus der Marburger Gesellschaft. Zu ihnen gehörten neben den Kollegen auch Offiziere mit und ohne Ehefrauen; besonders gerne gesehen waren Adlige wie die oben genannte elegante Elsa von Blankensee oder Minna von Below. Auch die Familie von Borries oder die Freiherren Schenk zu Schweinsberg[105] zählten zu den hofierten Besuchern. In den Briefen wurden die Menüs besprochen, und Elise Spinola schickte aus Berlin Speisen, die in Marburg nicht zu haben waren. In der Provinz sorgten Kaviar, Trüffeln (»An Trüffeln dachte ich, weil die Emil so gern ißt«), frische Ananas, Spargel oder ein besonderes »Confect«, das auch andere Gastgeberinnen bald in Berlin bestellen sollten, für Aufsehen.

Für ein Diner Anfang Dezember standen »Ochsenschwanzsuppe, Lammrücken, Forellen, […] ein Gericht wie Gänseleber, Caviar, oder Trüffeln, […] Schnecken, Spargel, Eis« auf dem Plan.[106] Serviert wurde auf Kristall und Silber, Geschenke aus dem Bestand der Familie. Der Blumenschmuck, etwa Chrysanthemen oder Veilchen im November, kam aus dem Gewächshaus, das Behring vor der Hochzeit hatte einrichten lassen. In den Briefen zählt Else »das entzückende Glas, das schöne Service, das feine Tischzeug, die chicen Körbe« auf, mit denen sie die Tischgesellschaften beeindrucken wollte.[107] Sie beschreibt den Bestand an Tischgläsern, die, wie in einem großbürgerlichen Haushalt die Regel, aus Wasser-, Weißwein-, niedrigen und hohen Rotwein-, Cognac-, Sherry- und Biergläsern bestanden und die perfekte Eindeckung des Esstisches möglich machten.[108]

Besondere Bewunderung durch die Gäste erfuhr neben dem »Liqueurtisch von Onkel Leo«, der mit Spirituosen aus Frankfurt bestückt wurde (»Cognac, Curacao, Chartreuse, Kirsch«), ein drei Meter breiter Gobelin, der sich zuvor im Besitz von Elise Spinola befunden hatte. Mehrfach wird er in den frühen Briefen erwähnt: »Dein Gobelin ist bereits eine Berühmtheit geworden; ich werde schon darauf hin angesprochen«, heißt es am 18. November 1897. Drei Tage später: »Vor deinem Gobelin waren sie, wie immer starr. Besonders Fr[au]. Hess.« Und am 23. November ist zu lesen: »Bei d[em] Gobelin sperren sie immer alle Mund, Nase & Ohren auf. – Er sieht aber auch zu schön aus; einfach großartig.«[109]

Weniger aufwändig gestaltete sich die Bewirtung, wenn Mitarbeiter aus dem Hygieneinstitut wie Wernicke oder Ransom zu Gast waren: »Du fragst mich, wo ich mein Dessert hernehme. Du mußt dir die ganze Sache nicht zu großartig vorstellen. Es sind […] meistens solche [Gäste,] an denen uns nichts liegt«, heißt es am 28. Oktober. Immerhin aber gab es eine aus Frankfurt georderte frische Ananas und »›Zimmetrollen‹ & Waffeln aus ›der‹ Conditorei Marburgs, die allerdings ganz gut ist.« Rangniedrigeren Fremden gegenüber, vor allem, wenn sie wie Taichi Kitashima aus dem Fernen Osten kamen, herrschte Zurückhaltung, manchmal sogar offene Fremdenfeindlichkeit:

> Am Dienstag früh kommen Laubenheimers mit Tochter.[110] Der Schwiegersohn [Hans Koeppe, UE] kommt noch & wir wollen um 3 essen. Ich habe noch Wernicke, Zincke & einen japanischen Dr. Kitashima eingeladen, der jetzt bei E.

unten im Institut arbeitet & von Kitasato empfohlen ist. Ich glaube, er kann noch nicht recht mit Messer & Gabel essen.[111]

Else Behrings frühe Briefe an die Mutter schildern das Leben in Marburg aus dem Blickwinkel einer lebensfrohen, bezüglich ihres sozialen Status' aber unreflektierten jungen Frau. Die Berichte bilden einen sozialen Raum ab, der durch das Ambiente des Hauses, besondere Speisen, ausgefallene Kleidung und einen exquisiten Schneider definiert wird. Eine doppelte Diskriminierung erfuhr der Nicht-Europäer Kitashima, der sich nach dem Dafürhalten der fremden Kulturen wenig aufgeschlossenen Hausherrin erst europäische Esstechniken aneignen sollte und durch seine japanische Begrüßungsgeste auffiel.[112]

Die aufgezeigten Praktiken der sozialen Differenzierung wurden von Else Behring umgesetzt und vom Ehemann gutgeheißen. Der Esstisch wurde nationalkonservativ in den Farben des Deutschen Reiches dekoriert (»Mein Tisch ist natürlich schwarz, weiß, rot gehalten«), das Arrangement gekrönt von der auf dem Stehpult drapierten Büste der deutschen Kaiserin.[113] Die den Gästen präsentierten materiellen Dinge des Lebens übermittelten soziale Botschaften, die über die Zugehörigkeit zu einer bestimmten sozialen Klasse Auskunft gaben, Privilegierte ein- und sozial unerwünschte Personenkreise ausschloss.[114] Für die Ausstattung sorgte Behring mit seinem durch den Kontrakt mit den *Farbwerken* in Höchst erwirtschafteten Jahreseinkommen in sechsstelliger Höhe, aber auch die aus vermögender Familie stammende Else. Sie brachte Lebensweisen und Dinge ein, die familiär tradiert einen kulturellen Wert darstellten. Die Zugehörigkeit zum Bildungsbürgertum und ihre Teilhabe an der Hochkultur wurde von den Behrings mit großer Selbstverständlichkeit präsentiert.[115]

In den Briefen grenzte sich Else Behring nicht nur von den hinterwäldlerischen Marburgern, sondern auch, im Ton herablassend, bisweilen abfällig, von Mitgliedern der Herkunftsfamilie Behrings ab. Emma Behring, die inzwischen mit dem Medizinprofessor Wilhelm Schumburg verheiratet worden war und ihr erstes Kind erwartete, gehörte zu weniger erwünschten Gästen.[116] Dass Else und Emil Behring zusammen vierhändig Klavier spielten, ist einer nochmaligen Erwähnung wert, demonstriert dies doch die von ihm erlangte kulturelle Ebenbürtigkeit mit seiner Ehefrau. Otto Heubner schilderte ihn in seinen Erinnerungen als »Kavalier mit vornehmer Attitüde«.[117] An Eleganz war Behring, das zeigen auch die erhaltenen privaten Fotos, in Haltung und Kleidung kaum zu überbieten.

In diesem Marburger Gefüge nahm Elise Spinola sowohl für ihre Tochter als auch für den Schwiegersohn eine wichtige Rolle ein. Für die Tochter verkörperte sie Herkunft und Heimat, stand ihr mit Rat und Tat bei und sorgte durch regelmäßige Paketsendungen für das Wohl der Familie und der Gäste. Die Luxus-Lieferungen aus der Hauptstadt waren identitätsbewahrend im Provinzleben[118] und auch Balsam gegen Elses Heimweh. Für Emil Behring war die nur fünf Jahre ältere Schwiegermutter ebenfalls eine geschätzte nährende Mutter, aber auch ebenbürtige Gesprächspartnerin und Beraterin bei allen Fragen der Karriere und der wirtschaftlichen Belange. Sie war ein gern gesehener Gast in Marburg und eine Gefährtin bei den Reisen nach Capri. Schließlich wurde sie während Behrings langem krankheitsbedingten Klinikaufenthalt in München als Gesellschafterin eine Stütze vor Ort und für die Tochter eine Entlastung. Elise Spinola, die nach dem Tod ihres Mannes[119] ein eigenes Haus in Sichtweite der Villa Behring bewohnte, wurde in die Marburger Gesellschaft integriert, von vielen geschätzt und mit dem Ehrentitel »Frau Geheimräthin« angesprochen.

Als junge Ehefrau konnte Else Behring ihre Mutter als Vorbild und Ratgeberin annehmen. Unangestrengt übernahm sie die Rolle der im öffentlichen Raum agierenden erwachsenen Frau, die von der Herkunftsfamilie übernommenen sozialen Praktiken verliehen ihr Selbstsicherheit und nach außen Reputation. Eine weitverbreitete Anekdote, wonach das Ehepaar Behring Bahnfahrten in getrennten Abteilen unternahm, da der Mann in der I., die Frau in der II. oder III. Klasse reiste, kann ins Reich der Phantasie verwiesen werden. Else Behrings Status und Selbstbewusstsein und Emil Behrings Achtung vor seiner Frau hätten diese Diskriminierung keinesfalls zugelassen.

Dies bestätigen auch die Erinnerungen des Bakteriologen Hans Much, der 1903 als Dreiundzwanzigjähriger Behrings Mitarbeiter im Schlossberglabor wurde. Er schildert, dass die Mitarbeiter im Sommer oft vom Institut zum »Dienst« auf den Tennisplatz der Behrings hinter der Villa »befohlen« wurden. »Es waren frohe Stunden, die eine lebensfrohe Frau, Berlinerin vom Scheitel bis zur Sohle und in der dumpfen Kleinstadt reichlich deplaciert, fröhlich und liebenswürdig dirigierte.«[120]

Durch die sich wandelnde Zusammensetzung der Marburger Professorenschaft und neue, auch überregionale Kontakte änderten sich auch die sozialen Beziehungen. Im Sommer 1898 zogen die Behrings in ihr Haus in der damaligen Roserstraße 7. In der von dem Marburger Chirurgen Wilhelm Roser erbauten Villa mit Blick aufs Landgrafenschloss wurden die sechs Söhne geboren, und hier starb Behring 1917. In Else Behrings späteren Briefen an die Mutter werden andere Personen wichtig, etwa die in unmittelbarer Nachbarschaft lebende Familie des Juristen Hubert Savels. Auch das private Gästebuch der Familie verzeichnet neue Namen. Zu ihnen gehörten die französischen Besucher aus dem Pariser *Institut Pasteur*. Deren Freundschaft versicherte sich Behring erneut während einer zweiwöchigen Auslandsreise nach Frankreich und Spanien im April 1898.

4. Auf dem Madrider Parkett: Behrings Reise mit Friedrich Löffler

Am 5. April 1898 verließ Behring Berlin, wo er seine im vierten Monat schwangere Ehefrau bei den Schwiegereltern zurückließ, um auf Wunsch des Ministeriums[121] am internationalen Kongress für Hygiene und Demographie in Madrid teilzunehmen.

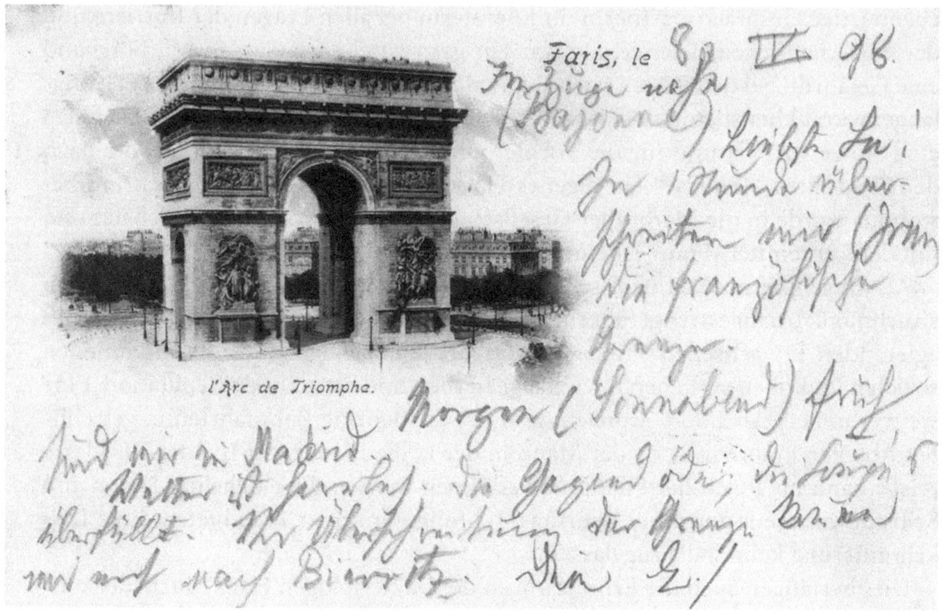

Abb. 45: »Liebste Lu! In 1 Stunde überschreiten wir [...] die französische Grenze. Morgen (Sonnabend) früh sind wir in Madrid.« Postkarte Behrings an Else Behring, seine »Lufrau«, 8. April 1898.

Die Entscheidung für die spanische Hauptstadt als Austragungsort der zum neunten Mal stattfindenden Zusammenkunft sollte, wie es rückblickend hieß, »die Hygieniker Spaniens in ihren Bestrebungen [...] unterstützen und durch Hinweis auf herrlich vollendete Werke anderer Nationen die dort begonnenen sanitären Arbeiten [...] fördern.«[122] Begleitet wurde Behring von dem Bakteriologen Friedrich Löffler.

Die Reise führte von Berlin über Paris, wo ein Zwischenstopp mit Besuchs- und Besichtigungsprogramm eingelegt wurde. Hier traf man sich mit Heubner, mit Roux, Metschnikoff und anderen Wissenschaftlern des *Institut Pasteur*.

Behrings tägliche Briefe und Postkarten an seine »Lufrau« nehmen Bezug auf die Sehenswürdigkeiten, die man bei der Hochzeitsreise gemeinsam besucht hatte, erwecken aber auch den Eindruck, dass er die Wiederbegegnung mit den Kollegen genoss. »Metschnikoff, Borell, Nocard etc reisen nach Madrid u. wollen dort wichtige Sache[n] vortragen«, schreibt er am 7. April. Am 9. April trafen die beiden Deutschen nach einer 34-stündigen Zugfahrt in überfüllten »Coupé's [sic]« in Madrid ein. »Paris ist schöner, aber ich will mit meinem Urtheil noch zurückhalten«,[123] so Behrings erster Eindruck bei der Fahrt durch die frühmorgendliche spanische Hauptstadt. Die Eröffnungsveranstaltung am 10. April wurde in feierlichem Rahmen begangen, Delegationen aus Großbritannien, Frankreich, Deutschland, Österreich, Belgien, Japan, Griechenland, Italien, Holland, den Vereinigten Staaten von Amerika, dem gerade von Spanien unabhängig gewordenen Mexiko, aus Norwegen, der Schweiz und der Türkei nahmen am Kongress teil.[124] Zur Eröffnung erschienen die Deutschen ordensgeschmückt in Frack oder Ausgehuniform, was einen britischen Kongressbeobachter dazu veranlasste, ihre Dekorationen als Tand *(»baubles«)* abzutun.[125]

Am Eröffnungstag wurde Behring mit dem Diplom des Ehrenpräsidenten der 2. Sektion ausgezeichnet,[126] am 11. April erfuhr er überraschend, dass er auf dem Kongress vortragen sollte. Beherzt griff er nicht auf sein Spezialgebiet, die Antitoxinbehandlung der Diphtherie, zurück, sondern sprach über die aktuellen, bisher unveröffentlichten Marburger Tuberkulosegiftforschungen.

> Da ich nichts Fertiges mitzutheilen habe, muss ich Einiges aus der Tuberkulosefrage zusammenstoppeln. Es wird wohl nichts Ordentliches werden, u. so leicht werde ich aus politischen und repräsentativen Gründen zu weiteren Reden [mich] nicht bewegen lassen; es ist mir zu unangenehm – das Reden bloß um zu reden![127]

Der Vortrag sei erfolgreich gewesen, meldet er seiner Familie einen Tag später.[128] Die Reaktionen der Anwesenden hätten gezeigt,

> daß ich auch in Madrid unter den Medicinern mich eines guten Rufes erfreue. Als ich meinen Vortrag »Über Tuberkulosegift« […] beginnen wollte, wurde ich von der zahlreichen Versammlung mit lebhaftem Applaus sofort empfangen, was keinem meiner Vorredner, weder Löffler noch Nocard, noch Borrel, noch Metschnikoff am gleichen Tage und Keinem am ersten Sitzungstage passirte.[129]

In seinem Referat würdigte Behring die Verdienste seines Lehrers Koch und betonte, dass dessen Tuberkulin trotz des Misserfolgs als Therapeutikum ein Meilenstein in der Bekämpfung der Tuberkulose sei. Nach dieser Pflichtübung grenzte er sich jedoch von Koch ab. Im Gegensatz zu Koch, der einen aktiven Impfstoff habe entwickeln wollen, hoffe er, ein auf dem Prinzip der Serumtherapie basierendes Heilmittel gegen die Krankheit zu finden.[130]

Trotz des gedrängten Kongressprogramms blieb noch Zeit fürs Theater und den Besuch eines Stierkampfes, den Behring als »unpassend für unsere Zeit« empfand und wegen der Grausamkeit gegen die Pferde ablehnte.[131] Dazu kamen Treffen mit Politikern wie dem deutschen Botschafter Joseph Maria von Radowitz. Dass die spanische Königin Maria Christina von Österreich, die ihren jungen Ehemann 1885 an die Tuberkulose verloren hatte,[132] ihnen Audienz gewährte,[133] drückte Anerkennung vor den wissenschaftlichen Leistungen Löfflers und Behrings aus und bildete den gesellschaftlichen Höhepunkt der Reise. Hinsichtlich des Zugewinns an wissenschaftlichem Renommee waren aber die Begegnungen mit den internationalen Kollegen wichtiger, zu denen der norwegische Bakteriologe Axel Holst gehörte. In vielen Gesten kam das Einverständnis mit den französischen Wissenschaftlern zum Ausdruck, das von dem britischen Beobachter als »*thoroughly welded together*« – wie zusammengeschweißt – beschrieben wurde.[134] Ein Zeichen der engen Kooperation war das Angebot Metschnikoffs, Behrings Madrider Vortrag für eine französische Zeitung zu übersetzen.[135]

Offenbar hatte die jüngere Bakteriologengeneration den Zwist zwischen Pasteur und Koch und damit auch die erhebliche wissenschaftliche Verstimmung zwischen Frankreich und Preußen beigelegt. Behring, der Vaterfreuden entgegensah, wählte Émile Roux als Paten seines ersten Sohnes Fritz und setzte damit ein Zeichen der binationalen Verständigung.[136] Metschnikoff und Roux reisten im Oktober 1898 nach Deutschland zur Taufe, wo man in der Behring-Villa auch »Fritze« Löffler begegnete.[137] Roux, der selbst keine Kinder hatte, erwies sich als rührend besorgter und aufmerksamer Patenonkel, der den ältesten Sohn der Behrings mit so außergewöhnlichen Gaben wie einem Praxinoskop[138] erfreute. Auch Metschnikoff kam die Ehre zuteil, für einen Sohn der Behrings das Patenamt zu übernehmen. 1906 wurde er der Patenonkel des Fünftgeborenen Emil Karl *Elie* und verfolgte dessen körperliche Entwicklung als »Immunmilchkind«.

5. »Wer wird an meine Haustür klopfen?«[139]

1897 war der inzwischen dreiundvierzigjährige Behring ein vielfach ausgezeichneter und international anerkannter Wissenschaftler, dessen Ruhm sich stetig vermehrte.[140] Die Heirat mit Else Spinola hatte den auch durch die ökonomischen Erfolge beförderten Aufstieg in eine höhere gesellschaftliche Klasse gefestigt. Mit Eintritt in das soziale Umfeld der Berliner Brauteltern standen nun auch dem Schwiegersohn die politischen und privaten Netzwerke der Spinolas zur Verfügung. Sowohl Elise wie auch Bernhard Spinola, der nach wie vor als Verwaltungsdirektor der *Charité* die Fäden in der Hand hielt, verfügten über direkte Verbindungen zu Althoff, was sich gerade für die von Behring forcierte Marburger Personalpolitik und die Wünsche nach finanzieller Förderung als nützlich erwies.

Die Vorteile der Eheschließung waren jedoch auch mit neuen Aufgaben und Verbindlichkeiten verknüpft. Als Haushaltsvorstand einer neu gegründeten Familie übernahm Behring die ökonomische Verantwortung für seine Ehefrau und die Kinder. Die zügig erfolgten Immobilienerwerbungen unterstreichen nicht nur seinen Wunsch, in Marburg dauerhaft sesshaft zu werden, sondern bildeten auch die Voraussetzungen für die Gründung einer größeren Familie, die in komfortablen Verhältnissen leben sollte.

MARBURG/LAHN
VILLA BEHRING
14/III 03
Die Geburt eines
gesunden Jungen
zeigen hocherfreut
an mit freundschaftl.
besten Grüßen von Haus zu Haus
EvBehring u. Frau

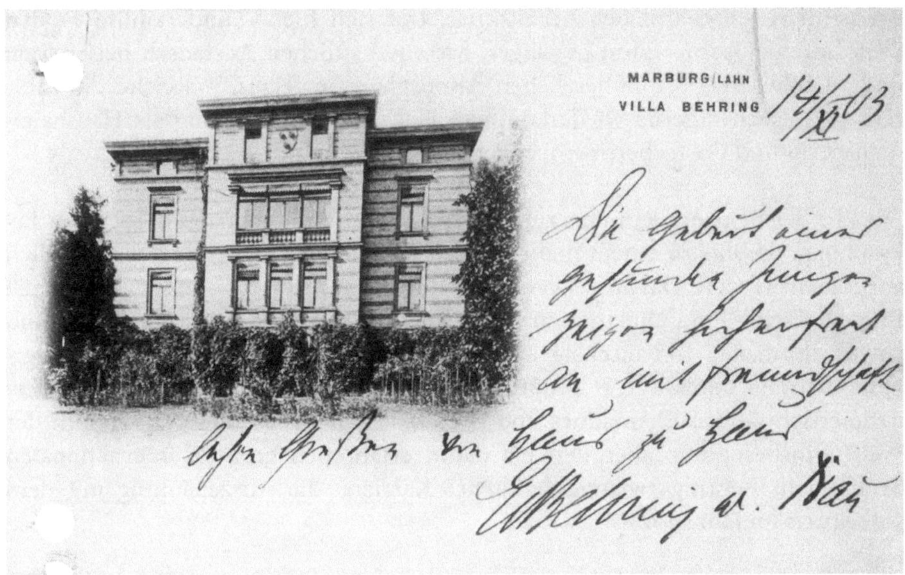

Abb. 46: Emil und Else von Behring an Familie Wernicke. Geburtsanzeige ihres dritten Sohnes Hans, geboren am 14. März 1903, mit Abbildung der Villa Behring.

Spätestens mit dem Kauf des Wohnhauses in der Roserstraße erhielt das bisher unruhig verlaufene Leben Behrings einen materiellen und emotionalen Anker. Die 1898 erworbene, äußerst repräsentative Villa im italienischen Stil bildete mehr als das Haus auf dem Schlossberg für die sich stetig vergrößernde Familie eine eigene Welt. Es war ein von Rosen umgrenzter Rückzugsort, dessen imponierendes Äußere Behring auch auf seinem privaten Briefpapier abdrucken ließ.[141] Noch heute erschließt sich die einstige Pracht des in hellem Backstein errichteten Gebäudes mit seinem in Buntglas gestalteten Windfang, obwohl es durch Umbauten und Begradigungen seinen Wintergarten und die schöne Rosenallee verloren hat.

Im Laufe der Jahrzehnte, auch noch nach Behrings Tod, wurden in der Villa große Feste begangen.[142] Die erste Familienfeier war die Taufe von Fritz Behring am 15. Oktober 1898, die dank der Anwesenheit der bekannten französischen Gäste von Erich Wernicke rückblickend als »ein wahres *Fête d'esprit*, eine Siegesfeier über die Diphtherie«, bezeichnet wurde.[143] Fünf weitere Taufen sollten folgen, auch Konfirmationen,[144] Abiturfeiern,[145] Verlobungen und Hochzeiten.[146] Wie aus den Gästebucheinträgen abzulesen, wurde das Haus zu einer Begegnungsstätte für die von auswärts anreisenden Familienmitglieder und für internationale Besucher, später auch Wohnort für »Dauergäste« aus der Familie, die in Marburg ihre Ausbildung absolvierten.[147] Auch das von Behring sehr geschätzte interdisziplinär zusammengesetzte »Biologische Kränzchen« Marburger Universitätsprofessoren, ein naturwissenschaftlicher Arbeitskreis, traf sich hier – und reihum in den Professorenhäusern – zum geselligen wissenschaftlichen Austausch bei Speisen und »Tischwein«.[148] Zur herzlichen Atmosphäre im Haus,[149] welche die zahlreichen Besucher gerne wiederkommen ließ, trug Else Behring als Haushaltsmanagerin und Gastgeberin erheblich bei.

Die Ehe der Behrings kann bis zum Ausbruch von Emil Behrings depressiver Erkrankung, die ihn zu einem mehrjährigen Klinikaufenthalt zwang, als glücklich angesehen werden. Davon zeugen nicht nur die sechs Söhne, sondern auch die Briefe an seine Frau, die auch in den späteren Ehejahren einen herzlichen und einvernehmlichen Ton anschlagen. Else Behring, brieflich als »Liebste beste allerbeste Lufrau« adressiert,[150] profitierte ihrerseits vom Wohlstand ihres unternehmerisch tätigen Ehemannes und genoss dessen wachsendes Ansehen in der Welt – insbesondere aber den bis dahin erfahrenen größten internationalen Triumph in Behrings wissenschaftlicher Karriere: die Auszeichnung mit dem Nobelpreis im Jahr 1901.

XII. Renommee und schwedische Kronen

Der Nobelpreis

1. »Mit freudigem Hurrah«

Geliebtestes Mütterchen!
Mal gleich mit der Thür ins Haus: Emil hat den Nobelpreis von 165000 Mark erhalten!!!!!

Was sagst du dazu? Emil bekam heut früh einen eingeschriebenen Brief. Er bat mich, ich sollte ihn mal ein bischen [sic] kneifen, ob es auch wahr ist. – Er hatte mit keinem Gedanken darauf gerechnet. Am 10. December wird er in Stockholm ausgegeben unter großem Trara und Emil hat versprochen ihn persönlich in Empfang zu nehmen und einen Vortrag zu halten. Hoffentlich begleite ich ihn nach Stockholm.

Bis dahin muss es aber noch geheim bleiben, auf ausdrücklichen Wunsch der Stockholmer Herren, also bitte sage es noch niemand. […]

Emil muß am 9. in Stockholm sein […]. Ob ich mit nach Stockholm gehe, ist noch nicht ganz sicher, Emil möchte es sehr gern. Er wird da natürlich sehr gefeiert werden. Es wird überhaupt ein Halloh geben. Von allen Seiten. […] –

Abgesehen vom Geld ist es eine kolossale Auszeichnung, da alle Nationen konkurrieren um den Preis. Emil freut sich ganz fabelhaft. Der Preis ist zum ersten Mal erteilt unter Mediziner [sic].

Else von Behring an Elise Spinola,
16. November 1901[1]

Am 16. November 1901 erhielt Behring die Nachricht vom Erhalt des Nobelpreises für Medizin oder Physiologie. Verständlicherweise sorgte der Brief in der Familie, die nach der Geburt des zweiten Sohnes Bernhard auf vier Personen angewachsen war, für Aufregung. Es musste geklärt werden, ob Else ihren Ehemann zur feierlichen Preisverleihung nach Schweden begleiten sollte, welche Garderobe zu diesem festlichen Anlass angemessen sei[2] und ob sich für sie die beschwerliche Reise nach Stockholm überhaupt lohne. Am Ende entschied sie sich für den Verbleib in Berlin, wo sie mit dem dreijährigen Fritz und dem einjährigen Bernhard bei der Mutter wohnen würde. »Die Reise dauert allein 3 Tage und ich glaube, ich würde in St[ockholm] sehr auf mich angewiesen sein, da E. sich kaum um mich bekümmern könnte«, schreibt sie an ihre Mutter.[3]

Schließlich kam Behring nicht mit seiner Ehefrau, sondern mit zwei anderen Preisträgern in Stockholm an. Der Nobelpreis für Physik war Wilhelm Konrad Röntgen zugesprochen worden, den für Chemie erhielt der in Berlin lehrende Niederländer Jacobus van t'Hoff. Mit diesen drei in Deutschland tätigen Universitätsprofessoren wurden nach dem Empfinden vieler nicht nur Einzelpersonen, sondern auch Deutschland als Wissenschaftlernation geehrt. Der durch die Auszeichnung erzeugte Dreiklang naturwissenschaftlicher Exzellenz war auch für den das deutsche Universitätswesen vertretenden Friedrich Althoff ein Akt von hoher Symbolkraft, in dem sich die Leistungsfähigkeit deutscher Hochschulen widerspiegelte.

Obwohl von schwedischer Seite Geheimhaltung gefordert wurde, teilte Behring dem väterlichen Freund und Förderer bereits am 16. November mit, dass der Direktor des königlichen Karolinska-Instituts und Präsident des Nobelkomitees, Karl Axel Hampus Mörner, ihn darüber informiert habe, dass, so Behring, »das Kgl. Karol. Institut beschlossen hat Ihnen einen Nobelpreis […] für Ihre Arbeiten über die Serumtherapie und deren Anwendung gegen die Diphtherie zuzuerkennen«.[4] Althoff reagierte, die offizielle Frist und Diskretion ebenfalls vernachlässigend, am 19. November mit einem kurzen Telegramm, das gleichwohl erkennen lässt, dass ihm die Bedeutung der Auszeichnung bewusst war: »Mit freudigem Hurrah sendet herzlichen Glückwunsch Althoff.«[5] Die auch für die Nation denkwürdige Tatsache der dreifachen Auszeichnung betonte die *Münchener Medizinische Wochenschrift* in ihrer 51. Ausgabe des Jahres 1901: »Dass die drei wissenschaftlichen Preise nach Deutschland kamen, wird jeden Deutschen mit Genugthuung erfüllen.«[6]

2. *»den största nytta«* – Alfred Nobels Vermächtnis

Am 27. November 1895 hatte der schwedische Industrielle Alfred Nobel sein Testament unterzeichnet. Das für viele Forschergenerationen so bedeutsam werdende Dokument war kurz, es umfasste nur vier handgeschriebene Seiten. Nobel legte darin fest, dass die Zinsen seines großen Vermögens, das er durch die Erfindung des Dynamits erwirtschaftet hatte, als Preisgeld verwendet und in fünf Teile aufgeteilt werden sollte. Die jährlich zu vergebende Geldsumme sollte den ausgewählten Personen überreicht werden, die im verflossenen Jahr der Menschheit den größten Nutzen gebracht haben *(»som under det förlupne året hafva gjort menskligheten den största nytta«).*[7] Nobel bestimmte fünf Kategorien, neben den drei naturbzw. lebenswissenschaftlich ausgerichteten Disziplinen Chemie, Physik und Medizin die belletristische Literatur, deren Autor ein auch in idealistischer, d.h. moralischer Hinsicht herausragendes literarisches Werk geschaffen haben sollte *(»det utmärktaste i idealisk rigtning«).* Der fünfte Preis schließlich war einem *»fredsförfäktare«*, einem Friedensaktivisten, zugedacht; es ist der heutige Friedensnobelpreis.[8]

Der zeitlebens unverheiratete Alfred Nobel starb kinderlos am 10. Dezember 1896 in seinem Haus in San Remo. Obwohl das Testament im Januar 1897 in den großen schwedischen Tageszeitungen veröffentlicht wurde, vergingen drei Jahre, bis 1900 die Nobelstiftung gegründet wurde, die in ihren Statuten festlegte, auf welche Weise Nobels letzter Wille bestmöglich umgesetzt werden konnte. Erst am 10. Dezember 1901, Nobels fünftem Todestag, wurden die Preise erstmals verliehen.[9]

Das von Nobel eingebrachte Kriterium des größten Nutzens für die Menschheit sorgt bis heute für Diskussionen, die sich im Spannungsfeld der beiden Pole Exzellenz in der Wissenschaft, also Grundlagenforschung, versus anwendungsbezogene Wissenschaft, also praxisbezogener unmittelbarer Nutzen, bewegen.[10] Auch Nobels zeitliche Eingrenzung schuf Probleme. »Im vergangenen Jahr« bedeutete streng genommen im Jahr 1900. Damit wären eigentlich so verdiente Mediziner wie Rudolf Virchow, Joseph Lister, Émile Roux oder auch Robert Koch aus dem Rennen gewesen; ihre Entdeckungen lagen schon viele Jahre, wenn nicht Jahrzehnte, zurück. Für ein Lebenswerk war der Preis ursprünglich nicht vorgesehen.

Der in den Statuten festgelegte Entscheidungsfindungsprozess war und ist komplex und muss mehrere Stufen durchlaufen. Die Vergabe des Nobelpreises für Physiologie oder Medizin unterstand, wie in Nobels Testament festgelegt, dem Karolinska-Institut in Stockhom. Die Aufgabe wurde ursprünglich vom gesamten Professorenkollegium wahrgenommen, das 1901 aus neunzehn Mitgliedern bestand. Um die praktische Arbeit kümmerte sich ein Nobelkomitee aus drei Mitgliedern, von denen eines der Präsident des Karolinska-Instituts war, der zugleich dem Komitee vorstand.[11] Bis heute werden Gruppen und Einzelpersonen aus Skandinavien und dem Ausland eingeladen Vorschläge einzureichen, die in Fachgremien begutachtet werden, welche dann eine engere Auswahl treffen.[12] Das breite Spektrum der Votierenden – darunter sämtliche skandinavische Medizinprofessoren, ausgewählte medizinische Fakultäten, wissenschaftliche Gesellschaften und seit 1902 ehemalige Nobelpreisträger – führte und führt naturgemäß zu einer großen Diversität der Vorschläge, bei denen sich auch persönliche Sympathien wiederfinden können. Je nach Perspektive und eigener Fachrichtung lädt das Kriterium des »größten Nutzens« zu abweichenden Interpretationen ein.

Dass auch nationale Interessen nicht ausgeschlossen werden konnten, zeigen die Beispiele der Nominierungen für Iwan Pawlow und Santiago Ramón y Cajal.[13] Während der eine überwiegend von den Mitgliedern seines eigenen Petersburger Instituts vorgeschlagen wurde,[14] votierten für den andern vor allem die Madrider Kollegen.

Schließlich kamen neunzehn Kandidaten in die engere Auswahl. Unter den ganz bekannten Namen fanden sich so unterschiedliche Forscherpersönlichkeiten wie der dänische Tierarzt und Tuberkuloseforscher Bernhard Laurits Bang, der achtzigjährige Rudolf Virchow oder Robert Koch.[15] Das auch noch 1901 auf der Seuchenbekämpfung und -prophylaxe liegende Gewicht bildet sich in den Nominierungen für gleich drei Malariaforscher, nämlich Ronald Ross, Patrick Manson und Alphonse Laveran,[16] ab.

Pawlow, der bekanntlich über die Physiologie der Verdauung geforscht hatte, schaffte es trotz der fragwürdigen Nominierungen aus dem eigenen Institut auf die nochmals komprimierte Auswahlliste, die er sich mit Ross und dem Dänen Niels Ryberg Finsen teilte. Letzterer hatte eine Lichttherapie gegen *Lupus vulgaris* bzw. *L. erythematodes* entwickelt. Behring stand nicht auf dieser Liste. Seine im Sinne Nobels unbestritten preiswürdige Leistung konnte wegen des Kriteriums der verstrichenen großen Zeitspanne[17] nicht ausgezeichnet werden, was auch auf Roux' Diphtheriearbeiten zutraf.

Das Blatt wendete sich zugunsten Behrings, als im Nobelkomitee keine Einigung hinsichtlich eines der drei genannten Kandidaten erzielt werden konnte. Eine Dreiteilung des Preises, der erstmals vergeben werden sollte, kam wegen der fehlenden inhaltlichen Gemeinsamkeiten der Forschungsschwerpunkte, vor allem aber aus Gründen der symbolischen Aussagekraft nicht in Frage. Schließlich bestand die Herausforderung auch darin, *den* repräsentativen Preisträger für einen neuen internationalen und hochdotierten Preis zu finden, einen Preisträger, dessen Forschungen von großer Relevanz und darüber hinaus auch von öffentlicher Strahlkraft sein sollten.

Da das Komitee eine einvernehmliche Lösung finden musste, kam Behring wieder ins Spiel.[18] Seine Forschungsresultate waren konsensfähig und unbestritten preiswürdig,[19] eine breite Akzeptanz in der Öffentlichkeit war zu erwarten, zumal sein Name auch außerhalb der *Medical Community* bekannt war. Ähnliches konnte man schwerlich über Pawlow, Ross oder Finsen sagen.[20]

3. Heilprinzip und Heilerfolg – die Stimmen für Behring

Für Behring hatten dreizehn Personen gestimmt. Die Voten kamen aus der Schweiz, aus Norwegen, Ungarn und den Niederlanden.[21] Im Gegensatz zu denen der Mitkandidaten speisten sie sich nicht aus nationalen oder regionalen Verbünden, sondern aus den mitteleuropäischen und skandinavischen Netzwerken. Behrings Kongressvorträge hatten ihn als Akteur auf der internationalen Bühne bekannt gemacht, und die rege Publikationstätigkeit sorgte dafür, dass seine Arbeit medial präsent war.

Die Wissenschaftler, die Behring nominierten, waren als Bakteriologen oder praktische Mediziner seuchenprophylaktisch tätig, forschten über Heilmittel oder betreuten im ärztlichen Alltag Patienten, die an einer schweren Infektionskrankheit litten. So kamen die beiden norwegischen Voten von einem Pharmakologen und einem Bakteriologen. Der Bakteriologe Axel Holst hatte in Deutschland studiert und wie viele Skandinavier auf Deutsch publiziert.[22] Wahrscheinlich waren sich Behring und er 1898 während des Internationalen Hygienekongresses in Madrid begegnet. Der Pharmakologe Poul Edvard Poulsson[23] war wie Holst Mitglied der medizinischen Fakultät der Universität von Kristiania (heute Oslo). Beider Argument bündelt sich in dem Schlagwort »Antidifteriserum« (Holst) bzw. »Difteriserum« (Poulsson), das sie in ihren Voten für *»den största medicinske opdagelse i de siste 10 år«* – die größte Erfindung der letzten zehn Jahre – hielten.[24]

Der ungarische Internist und Pharmakologe Arpad de Bókay[25] begründete seine Nominierung mit Hinweis auf das Antitoxin als neuem Therapieprinzip. Die Antitoxintherapie klassifizierte er als die wichtigste Entdeckung der zeitgenössischen Medizin; mit ihr werde eine neue Ära medizinischer Forschung eröffnet.[26] Bókay war der Bruder des Budapester Pädiaters Janós Bókay, der 1894 auf Vermittlung Behrings von den *Farbwerken* in Höchst Heilserum erhalten hatte, das in dem von ihm geleiteten Stefani-Kinderspital zur Anwendung kam.[27] Dass es einen Zusammenhang zwischen den überzeugenden praktischen Erfahrungen Janós Bókays – er behandelte von September 1894 bis Januar 1895 120 an Diphtherie erkrankte Kinder, worüber er am 9. Februar 1895 in der Sitzung des Budapester königlichen Ärztevereins berichtete –[28] und dem Vorschlag Arpad de Bókays gegeben hat, ist wahrscheinlich. Ungarn hatte 1891 eine schwere Diphtherieepidemie durchlebt, während der – wie auch Londoner Zeitungen berichteten – in manchen Dörfern sämtliche Kinder erkrankten und starben.[29] Der nachweisliche Erfolg des Behring'schen Serums war ein überzeugendes Argument zugunsten des Kandidaten, auch wenn sich Arpad de Bókays Votum inhaltlich nicht in erster Linie auf das Diphtherieheilserum, sondern auf die Entdeckung des Antitoxinprinzips bezog.

Auch bei der aus dem holländischen Leiden eintreffenden Gruppennominierung können die beteiligten Akteure seuchenhygienischen und bakteriologischen Netzwerken zugeordnet werden.[30] Unter Leitung des damaligen Rektors der Universität Leiden, Jan Egens van Iterson,[31] stimmten neun niederländische Hochschullehrer und Kliniker für Behring.[32] Auch der Chirurg Iterson kannte die Diphtherie aus seinem Berufsalltag; die Krankheit war in Leiden seit 1882 endemisch.[33] Das rasch einsetzende Symptom der Atemnot bei den kleinen Patientinnen und Patienten behandelte Iterson klassisch mit Luftröhrenschnitt, er entwickelte aber auch eine spezielle Hakenpinzette zur Entfernung der Pseudomembranen.[34] 1894 wurde im Leidener Krankenhaus die Serumbehandlung eingeführt, die Sterblichkeit an Diphtherie sank von ehemals 80 bis 90 Prozent auf 35 Prozent. Ausgehend von diesen Zahlen ist es nicht erstaunlich, dass sich gerade die holländischen Nominierenden in ihrer Begründung auf das nach ihrer Meinung unwiderlegbare Argument der Statistik stützten und mit ihren klaren Formulierungen auch dem Nobelkomitee wichtige Gründe für die Auszeichnung Behrings lieferten.

> Ce n'est que dans les derniers temps que les statistiques, indiquant les resultats de la Séro-therapie antidiphtherique ont prouvé d'une façon indiscutable que la découverte du prof. Behring est d'une valeur incalculable pour l'humanité.
>
> Nous ne connaisons – aucune découverte dont les resultats salutaires seraient, même de loin, comparables aux resultats de la découverte du prof. Behring.
>
> C'est ainsi en pleine confiance que nous venons désigner M. le prof. Behring pour le prix Nobel.[35]

Noch am ehesten kann dem in Bern lehrenden pathologischen Anatomen Theodor Langhans eine regionale Verbundenheit mit Behring unterstellt werden: Er war gebürtiger Hesse und kannte Marburg, wo er sich 1867 mit einer Schrift über die Übertragbarkeit der Tuberkulose habilitiert hatte[36] und daraufhin einige Jahre als Privatdozent an der Universität angestellt war. In seiner Nominierung einer Forschergruppe schlug er neben dem Marburger Behring den Berliner Robert Koch als Nummer 1 und Paul Ehrlich als Nummer 3 vor. Sein Nominierungsvorschlag zielt jedoch explizit auf Behrings Forschungsgebiet. In der Übertragung ins Schwedische lautet er: »*Upptäckt af serumterapien mot difteri*«, Entdeckung der Serumtherapie gegen die Diphtherie.[37]

Das vorerst letzte Wort im Nominierungsprozess hatte der kleine Kreis des medizinischen Nobelkomitees, der sich im ersten Jahr aus sechs Mitgliedern zusammensetzte, denen der Bakteriologe Ernst Almquist[38] und der Inhaber des Lehrstuhls für Pathologische Anatomie, Carl Sundberg, vorstanden.[39] Obwohl Almquist gemäß der Archivunterlagen für den Malariaforscher Ross gestimmt haben soll,[40] kann gerade er dem international vernetzten bakteriologischen Denkkollektiv zugeordnet werden. Er hatte, unter anderem im *Jahrbuch für Kinderheilkunde*, auf Deutsch über Diphtherie und Croup publiziert,[41] und er war 1894 beim Budapester Hygiene-Kongress als Vertreter Schwedens Mitglied der dort tagenden Diphtherie-Kommission gewesen,[42] wo Roux und Heubner Behrings Erfolge präsentiert hatten. In seinem kurzen, in seiner Eigenschaft als einer der beiden Vorsitzenden des Nobelkomitees verfassten Abschlussbericht über die Serumtherapie – interessanterweise wurde hierbei das Verfahren und nicht die Person Behring begutachtet –, führte Almquist neben Behring Kitasato, Koch und Roux als die wesentlichen Protagonisten auf. Es ist nicht auszuschließen, dass er bei der nicht schriftlich dokumentierten[43] abschließenden Nominierung für Behring votierte.

Der abschließende Findungsprozess lässt wegen der Geheimhaltung Raum für Spekulationen. Es kann zunächst festgehalten werden, dass die zeitliche Vorgabe umgangen wurde. Möglicherweise waren es die von den Nominierenden vorgebrachten Argumente, welche die Findungskommission letztendlich überzeugten.[44] Deren Begründungen zielten einerseits auf das neue Heil*prinzip*, d.h. eine sich auf dem Feld der Theorie bewegende Forscherleistung, andererseits auf den praktischen *Heil*erfolg auf der Ebene ärztlichen Handelns. Damit hatten auch die Leidener mit Hinweis auf die statistische Evidenz argumentiert.

Der auf Schwedisch verfasste Text der Nobelpreisurkunde präsentiert folgerichtig beides: das Heilprinzip und den Erfolg der Serumtherapie. Dieses Wort ist im Text mit roter Farbe besonders hervorgehoben.

Wie auf der Urkunde zu lesen erhielt Behring den Preis

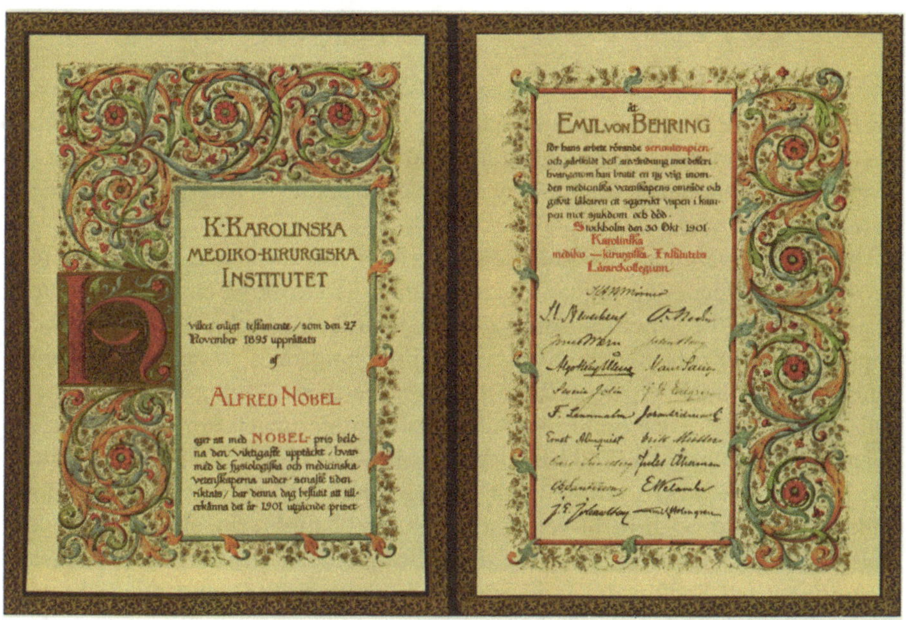

Abb. 47: Die Nobelpreisurkunde für Emil von Behring.

> […] för hans arbete rörande *serumterapien* och särskildt dess användning mot difteri hvarigenom han brutit en ny väg inom den medicinska vetenskapens område och gifvit läkaren ett segerrikt vapen i kampen mot sjukdom och död.
> Stockholm den 30 Okt 1901
> Karolinska mediko-kirurgiska Institutens Lärarekollegium[45]

Die erfolgreiche Anwendung *(»användning mot difteri«)* eines Verfahrens am Krankenbett bedeutete eine richtungsweisende Neuerung, die aufgrund der Heilerfolge auch im ärztlichen Alltag überzeugte. Wie die Beispiele aus Leiden und aus Ungarn zeigten, war die Diphtherie vor der Einführung der Serumtherapie in den mitteleuropäischen Kinderkliniken eine allzeit präsente Kinderkrankheit, deren Verlauf und Ende auch hartgesottenes Heil- und Pflegepersonal emotional erschütterte.[46] Mit der Blutserumtherapie, die als Verfahren ein neues Heil*prinzip* in die Medizin einführte, öffnete Behring »der medizinischen Wissenschaft einen neuen Weg *(»en ny väg inom den medicinska vetenskapens«)*[47] und reichte damit der Ärzteschaft eine – in der militaristischen Sprache der Zeit –»siegreiche Waffe im Kampf gegen Krankheit und Tod«.

4. Preiswürdigkeit: Einzel- oder Gruppenleistung

Wie dargestellt,[48] war die Erforschung des Bakterientoxins bis hin zur industriellen Fertigung des Diphtherieimpfstoffes ein Gemeinschaftsprojekt, bei dem nicht nur einzelne Forscherpersönlichkeiten, sondern auch zwei Institutionen – Kochs Hygieneinstitut in Berlin und das Pariser Pasteur-Institut – federführend beteiligt waren.

Die enge Verzahnung der Abläufe im Berliner Institut macht den Nobelpreisvorschlag von Theodor Langhans, nämlich die Auszeichnung einer Dreiergruppe bestehend aus Koch, Behring und Ehrlich, plausibel. Langhans würdigte damit implizit sowohl Kochs Bedeutung als Mentor der jüngeren Berliner Bakteriologengeneration als auch Ehrlichs Rolle bei der Wertbestimmung des Diphtherieheilserums. Doch Koch hatte 1901 nur vier Nominierungen erhalten, neben der Langhans'schen eine von Emil Kraepelin, Alwin von Coler und Elias Metschnikoff, Ehrlich nur eine. Kochs größte Erfolge lagen schon weit zurück, und der Tuberkulinskandal war noch nicht vergessen. Behrings bahnbrechende Leistung kann dagegen, wenn man den Zeitpunkt des weltweiten Einsatzes seines Diphtherieheilmittels nach Beginn der industriellen Produktion in Höchst als Richtgröße annimmt, auf das Jahr 1894 datiert werden, und die positiven Resultate wirkten noch bis in das Jahr 1901.

In der Retrospektive scheint sich eine Doppelauszeichnung Behring–Kitasato geradezu aufzudrängen. Die beiden Wissenschaftler hatten in Berlin zusammengearbeitet und den epochemachenden Aufsatz *Ueber das Zustandekommen der Diphtherie-Immunität und der Tetanus-Immunität bei Thieren* gemeinsam publiziert. Doch tatsächlich nahmen nur die Leidener Nominatoren auf den 1890 erschienenen Aufsatz explizit Bezug.[49] Und der Einzige, der Kitasato namentlich vorgeschlagen hatte, war Bókay, und dies nicht mit Hinweis auf die Diphtherie-, sondern die Antitoxinforschung.

Auf die von Behring formulierten Prioritätsansprüche, die er in seinen Aufsätzen öffentlichkeitswirksam verbreitete, wurde bereits hingewiesen; Behrings Hauptargument war Kitasatos Forschungsschwerpunkt Tetanus.[50] Seitens des Stockholmer Nobelkomitees gab es auch politische Gründe, die Kitasatos Chancen auf einen Nobelpreis erheblich schmälerten. Nach James R. Bartholomew[51] war es für potentielle Nobelpreiskandidaten von Anfang an extrem wichtig, dem wissenschaftlichen *Mainstream* anzugehören, dessen Mitgliedschaft sich durch Arbeiten am richtigen Ort, der Beherrschung der richtigen Sprache und dem Besitz der richtigen Beziehungen *(location, language, personal connections)* auszeichne.[52] Diese Bedingungen erfüllte Kitasato während seiner Zeit in Berlin: Er arbeitete sieben Jahre lang an einem der bedeutendsten wissenschaftlichen Zentren weltweit, publizierte in der damaligen Wissenschaftssprache Deutsch und erfuhr als Mitarbeiter Kochs Förderung und Kontaktmöglichkeiten zu anderen Bakteriologen. Möglicherweise – so Bartholomew – war seine Rückkehr nach Tokio im

Jahr 1892 und damit das Ausscheiden aus der europäischen Einflusssphäre ein Grund, den Japaner innerhalb des europäisch geprägten Feldes der Nominierenden und Nominierten nicht (mehr) zu berücksichtigen.[53] Vorschläge aus der japanischen Wissenschaftlergemeinschaft waren 1901 noch nicht möglich. Erst 1907[54] erhielten japanische Wissenschaftler die Einladung aus Stockholm, Kandidaten für den Physiologie- bzw. Medizinpreis vorzuschlagen.

Der dreiseitige Diphtheriebericht des engeren Nobelkomitees brachte einen anderen, weitaus gewichtigeren Namen ins Spiel: Émile Roux. Die Doppelauszeichnung Behring–Roux hätte nicht nur einen verdienten französischen Forscher geehrt, sondern auch die sich gegenseitig befruchtende Forscherleistung. Durch die Zusammenführung der französischen und deutschen Erfolge in einen geteilten Preis wäre diese Doppelspitze ein bi-nationaler Coup gewesen: eine nachträgliche Würdigung der Koch- und der Pasteur-Schule, deren Vertreter Roux in der Nachfolge Pasteurs war, und auch ein politisches Signal, das den Graben zwischen Koch und Pasteur geschlossen hätte. Der später oft nominierte, aber niemals ausgezeichnete Roux[55] wurde 1901 jedoch nur von einer Person, nämlich dem Budapester Anatomen Lajos von Thannhoffer, gemeinsam mit Alexandre Yersin, vorgeschlagen.

5. »Fürwahr, ein großer Mann!« – Behring als Preisträger

Doch war eine Doppel- oder gar Dreifachauszeichnung überhaupt gewollt? War nicht gerade Behring das Gesicht und der Name des neuen Heilmittels? Nach Meinung der *Berliner Morgenpost* war das der Fall. Die Zeitung setzte in ihrer Ausgabe vom 11. Dezember 1901 die Portraits der Nobelpreisträger samt Stifter auf die Titelseite und kommentierte die vom Komitee getroffene Auswahl. Über Behring schrieb sie:

> Fürwahr, ein großer Mann! Seine Entdeckung des Diphtherie-Heilserums hat schon Tausende von Kindern gerettet, und Behrings gewaltige Arbeitskraft bei verhältnismäßiger Jugend läßt noch weitere herrliche Leistungen erwarten. Hat er doch noch nicht die Fünfzig erreicht.[56]

Es gibt zahlreiche inhaltliche und – im Hinblick auf die angestrebte Popularisierung des Preises – psychologische Gründe, die für Behring und nicht für die Gruppennominierung sprachen. Zunächst war es natürlich seine wissenschaftliche Leistung, die sowohl die Theoretiker als auch die Praktiker im Auswahlgremium überzeugen konnte. Behring war nicht zuletzt durch das Diphtherieheilserum eine sowohl im Fachpublikum als auch in der Öffentlichkeit bekannte Person. Zahlenmäßig lag er dreizehn Stimmen gegen jeweils eine Stimme im Ranking der Diphtherieforscher vorne.

Von 1890 bis 1900 waren allein 56 Zeitschriftenartikel und Buchbeiträge zu den Themenfeldern Diphtheriebehandlung, Blutserum und Immunität erschienen, bei denen Behring entweder als alleiniger Verfasser oder als Co-Autor verantwortlich zeichnete. In den populären Medien war er als liebevoll karikierter Serumapotheker vertreten, ganzseitige Abbildungen der Pferdeimmunisierung und der Serumbehandlung im Krankenhaus fanden sich in der Berliner *Illustrirten Welt*,[57] und das Diphtherieheilmittel im Fläschchen mutierte sogar, wie gezeigt wurde, zum Dingsymbol eines Unterhaltungsromans.[58] Im Frühjahr 1901 nahm Alwin von Coler schließlich Behrings Werk *Diphtherie: Begriffsbestimmung, Zustandekommen, Erkennung und Verhütung* in seine ambitionierte Reihe *Bibliothek von Coler* auf, wodurch der Diphtherieforscher auch im Jahr der Nobelpreisentscheidung nachdrücklich ins Gedächtnis der Fachwelt rückte. Dank dieser enormen medialen Präsenz war Behring in seinem Forschungskontext, um mit Ludwik Fleck zu sprechen, der »Fahnenträger der Entdeckung«.[59]

Doch mehr noch als die in den Netzwerken sichtbar agierende Person war Behrings Name als Warenname bekannt. Er war eingeschrieben in den Markennamen des Diphtherieheilserums,[60] über das Ende des 19. Jahrhunderts sogar in nicht-europäischen Tageszeitungen wie der neuseeländischen *North Otago Times* berichtet wurde.[61] Im Verbund der europäischen Immunologen nahm Behring tatsächlich eine Schlüsselposition ein, die ihn zum herausragenden Individuum oder, wie es in der *Berliner Morgenpost* hieß, zum »großen Mann« machte und damit zur »zentrale[n] Verkörperung von exzellierender Individualität«.[62]

Bei der Nobelpreisvergabe von 1901 hatte sich also, so kann man resümieren, das heroisierende Prinzip durchgesetzt, der Einzelne zu Ungunsten des wissenschaftlichen Kollektivs, wie es Michael Gamper für den ›großen Mann‹ des 19. Jahrhunderts aufgezeigt hat.[63]

6. Tage in Stockholm

Am 9. Dezember waren die Preisträger mit dem Zug aus Deutschland angereist und wohnten im Grand Hotel am Stockholmsström. Die Preisverleihung fand am 10. Dezember, Nobels Todestag, im großen Saal der Königlich-schwedischen Musikakademie in Stockholm statt. Die Zeremonie begann um sieben Uhr abends.[64] Mit Ausnahme König Oskars II., der aus politischen Gründen in die norwegische Hauptstadt reisen musste, waren auch die Mitglieder der königlichen Familie anwesend, darunter Kronprinz Gustav und Prinz Eugen. Der Saal war festlich geschmückt, die Menschen dem Anlass entsprechend gekleidet und die Veranstaltung durch Musikbeiträge des königlichen Orchesters gerahmt. Der damals zwanzigjährige Medizinstudent Folke Henschen,[65] der die Festlichkeiten begleiten durfte, erinnert sich an die Preisträger und den feierlichen Akt der Preisvergabe:

> Zuerst kam der stattliche Deutsche Wilhelm Conrad von Röntgen mit seinem großen dunklen Professorenbart, dann der lächelnde, blonde, glatt rasierte Holländer Jakobus Hendricus van t'Hoff, gefolgt von dem eleganten deutschen Medizinnobelpreisträger Emil Adolf von Behring. [...]
>
> Zuletzt begann die eigentliche Überreichung der Preise. Im Hinblick auf den wissenschaftlichen Charakter der Preise wurde die Verleihung von Vertretern der beiden Institute übernommen, die die Preisträger auswählten [...]. So gab der ehemalige Generaldirektor der Nationalarchive, C.T. Odhner, Vorsitzender der Akademie der Wissenschaften, einen Überblick, wie der Physikpreisträger Röntgen die nach ihm benannte Strahlung entdeckte. Ebenso sprach er über den Chemiepreisträger van t'Hoff, dessen Entdeckungen in den Bereich des osmotischen Druckes und der chemischen Dynamik gehören [...]. Nach jeder Stellungnahme stieg er vom Podium herunter und führte den jeweiligen Gewinner nach vorne, damit dieser seine Urkunde und seine Medaille aus der Hand des Kronprinzen empfangen konnte.
>
> Danach kam der Präsident des Karolinska-Institutes, Professor Graf Karl Mörner, zum Pult und beschrieb Behrings Entdeckung des Diphtherie-Serums, woraufhin Behring seinen Preis in der gleichen Weise entgegennahm.[66]

Nach dem Festakt fand im Grand Hotel ein festliches Bankett statt, bei dem neben dem obligatorischen Hors d'œuvre ein Fischgericht, gefolgt von Rinderfilet und gebratenem Moorhuhn und zum Abschluss »*pâtisserie*« serviert wurden. Insgesamt herrschte »eine glänzende Stimmung«, so Henschen. Toasts wurden ausgesprochen, der Alkohol floss, neben Niersteiner Wein, Jahrgang 1897, wurden auch ein Château Abbé Gorsse von 1881, zwei Sorten Champagner und zum Abschluss Sherry gereicht.[67]

Persönliche Berichte über die Geschehnisse aus Behrings Feder sind spärlich. Briefe oder Postkarten an seine Ehefrau sind nicht erhalten, der Schwiegermutter teilte er aber die genaue Höhe des Preisgeldes mit (»169.513 Mark«)[68] und klagte über körperliche Beeinträchtigungen am Tag der Nobelpreisrede.[69] Am Tag darauf stattete er dem Präsidenten des Nobelkomitees, Karl Mörner, »der sich so unglaublich viel Mühe mit mir gegeben hat«, einen Abendbesuch ab, nachdem er das Frühstück mit dem deutschen Gesandten in Stockholm, Graf Kasimir von Leyden, eingenommen hatte.[70] Eine Begegnung mit der königlichen Familie außerhalb der offiziellen Preisverleihung ist nicht überliefert. Eine Einladung auf informeller Ebene wäre jedoch denkbar gewesen, weil die Ehefrau von König Oskar II., Sophia von Nassau, eine Deutsche war und Oskar selbst Deutschland und insbesondere Otto von Bismarck bewunderte[71] – diese Vorliebe hätte Behring mit dem König geteilt.[72]

Über den weiteren Verlauf der Tage in Stockholm, Behrings Eindrücke von Schweden und seiner Hauptstadt, etwaige Gespräche mit den beiden anderen Preisträgern, von Theaterbesuchen oder ähnlichem gibt es keine Zeugnisse. Vielleicht erlebte Behring die Stadt im Norden Europas anders als Paris und Madrid als wenig einladend, vielleicht fehlten ihm die vertrauten Reisebegleiter? Stockholm ist kalt und dunkel im Winter und versprüht wenig von dem Charme der Sommermonate, wo es zurecht als Venedig des Nordens bezeichnet wird. Gemäß der Mitteilungen vom 12. Dezember plante Behring zunächst, bis zu den Weihnachtstagen in Schweden zu bleiben und bei der Rückreise einen Abstecher nach Kopenhagen zu machen.[73] Vielleicht kam es wegen einer Erkrankung seiner Schwiegermutter[74] zu einer Änderung der ursprünglichen Reisepläne. Behring war schon vor Weihnachten zurück in Berlin, wo er in einem längeren Brief an Erich Wernicke in zwei Worten die »Stockholmer Reisestrapazen« erwähnte und dann von seiner Sehnsucht nach »Marburger Ruhe u. stille[r] Arbeit« schrieb. Dass er am Tag vor der Nobelpreisrede das Bett hüten musste, wie er seiner Schwiegermutter schilderte, und dass er den Vortrag »in rheumatisch u. auch fast unangenehm afficirtem körperlichem Zustand« habe halten müssen,[75] lässt vermuten, dass er sich in einer angespannten Verfassung befand. Die physische und psychische Anstrengung wurde sicherlich nicht nur durch die weite Reise mit Bahn und Schiff ausgelöst, sondern wohl auch durch das besondere Ereignis, das mit großem Prunk begangen worden war und ihn als Preisträger in den Fokus weltweiter Aufmerksamkeit gerückt hatte. Die bisher bewältigten Auftritte auf internationalem Parkett hatten auf bekanntem Terrain und im Kreis von Kollegen und Vertrauten stattgefunden – man denke an die Madrid-Reise mit Löffler. In Stockholm war Behring, der seine Ehefrau in Berlin gelassen hatte, auf sich gestellt. Freundschaften mit den deutschen Wissenschaftlern entwickelten sich nicht. Der später als Pate des vierten Behring-Sohnes Kurt Konrad bestimmte Röntgen nahm das Amt zwar an, war aber bei der Taufe selbst nicht anwesend,[76] was für eine eher unverbindliche Beziehung zwischen den beiden Preisträgern spricht. Van t'Hoff immerhin besuchte im September 1903 im Anschluss an eine Tagung in Kassel gemeinsam mit seiner Frau die Behrings in Marburg.[77]

Nach Bekanntgabe der Auszeichnung sandte das Ehepaar Ernst und Marie von Leyden, Berliner Freunde der Familie Spinola, Grüße und Glückwünsche per Depesche.[78] Die Pariser Kollegen und wissenschaftlichen Konkurrenten Roux und Elias Metschnikoff schickten ihre Glückwünsche einen Tag nach der offiziellen Preisverleihung. Metschnikoff gratulierte zu der »hohe[n] Auszeichnung«, die Behring »so gut verdient« habe,[79] und Roux schrieb an »mon cher Collègue« im Namen der Mitglieder des *Institut Pasteur* einen kurzen Brief, in dem er Behrings Verdienste um das Wohl der Menschheit hervorhob:

> Recevez mes compliments cordiaux pour la haute distinction que vous venez de recevoir. Nous applaudissons tous, à l'Institut Pasteur, à la décision du Comité Nobel qui récompense vos belles découvertes et les grands services que vous avez rendus à l'humanité.[80]

Der Greifswalder Freund Löffler begann seinen Weihnachtsbrief 1901 mit einem eigentlich düsteren, von Löffler aber ins Positive gewendeten Zitat aus Schillers *Wallenstein*, das bereits einen Blick in die Zukunft lenkt: »Das ist der Segen einer guten That, dass sie fortzeugend Gutes muss gebären.«[81] Der launige Spruch des Entdeckers des Diphtherieerregers weckte Hoffnung auf weitere Erfolge auf dem Gebiet der Seuchenbekämpfung. Behring seinerseits, gemäß der Statuten vorschlagsberechtigt für den medizinischen Nobelpreiskandidaten des Jahres 1902, schlug drei Personen vor: Erstaunlicherweise findet sich Émile Roux nicht darunter, stattdessen der inzwischen fast 75-jährige Engländer Joseph Lister, den Behring gemeinsam mit Friedrich Löffler benannte. An die erste Stelle seiner Liste setzte er aber Robert Koch. Möglicherweise hatte sich bei dieser Entscheidung die Abgrenzung von Frankreich und der nationale Gedanke, von dem auch Else von Behring in ihrem Brief gesprochen hatte,[82] durchgesetzt.[83]

Roux' Nichtberücksichtigung bei der Vergabe des ersten Medizinnobelpreises fand ein Echo in der französischen Öffentlichkeit, über das die Berliner *Illustrirte Zeitung* in ihrem am 22. Dezember 1901 erschienenen Nobelpreis-Artikel »Alfred Nobels Millionen-Stiftung« berichtete und dabei auch noch einmal Kochs Namen ins Gedächtnis rief:

> Die Franzosen sind der Ansicht, daß ihr Roux an der Entdeckung des Diphtherieserums ebenso beteiligt gewesen sei, wie unser Behring, und in deutschen Kreisen wird die Ansicht laut, daß Robert Koch eigentlich der berufenere Kandidat für den ersten Nobelpreis gewesen wäre.[84]

7. Der Nobelpreis – ein Versprechen in die Zukunft

Die Rede

Behring war bei der Verleihung des Nobelpreises 47 Jahre alt, verfügte, folgt man der *Berliner Morgenpost* vom 11. Dezember 1901, über »gewaltige Arbeitskraft« und ließ damit »noch weitere herrliche Leistungen erwarten«,[85] was auch Löffler in seinem abgewandelten *Wallenstein*-Zitat zum Ausdruck brachte. Die erwarteten zukünftigen Leistungen stellte Behring auch in seiner am 12. Dezember 1901 gehaltenen Preisrede in Aussicht,[86] deren Bedeutung im Brief Else von Behrings vom 20. November anklingt: Emil werde seinen Vortrag »kurz nach der Preisverleihung halten [...]. Ob die andern auch alle ihren Vortrag sobald halten, weiß E. nicht. Man darf ihn auch später halten.«[87] Die noch im selben Monat im *Nordiskt Medicinskt Arkiv* gedruckte Rede versandte der Preisträger unter anderem an den Leibarzt Bismarcks, Ernst Schweniger.[88]

In seiner Rede erläuterte Behring dem Laienpublikum zunächst das Prinzip der Serumtherapie, vergaß nicht, Löfflers und Roux' wichtige Vorarbeiten zu erwähnen, ging auf die praktischen Verdienste der damaligen Marburger Mitarbeiter Frederick Ransom, Angelo Knorr und Paul Römer ein, erläuterte das Prinzip der Impfung und leitete dann zu seinem neuen Forschungsgebiet, der Bekämpfung der Rindertuberkulose, über. Diese in die Zukunft gerichtete Fortschreibung der wissenschaftlichen Arbeit entsprach durchaus den Vorstellungen des Nobelkomitees, war doch mit der Preisvergabe die Hoffnung verbunden, dass zwar vergangene Forschungen belohnt, aber auch zukünftige ermöglicht werden sollten. Konkret wollte Behring mit Hilfe des Preisgeldes »den Beweis für die Möglichkeit und praktische Durchführbarkeit einer Bekämpfung der Rindertuberkulose auf dem Wege der Pasteur'schen Schutzimpfung [...] führen«.[89] Dieses Ziel sah er aber nur als Etappensieg an, denn der Weg solle »zur wirksamen Verhütung der Menschentuberkulose führen«. Seine Ausführungen schlossen mit der Versicherung, wie sehr er bemüht sei, »entsprechend der Absicht des edlen Stifters Alfred Nobel das Allgemeinwohl zu fördern.«[90]

Heute gilt der Nobelpreis als die weltweit prestigeträchtigste Auszeichnung für exzellente Wissenschaft, ja, der Jahr für Jahr in Stockholm verliehene Preis ist zum Synonym für wissenschaftliche Exzellenz geworden. Da in der Wahrnehmung der Öffentlichkeit nicht nur die Person, sondern auch das Forschungsinstitut, die Universität und das Land geehrt werden, wurde die Auszeichnung im Lauf der Jahre zum Gradmesser der Universitätsrankings und der wissenschaftlichen Leistungsfähigkeit ganzer Nationen.[91] Gerne vereinnahmen Gruppen die Ausgezeichneten: Schon 1901 schrieb die *Illustrirte Zeitung* »unser Behring«.[92] Ins Innere einer sozialen Gemeinschaft, sei es das Forschungsinstitut, die wissenschaftliche Arbeitsgemeinschaft oder die »Nobelpreisträgerstadt«[93], wirkt die Preisträgerin oder der Preisträger identitätsstiftend im Sinne einer Selbstvergewisserung.

Diese heutige Bedeutung war im Jahr der ersten Vergabe noch nicht vorhanden. Der Ruf des Preises basierte zunächst auf dem bekannten Namen des Stifters und der enormen Höhe des Preisgeldes. Die Ausformung von Bedeutung und symbolischem Kapital erwuchs aus der geschickten Wahl der Preisträger, deren schon vorher vorhandene Reputation und weltweite Bekanntheit sich auf den Preis übertrug, der von Namen wie Iwan Pawlow (Nobelpreis 1904), Robert Koch (1905), Paul Ehrlich (1908) und Elias Metschnikoff (ebenfalls 1908) profitierte. Ähnlich wie Behring war auch Röntgen schon vor der Vergabe des Nobelpreises berühmt, wie Behring war er eine öffentliche Person, »*en publik figur*«, so Gustav Källstrand, der über die ersten Nobelpreisträger und das Echo in der Presse geforscht hat.[94] Die ersten Preisträger, Emil von Behring, Konrad Röntgen und Jacobus van t'Hoff, standen am Beginn eines Konstrukts von Exzellenz, die den heutigen Rang des Preises als höchste Auszeichnung für herausragende wissenschaftliche Leistung erst hervorbrachte. Ihre internationale Bekanntheit erzeugte die gewünschte Aufmerksamkeit und trug zum Renommee und zur Publizität des von Alfred Nobel gestifteten Preises bei, der seinerseits die Ausgezeichneten mit einem hohen Geldpreis belohnte. Die allerersten Nobelpreisträger waren demnach die Galionsfiguren des Preises.

Das Geld

Schließlich bleibt die Frage, welche Bedeutung Behring, der seit Einführung der Heilserumtherapie Jahr für Jahr mit zahlreichen Preisen, Orden und Ehrenmitgliedschaften ausgezeichnet worden war,[95] dem Erhalt des Nobelpreises zumaß. Zunächst zeigt die rasche Meldung an den Politiker Althoff, dass die Familie die internationale Auszeichnung im Sinne eines Wettstreits der Nationen als nationale Trophäe ansah. »[...] alle Nationen konkurrieren um den Preis«, schreibt Else von Behring an ihre Mutter. Durch die gleichzeitige Würdigung des deutschen Physikers Röntgens wurde der Rang Deutschlands potenziert.

Im Unterschied zu den anderen Auszeichnungen, die – umrahmt von schmuckvoll gestalteten Urkunden und Medaillen – einen Zuwachs an sozialem Kapital versprachen, war dieser Preis auch mit einem hohen Preisgeld verbunden. Das ließ die hauptstädtische Presse nicht unerwähnt. Die *Berliner Morgenpost* verweist auf die »hübsche Summe«, die eine »Winterfahrt nach dem Norden« lohnenswert mache,[96] die Berliner *Illustrirte Zeitung* akzentuiert den Aspekt des Geldes durch die Schlagzeile »Alfred Nobels Millionen-Stiftung«.[97]

In den meisten Studien zur Geschichte des Nobelpreises[98] spielt die Beurteilung der ökonomischen Komponente eine untergeordnete Rolle. In der Regel wird der Fokus, häufig unter Berufung auf Robert K. Mertons Untersuchung über den Matthäus-Effekt in der Wissenschaft,[99] auf Sichtbarkeit[100] und gewachsenes Renommee gerichtet. Der Gewinn des Nobelpreises für Medizin im Jahr 1901 war mit einer Geldsumme von knapp 170.000 Mark verbunden, was aufs Jahr gerechnet dem knapp dreißigfachen eines Professorengehalts entsprach.[101] Zwar erhielt Behring seit der Zusammenarbeit mit den *Farbwerken* in Höchst Jahr für Jahr sechsstellige Beträge aus der Gewinnbeteiligung durch den Verkauf des Heilserums und war wohlhabend, dennoch räumte das Ehepaar Behring dem Preisgeld einen hohen Stellenwert ein. Das lässt sich nicht nur mit dem zitierten Brief Else von Behrings, in dem die mit Ausrufezeichen versehene Preissumme ganz oben steht, belegen, sondern auch durch die Erwähnung des genauen Betrags in Behrings Brief an seine Schwiegermutter (»Anliegend ein gewichtiges Stück Papier – 169.513 Mark –, das ich Dich bitte mir sorgfältig bis zu meiner Ankunft in Berlin aufzuheben«).[102] Und auch die im Weihnachtsbrief an Wernicke detailliert beschriebenen Pläne für ein neues Forschungsinstitut rechnen den Geldgewinn hoch – mit dem Resultat, die Summe werde »kaum ausreichen«: »Für Thierweiden habe ich schon vorher gesorgt«, schreibt Behring, »wenn jetzt ca 40-50 Rinder ständig bezw. für ca 10 Jahre in Beobachtung bleiben sollen, so wird der Nobelpreis zur Bestreitung der Renovier- u. Baukosten kaum ausreichen.«[103]

Der Ruhm

Am Ende soll der Blick noch auf eine ganz andere Auszeichnung gelenkt werden, die Behring 1901 erhielt: Am 18. Januar desselben Jahres war er aus Anlass des 200-jährigen Gedenktages der Erhebung Preußens zum Königreich in den erblichen Adelsstand erhoben worden und durfte sich von da an wie seine Ehefrau und die Kinder »von Behring« nennen.[104] Er änderte den Briefkopf seines Briefpapiers in »von Behring« und schmückte ihn mit dem neuen Wappen. Die Nobilitierung erlebte Behring offenbar mehr als den wissenschaftlichen Preis als Zuwachs an symbolischem Kapital.

Den Nobelpreis nutzte er weder als Argument in seinem wissenschaftlichen Umfeld, noch vermarktete er dessen Erhalt im Rahmen seiner unternehmerischen Tätigkeit als Leiter des Marburger *Behringwerks* 1904 bzw. der Nachfolgefirma *Behringwerke GmbH* im Sinne eines *quality brands*. Die mit Scheck und Urkunde ebenfalls überreichte Medaille aus Gold meldete Else von Behring bereits 1902 ihrer Mutter als »verlegt«.

Das Preisgeld verwendete Behring wie angekündigt zum Erwerb weiterer Marburger Immobilien, die für die Tierhaltung im Rahmen seiner Tuberkuloseforschung genutzt wurden. Von dieser handelt das nächste Kapitel.

XIII. Tuberkuloseforschung in Marburg
Kooperationen, Erfolge und Scheitern

Wohnungsfragen und koloniale Fragen, Fragen der Säuglings- und Kinderernährung, landwirtschaftliche Fragen aller Art, vor allem aber die Rinderaufzucht und die Kuhmilchgewinnung, sind aufs innigste verquickt mit der Tuberkulosefrage, und werden erst glücklich enträtselt werden, wenn wir imstande sind, das Tuberkulosevirus unschädlich zu machen.

Emil von Behring, 1906[1]

1. Die Situation in Marburg

1.1. Die Produktions- und Forschungsstätte auf dem Marburger Schlossberg

Den Medizinnobelpreis hatte Behring für die Serumtherapie gegen die Diphtherie und für die Entwicklung eines neuen Heilprinzips bekommen. Was lag näher, als dieses neue Prinzip auch auf die Bekämpfung anderer Krankheiten anzuwenden?

»Drei Krankheiten sind es [...], die uns vornehmlich beschäftigen«, schreibt er im September 1895, wenige Monate nach seiner Übersiedelung nach Marburg, »die Cholera, der Tetanus und die Tuberkulose«.[2] Bisher erzielte wissenschaftliche Erkenntnisse sollten von der Theorie in die Praxis überführt und in Form eines Heil- und Schutzmittels anwendungsbereit gemacht werden. In seiner Nobelpreisrede hatte Behring angekündigt, das Preisgeld für die Erforschung der Rindertuberkulose zu verwenden, wohl wissend, dass die knapp 170.000 Mark für dieses Großprojekt kaum ausreichen würden.[3] Allerdings standen ihm dank der Kooperation mit den *Farbwerken* bereits seit Längerem Geldmittel und Immobilien zur Verfügung, an erster Stelle das teilweise von Höchst finanzierte private Schlossberglaboratorium, das er zeitweise auch bewohnte. In unmittelbarer Umgebung des Gebäudes gab es großzügige Auslaufflächen für Schafe, Pferde, Ziegen und Rinder,[4] die sich größtenteils in Behrings Besitz befanden.[5]

Das 1895 geplante »Schlößchen« nahe dem Marburger Landgrafenschloss ist uns als Wohngebäude bereits begegnet.[6] In erster Linie war das Haus aber als private Forschungsstätte gebaut worden, die andere Aufgaben als das staatliche Hygieneinstitut im Tal übernehmen sollte. Im Dezember 1896 teilte Behring

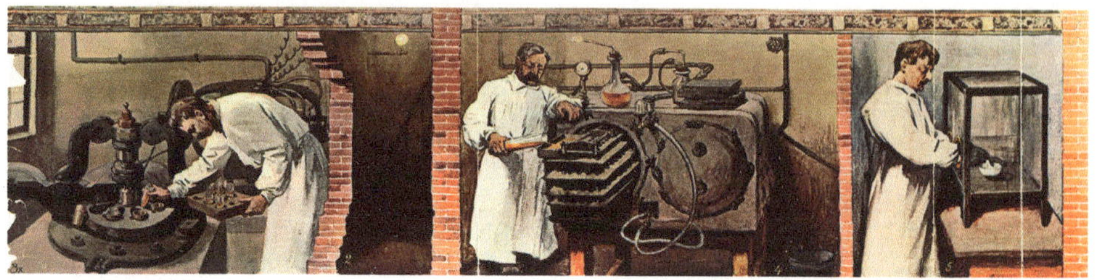

Abb. 48: Zentrifuge, Vakuumapparat nach Roux und staubdichter Glaskasten im Schlossberglaboratorium. Aus: Emil von Behring: Therapeutische Tierexperimente im Dienste der Seuchenbekämpfung (1906), Tafel III, Ausschnitt. Zeichnung von Fritz Gehrke.

Althoff mit, es sei »ausschließlich für Tuberkulosearbeiten reserviert« und besonders ausgestattet, da die Herstellung »eines stark wirksamen Tuberkulose-Giftes [...] große Vergiftungsgefahren mit sich bringt«.[7] Tatsächlich wurden hier später auch Cholera- und Tetanusstudien durchgeführt.

Das Haus war vollständig unterkellert, das Untergeschoss war durch einen eigenen Eingang zugänglich und damit vom Wohnbereich abgetrennt.[8] Neben dem Kohlenkeller und den Lagerräumen für die Kulturen befanden sich hier eine »Küche« für die Herstellung der Nährböden und der Bouillonkulturen,[9] ein Brutraum für die Bakterienkulturen, ein Sammelraum für fertige Serumpräparate, ein Impfraum und Tierställchen für die Experimentaltiere sowie die eigentlichen Arbeitsräume mit den Apparaten. Für die Gewinnung von »Presssaft aus den Bacillenmassen« verwendete man elektrisch betriebene Kugelmühlen, für die Zerstörung der Bakterienhüllen wurden Kälte erzeugende Eismaschinen der Firma *Linde* benutzt.[10] Es gab einen Gasdynamo der Firma *Gebr. Körting*, diverse Vakuumpumpen, einen Heißluftsterilisator, einen kupfernen Extraktionsapparat, einen Elektromotor der Firma *Schuckert,* Dampfkessel und Zentrifugen zur Behandlung des Blutserums. Die durchweg hochwertigen Geräte waren auf Kosten der *Farbwerke* angeschafft worden, es war von etwa 32.000 Mark die Rede.[11] 1903, als Behring die Ausstattung erwerben wollte, wurde sie mit 37.435 Mark veranschlagt.[12]

Dank eines Berichts des amerikanischen Arztes Carl Fisch, eines früheren Besuchers des Labors, halten wir eine zeitgenössische Schilderung des damaligen Zustands in Händen:

> Need I say that the laboratory is erected and fitted up without consideration of cost? There is not a single scientific implement or arrangement that is not to be found here in its most complete shape. An especial electric light illuminates the house; [...] there are power-producers of every kind – boilers, centrifuges, airpumps, etc. – of the most modern make. The incubators represent large rooms,

> in which you can walk around, which are lighted with electric light and in which thousands of litres of inoculated bouillon can be incubated at once. Very striking and practical are the arrangements for handling the inoculated material. It is only with reluctance that I refrain here from entering into details.[13]

Die *boilers,* die *air-pumps,* nicht zu vergessen das *electric light,* repräsentieren zweifellos den wissenschaftlichen und technischen Fortschritt. Aus der von Zukunftsoptimismus geleiteten Perspektive Fischs, die Anklänge an das symbolisch zu verstehende Licht der Aufklärung und die philosophisch konnotierte *Antlia pneumatica* der Frühen Neuzeit aufweist,[14] war Behrings Schlossberglabor – so scheint es – bestens gerüstet, die Menschheit von der Geißel ansteckender Krankheiten zu befreien.

1.2. Forschungskooperation mit der pharmazeutischen Industrie

Nachdem es 1892 zu einer Zusammenarbeit zwischen Behring und den *Farbwerken* zur Herstellung des Diphtherieheilserums gekommen war, produzierte das Unternehmen seit August 1894 das Serum in großen Mengen.[15] Die Nähe zu Höchst war ein wichtiges Kriterium für Behrings Entscheidung zugunsten Marburgs gewesen. Mittelfristig wollten er und August Laubenheimer auch Impfstoffe für andere Infektionskrankheiten, insbesondere ein wirksames Tuberkulosemittel entwickeln.[16] Nach dem Versagen des Koch'schen Tuberkulins versprach ein solches Heilmittel einträgliche Gewinne, handelte es sich bei der Tuberkulose doch um eine Krankheit, die im Gegensatz zu der Diphtherie alle Altersgruppen heimsuchte.

Für die Leitung der *Farbwerke,* die durch die frühere Zusammenarbeit mit Koch Erfahrungen mit Tuberkulosemitteln hatten sammeln können, schien eine erweiterte Kooperation mit Behring nach dem sich abzeichnenden Erfolg mit dem Diphtherieserum ökonomisch erfolgversprechend. Behring verfügte neben dem theoretischen Fachwissen auch über das praktische Know-how, zudem war er durch den Wechsel nach Marburg räumlich näher gerückt. Das ländlich geprägte Marburg bot ausreichend Platz für Weideflächen, Tierställe und Abfüllstationen. Zwar hatten die *Farbwerke* in Höchst eine beeindruckende Produktionsstätte für das Diphtherieheilserum errichtet,[17] die Investition in ausgelagerte Standorte und externe Mitarbeiter versprach aber neben den finanziellen Vorteilen auch eine Risikominimierung, da mittelfristig an der Unterhaltung materieller Betriebsmittel und an Personal gespart werden konnte.

Bei der Umsetzung des neuen Projekts erwies sich das Höchster Unternehmen als großzügiger Partner. Im ersten Versuchsjahr betrug die finanzielle Beteiligung für Hilfskräfte, für Tiere und für die Anschaffung der hochmodernen Apparaturen circa 40.000 Mark. Ein Vertrag regelte die Besitzverhältnisse. Die Baulichkeiten sowie der Grund und Boden gehörten Behring, der Reingewinn aus dem Verkauf des Tuberkulosemittels sollte hälftig geteilt werden.[18] Die Hoffnung der Firma, die Investition möge sich durch die Entwicklung eines Heilmittels auszahlen, wurde von Behring durch einen Vortrag über die *Leistungen und Ziele der Serumtherapie* befeuert, den er im September 1895 bei der Tagung der *Gesellschaft Deutscher Naturforscher und Ärzte* in Lübeck hielt und gleich darauf veröffentlichte. Hierin wies er Kochs Tuberkulin weiterhin eine hohe Bedeutung zu, stellte aber auch, an die Erfolge der Diphtherieheilbehandlung erinnernd, die eigene wissenschaftliche Kompetenz heraus. Der Vortrag endet mit der visionären Ankündigung: »[…] der Besitz des Tuberkulosegiftes ist unerlässliche Voraussetzung für die Herstellung des Tuberkulose-Heilmittels der Zukunft.«[19]

1.3. »Tauschgeschäfte« und »Gaben«: Behrings japanischer Mitarbeiter

Die Ausstattung des Schlossberglabors mit den modernen Geräten ermöglichte eine auf kommerziellen Erfolg ausgerichtete Arbeitsweise, die sich auch auf die Arbeitsbedingungen der Mitarbeiter auswirkte, da anwendungsbezogene und finanziell ergiebige Forschungsergebnisse erwartet wurden. Im Fokus stand ein Heilmittel gegen die Tuberkulose.[20] Parallel wurde über die Entwicklung von Antitoxinen gegen Tetanus[21], über die Cholera[22] sowie über Probleme im Umfeld der Giftempfindlichkeit im Allgemeinen geforscht. Die Ergebnisse wurden, wie in Behrings Publikationspraxis üblich, in Journalbeiträgen vorgestellt, stets verknüpft mit dem werbewirksamen Hinweis, dass sein Marburger Institut für experimentelle Therapie über beste Forschungsvoraussetzungen verfüge. Beiläufig wurde erwähnt, dass nicht nur mit den üblichen Säugetieren gearbeitet wurde, sondern auch mit kostbaren Primaten, die zum Zweck der Antitoxingewinnung mit Diphtheriegift behandelt wurden.[23]

Unterstützt wurde Behring von dem Chemiker Wilhelm Ruppel,[24] der 1899 Vorsteher der privaten Forschungsabteilung werden sollte,[25] dem aus Halle übergesiedelten Physiologen Frederick Ransom und den beiden Ärzten Walter von Lingelsheim und Angelo Knorr. Knorr, den Behring und Wernicke noch von gemeinsamen Unternehmungen aus der Berliner Zeit kannten,[26] hatte seine Laborerfahrungen als Privatdozent an der tierärztlichen Hochschule und als Mitarbeiter Kochs am Institut für Infektionskrankheiten sammeln können. Ab dem Sommersemester 1895 war er Behrings Assistent.[27] Bereits im Februar 1895 hatte Knorr in Marburg mit einer Arbeit über *Experimentelle Untersuchungen über die Grenzen der Heilungsmöglichkeiten des Tetanus durch Tetanusheilserum*[28] habilitiert. Knorr starb 1899 an einer Infektion mit Pferderotz.[29] Behrings ehemaliger Hallenser Assistent Ransom, der auch in Höchst gearbeitet hatte, forschte über die Cholera und hatte, wie vorne erwähnt, angeblich am 5. Dezember 1894 das

Choleraantitoxin in Behrings Hygieneinstitut in Halle nachgewiesen.[30] Mit Knorr, Lingelsheim und Ransom konnte Behring also auf drei fähige Wissenschaftler zurückgreifen.[31]

1897 schloss sich mit dem Bakteriologen Taichi Kitashima[32] ein Gastwissenschaftler aus Japan der Marburger Gruppe an. Kitashima, der in Japan ebenfalls Cholerastudien betrieben hatte, war ein Schüler Kitasatos. Die Hintergründe des mehrere Generationen umfassenden deutsch-japanischen Wissenstransfers wurden im Zusammenhang mit Kitasatos Deutschlandaufenthalt bereits beleuchtet. Während der japanische Bakteriologe Masanori Ogata seine Schüler noch zu Koch nach Berlin vermittelt hatte,[33] schickte Kitasato nun seine besten Leute zur Weiterbildung zu Kochs Schülern. Wie die Vorgängergeneration waren die jungen Leute auf ihren Auslandsaufenthalt bestens vorbereitet, sie beherrschten die deutsche Sprache, hatten eine hohe Lernmotivation und konnten hervorragende Leistungen während des Medizinstudiums vorweisen.[34]

Kitashimas Jahre in Marburg sind dank seiner Briefe, seiner Arbeitsberichte und der von Aeka Ishihara zugänglich gemachten Erinnerungen gut dokumentiert.[35] Der Wissenschaftlertransfer nach Marburg wurde im Herbst 1897 mit einer Anfrage Kitasatos eingeleitet, der mit Kitashima seinen fähigsten Schüler nach Marburg schicken wollte. Dieser habe fast drei Jahre lang bei ihm Bakteriologie studiert und wolle seine Studien nun in Deutschland »und insbesondere bei Ihnen« fortsetzen.[36]

Kitashima traf am 13. November 1897 in Marburg ein[37] und blieb bis zum Frühjahr 1901.[38] Der Auslandsaufenthalt bedeutete Zugewinn an Renommee und symbolischem Kapital[39] und verbesserte eine akademische Karriere im Heimatland erheblich. Sein Start in Marburg schien zunächst vielversprechend. Im Gegensatz zu anderen Japanern, die meisten von ihnen Studierende mit Wohnung im Lahntal,[40] residierte Kitashima in Behrings Privaträumen im Schlossberglaboratorium. Der Hausherr war mit seiner Ehefrau zunächst in die Renthofstraße und kurz danach in die Roserstraße gezogen.

Kitashimas Rückblick auf Marburg ist jedoch bitter: Als Wissenschaftler sei er nicht mit offenen Armen aufgenommen worden, Behring habe kaum Interesse für ihn gezeigt, die Arbeitssituation sei unerfreulich und die Forschungserträge gering gewesen, die Jahre in Deutschland »verlorene Zeit«, »faktisch umsonst«. Er habe nur Behring geholfen und für ihn gearbeitet:

> Behrings damaliger Forschungsschwerpunkt war die Tuberkulose, und ich habe auch mit Kühen, Gänsen und allen möglichen anderen Tieren experimentiert, aber leider […] konnte [ich] nur kleine Nebenergebnisse vorweisen […].
>
> Mein Plan war gescheitert. Ich hoffte, selbst das Blutserum gegen die Tuberkulose zu entdecken und bemühte mich jeden Tag fleißig weiter, aber umsonst.[41]

Kitashima berichtet auch von der im Schlossberglaboratorium herrschenden Atmosphäre, von der Isolierung in speziellen, sonst verschlossenen Arbeitsräumen (»eine Art von Arrest«), von dem ungeduldigen und strengen Behring und dessen »Lehr- und Arbeitsmethode«:

> Jeden Tag kam er zu uns und gab uns den Zettel, worauf stand, was wir heute machen sollten. Falls wir an diesem Tag nicht alles erledigen konnten, bekam er gleich schlechte Laune. Daher arbeiteten wir präzise, ziel- und zeitbewusst. Die Arbeitstage verliefen immer so, vor allem für die deutschen Kollegen. [...]
>
> Ich verhielt mich [...] von Anfang an vorsichtig distanziert. Wahrscheinlich fand Behring an dieser Haltung Gefallen und hielt mich geeignet für die Mitarbeit an der Spitzenforschung. Gegenüber Nicht-Deutschsprachigen schien zudem das Risiko, wissenschaftliche Geheiminformationen durchsickern zu lassen, geringer. [...] Nicht nur ich, sondern auch Herr Ruppel sowie einige Deutsche, die später kamen, wurden von Behring [...] ausgenutzt und opferten unsere kostbare Zeit für die Tuberkuloseforschung Behrings.[42]

In dem hier stark verkürzten Bericht kommt Behrings auf Effizienz und potentiellen ökonomischen Ertrag ausgerichtete Arbeitsweise zur Sprache. Statt partnerschaftlichem Miteinander erwartete er von seinen Untergebenen Geheimhaltung, bedingungslose Subordination und strenge Einhaltung der Hierarchie. Dass sein Führungsstil vom Einhalten einer festen Rangordnung geprägt war, die wenig Platz für Eigeninitiative und individuell gewählte Forschungsschwerpunkte ließ, bestätigen auch andere Mitarbeiter wie Ruppel[43] oder der spätere Assistent Hans Much.[44] Für den an bakteriologischer und serologischer Weiterbildung interessierten, zudem an die japanische Höflichkeit gewöhnten Kitashima mag Behrings von Eigeninteressen gelenktes Regiment ein Affront gewesen sein, über den auch die privaten Einladungen in die Villa Behring nicht hinweghalfen, wo er von Else Behring mit einiger Skepsis empfangen wurde.[45]

Behring seinerseits scheint mit Kitashimas Leistungen zufrieden gewesen zu sein. Er gewährte ihm Privilegien wie die Nutzung des Privatlabors und vermittelte ihm einen persönlichen Kontakt zu Metschnikoff und zum Pariser Pasteur-Institut,[46] wo er Tetanuspräparate überprüfen und Heilversuche im Tiermodell durchführen konnte. Im Gepäck seiner Parisreise hatte er die in Marburg angefertigte Dissertation seines Landsmannes Jinnosuke Tsuzuki über die Tetanusantitoxintherapie.[47] In Paris lernte er auch den Bakteriologen Albert Calmette kennen, der damals über die Behandlung von Schlangenbissen durch Antitoxine forschte, wovon er später profitierte.[48] Der Wissenschaftleraustausch und das Buchgeschenk festigten das deutsch-französisch-japanische Wissenschaftlerband, Kitashima wurde in die *Scientific Community* der Immunologen integriert.

Kitashimas Marburger Forschungen mündeten in eine Reihe von Publikationen, die zwischen 1898 und 1901 erschienen.[49] Zurückgreifend auf in Höchst durchgeführte Versuche Ransoms über *Choleragift und Cholera-Antitoxin*[50] beschäftigen sie sich mit der *Agglutinationsfähigkeit der Choleravibrionen durch Choleraserum.*[51] Die beobachtete Agglutination, die sich unter bestimmten Bedingungen vollziehende Verklumpung von Antikörpern, wurde für die bakteriologische Diagnostik genutzt.[52]

In einem 1899 von Behring publizierten Aufsatz, in dem es um die grundsätzliche Frage nach dem Unterschied zwischen Immunisierung und Heilung geht,[53] werden Ransom und Kitashima als Mitarbeiter erwähnt.[54] Die auf Angelo Knorrs Studien zurückgehenden Untersuchungen zum Tetanusgift und Tetanusantitoxin im lebenden Meerschweinchenkörper sollten den Nachweis erbringen, »dass auch im lebenden thierischen Organismus die Giftneutralisirung durch Antitoxin nach denselben Gesetzen erfolgt, welche sich für Mischungsversuche im Reagensglas [sic] nachweisen lassen.« Behring und Kitashima nahmen zudem an, dass das Antitoxin die Gefäßwand passieren kann und durch die Sekretionsorgane ausgeschieden wird.[55] *In vivo* wurden die durch die Gabe von Antitoxin gewonnenen Heilungserfolge unter Berücksichtigung von Passage und Wirkort untersucht: Das Antitoxin gelange durch den Transport im Blut »durch die Gefässwand hindurch [...] auch zu den Geweben und Organen« und wirke dort.[56]

Die dritte Veröffentlichung mit Kitashimas Beteiligung, *Ueber Verminderung und Steigerung der ererbten Giftempfindlichkeit,*[57] erschien 1901 und stellte Forschungsergebnisse zur veränderlichen Diphtheriegiftempfindlichkeit durch Vorbehandlung mit Diphtheriegift vor. Wie aus den beigegebenen Kurven der mit dem Toxin behandelten Pferde Polly und Fritz ersichtlich, starteten die Versuche im Juli 1899. Neben den Pferden wurden auch drei Affen zum Zweck der Antitoxingewinnung mit Diphtheriegift behandelt. Kontrolltiere waren wieder Hunderte von Meerschweinchen. Tests wurden außerdem mit Kaninchen, die als besonders diphtheriegiftempfindlich gelten, sowie mit weißen Mäusen durchgeführt, die »eine fast vollkommene Giftimmunität« besitzen. Eine spezielle Untersuchung galt der »Giftempfindlichkeit gegenüber dem Tuberculosegift«,[58] wobei verschiedenen Säugetierarten subkutane Giftinjektionen verabreicht wurden.

Kitashima und Behring waren die ersten Forscher, die in Betracht zogen, dass sich von der Toxin-Überempfindlichkeit ein immunologischer Nutzen ableiten ließ. Sie vertraten damit eine Position, die von ihren Vorgängern als paradox angesehen und deshalb zurückgewiesen wurde.[59] 1912 griff Behring in seiner *Einführung in die Lehre von der Bekämpfung der Infektionskrankheiten* im Kapitel *Anaphylaxie* noch einmal auf die gemeinsam mit Kitashima durchgeführten Arbeiten zurück. Er habe 1901 darauf aufmerksam gemacht, dass Meerschweinchen, »welche gegenüber dem Diphtheriegift überempfindlich geworden waren, gleichzeitig eine nicht unbeträchtliche Immunität gegenüber der Infektion mit Diphtheriebazillen zeigten.«[60] Gift und Erreger lösten im Tiermodell also unterschiedliche Reaktionen aus.

Kitashima war sofort nach der Ankunft in Marburg in die Forschergruppe auf dem Schlossberg eingebunden worden. Er erwies sich als ein versierter, mit

Tierversuch, Laborarbeit und Aufschreibeverfahren vertrauter Kollege, der seine Fähigkeiten zum Nutzen der Marburger Forschung einsetzte. Der als schroff und eigennützig bekannte Behring schätzte ihn als Wissenschaftler und arbeitete mit ihm Hand in Hand. Entgegen dem von ihm gezogenen negativen Resümee »Die drei Jahre in Marburg waren für mich faktisch umsonst« konnte Kitashima die in Europa verfeinerten Fertigkeiten und Kenntnisse in der Heimat nutzbringend anwenden, zudem wirkte sich sein Auslandsaufenthalt positiv auf seine weitere akademische Karriere aus.[61] Am Ende seines Europaaufenthaltes hatte Kitashima in seinem Gepäck ein mit Diphtheriegift gefülltes Glasfläschchen. Das materielle Geschenk in Verbindung mit dem in Marburg erlangten expliziten und impliziten Wissen kann im Sinne Marcel Mauss' als »Gabe« interpretiert werden,[62] die nicht nur als Geschenk an den Überbringer Kitashima, sondern auch als freundschaftliche Geste gegenüber dem Initiator des Wissenschaftleraustauschs, Shibasaburō Kitasato, verstanden werden kann und damit im Dienste der Bestätigung und Verstetigung der einstigen Berliner Wissenschaftlerbeziehung steht.

In Marburg wurden die Überempfindlichkeitsforschungen nicht weiterverfolgt. Auch die Tetanusstudien von Knorr, Kitashima und Tsuzuki lagen auf Eis. Auf sie konnte Behring mehr als zehn Jahre später, 1914, als im Laufe des Kriegsgeschehens in kürzester Zeit von Marburg aus Tetanusserum an die Front geliefert werden musste, zurückgreifen.[63] Mehr und mehr rückte dafür die erfolgversprechende und finanziell ertragreich erscheinende Tuberkuloseforschung ins Zentrum.

1.4. Die Tuberkulose und ihre Übertragungswege

Bis zum Ausgang des 19. Jahrhunderts hatte sich die Tuberkulose besonders in den aufstrebenden Industrienationen zu einer Volkskrankheit entwickelt. Gerade die ungesunden Lebensumstände der ärmeren Bevölkerungsgruppen in den stetig wachsenden Städten mit beengten Wohnverhältnissen und unzureichenden hygienischen Bedingungen trugen zur Verbreitung der Krankheit bei. Prophylaktische hygienische Maßnahmen wurden als das wichtigste Mittel der Eindämmung betrachtet; der »Blaue Heinrich«, ein Taschenspucknapf aus halbtransparentem kobaltblauen Glas, der zum Auffangen des infektiösen Sputums gedacht war, wurde zum ikonischen Objekt der Stunde.[64]

Ihren künstlerischen Ausdruck fand die *Schwindsucht* in der bildenden Kunst, in Romanen und Opern. Giacomo Puccini präsentiert in seiner 1896 uraufgeführten Oper *La Bohème* den Schwindsuchttod seiner Hauptfigur Mimi, die unter elenden Bedingungen mit ihren Künstlerfreunden in Pariser Mansarden haust, und in Norwegen hielt Edvard Munch zur gleichen Zeit das Leiden seiner an Tuberkulose erkrankten und schließlich sterbenden Schwester Sophie in Bildern fest.[65]

In den preußischen Medizinalstatistiken nahm die Krankheit gerade unter den Fünfzehn- bis Dreißigjährigen mit 44 Prozent einen Spitzenplatz ein.[66] Forschung zur Prävention bzw. Therapie der »Volksseuche« war von Seiten des Staates dringend erwünscht und wurde durch Zuschüsse gefördert.[67] In seiner Nobelpreisrede 1901 hatte Behring auf die Wichtigkeit der Tuberkuloseforschung hingewiesen. Sie sei das Gebot der Stunde, schreibt er 1906.[68] Er ging von einer »allgemeinen Tuberkulosedurchseuchung«[69] der Bevölkerung aus; er selbst hatte in jüngeren Jahren auf 4 mg »Alttuberkulin Koch« mit heftigen Krankheitssymptomen reagiert.[70]

Seit der Entdeckung des Tuberkelbazillus durch Koch im Jahr 1882 war die Krankheit durch den bakteriellen Nachweis mikroskopisch zwar eindeutig nachzuweisen, von den Symptomen ausgehende Fehldiagnosen waren aber dennoch keine Ausnahme. Da die Ansteckung nicht zwangsläufig zum sofortigen Ausbruch der Krankheit führt – bei leichten Infektionen hielt Behring auch Spontanheilungen für möglich –,[71] ist das Krankheitsbild im ersten Stadium des Ausbruchs diffus, es besteht die Möglichkeit einer Verwechslung mit anderen Erkrankungen der Lunge wie der Bronchitis.[72] Auch über die Ansteckungswege und die Bedingungen des Ausbruchs bestand Uneinigkeit. Die Unbestimmtheit spiegelt sich in den historischen Krankheitsbezeichnungen Skrofulose, Schwindsucht, tuberkulöse Schwindsucht, Lungenschwindsucht, Darmtuberkulose, Tuberkulose und Phthisis – Namen, die teilweise synonym, teilweise in Abgrenzung verschiedener Krankheitssymptome und hinsichtlich der Lokalisation im Körper verwendet wurden.

Zwölf Jahre, von seiner Ankunft in Marburg 1895 mit dem im selben Jahr gehaltenen Vortrag über die *Leistungen und Ziele der Serumtherapie*[73] bis zu den letzten öffentlichen Auftritten im Sommer 1907, beschäftigten sich Behring und seine Marburger Mitarbeiter mit der Tuberkulose. Das von Kitashima in drastischen Worten beschriebene enorme Arbeitspensum[74] trug Früchte. Neben den Veröffentlichungen und Vorträgen gibt es eine große Zahl nicht-publizierter Aufzeichnungen, in denen festgehalten wurde, was beobachtet, gemessen, gedacht und berechnet wurde.[75] Kitashima hatte Dutzende standardisierter Testprotokolle angefertigt, die Assistenten Paul Römer und Hans Much behandelten, unterstützt vom bewährten Laboratoriumsdiener Hermann Scholz, Tiere mit abgetöteten Tuberkuloseerregern oder lebenden Tuberkulosekulturen. In den Tierexperimenten ließen Tausende von Meerschweinchen ihr Leben, und Kälber wurden künstlich mit Erregern infiziert.

Neben den Tabellen mit den Krankheitsverläufen der Experimentaltiere gibt es Laboraufzeichnungen und Kurvenblätter immunisierter Pferde und Rinder,[76] amtliche Eingaben, Patente und Patentangelegenheiten, offizielle Anfragen von und an milchliefernde Betriebe, Zeitungsausschnitte und schließlich Briefe, die zwischen Marburg und auswärtigen Kollegen, mit Unternehmern, Erfindern, Rinderzüchtern, Tierärzten und Politikern gewechselt wurden. Die beteiligten menschlichen und nicht-menschlichen Akteure, die Praktiken und die Textsorten der Archivalien spiegeln die Komplexität der Thematik.

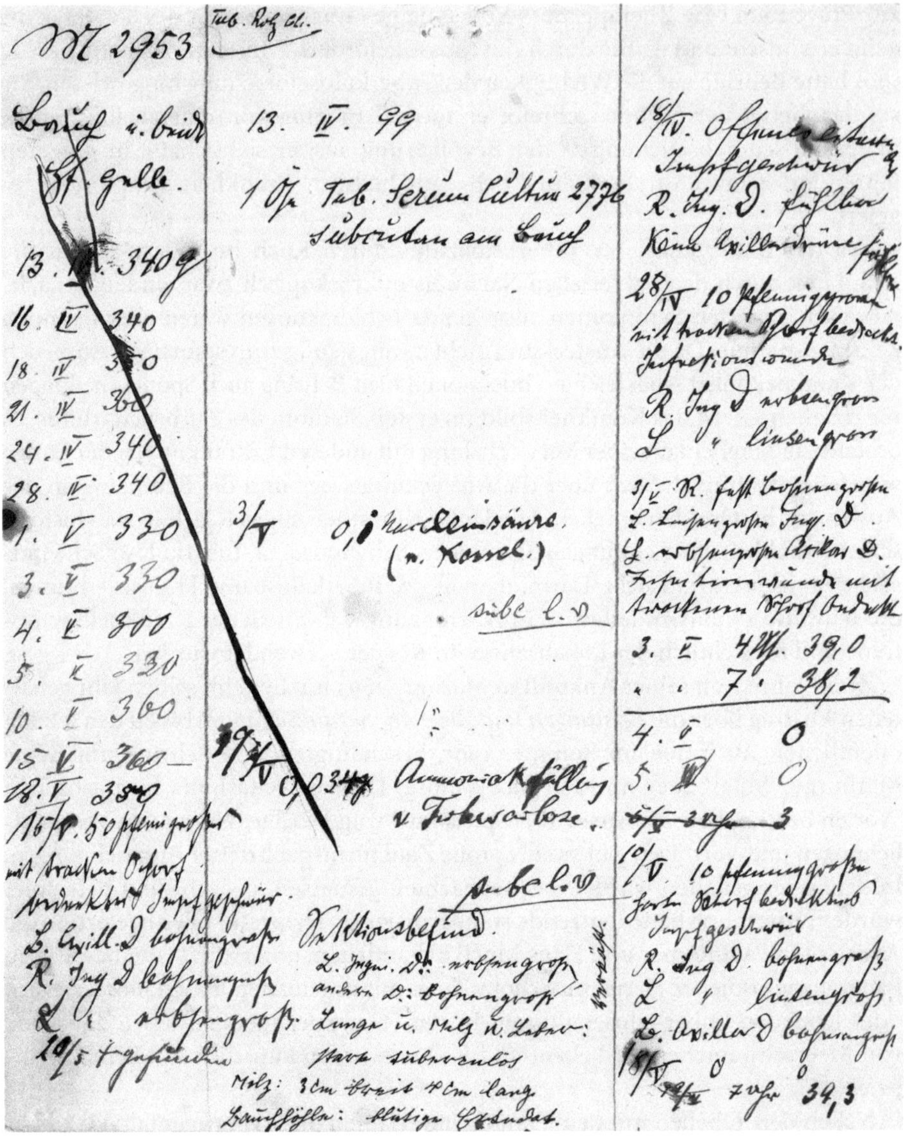

Abb. 49: »M[eerschweinchen] 2953«. – Ein von Taichi Kitashima und Emil Behring verfasstes Versuchsprotokoll mit Tuberkuloseserumkultur vom 13.4.1899. Die Abkürzung »M« steht für Meerschweinchen, danach folgt die Nummer des Tieres. Auf dem Blatt wird auch Albrecht Kossels »Nucleinsäure« erwähnt.

Vorträge und Vortragsthemen

Als ein in der Öffentlichkeit äußerst präsenter Wissenschaftler hielt Behring regelmäßig Vorträge über sein Forschungsgebiet.[77] Zunächst ging es um bakteriologisch-immunologische Themen wie »Tuberkulosegift« und Antitoxin, ab 1902 um die Tierkrankheit Rindertuberkulose.

Behring vermutete, dass es Ähnlichkeiten oder gar Artgleichheit zwischen dem anthropogenen und dem taurogenen Erreger gebe und dass Letzterer, nämlich *Mycobacterium bovis*, auch die menschliche Tuberkulose auslösen könne. Damit rückte die Kuhmilch in den Fokus: Sollte das Bakterium mit der (Milch-)Nahrung in den Organismus gelangen, bedeutete dies, dass dann nicht die Atemwege, sondern der Mund und die Verdauungsorgane die Eintrittspforte für den Erreger seien.[78] Wie aber gelangte der Erreger in die Blutbahn? Pathologisch-histologische Untersuchungen sollten bestätigen, dass die Magen und Darm auskleidenden Epithelschichten beim Neugeborenen noch durchlässig sind und eine Passage des Bakteriums ermöglichen. Eine Bestätigung der Hypothese hätte Auswirkungen für die (Kuh-)Milchernährung der Säuglinge gehabt, da die Kinder mit der Milch erkrankter Kühe einen Tuberkulose erzeugenden Erreger aufnehmen würden.[79]

Ab 1904 referierte Behring in Bonn, München und Berlin über diese Fragen. Seine Vorträge trugen Titel wie *Tuberkulosetilgung, Milchkonservierung und Kälberaufzucht*, *Kuhmilch als Säuglingsnahrung*, die *Gewinnung von gesundheitsgemäßer Kindermilch* und schließlich im Juni 1907 vor heimischem Publikum in Marburg *Ueber Rindertuberkulosebekämpfung und über hygienisch einwandfreie Milchgewinnung*.[80]

In seinem Vortrag über *Lungenschwindsuchtentstehung und Tuberkulosebekämpfung*, gehalten am 25. September 1903 vor der Naturforscherversammlung in Kassel, räumte Behring ein, dass er ein »abgerundetes Ganzes, eine Theorie der Tuberkuloseentstehung und ein System der Tuberkulosebekämpfung« nicht bieten könne. Es gebe eine »unübersehbare Zahl von Einzelforschungen hervorragender Gelehrter aller Länder«, jeder »Systematisirungsversuch« habe nur »provisorischen Werth«.[81] Er selbst hatte zur Tuberkuloseentstehung und -erkrankung durchaus eine Meinung. Die Ansteckung erfolge bald nach der Geburt über das kindliche Verdauungssystem, die Bakterien würden über die noch sehr durchlässige Darmschleimhaut des Neugeborenen aufgenommen und verblieben im Körper, ohne dort zerstört zu werden.[82] Personen, die infolge ihrer Tuberkuloseerkrankung gestorben seien, hätten also schon lange zuvor tuberkulöse Herde in der Lunge getragen.

Behrings Annahme, dass die Darmschleimhaut des Neugeborenen ein möglicher Eintrittsort des Bakteriums sei, stützte sich auf die morphologischen Studien des Marburger Anatomen Joseph Disse, der bei neugeborenen Tieren eine unvollständige Schleimschicht des Magenepithels gefunden und daraus Schlussfolgerungen für die Durchgängigkeit für Tuberkelbazillen gezogen hatte.[83] Sowohl der Befund als auch die Schlussfolgerungen wurden noch Jahre später lebhaft diskutiert.[84] Sachlich begründeten Widerspruch[85] gab es etwa von dem inzwischen nach Freiburg übersiedelten Pathologen Ludwig Aschoff. Brieflich teilte Aschoff seinem ehemaligen Marburger Kollegen mit, er könne »aufgrund mehrerer Hunderte von Neugeborenensektionen« bezeugen, »daß die Schleimproduktion, d.h. die Sekretion beim Neugeborenen eine *außerordentlich starke* ist, da der Magen der Neugeborenen fast regelmäßig mit dickem zähen Schleim *in großer Menge* ausgefüllt ist.«[86] Aus seiner Sicht war eine Darmpassage histologisch nicht möglich, seiner Meinung verlieh er durch mehrfache Unterstreichungen im Brieftext Nachdruck.

Behring hielt jedoch an seiner Theorie fest. Die durch die Darmpassage eingedrungenen Bakterien könnten über einen längeren Zeitraum in einem Latenzstadium im Organismus verharren,[87] eine Infektion bedeute nicht zwangsläufig, dass die Krankheit ausbreche.[88] Erst durch eine »tuberkulosebegünstigende Lebensweise« könne sie aus dem Ruhezustand in eine aktive, also »floride Phthisis« (Lungentuberkulose) übergehen.[89]

Wie Koch arbeitete Behring mit im Tierexperiment künstlich erzeugten Krankheitsbildern. Im Tiermodell sollten tuberkulöse Prozesse sowohl präventiv als auch kurativ beeinflusst werden, die in den Versuchen gewonnenen Erkenntnisse wollte man auf gefährdete oder erkrankte Menschen übertragen. Angestrebt war die zügige Transformation der im Labor erzielten Erkenntnisse hin zu einer Therapie der Infizierten nach dem Vorbild der erfolgreichen Serumtherapie der Diphtherie. Folglich lag der Fokus zunächst auf Behrings Spezialgebiet, der Antitoxingewinnung, da man davon ausging, dass die Krankheit ähnlich wie die Diphtherie durch ein antitoxinhaltiges Heilserum bekämpft werden könnte.

Da *Mycobacterium tuberculosis* im Gegensatz zu *Corynebacterium diphtheriae* kein Toxin bildet, wurde das in Behrings Forschergruppe verwendete Bakteriengift (durchaus in Anlehnung an Kochs Tuberkulin) aus dem abgeschwächten Bakterium oder aus Bakterienbestandteilen gewonnen. Behrings damalige Mitarbeiter Lingelsheim und Ruppel isolierten das »Tuberculinsaure Tuberkulosamin«, einen Eiweißbestandteil des Bakteriums. Kitashima untersuchte bei seinen Immunisierungsversuchen sowohl das Tuberkulosamin als auch die Tuberkulinsäure, Letztere eine säureartige Substanz, von der erwartet wurde, dass sie »einerseits hervorragend giftige, andererseits aber auch immunisirende Eigenschaften« besäße.[90]

Von der Wirksamkeit des Tuberkulosetoxins war Behring so sehr überzeugt, dass er sich mit der Bitte an Althoff wandte, den Wirkstoff in Paul Ehrlichs Steglitzer Serumkontrollinstitut auf seine Wertigkeit prüfen zu lassen.[91] Am 27. September 1898 wurde ein Patentantrag über ein »Verfahren zur Darstellung hochgiftiger und immunisirender Substanzen aus Tubercelbacillen, rep. deren Culturflüssigkeiten« formuliert, womit die Herstellung hochwertiger Tuberkulosegifte per Patent geschützt werden sollte. Das Verfahren selbst – Extraktion, Fällung durch Essigsäure und Filtrierung – wurde im Antrag Schritt für Schritt beschrieben.[92]

Auf das Tuberkulosamin erhielt Behring ein Patent. Das führte zu einem heftigen Streit mit Koch, der das Tuberkulosamin für seine Erfindung hielt, nämlich für das von Koch als *TR* bezeichnete Tuberkulin. Wilhelm Schütz, der mit Koch in Berlin weiterhin eng zusammenarbeitete, teilte Behring in einem Brief vom Dezember 1898 mit, dass Koch dem Kultusminister von diesem Plagiat berichtet habe. Im selben Brief bat Schütz darum, »von der Anwendung des Tuberculosamins bei unseren Rindern so lange Abstand nehmen zu wollen, bis Sie sich über die oben erwähnte Differenz mit Herrn Geheimrath Koch geeinigt haben«. Er selbst wolle in diese Streitfrage nicht hineingezogen werden »und alles vermeiden, wodurch ich mit Herrn Geheimrath Koch in Differenzen kommen könnte«.[93]

Die Marburger Bemühungen, eine wirksame immunisierende Substanz zur Bekämpfung der menschlichen Tuberkulose herzustellen und zur Produktreife zu führen, waren nicht erfolgreich. Bereits in einem im Januar 1900 verfassten Bericht an den Kurator der Universität musste Behring eingestehen, dass das Ziel, »von geheilten und immunisierten tuberkulösen Rindern ein für den Menschen anwendbares Antitoxin zu erhalten, endgültig aufgegeben werden mußte, und daß ich überhaupt auf antitoxischem Wege die Tuberkuloseheilung nicht mehr anstrebe.«[94]

Letztmalig flammte die Hoffnung, eine serumtherapeutische Tuberkulosebehandlung zur Produktreife zu führen, 1906 auf, als Behring mit dem von Ludolf von Krehl aus Straßburg geschickten Paul Morawitz,[95] Otto Heubners Mitarbeiter Bruno Salge[96] und dem neuen Marburger Assistenten Hans Much neue und zunächst vielversprechende Beobachtungen machte, die eine Krankheitsbekämpfung auf der bakteriellen Ebene zu ermöglichen schienen: die Zerstörung oder Abtötung des Bakteriums durch Bakteriolyse. Anfang Februar 1906 berichtete er Metschnikoff, dass er in Versuchen stecke, »die äusserst aufregender Art sind. Am Ende kommen wir doch noch zu einer serumtherapeutischen Tuberkulosebehandlung.« Auf dem Umweg »über Blutplasma, TC-Geschwülste und frisches Fibrin« konnte Behring »gewisse Antikörper ins Serum immunisierter Tiere hineinverfolgen. Als Antikörper erzeugende Substanzen sind schliesslich bloss noch 2 Hauptpräparationen übrig geblieben, ein Tch-Präparat [...] und ein hoch interessantes, mit Hilfe von Kalialaun zu gewinnendes Präparat Tlk.«[97]

Während Much, der seit 1905 als Abteilungsvorsteher am Hygieneinstitut arbeitete, Material untersuchte, das von Abszessen tuberkulosekranker Menschen aus der chirurgischen Poliklinik stammte,[98] entwickelte Behring gemeinsam mit dem Apotheker Carl Siebert, seinem Kompagnon beim *Behringwerk*, ein Präparat, das zur Auflösung der »Tuberkelbazillen« führte. Das Bakterium wurde in Granula umgewandelt, das Substrat konnte durch Gramfärbung sichtbar gemacht werden. Nach Behrings Hypothese kam die Verflüssigung durch Bakteriolyse zustande. Diese Beobachtungen waren jedoch therapeutisch nicht zu verwerten, da die Versuchstiere im Verlauf der Anwendung an Tuberkulose starben.[99]

So erwies sich auch dieser Weg als Sackgasse. Behring verabschiedete sich von der Hoffnung, einen Impfstoff für die menschliche Tuberkulose zu finden. In einem Buchbeitrag von 1906 weist er auf den mühsamen Weg hin, der bis zur Lösung des Problems beschritten werden muss:

> Können wir nun auch auf einen Vaccin [Impfstoff] hoffen, welcher das Tuberkulosevirus für das Menschengeschlecht zu einem ungefährlichen Infektionsstoff macht? – Prinzipiell kann diese Frage bejaht werden. Aber es ist noch ein weiter Schritt von der Möglichkeit der Tuberkuloseimmunisierung menschlicher Individuen bis zur praktisch ausführbaren Lösung dieses Problems.[100]

2. Rindertuberkulose und Säuglingsernährung

2.1. Mit Tieren III: Perlsucht, die Tuberkulose des Rindes

> *Landwirth Michel Schmidt aus Schröck (Kreis Marburg).*
>
> *Der Stall ist leidlich gut ventilirt und beleuchtet, ziemlich unsauber. Seine Grösse ist 8 : 6 : 3 m = 144 cbm. Es kommen also auf ein Thier (der Stall ist mit 10 Stück belegt) ca. 14 cbm. – Das Wohnhaus liegt getrennt vom Kuhstall […]. Familie und Hausgesinde des Besitzers sollen bis jetzt immer gesund gewesen sein. – Vor 2 Jahren ist ein Rind an »Perlsucht« zugrunde gegangen.*
>
> Organisation der Marburger Arbeiten über Rindertuberkulosebekämpfung, 1902[101]

Beim Internationalen Tuberkulosekongress in London[102] hatte Robert Koch mit seiner Position, die Tuberkulose des Menschen und die Tuberkulose des Rindes seien zwei verschiedene Krankheiten, für Aufsehen gesorgt.[103] Dagegen gingen die meisten Tuberkuloseforscher von einer engen Verwandtschaft zwischen der Menschen- und der Rindertuberkulose aus.[104] Man vermutete, dass es sich bei dem Bakterium *Mycobacterium bovis* um einen zoonotischen Erreger handelt, der die Artengrenze überwinden kann.[105] Über den letalen Krankheitsverlauf der Rindertuberkulose, die wegen der perlmuttartigen Verfärbung der serösen Häute auch *Perlsucht*[106] genannt wurde, war recht wenig bekannt, da bei Viehzüchtern und Milchbauern in der Regel diejenigen Rinder, die verdächtig waren an Perlsucht zu leiden, vor dem Eintritt des krankheitsbedingten Todes geschlachtet wurden.[107] 1894/95 belief sich die Gesamtzahl der als tuberkulös befundenen Tiere in Preußen gemäß der Schlachthaus-Statistik auf 67.984 Rinder. Bei der 1901 vorgenommenen Erhebung reagierten laut dem Bericht aus dem Kaiserlichen Gesundheitsamt

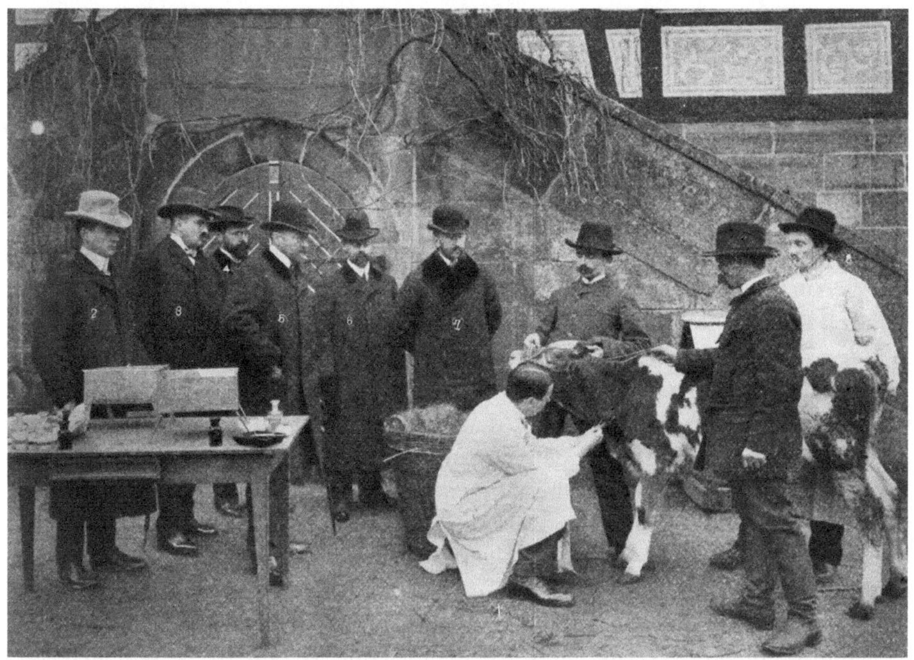

Abb. 50: Paul Römer demonstriert die Einspritzung von Tuberkuloseimpfstoff an einem Kalb (1904). Zu sehen sind 1.) Paul Römer, 2.) Hans Much, 3.) ein Tierpfleger, 4.) Carl Siebert, 5.) Emil von Behring, 6.) ? Franke, 7.) Hans Georg von Oppersdorff, 8.) Hermann Scholz. Im Hintergrund ist der Treppenaufgang zum Marbacher Gutshof erkennbar, das Holztor führt in den Keller des Gebäudes.

achtzig Prozent der Rinder positiv auf die Tuberkulinprobe, galten somit als tuberkuloseverdächtig.[108] Der wirtschaftliche Schaden war enorm: Die erkrankten Tiere ließen in ihrer Milchproduktion nach, legten kaum an Gewicht zu und wurden im Verdachtsfall geschlachtet. Das Fleisch galt als zum menschlichen Verzehr nicht geeignet.

Im August 1900 wies Behring in der Hoffnung auf staatliche Forschungsgelder in einem an Universitätskurator Steinmetz gerichteten Schreiben[109] auf die Notwendigkeit tuberkulosefreier Ställe und die Durchführung von Tuberkulintestungen der Bestände hin. Seine Argumente waren nachvollziehbar: Eine erfolgreiche Schutzimpfung zur Immunisierung der Rinder würde zur Eindämmung und möglicherweise Ausrottung der verbreiteten Tierseuche führen und wirtschaftlichen Schaden vermeiden, was sowohl für die Bauern als auch für den Staat von ökonomischem Interesse sein musste. Das Forschungsumfeld war hinsichtlich der räumlichen Verhältnisse im Marburger Umland für ein langfristiges Studium der Viehseuche ideal. Durch Behrings eigene Immobilien war genügend Platz für die Unterbringung der großen Tiere vorhanden,[110] in einem Brief an Carl Duisberg spricht er von bis zu zweihundert Rindern.[111] Die erkrankten Tiere entgingen der Schlachtung, wurden systematisch separiert und bis zum Eintreten des natürlichen Todes wissenschaftlich beobachtet, vor allem in Behrings »Milchgut«,[112] einem 1903 erworbenen Gutshof mit Stallungen im Dorf Marbach.[113]

Zu den Experimenten, die Erkenntnisse über den Infektionsweg liefern sollten, gehörten sogenannte Fütterungsversuche, die auch in anderen Ländern und Städten, etwa in Lyon von Saturnin Arloing oder von dem in Prag lehrenden Tuberkuloseforscher Friedrich Weleminsky,[114] durchgeführt wurden. Die Marburger Versuche, an denen neben Behring auch Römer und Much beteiligt waren, wurden an dem Roten oder Vogelsberger Höhenvieh durchgeführt. Unterstützt wurden die Marburger von Tierärzten und hessen-naussauischen Verwaltungsbeamten sowie hochrangigen Veterinären der Provinz Hessen-Darmstadt.[115]

Behrings Verfahren beruhte auf dem Prinzip der heute bekannten Schluckimpfung, wonach dem gesunden Organismus der abgeschwächte Erreger oral zugeführt wird. Die Versuche bestätigten, dass Kälber durch mit Bakterien verseuchte Milch und erwachsene Tiere durch verfütterte Tuberkelbazillen infiziert werden können. Behring schlussfolgerte, dass als Übertragungsweg auch die Passage über die aus der Bauchhöhle in den Brustraum führenden Lymphgefäße in die Blutgefäße der Lungenoberfläche und des Lungengewebes möglich sei. Die tuberkulöse Lungenerkrankung werde über diesen Weg durch die Blutgefäße erzeugt »(hämatogene Lungentuberkulose)«.[116] Wenn das in der kontaminierten Rohmilch enthaltene *Mycobacterium bovis* über Mund und Verdauungstrakt in den Blutkreislauf bis zur Lunge transportiert werde und dort – obgleich mit zeitlicher Verzögerung – einen tuberkulösen Prozess erzeugen könne, dürfe die Milch von Kühen, die auf den als diagnostisches Instrument eingesetzten Tuberkulintest reagieren, weder zur Kälberzucht noch »zur Ernährung von menschlichen Säuglingen« verwendet werden.[117]

Wie erwähnt war es ausgerechnet der Entdecker des Tuberkelbazillus, Robert Koch, der bezüglich der Frage einer Verwandtschaft der Erreger eine Gegenposition zu diesen Befunden einnahm. Koch und die Anhänger seiner Theorie, darunter neben Schütz auch sein früherer Mitarbeiter Kitasato,[118] schlussfolgerten, dass mit *M. bovis* infizierte Milchprodukte für den Menschen kaum gefährlich und diesbezügliche Vorsichtsmaßnahmen übertrieben seien.[119]

Davon grenzte sich Behring in mehreren Publikationen ab. Die meisten Erwachsenen, die an Tuberkulose erkrankten, hätten den Keim in der Kindheit mit (Kuh-)Milch oder mit der Milch tuberkulöser Mütter aufgenommen. Alle Erscheinungsformen der Tuberkulose seien das Ergebnis einer latenten Infektion, bei der der Tuberkelbazillus über den Darm in die Lymphgefäße und ins Blut und von dort in die Lunge gelangte, die sie dann infizierten.[120] Die Kuhmilchnahrung der frühen Kindheit bilde die Hauptinfektionsquelle für die Tuberkulose.[121] In seinem 1904 erschienen Aufsatz *Brennende Fragen in der Tuberkuloseforschung*[122] fasste Behring seine Position in sechs Punkten zusammen, wobei er bezüglich der

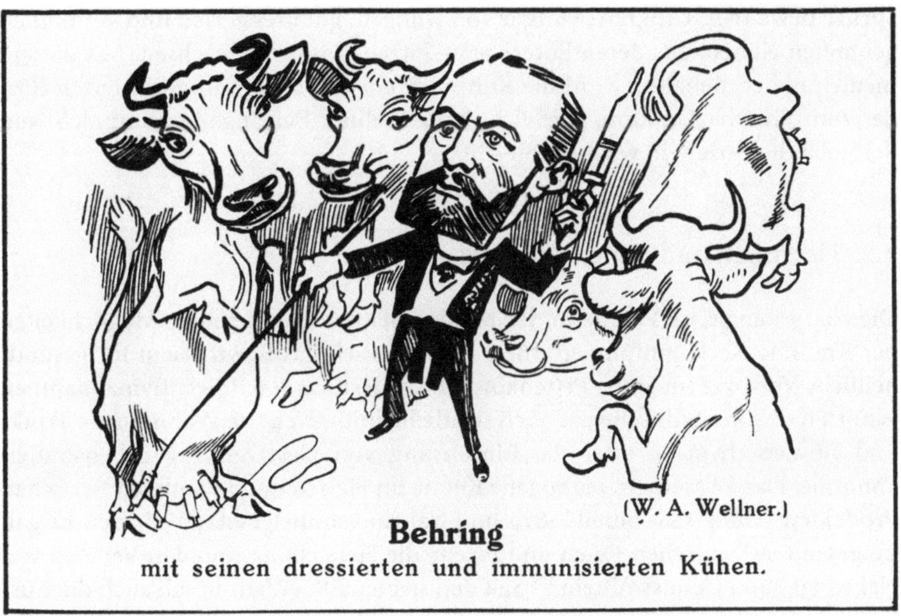

Abb. 51: Wilhelm Anton Wellner: Behring mit seinen dressierten und immunisierten Kühen, ca. 1903.

prophylaktischen hygienischen Maßnahmen mit Koch übereinstimmte: Fußboden, Taschentücher und Wäsche sollten nicht mit Sputum verunreinigt werden. Der wesentliche Unterschied zwischen ihm und Koch war die von Koch angenommene Artverschiedenheit des anthropogenen und des taurogenen Erregers. Während Koch die Beseitigung des Lungenauswurfs durch strikte Desinfektion als das entscheidende Mittel der Tuberkulosebekämpfung betrachtete, weitete Behring die vorbeugenden Maßnahmen auf die Säuglingsernährung mit Kuhmilch aus. Eine Infektion könne auf Dauer nur durch tuberkelbazillenfreie Säuglingsmilch vermieden werden; die wichtigste Aufgabe im Kampf gegen die Tuberkulose sei die Bereitstellung einer tuberkelbazillenfreien Milch. Nur ein tuberkulosefreier Rinderbestand garantiere gesunde Tiermilch, in Behrings Worten: »[…] die Rinderaufzucht und die Kuhmilchgewinnung sind aufs innigste verquickt mit der Tuberkulosefrage«.[123]

Dass Behrings Kampagne für gesunde Kuhmilch auch in der nicht-medizinischen Öffentlichkeit wahrgenommen wurde, zeigt eine circa 1903 angefertigte Zeichnung des Karikaturisten Wilhelm Anton Wellner. Wellner arbeitete für die Satire-Zeitschrift *Lustige Blätter*. In der Skizze *Behring mit seinen dressierten und immunisierten Kühen* präsentiert er den berühmten Wissenschaftler als Dompteur im Frackanzug, mit der rechten Hand die Peitsche schwingend, die linke mit einer

Spritze bewaffnet. Umkreist wird er von willigen, gut dressierten und vermutlich geimpften Kühen, aus deren Eutern statt Zitzen Ampullen wachsen. Mit diesem medizinischen Behältnis wird die Kuhmilch der dressierten immunisierten Rinder zum Pharmazeutikum. Vielleicht hatte Wellner Behrings Immunmilch, von der noch die Rede sein wird, im Sinn.

2.2. Tiermilch und Säuglingsernährung

Die bakteriologische Wende in der Medizin hatte nicht nur neue Möglichkeiten der Krankheitsbekämpfung eröffnet, sondern auch das Bewusstsein für gesundheitliche Vorsorge im Sinne Pettenkofers befördert. Zu den Präventivmaßnahmen gehörten sowohl städtische wie auch staatliche Initiativen wie Wohnraum-, Trink- und Abwasserhygiene oder die Einführung von Gesetzen zur Lebensmittelkontrolle. Das Wissen um pathogene Keime im Fleisch und in anderen tierischen Produkten schlug sich bereits 1879 im »Nahrungsmittelgesetz«[124] nieder. Es galt im gesamten Deutschen Reich und regelte die Herstellung und den Vertrieb von Nahrungs- und Genussmitteln.[125] Seit den späten 1880er Jahren sah auch die Ausbildung der Veterinäre an den tierärztlichen Hochschulen Fächer wie Fleischbeschau, Milchkunde und Nahrungsmittelkontrolle vor.

Neben dem Schwein stand das Hausrind als der Hauptlieferant der menschlichen Milchnahrung im Fokus internationaler nahrungshygienischer Bemühungen. So wollte man an mehreren nordamerikanischen Universitäten[126] den zukünftigen Veterinären Techniken vermitteln, »*to become more efficacons as farm-animal practitioners and public health experts*«. Die vergleichende Pathologie sollte dabei als Bindeglied zwischen »*food-producing animals and human consumers*« fungieren.[127] In Harvard forschte der US-amerikanische Pathologe Theobald Smith über die Übertragungswege parasitärer Rinderkrankheiten, und in Europa leitete der von Behring hochgeschätzte[128] dänische Professor für Chirurgie Bernhard Bang von der tierärztlichen Hochschule in Kopenhagen Untersuchungen über die Gefährlichkeit von Kuhmilch, die von tuberkulösen Rindern stammte.[129]

Für Behring war der Tiermilchkonsum nicht nur von seuchenhygienischem Interesse. In seinen Notizbüchern, wie so oft eine Fundgrube seiner disziplinenüberschreitenden Denk- und Aufschreibepraxis, spekulierte er auch über die »Übertragung von besonderen animalischen Instinkten« durch tierische Milch. Er nahm Bezug auf die Säugung von Romulus und Remus durch eine Wölfin und verwies auf die in die Waldeinsamkeit verstoßene Genoveva und die Speisung durch die Milch einer Hirschkuh.[130] Möglicherweise animiert durch die eigene Vaterschaft – 1906 war er bereits Vater von vier Söhnen, die Familie erwartete das fünfte Kind –, stellte er sich selbst die ideologisch verbrämte Frage:

> Kann man mit Thiermilch neugeborene Menschenkinder zu vollkräftigen menschlichen Individuen großziehen, die im Kampf um's Dasein nicht zurückstehen hinter denjenigen Kindern, die von der Mutterbrust ihre erste Nahrung bezogen haben?[131]

Die stillende Frau als nährende Mutter und die Muttermilch als Kraftnahrung, die lebenslangen Schutz verleiht: Mit diesen Bildern würdigt Behring nicht nur die Gesundheit spendende Frauenmilch, sondern zeigt sich auch dem bürgerlichen Frauen- und Familienideal des Wilhelminismus verhaftet.

Milchhygiene – Kleinkindernährung mit Kuhmilch

Säuglingsernährung war nie reine Privatsache, so die Historikerin Verena Limper, sondern Bestandteil sozialer und kultureller Normen; seit dem späten 19. Jahrhundert war sie zunehmend mit politischen Diskursen wie Kindersterblichkeit und Nationenbildung verknüpft.[132] Die Herkunft der Säuglingsmilch berührte medizinische Probleme der Hygiene und der Vollwerternährung, aber auch die soziale Frage der weiblichen Erwerbstätigkeit, die Ende des 19. Jahrhunderts den Gegenentwurf zum konservativen bürgerlichen Familienideal darstellt. Aus der Perspektive des sich gesund entwickelnden Säuglings galt das Stillen als Inbegriff der natürlichen und guten Ernährung, die erheblich zur Eindämmung der Säuglingssterblichkeit beitrug. Aus der Perspektive der Mutter bedeutete die von der Mutterbrust abhängige Kinderaufzucht eine Einschränkung der weiblichen Gestaltungsspielräume. Die in (männlichen) Medizinerkreisen geführten Diskussionen um gesunde Säuglingsernährung korrespondierten daher auch mit dem herrschenden Frauenbild und spiegelten die sozialen und kulturellen Normen.

Aus bevölkerungspolitischer Perspektive betrachtet war in Großstädten wie Berlin die Stillbereitschaft der Frauen von 1897 bis 1902 von 44,6 auf knapp 33 Prozent gesunken.[133] Während man in den finanziell besser gestellten Kreisen von Stillmüdigkeit sprach, waren die in prekären Verhältnissen lebenden Mütter oft gezwungen, ihre Kinder aus ökonomischen Gründen abzustillen, da sie schon kurz nach der Entbindung wieder außerhäuslich erwerbstätig sein mussten.[134] Als Surrogat für die Frauenmilch wurde neben Mehl- und Nährzuckerbrei die Tiermilch eingesetzt. In Aussehen, Geruch und Konsistenz war sie der Muttermilch am ähnlichsten, konnte über die Flasche gereicht werden und kam dem Saugbedürfnis des Neugeborenen entgegen. Die am weitesten verbreitete tierische Ersatznahrung war die Kuhmilch, die als »das wichtigste Nahrungsmittel für die Volksernährung« galt,[135] aber wegen ihres hohen Kaseingehalts bei Säuglingen zu Unverträglichkeitsreaktionen führte und deshalb von vielen Pädiatern abgelehnt wurde.[136]

Verschmutzungen durch Stallmist und Kot wurden durch Seihtücher beseitigt, die unzureichend gewaschen Herde für Krankheitskeime bildeten. Ein weiteres

Einfallstor für bakterielle Kontamination bildeten die neuen Formen des Milchvertriebs. Mit der Verbesserung der Verkehrswege wurde die Kuhmilch, die zuvor vom Bauern oder der örtlichen Molkerei bezogen worden war, zum überregional vertriebenen Handelsprodukt. Betriebe wie die bekannte Berliner Meierei Carl Bolle nutzten den expandierenden Markt für Milch und Butter. Sie holten sich wissenschaftliche Expertise ein, durch die eigene Produkte gemäß der neuen Forderungen nach bakteriologisch einwandfreien Lebensmitteln werbewirksam als unbedenklich präsentiert werden konnten.[137] Lange gelagerte oder aus verschiedenen Ställen gemischte Milch der Großbetriebe war bezüglich der Keimlast noch gefährdeter als die frische Kuhmilch direkt vom Erzeuger. Das Aufkochen schien eine Lösung zu sein, die Keimfreiheit garantieren sollte. Nach Meinung einiger Wissenschaftler hatte das Verfahren, das heute in Form der Pasteurisierung Verwendung findet, jedoch den Nachteil, dass durch die starke Erhitzung wertvolle Inhaltsstoffe verloren gingen,[138] das ehemals »lebendige« Nahrungsmittel seinen Geschmack, den Geruch oder die physikalischen Eigenschaften veränderte und die Methode insgesamt zu kostspielig sei.

Im Kontext von Milchhygiene und -konservierung vertraute Behring wie in den Jahren seiner Jodoformforschung auf die desinfizierende Kraft bestimmter Chemikalien. Aus den Annotationen in seinem Exemplar von Richters *Lehrbuch der anorganischen Chemie* wird ersichtlich, dass sich seine Aufmerksamkeit dabei auf das starke Desinfektionsmittel Wasserstoffsuperoxid (Wasserstoffperoxid) richtete: »Ist H_2O_2 aetherlöslich? Geht H_2O_2 in das Destillat über u. zurück ohne H_2O_2-Dampf-Destillation. Kritische Temp[eratur]?!«[139] Auch andere Forscher wie der dänische Ingenieur Carl Christian Budde[140] experimentierten mit Wasserstoffperoxid. Mit seiner zum Patent angemeldeten Methode, der »Buddisierung«,[141] gelang es Budde tatsächlich, die Milch bei geringer Temperatur und durch den Zusatz von H_2O_2 keimfrei zu machen.[142] Trotz nachgewiesener Wirksamkeit wurde sein Patentantrag mit der Begründung vom Deutschen Patentamt abgelehnt,[143] seine Methode ähnelte zu sehr einem Verfahren, das sich Behrings Bonner Kollege Dittmar Finkler bereits 1895 hatte patentieren lassen.[144] Behring, an den sich Budde im März 1904 gewandt hatte und mit dem sich eine Korrespondenz entwickelte, stand bezüglich der Patenterteilung auf Buddes Seite. Der Däne habe zum ersten Mal die Brauchbarkeit des Wasserstoffsuperoxids zur Entfernung lebender Bakterien aus der Milch demonstriert. Der binationale Kontakt wurde gekrönt durch eine persönliche Begegnung im Juli 1904, als Budde ins Haus der Familie Behring eingeladen wurde.[145]

Um Milch zu sterilisieren bzw. zu konservieren, experimentierte man in Marburg seit 1903 mit einer Kombination aus Wasserstoffsuperoxid und Formaldehyd, wodurch eine Erhitzung der Flüssigkeit unnötig wurde.[146] Mit der Präsentation des Verfahrens im Januarheft des Jahres 1904 von *Therapie der Gegenwart*[147] gewann Behring die Aufmerksamkeit des Milchgroßhändlers Carl Bolle, der in einem Brief an Behring die Absicht bekundete, in größeren Städten wie Kassel oder Frankfurt am Main »rohe keimfreie Milch« nach Behring anzubieten.[148] Die Marburger Milch erhielt Kunstnamen wie Perhydrase- oder Sufonmilch. Erstere war eine mit Wasserstoffperoxid behandelte Milch, die Bezeichnung *Sufonmilch* enthält Wortbestandteile aus Wasserstoff*su*peroxid und *For*mali*n* (4-8 %ige Formaldehydlösung).[149]

Der von Behring entwickelten Sufon- oder Formalinmilch war kein Erfolg beschieden. Zwar konnte die Keimfreiheit der Milch zweifelsfrei nachgewiesen werden, doch der Geschmackstest, den die Züricher Molkerei Gerber im Sommer 1904 durchführte, fiel vernichtend aus. »Es ist ein unangenehmer, auf der Zunge beissender & im Rachen kratzender Geschmack«, urteilte Nikolaus Gerber nach der Verkostung in einem Brief an Behring.[150] Auch Otto Heubner, der die mit Formalin behandelte Milch Carl Bolles in seiner Berliner Kinderklinik probeweise eingesetzt hatte, musste am 7. März 1904 nach Marburg berichten, dass es nach Verabreichung der so behandelten Nahrung bei einigen Kindern zu Erbrechen, Harntrübungen und Reizungen gekommen sei. Der Versuch sei abgebrochen worden.[151]

Schließlich regelte die preußische Medizinalverwaltung die Verwendung von Zusatzstoffen für Lebensmittel. Gemäß der sanitätspolizeilichen Vorgaben war es verboten, der im Handel erhältlichen Milch chemische Stoffe zuzusetzen.[152] 1906 versuchten Behrings Mitarbeiter Much und Römer den unangenehmen Geschmack der Sufon-Milch zu verbessern. Statt des Peroxids verwendeten sie die Katalase Hepin, die Wasserstoffperoxid in Sauerstoff und Wasser spaltet.[153] Ein von Max Rubner erstelltes Gutachten kam jedoch zu dem Schluss, dass Formaldehyd auch weiterhin nicht der Milch zugesetzt werden dürfe. Nach Rubners Meinung sollten Stallhygiene und »Kälteconservirung« der Milch ausreichen, dem Kind »eine geeignete Kost zu bieten«.[154]

2.3. Die Bovovaccination

> *La période vraiment intéressante et féconde des expériences de vaccination sur les grands animaux commence avec von Behring qui, en 1902, avec Römer et Ruppell [sic] fit connaître la méthode qu'il a d'ailleurs improprement désignée sous le nom de jennérisation des bovidés.*
>
> Albert Calmette, 1920[155]

Das Wissen um die Bakterien als Krankheitserreger, der Hygienediskurs und die daraus erwachsende Forderung nach »Sauberkeit«[156] veränderten auch die Handhabung der Tiermilch als Säuglingsnahrung. Das milchliefernde Rindvieh und sein flüssiges Produkt waren seit den 1890er Jahren zum Gegenstand wissenschaftlicher Forschung geworden. Behring verfolgte im Bemühen um bakterienfreie Kuhmilchernährung zwei Strategien: einerseits, wie gezeigt wurde, durch die Abtötung der in der Milch enthaltenen Bakterien und die Milchkonservierung durch Zusatz von Chemikalien, andererseits durch die Aufzucht tuberkulosefreier Kälber als zukünftiger Lieferanten tuberkulosekeimfreier Milch. Nur die »genuine Kuhmilch von zweifellos tuberkulosefreien Tieren« könne »als ein einigermaßen genügendes Ersatzmittel der Muttermilch« angesehen werden, schreibt er 1904 in seinem Beitrag zur *Therapie der Gegenwart*.[157] Als den besten Weg für einen gesunden Rinderbestand sah er die frühe *Schutz*impfung der Kälber an. Für die präventive Impfung musste er jedoch auf eine andere Methode zurückgreifen als die bei der Heilbehandlung der Diphtherie angewandte passive Immunisierung.

Eine in Deutschland weit verbreitete und durch das Reichsimpfgesetz von 1874 staatlicherseits legitimierte Schutzimpfung war die Impfung gegen die Menschenpocken *(Variolae)*. Behring war vertraut mit diesem Immunisierungsverfahren, das von dem englischen Landarzt Edward Jenner seit 1796 bekannt gemacht worden war. Er besaß Jenners 1798 erschienene Schrift *Inquiry into the Causes and Effects of the Variolae Vaccinae* in der lateinischen Ausgabe von 1799,[158] auf die er in seinen Vorlesungen Bezug nahm.[159] Bei Jenners Methode der künstlichen Immunisierung, der sogenannten Kuhpockenimpfung, wird ein aus Kuhpocken gewonnenes Sekret durch eine kleine Einritzwunde in den Oberarm appliziert; als Impfreaktion bildet sich eine meist harmlose Pustel. Die durch die Inokulation in Gang gesetzte Immunreaktion bietet in der Folge Schutz vor den echten Pocken. Das Verfahren selbst geht zurück auf die Beobachtung, dass mit Kuhpocken infizierte Menschen in der Regel vor der Erkrankung mit Menschenpocken geschützt, also immun, waren. Angelehnt an die klassische Bezeichnung *Vaccination* (wörtlich: von der Kuh stammend), die Jenner für seine Impfung eingeführt hatte, nannte Behring seine Schutzimpfung *Bovovaccination*, Rinderschutzimpfung.[160] Analog sprach er auch von Jennerisierung[161] oder Jennerisation,[162] die derart behandelten Tiere waren »jennerificirt«.[163]

Orientiert an Jenners Methode setzte Behring nun aber umgekehrt den Erreger der menschlichen Tuberkulose, *M. tuberculosis*, zur Immunisierung der Tiere ein. Das verleitete Paul Ehrlich zu dem Urteil, Behrings Rinderimpfstoff möge zwar von praktischer Bedeutung sein, in wissenschaftlicher Hinsicht stelle er jedoch kein neues Prinzip dar.[164]

Behring war nicht der Erste, der einen Tuberkuloseimpfstoff entwickeln wollte. 1886 führte der venezianische Arzt Vittorio Cavagnis erste Experimente durch, bei denen das Sputum Tuberkulosekranker verwendet wurde, dessen Bakterienbestandteile mit Karbolsäurelösung abgetötet worden waren.[165] Drei Jahre später experimentierten die Franzosen Jacques-Joseph Grancher und René Ledoux-Lebard mit dem Erreger der Geflügeltuberkulose *(Mycobacterium avium)*, den sie Kaninchen nach Pasteurs Prinzip der fortschreitenden Virulenz einimpften. Die

Ergebnisse tendierten, so Calmette rückblickend, gegen null, da keine Immunität gegen die Tuberkulose der Säugetiere erzielt wurde.[166]

Behrings Impfstoff für die Rinder, das *Bovovaccin*, wurde vom anthropogenen Erreger *Mycobacterium tuberculos*is gewonnen und lebend, jedoch im abgeschwächten und getrockneten Zustand, verwendet. Für Menschen und Meerschweinchen war er pathogen. Beim Rind rief das Bakterium im abgeschwächten Zustand keine Tuberkulose hervor,[167] galt aber hinsichtlich der Weiterverwertung tierischer Produkte als nicht vollständig unbedenklich. Im kaiserlichen Gesundheitsamt befürchtete man, dass im geimpften Tier die im Impfstoff enthaltenen menschlichen Tuberkulosebakterien noch nach Monaten in den Organen vorhanden und virulent seien und den Menschen beim Verzehr infizieren könnten.[168]

Trotz dieser Bedenken wurden die Studien in Marburg fortgesetzt. In der Hoffnung, dass die Impfung lebenslange Immunität hervorrufen sollte, erhielten Kälber im Alter von drei Wochen bis maximal drei Monaten zweimal im Abstand von zwölf Wochen eine intravenöse Impfung. Bei erwachsenen milchgebenden Rindern hoffte Behring durch Fütterung mit bakterienhaltigem Heu eine Antikörperbildung in Gang zu setzen. 1905 teilte er Metschnikoff mit, dass er die Fütterungsversuche durchgeführt habe, um »eine breite wissenschaftliche Grundlage zu gewinnen für die Übertragung der immunisierenden Milchernährung auf menschliche Säuglinge«.[169] Die vom tierischen Organismus produzierten Antikörper sollten in die Milch übergehen. Die als Nahrung für menschliche Säuglinge gereichte Kuhmilch mit den Abwehrstoffen gegen die Tuberkulose bezeichnete Behring als »Immunmilch«.[170] Behrings im Oktober 1906 geborener fünfter Sohn Emil Karl Elie kam in den Genuss dieser besonderen Milch, mit der er aus Sicht des Vaters einen gegen die Tuberkulose immunisierenden Schutzstoff erhielt. Am 30. Dezember 1906 erreichte Metschnikoff als Pate von Emil Elie aus Marburg die Nachricht, dass der kleine Emil »bei Immunmilch-Ernährung ganz prächtig« gedeihe. Er werde, »wenn Gott ihn groß werden läßt, das erste der Immunmilchkinder sein. Aber ich denke, daß schon im nächsten Jahr ihm zahlreiche andere Säuglinge nacheifern werden.«[171]

Die Briefpassage wird bis heute in der Behring-Literatur gerne zitiert. Wissenschaftlerkinder, nicht nur Emil Elie, wurden als Versuchskaninchen für zahlreiche Ernährungsversuche verwendet, da Säuglinge in ihren ersten Lebensmonaten als schmerzunempfindliche und kognitiv äußerst eingeschränkte »Körpermaschinen« galten und somit geeignet für derartige Eingriffe schienen.[172] Neben einer gewissen Tragikomik, die in der Alltagsverrichtung der Immunmilchfütterung des kleinen Emil Elie liegt, zeigt dieses Tun die fluiden Handlungsspielräume des Forschers und des Familienvaters Behring, der den Mitgliedern der Familie die Früchte und die Auswüchse seiner wissenschaftlichen Erkenntnisse angedeihen ließ. Denn vermutlich handelte es sich auch bei diesem Ernährungsexperiment um einen gezielten Versuch mit und an den eigenen Kindern: Else von Behring war, wie einem anderen Brief Behrings zu entnehmen,[173] durchaus willens und in der Lage, ihre

Söhne selbst und über längere Zeit zu stillen.[174] Von den der Muttermilch innewohnenden Kräften, die das Kind für den ›Kampf um's Dasein‹ ertüchtigten, war bereits die Rede.

Mit Tieren IV – Großbetriebe als Forschungsfelder

Behring ließ das Bovovaccin vorläufig auf eigene Kosten produzieren und stellte es nach Beweis der Unschädlichkeit für die Empfänger unentgeltlich zur Verfügung. Er selbst unterhielt in Marburg Herden von bis zu zweihundert erwachsenen Rindern und Kälbern.[175] Nachdem der Impfstoff zunächst im Großherzogtum Hessen, wo Behring auch Impfkurse für Tierärzte anbot, erprobt worden war,[176] entfaltete sich eine ausgedehnte überregionale Korrespondenz mit Rinderzüchtern und Gutsverwaltern großer Güter in Mecklenburg, in Ungarn und Österreich. Zudem fanden Impfungen in Italien, Schweden, Finnland, Nord-Amerika und Japan statt, auch die argentinische Regierung plante, so Paul Römer in einem Bericht vor französischen Ärzten, eine solche Schutzimpfung einzuführen.[177] Auf Einladung der argentinischen Regierung war Römer zu diesem Zweck sogar für ein Jahr in Südamerika.[178] Im Nordosten Deutschlands stellten die Schweriner Grafen Wilhelm von Schwanfeld-Schwerin und Härmann [!] von Schwerin-Wolfshagen auf ihren Gütern in Göhren Rinder zur Impfung zur Verfügung. Dort wurden auch Kälberaufzuchtversuche mit der Milch immunisierter Zuchtkühe oder mit Formalinmilch gemacht.[179]

Unterstützt wurden Behrings Marburger Versuche durch den damaligen Oberpräsidenten der Provinz Hessen-Nassau, Graf Robert von Zedlitz und Trützschler. Bestätigt wurde sein Immunisierungsverfahren durch den hessen-darmstädtischen Obermedizinalrat Gustav Lorenz, der in Grünberg bei Gießen Versuche mit ermutigendem Verlauf durchgeführt hatte. Ein persönlicher Austausch zwischen Lorenz und Behring war im November 1902 zustande gekommen, als Lorenz, begleitet von dem Leipziger Professor für Veterinärmedizin August Eber,[180] Behring einen Besuch in Marburg abstattete.[181] Lorenz war ausgebildeter Tierarzt und hatte diesen Beruf viele Jahre ausgeübt, bevor er 1881 als Vortragender Rat in das Innenministerium nach Darmstadt wechselte. Sein Urteil hatte also auch politisches Gewicht. Für eine größere Öffentlichkeit sorgte er, indem er die Ergebnisse vor der Generalversammlung des tierärztlichen Vereins der Provinz Starkenburg vorstellte. Sein Vortrag über die *Bekämpfung der Rindertuberkulose und das v. Behring'sche Immunisierungsverfahren*, in dem er das in Marburg entwickelte Immunisierungsverfahren empfahl und Kochs These von der Verschiedenheit von Menschen- und Rindertuberkulose widerlegte, wurde 1903 in der *Berliner tierärztlichen Wochenschrift* veröffentlicht,[182] ein weiterer ausführlicher Bericht erschien 1905 in der *Zeitschrift für Thiermedizin*.[183]

Mit seiner durch Amtspersonen unterstützten Öffentlichkeitsarbeit gelang es Behring, die Aufmerksamkeit des grundbesitzenden Hochadels auf sich zu ziehen.

Der Einladung zu einem Vortrag nach München, wo er über *Kuhmilch als Säuglingsnahrung* sprechen sollte, ging eine Korrespondenz mit Wilhelm von Leonrod, dem Verwalter der Güter von Prinz und Prinzessin Ludwig von Bayern, voraus. Der bayerische Hof- und Oberstallmeister Leonrod hatte Behrings Marbacher Gutshof Anfang 1905 besichtigt und sich daraufhin bemüht, den bekannten Universitätsprofessor nach München zu holen, wobei er auch eine Einladung »zur Tafel [beim] Regenten« im Anschluss an den Vortrag in Aussicht stellte.[184] Leonrods Vorgesetzter war Kronprinz Ludwig, der Sohn des Prinzregenten Luitpold von Bayern und spätere bayerische König Ludwig III. Der landwirtschaftsbegeisterte Kronprinz hatte 1875 Schloss Leustetten bei Starnberg erworben, wo er Viehzucht betrieb und das Gut zu einem landwirtschaftlichen Musterbetrieb machte. Ludwig trug in der Bevölkerung den freundlich-spöttischen Titel »Millibauer«, also Milchbauer. In den Leustetter Stallungen wurden 158 Milchkühe gehalten; der Prinz, seit 1868 Ehrenpräsident des Zentralkomitees des Landwirtschaftlichen Vereins, achtete auf Stallhygiene und tierärztliche Kontrolle. Durch die Heirat mit Marie Therese, Erzherzogin von Österreich-Este, war die Familie auch im Besitz des in Westungarn gelegenen Schlosses Nádasdy in der Stadt Sárvár, wo man Rindvieh im Großbetrieb züchtete und sich dort wie hier für die technischen Entwicklungen im Bereich der Viehseuchenbekämpfung interessierte. Der Austausch zwischen Marburg und Sárvár erfolgte über Leonrod und den Arzt Herman Strelinger, der sich nicht nur als Hofarzt des bayerischen Prinzenpaares, sondern auch als Bezirksarzt von Sárvár aktiv um die Bekämpfung der menschlichen Tuberkulose bemühte.[185] Strelinger leitete die Schutzimpfungen in Sárvár, publizierte über die örtliche Rinderimmunisierung und trug beim Internationalen Tierärztlichen Kongress, der vom 3. bis 9. September 1905 in Budapest tagte, vor.[186] Hier referierten übrigens auch bekannte Persönlichkeiten wie Bernhard Bang, Saturnin Arloing, Heinrich Schütz und Gustav Lorenz über die Bekämpfung bzw. die Schutzimpfung gegen die Tuberkulose der Rinder sowie über Milchhygiene. Marburg wurde durch Paul Römer vertreten.[187]

Neben Prinz Ludwig trat auch der Großgrundbesitzer und Unternehmer Erzherzog Friedrich von Österreich-Teschen mit Behring in Verbindung. Mehr noch als Ludwig interessierte er sich aus betriebswirtschaftlichen Gründen für die Schutzimpfung und die Aufzucht gesunder Kälber.[188] In seiner *Erzherzog Friedrichschen Zentral-Molkerei* mit ihren Standorten in Wien und in Teschen in Österreich-Ungarn wurde die Milch von mehreren tausend Kühen verarbeitet und in Wien in über sechzig Filialen vertrieben. 1905 setzte die Molkerei pro Tag allein in Wien 25.000 Liter ab.[189] Die neuen Erkenntnisse in der Stallhygiene schlugen sich auch in der Werbung nieder. Hier heißt es, die Milchkühe entstammten eigener Zucht »in modernen hygienischen Stallungen«, Kinder- und Kurmilch [!] werde »unter spezieller Aufsicht im Kindermilchstall gewonnen«.[190]

Allein in Sárvár wurden in knapp drei Jahren 880 Kälber einer Schutzimpfung unterzogen und die Verläufe und Ergebnisse sorgfältig protokolliert, wodurch

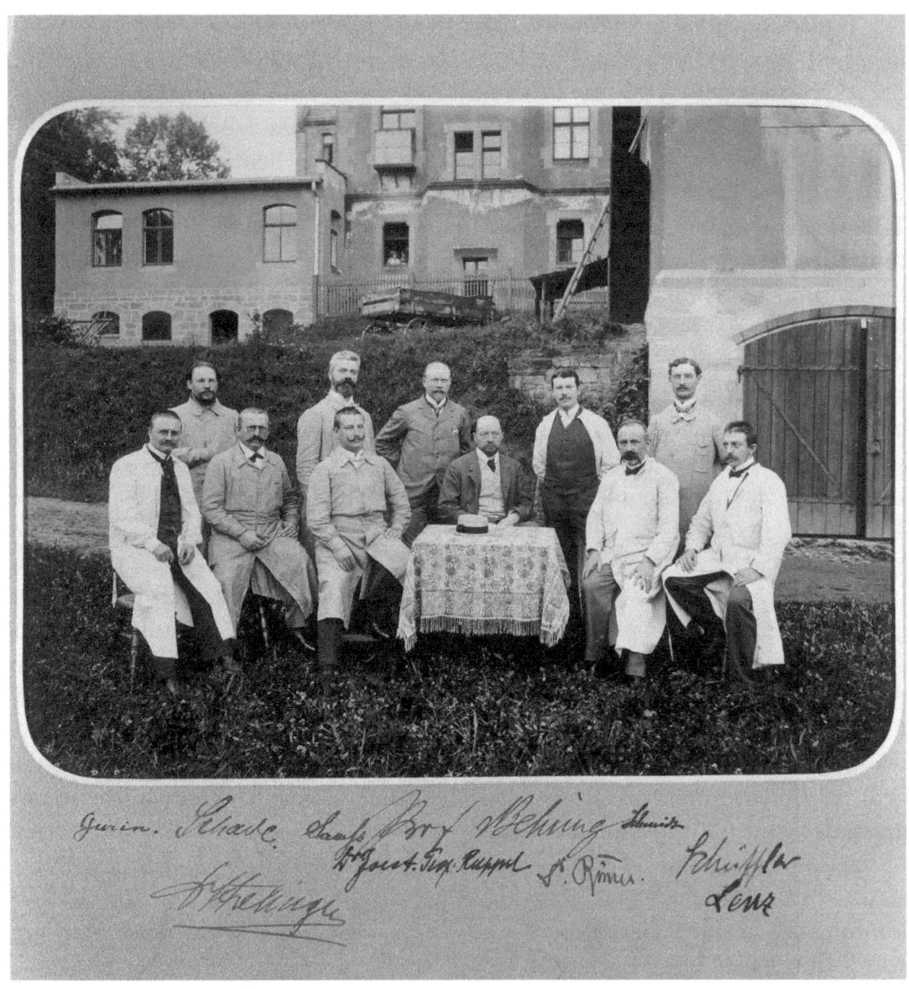

Abb. 52: Gruppenbild des Kursus für die Immunisierung von Rindern gegen Tuberkulose in Marburg. Behring (sitzend hinter dem Tisch), Paul Römer und Wilhelm Ruppel mit Kursteilnehmern, sitzend links Herman Strelinger. Marburg, vermutlich hinter dem Hygieneinstitut, 8. 8. 1902.

wertvolle Forschungsdaten erhoben wurden, die man nach Marburg schickte.[191] Die schriftlichen Aufzeichnungen lassen bezüglich der Techniken, der Zahl und der verwendeten Terminologie an Labortierversuche denken: Die Nutztiere der Großbetriebe wurden durch die Massenimpfversuche transformiert in Experimentaltiere, das »Material« wurde von einem Experten (hier war es »Bezirkstierarzt Ebeling«) behandelt und erhielt Kennzeichnungen (»Ohrenmarken«). Bei jedem Tier wurde vor und nach der Impfung Temperatur gemessen und der Krankheitsverlauf in Protokollen festgehalten, die Nennung der großen Zahl (»900 solcher Protokolle«) unterstrich die auf den Statistiken beruhende Aussagekraft der Erhebungen.[192]

Die Zirkulation des Impfwissens durch Besuche, Vorträge und die Übernahme von Techniken lässt sich anhand der Kontakte mit adligen Viehzüchtern der Familie von Schwerin anschaulich darstellen. Härmann von Schwerin besuchte Behring Anfang Juni 1904 in Marburg.[193] Beim Treffen des Deutschen Landwirtschaftsrates im Februar 1906, das sich thematisch der Bekämpfung der Rindertuberkulose widmete, referierte Behring über seine Versuche, Wilhelm von Schwerin-Göhren beteiligte sich mit einem Bericht über die Impfungen im Großherzogtum Mecklenburg-Strelitz an der Diskussion. Den Vorsitz der Versammlung hatte ein weiterer Großgrundbesitzer, der deutschkonservative Politiker Hans Graf von Schwerin-Löwitz.[194]

Behrings Tuchfühlung mit dem Hochadel und dessen Vertretern war von starkem beiderseitigem Interesse geprägt. Während man in diesem Tauschkontext Marburger Impfkulturen gegen Mecklenburger oder ungarisches Immunisierungswissen tauschte, konnte man aus Teschen Kühe beziehen, die gegen Tuberkulose immun gemacht worden waren und für Forschungszwecke eingesetzt wurden.[195] Auf der Ebene der Beziehungen erreichte Behring durch die Aufmerksamkeit der hochrangigen Gutsbetreiber eine über die engeren Zirkel der Wissenschaft hinausreichende Beachtung und damit Zugewinn an sozialem Kapital, was zur Steigerung des eigenen Renommees außerhalb der engeren *Scientific Community* beitrug.

Für die gekrönten Häupter ihrerseits bot sich der vielfach mit Orden und wissenschaftlichen Preisen ausgezeichnete Marburger Professor als hervorragender Vertreter der medizinischen Wissenschaft an. So schickten die als Milchbauern tätigen adligen Großgrundbesitzer und ihre Gutsverwalter, die auf wissenschaftliche Expertise bei der Viehseuchenbekämpfung angewiesen und aus ökonomischen Gründen um gesunde Rinder und keimfreie Milchprodukte bemüht waren, Angestellte wie Strelinger oder Ebeling zum Erlernen der Impftechniken nach Marburg.

Gerade Prinz Ludwig, der spätere bayerische König, strebte mit seinem agrarpolitischen Engagement eine Verbindung zwischen Staat und Wissenschaft an. Sein Wunsch, die bayerische Volkswirtschaft zu befördern, brachte – so könnte man aus der staatspolitischen Perspektive schlussfolgern – auch den Reformwillen der Monarchie zum Ausdruck.[196] Der vergleichende Blick auf seinen gleichnamigen und gleichaltrigen Vetter und Vorgänger im Amt, König Ludwig II. von Bayern, unterstreicht dies. Im Unterschied zu dem »Märchenkönig von Neuschwanstein« handelte Prinz Ludwig mit seinem agrarpolitischen Interesse aus volkswirtschaftlich begründeten, vielleicht auch sozialen Motiven. Während sich sein Vetter, der Märchenkönig, in der bekannten Hinwendung zu Kunst, Musiktheater und extravagantem Lebensstil verwirklichte, präsentierte sich der Prinz als ein dem Alltag zugewandter und sozialfürsorgerisch engagierter Pragmatiker, für den Viehzucht und Milchproduktion nach neusten hygienischen Standards zum Funktionieren des Staatskörpers beitrugen.

Impfstoffproduktion und ein amerikanischer Konkurrent

Die Nachfrage nach dem neuen Rinderimpfstoff war so groß, dass die Produktion in Marburg kaum zu bewältigen war. Wie Kornelia Grundmann nach Auswertung der Korrespondenz aus dem Nachlass Friedrich Althoffs dargestellt hat, gab es anfangs nur geringe staatliche Zuschüsse, die von zunächst neuntausend Mark pro Jahr 1901 auf 20.000 Mark erhöht wurden.[197] Um die Produktion abzusichern, machte Behring Althoff den Vorschlag, ein staatliches »Centralinstitut« in Marburg zu gründen und die Forschungen zu bündeln. Mehrfach teilte er Althoff mit, dass es derartige Institute auch in anderen Ländern, beispielsweise in Frankreich, gebe. Er selbst könne die Leitung übernehmen. Obwohl überregionales Interesse an der Rinderschutzimpfung bestand und auch Althoff nicht abgeneigt war, Behring zu unterstützen, scheiterten die Pläne schließlich an der Weigerung des Finanzministeriums, Gelder zur Verfügung zu stellen. Nach Grundmann war dies der Grund, weshalb Behring den Impfstoff ab 1903 über die ortsansässige Firma Dr. Siebert und Dr. Ziegenbein vermarkten ließ. Gemäß Vertrag übernahm das Unternehmen den Alleinvertrieb des Bovovaccins,[198] daneben auch des Tetanusserums.[199]

Sieberts und Ziegenbeins Firma ging in das 1904 gegründete *Behringwerk* über.[200] Die Einnahmen waren jedoch gering; im Februar 1905 bewegten sie sich zwischen 234,60 und 203,50 Mark pro Woche.[201] Die Firma lieferte den Rinderimpfstoff gegen Bezahlung, verlangte aber zusätzlich Gegenleistungen in Form von Datenerhebungen für wissenschaftliche Zwecke. Wieder wurde, wie bei der Erprobung des Diphtherieheilmittels, ein pharmazeutisch wirksamer Stoff im Tausch gegen Information geliefert, in diesem Fall Bovovaccin gegen Temperaturkurven und die Angabe der aufgetretenen Krankheitssymptome. Die auf diese Weise gesammelten Krankheitsverläufe sollten nach Abschluss der Erhebungen unter Angabe der stallhygienischen Verhältnisse zur wissenschaftlichen Auswertung an die experimentelle Abteilung des Marburger Hygieneinstituts versandt werden.[202] Damit arbeitete ein auf Gewinn ausgerichtetes Unternehmen mit einem universitären Institut Hand in Hand.

Im Februar 1905 gab es einen Rückschlag beim Bemühen um internationale Absatzmärkte. Carl Siebert hatte aus New York erfahren, dass es bei der Einführung des Bovovaccins in Amerika zu Schwierigkeiten gekommen sei, da ein Professor Pearson »sämtlichen Agricultur und Veterinär Stationen mitgeteilt habe, dass ›das Verfahren von Exzellenz von Behring jeder gründlichen Beweise entbehre.‹«[203] Hinter der Kampagne stand der einflussreiche amerikanische Veterinär und Hochschullehrer Leonard Pearson. Pearson war seit 1896 Präsident der

American Veterinary Medical Association[204] und staatlicher Tierarzt des Staates Pennsylvania. Sein Hauptinteresse galt der Rindertuberkulose. Als junger Mann hatte er 1890 bei einer Studienreise durch Deutschland Koch und dessen Tuberkulin kennengelernt und seit 1892 als Erster auf dem amerikanischen Kontinent mit dem Tuberkulin Rinder auf Tuberkulose getestet. Ab 1901 führte er an der Universität von Pennsylvania eigene Immunisierungsversuche an Rindern durch,[205] die er 1902 öffentlich machte. 1903 meldete die *New York Times*, seine zweijährigen Experimente hätten bewiesen, dass Rinder durch Impfung gegen Tuberkulose immun gemacht werden können.[206]

Im März 1905 unterrichtete Carl Siebert Behring von einem Brief der New Yorker Firma C. Bischoff & Co., der Bezug auf Pearson nahm.[207] Die Firma, die selbst ein Patent auf *Antitoxin preparation for immunizing cattle against tuberculosis* besaß,[208] vermutete, Pearsons Vorstoß gegen die Einführung der Behring'schen Methode an der Ostküste sei weniger wissenschaftlich begründet. Vielmehr wolle Pearson Behrings Verfahren in Misskredit bringen, »um später mit einer abgeguckten Methode sich zeigen zu können – oder Pearson glaubt eine Methode zu haben, nach welcher er Rindvieh in jedem Lebensalter gegen Tuberkulose impfen könne«.[209]

Letztlich blieb es ungeklärt, ob es wissenschaftliche oder finanzielle Gründe waren, die Pearson veranlasst hatten, gegen die Marburger Bovovaccination ins Feld zu ziehen. Pearson war ein Hochschullehrer, der es – ähnlich wie Behring – durchaus verstand, Wissenschaft und die wirtschaftlichen Bedürfnisse des Marktes zu verbinden. Die Wissenschaftshistorikerin Susan D. Jones wertet gerade diese Fähigkeit als Schlüssel seines beruflichen und wissenschaftlichen Erfolgs.[210] Ein gewisser Ruch haftete Pearsons Vorstoß deshalb an, weil er Behring persönlich kannte. Bei seiner zweiten Deutschlandreise hatte er im August 1904 Behring in Begleitung des amerikanischen Bakteriologen Mazyck Porcher Ravenel in Marburg besucht,[211] und es ist zu vermuten, dass Behring bei dieser Gelegenheit den amerikanischen Gästen seine Kälberimmunisierung im Marbacher Milchgut vorführte.

Jenseits der vermuteten finanziellen Beweggründe erwies sich Pearsons fachliche Einschätzung des Impfverfahrens jedoch als richtig. Das bestätigen auch Versuche, die in Frankreich an Meerschweinchen durchgeführt wurden. Die Versuche waren zu dem Ergebnis gekommen, dass das Bovovaccin bei der Überprüfung im Tiermodell ungleichmäßige Reaktionen hinsichtlich der Virulenz zeigte. Man schlussfolgerte, dass auch die Wirkung bei der Rinderimpfung eine unberechenbare und unzuverlässige sei. Die Impfung hätte keinen Einfluss auf die Entwicklung oder Verhinderung der Krankheit. Diese Unzuverlässigkeit der erzielten Resultate brachte das Verfahren und den Impfstoff in Misskredit.[212]

Auf lange Sicht wurde die Bovovaccination als nutzlos angesehen. Die Wirkung war von Zufällen abhängig, die Impfung selbst garantierte keinen Schutz, der länger als ein Jahr anhielt. Für milchliefernde Nutztiere kamen jährliche

Auffrischungsimpfungen nicht in Frage, da die injizierten Mykobakterien lange in den Organen der Kuh verblieben und auch in der Milch enthalten waren. In den 1920er Jahren wurde die Bovovaccinproduktion in Marburg mangels Rentabilität eingestellt.[213]

3. Tuberkuloseforschung und Netzwerke – ein Resümee

3.1. Das Scheitern der Tuberkuloseforschung

Mit der Hinwendung zur Tuberkulosebekämpfung betrat Behring ein neues Forschungsfeld, mit dem er zwar bereits während der Berliner Jahre konfrontiert war, das er aber bisher nicht durch eigene Laborstudien bereichert hatte. 1891, während seiner Reise zu den Schweizer Höhenluftkurorten, hatte er sich lediglich mit der nicht-medikamentösen Tuberkulosebehandlung durch Frischluft, Ruhe und Bergspaziergängen beschäftigt. Nun öffneten sich mit dem großangelegten Marburger Tuberkuloseprojekt sowohl in ökonomischer als auch wissenschaftlicher Hinsicht neue Türen. Gestartet mit dem Ziel, einen vorbeugenden Impfstoff zu entwickeln, war das Projekt von großer sozialmedizinischer und volkswirtschaftlicher Relevanz: Der Ausbruch der Krankheit sollte verhindert, teure Sanatoriumsaufenthalte vermieden und die Sterblichkeit gesenkt werden.

Im neuen Marburger *Behringwerk* wurden ab 1905 Impfstoffe produziert, die klangvolle Namen wie Tuberkulase, TC, Tulase und Tulon trugen. Sie bestanden aus lebenden Tuberkuloserregern, die zur unschädlichen Anwendung am Menschen mit Hilfe von Chemikalien abgeschwächt (attenuiert) wurden. Durch die Attenuation des lebenden Materials sollte bei Verminderung der Virulenz eine aktive Immunisierung in Gang gesetzt werden. So entstand beispielsweise durch die Behandlung mit dem Schlafmittel Chloralhydrat die *Tuberkulase*, ein »halbflüssiges Präparat von wachsähnlichem Aussehen«, das in einem Zeitraum von bis zu vier Wochen mehrmals subkutan eingespritzt werden musste.[214] Das Präparat TC verwendete Bakterienbestandteile, die von wasser- bzw. kochsalzlöslichen und in Alkohol und Äther löslichen Stoffen befreit waren; *Tulon* war das Produkt einer Behandlung mit Kali-Alaun-Javelle-Wasser. In den Preislisten sind außerdem neben Tuberkulosetests auch Tubolytin – getrocknete Tuberkelbazillen in Flüssigkeit nach Siebert und Römer – und »Tuberkulose-Sero-Vakzine Behringwerke«[215] als Therapeutika verzeichnet.[216] Trotz der durch unterschiedliche Herstellungsverfahren erzeugten Produktvarianten verzeichnete keines der Präparate einen Heilerfolg.

Nur mit dem Bovovaccin schien zunächst ein erfolgreicher Impfstoff auf den Markt gekommen zu sein; Albert Calmette würdigte Behring als Pionier bei der Immunisierung von Großtieren.[217] Doch wie gezeigt wurde, konnte er wegen der Unzuverlässigkeit der Wirkung auf Dauer nicht überzeugen. Die Produkte für die

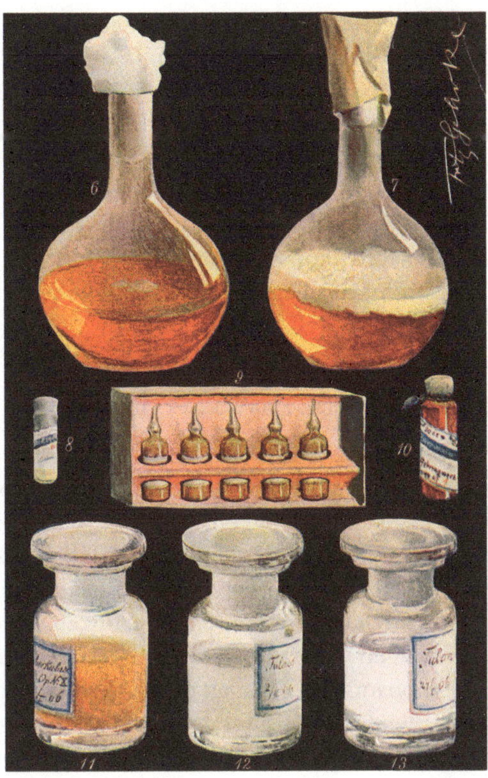

Abb. 53: Tuberkulosekulturen und die Tuberkulosepräparate Tuberkulase, Tulase und Tulon. Zeichnung von Fritz Gehrke (1906). Aus: Emil von Behring: Therapeutische Tierexperimente im Dienste der Seuchenbekämpfung, Tafel III, rechter Ausschnitt.

Säuglingsernährung, die Sufon-, Formalin- und Immunmilch, die nach Behrings Vorstellung über Molkereien und Rinderzuchtbetriebe hätten vertrieben werden sollen, konnten sich nicht auf dem Markt etablieren. Nur das Hepin, von Behrings Assistenten einst als Katalysator bei der Formalinmilchproduktion eingesetzt, wurde ab 1914 durch die *Behringwerke* angeboten, allerdings nur als Zusatz bei der Herstellung medizinischer Sauerstoffbäder.

Rückblickend muss die Marburger Tuberkuloseforschung als gescheitert angesehen werden. Sie führte weder bei der menschlichen noch bei der Rindertuberkulose zum angestrebten Ergebnis einer längerfristigen Immunisierung. Von einer »Ausrottung« der Krankheit, wie es im Sprachgebrauch des späten 19. Jahrhunderts hieß, kann keine Rede sein.

Der durch sein weltweit bekanntes Diphtherieheilserum erfolgsverwöhnte und wohlhabend gewordene Behring musste die Rückschläge als Niederlage empfinden. Die Behring-Forschung ist sich einig, dass er scheiterte. Hinsichtlich der Gründe äußerte man sich in der Retrospektive zurückhaltend. Zeiss und Bieling, die der Behring'schen Tuberkuloseforschung fast zweihundert Seiten gewidmet haben, verbleiben im Bildhaft-Diffusen, wenn sie, die Metapher des einsamen, heldenhaft ausgetragenen Zweikampfs wählend, »ein Erlahmen seiner Kraft im Ringen mit der Tuberkulose« konstatieren.[218]

Zwei Überlegungen zu den möglichen Gründen sollen hier diskutiert werden: zunächst eine die Morphologie des Bakteriums betreffende, die Behrings Forschungsobjekt, das Bakterium, und die von ihm angewandte Experimentalanordnung in den Fokus nimmt, und eine zweite, die den Forscher und sein Wissenschaftsumfeld betrachtet. Letztere stellt die grundsätzliche Frage, wie stark Erfolg und Scheitern von Personenkonstellationen, von Zeit und Produktionsmitteln und vom Austausch unter Kollegen, die in Netzwerken miteinander verbunden sind, abhängig ist.

3.1.1. Scheitern: Das Bakterium

Schon Robert Kochs vergebliches Bemühen um ein Heilmittel gegen die Tuberkulose hatte gezeigt, dass der Erreger *Mycobacterium tuberculosis* ein besonders schwer zu fassender »Feind« war, dem man mit dem Tuberkulin nicht beikommen konnte. Durch den Zellaufbau – Mykobakterien besitzen eine fettreiche, wachsartige Zellwand, die sie widerstandsfähig gegen Säuren und Laugen macht – und die dadurch vorhandene Säurefestigkeit (eng. *acid-fast*) sind die Bakterien vor den intestinalen Verdauungssäften geschützt, sie können sowohl schwachen Desinfektionsmitteln als auch der körpereigenen Immunabwehr durch Makrophagen widerstehen. Im Gegensatz zum Diphtherie- und Tetanuserreger bilden *M. tuberculosis* und *M. bovis* keine Bakterientoxine, der Krankheitsverlauf der Tuberkulose kann also durch das bewährte Prinzip der Antitoxingabe nicht gestoppt werden.

Dass es Albert Calmette und Camille Guérin 1921 dennoch gelang, eine wirksame Immunisierung zu entwickeln, hängt mit Calmettes umfangreichen Vorstudien, seiner Kenntnis der historischen und zeitgenössischen Forschungsliteratur[219] und der Geduld der beiden Forscher zusammen. Wie zuletzt Stefan Kaufmann gezeigt hat,[220] arbeiteten die französischen Wissenschaftler seit 1908 in den Pasteur-Instituten in Lille und Paris an einem Vakzin, das nach dem Pasteur'schen Prinzip der Abschwächung (Attenuation) entwickelt wurde.[221] Zur Attenuation wählten sie mit der Ochsengalle (*bile de boeuf*) einen Stoff, der den Erreger *Mycobacterium bovis* abschwächte, aber nicht tötete. Wichtig war zudem, dass sich ihr Vorgehen über eine große Zeitspanne erstreckte. Durch das stete Anlegen neuer Kulturen auf Kartoffelscheiben wurde die Virulenz vermindert, die lebende Kultur aber nicht zerstört. Insgesamt waren mehr als zehn Jahre und 230 Passagen nötig, um das Bakterium abzuschwächen. Erst dann war es mithilfe des Lebendimpfstoffes möglich, ohne gravierende Nebenwirkungen eine aktive Immunisierung des Organismus durchzuführen. Der nach seinen Entwicklern benannte Impfstoff BCG *(Bacille Calmette Guérin)* wurde erstmals 1921 bei einem Neugeborenen angewandt und war erfolgreich.[222]

Behring, der 1904 mit dem *Behringwerk* ein pharmazeutisches Unternehmen gegründet hatte, dessen Produkte rasch finanzielle Erträge abwerfen sollten, fehlte für einen viele Jahre umfassenden Entwicklungsprozess offenbar der lange Atem. Obwohl er selbst 1906 als Antwort auf die von ihm selbst gestellte Frage »Können wir nun auch auf einen Vaccin [Impfstoff] hoffen, welcher das Tuberkulosevirus für das Menschengeschlecht zu einem ungefährlichen Infektionsstoff macht?«, ein vorsichtig positives Fazit zog,[223] bewarb er in Vorträgen und Publikationen seine pharmazeutischen Produkte Tuberkulase, Tulase und Tulon noch *vor* der gesicherten Marktreife.

3.1.2. Scheitern: Das wissenschaftliche Umfeld

Wie mehrfach gezeigt wurde, handelt es sich bei der Produktion neuen medizinischen Wissens um heterogene und schwer planbare Unterfangen, die den Einsatz von Gerätschaften, Experimentaltieren und Personen erfordern. In Marburg konnte Behring auf Ressourcen zurückgreifen, die den komplexen Herausforderungen einer Heil- oder Impfstoffentwicklung gerecht wurden. Es gab ein perfekt ausgestattetes Labor, eine Fülle von Versuchstieren, die von der Maus bis zum Roten Höhenvieh reichten, großzügige finanzielle Mittel, die von einem Pharmazieunternehmen bereitgestellt wurden, Platz und Entfaltungsräume, Unterstützung durch einflussreiche Personen aus dem Umfeld viehzüchtender Gutsbesitzer und schließlich gut ausgebildete Mitarbeiter, die Erfahrungen mit Laborarbeit mit nach Marburg brachten.

Vergleicht man das Marburger mit dem Berliner Forschungsumfeld, so gab es für Behring eine wesentliche Änderung: Mit seiner Berufung auf einen universitären Lehrstuhl war er nicht mehr Assistent, sondern Institutsleiter und Laborvorstand – ein *Chef* und damit Träger institutioneller und wissenschaftlicher Verantwortung. Seinen Mitarbeiterstab betrachtete Behring im soldatischen Sinne des Gehorsams als ihm subordiniert. Die in ihrer Relevanz nicht zu unterschätzenden Erinnerungen Kitashimas zeichnen ein düsteres Bild dieses Chefs, der Vorschriften erteilte, engmaschig Versuchsergebnisse überprüfte und das Forschungsthema vorgab. In dieser strengen, quasi-militärischen Hierarchie war selbstorganisiertes Arbeiten für junge Wissenschaftler nicht möglich. Die Kreativität fördernden Denk- und Entfaltungsräume, wie Behring sie bei Koch und Binz erlebt hatte,[224] konnten sich nicht entwickeln, zumal bei einem so schwierigen Forschungsfeld, das Unaufgeregtheit, zeitliche Spielräume und die Erkundung neuer Wege verlangt hätte. In den Gruppenprozessen eher nach der Kategorie der Autorität statt der Majorität entscheidend,[225] eigene Prioritätsansprüche auch im engeren Zirkel durchsetzend, war Behring wenig geneigt, sich in seine Forschergruppe als *primus inter pares*, eventuell auch als Lernender, einzubringen. Ein hartes Urteil fällte auch Hans Much in seinen Erinnerungen. Hier warf er Behring mangelnde Fürsorge für seine Schüler, »erbärmliche Kurzsichtigkeit, Angst vor der Jugend und immer wieder [...] Hunger nach Geld« vor.[226]

Als im institutionellen Rang nahezu ebenbürtige und zugleich vertrauteste Person stand Behring in Marburg zunächst Erich Wernicke zur Seite. Als Gegengewicht zu dem dominanten Lehrstuhlinhaber trat der bescheidene und von Behring abhängige Wernicke nicht auf; zudem stand er durch seine Lehrverpflichtungen für die Forschung kaum zur Verfügung. Als wie immer zuverlässige Kraft erwies sich Hermann Scholz, der Behring seit den Berliner Jahren begleitete und ihm auch bei den Rinderimpfungen zur Hand ging, aber als untergebener Mitarbeiter und Laboratoriumsdiener[227] eher Hilfsaufgaben übernahm. Lingelsheim hatte Marburg schon 1899 in Richtung Neapel verlassen,[228] Kitashima kehrte 1901 in seine Heimat zurück, Ruppel ging 1903 nach Höchst,[229] Römer unternahm in Argentinien im Auftrag Behrings Rinderimmunisierungsversuche,[230] und Much wechselte im Herbst 1907 ans Eppendorfer Krankenhaus in Hamburg.[231] Als wissenschaftliche Impulsgeber, wie es Paul Ehrlich oder Kitasato für Behring in Berlin gewesen waren, kamen die jungen und rangniedrigeren Marburger Assistenten und Gastwissenschaftler aufgrund der von Behring eingeforderten hierarchischen Strukturen kaum in Frage und scheiterten an Behrings ihn selbst schädigendem Hegemonialstreben.[232]

Auch außerhalb des Marburger Personenkreises kam der kollegiale Austausch zum Erliegen. Wegen eines Plagiatsvorwurfs war es zum Zerwürfnis mit Koch und Wilhelm Schütz gekommen, die nach Meinung Behrings das Heilmittel Tauruman nach Art des Bovovaccin entwickelt hatten und dieses bei Höchst produzieren ließen.[233] Auch die treuen Pariser Kollegen Roux und Metschnikoff gingen auf Distanz, nachdem Behring sich mit dem Leiter der Tierarzneischule in Alfort, Henri Vallée, wegen dessen kritischer Beurteilung des Bovovaccins überworfen hatte. Eine in der Öffentlichkeit gezeigte Unterstützung von gleichrangigen Kollegen, wie Behring sie durch Roux und auch durch den Kinderarzt Heubner im Umfeld der Diphtherieforschung erfahren hatte, erfolgte nicht mehr, und neue Forschungskooperationen auf der Ebene der Gleichrangigkeit waren nicht in Sicht.

Im Gegenteil. Gerade Paul Ehrlich, der von Althoff um eine Stellungnahme bezüglich der Marburger Tuberkuloseforschungen gebeten worden war, lieferte 1906 erneut[234] ein vernichtendes Urteil über Behrings wissenschaftliche und private Persona. Ein dreizehnseitiges undatiertes Schreiben an Althoff, das Ehrlich vermutlich Mitte Februar 1906 auf Bitten Althoffs verfasste, bezieht unter anderem Stellung zur Rinderimmunisierung, aber auch zu den Gründen für Behrings zunehmende Isolierung. Die Rinderschutzimpfung schätzte Ehrlich hinsichtlich ihrer praktischen Bedeutung als wichtig ein; vom wissenschaftlichen Standpunkt aus sei sie aber keine »große that« und könne mit Behrings Arbeiten zum Diphtherieheilserum nicht verglichen werden. »Ein neues princip ist in ihr nicht enthalten und die verwendung von humanen bacillenstämmen führt direct auf Koch zurück.«

In schonungsloser Offenheit zählt der Brief Behrings Defizite als Forscher und als Mensch auf. Ehrlich beschreibt mit klarem analytischem Blick in seiner bekannt eigenwilligen Orthographie Behrings Gewinnstreben und seine Herrschsucht, den fragwürdigen Umgang mit vorläufigen Forschungsergebnissen und die selbstgefällige Präsentation seiner angeblichen Erfolge im öffentlichen Raum.

Zunächst erinnert Ehrlich an Behrings Entdeckung des Diphtherieserums. Diese sei im Kollegenkreis auf viel »sympathie und anerkennung«, »liebe und werthschätzung« gestoßen. Die angeblichen Erfolge bei der Bekämpfung der Tuberkulose seien aber lediglich Versprechungen ohne wissenschaftliche Beweise, die zudem in einer nicht-medizinischen Zeitschrift, dem *Berliner Tageblatt*, lanciert worden seien.

> Die ärzteschaft fühlt sich direct und indirect – durch ihre clientel, denen die sensationellen mittheilungen über das schwindsuchtsheilmittel in langen telegrammen zugetragen werden – auf's höchste beunruhigt. Dabei gewinnt grade in diesen kreisen immer mehr die anschauung bahn, daß B. angaben macht, die er später wieder zurücknehmen muß und daß seine versprechungen und dadurch erweckten Hoffnungen viel zu verfrüht sind.
>
> [...]
>
> Schon seine Casseler rede, die übermässige betonung der säuglingsinfection und geringwerthung der inhalationsgefahr; die empfehlung der Formalinmilch und überhaupt seine anschau[u]ng, daß die bekämpfung der menschentuberkulose vom rind her in angriff genommen werden müßte, hat größtentheils anstoss erregt.
>
> Sein Pariser vortrag hat in ärztekreisen eine böse erregung hervorgerufen – diesmal handelte es sich um die heilung der tuberkulose der menschen, also ein thema, das jeden arzt auf's höchste interessirte.

An Beispielen belegt Ehrlich dann, dass sowohl das TC wie das Nachfolgemittel Tuberkulase in der Praxis nicht hielten, was in den vollmundigen Ankündigungen versprochen worden war:

> Jetzt lesen die ärzte im sitzungsbericht des landwirthschaftsraths, daß das T.C. so wenig haltbar und seine herstellung so kostspielig wäre, daß seine verwerthung in der praxis zweifelsohne auf große schwierigkeiten gestossen wäre. Ueber die versuche in Paris ist nichts gesagt und so wird eben bei dem aufmerksamen leser [...] der anschein erweckt, daß es mit dem TC als heilmittel nichts ist. von dem nachfolger [...] »Tuberkulase« wird nun auch nur angegeben, daß es durch frühzeitige verwendung bei jugendlichen individuen die schwindsucht verhüten könne. Das ist aber nur eine möglichkeit, deren beweis zur zeit gar nicht erbracht werden kann. Es kann sein, daß eine in der jugend erworbene tuberkuloseimmunität das ganze leben über andauert, aber ebenso wahrscheinlich ist es, daß sie nach 10, 20 od 30 Jahren wieder verschwindet. Ergo von einem schwindsuchtsheilmittel, in dem Sinne, den die ganze welt diesem worte

> unterlegt, ist nun nicht mehr die rede. Da war also die ganze große aufregung, die von Paris aus die welt durchflutete ganz überflüssig und hätte leicht vermieden werden können durch eine scharfe definition der wirkungssphäre, die unberechtigten hoffnungen keinen platz ließ von seiten des autors, falls diese rechtzeitig von Paris aus erfolgt wäre.

Schließlich benennt Ehrlich die aufs Materielle gerichteten Interessen und Behrings Herrschsucht als entscheidende Gründe für dessen Vereinsamung:

> Weitere misstimmung erweckte auch die betonung des materiellen. Die ärzte haben sich gefreut, daß der erfinder des Diphterieserums [sic] mit den denkbar größten ehrungen ausgezeichnet und daran mehr geld verdient hat, als je ein wissenschaftlicher mediciner. Ebenso bekannt ist, daß er in Marburg sich latifundien erworben hat und sie stetig vergrößert. Man ist daher in der allgemeinheit nicht geneigt seine geldklagen sehr zu beachten, man hält ihn für einen ausgezeichneten rechner und meint, daß er eben schon gelegenheit finden werde die auslagen durch neue erfindungseinnahmen auszugleichen; man fasst diese aufwendungen gewissermaßen als eine art spesen auf, die sich später (durch erzielung heilkräftiger substanzen) reichlich decken müssen.
>
> […]
>
> Den hauptgrund […] sehe ich in der herr[sch]sucht, welche ihm feinde macht u freunde abspenstig werden lässt. Wenn jemand *re vera* die taktik befolgt[,] jeden, welcher nicht mit ihm geht, als feind zu betrachten u zu bekämpfen, ist es nicht [ver]wunderbar, wenn er schließlich vereinsamt. Seine seltene dialectik und eine große schärfe in der polemik geben ihm im verein mit seiner sonstigen position ein großes übergewicht über den gegner (oder wen er dafür hält). Da bleibt denn mancher überhaupt lieber ganz weg und schließlich entsteht die meinung, dass bei versammlungen etc., bei denen er zugegen ist, es viel eher zu un[zu]friedenheit kommt als ohne ihn. Das alles bezieht sich ja natürlich nur auf private verhältnisse.

Am Ende äußerte sich Ehrlich auch zur Konkurrenz zwischen Behrings Bovovaccin und dem Berliner Tauruman. Einen diplomatischen Ton wählend, teilte er Althoff mit, die Zukunft werde entscheiden,

> welches von beiden in praxi bequemer resp mit besserem erfolge anzuwenden. Wenn aber das neue präparat Behrings, die Tuberkulase, dessen erwartungen ganz erfüllt, kann er der entscheidung ob tauruman ob bovovaccin ruhig zusehen. – wird doch ein von lebenden T[uberkelbazillen] freies, ergo ungefährliches und also beim Kalb u der milchkuh anzuwendendes präparat schließlich den sieg davon tragen.[235]

4. Der Marburger Forschungskontext: Schlussbetrachtungen

1895 hatte Behring dank Althoffs Eingreifen den Lehrstuhl für Hygiene in Marburg erhalten. Nun, im Jahr 1906, betrachtete auch sein Förderer ihn als schwierige Person, deren langatmige, mit Vorwürfen gespickte Anschreiben ihn mit dem Problem eines nahezu unmöglich gewordenen gedeihlichen Umgangs zurückließen.[236] Behring hatte sich am 15. Februar 1906 bei Althoff heftig über »das Schütz'sche Plagiat« seines Bovovaccins beklagt und in dramatischem Ton die Mühen seiner »mit kaum dagewesenen finanziellen Opfern durchgeführten und meine Körperkraft aufreibenden Arbeit«, deren Früchte nun Koch und Schütz pflückten, geschildert. »Koch's Einfluß in Berliner Ärztekreisen« sei groß, schreibt Behring an Althoff; die eigene Arbeit erlebte er als Kampf, ja, als Krieg, den er gegen eine Übermacht von Gegner führen musste. Dem Feind, nämlich der »geschlossenen Phalanx Koch'scher Parteigänger«, habe er nichts entgegenzusetzen. Nur Althoff sei es zu verdanken, dass »in unserem medicinischen Universitätsleben auch *outsiders* zur Geltung kommen«, und gewiss rechnete sich Behring zu ebendiesen.[237]

Der ausführlich zitierte Brief Ehrlichs aus dem Februar 1906 zeigt nachdrücklich, dass Behrings wissenschaftliches Ansehen zu dieser Zeit einen Tiefpunkt erreicht hatte. Noch wenige Jahre zuvor hatte es tragfähige wissenschaftliche Netze zwischen Forschungsinstituten in Deutschland, Japan und Frankreich gegeben, deren urbane Zentren Paris, Tokio, Berlin und Marburg mit Leben gefüllt waren. 1901 hatte Behring eine weltweite Anerkennung durch die Verleihung des Nobelpreises erfahren. Doch inzwischen waren die internationalen Beziehungen ausgedünnt, Behring konzentrierte sich mehr und mehr auf den Austausch mit Molkereibesitzern und Rinderzuchtbetreibern. In diesen neuen Kontexten konnte er, ohne sich den schwierigen Detailproblemen zu widmen, konkurrenzlos als anerkannter Experte und Berater auftreten und daneben den Markt für pharmazeutische Produkte vorbereiten.

In Marburg war Behring neben den mit der Übernahme des Lehrstuhls verbundenen Aufgaben aber auch andere Verpflichtungen eingegangen. Die von den *Farbwerken* Höchst seit 1896 gewährte finanzielle Förderung des privaten Forschungsinstituts war mit Erwartungen an den Impfstoffentwickler Behring verknüpft, die sich auf den Privatunternehmer des 1904 gegründeten *Behringwerks* übertrugen. Die Organisation des privaten Forschungsinstituts auf dem Schlossberg und die Leitung einer kommerziell aufgestellten pharmazeutischen Fabrik verlangten nicht nur Führungsqualitäten und unternehmerische Konzepte, sondern erzeugten auch einen gewissen Innovationsdruck hinsichtlich der Generierung innovativer Produkte, die in Höchst oder Marburg gewinnbringend hergestellt werden sollten. Die Zusammenarbeit mit Höchst scheiterte aus Gründen, von denen noch die Rede sein wird. Für den Augenblick bot das neue *Behringwerk* dagegen vielversprechende Entfaltungsmöglichkeiten.

1906 verfasste Behring den mehrfach erwähnten Beitrag *Therapeutische Tierexperimente im Dienste der Seuchenbekämpfung*. Er nutzte diese Bühne, um in Wort und Bild neben seinen Marburger Forschungen auch die Produktionsstätte auf dem Schlossberg und die neuen Tuberkuloseprodukte zu präsentieren.[238] Der in bestimmten Passagen wie eine Werbeschrift zu lesende Aufsatz ist ebenso wie der im Bild festgehaltene Empfang internationaler Gäste in Marburg Ausdruck seiner (Selbst-)Vermarktungsstrategien und Vehikel der Selbstrepräsentanz und Selbststilisierung. Das Gruppenfoto von 1902, das die Tuberkuloseforscher vor der Eingangstür des Schlossberglaboratoriums zeigt, bringt dies ebenso deutlich zum Ausdruck wie die bei der Nobelpreisrede ausgesprochene Einladung nach Marburg und das vollmundige Versprechen, Rinder- und Menschentuberkulose zu bekämpfen.

Öffentliche Äußerungen zur Tuberkulose- und Rindertuberkulosefrage finden sich letztmalig im Sommer 1907 in den *Mitteilungen der Preußischen Landwirtschaftskammern* und in der Zeitschrift *Tuberculosis*.[239] Eine letzte wissenschaftliche Arbeit widmete Behring seinem verehrten Vorbild Louis Pasteur,[240] bevor er sich im Spätsommer 1907 krankheitsbedingt für drei Jahre aus der Öffentlichkeit zurückzog. Von dieser Krise und Behrings schwerer Krankheit handelt das folgende Kapitel.

XIV. Krise und Krankheit

Drei Jahre in Neuwittelsbach 1907-1910

1. »… den ganzen Kram liegen lassen«

Villa Behring, Marburg/Lahn 27/VII 04

Hochzuverehrender Herr Ministerialdirektor!
[…]
Unter den vielen Erwägungen […], die mir in der heute wiederum schlaflos verbrachten Nacht durch den Kopf gingen, war, daß ich in Bezug auf unser landwirthschaftliches Ministerium den Thatbestand hätte concilianter charakterisiren können. […] Meine Vorwürfe sind […] momentan ziemlich deplacirt, und ich muß heute bitten, sie als Ausdruck meiner unzufriedenen Stimmung zu entschuldigen. Mit meiner kümmerlichen Gesundheit und übergroßen Reizbarkeit, der es zuzuschreiben ist, daß ich jede drohende Diskreditierung meiner Forschungsergebnisse nicht auf diplomatischem, sondern auf kriegerischem Wege in letzter Zeit behandle, wozu im Grunde genommen keine Veranlassung vorliegt.

[…]

Aber ich bin durch die Arbeitslast der letzten Jahre überempfindlich geworden, u. wenn so überflüssige Reibungswiderstände sich meinem Wollen u. Können zu einer Zeit entgegenstellen, wo der eigene Körperzustand und die Schicksale naher Menschen (im September wurde ein jüngerer Bruder von mir in Westpreußen,[1] vorgestern Laubenheimer, vor einigen Monaten aus voller Schaffenskraft mein Freund Hugo Andreae[2] u. s. w. abberufen u. begraben –) immer eindringlicher das memento mori *zurufen, dann helfen die besten Vorsätze, reservierter u. vornehmer zu werden, Geduld u. Höflichkeit zu üben, nichts. […]*

Auf die Mahnung »memento mori« reagirte ich bisher nicht mit dem Motto »laisser faire«, sondern »toujours en vedette«.[3]

Aber jetzt kommen immer häufiger Tage, wo ich resignirt u. müde werde; u. manchmal wird meine Stimmung so desparat, daß ich Romberg's ärztlichen Rath, den ganzen Kram liegen zu lassen, doch wohl befolgen werde.

Behring an Friedrich Althoff, 27.7.1904[4]

Behrings Leben ist durchzogen von Krankheiten, die Phasen intensiver Arbeit unterbrochen von langen Erholungsurlauben und Klinikaufenthalten. Wir erinnern uns an die »Orientreise« im Winter 1894/95, die der Wiederherstellung der Gesundheit nach »Ueberanspannung« dienen sollte, an die »Badekur« in Wiesbaden im Jahr 1886,[5] an den wegen Gelenkrheumatismus und Lungenentzündung notwendigen Klinikaufenthalt im Breslauer Hospital der Barmherzigen Brüder im Frühjahr des gleichen Jahres und schließlich an die sich häufenden Klagen über Schlafmangel und Erschöpfungszustände, die zu Aufenthalten in Heil- und Kurbädern wie Baden-Baden, Bad Ems, Wiesbaden und Bad Nauheim führten.

Den hier zitierten Brief an Althoff verfasste Behring Ende Juli 1904. Obwohl damals gerade einmal fünfzig Jahre alt, war ihm die Endlichkeit des Lebens durch den Tod von ihm nahestehenden Personen, die in ihren Fünfzigern oder jünger gestorben waren, wiederholt vor Augen geführt worden. Einen noch nicht erschienenen Aufsatz über Schutzimpfungsversuche gegen die Tuberkulose deklarierte er als eine »Art Vermächtniß«, die Klagen über zunehmende Reizbarkeit, Resignation und Übermüdung relativierte er jedoch selbst mit Hinweis auf seinen »jetzt sehr hypochondrischen Gemüthszustand«.[6]

Offenbar empfand er sein Leben durchgehend als »Kampf«, einen kräftezehrenden Zustand,[7] der nur die Möglichkeit des Siegens oder Scheiterns barg. Von dem als »Kampfhahn« bekannten Behring[8] war das kriegsähnliche Kräftemessen (»Aber à la guerre comme à la guerre!« an Paul Ehrlich) bisher auch um der errungenen Ehre willen (»viel Feind, viel Ehr!«)[9] geführt worden. Mit den *Farbwerken* in Höchst habe er sich einen »geschäftliche[n] Kampf« geliefert, und insgesamt sei das Jahr 1904 ein »sehr kampfreiches und nicht immer kampffrohes Jahr« gewesen, schreibt er an Wernicke.[10] Das als Alternative genannte konziliante oder diplomatische Verhalten in Geschäfts- und Wissenschaftsbeziehungen war ihm aufgrund seiner Persönlichkeit nur selten möglich.

Auch die beiden folgenden Jahre waren trotz Behrings reger publizistischer Aktivität und zahlreicher öffentlicher Vorträge in beruflicher Hinsicht gezeichnet von Rückschlägen. In einem Anfang August 1907 verfassten Brief an Metschnikoff schildert er dem Kollegen freimütig seinen Zustand. Ein langwieriges Fußleiden hindere ihn am Gehen, seine Stimmung sei »ziemlich deprimiert«.

> Eine Weile hat es so ausgesehen, als ob ich mit der Tulaselaktintherapie für den Menschen jetzt in die Oeffentlichkeit treten kann, dann kommen aber wieder Erfahrungen, welche dazu zwingen, immer noch geduldig zu bleiben, was mir sehr schwer wird. Meine Mitarbeiter lassen jetzt schwer zu wünschen übrig. Prof. Römer findet in Argentinien allerlei Schwierigkeiten, Dr. Much hat eine selbständige Stellung in Hamburg übernommen usw.[11]

Wie Behring auch an anderer Stelle geäußert hatte,[12] gehörte es zu den bitteren Gewissheiten dieses Sommers, mit der breit angekündigten Humantherapie gegen Tuberkulose gescheitert zu sein. Neben der Bewältigung des wissenschaftlichen Misserfolgs, der mit dem Verlust an Renommee einherging, musste auch die Aussicht auf finanzielle Gewinne durch den Tulaseverkauf abgeschrieben werden. Dazu kamen weitere persönliche Enttäuschungen, auf die Behring wie so oft in überzogener Weise reagierte. Noch beim Pariser Tuberkulosekongress im Oktober 1905[13] hatte es einen erfreulichen Austausch mit den französischen Kollegen gegeben,[14] der in eine Zusammenarbeit mit dem Tiermediziner und Rindertuberkuloseforscher Saturnin Arloing mündete. Man übersandte Tuberkulosemittel, besuchte sich auch privat in Lyon und Marburg und nahm freundlichen Anteil am Schicksal der Familienmitglieder.[15] Doch als aus Argentinien,[16] wo sich Paul Römer zu Forschungszwecken aufhielt, der Verdacht auf eine vom Leiter der Tierarzneischule in Alfort, Henri Vallée,[17] forcierte Gegenbewegung lanciert wurde, befürchtete Behring, nun auch den zuvor geschätzten Vallée[18] zu seinen Gegnern rechnen zu müssen.[19]

Zudem kursierten Gerüchte, Behring litte an einer »Gemütsverstimmung« oder gar einer Geisteskrankheit und befinde sich, wie die Pariser Zeitung *Lanterne* mit Berufung auf den Dekan der medizinischen Fakultät, Georges Maurice Debove, am 31. Januar 1907 berichtete, in einer Irrenanstalt, *»enfermé dans un asile d'aliénés«*.[20] Die Verleumdung belastete in der Folge auch den freundschaftlichen Austausch mit anderen französischen Wissenschaftlern. Wie so oft fühlte sich der kränkbare, zu Misstrauen neigende Behring durch die vermutete »Diskreditierung meiner Forschungsergebnisse« angegriffen. Es war ihm nicht möglich, den Althoff gegenüber geäußerten guten Vorsatz, nicht kriegerisch, sondern diplomatisch auf (tatsächliche oder vermeintliche) Angriffe zu reagieren,[21] umzusetzen. Statt der Beseitigung von »Reibungswiderständen« durch offen geführten wissenschaftlichen Austausch (wie es Behring mit Metschnikoff und dessen Phagozytosenlehre gelungen war) griff er auf das an militärische Strukturen erinnernde Muster eines Freund-Feind-Denkens zurück, das keine Ambivalenz zuließ und bedingungslose Solidarität forderte.

Seit dem Sommer 1907 gab es zudem Gerüchte über einen möglichen Rücktritt Friedrich Althoffs. Der Politiker hatte Behring während seiner gesamten wissenschaftlichen Laufbahn begleitet; in allen beruflichen Belangen hatte sich Behring auch in schwierigsten Situationen vertrauensvoll an ihn gewandt und sich seines Wohlwollens versichert, das Althoff ihm stets, wenn auch unter klaren Bedingungen, freundlich und ohne Partei zu ergreifen,[22] gewährte. Nun musste Behring davon ausgehen, dass mit Althoffs Abkehr von allen staatlichen Ämtern dessen politische Macht verloren gehen würde und er selbst auf seinen einflussreichen Förderer verzichten musste. Der Rücktritt wurde im August 1907 zur Gewissheit,[23] Althoff verstarb am 20. Oktober 1908.

Es kann vermutet werden, dass Althoffs drohendes Ausscheiden Behrings ohnehin labile und selbstunsichere Gemütsverfassung, die in der Vergangenheit durch den beruflichen Erfolg und die Anerkennung durch Personen des öffentlichen Lebens stabilisiert worden war, erschütterte. Die Größenphantasie, im Kampf des Lebens – diese Metapher zieht sich durch Behrings gesamte Korrespondenz – durch enorme Kraftanstrengung stets als Sieger hervorgehen zu können, war durch die beruflichen Einbrüche und die unmittelbare Erfahrung der Sterblichkeit im engeren Familien- und Bekanntenkreis erschüttert worden.

Im Verlauf des Sommers 1907 verschlechterte sich Behrings Gesundheitszustand so sehr, dass er sich auf Rat seines Kollegen Ludolph Brauer zunächst nach Baden-Baden in die Privatheilanstalt für Nerven- und innere Krankheiten des Arztes Paul Ebers[24] begab.[25] Hier wurden auch »Reconvalescente und Erholungsbedürftige« behandelt. Überarbeitung und die daraus resultierenden Erschöpfungszustände wurden bei Männern aus den bürgerlichen Kreisen – das hat auch Margit Szöllösi-Janze für Fritz Habers Krankheiten und Kuraufenthalte gezeigt – als Krankheit gesellschaftlich akzeptiert, private Sanatorien und Heilstätten für ›Nervöse‹ oder »Neurastheniker«[26] erlebten um 1900 eine Gründungswelle.[27] Die Neurasthenie, heißt es in einem 1893 erschienenen Lehrbuch, sei »jene functionelle Neurose, welcher man nachsagt, sie sei die Signatur unserer Culturepoche«.[28] Auch Behring führte seine Erschöpfung weniger auf die inneren und äußeren Kämpfe, sondern wie sein Arzt Brauer auf »übermässige wissenschaftliche Tätigkeit« zurück. »Ruhe und nochmals Ruhe« sowie »Entfernung aus den häuslichen Verhältnissen«, sprich: dem kräftezehrenden Arbeitsumfeld, war die empfohlene Kurmaßnahme.[29]

Am 27. August 1907 teilte Behring dem Ausrichter der Berliner Hygieneausstellung, Heinrich von Schönaich-Carolath,[30] mit, er sei mit seiner Arbeitsfähigkeit »so heruntergekommen, dass […] Prof. Brauer […] für ca. 8 Wochen vollständige Enthaltung von allen Berufsarbeiten und […] sonstigen Unternehmungen für notwendig erklärt« habe.[31] Althoff gegenüber spricht er wenig später von einem »neurasthenischen Leiden«. Im Brief drückt Behring aber auch sein Bedauern über Althoffs Rücktritt aus:

> Ihr Ausscheiden aus dem Staatsdienst erfüllt mich mit großer Betrübniß. Die Nachricht von diesem – nicht bloß für das höhere Unterrichtswesen – in seinen Folgen gar nicht zu übersehenden Ereignis hat mich hier im Sanatorium angetroffen, wo ich von einem neurasthenischen Leiden mich somit erholen soll, um während der noch übrigen Feriendauer auf einer Reise nach Meran oder an einen oberitalienischen See frische Kräfte für meine wissenschaftlichen Arbeiten zu sammeln.[32]

Aus den geplanten acht Wochen im Spätsommer 1907 wurden fast drei Jahre. Im September 1907 verließ Behring Baden-Baden, um seine Erholungskur im milden Meraner Klima, das auch Althoff bei seinen winterlichen Erholungsurlauben aufsuchte,[33] fortzusetzen.

Oberhalb der Kurstadt Meran hatte der Meraner Neurologe Norbert von Kaan mit der Klinik Martinsbrunn 1891 ein Sanatorium gegründet, das auch einem anspruchsvollen internationalen Publikum einen passenden Rahmen bot. Das repräsentative Hauptgebäude war umgeben von einem bis heute beeindruckenden weitläufigen Park mit südländischer Vegetation. In vornehmer Atmosphäre, die kaum an ein Krankenhaus erinnerte, sollten sich die Erholungssuchenden nach

Kaans Vorstellungen nicht als Kranke fühlen. Gesellschaftsräume, Musik- und Lesezimmer gehörten zu den Selbstverständlichkeiten. Die zwischen den Meraner Weinbergen gelegene schlossartig gestaltete Klinik genoss einen ausgezeichneten Ruf. Den vorwiegend wohlhabenden Privatpatienten, die aus Kreisen des Großbürgertums und des Adels kamen, wurden unter anderem physikalische Heilmethoden, Gymnastik, Wasser- und Frischluftliegekuren und Spezialdiäten zur Behandlung innerer Krankheiten und Nervenleiden angeboten. In dem höchste Ansprüche erfüllenden Haus, in dem 1914 auch der Komponist Max Reger behandelt wurde,[34] stellte Behring am 28. September 1907 seiner Frau eine Vollmacht »zur Empfangnahme aller an mich gerichteten, eingeschriebenen Briefe, Werthsendungen und zur Unterschriftleistung an meiner Stelle« aus,[35] davon ausgehend, dass er wohl auf länger nicht nach Marburg zurückkehren würde.

2. Aus der Zeit gefallen: Drei Jahre in Neuwittelsbach

Behrings Aufenthalt in Kaans Klinik war nur eine kurze Zwischenstation. Arztberichte sind nicht erhalten,[36] aber aus dem Verlauf der Krankheit kann geschlossen werden, dass die Wochen in Martinsbrunn nicht zur Besserung der Symptome führten. Im Gegenteil: Am 22. November 1907 wurde er mit den Diagnosen »Tabes, Depression« und »Fussleiden« in das von dem Münchener Neurologen Rudolf von Hoeßlin[37] geleitete Sanatorium »Kuranstalt Neuwittelsbach«[38] in der Romanstraße 11 aufgenommen.[39] Das unweit vom Nymphenburger Schloss gelegene Sanatorium im heutigen Münchener Stadtteil Neuhausen-Nymphenburg[40] wurde für fast drei Jahre Behrings *Zauberberg*.

Das Haus bot Platz für sechzig Patienten, die in geräumigen Einzelzimmern, ausgestattet mit Bett, Sofa und Schreibtisch, untergebracht waren. Es gab Balkone zur Gartenseite, eine hotelartige großzügige Eingangshalle, Gesellschaftsräume, ein Billard- und Lesezimmer sowie beheizbare breite Flure, die als Wandelgänge genutzt wurden.[41] Hier verbrachte Behring ohne Unterbrechungen die Sommer und die Winter, meist auf eigenen Wunsch zurückgezogen im eigenen Krankenzimmer lebend und sich von den Mitpatientinnen und -patienten absondernd.

Hoeßlin, der die Klinik 1885 gegründet hatte und über Jahrzehnte leitete, genoss unter Kollegen einen hervorragenden Ruf.[42] »Männer des öffentlichen Lebens aus Deutschland, England, Amerika, Russland und Frankreich, Fürsten und Industriemagnaten suchten und fanden dort Pflege und Genesung«.[43] Nach Berichten ehemaliger Patienten gehörten auch Damen der besseren Gesellschaft, etwa eine italienische Baronesse, dazu.[44]

Wie bei vergleichbaren Einrichtungen kamen Massagen, hydrotherapeutische Anwendungen wie warme Dauerbäder, Licht-, Luft- und Schwitzbäder und bei Depression auch Bettruhe zum Einsatz. Als arzneiliche Beruhigungsmittel wurden Veronal, Chloralhydrat, Hypnon und Proponal[45] verordnet.[46] Bei der Behandlung

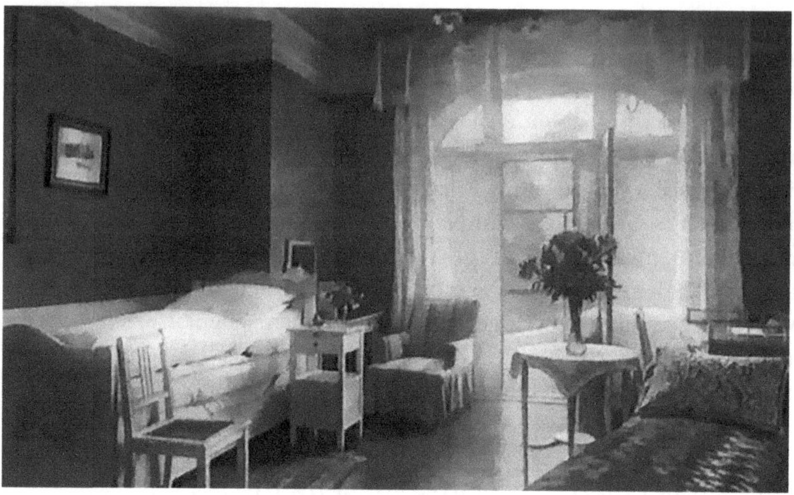

Abb. 54: Historische Fotografie eines Einzelzimmers in Neuwittelsbach.

schwieriger Fälle zog Hoeßlin die Professoren der Münchener Universität als Konsiliarärzte hinzu.[47] Bei Behring nahm er den Rat des bekannten Psychiaters Emil Kraepelin, der seit 1903 an der Münchener Universität lehrte und als Verfasser einer bahnbrechenden psychiatrischen Krankheitslehre in die Psychiatriegeschichte eingegangen ist,[48] in Anspruch. Kraepelins Lehre bestimmte auch die Therapiemaßnahmen bei Depressionszuständen und Neurasthenie.[49]

Vermutlich kam Behring auf Empfehlung Alfred Goldscheiders, eines alten Freundes und früheren ärztlichen Beraters, in die Klinik. Dafür spricht ein kürzlich aufgefundener Brief Goldscheiders an Hoeßlin mit ärztlicher Diagnose, der offenbar Bestandteil einer umfangreicheren Korrespondenz ist.[50]

Die Arztbriefe

Goldscheider und Behring kannten sich zum Zeitpunkt der Einweisung seit dreißig Jahren und waren Duzfreunde.[51] Der Neurologe war seit 1907 ordentlicher Professor an der Universität Berlin, hatte wie Behring am Friedrich-Wilhelms-Institut Medizin studiert und den Freund schon in der Vergangenheit ärztlich beraten. Der Brief, den Goldscheider am 20. Dezember 1907 an Hoeßlin schickte, stammte also von einer Person, die Behring über eine lange Zeitdauer kannte. In Anbetracht der freundschaftlichen Beziehung überrascht die offene und nichts beschönigende Beurteilung des Kranken. Goldscheider beschreibt Behrings seelische Verfasstheit in der Retrospektive als »stets etwas labil«, verneint aber frühere Depressionszustände und zählt als typische Eigenschaften des weltbekannten Mediziners »Neigung zur Selbstüberschätzung, eigenartige Auffassungen über

Dinge und Menschen, erhöhte Stimmungen mit einer gewissen Urteilslosigkeit gepaart, vor allem ausgesprochenes Übermenschentum« auf – eine wenig schmeichelhafte Einschätzung, die der von Paul Ehrlich in einem Brief an Althoff geäußerten Kritik an Behring nahekommt.[52] Zudem erwähnt Goldscheider eine »manifeste Tabes [...] etwa seit 1891 oder 92«.[53]

Bei der Tabes, die veraltete Bezeichnung für Neurolues, die Behring selbst einmal während des Klinikaufenthaltes in Zusammenhang mit seinem körperlich desolaten Zustand bringt,[54] handelt es sich um eine neurologische Symptomatik im sogenannten Tertiärstadium der Syphilis, bei der nach der Infektion im Sekundärstadium auch Augenentzündungen oder Haarausfall *(Alopecia)* auftreten können. Zweifellos wusste Behring von der Infektion mit Syphilis. Vermutlich griff er als Arzt auch zur Selbstmedikation, wie die Notizen in seinem Buch *Die Arzneimittel der heutigen Medicin*[55] zeigen. Hier findet sich ein Rezept für dreißig aus Quecksilber-(II)-Chlorid und Süßholzsaft und -pulver *(Succi et Pulveris Liquiritiae)* gemischte Pillen gegen »Lués«[56] und ein Mittel gegen *Alopecia*.[57] Haarausfall war eine Begleiterscheinung der Grunderkrankung und zugleich Nebenwirkung der Quecksilberbehandlung. Neurolues kann auch unbehandelt zum Stillstand kommen, Spontanheilungen sind möglich. Offenbar war dies bei Behring der Fall, wie auch aus Hoeßlins Beurteilung des körperlichen Zustands abzuleiten ist.

Ein Jahr nach Aufnahme in die Kuranstalt, am 23. November 1908, schickte Hoeßlin Goldscheider einen Befundbericht, in dem er die Anfangsdiagnose »psychische Depression« bekräftigte und ausführlich die für die Depression typische Symptomatik schilderte. Kraepelin als Konsiliararzt bestätigte Hoeßlins Ansicht »in allen Punkten«.

> Was den körperlichen Zustand betrifft, so bestehen diejenigen Störungen, die Ihnen ja bekannt sind und seit etwa 15 Jahren in unveränderter Weise vorhanden sind. Die sämtlichen Beschwerden, die der Kranke hat, dürften daher zu 99 % psychogener Natur sein, da die somatischen Veränderungen mit Ausnahme der von Zeit zu Zeit auftretenden Neuralgien dem Kranken die ganzen Jahre her [!] wenig Beschwerden gemacht haben.
>
> Das ganze jetzige Krankheitsbild wird beherrscht durch die psychische Depression. Der Kranke hält sich für schwer krank in körperlicher und geistiger Beziehung; er hält es für unmöglich, jemals aus dem jetzigen Zustand wieder herauszukommen und arbeitsfähig zu werden. An den schlechten Tagen sind die psychischen Hemmungen sehr groß; der Kranke hat dann Mühe sich über die einfachsten Dinge auszusprechen, kommt zu keinem Entschluß, auch nicht zu dem, aufzustehen. In den schlechten Stunden ist es ihm auch nicht möglich, zu lesen oder sich zu beschäftigen. Dazu kommen eine Reihe von hypochondrischen Klagen: unangenehme Empfindungen im Kopf, Klagen über die Magen-Darmfunktionen, das Gefühl, nicht gehen zu können, schmerzhafte

Empfindungen an den Beinen. Der Schlaf ist im allgemeinen schlecht und wird auch durch Schlafmittel wenig beeinflußt.

In den besseren Stunden, es ist dies besonders die Zeit von Mittags an, sind alle Beschwerden [.] wesentlich geringer. Der Kranke verliert aber auch in diesen Stunden, in denen er objektiv einen ganz gesunden Eindruck macht, nie oder nur vorübergehend seine Krankheitsgefühle. Die geistigen Funktionen sind, soweit sie nicht durch die Hemmungen beeinflußt sind, absolut normal.

Nach dem ganzen Krankheitsbild handelt es sich unzweifelhaft um einen reinen Depressionszustand und muß die Prognose infolgedessen als absolut günstig betrachtet werden.

Ich selbst habe, trotz der langen Dauer, die ja bei diesen Zuständen etwas ganz gewöhnliches ist, in Bezug auf Diagnose und Prognose nicht den geringsten Zweifel; es war mir aber angenehm, eine Bestätigung meiner Meinung – auch im Interesse der Familie – auch von Kraepelin zu erhalten. Dieser hat den Kranken vor kurzer Zeit gesehen. Er hat sich in allen Punkten meiner Ansicht angeschlossen.[58]

Abschließend empfahl Hoeßlin den Verbleib in der Klinik bis zu einer »wirkliche[n] Besserung«, auch, um den Patienten zu schützen: »Wie alle diese Kranken« würde er sich »genieren, sich im jetzigen Zustand vor Bekannten sehen zu lassen«.[59]

Während die ärztliche Korrespondenz Behrings langjährige Krankengeschichte interpretierend zusammenfasst und eine Prognose formuliert, gewährt eine weitere erhaltene Quelle einen intimeren Eindruck in diesen sich über fast drei Jahre erstreckenden Lebensabschnitt Behrings. Es handelt sich um den »Ordinations-Bogen über Dr. Behring, Excellenz aus Marburg, 54 Jahre alt«, der seit dem Eintreffen in der Klinik am 22. November 1907 bis zur Abreise am 6. August 1910 geführt wurde.[60]

Der »Ordinations-Bogen«

Im Zuge der Recherchen zu Behrings Münchener Aufenthalt wurde im Archiv des Max-Planck-Instituts für Psychiatrie in München neben den vorgestellten Arztbriefen auch die Abschrift des Ordinationsbogens gefunden. Die maschinenschriftliche Abschrift[61] weist zahlreiche handschriftliche Anmerkungen und Unterstreichungen auf, die auf spätere Sichtung und Bearbeitung hinweisen.

Die Aufzeichnungen dokumentieren den Verlauf einer psychischen Erkrankung, die in ihrer Symptomatik die typischen Kennzeichen einer schweren depressiven Krise mit ans Wahnhafte grenzenden depressiven Grübeleien und Überzeugungen aufweist.[62]

Er sei nur ein »Durchreisender«, gab Behring bei seinem Eintreffen in der Klinik am 22. November 1907 zu Protokoll und verweigerte folgerichtig die bei der

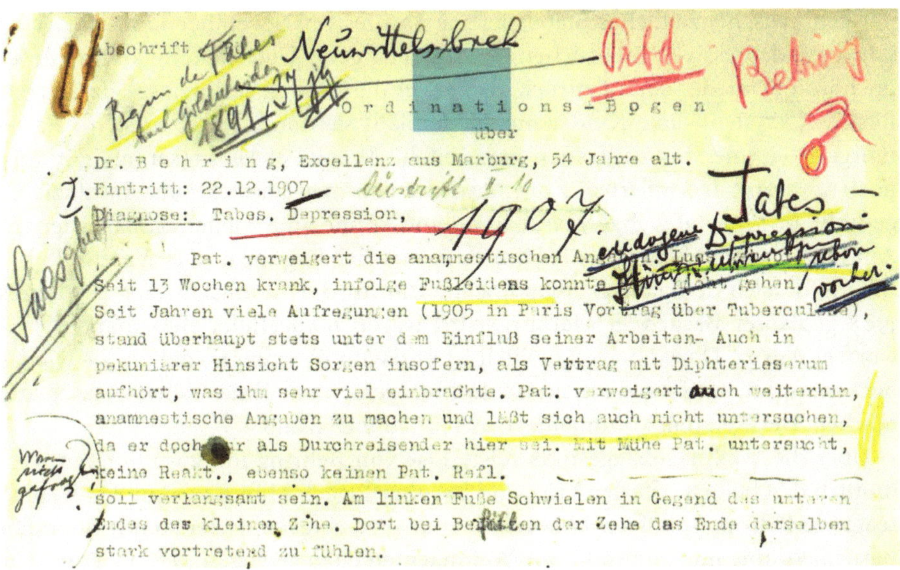
Abschrift

Ordinations-Bogen
über
Dr. Behring, Excellenz aus Marburg, 54 Jahre alt.
Eintritt: 22.12.1907
Diagnose: Tabes. Depression,

Pat. verweigert die anamnestischen An[illegible]. Lues[illegible]
Seit 13 Wochen krank, infolge Fußleidens konnte [illegible] gehen.
Seit Jahren viele Aufregungen (1905 in Paris Vortrag über Tuberculose),
stand überhaupt stets unter dem Einfluß seiner Arbeiten. Auch in
pekuniärer Hinsicht Sorgen insofern, als Vettrag mit Diphterieserum
aufhört, was ihm sehr viel einbrachte. Pat. verweigert auch weiterhin,
anamnestische Angaben zu machen und läßt sich auch nicht untersuchen,
da er doch nur als Durchreisender hier sei. Mit Mühe Pat. untersucht,
keine Reakt., ebenso keinen Pat. Refl.
soll verlangsamt sein. Am linken Fuße Schwielen in Gegend des unteren
Endes des kleinen Zehe. Dort bei Befühlen der Zehe das Ende derselben
stark vortretend zu fühlen.

Abb. 55: »Ordinations-Bogen über Dr. Behring, Excellenz aus Marburg«. Abschrift »Rö.«. MPIP GDA 824, S. 1 oben. – Handschriftl. Überschreibung u. a.: »Beginn der Tabes nach Goldscheider 1891, 37 jg.«, »Endogene Depression«, »Luesgb«.

Aufnahme übliche körperliche Untersuchung und Anamnese. Die Aufzeichnungen des folgenden Tages notieren jedoch körperliche und psychische Symptome: »Beiders[eits] Leistenbruch«,[63] Schlaflosigkeit sowie quälendes Unwertgefühl, infolgedessen er sich von seiner Frau distanzierte: »Im Ganzen heute ruhiger, trotz 2,0 [mg] Chloral nicht geschlafen, auf 0,5 [mg] Veronal dann Schlaf. – Macht sich Vorwürfe, habe die Idee seine Frau nicht mehr sehen zu wollen, da er ihr zuwider sein müsse in seinem Zustand. Setzt seinen Widerstand gegen alle Anordnungen fort. – Behauptet, nicht gehen zu können, geht ganz gut.«[64]

Am 24. Dezember 1907 wird Behrings Stimmung als gedrückt geschildert. Es gebe »selten einmal bessere Stunden, keine Einsichten, obwohl die Verstimmung als Ursache seiner Grübeleien und Sorgen als mitwirkend erkannt wird, will nichts von Trost hören, da es doch nie besser werden könne, selbst wenn die gedrückte Stimmung verzöge. Nächte schlecht, heute mit Proponal 6 Stunden geschlafen.« – Zu Beginn des neuen Jahres ist von vorübergehenden Stimmungsaufhellungen die Rede, Behring nimmt am Klinikleben teil. Er spielt Billard, »geht abends zu Tisch, geht spazieren. 4 ½ Stunden Schlaf ohne Mittel«.[65] Doch dann erfolgt ein erneuter Einbruch: »Pat. war heute ganz verzweifelt. Weint, sagt, seinen Zustand nicht länger ertragen zu können«. Wegen des Verdachts der Suizidalität wird am 30. Mai 1908, wie im Behandlungskonzept der Klinik vorgesehen,[66] eine Aufsichtsperson verordnet.

Nach zwischenzeitlicher Stabilisierung kam es im November 1908 wieder zu schweren depressiven Einbrüchen: »[…] bei längerer Unterhaltung kommt er jedoch immer wieder darauf zurück, daß er für die Mitwelt verloren sei, dass es das Beste sei, er sieht seine Kinder nie wieder, läßt sich nur schwer trösten.« Er sei morgens »immer bis zu Tränen verzweifelt, Abends etwas besser, aber immer noch sehr stark deprimiert«.[67] Zum Ausdruck kommen Selbstekel und Insuffizienzgefühle: Er sei »völlig abgewirtschaftet« und könne »nie wieder etwas leisten«.[68] Am 22. November hellt sich die Stimmung auf. Behring spielt »aus ›Verzweiflung‹ Billard, danach den ganzen Abend Skat.« Ein für die Weihnachtstage des Jahres 1908 geplanter Besuch in Marburg wird wegen mangelnder Belastbarkeit verworfen. Am 12. Dezember schließlich ist er davon überzeugt, »daß er nie wieder herauskommt, daß es dauernd schlechter geht, daß seine Tabes Fortschritte mache«. Der Referent kommentiert: »[A]lles ohne Grund.«

Über die Weihnachtstage 1908 reiste Else von Behring mit zwei Söhnen, vermutlich den beiden Ältesten Fritz und Bernhard, nach München. Auf den Besuch reagierte Behring indifferent bis ablehnend: »Pat. zeigt keinerlei Freude über den Besuch, konnte nur mit Mühe vor Weihnachten dazu bewogen werden, etwas für seine Frau und die Kinder einzukaufen. Fürchtet sich, Geld auszugeben, findet alles furchtbar teuer.«[69]

Offenbar war die Suizidalität auch Mitte des folgenden Jahres nicht überwunden. Da Behring »Gedanken von Lebensüberdruß« äußerte, wurde im Juli 1909 »Wechselpflege«, also Beaufsichtigung rund um die Uhr, verordnet. Heftig darauf reagierend empfand er die Aufsicht als »Mangel an Vertrauen«. Die Pflegerin würde ihn nicht am Suizid hindern, »sondern durch deren Gegenwart würde er eher noch dazu angereizt.«[70] Dazu zeigte sich im Frühjahr 1909 als körperliche Äußerung der schweren Depression und als Ausdruck der starken regressiven Tendenz das Symptom einer sekundären Enkopresis.[71]

Zur Bekämpfung der Schlaflosigkeit und der Unruhezustände erhielt Behring starke Beruhigungsmittel wie Chloralhydrat und Hypnon. Er wurde aber auch mit der Maximaldosis des neuen Barbiturats Proponal behandelt, das laut *Gehes Codex* als Hypnotikum »bei einfacher oder durch mäßige Schmerzen bedingter Agrypnie [= Schlafmangel], Schlaflosigkeit infolge innerer Erkrankungen; bei Melancholie, Hysterie, Unruhezuständen, Status epilepticus, Paralyse, Dementia paranoides, Dementia senilis« mit der empfohlenen Dosierung von 0,2-0,3 g verabreicht werden sollte.[72]

Auch die Weihnachtsfeiertage und den Jahreswechsel 1909 verbrachte Behring in der Klinik – in diesem Jahr in Gesellschaft seiner Schwiegermutter Elise Spinola,[73] die damit, wie die im Vorfeld geschriebenen Briefe Else von Behrings an ihre Mutter nahelegen, ihrer stark belasteten Tochter beistehen und helfen wollte. Durch die familiäre Unterstützung war es Else möglich, die Feiertage zuhause zu verbringen, umgeben von ihr zugewandten Nachbarn und ihren damals fünf Söhnen.[74]

2.8. Seit 15.7. nicht mehr aus dem Zimmer. Klagen immer gleich. Er ist total "verdrängt", alles hat keinen Zweck. Es ist zu spät für alle Versuche.
3.8. 2,0 Chloral.
4.8. Er muß unbedingt nach Hause, bevor das Ende eintritt.
6.8. Geht hinunter.
7.8. Ganz verzweifelt. Er kommt nicht mehr aus dem Zimmer.
8.8. Geht hinunter. Macht den Vorschlag, Sajodin in Suppositonien zu nehmen. Nachdem er eins genommen, verwirft er die Idee.
10.8. Proponal 0,5 + Mf. 0,01, schläft die ganze Nacht.
17.8. Hypnon nicht genommen.

Abb. 56: Schlafmittel. (Aus Behrings Ordinationsbogen, S. 9, August 1909.) Bei Sajodin handelt es sich um ein Jodpräparat, das »bei Arteriosklerose, sek. und tert. Syphilis[!], Asthma, Angina pectoris vasomotorica, Bronchitis chronica, Apoplexie« eingesetzt wurde.[75]

Trotz Zuständen von Verzweiflung und Mutlosigkeit im ersten Drittel des Jahres 1910, die mit Äußerungen körperlicher Schmerzen verbunden waren, zeichneten sich Veränderungen ab: Behring spielte Schach und Billard, besuchte die von der Klinik angebotene »Handwerksstunde«, beschäftigte sich mit dem »Plastilin-Modellier-Spiel« und nahm seine Mahlzeiten in Gesellschaft der Mitpatientinnen und -patienten oder seiner ihn erneut besuchenden Schwiegermutter ein. Dennoch äußerte er Todessehnsucht, wenn auch nicht als aktiv herbeigeführtes Lebensende, sondern als vom Leben erlösendes Ereignis (»wartet nur auf seinen Tod«, er denke nur noch daran, »wie ihn der Tod auf eine ehrenvolle Weise erlösen möchte«).[76] Nachdem es im Mai 1910 nochmals zu einer schweren Krise mit Insuffizienz- und Beschämungsäußerungen sowie erneuten Suizidgedanken gekommen war,[77] erfolgte ab Ende Juni 1910 eine Besserung. Wiederholt verließ Behring für mehrere Stunden die Klinik, führte lange Gespräche, machte Besorgungen und nahm schließlich auch die alten Kontakte zu Kollegen wieder auf. Er schrieb an Ehrlich und Metschnikoff, verbrachte in gelöster Stimmung einen Abend bei Hoeßlin und unternahm schließlich auch Ausflüge, etwa zur Ausstellung der Münchener *Secession*. Am 6. August 1910 schließlich reiste er in Begleitung seiner Frau ab. Der Bericht vermerkt: »[N]och nicht frei, aber viel besser.«[78]

Der Fallbericht von 1927

Nach der Entlassung hielt Behring den Kontakt zu Hoeßlin aufrecht. In den zwischen September 1910 und Oktober 1911 verschickten Briefen berichtete er über sein körperliches und seelisches Befinden, aber auch über die Wiederaufnahme seiner wissenschaftlichen Arbeit.[79] Bei Urlaubsreisen in den Süden, die er mit seiner Frau und dem Ehepaar Brauer unternahm, besuchte er Hoeßlin in München.[80] Die Ende 1911 erschienene Schrift *Meine Blutuntersuchungen* widmete er den »Münchener Freunden Ministerialrat Prof. Dr. Adolf Dieudonné, Hofrat

Dr. Rudolf von Hösslin und Geheimrat Prof. Dr. Friedrich von Müller in dankbarer und treuer Ergebenheit«.[81] Im Sommer 1911 hatte Behring nachweislich mit den Forschungen zur präventiven Bekämpfung der Diphtherie begonnen;[82] bereits 1912 wurde ein aktiver Impfstoff gegen die Diphtherie, das »Diphtherieschutzmittel«, in Marburg erprobt.[83]

1927 veröffentliche Hoeßlin im *Jahresbericht* seiner Klinik in der Kategorie »Depressionszustände« den anonymisierten Fall einer schweren Depression, der unschwer als Behrings Krankengeschichte zu erkennen ist. Sowohl die Diagnose (schwerer Depressionszustand), die Länge der Behandlung (drei Jahre) als auch die Bezeichnung der Person (»eine[r] der hervorragendsten Forscher seiner Zeit«) weisen auf Behring hin. Neben den psychischen Symptomen kam auch die Tabes zur Sprache.

> [Der Patient] litt seit etwa 20 Jahren an einer stationären Tabes mit typischen Pupillenveränderungen und ab und zu lanzinierenden Schmerzen; Arbeitsfähigkeit nicht eingeschränkt. Die hypomanische Veranlagung ließ den Kranken kaum an seine Tabes denken. Mit dem Eintritt der Depression unerträgliche Schmerzen in den Extremitäten, dabei Klagen über Gedächtnisschwäche, Denkunfähigkeit, Gedankenarmut, so daß von anderer autoritativer Seite an beginnende Paralyse gedacht wurde. Die Art des Jammerns war aber ganz charakteristisch für den depressiven Zustand. Daneben sehr starke Hemmungen, Entschlußunfähigkeit, Schlaflosigkeit, Hoffnungslosigkeit, pessimistische Beurteilung der eigenen Leistungen auch früherer Jahre, obwohl dieselben von der ganzen Welt anerkannt waren. Verarmungsideen. Unaufhörlich wurde über unerträgliche Schmerzen im Ulnarisgebiet und auch im Gebiet des Peroneus superfizialis geklagt.
>
> Nach 3 Jahren fast plötzlicher Umschwung, sofortige Wiederaufnahme der beruflichen Arbeiten mit großem Erfolg, und jetzt bei leicht hypomanischem Zustand keinerlei Klagen über allenfallsige [sic] tabische Beschwerden. Auch zwei spätere mit großen Schmerzen und Unbequemlichkeiten verbundene Krankheiten lösten kaum eine Klage aus. Erst nach 7 Jahren neue Depression, in der der Kranke in ähnlicher Weise wie beim ersten Anfall unaufhörlich klagte. Eine letale interkurrente Krankheit [eine Lungenentzündung, UE] machte diesem Anfall, der sonst auch in Genesung übergegangen wäre, ein rasches Ende.[84]

Selbstzeugnisse

Neben den vorgestellten Quellen, die Behrings Leiden aus der Außenperspektive darstellen, gibt es nur wenige Selbstzeugnisse aus dieser Zeit. Zu ihnen gehört ein Brief an Erich Wernicke vom 12. Dezember 1908. Der Text zeigt Behrings damalige Selbstwahrnehmung als körperlich und psychisch Kranken. Die implizite Botschaft an den alten Freund changiert zwischen herzlicher und vertrauensvoller Verbundenheit, Selbstkritik und Selbstmitleid des vom Schicksal »übermäßig« Bestraften:

> Mein lieber, guter Wernicke,
> Seit 1 ½ Jahren lebe ich fern von Marburg im Sanatorium, zuerst bei Ebers in Baden-Baden, dann in Martinsbrunn und seit einem Jahr in Neu-Wittelsbach. Trotz aller günstigen Prognosen verschiedener Sachverständiger geht es immer mehr abwärts mit mir, körperlich und psychisch. Ich kann mich mit nichts Ernsthaftem beschäftigen; selbst das Schreiben an meine Frau wird mir so schwer, daß oft 8 Tage vergehen, ehe sie Nachricht von mir bekommt. Anderweitige Korrespondenzen habe ich ganz einstellen müssen. An Dich habe ich viele Briefe angefangen, aber keinen zu Ende geschrieben. Jetzt gibt Dein Brief an Dieudonné[85] mir Veranlassung, Dir ein paar Worte zu schreiben, um Dir zu sagen, daß unter den vielen Vorwürfen, die ich mir mache, einer der schwersten der ist, daß ich im Laufe der Jahre durch eigene Schuld einen meiner Freunde nach dem anderen verloren habe, und wie ich fürchte, auch Dich, den Treuesten der Treuen.
>
> Ich weiß, daß ich viel gefehlt habe; aber fast will es mir scheinen, als ob das vergeltende Schicksal mich übermäßig straft. Nachdem meine Hoffnung, wenigstens das diesjährige Weihnachtsfest in der Familie zu verleben, dahin ist, bin ich zu einem Tiefstand der Depression gekommen, der kaum noch überboten werden kann.
>
> Du hast mir vor längerer Zeit mitgetheilt, wie auch Du Schweres erlebt hast. Hoffentlich geht es jetzt Dir und Deiner Familie so gut, daß Du in ungetrübter Freude das Weihnachtsfest verleben kannst.
>
> Dein alter kranker Freund
> Behring[86]

Eine weitere Quelle gibt Behrings Aufenthalt aus der Sicht eines Mitpatienten wieder. Es handelt sich um die Aufzeichnungen Sergei Pankejeffs, der als Sigmund Freuds *Wolfsmann* in die Geschichte der Psychoanalyse eingegangen ist.[87] Pankejeff, der Erfahrungen mit depressiven Erkrankungen in der Familie hatte,[88] erinnerte sich an Behrings schwere Depression, »die man ihm direkt vom Gesicht ablesen konnte«.[89] Behring nahm seine durch die Krankheit veränderte Physiognomie selbst wahr und litt darunter. Es sei für ihn unerträglich, heißt es im Ordinationsbogen, »sein ›verwildertes und verblödetes‹ Gesicht im Spiegel [zu sehen]«. Er müsse sich »Gewalt antun, um den Spiegel nicht zu zertrümmern«.[90]

3. »Leben ist altern.« – Memento mori und Produktivität

Die Inhalte des Ordinationsbogens, der Arztbriefe und Hoeßlins Fallvignette von 1927 entkräften durch die Diagnosestellung und die Schilderung des Krankheitsverlaufs das von den Behring-Biographen Zeiss und Bieling gefällte Urteil, Behrings Krise und schwere Erkrankung seien »nervös bedingt und auf die fanatische Arbeit seiner Jugend zurückzuführen«.[91] Jedoch war ihnen die Krankengeschichte, zumindest in einer Abschrift, bekannt: Aus dem Briefwechsel zwischen Alexander von Engelhardt und Heinz Zeiss wird ersichtlich, dass Engelhardt im Frühjahr 1939 die Klinik Neuwittelsbach besuchte und die Krankengeschichte nach Genehmigung der Familie einsah.[92] Die gründliche Durcharbeitung des abgeschriebenen Ordinationsbogens legt nahe, dass Engelhardt einen Bericht über das Eingesehene verfasste, den er als Zuarbeiter für die Biographie[93] Zeiss zur Verfügung stellte.

Zeiss und Bieling waren also durch Engelhardts Bericht durchaus über den Krankheitsverlauf und die Schwere der Krankheit informiert. Im Buch werden neben Behrings Fußleiden Schlaflosigkeit, Erschöpfung, Ermüdungszustände und depressive Zustände als Symptome aufgezählt. Die Autoren verschweigen jedoch die Tabes und die im Ordinationsbogen unmissverständlich aufgezeichnete Suizidalität. Offenbar wurde die Unterschlagung aus ideologischen Gründen vorgenommen, da weder eine auf sexuellem Weg übertragbare Infektionskrankheit noch Suizidalität zum heroischen Menschenbild der dem Nationalsozialismus nahestehenden Autoren und des Behringwerke-Archivars passten.[94] In dem Bestreben, ihren Protagonisten als führende und impulsgebende deutsche Geistesgröße zu heroisieren[95] und ihn gemäß der nationalsozialistischen Ideologie gerade nicht als schwachen, gebrechlichen Menschen darzustellen, werten die Verfasser Behrings psychische Krise als im Daseinsphilosophischen verankerte existentielle Erschütterung im Sinne des sich immer strebend bemühenden *Faust*, der am Ende erlöst werden kann.[96] Behrings mehrjähriger Rückzug von der Welt wird umgedeutet in ein »Streben nach Totalität«, das als »untrügliches Zeichen der Größe« gelesen werden sollte. Den Forscher zu einer »beispielhaften Gestalt der abendländischen Wissenschaft« erhebend, wird in gehobenem Ton resümiert: »Behring wollte Weltfülle erreichen, um selbst Welt zu werden, um allem irdischen Tun einen tiefen geistigen Sinn zu verleihen.«[97] Der Aufenthalt im Sanatorium schließlich wird ins Heroische umgeschrieben: Er habe dem Kranken die Gelegenheit gegeben, »die denkerische Vertiefung [seiner philosophischen Neigungen, UE] besonders weit voranzutreiben.« Mangels aussagekräftigen Materials müssen die Autoren einräumen: »Er war aber wohl zu erschöpft, um Aufzeichnungen zu machen.«[98]

Leider setzt Behrings Biograph Linton dieser verkürzenden und verfälschenden Interpretation der Quellen nichts entgegen. Von *»Behring's Nervous Collapse«* sprechend, handelt er dessen fast dreijährigen Aufenthalt in der Klinik – unter

Berufung auf Zeiss und Bieling und deren Diagnose fast wörtlich übersetzend – in wenigen Worten als das Resultat lähmender Müdigkeit und tiefer Depression ab.[99]

Krisenzeiten und Krankheiten, die Rückzüge, Ortswechsel und Trennungen erfordern, öffnen eine andere Perspektive auf die körperliche und seelische Befindlichkeit einer biographierten Person. Einblicke in die physische Realität des Leben – seien es die Erschöpfungszustände Fritz Habers[100] oder Sigmund Freuds Krebserkrankung[101] – sind, bei aller quellenkritischen Vorsicht, geradezu unverzichtbar, wenn man das tradierte Bild eines heldenhaften Forscherlebens aufbrechen, der Legendenbildung entgegenwirken und vereinfachende Sichtweisen vermeiden will. Die Sicht auf den Körper eröffnet die Möglichkeit – um hier einen Gedanken Christoph Gradmanns aufzugreifen –, die Biographie eben *nicht* als »Geschichte eines gewissermaßen handelnden Geistes [zu schreiben], dem der Körper nur als Vehikel dient«,[102] sondern den Menschen in seiner Körperlichkeit, als Schaffenden, Genießenden und Leidenden darzustellen.[103] Behring war ein Genussmensch, der sich die Hausmannskost seiner Schwester und den Nussschinken aus Berlin schmecken ließ, aber er war auch ein an seinen instabilen Körperfunktionen Leidender. Es steht außer Zweifel, dass die von ihm oft beklagte Schlaflosigkeit und die quälenden Nervenschmerzen seine Forschungsaktivitäten hemmten und zu Stimmungstrübungen und der bekannten Unleidlichkeit führten.

Aus der Perspektive eines biographischen Zugangs, der die Bedingungen von Behrings Erfolg und Scheitern untersucht, bilden die Dokumente über Behrings Erkrankung also nicht nur eine zeitlich umgrenzte Lebensphase ab, sondern sind Quellen, die ein Licht auf Behrings Leiblichkeit und seine Persönlichkeit werfen. Sie sind somit als lebensgeschichtlich bedeutsame Texte in die Kontexte seines Lebens einzubinden und zu analysieren.

Wie es zur Auslösung der Krise und dem Zusammenbruch im Sommer 1907 gekommen sein könnte, wurde bereits erörtert. Zum einen war es die Konfrontation mit Tod und Vergänglichkeit (möglicherweise auch das altersbedingte Nachlassen körperlicher Kraft und Leistungsfähigkeit), zum anderen war es der Verlust von zwei wichtigen, ihn protegierenden Personen aus dem beruflichen Umfeld, Laubenheimer und Althoff. Schließlich wurde das Scheitern in der Tuberkuloseforschung, deren Voranschreiten zuvor in einer breiten Öffentlichkeit, etwa bei der Nobelpreisrede oder diversen internationalen Tuberkulosekonferenzen, vollmundig verkündet worden war, offensichtlich. Dass es Behring trotz übermäßiger Arbeitsanstrengung nicht gelang, in dem öffentlich ausgetragenen Kräftemessen mit dem als Rivalen wahrgenommenen übermächtigen Vater Robert Koch das Tuberkuloseproblem zu lösen, musste er als beschämend erleben. Der in der Klinik geäußerte Selbstekel und die Versagensängste richteten sich mit der Klage, er könne »nie wieder etwas leisten«,[104] auch auf zukünftige Unternehmungen, deren Scheitern nicht auszuschließen war.

Eine phantasierte Möglichkeit, die Scham über das Versagen und die empfundene Minderwertigkeit aus der Welt zu schaffen, war in Behrings damaligem Erleben der Suizid. Der einer *Zauberberg*-Existenz vergleichbare mehrjährige Rückzug aus der Welt[105] und, in äußerster Konsequenz, die Selbsttötung könnte im Sinne Heinz Henselers als Versuch verstanden werden, in einer schweren narzisstischen Krise »das gefährdete Selbstwertgefühl zu retten«.[106] Der Suizid in der Klinik wäre ein Akt der Befreiung und Selbstbestimmtheit gewesen, ein Wiedergewinn der Kontrolle über das eigene Leben. Dafür sprechen Behrings Reaktion auf die Abordnung einer Wärterin und der wiederholte Verweis auf »Scham« und »Schande« – Emotionen, darauf weist Hoeßlin in seinem Brief an Goldscheider hin, die das Erleben der an schweren Depressionen leidenden Menschen bestimmen.[107] Selbstverständlich können diese in der Retrospektive vorgenommenen Überlegungen nur spekulativer Natur sein.

Neben dem krisenhaften Einbruch des Jahres 1907, der auf innere und äußere Faktoren zurückzuführen ist, kann auch eine hereditäre Komponente im Sinne eines bipolaren Persönlichkeitsanteils in Betracht gezogen werden. Der Ordinationsbogen vermerkt »Endogene Depression«. Auch Behring hielt eine genetisch bedingte Veranlagung für psychische Erkrankungen, die von Generation zu Generation weitergegeben werde, nicht für ausgeschlossen. In einer Verlaufsnotiz vom Januar 1909 heißt es, Behring ertappe sich oft dabei, »wie er die Kinder [d.h. die zu Besuch in München weilenden Söhne, UE] daraufhin betrachtet, ob sie wohl die Hoffnungen der Eltern für später rechtfertigen werden, wobei er wohl hauptsächlich an eine hereditär-kretinische[108] Belastung denkt.«[109] Im eigenen Familienkreis hatte Behring eine zum Tod führende schwere psychische Erkrankung seines Bruders Bernhard erleben müssen. Nach psychoseartigen Zuständen und Auffälligkeiten[110] wurde Bernhard Behring in die Irrenanstalt Dalldorf verbracht, wo er am 15. Januar 1891 knapp dreißigjährig starb.[111] Eines unnatürlichen Todes starb auch Emils Schwester Bertha. Nach dem Verlust von zwei Söhnen und der einzigen Tochter sowie dem Tod ihres Mannes Hermann Bieber, der in Hansdorf als Lehrer tätig war, beging sie nach dem Auszug aus dem Hansdorfer Schulhaus, wo sie ihr ganzes bisheriges Leben verbracht hatte, Selbstmord. In der Schulchronik ist von Phasen geistiger Umnachtung die Rede.[112] Im nahe gelegenen Deutsch Eylau nahm sich auch der 34-jährige Sohn Paul des Lehrers Otto Behring das Leben. Ebenfalls mysteriös ist das Lebensende der beiden Töchter Albert Behrings. Charlotte Behring wurde in ihrer Wohnung in Berlin tot aufgefunden. Ihre Schwester Luise fand außerhalb ihrer Wohnung auf rätselhafte Weise den vom Polizeikreisamt schriftlich angezeigten Tod. Auch Emils jüngster Bruder Paul Behring kam im Sommer 1928 unter ungeklärten Umständen in der Ostsee ums Leben, der Totenschein gibt Tod durch Ertrinken an.[113] Behrings Sohn Kurt starb im Dezember 1935 durch Selbsttötung, ebenso ein Enkelsohn. Ein weiterer Nachkomme Behrings entschied sich, wegen der »erblichen Belastung« keine Kinder zu bekommen. Laut einem Nachtrag in der Abschrift des Ordinationsbogens vertrat schließlich auch Behrings dritter Sohn, der Mediziner Hans von Behring, die Ansicht, »dass [Behrings] Depressionen überhaupt endogener Natur waren und dass ähnliche Muster i.[n] d.[er] Fam.[ilie] sich nun wiederholen.«[114]

Zurück in Marburg konnte Behring die schwere depressive Krise durch bewährte und ihn stabilisierende Strategien – wissenschaftliche Arbeit, Publikationstätigkeit und neue Ziele – überwinden, die dank ihrer Wirksamkeit auch auf eine nicht geringe Resilienz hinweisen. Der Kontakt zu Wernicke, seinem längsten und engsten Freund, bestand nach wie vor; zu Hoeßlin scheint sich, liest man die im Herbst 1910 einsetzende Korrespondenz, eine vertrauensvolle Beziehung mit stabilisierenden Funktionen entwickelt zu haben.

Die nach wie vor bestehende Schlaflosigkeit und andere körperliche Beeinträchtigungen bekämpfte Behring, wie er Hoeßlin schreibt, mit »Willensstärke und Selbstbeherrschung«.[115] Die Entscheidung, die Klinik verlassen »und auf heimatlichem Boden den Kampf mit dem Dasein« wieder aufgenommen zu haben, das heißt, zu arbeiten, hielt er für richtig. Er habe während der letzten sieben Wochen, also seit August 1910, »keinen einzigen Tag die Laboratoriumsarbeit ausgesetzt, und der schnelle und glückliche Fortgang meiner Experimente hat die qualvolle Empfindung der Nutzlosigkeit und Überflüssigkeit meiner Existenz ganz beseitigt.«[116] Die Arbeit im Labor konzentrierte sich nun wieder auf die Diphtherie, wo Behring in kurzer Zeit die Entwicklung eines Toxin-Antitoxin-Impfstoffs gelang, ein Erfolg, den er in gewohnter Weise der Öffentlichkeit präsentierte.[117] Die Tuberkuloseforschung wurde nie mehr aufgegriffen. Mit sportlicher Betätigung – Billardspiel, Spaziergänge durch die hessischen Wälder, Reiten – sollte auch die körperliche Leistungsfähigkeit gestärkt werden.[118]

Der Wille, die eigene Würde wiederzugewinnen, ist in allen brieflichen Äußerungen erkennbar,[119] doch auch ein Wiedergewinn an Lebensfreude und -genuss, so, wenn Else von Behring an ihre Mutter im Oktober 1910 schreibt, Emil sei, abgesehen von seinen »zeitweisen Klagen«, »entschieden viel vergnügter als früher. [...] Er ißt unglaubliche Portionen, quengelt auch nie mehr.«[120] Die positive Grundstimmung hielt sich noch bis zum Ende des Jahres 1912, als Behring in seinem Neujahrsgruß an Wernicke dem Freund vom wohl »schönste[n] Weihnachtsfest« seines Lebens berichtete:

> Alles im Hause gesund u. fröhlich. Meine Arbeiten in hoffnungsvollstem Fortgang und das Gefühl der Kraft u. Leistungsfähigkeit, wie nur je zuvor. Dazu nach der langen schweren Depression die Dankbarkeit und woltuende Stimmung des Rekonvalescenten: Wer nicht mal zum Tode betrübt war, wird auch nicht mit Bewußtsein himmelhoch jauchzen können. [...]
> Speciell meine Diphtheriesache, das neue Diphtherieschutzmittel wird großartig. Da kann die Schutzpockenimpfung sich nicht mit messen![121]

Seine über Jahre depressive und selbstzerstörerische Beschäftigung mit dem Tod lenkte Behring im Herbst 1911 schöpferisch-produktiv um. Er entwickelte »Mausoleumspläne«,[122] die noch vor seinem Tod umgesetzt wurden. Das in einer Hanglage oberhalb Marburgs mit Blick auf das Landgrafenschloss im heroischen Stil des Neoklassizismus errichtete Gebäude auf Elsenhöhe ist bis heute ein repräsentatives, von ihm selbst geschaffenes Denkmal und für die Marburger Bevölkerung ein einladender, gern besuchter Erinnerungsort. Über der Eingangstür zum Gedenkraum befindet sich Behrings Name, im Inneren ist seine Büste aufgestellt. In der unterirdisch zugänglichen Begräbnisstätte werden seit Behrings Tod bis heute Mitglieder der Familie beigesetzt.[123]

Auch das Buch *Das Problem des Lebens*[124] des von ihm sehr geschätzten Philosophen Eduard von Hartmann nahm Behring erneut zur Hand. In seinen 1911 und 1912 angefertigten Exzerpten stellte er nun den physischen Tod und das vergängliche Leben als die beiden Seiten einer Medaille dar: »Leben ist altern«, »Tod Folge des Lebens« und »Leben Ursache des Todes«.[125]

1911 nahm Behring nach gut dreijähriger Unterbrechung seine Publikationstätigkeit wieder auf. Sie fand ihren wissenschaftlichen Höhepunkt in dem 1913 erschienenen Aufsatz *Ueber ein neues Diphtherieschutzmittel*, der wie meist in seiner Hauszeitschrift, der *Deutschen Medizinischen Wochenschrift*, veröffentlicht wurde.[126]

Im März 1913, kurz nach seinem 59. Geburtstag, teilte er Wernicke mit, er fühle sich, »als ob ich noch unbegrenzte Zeit produktiv tätig sein kann«. Die »Produktivität« äußere sich auch darin, dass er Wernicke »auch in diesem Jahr zur Taufe« einladen könne.[127] Der jüngste Sohn Otto wurde am 20. August 1913 geboren.

XV. Die Behringwerke Bremen und Marburg und die Entwicklung eines neuen Diphtherieimpfstoffs

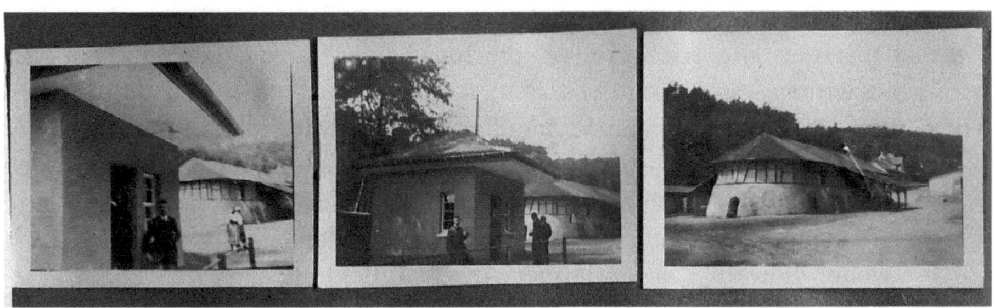

Abb. 57: Die alte Ziegelei im Marbacher Hinkelbachtal.
Bilderfolge aus dem Fotoalbum Andreas Hillbergers.

Behrings Neuwittelsbacher Jahre waren geprägt von einem der *Zauberberg*-Existenz ähnlichen Rückzug. Die Rückkehr nach Marburg im August 1910 läutete in mehrfacher Hinsicht eine neue Phase der Produktivität ein: Behring zeugte einen Sohn, entwickelte einen neuen Diphtherieimpfstoff und wurde Mitbegründer eines überregional agierenden Unternehmens, das seinen Namen trug: die *Behringwerke Bremen und Marburg*.

Die folgenden Seiten handeln von der Entwicklung des neuen Impfstoffs, vor allem aber von den ersten Jahren der *Behringwerke*. Uns begegnen schachspielende Generalkonsule, erbrachte Bauernopfer, verletzte Kaufmannsehre und subtil ausgetragene Machtkämpfe zwischen neuen und alten Kooperationspartnern. Der Fokus richtet sich also auf eine neue Rolle Behrings: die des Wissenschaftler-Unternehmers. Wollte man aus dem Fundus der Bilder, Dinge und Räume aus diesem Umfeld ein aussagekräftiges Bild für die ersten Jahre der Firma wählen, so würde die Entscheidung vermutlich auf die alte Ziegelei und die zugehörige Zementhalle im Marbacher Hinkelbachtal fallen. Diese Gebäude stehen symbolhaft für die Anfänge und den Expansionsdrang eines neuen Marburger Unternehmens, aber auch für Behrings Geschäftssinn und »Erwerbsinstinkt«.

1. Ein Blick zurück ins Serum-Institut in Höchst

Wie vielfach dargestellt, verbanden die *Farbwerke* mit der finanziellen Unterstützung des Privatlabors auf dem Marburger Schlossberg die Hoffnung auf die Entwicklung innovativer pharmazeutischer Produkte, vor allem solche zur Bekämpfung der Tuberkulose. Das unter Behrings Namen vertriebene Diphtherieserum wurde gemäß Vertrag nach wie vor im »Serum-Institut« der *Farbwerke* hergestellt und von Höchst aus in den Handel gebracht.[1]

Da die durch den Serumverkauf erzielten Gewinne alle Erwartungen überstiegen, hätte die Arbeitsteilung zwischen der Marburger Entwicklungsabteilung und der Produktion und dem kaufmännischen Vertrieb in Höchst einen gedeihlichen Verlauf nehmen können. Behring war jedoch ein äußerst schwieriger Geschäftspartner. Die Streitigkeiten, die meist über August Laubenheimer als mäßigend wirkendem Vermittler liefen, zeigten ihn als einen auf den eigenen Vorteil und Gewinn bedachten Verhandler. Laut Vertrag sollte in Marburg über die Optimierung des Diphtherieheilserums geforscht und die Ergebnisse den *Farbwerken* zwecks »geschäftlicher Ausbeute« zur Verfügung gestellt werden.[2] Obwohl Behring erfolgreich war, leitete er die erzielten Ergebnisse nicht nach Höchst weiter. Sowohl das Marburger Arbeitsumfeld als auch den Diphtheriebetrieb in Höchst betrachtete er als »seine persönliche Domäne« und die Höchster Mitarbeiter als ihm im militärischen Sinne untergeordnet.[3] Dass er sich als der Partner sah, der den wesentlichen Anteil in die Geschäftsbeziehung eingebracht hatte, kommt in einem Brief vom September 1903 zum Ausdruck:

> Wenn ich meinerseits […] mit dem Endergebniss meiner 10jährigen geschäftlichen Verbindung mit den Farbwerken sehr zufrieden sein kann, so glaube ich schliesslich doch nicht ungerecht zu sein mit meiner Behauptung, dass ich zwar ohne die Farbwerke, die Farbwerke aber nicht ohne mich die Sache hätte durchführen können.[4]

In allen Äußerungen dieser Jahre wird deutlich, dass Behring sich auch als der eigentliche Kopf der Heilserum*produktion* fühlte. Das positive Echo aus aller Welt schien ihm Recht zu geben. Die von ihm entwickelte Blutserumtherapie war als zukunftsweisendes Verfahren durch den Verleih des Nobelpreises bestätigt worden. Sein Name prangte neben dem Paul Ehrlichs auf jeder Diphtherieserumpackung, die die Firma verließ. Dass er sich verpflichtet fühlte, als Hüter seines Therapieverfahrens die Serumproduktion unter seiner Kontrolle zu behalten, ist aus Behrings Sicht nachvollziehbar. Wie so oft mangelte es ihm aber an einem verbindlichen Ton und der Althoff gegenüber geäußerten »concilianten« Haltung[5] in geschäftlichen Belangen.

Seit dem Herbst 1903 richtete sich Behrings Argwohn gegen die leitenden Angestellten in Höchst. In der Korrespondenz wurde der Streit unter dem Stichwort »Personenfrage« abgehandelt und heftig diskutiert.[6] Im Fokus standen der erfahrene Bakteriologe Arnold Libbertz und der Arzt Max Casper, Fachkräfte, die für ihr Arbeitsgebiet in Höchst besonders qualifiziert waren. So hatte Libbertz, seit 1892 Leiter der Bakteriologischen Abteilung der *Farbwerke*, als ehemaliger Mitarbeiter Robert Kochs bakteriologische Erfahrungen im In- und Ausland sammeln können. Der als Tierarzt angestellte Max Casper war vertraut mit den bei der Antitoxinbehandlung auftretenden Problemen, er hatte 1897 über die Behandlung des Starrkrampfes der Pferde mit dem von Behring entwickelten Tetanusserum promoviert.[7] Dennoch meinte Behring, dass die von ihm behauptete, nicht aber begründete Misswirtschaft der beiden Männer zwangsläufig zu einem »unvermeidbaren Fiasko« führen werde. Dies sei nur abzuwenden, wenn entweder er selbst oder das von ihm kontrollierte Marburger Personal die Leitung des Diphtheriebetriebs in Höchst übernähme oder aber, wenn er direkt in Marburg einen Diphtheriebetrieb für Handelsseren errichte.[8] Ein bedenkenswerter Faktor war tatsächlich, dass die Heilserumproduktion nicht nach automatisierten Regeln verlief, sondern störanfällig war und ein hohes Maß an bakteriologischem und tierärztlichem Wissen erforderte: Erfahrung im Umgang mit den Pferden im Immunisierungsprozess sowie technisches Knowhow und Geschick bei der Anwendung der Labortechniken. Die von Behring als »Kunst« bezeichnete Gewinnung von hochwertigem, d.h. 600- bis 1200-fachem Diphtherieheilserum[9] führte er praktisch vor Augen, indem er in seinen Marburger Ställen Serumpferde hielt, die er eigenhändig immunisierte und hierbei sehr hohe Immunisierungswerte erzielte.

Im März 1904 erschien ein weiterer Akteur auf der Bühne der pharmazeutischen Unternehmen. Die *Elberfelder Farbenfabriken Friedrich Bayer und Co.*, vertreten durch ihr Vorstandsmitglied Carl Duisberg, machten Behring das Angebot, dessen Produkte zu vermarkten.[10] In einem unter dem Stichwort »Elberfeld« abgelegten Bericht stellte Behring Überlegungen und Berechnungen zu Kooperationen mit verschiedenen Firmen und den Produktionsstandorten Höchst, Elberfeld und Marburg an. Behring entschied sich für Marburg. Neben den eigenen Immobilien sprach für die Stadt aus seiner Sicht zweierlei: Unabhängigkeit von anderen und optimaler finanzieller Gewinn. Hier bleibe er, heißt es im Bericht, »Herr meiner selbst, und wenn schliesslich das Marburger Behringwerk sich auswächst zu einer grossen und gewinnbringenden Sache, dann brauchen wir die Dividende nicht theilweise nach auswärts abzugeben«.[11]

2. Das Behringwerk in Marburg, 1904-1914

Bereits zum Jahresende 1902 hatte Behring an Laubenheimer geschrieben, er wolle beweisen, dass er in Marburg »mit geringeren Kosten ein um das doppelte besseres Diphtherieserum liefern« könne.[12] Spätestens in einem weiteren Brief vom 14. März 1903 wird der Wunsch nach Auflösung der Geschäftsbeziehungen unübersehbar.[13] Die im April 1903 zusammengestellte Inventarliste der Laborgerätschaften im Privatlabor[14] ist ein Zeichen dieses Auflösungsprozesses. Schließlich übernahm Behring im Mai 1903 nach zähen Verhandlungen, bei denen er seine Interessen durchsetzte, gegen eine Übernahmesumme von 12.000 Mark die Einrichtung des Schlossberglaboratoriums.[15]

Behrings Abwendung von den *Farbwerken* in Höchst war ein kontinuierlicher Prozess, der durch die unterstellte Unfähigkeit der Höchster Mitarbeiter und den Wunsch nach Kontrolle der Serumproduktion in Gang gehalten wurde. Bereits ab dem 1. August 1903 beteiligte er sich als stiller Teilhaber finanziell und durch materielle Geschäftseinlagen bei der jungen Marburger Firma *Siebert & Ziegenbein*.[16] Die Firma, die am 1. Januar 1902 von dem Marburger Apotheker Dr. Carl Siebert und dem Chemiker Hans Ziegenbein gegründet worden war, hatte sich zunächst auf pharmazeutische Präparate gegen Herzerkrankungen, insbesondere Strophanthus[17] und Digitalis, spezialisiert.[18] Siebert war der Sohn des Marburger Apothekers und Vizebürgermeisters Friedrich Siebert. Er hatte die väterliche Apotheke *Zum Schwan* verkauft, um das neue Unternehmen zu finanzieren.[19] Der Gründungsvertrag vom 15. Juli 1904 war auf fünf Jahre befristet,[20] der Eintrag ins Handelsregister beim Amtsgericht Marburg unter dem Namen »Offene Handelsgesellschaft Behring-Werk, Inhaber von Behring und Siebert« erfolgte am 7. November 1904.[21]

Schon im Vorvertrag verpflichtete sich Behring, die Ergebnisse seiner Tuberkulose- und Tetanusforschungen dem Unternehmen zur Verfügung zu stellen und diesem zur Verwertung zu überlassen. Dazu erhielt die Firma ein Vorkaufsrecht auf Behrings Grundstücke, auch den »grösseren Komplex von Grundstücken« auf der Insel Capri, falls diese zum Verkauf stünden. Für die gewerblich genutzten Immobilien sollte Behring jährlich 15.000 Mark erhalten.[22] Ziegenbein zog sich 1905 aus dem Unternehmen zurück.[23] Man arbeitete mit wenig Personal: einem Kaufmann, einigen Arbeitern und Institutsdienern.[24] Siebert fungierte als Geschäftsführer, Behring als Produktentwickler. Der Schwerpunkt lag auf der Herstellung von Impfstoffen gegen die Rindertuberkulose und die menschliche Tuberkulose. Wie es in den Dokumenten zur Gesellschaftsgründung heißt, wollte Behring diese Mittel in Eigenregie produzieren und vertreiben und unter seinem bekannten Namen bewerben. Es bedürfe »gar keiner anderen Reklamen, als eines Vortrags oder einer Druckschrift von mir«.[25]

Zu den Immobilien des neuen pharmazeutischen Unternehmens gehörten der Bauernhof auf dem Bunten Kitzel, der als Serumabfüllstation genutzt wurde, und das daneben liegende Schlossberglaboratorium, das als Bausubstanz inzwischen einen Wert von 45.500 Mark hatte.[26] Als Haupteigner des neuen *Behringwerks* war Behring zum Unternehmer geworden, was er kurze Zeit später durch eine eindrucksvolle Präsentation auch einem breiten Publikum vorführen ließ.

1898 hatte der amerikanische Reisende Carl Fisch die Leser der *St. Louis Medical Gazette* in seinem Reisebericht nach Marburg und in die Kellerräume des Schlossberglabors mitgenommen. 1906 erhielt die interessierte Öffentlichkeit durch Behrings Enzyklopädie-Beitrag *Therapeutische Tierexperimente im Dienste der Seuchenbekämpfung* einen Einblick in das Marburger Unternehmen und sein von moderner Technik geprägtes Ambiente.[27] Der Berliner Illustrator Fritz Gehrke zeigte unterirdische Gewölbe[28] mit weiß gekleideten Herren, die an schweren Gerätschaften

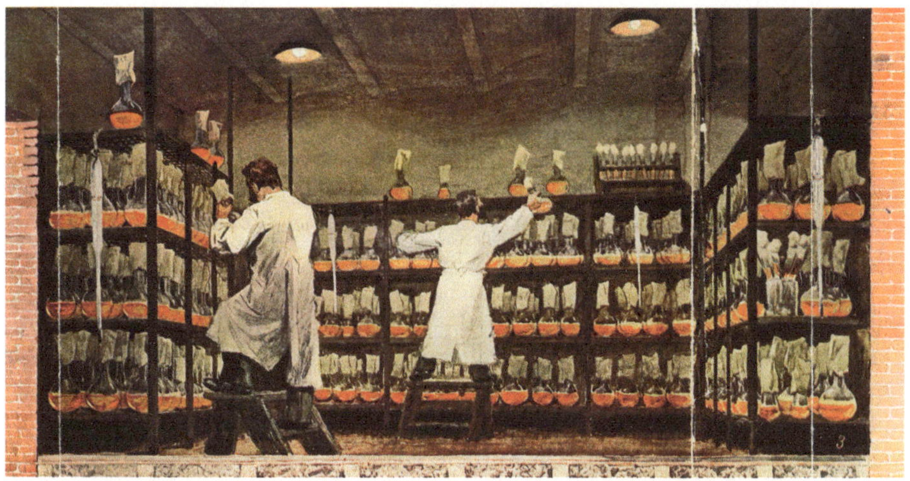

Abb. 58: Brutraum im Keller des Schlossberglaboratoriums Marburg. Glaskolben mit Nährbouillon zur Züchtung von Tuberkelbakterien. Aus: Behring: Therapeutische Tierexperimente (1906), Tafel III, Bild 3. Zeichnung von Fritz Gehrke.

wie Desinfektionsapparat, Vakuumgerät und Zentrifuge hantieren. Sicherlich folgte Gehrke den Anweisungen Behrings, der seine Produktionsstätte öffentlichkeitswirksam in Szene setzen wollte. Die mit Liebe zum Detail[29] dargestellten Apparate, die mannsgroßen Brutschränke, die Zentrifugen und Manometer repräsentieren eine moderne, geradezu industrialisierte Medizin. Mit ihrer überwältigenden Zahl an Glasbehältern auf deckenhohen Wandregalen demonstrieren die langen Reihen der mit Nährbouillon gefüllten Rundkolben die in Marburg angelaufene Massenproduktion des Tuberkuloseimpfstoffs. Mit diesen Bildern wurde das wissenschaftliche Laboratorium transformiert in eine Fabrikationshalle: Die Geburtsstunde des *Behringwerks* als pharmazeutisches Unternehmen ist dokumentiert.

Trotz der beeindruckenden Werbung entwickelte sich das Marburger *Behringwerk* nicht im erwarteten Maße. Die Herstellung des *Tubolytin* stieß auf produktionstechnische Schwierigkeiten,[30] der Umsatz an Tuberkuloseimpfstoff war bescheiden, Tetanusheilserum wurde kaum, in manchen Wochen gar nicht nachgefragt.[31] Hinsichtlich des Diphtherieserumvertriebs war Behring bis zum 1. Juli 1914 vertraglich an die *Farbwerke* gebunden,[32] zudem drängten inzwischen mehrere Konkurrenzunternehmen auf den Markt, unter anderem das *Sächsische Serumwerk* in Dresden, das ebenfalls ein »Diphtherie-Heilmittel nach Behring-Ehrlich« in den Handel bringen wollte. Nachdem sich Behring krankheitsbedingt vollkommen zurückgezogen hatte und sich in allen geschäftlichen Dingen von seiner Frau vertreten ließ,[33] wurde die Firma 1909 in die »Behring-Werke, Inhaber Dr. Siebert« überführt.[34] Carl Siebert war als »Complementar und persönlich haftender Gesellschafter« nun der offizielle Direktor, Behring »stiller Gesellschafter«.[35]

3. Neue Produkte – neue Kooperationen

3.1. »Kühnste Erwartungen«: Das Diphtherieschutzmittel

Zurück in Marburg widmete sich Behring ab dem Herbst 1910 mit Elan neuen Aufgaben. Nach den Misserfolgen bei der Tuberkulosebekämpfung wandte er sich, obwohl in einem Brief noch von Tuberkuloseversuchen an Schafen die Rede ist,[36] wieder der Diphtherieforschung zu.

Bekanntlich wirkte sein Diphtherieheilserum kurativ: Dem *erkrankten* Körper wurden Antitoxine zugeführt, die die Bakteriengifte des Diphtherieerregers inaktivierten. Durch diese passive Immunisierung konnte die Mortalitätsrate der Diphtherie erheblich gesenkt werden.[37] Die Nachteile der Serumbehandlung lagen auf der Hand: Die Krankheit musste rasch erkannt, der Impfstoff sofort nach Auftreten der Symptome verabreicht werden. Da die Antikörper als körperfremdes Eiweiß nach einigen Wochen abgebaut wurden, boten sie nur einen vorübergehenden Schutz. Die Neuerkrankungsrate (Morbidität) der nach wie vor epidemisch auftretenden Diphtherie sank nicht, sondern war, wie Behring selbst schrieb, »eher noch im Ansteigen begriffen«.[38]

Sein Ziel war es nun, einen präventiven, also *vorbeugenden* Schutz – »nach Art des Jenner'schen Pockenschutzmittels«[39] – zu entwickeln, um die Krankheit gar nicht erst zum Ausbruch kommen zu lassen. Wie er im Mai 1914 schrieb, wollte er die Diphtheriemorbidität, die Krankheitshäufigkeit,[40] auf ein so niedriges Niveau bringen, »daß nur noch sporadisch richtige und lebensgefährliche Diphtheriefälle zu beobachten sein werden.« Er hege keinen Zweifel daran, »daß von den zirka 100.000 Diphtherieerkrankungen, welche im Deutschen Reich jährlich die Familien in Unruhe und Sorge versetzen, nach spätestens zwei Jahrzehnten wie von einer schwer glaublichen Legende gesprochen werden wird.«[41]

Bei seinen neuen Forschungen konnte Behring auf länger zurückliegende Befunde zurückgreifen. So hatte er beobachtet, dass das Blut von Pferden, die mit abgeschwächten Bakterientoxinen behandelt (also aktiv immunisiert) worden und danach unbehandelt geblieben waren, auch nach mehr als zehn Jahren noch immer Antitoxin enthielt.[42] Auch die 1899 und 1900 mit Kitashima durchgeführten Experimente mit Affen[43] zur Gewinnung von Antitoxinen (»isopathische und kombinierte Affenimmunisierung«)[44] betrachtete er rückblickend als Vorläuferexperimente für die neuen Forschungen. Nun sollte ein Verfahren entwickelt werden, mit dem auch Menschen aktiv immunisiert werden konnten, ohne dass es zu Krankheitsausbrüchen kam wie 1890 bei der Einführung des Tuberkulins als Heilmittel. Dies wollte Behring durch die Entwicklung eines Kombinationspräparats aus Toxinen und Antitoxinen, kurz TA, erreichen.[45] Bei den Gemischen – von Behring mit den Kürzeln *M1* und *MM1* versehen[46] – hatten die Toxine (T) die wichtige Funktion, die körpereigene Immunabwehr zu stimulieren; die Antitoxine (A) übernahmen die Aufgabe, das Toxin abzuschwächen. Als Eiweißstoffe wurden sie vom Körper allmählich abgebaut.

Der praktischen Erprobung am Menschen gingen Tierexperimente mit Meerschweinchen, Hunden, Schafen und Pferden voraus, die im Juli und August 1912 von Behrings Mitarbeiter Heinrich Viereck durchgeführt wurden.[47] Zur Erprobung und Erforschung der richtigen Dosierungsverhältnisse machte man in mehreren Marburger Kliniken Immunisierungsversuche an Menschen, so im Oktober und November 1912 an hochschwangeren Frauen und Neugeborenen durch Wilhelm Zangemeister in der Frauenklinik,[48] weiterhin an älteren Kindern durch Hans Kleinschmidt in der Kinderabteilung der Medizinischen Klinik[49] und schließlich an Säuglingen durch den Pädiater Paul Rohmer.[50] Darüber hinaus fanden im Frühjahr 1913[51] im Eppendorfer Krankenhaus »Massenimpfungen« an 310 Menschen statt.[52] Von deren Ergebnissen erhoffte man sich eine Impffreigabe ab 1914. Zudem führten Benno Hahn und Fritz Sommer in der Inneren Abteilung der Krankenanstalt Magdeburg-Sudenburg und, nach Ausbruch einer Epidemie im Regierungsbezirk, in der Heilanstalt Uchtspringe Reihenimpfungen mit Patientinnen und mit Pflegepersonal durch.[53]

Aufgrund der positiven Berichte aus den Kliniken wurde das »Diphtherieschutzmittel« in Marburg auf Vorrat produziert. Schon ab 1911 waren in der Marburger Wannkopfstraße mehrere Neubauten für das *Behringwerk* errichtet worden.[54]

Es erstaunt, dass Behring hinsichtlich des Vertriebs erneut an eine Kooperation mit den *Farbwerken* dachte. Am 24. April 1913 traf er sich in einem Bad Homburger Hotel mit dem neuen Vorstandsvorsitzenden der *Farbwerke*, Herbert von Meister, bei dem er in großer Ausführlichkeit die medizinischen und ökonomischen Erfolgsaussichten seines Schutzmittels schilderte. Laut Protokoll war er »voll der kühnsten Erwartungen«. Doch obwohl die Versuchsergebnisse am 18. April 1913, kurze Zeit vor dem Treffen mit Meister, beim Kongress für Innere Medizin in Wiesbaden vorgestellt worden waren, entschieden sich die *Farbwerke* gegen den Vertrieb des Mittels.[55] Aus Meisters Protokoll spricht weniger Zurückhaltung gegenüber dem Produkt als vielmehr große Skepsis gegenüber dem Geschäftspartner Behring. Offenbar war man nach den früheren Streitigkeiten nicht mehr gewillt, erneut eine Geschäftsbeziehung mit Behring einzugehen. Beim Treffen sei einmal mehr der Eindruck entstanden, dass »der Geldpunkt bei Behring die Hauptsache ist«.[56]

Geradezu euphorisch berichtete hingegen die Tagespresse über das neu entwickelte Diphtherieschutzmittel. Benno Hahns Vortrag beim Wiesbadener Kongress geriet zum »Höhepunkt« der Tagung.[57] In der *Vossischen Zeitung* berichtete Rudolf Lennhoff nicht nur über das Mittel zur aktiven Immunisierung, sondern auch über Behrings Auftritt:

> Der letzte Tag des Kongresses für innere Medizin […] zeigte diesmal einen Höhepunkt. Auf der Tagesordnung stand der Vortrag von Hahn (Magdeburg) über aktive Immunisierung gegen Diphtherie. Es ist ja bekannt, daß das Behringsche Heilserum auch Gesunden zur Vorbeugung einer Ansteckung eingespritzt

wurde, daß sich diese Methode aber nur recht wenig bewährt hat, weil der zweifellose Schutz nur ganz kurze Zeit anhält, und wegen der Gefahr der Anaphylaxie.
Bei den heutigen Beratungen trat nun Behring in alter Frische auf und berichtete von einem neuen Schutzmittel, bestehend aus einem Gemisch aus Diphtheriegift und Gegengift. Mit diesem Mittel sind von Hahn gefährdete Personen prophylaktisch behandelt worden. Dabei zeigte sich erstens das Mittel als völlig unschädlich, zweitens das Auftreten eines wirklichen Schutzes, nachzuweisen durch die Bildung einer genügend großen Menge von Schutzstoffen im Blute der Geimpften, die alle diphtheriefrei blieben. Matthes, der Marburger Kliniker, hat gleiche Beobachtungen gemacht.[58]

Da sich die *Farbwerke* nicht auf eine neuerliche Zusammenarbeit einlassen wollten, blieben die Vertriebs- und Verkaufsmodalitäten des neuen Produkts ungeklärt. Zwar konnte man auf die Einrichtungen des Marburger *Behringwerks* zurückzugreifen, zu denen das Labor, die Geräte und die Weideflächen für die Serumpferde gehörten. Dennoch musste sich das Unternehmen finanziell breiter aufstellen, um ab Sommer 1914 die Kosten für die Produktion des Heilserums und des Schutzmittels zu decken. Zu der für die Serumproduktion dringend erforderlichen Erweiterung gehörten die Vergrößerung des Pferdebestandes, die Errichtung von Ställen für die Tiere und Scheunen für die Lagerung des Futters. Auch mit einem Ansteigen des Personalbedarfs für Tierpflege, Verwaltung und Versand war zu rechnen, was neben höheren Personalkosten auch die Einrichtung von Büros und weiteren Betriebsräumen nach sich ziehen würde. Sowohl aus ökonomischen als auch strukturellen Gründen sah sich Siebert zu einer Vergrößerung der Firma aus eigener Kraft nicht in der Lage.

3.2. Ludolph Brauer und William Söder – die Kontakte nach Hamburg und Bremen

In dieser Situation drängte Siebert Behring, das Unternehmen, in dem Behring nach wie vor stiller Teilhaber war, »auf eine breitere kaufmännische Basis zu stellen«. Diesem Wunsch gab Behring aber erst Anfang 1914 und, so Siebert im Rückblick, »nach eingehender Besprechung mit Herrn Prof. Brauer« nach.[59] Tatsächlich scheint Ludolph Brauer bei der weitreichenden Entscheidung, neue geschäftliche Allianzen einzugehen, eine Schlüsselrolle hinsichtlich Behrings Einwilligung gespielt zu haben. Der aus einer wohlhabenden Bremer Reedereibesitzer- und Kaufmannsfamilie stammende und dort familiär gut vernetzte Brauer lebte von 1902 bis 1910 als Hochschullehrer und Direktor der Marburger Medizinischen Klinik in Marburg.[60] In dieser Zeit entwickelte sich nicht nur ein kollegiales, sondern auch ein freundschaftliches, ja, vertrautes Verhältnis zu dem schwierigen Behring, der sich in dieser Zeit in Wissenschaftlerkreisen mehr und mehr isolierte.

Auch als Brauer zum 1. Dezember 1910 einen Ruf als Ärztlicher Direktor des Eppendorfer Krankenhauses in Hamburg erhielt,[61] setzten die Männer ihren engen persönlichen und wissenschaftlichen Austausch fort. Auf privater Ebene unternahmen die Familien gemeinsame Reisen, wo man die von Behring geschätzten historisch-philosophischen Gespräche führte.[62] Im wissenschaftlichen Kontext zeigte Brauer sowohl Interesse an Behrings Marburger Serumproduktionsstätten[63] als auch an den neu entwickelten Impfstoffen: Brauers Oberarzt Karl Kissling[64] führte die erwähnten Testimpfungen in der Eppendorfer Klinik durch.

Obwohl die Initiative, Investoren für die Finanzierung des erweiterten *Behringwerks* heranzuziehen, auf Carl Sieberts Drängen zurückzuführen ist,[65] kamen die dringend benötigten Geldgeber nicht aus dem Marburger Umfeld, sondern, wie aus den Schriftstücken des Behringwerk-Archivs ersichtlich ist, überraschenderweise aus Bremen. Sie wurden initiiert von dem Juristen Dr. William Söder.

Wie Brauer entstammte Söder einer Bremer Kaufmannsfamilie, sein Vater betrieb eine Kurzwaren- und Wollwarenhandlung. Hoch gebildet und bereits während seines Jurastudiums in Leipzig volkswirtschaftlich, historisch, literarisch und kunsthistorisch interessiert, sammelte der junge Mann nach seiner Leipziger Promotion 1907[66] und dem Referendariat in seiner Heimatstadt Erfahrungen als Prokurist und später als Teilhaber der Bremer Chemikalienfirma *Athenstaedt und Redeker*. Seine Sprachkenntnisse und die ihm attestierte Weltoffenheit verdankte er zahlreichen Aufenthalten in der Schweiz, in Frankreich, Italien und England (Oxford und Cambridge), wo er sich schon im jugendlichen Alter aufhielt.[67]

Aus einem von ihm verfassten und als »Streng vertraulich« gekennzeichneten Text lässt sich erschließen, dass Söder – darin ganz ähnlich wie 1892 Laubenheimer in Höchst – die Entwicklungen auf dem medizinisch-pharmazeutischen Gebiet verfolgte und dabei auf Berichte zu Behrings neuem Heilmittel, das zu dieser Zeit in Eppendorf erfolgreich getestet wurde, gestoßen war.[68] Vermutlich erkannte er das wirtschaftliche Potential des neuartigen Schutzmittels und erhoffte sich von den mit »kaufmännische[m] Nachdruck«[69] gekoppelten Investitionen in das Marburger Serumwerk ähnliche Gewinne, wie Höchst sie in den 1890er Jahren bei dem Heilserum erzielt hatte. Für eine finanzielle *und* personelle Beteiligung an der Serumproduktion am Standort Marburg sprach vor allem Behring mit seinem weltberühmten und werbewirksamen Namen. Dazu kam die Profite versprechende Markteinführung des neuen Diphtherieimpfstoffs und schließlich, nach der Auflösung der Verträge mit den *Farbwerken*, die baldige Freigabe des Heilserums zur Produktion in Marburg.

Söders Annäherung an das *Behringwerk* und die Verbindung zu Bremer Investoren lässt sich anhand des Briefwechsels Schritt für Schritt nachvollziehen.[70]

3.3. Aushandlungsprozesse zwischen Bremen und Marburg

Anfang des Jahres 1914[71] reiste Söder für mehrere Tage nach Marburg, um mit Siebert und Behring getrennte Sondierungsgespräche zu führen, bei denen auch der Vertrieb der Produkte im Ausland und die Gewinnung von Bremer Investoren zur Sprache kamen. Diese seien nach Söders Ansicht »mit Leichtigkeit zur Hergabe von Kapitalien für ein Unternehmen wie das unserige zu bestimmen, wenn der Sitz des Geschäfts nach Bremen verlegt oder eine Filiale dort errichtet würde.« Auch die zukünftigen Verantwortungsbereiche wurden bereits aufgeteilt: So solle die Fabrikation in Marburg verbleiben und der kaufmännische Vertrieb inklusive der »Reklame« nach Bremen verlagert werden.[72]

Nach seiner Rückkehr scheint Söder innerhalb weniger Tage Überzeugungsarbeit bei interessierten Bremer Kreisen geleistet zu haben. Am 11. Januar schreibt er, »dass hier in Bremen in den dafür in Betracht kommenden Kapitalistenkreisen volles Interesse für Ihr Unternehmen« bestehe.[73] Offenbar herrschte zwischen den investitionswilligen Geldgebern innerhalb kurzer Zeit Einigkeit. Schon am 16. Januar ist in Söders knapper Mitteilung an Siebert bereits von der Gründung einer »Gesellschaft« die Rede, deren Sitz in Bremen sein solle. Man plane, »hier in Bremen mit Hilfe bremischer Kapitalisten eine Gesellschaft zu gründen, in die die Marburger Werke eingebracht würden und bei der Sie [= Siebert] der Leiter in Marburg blieben und ich die Kaufmännische Leitung in Bremen bekäme.«[74]

Währenddessen kümmerte sich Behring um die weitere Erprobung des Diphtherieschutzmittels, wobei die Nachrichten über erfolgreich verlaufende Testläufe in der Verhandlungsphase von ihm strategisch eingesetzt wurden, um das medizinische und damit auch ökonomische Potential des neuen Mittels deutlich zu machen. So teilte er Söder in seinem Brief vom 16. Januar[75] mit, dass die preußische Regierung Diphtherieschutzimpfungen durch Amtsärzte in Magdeburg unterstützen wolle und dass in Bremer Schulen Impfungen mit unentgeltlich zur Verfügung gestelltem Impfstoff an »diphtheriegefährdeten Schülern« durchgeführt werden sollten – übrigens mit nachdrücklicher Empfehlung von Brauers Eppendorfer Oberarzt Karl Kissling,[76] den er als technisch versierten Impfarzt und als »Vertrauensperson« empfahl. *En passant* beurteilte Behring auch Söders kaufmännisches Geschick, indem er ihm attestierte, er habe »bei unseren Besprechungen in Marburg den Eindruck gewonnen, als ob Ihre Mitwirkung und die Form derselben, wie Sie von Ihnen vorgeschlagen wurde, dem geschäftlichen Teil des Marburger Behringwerks nur förderlich sein kann«.[77]

Ein für die weitere Vertragsverhandlung heikler Punkt war Behrings noch vorhandene Bindung an die *Farbwerke*. Zwar lief der Vertrag für das Diphtherie*heil*serum zum 1. Juli 1914 aus, doch Behring fühlte sich bezüglich des neuen Schutzmittels den *Farbwerken* gegenüber »moralisch für verpflichtet«, da dessen Entwicklung von Höchst mitfinanziert worden war. Durch den Hinweis auf sein neues Tuberkulosemittel Tulase weckte er jedoch die Hoffnung auf finanzielle

Gewinne. Er messe dem Mittel »eine überaus grosse geschäftliche Bedeutung« zu und wolle es demnächst »in das geplante gemeinschaftliche Unternehmen« einbringen.[78]

Eine neuerliche Werbung in eigener Sache also, deren Strategie aufzugehen schien. Bereits am 19. Januar teilt Söder in einem dreiseitigen Brief den Marburgern zunächst seine weiteren Aktivitäten (Kontaktaufnahme zu den Bremer und Weimarer Medizinalbehörden zwecks Prüfung des neuen Diphtherieschutzmittels), dann im Detail seine Pläne zur Expansion und zukünftigen Organisationsstruktur der neuen *Behringwerke* mit:[79] Hiernach sollte unter Beteiligung Bremer Investoren eine Gesellschaft mit dem Namen *Behringwerke Gesellschaft mit beschränkter Haftung Bremen und Marburg* gegründet werden. Behring solle das Marburger Behringwerk »in vollem Umfange mit allem Zubehör im Betriebe, sowie ferner das neue noch im Bau begriffene Werk« einbringen und dafür einen Geschäftsanteil erhalten.

Die Struktur der vorgeschlagenen Geschäftsform, einer Gesellschaft mit beschränkter Haftung, empfehle sich, »weil alsdann die Haftung aller Beteiligten sich auf das Kapital bezw. die Einlage beschränkt, mit welchem sie zu der Gesellschaft beitragen«. Behring profitiere davon, da er »den gegen Einbringung des Behringwerks ihm zu gewährenden Geschäftsanteil demnächst einmal unter seine Erben bezw. seine Söhne [...] verteilen« könne.[80]

Der Betrieb solle in derselben Weise fortgeführt werden wie bisher, auch die Produktpalette solle nicht geändert, jedoch um die Tulase sowie das »alte Behring'sche Diphtherieheilserum« erweitert werden. Wie sehr die erfolgreiche Entwicklung der präventiven Impfung die Investition bestimmt hat, zeigt die Briefpassage, in der Söder betont, es sei »im Interesse der Förderung und des Gedeihens des neuen Unternehmens von sehr wesentlicher Bedeutung, wenn Exc[ellenz] v. Behring sich entschliessen könnte, unserer neuen Gesellschaft das neue Diphtherie-Schutzmitttel zur alleinigen Fabrikation zur Verfügung zu stellen.« Die bei der Transaktion anfallenden Ausgleichszahlungen für die bisher getätigten Investitionen der *Farbwerke* würden selbstverständlich geregelt werden. Die anderen Kapitalgeber würden Geschäftsanteile entsprechend ihrer Kapitalbeteiligung erhalten. – Söder konnte zu diesem Zeitpunkt nicht ahnen, dass die vielversprechenden Forschungen zur Einführung des neuen Diphtherieimpfstoffs TA aufgrund der politischen Entwicklung und des Beginns des Ersten Weltkriegs nicht fortgesetzt wurden. Das Mittel kam – so zeigen es die Preislisten – vorerst nicht in den Handel.[81]

Für die Leitung der Gesellschaft schlug Söder einen Aufsichtsrat unter Behrings Vorsitz und zwei Geschäftsführer vor, die als »Direktoren« die »tatsächliche Leitung des Unternehmens« innehaben sollten: Siebert an der Spitze des technischen Betriebs, Söder mit Zuständigkeit für alle kaufmännischen Belange, darunter für die Buch- und Kassenführung sowie für die Jahresbilanzen.[82] Zudem wurde schriftlich fixiert, dass die neue Gesellschaft in Bremen gegründet und

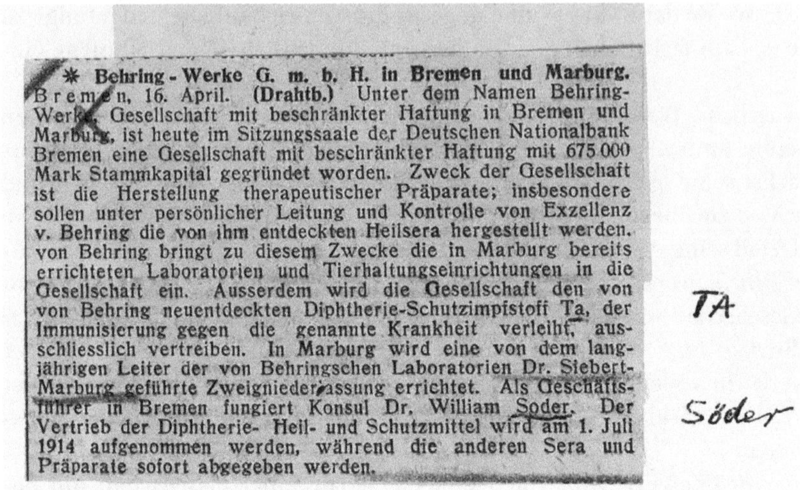

* **Behring-Werke G. m. b. H. in Bremen und Marburg.** Bremen, 16. April. **(Drahtb.)** Unter dem Namen Behring-Werke, Gesellschaft mit beschränkter Haftung in Bremen und Marburg, ist heute im Sitzungssaale der Deutschen Nationalbank Bremen eine Gesellschaft mit beschränkter Haftung mit 675 000 Mark Stammkapital gegründet worden. Zweck der Gesellschaft ist die Herstellung therapeutischer Präparate; insbesondere sollen unter persönlicher Leitung und Kontrolle von Exzellenz v. Behring die von ihm entdeckten Heilsera hergestellt werden. von Behring bringt zu diesem Zwecke die in Marburg bereits errichteten Laboratorien und Tierhaltungseinrichtungen in die Gesellschaft ein. Ausserdem wird die Gesellschaft den von von Behring neuentdeckten Diphtherie-Schutzimpfstoff Ta, der Immunisierung gegen die genannte Krankheit verleiht, ausschliesslich vertreiben. In Marburg wird eine von dem langjährigen Leiter der von Behringschen Laboratorien Dr. Siebert-Marburg geführte Zweigniederlassung errichtet. Als Geschäftsführer in Bremen fungiert Konsul Dr. William Soder. Der Vertrieb der Diphtherie- Heil- und Schutzmittel wird am 1. Juli 1914 aufgenommen werden, während die anderen Sera und Präparate sofort abgegeben werden.

TA

Söder

Abb. 59: Zeitungsmeldung über die Gründung der Behringwerke GmbH mit handschriftlichen Korrekturen, aus: Die Post, Nr. 177 vom 16.4.1914.

Bremen als deren Hauptsitz eingetragen werde und dass die Bremer Kapitalgeber als durch den Ort definierte einheitliche Gruppe aufträten.[83]

Trotz Behrings Anpreisung der Tulase waren vor allem das Diphtherieheilserum, dessen Produktion mit dem Auslaufen alter Verträge nicht mehr an Höchst gebunden sein würde, und das neu entwickelte Diphtherieschutzmittel, das noch nicht auf dem Markt war, für die Bremer Investoren von Interesse. Beide Produkte konnten mit Behrings bekanntem Namen beworben werden.

Der Briefwechsel aus dem Frühjahr 1914 dokumentiert nicht nur die Rasanz der Entwicklung, sondern konturiert Söder auch als die treibende Kraft während der Vorverhandlungen. Seine Tatkraft wurde gespeist von der Erwartung, als einer der Direktoren zukünftig die Geschicke des Unternehmens zu leiten. Da die Gründung der so eng mit Marburg verbundenen Firma *Behringwerke* nicht von Marburg, sondern von Bremen ausging und der Initiator ein unternehmerisch tätiger Norddeutscher war, erscheint es nur folgerichtig, dass die Gründung in Bremen, im Sitzungssaal der Deutschen Nationalbank, stattfand.[84] Ein Bremer Notar besiegelte den Vorgang, und der Bremer Verlag Hauschild übernahm den Druck des Gesellschaftsvertrags.[85] Die Bremer beschränkten sich nicht darauf, Geld in das bestehende Marburger *Behringwerk* zu investieren, sondern sie gründeten die neuen *Behringwerke*, in welche die Marburger Geschäftspartner ihre Firma gegen Bezahlung einbrachten. Mit dem Bremer Kapital wurde ein kleines Unternehmen gestützt, das zu weiterer Expansion unfähig war; durch die Bremer Investition in die Zukunft sollte der Marburger Serumbetrieb zu einem gewinnbringenden und weltweit agierenden pharmazeutischen Unternehmen heranreifen. Die Hierarchie schlägt sich in der Reihenfolge der Ortsbezeichnungen im Firmennamen nieder, es sind die »Behringwerke Bremen und Marburg«. Dass Behring als Namensgeber der Firma beim Gründungsgeschehen nicht in Bremen anwesend war und durch Siebert[86] vertreten wurde, ist also symptomatisch.

Dennoch: Behrings schnelle Einwilligung in das neue Projekt überrascht, wenn man sie vor dem Hintergrund seiner früheren Äußerungen zu Priorität, Kontrolle und Unabhängigkeit in geschäftlichen Dingen liest. Seine knappe Notiz im Taschenkalender vom 20. Januar enthält aber bereits einen Hinweis auf sich rührenden Widerstand: Er nahm eine Korrektur beim Namen des neuen Unternehmens vor. Mit Hilfe der gebräuchlichen Korrekturzeichen wurde aus »›Behringwerke‹ Bremen – Marburg« durch die um die Städtenamen geschwungene Linie »›Behringwerke‹ Marburg – Bremen«.[87]

3.4. Mit »kaufmännische[m] Sinn«[88]: Die Bremer Investoren

Bereits kurze Zeit nach Söders Offensive war man sich handelseinig. Nach weiteren mehrtägigen Besuchen Söders in Marburg, bei denen er auf die Notwendigkeit kaufmännischer Expertise beim geplanten weltweiten Vertrieb hinwies, wurde am 16. April 1914 in Bremen der Gründungsakt vollzogen, unter der genannten Bedingung, dass der Sitz des Geschäfts Bremen sei und das Marburger Werk in die Gesellschaft »eingebracht«[89] würde.

Die Bremer Investoren waren wohlhabende, gebildete und weltgewandte Kaufleute, deren Familien nicht nur über ökonomisches, sondern auch soziales und kulturelles Kapital im Sinne Bourdieus[90] verfügten. Man wohnte in Bremens bester Lage am Stadtgraben mit der Adresse »Am Wall« oder »Contrescarpe«, wo übrigens auch die Familie Ludolph Brauers ihr Stadthaus hatte, die Büro- und Lagerräume der Geschäftsleute lagen vorzugsweise direkt an der Weser. Miteinander vernetzt war man nicht nur durch Nachbarschaft und Geschäftsbeziehungen, sondern auch durch familiäre Verbindungen, beispielsweise durch Heirat.[91] Zum Aufsichtsrat der ersten Stunde gehörten Carl Hubert Cremer, die Cousins Otto August Fritze und Dr. Carl Fritze, Walther Freudenberg sowie Behring, der den Vorsitz übernahm.[92] Investiert wurden größere Summen. Obwohl Behring mit 300.000 Mark neben hohen Sachwerten den Löwenanteil zum Stammkapital von insgesamt 675.000 Mark beisteuerte, übernahmen auch die aktiv im Vorstand tätigen Bremer Stammanteile von insgesamt 260.000 Mark. Carl Fritze, Söder und Cremer investierten die erheblichen Beträge von 85.000, 77.000 und 73.000 Mark, Freudenberg blieb mit 25.000 Mark hinter den Kollegen zurück, überholte aber den Marburger Siebert, der 20.000 Mark einbrachte. Andere Investoren aus dem Bremer Umfeld zahlten ebenfalls fünfstellige Beträge ein, weitere Marburger Geldgeber tauchen in dem Verzeichnis jedoch nicht auf.[93] An der Lahn wurde die Möglichkeit, in die Gesellschaft zu investieren, offenbar nicht publik gemacht.

Man sollte sich die familiäre Herkunft und den beruflichen Werdegang der Bremer Geschäftspartner genauer anschauen, um die sich nun bietenden Möglichkeiten, aber auch die späteren Reibungspunkte besser zu verstehen. Die durch ihre Tätigkeit im Aufsichtsrat Einfluss ausübenden Kaufleute konnten auf große Erfahrung in weltweiten Geschäften zurückblicken, sie waren es gewohnt, mit großen Geldsummen zu operieren und Situationen zu meistern, die Verhandlungsgeschick erforderten. Mit 85.000 Mark war Carl Fritze der größte Bremer Kapitalgeber. Die Kaufmannsfamilie Fritze gehörte im 19. Jahrhundert zu den Bremer »Superreichen« mit ihren prächtigen Stadthäusern, repräsentativen Villen und Sommerhäusern in den umliegenden Ortschaften, so in Vegesack und in Horn, wo der wegen seiner »ruhigen und vornehmen Art«[94] geschätzte promovierte Jurist Dr. Carl Fritze wohnte. Die Familie hatte durch Reederei und Überseeimporte, später durch Steingutproduktion und Wolleinfuhr nach Deutschland große Gewinne gemacht, der Reichtum wurde durch Heirat und hinzukommenden Immobilienbesitz vermehrt. Zu Beginn des 20. Jahrhunderts orientierte sich das bis heute bestehende Familienunternehmen nach dem Aussterben der Kaufmannsreedereien mit Erfolg neu und konzentrierte sich auf den Papierhandel.[95]

Auch die Familie Freudenberg blickte auf außerordentlich erfolgreiche Jahre im Überseehandel zurück. Walther Freudenberg hatte nach seiner Kaufmannslehre einige Zeit in London verbracht, bis er 1875 nach Colombo im damaligen Ceylon (Sri Lanka) ging, wo sein ältester Bruder Johann Philipp eine Handelsfirma gegründet hatte, die zunächst mit Kaffeeimporten reüssierte. Nach Vernichtung der Kaffeepflanzen durch Schädlingsbefall stieg man verstärkt in den Handel mit Öl, Graphit und den Produkten der Kokospalme ein.[96] Seit 1876 auch deutscher Konsul für Ceylon, betätigte sich Johann Philipp Freudenberg in Ceylon als Bankier. Die Familie besaß zudem Plantagen für Tabak, Baumwolle und Kautschuk. Nach und nach baute er die Firma *Freudenberg & Co.* zu einem Unternehmen von Weltruf aus,[97] an dem auch sein Bruder Walther partizipierte: Seit 1887 war Walther Teilhaber der Firma. Er ging 1905 nach Bremen, wo er Generalvertreter des Unternehmens für das gesamte europäische Festland wurde.[98] Auch im kulturellen Leben Bremens äußerst engagiert, galt er als Mann von »durchaus lauterem Charakter«, der bei allen »in höchstem Ansehen« stand.[99]

Der in Uerdingen geborene Cremer schließlich, gesegnet mit »goldenem, rheinischen Humor« und in der Bremer Gesellschaft aufgrund seines Weitblicks, seines Mutes und seiner Menschenfreundlichkeit beliebt und geschätzt,[100] hatte 1892 in Bremen ein Reiseexportunternehmen und 1902 mit seinem Kompagnon Hermann Kühlke eine florierende Firma für Schiffsbedarf gegründet. 1904 wurde er Geschäftsführer der *Marina Deutsche Schiffsbedarf- und Export-Gesellschaft.* Einblicke in die aktuelle medizinische Forschung erhielt er sicherlich über seinen Bruder Max, der als Professor für Veterinärmedizin an der Universität Berlin lehrte.[101] Geschäftlich war Carl Cremer, der sich in seiner Freizeit ambitioniert der Wellen-

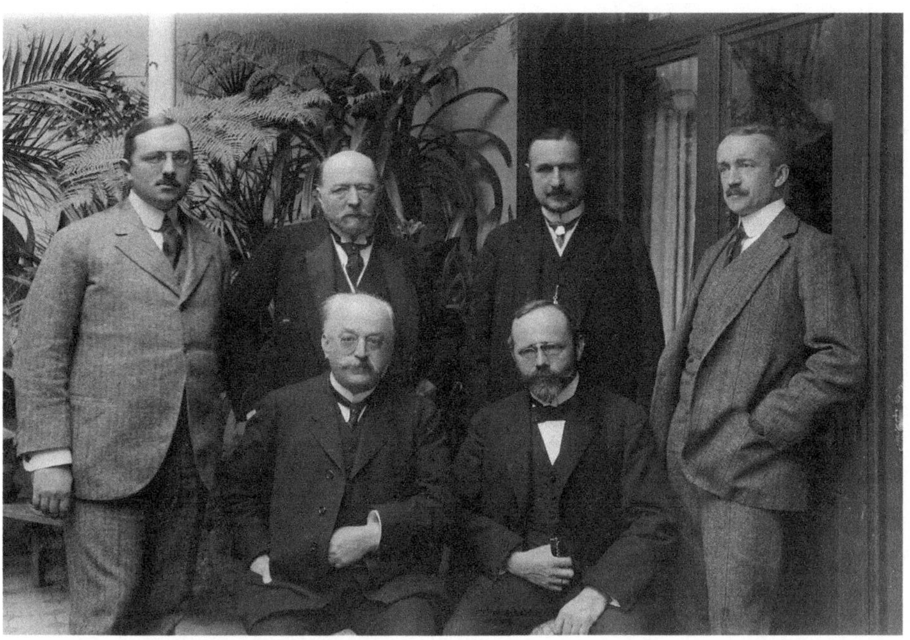

Abb. 60: Aufsichtsrat und Geschäftsführung der Behringwerke im Mai 1914. Stehend v. l. n. r.: William Söder, Behring, Carl Cremer, Carl Fritze. Sitzend v. l. n. r. Walther Freudenberg, Carl Siebert. Fotostudio Wilhelm B. Ebert, Marburg.

sittichzucht widmete,[102] nicht nur eng mit dem Bremer Kaffeehändler und Kaffee-HAG-Gründer Ludwig Roselius[103] verbunden, sondern während des Ersten Weltkriegs als Generalkonsul in Amsterdam und »Vertrauensmann« im deutschen Kaffeehandel eine schillernde Figur im Dienste des deutschen Geheimdienstes, der man Kontakte zu Mata Hari nachsagte.[104]

Trotz des guten Starts in Bremen geriet das auf die Hansestadt fokussierte Gefüge der Gesellschaft bereits vier Wochen nach der Gründung in Bewegung. Als Otto August Fritze überraschend aus seinem Amt ausschied, wurde das von der Bremer Seite zwar lakonisch kommentiert (man müsse dem Ausgeschiedenen seines schwierigen Charakters wegen »keine Träne nach[]weinen«),[105] erforderte aber schnell ein weiteres Treffen des Vorstands.[106] Dieses erfolgte am 9. und 10. Mai 1914 und dieses Mal in Marburg, wo man sich privat, nämlich in der Villa Behring, traf. Behring hatte also den Vorstand der »Werke« schon nach wenigen Wochen nicht nur in seine Stadt, sondern sogar in die Privaträume seines Hauses gebracht: Sich der symbolischen Bedeutung dieser nicht nur örtlich zu verstehenden Verschiebung bewusst, ließ er den Fotografen Wilhelm Ebert in seine Villa kommen, um die Zusammenkunft im Bild festzuhalten und dieses später an die Teilnehmer zu verschicken.[107]

Auf dem im Wintergarten aufgenommenen Foto sind neben den vier Aufsichtsräten Behring, Cremer, Freudenberg und Carl Fritze auch die beiden Geschäftsführer Siebert und Söder zu sehen. Der von Krankheit gezeichnete Behring schaut skeptisch in die Kamera, während Fritze mit seinem Habitus eine gewisse lässige Distanz ausstrahlt.

Die Einladung nach Marburg und die im Bild festgehaltene Sitzung erscheinen wie ein zweiter Gründungsakt, mit dem Behring die Kontrolle über das Geschehen zurückgewinnen wollte. Die Bremer Kaufleute verewigten sich mit einem Vers im privaten Gästebuch der Familie, der in seiner ironischen Ambivalenz die zukünftigen Konflikte bereits ahnen lässt.

»Der Geist der Medicin ist leicht zu fassen«
Drum soll man die Hoffnung nicht fahren lassen
Dass leicht auch sei der Weg der »Werke«
Wenn kaufmännischer Sinn die Weisheit stärke
Dass dieser Sinn vorhanden sich zeigt
Bürgt Söder's Genie – auch wenn es schweigt.
10/5 14.[108]

Man hatte sich zusammengetan, weil Wissenschaft und Handel eine Allianz eingehen wollten, bei der die zur Herstellung pharmazeutischer Produkte notwendige medizinisch-naturwissenschaftliche Expertise durch den hanseatisch konnotierten »Kaufmannssinn« Unterstützung erhalten sollte.[109] Die Vereinigung der Experten sollte auf »leichtem Weg« zu ökonomischen Erfolgen führen, die getätigten Finanztransaktionen sich auszahlen und große Gewinne abwerfen.

Unterzeichnet wurde der Spruch von den norddeutschen Gästen Cremer, Söder, Carl Fritze und Freudenberg. Der Duktus des anspielungsreichen Verses, der vermutlich von dem Erstunterzeichner Cremer stammt, lässt erkennen, dass die Bremer Gäste die symbolische Machtverschiebung zugunsten Marburgs mit Humor nahmen. Dennoch sollte das Treffen in Marburg nicht nur als eine amüsante Anekdote, sondern als ernstes Vorspiel der zukünftigen hegemonialen Bestrebungen beider Seiten gelesen werden. Behrings Marburger Inszenierung und das humorvolle Kontern der Bremer geben einen Vorgeschmack auf die sich anbahnenden, noch subtil ausgetragenen Machtkämpfe zwischen Kaufmannschaft und Medizin, die wie ein Schachspiel ausgefochten wurden – ein Schachspiel, bei dem es in den nun folgenden zwei Geschäftsjahren manches Bauernopfer zu beklagen gab.

4. Marburger Verhältnisse – Bremer Vorstöße

4.1. Die Konsolidierungsphase

Zu Behrings Investitionen gehörte nicht nur ein großer Geldbetrag, der ihm laut Gesellschaftsvertrag auch den größten Stimmanteil bei Beschlussfassungen verschaffte,[110] sondern auch der Immobilienbesitz, der gegen Mietzahlung von der Gesellschaft für die Serumproduktion genutzt werden sollte. Weitläufiges Gelände, das als Weidefläche und Auslauf für die Pferde gebraucht wurde, die Stallgebäude und Lagerhäuser für die Unterbringung der Tiere und die Lagerung des Viehfutters befanden sich auf dem Marburger Schlossberg und auf der nach Behrings Ehefrau benannten Elsenhöhe.[111]

Bereits die erste Sitzung in Marburg diente, wie dem Protokoll zu entnehmen,[112] der Klärung kaufmännischer und herstellungstechnischer Fragen: Aus kaufmännischer Sicht ging es um die Kosten und den Vertrieb der bekannten Produkte im In- und Ausland, die Modalitäten zur Bewerbung neuer Heilmittel und die Einstellung neuer Mitarbeiter, die als »Reisende« eine Verbindung zwischen der Fabrik und den abnehmenden Krankenhäusern und Ärzten knüpften. Herstellungstechnische Aspekte waren die medizinisch und pharmazeutisch einwandfreie Qualität der produzierten Arzneimittel sowie die Produktionsfaktoren der Serumproduktion. Sowohl in der Anschaffung als auch im Unterhalt schlugen Pferde als hoher Kostenfaktor zu Buche. Junge, gesunde und muskulöse Tiere waren für die Blutserumproduktion am besten geeignet, sodass ein zuverlässiger Rosshändler, der gute Ware verschaffen konnte, mitentscheidend für eine erfolgreiche Produktion war. Nach dem Erwerb beanspruchten Unterbringung und Gesunderhaltung der Tiere größte Sorgfalt und erforderten besonders geschultes und zuverlässiges Personal, vor allem Tierpfleger und Tierärzte.

Für den Vertrieb und die Erweiterung der Absatzmärkte war die kaufmännische Abteilung zuständig. Schon im Frühjahr 1914 kümmerte sich Söder von Bremen aus um das zukünftige Auslandsgeschäft. Noch ohne ein offizielles Mandat nahm er bereits Anfang Februar in London Kontakt zu der dort ansässigen Firma *Chas. Zimmermann & Co., Chemicals* auf, die in England verschiedene deutsche Unternehmen vertrat.[113] Seine vielfältigen Auslandsbeziehungen wollte er nutzen, um sowohl in Europa als auch interkontinental das Blutserum und weitere Pharmazeutika der *Behringwerke* zu vertreiben. So frischte er bei einer Geschäftsreise nach St. Petersburg seine russischen Kontakte auf; dort ansässige Firmen sollten gegen Rabatt die Vertretung der Marburger Produkte übernehmen. Weiterhin traf er bei einer Berlinreise Absprachen mit Firmen, die Vertretungen in Südamerika und China unterhielten. Als deutschlandweit agierender Firmenvertreter wurde bereits im Frühjahr 1914 der promovierte Apotheker Bruno Friling als »Reisender« ins Gespräch gebracht. Zudem sollten die Produkte an öffentlichen Orten, bei Ausstellungen und Ärzteversammlungen beworben werden.[114] Diese Art der systematischen Produktwerbung war für Behring, der davon nicht viel hielt, Neuland. Er bewarb seine Produkte, wie er nicht müde wurde zu betonen, durch seine zahlreichen in Fachjournalen lancierten Aufsätze, die sich gezielt an Ärzte und Krankenhausbetreiber richteten.[115]

Während die Kommunikation in der Konsolidierungs- und Gründungsphase sachlich verlief – die Briefe zwischen Bremen und Marburg wurden in erster Linie zwischen den zukünftigen Geschäftsführern Söder und Siebert gewechselt –, traten in Marburg Spannungen zwischen Behring und Siebert auf, die ein Licht auf Behrings Umgang mit seinem vertrauten Kompagnon werfen. Bei einem dreiköpfigen Treffen in Marburg am 21. Juni 1914, das Söder wie üblich im Protokoll festhielt, ging es um Fragen von Personal und Raumnutzung. Konkret besprach man zum einen Behrings Anliegen, den Pferdewärter Eltges als obersten »Aufsichtsbeamten für die Pferde« einzustellen und ihm die Wohnung auf Elsenhöhe zu geben, die Siebert schon einem anderen Angestellten zugesagt hatte. Als Siebert seinerseits den Wunsch äußerte, zur Unterstützung seiner Arbeit »einen bakteriologisch gebildeten jungen Tierarzt« zu engagieren, erklärte sich Behring, so das Protokoll, »entschiedenen gegen den Vorschlag«, da nach seiner Meinung »nicht vorgebildete Diener viel brauchbarer als studierte Leute« seien. Auch bei anderen Personalfragen setzte sich Behring durch. Siebert »erklärt[e] sich darauf mit der Anstellung des Mannes einverstanden, vorausgesetzt dass der Aufsichtsrat eine solche für praktisch hält.«[116]

In der Retrospektive kann nicht beurteilt werden, inwieweit Behring aufgrund seiner langjährigen praktischen Erfahrung tatsächlich den in der Sache richtigen Standpunkt vertrat, möglicherweise aber hegte er gegenüber einem Akademiker, der mit der Einstellung Einblick in den komplexen Produktionsprozess erhielte, Misstrauen. Hinsichtlich der von Behring gepflegten innerbetrieblichen Kommunikation drängt sich der Eindruck auf, dass sich sein bereits aus anderen Konflikten bekanntes Dominanzstreben in der eigenen Firma fortsetzte, dieses sich nun gegen seinen Geschäftsführer Siebert richtete und einen Dialog, der zu einer beide Seiten befriedigenden Lösung geführt hätte, ausschloss.

4.2. Kriegswirtschaft – Tetanusproduktion und Pferdemangel

In die fortschreitende Konsolidierung des Unternehmens, die Einstellung von Handelsvertretern und die sich entwickelnden Kontakte ins Ausland brach der Krieg ein. Schon die ersten Kriegsmonate führten zu einschneidenden Änderungen in der Produktion, sowohl die nachgefragten Produkte als auch die Produktionsmittel waren betroffen. Die *Behringwerke* wurden von der Nachfrage nach Tetanusserum, das in Friedenszeiten wenig verkauft wurde,[117] geradezu überrannt. Die »Preisliste für Aerzte« verzeichnete folglich das »Tetanus-Heilserum« in verschiedenen Lieferformen, nicht jedoch das Diphtherieschutzmittel *TA*.[118]

v. Behring's Original-Tetanus-Heilserum

wird hergestellt unter Leitung Sr. Exzellenz des Wirklichen Geh. Rats Prof. Dr. E. von Behring und staatlich geprüft im Institut für experimentelle Therapie in Frankfurt a. M. (Exzellenz Ehrlich). **Tetanus-Heilserum** dient zur Verhütung und Heilung des Wundstarrkrampfes bei Menschen und Tieren. Die Abfüllungen und Preise sind staatlicherseits wie nebenstehend festgesetzt.

Bitten bei Bestellung stets *„Original v. Behring"* beizufügen.

4

Tetanus-Heilserum „Original v. Behring", staatl. gepr.

	Preis M
1. flüssig 4fach	
Nr. 0 = 10 AE = 2,5 ccm	0.85
„ 1 = 20 AE = 5 „	1.50
„ 2 = 100 AE = 25 „	5.75
„ 3 = 200 AE = 50 „	11.—
„ 4 = 400 AE = 100 „	20.—
2. fest 40fach	
Nr. 1 = 20 AE = 0,5 gr	1.50
„ 2 = 100 AE = 2,5 „	5.75

Hochwertig

	Preis M
3. flüssig 6fach	
Nr. 1 D = 20 AE = 3 1/3 ccm	2.—
„ 2 D = 100 AE = 16 2/3 „	8.—
4. fest 60fach	
Nr. 1 D = 20 AE = 1/3 grm	2.—
„ 2 D = 100 AE = 1 2/3 „	8.—

Das Tetanus-Heilserum ist kühl, aber frostfrei und vor Licht geschützt aufzubewahren.

Bitten bei Bestellung stets *„Original v. Behring"* beizufügen.

5

Abb. 61: »Tetanus-Heilserum«, aus der Preisliste der Behringwerke GmbH für Ärzte, ca. 1915.

In der am 24. September 1914 stattfindenden ersten Sitzung nach Kriegsbeginn wurden wegen der Umstellung der Produktion auf Tetanusserum die Lieferung an Händler und die Reklame für das Diphtherieheilserum eingestellt. Das Protokoll verzeichnet unter dem ersten Tagesordnungspunkt »Kriegslieferungen« auch Sieberts Ausführungen zum Tetanusserum, für das die Nachfrage »geradezu stürmisch« sei.

> Wir liefern hauptsächlich direkt an die Krankenhäuser und an Händler nur, insoweit als wir dieselben nicht umgehen können. Bei direkter Lieferung erlangen wir selbstverständlich bessere Preise. Da Excellenz v. Behring noch Vorräte hat, wird Dr. Siebert ermächtigt, dieselben zur Auffrischung unserer Bestände nach Massgabe des Bedarfes zu übernehmen ohne vorher beim Aufsichtsrat Rückfrage zu halten und zwar soll hierfür der Engros-Abgabepreis abzügl. 20 % bezahlt werden.[119]

An der Front war der Bedarf an einem wirksamen Mittel gegen den Wundstarrkrampf deshalb enorm, weil etwa siebzig Prozent der mit dem Tetanuserreger infizierten Soldaten ohne Behandlung starben. Obwohl es sich bei dem von den

Behringwerken hergestellten Tetanusimpfstoff um ein Heilserum nach dem Prinzip der passiven Immunisierung durch Antitoxingabe handelte, leistete das Mittel gute Dienste bei offenen Verletzungen im Feld. Den Verwundeten prophylaktisch eingeimpft, konnte es kurzzeitig schützen und den Ausbruch des Wundstarrkrampfs verhindern bzw. den Verlauf der schrecklichen Infektionskrankheit mildern.

Behring war einer der 93 Wissenschaftler und Künstler, der den Aufruf deutscher Intellektueller »An die Kulturwelt!« unterschrieb. Der im Oktober 1914 in verschiedenen Zeitungen abgedruckte Text leugnete die Schuld des Deutschen Reiches am Beginn des Krieges und dem Überfall Belgiens und stilisierte Wilhelm II. als »Schirmherrn des Weltfriedens«.[120] Dank der anlaufenden Tetanusserumproduktion in Marburg wurde Behring zu einem der Kriegsgewinnler. Der Verkauf von Tetanusserum bescherte den *Behringwerken* während der Kriegsjahre hohe Umsätze. Im März 1915 stellte das Unternehmen zwei Millionen Dosen Tetanusserum für das deutsche Militär her, pro Monat wurden 3500 Dosen an das Heeressanitätsdepot in Berlin ausgeliefert. Die erzielten Gewinne für einen Liter Serum lagen 1915 bei 201,50 Mark, im Geschäftsjahr 1915/16 betrug der Gesamtgewinn des Unternehmens fast 200.000 Mark, wobei das Tetanusserum mit Abstand das erfolgreichste Produkt war.[121] Wegen der großen Nachfrage in den Kriegsjahren wurde die Produktion im Verlauf des Krieges gesteigert, 1916/1917 betrug der Anteil des Tetanusserums am Gesamtumsatz der Firma etwa 84 Prozent, der Umsatz an Diphtherieheilserum war auf fünfzehn Prozent gesunken.[122] In den beiden ersten Monaten 1917 schließlich betrug der Gesamtumsatz 850.000 Mark, wovon allein 709.000 Mark auf den Verkauf des Tetanusserums fielen.[123]

Die äußeren Bedingungen setzten einer forcierten Großproduktion Grenzen. Da das Tetanusserum auf dieselbe Weise wie das Diphtherieserum durch Serumpferde hergestellt wurde, bildete der Tierbestand neben dem Mangel an Personal[124] den einschränkenden Produktionsfaktor. Nicht nur benötigte man für die Vorbehandlung und Immunisierung der Tiere etwa zwei Monate, auch der Pferdemarkt war nahezu leer gekauft, weil die Pferdeinkäufer der *Behringwerke* nach Ausbruch des Krieges in Konkurrenz mit der Heeresverwaltung treten mussten, die ebenfalls dringend leistungsfähige Tiere als Transportmittel im Kriegseinsatz benötigte. Der tägliche Briefwechsel zwischen Marburg und Bremen dokumentiert aber nicht nur die Lieferengpässe an Pferden und Tierfutter,[125] sondern auch die plötzlich benötigten »grosse[n] Mengen von gutem Gift«, die für die Pferdeimmunisierung gebraucht wurden.[126]

Aussortierte, oft alte Pferde wurden den *Behringwerken* zur Weiterverwendung angeboten, doch waren die Tiere häufig durch den Kriegseinsatz erschöpft oder litten an Krankheiten wie Druse oder Pferderotz. Dennoch war man über Lieferungen froh. »Endlich beginnen die Pferdelieferungen seitens verschiedener Truppenkörper«, schreibt Siebert am 27. April 1915 an Cremer. »Gestern habe ich 4 Pferde erhalten, morgen fährt [der Tierarzt] Dr. [Anton] Rüther nach Cassel, um 6 weitere

Pferde in Empfang zu nehmen.«[127] Im März 1915 besaß die Firma vierzig Serumpferde.[128]

Die Erhöhung des Pferdebestands schuf jedoch neue Probleme, da die Tiere untergebracht und versorgt werden mussten. Behring als Besitzer mehrerer Marburger Immobilien bot gegen Bezahlung Gebäude an, die jedoch nach Auffassung der Bremer Geschäftspartner überteuert waren. Die von Behring geplante Vermietung einer alten Ziegelei mit Zementhalle im Marburger Hinkelbachtal führte schließlich zu einem heftigen Streit, der in seiner Dynamik an die Konflikte mit den *Farbwerken* erinnert. Hier ging es nun um kaufmännische bzw. produktionstechnische Entscheidungen, wobei beide Seiten ihr jeweiliges Expertentum betonten. Die sich als ebenbürtig erweisenden Kontrahenten in dem erbittert geführten Streit waren die beiden Mitglieder des Aufsichtsrates Carl Cremer und Emil von Behring.

4.3. Streitpunkt *Zementhalle*

Klarsicht hinsichtlich der im Frühjahr 1914 eingegangenen Verbindung zwischen Kaufleuten und Medizinern bewies schon früh Walther Freudenberg. Am 13. Mai 1914 schickte er nach dem Treffen in Marburg einen Brief an Behring, in dem er zunächst für den »liebenswürdigen und gastfreundlichen Empfang in Marburg« dankte, im gleichen Atemzug aber schon von vermuteten späteren Konflikten sprach. Diese seien in geschäftlichen Beziehungen nicht auszuschließen. Daher hoffte er, die freundliche Aufnahme in Marburg und der dort gewonnene schöne Eindruck seien eine Art »Schutzimpfung [...] gegen etwaige schlimme Folgen späterer Meinungsverschiedenheiten«. Es sei eine der schwierigsten Aufgaben, »die richtige Ehe zwischen Wissenschaft u. Kaufmannschaft herzustellen. [...] Beide Teile kommen auf fremde Gebiete; u. im vorliegenden Falle scheint es mir, daß wir Kaufleute am meisten zu lernen haben werden.«[129]

Nun hatte aber gerade die Firma Freudenberg mit ihren von Standortfaktoren abhängigen Plantagen auf Ceylon Erfahrung mit risikobehafteten, heiklen Handelsgütern, die in Herstellung und Vertrieb produktbezogenen Sachverstand und mehr als nur kaufmännische Expertise verlangten. Das Geschäft mit einem komplexen medizinischen Produkt wie dem Blutserum war also für Freudenberg kein absolutes Neuland. Bezüglich des erforderlichen wissenschaftlichen Sachverstands konnten er und die anderen Bremer Investoren davon ausgehen, dass Behring und sein Marburger Umfeld die produktionstechnisch mühsame Serumproduktion[130] auf exzellente Weise beherrschten. Das Risiko, das die Kapitalgeber mit ihren Investitionen eingingen, war also recht gering.

Bedauerlicherweise aber gestaltete Behring die im Frühjahr 1914 eingegangene »Ehe« und die innerbetriebliche Kommunikation nicht auf Augenhöhe. Als Experte auf *seinem* Gebiet versäumte er es, den Mitgliedern des Aufsichtsrates den Produktionsprozess und dessen Risiken für die wissenschaftlichen Laien nachvollziehbar zu erläutern. Stattdessen forderte er als Autorität mit dem Habitus dominanter Männlichkeit Respekt und Gefolgschaft ein – eine »Excellenz«, die durch Nobilitierung und hohe wissenschaftliche Auszeichnungen zu weltweitem Ansehen gelangt war. Konstruktive Gespräche und Aushandlungsprozesse, die zu einvernehmlichen, dem Unternehmen dienenden Lösungen und einem gedeihlichen Miteinander geführt hätten, kamen auf diese Weise nicht zustande. Zudem verhinderten sein Misstrauen gegenüber anderen und seine Leidenschaft für kämpferische Wortgefechte, an denen er nach eigenem Bekenntnis seine Freude hatte,[131] einen konstruktiven Austausch zwischen den beiden Expertengruppen.

Zu Behrings Machtstreben kam sein »Erwerbsinstinkt«,[132] der sich auch beim Ankauf von günstigen Immobilien im Umkreis Marburgs zeigte. So besaß er zu Abschluss des Rechnungsjahrs 1914 (rückbezogen auf das Kalenderjahr 1913 oder 1912) in Marbach insgesamt 111 Grundstücke, die zusammen eine Fläche von 41,75 Hektar umfassten.[133] Nicht nur die *Farbwerke*, auch die Forscherkollegen Wernicke, Ehrlich und Knorr kannten Behring als geradezu unnachgiebigen Geschäftspartner, Klagen über sein fehlendes Entgegenkommen in finanziellen Fragen waren häufig. Erinnert sei an den Brief Paul Ehrlichs an Althoff aus dem Jahr 1906, in dem Ehrlich nicht nur auf Behrings Marburger »latifundien«, sondern auch auf seine Geldklagen und ausgezeichnete Rechenkünste hingewiesen hatte.[134]

Hegemoniestreben und Geldinteressen steuerten Behrings Handeln auch nach dem Zusammenschluss mit den Bremer Kapitalgebern. Exemplarisch ist der Streit um die Pferdeunterbringung in Kriegszeiten, deren Konfliktpotential in einem zwölfseitigen Brief Behrings vom 10. April 1915 verdichtet dargestellt ist. Wie erwähnt benötigte man für den durch die Tetanusserumproduktion rasch angewachsenen Pferdebestand weitere Ställe. Der Vorschlag von Bremer Seite, den für seine Industriebauten[135] bekannten Bremer Architekten Carl Adalbert Günthel nach Marburg zu schicken, um ein derartiges Gebäude zu errichten, wurde von Behring vehement zurückgewiesen. Bei dem Streit um den »proponierten provisorischen Stallbau« auf Elsenhöhe ging es jedoch nicht nur um die Kosten des Gebäudes, sondern ganz grundsätzlich auch um die »geldzehrende Geschäftigkeit der kaufmännischen Leitung in Bremen«, um »Geldvergeudung und Gewinnverlust« sowie um »unverantwortliche Zeitvergeudung« bei den Zusammenkünften der Gesellschafter. Behring hielt weder einen Stallneubau noch ein Sommerprovisorium für rentabel. Die Lage auf der Elsenhöhe außerhalb der Stadt erforderte weitere Investitionen wie Erschließungskosten für Wege, Wasserversorgung und Pumpvorrichtung, und man wisse zudem nicht, so sein Argument, wie lange der Krieg noch dauern würde und damit auch, wie lange die *Behringwerke* überhaupt noch Tetanusserum mit einer so großen Zahl von Tieren produzieren sollten. Statt eines Neubaus schlug er die Nutzung einer in seinem Besitz befindlichen Zementhalle vor, die einer alten Ziegelei angegliedert war und bisher als Trockenhalle für Ziegel genutzt wurde. Er gab an, dass die Halle innerhalb kürzester Zeit zweckentsprechend umgebaut werden könne. Zudem biete das weiträumige Gelände die Möglichkeit einer baulichen Erweiterung, die dann nötig werde, wenn die *Behringwerke* nach Kriegsende in die Serumherstellung zur Bekämpfung von Tierseuchen einsteigen sollten. Der Platz könne dann auch für die Errichtung einer Abdeckerei zur Tierkadaverbeseitigung genutzt werden. Für die Halle, das umliegende Terrain, Wasser- und Wegezufuhr verlangte Behring von der Gesellschaft insgesamt 48.000 Mark, was bei den Bremern, an vorderster Front Freudenberg, zu heftigen Protesten führte. Als der Streit eskalierte, warf Behring Freudenberg Bösartigkeit, Taktlosigkeit und Unfähigkeit vor und verlangte schließlich dessen Austritt (nötigenfalls »per Mißtrauensvotum«) aus dem Aufsichtsrat: »Unter keinen Umständen will ich da wieder zusammen mit ihm an einem Tische mich befinden.« Cremer suchte er bei der Angelegenheit auf seine Seite zu ziehen: »Können wir nicht an *einem* Strange ziehen, wo wir doch beide nichts anderes wollen, als nach bestem Wissen und Gewissen unsere junge Gesellschaft einer schönen Zukunft entgegenzuführen!«[136]

Cremer, den Empfänger des Briefes, scheint die Flut an Wörtern und Argumenten nicht eingeschüchtert zu haben. Im Gegenteil, in seinem Antwortbrief vom 13. April 1915, den er mit seinem Briefkopf als »Kaiserlich deutscher Konsul« aus Amsterdam schrieb, stellte er seine Souveränität und sein Durchsetzungsvermögen, im Ton liebenswürdig und humorvoll, in der Sache klar und unmissverständlich, unter Beweis. Er beteuerte, dass er gerne in »Uebereinstimmung« mit Behring handle, um dann deutlich sein Terrain zu markieren:

> Ich […] würde es Ihnen auch keineswegs übel nehmen, wenn Sie mal gelegentlich in ein Gebiet excursieren, welches Sie nicht so sehr beherrschen wie Ihre wissenschaftlichen Probleme, und auf dem Sie uns Kaufleute trotzdem wie die dummen Jungen behandeln. Ich kann es einem Manne nachfühlen, der fast nur Erfolge aufzuweisen hat, dass er zum Autokraten wird, und wenn er dabei mal gelegentlich einen Dritten in den Hintern tritt, dann ergeben sich zu seiner Entschuldigung selbstverständlich ganz andere Argumente, als wenn ein gewöhnlicher Sterblicher sich so etwas heraus nehmen würde.[137]

Freudenbergs Reaktion verteidigte Cremer mit dem Hinweis, dass bei der Bremer Zusammenkunft der Eindruck entstanden sei, Behring wolle der Gesellschaft seinen Willen aufzwingen und zudem einen »Privatprofit« durch Verkauf einer maroden, falsch platzierten und überteuert angebotenen Zementhalle machen, »welche nach Ansicht unseres Architecten höchstens Mk. 3000 bis 4000 incl. Boden wert ist«.[138] Behring wolle, so der weitere Vorwurf Cremers, seine

> Machtstellung in der Gesellschaft benutzen […], um einen Privatnutzen aus derselben herauszuschlagen. Sie haben ja selbst gesagt, dass es Ihr grösstes Vergnügen sei, anderen Ihren Willen aufzuzwingen.

> Für Kaufleute gibt es aber keine grössere Verabscheuungswürdigkeit, als majorisiert zu werden.

Nach der Begutachtung der Halle durch den Architekten zog Cremer seine Zustimmung zum Kauf des Gebäudes und des angrenzenden Terrains zurück:

> Sie drohen, sich in den Schmollwinkel zurückzuziehen, wenn Sie Ihren Willen nicht bekommen. Sie prophezeien uns Untergang und Pleite, wenn wir in unserer kaufmännischen Dummheit fortfahren, Ihnen zu widerstreben, und wir können nicht anders, als Ihre Kauf-, Bau- und Entwicklungspläne, so wie sie jetzt vorliegen, als ungünstig für die Gesellschaft erachten und müssen dieselben daher ablehnen.[139]

Auf den sich hieran anschließenden umfangreichen und durchaus lustvoll betriebenen Briefwechsel, der von den beiden in rhetorischen Dingen Ebenbürtigen in Form von Scheingefechten[140] und symbolträchtigen Handlungen wie der Übersendung wertvoller Genuss- und Nahrungsmittel in Kriegszeiten[141] begleitet wurde, soll hier nicht weiter eingegangen werden. Die Themen der Korrespondenz wiederholen sich: Von der kaufmännischen Seite ging es noch einmal um Vertrieb, Reklame und die hohen Umsätze, die nach Cremers Meinung nur dem Kriegsbedarf zu verdanken seien, aus der Perspektive des Wissenschaftler-Unternehmers ging es um Fragen der Herstellung und um Investitionen sowie um die Bewerbung der Pharmazeutika durch Bekanntmachung in wissenschaftlichen Foren. Einvernehmliche Lösungen waren trotz Cremers durch den diplomatischen Dienst geschulten Entgegenkommens nur sehr schwer herzustellen. Häufig lenkte die Bremer Seite ein, nachdem Behring Zermürbungstaktiken eingesetzt und in langatmigen Darlegungen immer wieder, wenn auch in Variationen, seinen Standpunkt präsentiert hatte.

Dem drängenden Problem der Pferdeunterbringung, das zu einem Problem einer Behring'schen Immobilie geworden war, mussten sich auch die Gesellschafterversammlungen widmen, wobei eine erforderliche schnelle Lösung durch Behrings Interventionen nicht zustande kam. So wurde zwar bei der Gesellschafterversammlung am 21. April 1915 der Kompromissvorschlag einstimmig (mit Ausnahme der 25 Stimmanteile Freudenbergs) angenommen, Behrings Zementhalle zu mieten und einen Stall auf Elsenhöhe zu bauen,[142] doch bis dann am 1. Juni 1915 endlich ein Mietvertrag zwischen Behring und den *Behringwerken* formuliert wurde, musste auch noch ein zwischenzeitlicher Rückzug Behrings[143] bewältigt werden. Endlich wurde die Miete für die Zementhalle auf jährlich 1230 Mark festgelegt, die Umbaukosten von mehr als 7610 Mark stellte Behring den *Behringwerken* in Rechnung.[144] Am 6. Mai 1916 kam ein Mietverhältnis zwischen Behring und den *Behringwerken* zustande, das die Pacht des Wiesengeländes auf Elsenhöhe sowie der Ländereien am ehemaligen Bauernhof Bunter Kitzel in Höhe von 1600 Mark im Jahr festlegte.[145]

Freudenberg verließ den Aufsichtsrat, der Kriegsteilnehmer Carl Fritze fiel am 26. März 1915. Als neue Mitglieder des Aufsichtsrates fungierten ab April 1915 Behrings Vertrauter Ludolph Brauer – ein Bindeglied zwischen Marburg und Bremen – und der Bremer Bankier August Strube.[146] Im März 1916 beantragte Siebert, den Marburger Justizrat Max Klingenbiel in den Aufsichtsrat aufzunehmen,[147] im Juli des gleichen Jahres wurde auf Antrag Behrings diskutiert, die Bremer Geschäftsstelle aufzulösen und eine Übersiedelung Söders nach Marburg in die Wege zu leiten.[148] Immer seltener fanden informelle Treffen und offizielle Sitzungen in Bremen statt, man reiste nach Köln oder Marburg, wo man in Behrings Privathaus tagte. So unterschiedlich diese räumlichen Entwicklungen und personellen Entscheidungen auch waren, so geben sie doch eine Tendenz wieder. Der eingangs geschilderte Gründungsakt mit dem dominierenden Schauplatz Bremen, an dem im April 1914 ein hanseatischer Ton angestimmt worden war, geriet durch die zunehmende Vorherrschaft des Produktionsstandorts Marburg und seines Protagonisten Behring in Vergessenheit.

Behring selbst zog sich im Frühjahr 1916 aus Krankheitsgründen aus dem Aufsichtsrat zurück,[149] nachdem er dafür gesorgt hatte, dass der eigentliche Urheber der *Behringwerke Bremen und Marburg*, William Söder, seinen Hut hatte nehmen müssen. Ihm hatte Behring nach anfänglicher Anerkennung seiner konzeptionellen Vorschläge Misswirtschaft in kaufmännischen Dingen, Geldverschwendung bei den Werbemaßnahmen und vor allem die Weigerung, zur Entlastung des vielbeschäftigten Siebert als kaufmännischer Geschäftsführer nach Marburg zu kommen, vorgeworfen.[150] Ersetzt wurde der Bremer Initiator durch einen Marburger: den Kaufmann und Rentier Hermann Paulsen.

5. Schlussbetrachtungen

Walther Freudenberg sollte Recht behalten. Er hatte vor den Schwierigkeiten dieser besonderen »Ehe« gewarnt.[151] Der im April 1914 erfolgte Zusammenschluss eines kleinen Marburger Betriebs mit einer potenten Bremer Investorengruppe und die gewählte Gesellschaftsform der GmbH zwangen den als Einzelkämpfer bekannten Behring, sich auf eine mitspracheberechtigte Personengruppe erfahrener Kaufleute einzulassen. Diese Konstellation verhinderte die von Behring angestrebten Alleingänge und erforderte stattdessen gemeinsame Lösungsstrategien, was wiederum Aushandlungsprozesse und eine offenen Austausch voraussetzte. Um die sich erweiternde Produktion in Gang zu halten, konnte sich Behring im Kontakt mit einem selbstbewusst agierenden Aufsichtsrat, der sich von der Investition in innovative pharmazeutische Produkte Gewinne erhoffte, zunächst nur in eingeschränktem Maße als autokratischer Unternehmenslenker präsentieren. Strukturelle und finanzielle Entscheidungen, die zugunsten Marburgs (und Behrings) ausfielen, mussten in zähen Auseinandersetzungen gegen erheblichen Widerstand erstritten werden.

Im Aufsichtsrat der *Behringwerke* prallten willensstarke Persönlichkeiten aufeinander, die es jeder für sich gewohnt waren, ein großes Unternehmen zu leiten. In der Gruppensituation eines mehrköpfigen Aufsichtsrats, der zudem von zwei Geschäftsführern beraten wurde, ließ es Behrings Persönlichkeit kaum zu, Kompromisse einzugehen. Die Verschiebungen zugunsten Marburgs, die sich in den Jahren 1914 bis 1916 vollzogen, werfen die Frage auf, weshalb die Bremer Kaufleute, obwohl erfahrene, weltweit agierende Investoren und Handeltreibende, zudem als Gruppe zahlenmäßig überlegen und durch die gemeinsame räumliche und soziale Herkunft miteinander vertraut und gut vernetzt, auf längere Sicht kein kraftvolles Gegengewicht zu Behring bilden konnten.

Es ist zu vermuten, dass die sich stetig verkleinernden Gestaltungsräume der Kaufleute mit einer Eigentümlichkeit der *Behringwerke* zusammenhängen, die wiederum eng mit Behrings Unternehmer-*Persona*[152] verbunden ist: Behring war Wissenschaftler-Unternehmer. Die besondere Konstellation beruhte darauf, dass in dem Marburger Unternehmen mithilfe komplexer Verfahrenstechniken ein pharmazeutisches Produkt hergestellt wurde, das unter Kontrolle seines Erfinders produziert wurde. Die kurz nach der Gründung einsetzende Kriegswirtschaft erforderte zudem ein schnelles Vorgehen, so die prompte Lieferung des militärmedizinisch wichtigen und gewinnbringenden Tetanusserums, wodurch zugunsten eines raschen Handelns die durch die Trennung von Geschäftssitz und Produktionsort entstehenden Reibungsverluste zum Vorteil Marburgs minimiert werden mussten. Behrings Immobilienbesitz in Marburg-Marbach eröffnete dabei Möglichkeiten zur räumlichen Expansion des Betriebs. Gerade die enge Verzahnung der verschiedenen Aufgabenbereiche, zusammengefügt in *einer* Person, die zugleich Entwickler, Produzent, Finanzier, Grundbesitzer, Vertreiber und Außenrepräsentant war, machte Behrings Unternehmer-Sein nicht nur innerhalb der *Behringwerke* einzigartig.

Das Vorpreschen des jungen Investors William Söder zu Beginn des Jahres 1914 und den aus seinen Aktionen resultierenden Gründungsakt in Bremen muss Behring als machtpolitische Demonstration von hoher symbolischer Bedeutung erlebt haben. Mit Bremen als Gründungsort war eine soziale Hierarchie errichtet worden, die zumindest vorläufig zugunsten der Geldgeber aus dem Norden ausfiel. Auf politischer Ebene durch den Kriegsverlauf, auf individueller Ebene durch Behrings Beharrlichkeit und die gezeigten vielfältigen, auch unkonventionellen Vorstöße und Interventionen im Zeitraum von zwei Jahren verschob sich das Gewicht mehr und mehr in Richtung Marburg. Schließlich wurde 1920 – obwohl Strube und Cremer bis 1929 noch Investitionen in das Marburger Werk tätigten[153] – der Gründungsort Bremen ganz aus dem Namen der *Behringwerke* eliminiert, während Behrings Name auch lange nach seinem Tod weiterlebte. Ab 1920 nannte sich das Unternehmen *Behringwerke A. G.* Heute ist das Gelände an der Emil-von-Behring-Straße 76 Produktionsstandort weltweit agierender Impfstoffentwickler.

XVI. Mütter, Väter und *Heroen*

Ein Rückblick

»Nous allons transformer le monde par nos découvertes!« (Wir schicken uns an, die Welt durch unsere Entdeckungen zu verändern.)

Behring über Louis Pasteur, 1907[1]

1. Ein *Outsider*

In den vorangegangenen Kapiteln ist uns Emil von Behring in all seiner Vielschichtigkeit und Widersprüchlichkeit begegnet. Als Wissenschaftler enorm diszipliniert, zielstrebig, kreativ, erfolgreich, selbstbewusst bis zur Überheblichkeit, mutig bei der Eroberung neuer Räume und sozialer Welten, gewandt im Umgang mit den Führungseliten seiner Zeit, dann wiederholt von schweren seelischen Krisen gezeichnet, voller Selbstzweifel – ein sozialer Aufsteiger, der innerlich die Grenzen seiner Herkunft nicht wirklich überwunden zu haben schien.

Zu Behrings großen beruflichen Erfolgen und dem weltweiten wissenschaftlichen Ansehen trugen nicht nur Talent und Fleiß bei, sondern auch seine hohe Intelligenz und schnelle Auffassungsgabe, sein analytisches Denken und der Mut, als *Outsider*[2] neue Wege einzuschlagen. Sein »phänomenales Gedächtnis« (angeblich konnte er »Goethe auswendig«),[3] die Lust am Forschen, seine Geduld und Frustrationstoleranz bei zwischenzeitlichem Scheitern und eine unermüdliche Ausdauer in jungen Jahren, dazu eine gewisse ›Funktionslust‹, nutzte er als Werkzeuge der wissenschaftlichen Arbeit. Diese Fähigkeiten ermöglichten es ihm, sich neuen Herausforderungen zu stellen und in Zeiten körperlicher und seelischer Gesundheit Höchstleistungen zu erbringen.

Gegen die latenten Insuffizienzgefühle – seinem Arzt Hoeßlin gegenüber als »die qualvolle Empfindung der Nutzlosigkeit und Überflüssigkeit meiner Existenz« beschrieben[4] – kämpfte Behring als »sozialer Überläufer«[5] und als *Outsider* sein Leben lang an, sei es im Beruf durch die Erbringung enormer Leistungen, sei es im gesellschaftlichen Umfeld durch das Bestreben, sich in der Gesellschaft »gekrönter Häupter« zu bewegen und mit ihnen, sozusagen auf Augenhöhe, eine »Cigarette« zu rauchen.

Dank seiner von Zeitgenossen konstatierten hervorragenden Umgangsformen (als »Kavalier mit vornehmer Attitüde« beschrieb ihn Otto Heubner)[6] in Verbindung mit der Begabung, vorteilhafte Netzwerke zu knüpfen und einer in der

Gymnasialzeit einsetzenden und dann systematisch erweiterten Allgemeinbildung – Lektüren, Museumsreisen, Konzertbesuche – gelang ihm in einem Prozess der Selbstvervollkommnung der gewünschte soziale Aufstieg, der durch die Heirat mit Else Spinola und die Nobilitierung verstetigt wurde. Seit den 1890er Jahren konnte Behring sein soziales und ökonomisches Kapital durch wegweisende Veröffentlichungen und die Geschäftsbeziehungen zu den *Farbwerken* in Höchst kontinuierlich vermehren.

Im Arztbericht Goldscheiders wurde Behring als »stets etwas labil« charakterisiert. Er selbst beschrieb sich in den Briefen an Althoff als argwöhnisch, undiplomatisch und wenig konziliant, Eigenschaften, die sich im Ton der Korrespondenz mit Kollegen und Geschäftspartnern wiederfinden. Die von ihm als »Rücksichtslosigkeit« bezeichnete Härte gegen sich und andere,[7] die besonders in den Briefen an nahe Weggefährten wie Wernicke und Ehrlich zum Ausdruck kommt, kann zunächst als unmittelbarer Ausdruck eines starken Selbstbehauptungswillens in einer als feindlich phantasierten Umwelt gesehen, möglicherweise aber auch als schützende Rüstung um einen kränkbaren, depressiven Persönlichkeitsanteil verstanden werden. Angriff und »Kampf« im Leben und im Schachspiel waren aus Behrings Perspektive die beste Verteidigung.

Mangels belastbarer Zeugnisse aus der Kindheit kann über die möglichen seelischen Ursachen der depressiven Seite Behrings keine Aussage getroffen werden. Schon erwähnt wurde eine zu vermutende hereditäre Komponente. Denkbar wäre, dass Behring die erzwungene Trennung vom Elternhaus im Alter von vierzehn Jahren nicht nur als Befreiung,[8] sondern als seelisches Trauma erlebt hat. Diese Verlusterfahrung mag er verkraftet haben, jedoch um den Preis eines seelischen Panzers, der ihm auch in den langen Jahren des Junggesellendaseins, im Studium und in den ersten Berufsjahren geholfen hat, seelisch zu überleben, sein Leben aktiv zu gestalten und sich weiterzuentwickeln.

Die Beobachtungen und die wiederum spekulativen Überlegungen zu Behrings Resilienz führen zu einem zunächst überraschenden Befund: Einigen Menschen gegenüber zeigte er sich offen und mitteilsam, im engen Familienkreis, als Ehemann, Schwiegersohn und Vater liebevoll, anhänglich und fürsorglich. Vieles spricht dafür, dass es haltgebende private Beziehungen – die Familie, ausgewählte Freunde – waren, die ihn stützten, zur Bewältigung von Krisenzeiten beitrugen und ihn Neuanfänge wagen ließen.

2. Gute Objekte

Es nötigt Respekt ab, dass Behring sich trotz vielfacher Herausforderungen eine Widerstandskraft bewahrte, die ihm dazu verhalf, Rückschläge zu überwinden. Die Bedeutung seiner Ehefrau Else von Behring als warmherzige, humorvolle und den Alltag ordnende Lebensbegleiterin, die ihm den notwendigen emotionalen

Rückhalt bot, ist dabei nicht zu unterschätzen. Auch an die »gute Muttel«, das »geliebte Mütterchen« Elise Spinola, die über zwei Jahrzehnte sein Marburger und das Münchener Leben begleitete und ihn und die Familie mit ihren Zuwendungen im Wortsinn als nährende Mutter versorgte, sei nochmals erinnert.

Von seinem Elternhaus konnte Emil in ökonomischer Hinsicht nicht unterstützt werden; es deutet vielmehr einiges darauf hin, dass die finanziell bedürftige Familie von seinem Einkommen als Assistenzarzt profitierte. So berichtete August Behring über Emils ohne väterliche Hilfe finanziertes Studium und von großzügigen Geldgeschenken an die Eltern und Geschwister,[9] was durch Dankesbriefe der Mutter an ihren ältesten Sohn bestätigt wird.[10] Fürsorge für die Herkunftsfamilie zeigt sich auch darin, dass Behring sich um den kranken Bruder Bernhard in Berlin kümmerte und dass er seine Schwester Emma nach dem Tod der Mutter vier Jahre lang bei sich aufnahm. Aus dem Ton der elterlichen Briefe spricht Stolz auf den erfolgreichen »lieben Sohn«. Die Eltern ihrerseits hatten ihrem Kind durch den Besuch des Gymnasiums bessere Zukunftschancen eröffnet, seine steile Karriere konnte die Mutter noch über Zeitungsberichte mitverfolgen.[11] Seine Doktorarbeit widmete Behring den »theuren Eltern in Liebe und Dankbarkeit«.[12]

Darüber hinaus gibt es keine direkten Äußerungen über die Beziehung zu seiner Familie. Frühe Briefe oder Briefentwürfe, etwa aus seinem Schulort Hohenstein, sind nicht erhalten. Nach dem Weggang aus Hansdorf mag er unter Heimweh nach den Eltern und Geschwistern gelitten haben; Kindheitserinnerungen wurden jedoch nicht aufgezeichnet. Aus den wiederholten dringlichen Einladungen der Mutter kann geschlossen werden, dass Behring nach seiner Übersiedelung nach Berlin seinen Geburtsort nicht mehr besuchte. Auch 1892, als er von seinem Bruder Albert von der schweren todbringenden Krankheit der Mutter in Kenntnis gesetzt wurde, ließ er sich für einen Abschiedsbesuch und die Beerdigung mit Hinweis auf die eigene angegriffene Gesundheit entschuldigen.[13] Über Reisen zu den weiterhin in Westpreußen lebenden Geschwistern ist nichts bekannt, auch Gegenbesuche in Berlin oder in Marburg hat es mit Ausnahme der Begegnungen mit Emma und ihrem Ehemann, dem Stabsarzt und späteren Professor Wilhelm Schumburg, nicht gegeben.[14]

»Um mich selbst neu zu erfinden, musste ich mich zuallererst abgrenzen«, beschreibt der französische Philosoph und Soziologie Didier Eribon dieses Phänomen, den Bruch mit dem Herkunftsmilieu, in seinen autobiographischen Erinnerungen *Rückkehr nach Reims*.[15] Es war Else von Behring, die durch das Verschicken von Postkarten und Grüßen den Kontakt zu Emils Geschwistern, beispielsweise zu Bertha Bieber, aufrechterhielt und später auch mehrere Nichten und Neffen, die in Marburg Medizin studierten, bei sich aufnahm.

Während Emil Behring sich, folgt man Eribons Gedanken, von seiner Herkunftsfamilie abgrenzte, um sich neu zu erfinden, zeichnete sich das Verhältnis zu seinem Schwiegervater Bernhard Spinola durch große Nähe aus. Behring sorgte sich um Spinolas Gesundheit und schlug den zukünftigen Schwiegereltern noch in der Verlobungszeit eine Erholungsreise nach Capri in den warmen Süden vor. Den nur achtzehn Jahre älteren Spinola akzeptierte Behring als *Pater familias*, die Ansprache war von Anfang an das kindlich-liebevolle »Papa«. Spinola selbst unterzeichnet die Post an den »geliebten Emil« mit »Dein treuer Papa«[16] und tat alles, um dem Schwiegersohn das Berufsleben so angenehm wie möglich zu machen. Ihm ist vermutlich auch der Vorschlag der Nobilitierung zu verdanken, die Anfang Januar 1901 erfolgte. Spinola, der im intensiven Austausch mit Althoff stand, starb am 2. Dezember 1900.

Weitere Förderer und Impulsgeber wurden in ihrer Bedeutung für den jungen und älter werdenden Behring vorgestellt. Erinnert sei zunächst an Behrings Lehrer Eugen Trosien, der ihm die Welt der Dichtung und der Philosophie näherbrachte, dann an Carl Binz, der Behring wissenschaftliche Freiräume und Entfaltungsmöglichkeiten bot, ihn aber auch in neue gesellschaftliche und kulturelle Welten einführte. Erinnert sei an die Kollegen in Posen, Eugen Wildt und Josef Pauly, und die gemeinsame experimentelle Arbeit; durch Letzteren kam vermutlich der wichtige Kontakt zur *Deutschen Medicinischen Wochenschrift* zustande. Erwähnt werden muss schließlich nochmals der von seinen Schülern hochverehrte Robert Koch, dem Behring hinsichtlich des wissenschaftlichen Arbeitens und der beruflichen Netzwerke so vieles verdankte, den der Jüngere aber als Konkurrenten im Sinne eines übermächtigen Vaterbildes bekämpfen musste. Wichtig waren der nur sechs Jahre ältere August Laubenheimer, der dem jungen Stabsarzt die Zusammenarbeit mit einem pharmazeutischen Unternehmen ermöglichte, und fraglos Friedrich Althoff, der, wie an vielen Beispielen gezeigt, seine schützende Hand über den fordernden und impulsiven Forscher hielt und der, wie private Briefe und Postkarten belegen, auch Anteil am Schicksal der sich stetig vergrößernden Familie nahm.

Über Behring als Vater gibt es nur wenige, aber aussagekräftige Zeugnisse. In einem anrührenden Brief an seine Schwiegermutter schildert er die Erlebnisse eines Mittagessens mit seinem ältesten Sohn Fritz, »mein Stolz u. meine Freude«. Else von Behring war in Frankfurt unterwegs, Fritz war neun Monate alt. Allein die Tatsache, dass eine hochgestellte männliche Person am Ende des 19. Jahrhunderts zum Hüten eines Kleinkinds herangezogen wurde, ist bemerkenswert. Behring schien die Aufgabe zu genießen. Mit Freude wandte er sich seinem Sohn zu.

> Sehr würdig auf seinem Triumphstuhl am Tisch sitzend, empfing er mich, ließ sich seinen kleinen Löffel geben, um ihn sofort wieder herunterzuwerfen und dann mit heuchlerischer Miene, als ob das Zufall gewesen wäre, sich herunterzubücken u. nachzusehen. Ich hebe den Löffel auf u. gebe ihn wieder. Darauf dasselbe Manöver von Neuem. Diesmal lasse ich ihn aber warten, esse weiter, bis mich etwas am Arm kratzt. […] Schließlich amüsirten wir uns ohne alle Kunststücke. […] Ich glaube mein Sohn Fritz macht sich manchmal über mich lustig.[17]

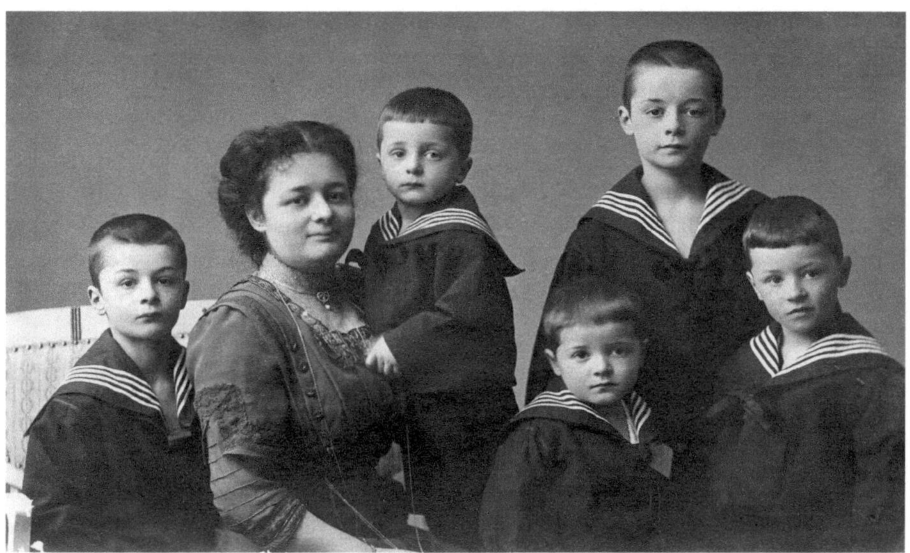

Abb. 62: Else von Behring und ihre damals fünf Söhne, März 1910. Behring war zum Zeitpunkt der Aufnahme noch im Sanatorium Neuwittelsbach.

Auch in Behrings Briefen an Freunde und Kollegen sind immer wieder kleine Passagen eingestreut, in denen er über das Leben mit den Kindern berichtete. 1905 gab er in seinem Weihnachtsbrief an Émile Roux – dieser war Fritz' Patenonkel – eine kurze Bestandsaufnahme über die damals vier Söhne:

> Fritz [damals 7 Jahre alt!, UE] ist ein gut gearteter, gesunder, hübscher und kluger Junge. [...] Wir beide machen oft lange Spaziergänge in Feld und Wald und zu meinem Gutshof, damit versuche ich sein Verständnis für Landwirtschaft und Viehzucht zu wecken, damit er später einmal meine eigenen Arbeiten auf diesem Gebiete fortsetzen kann. Bernhard, »der Träumer«, ist jetzt 6 Jahre alt, Hans über 2 Jahre und (der nach seinem Paten Röntgen so genannte) Kurt (Konrad) nähert sich dem Ende seines ersten Lebensjahres. Alle Jungen haben uns bis jetzt bloß Freude gemacht. Sie werden vielleicht von meiner Frau, von mir und allen anderen Menschen mit gar zu großer Milde behandelt, so daß ich mit einiger Sorge den Erfahrungssatz [Lücke im Text, UE] mir manchmal ins Gedächtnis rufe; aber alle Ansätze zur väterlichen Strenge sind bis jetzt ziemlich kläglich geendigt und ich muß dem Leben und dem Schicksal überlassen, was Eltern und sonstige Angehörige in dieser Beziehung versäumen. Übrigens merke ich, wie meine Kinder immer mehr Zeit in Anspruch nehmen. [...]
>
> Eigentlich steht aber schon jetzt die Beschäftigung mit den Kindern und mit meinem Gutshof im Mittelpunkt meines Denkens. [...] [Es] tritt doch

> immer mehr meine angeborene Neigung zum Landleben und zum Familien-Egoismus zutage, so dass ich [...] mich auf die Lösung solcher Probleme beschränke, deren familiäre und agrarische Bedeutung ich aus allernächster Nähe kenne.[18]

Der Brief, in dem Behring schon Zukunftspläne für seinen Ältesten schmiedet, bestätigt die Einschätzung Wilhelm Ruppels, der in seinem Nachruf auf Behring schreibt: »Er war der beste Gatte, der liebevollste und fürsorgendste Vater, der mit Stolz auf seine sechs Söhne blickte.«[19] Dass die Söhne ihrerseits unter den Krankheiten und der langen Abwesenheit des Vaters litten, steht außer Frage.

3. Ein Freund

Eine sich über viele Jahre erstreckende Beziehung auf Augenhöhe war die zu Elias Metschnikoff. Zustande gekommen durch die wissenschaftliche Kontroverse über Humoraltherapie versus Phagozytose fasste Behring zu dem in seinem Wesen ausgleichenden und von Behring als intellektuell ebenbürtig empfundenen Pariser Kollegen Vertrauen. Der nahe Charkow im damaligen russischen Kaiserreich geborene Zoologe konnte sich nach wissenschaftlichen Wanderjahren durch Ost- und Südeuropa 1888 endgültig in Paris niederlassen. Er verfasste neben zahlreichen naturwissenschaftlichen Abhandlungen auch populärwissenschaftliche philosophische Schriften,[20] die Behring mit Interesse las.[21] Offenbar erlebte Behring ihn als Geistes- und Seelenverwandten. Im privaten Leben gibt es einige Gemeinsamkeiten wie die Ehe mit einer erheblich jüngeren Frau, aber auch düstere Ereignisse im Zusammenhang mit schwerer Erkrankung und Tod.[22] Behring gewährte dem als »Freund« bezeichneten Metschnikoff Einblicke in seine Gedankenwelt, schilderte ihm seine Begeisterung für russische Literatur und ihre ›Helden‹. So berichtete er im Juli 1912 über eine bevorstehende Reise mit der ganzen Familie nach Capri, wo er »in Gemeinschaft mit Gorki [etwas] über die Bedeutung von Tod und Leben« herausbekommen wolle.[23]

Maxim Gorki, den Behring als einen Dichter verehrte, dem »eine Darstellungskraft innewohnt, die nicht ihresgleichen hat in der Weltliteratur«,[24] wohnte seit 1906 als Mieter in Behrings *Casa rossa* nahe der Piazzetta von Capri-Ort.[25] Besonders fasziniert war Behring von der Figur des Danko aus dem Erzählzyklus *Verlorene Leute*. Das ist nicht nur deshalb erwähnenswert, weil ein Exzerpt der Handlung in Behrings Nachlass aufbewahrt ist, sondern auch, weil Behring sich offenbar mit Danko identifizierte. Mit Danko hatte Gorki einen Volkshelden geschaffen, der sich im wörtlichen Sinne das Herz aus dem Leib riss, um sein Volk zu retten. Er entzündete es wie eine Fackel und führte die in einem dunklen Wald gefangen gehaltenen Menschen in die Freiheit. »Wer nichts thun will, dem kann nicht geholfen werden!«, notiert Behring,[26] und man könnte vermuten, dass er sich selbst auch als ein solcher Held und Retter der Verirrten sah. Ein weiterer ›Held‹, die mythische Gestalt des Thor als Kämpfer mit der Weltenschlange, war das Motiv seines von Otto Ubbelohde geschaffenen Exlibris.[27]

4. Heroenkultus

Zu Behrings realen Helden der Weltgeschichte gehörte Napoleon, der im Verlauf des 19. Jahrhunderts mehr und mehr zum Mythos und zur Inkarnation des ›großen ›Mannes‹ geworden war.[28] Das Bild des überzeitlichen Heros war von Napoleon selbst mitgeschaffen worden. So trug er zur Mythenbildung bei, indem er Historienmaler beauftragte, ihn zu Pferd oder bei der Alpenüberquerung als unbezwingbaren Feldherrn darzustellen. Dichter wie Goethe verehrten ihn als Universalgenie und Heros. Der Kult um den französischen Kaiser kam auch nach dessen Tod im Jahr 1821 nicht zum Erliegen und fand seinen Ausdruck unter anderem in immer wieder reproduzierten Gemälden. Behring besaß einen großformatigen Wandteller aus Sevrès-Porzellan, der Napoleons Überfahrt ins Exil nach St. Helena darstellt, und einen Stahlstich von Johann Friedrich Leybold nach dem berühmten Gemälde von Hippolyte Delaroche. Der Stich zeigt Napoleon am Tag seiner Niederlage, am 31. März 1814, in Fontainebleau; das Blatt hing in Behrings Arbeitszimmer. In Behrings Notizkalendern taucht Napoleon immer wieder stichwortartig – auch im Zusammenhang mit Goethes Namen – auf, Schriften und Biographien Napoleons gehörten zu seinen Lektüren, ebenso wie Lebenszeugnisse Otto von Bismarcks.[29] Offenbar bewunderte er die Staatenlenker als zupackende und unerschrockene ›große Männer‹ und betrachtete sie als Vorbilder.

Seine »grosse Neigung zum Heroenkultus« thematisierte Behring auch in einem Brief an Metschnikoff. In wichtigen Fragen habe er sich »immer zu dem Satz ›Autorität, nicht Majorität‹ bekannt«,[30] ein Motto, das in seinem beruflichen Handeln deutlich zutage trat. In diesem Brief, er datiert auf den 13. Juni 1907, wird eine weitere von Behring hochverehrte Person erwähnt. Es ist kein Politiker, sondern ein Wissenschaftler: der Franzose Louis Pasteur, in dessen Institut Metschnikoff als Abteilungsleiter, später als Vizedirektor arbeitete. Im Brief heißt es, es sei dem Kollegen sicherlich bekannt, »dass ich mit der Zeit immer mehr in Pasteur den Heros, ich meine Spezial-Autorität, erblicke, in welchem das biophysikalische Denken des vorigen Jahrhunderts wie in einem Brennspiegel konzentriert war und auf seine Zeitgenossen dann ausstrahlte.«[31] Eine Bleistiftzeichnung mit Pasteurs Portrait, versehen mit eigenhändiger Widmung für Behring, »célèbre bactériologiste«, schmückte sein Arbeitszimmer.

5. *Pasteur* – eine (auto-)biographische Skizze

Behrings letzte Arbeit vor seinem krankheitsbedingten dreijährigen Rückzug war Pasteur gewidmet. Der biographische Essay, in dem er an Pasteurs wichtige naturwissenschaftliche und (veterinär-)medizinische Arbeiten, vor allem an die große Milzbrandstudie in Pouilly-le-Fort, erinnerte, erschien am 27. Juli 1907.[32] Behring kannte die von René Vallery-Radot, Pasteurs Schwiegersohn und Sekretär, verfasste Biographie über Pasteur,[33] nach Gerald Geison eigentlich eine von Pasteur diktierte Autobiographie,[34] und er besaß die Pasteur-Biographie von Émile Duclaux, *Pasteur, histoire d'un esprit*, von 1896.[35] Für seine eigene Abhandlung bat Behring nun Metschnikoff um weitere Auskünfte. Er wolle Pasteur auch »als Familienvater, Freund und Lehrer u. Patriot, Politiker« darstellen und fragt ihn: »War Pasteur ehrgeizig im Sinne des Strebens nach Popularität und staatlicher Anerkennung?«[36]

Behrings Arbeit über Pasteur ist der einzige Text aus seiner Feder, der sich thematisch mit einer Person beschäftigt. Das verleiht dem Aufsatz über den »Heros«, die »Spezial-Autorität«, einen besonderen Stellenwert. Für die Öffentlichkeit bestimmte Selbstauskünfte – denkbar wären »Erinnerungen« oder die Fertigstellung der in Angriff genommenen »Auto-Biographie«[37] – gibt es von ihm nicht. Mit aller Vorsicht könnte die Skizze über Pasteur in bestimmten Passagen als Selbstzeugnis gedeutet werden, ein vorsichtiges Sich-Öffnen, das ihm nur über den indirekten Weg möglich war. Geschrieben wurde der Text wenige Wochen vor Beginn der schweren depressiven Krise im Frühsommer 1907.

Tatsächlich weisen die beiden Lebensgeschichten – neben den unterschiedlichen Ausbildungsgängen, verschiedenen Nationen und unterschiedlicher Generationszugehörigkeit (Pasteur war 31 Jahre älter als Behring) – einige Parallelen auf. Es sind die Herkunft Pasteurs aus einem dörflichen Milieu, die Verschickung des halbwüchsigen Louis nach Paris und das Heimweh, das den Vater veranlasste, seinen Sohn wieder zurück nach Hause zu holen. Weiter ist es die von Behring gewählte Darstellung der Eltern, eines Vaters, der »von schweigsamer, nachdenklicher, fast melancholischer Natur« gewesen sein soll, »während seine Mutter große Intelligenz mit lebhafter Phantasie und enthusiastischer Lebensauffassung verband.«[38] Die Charakterisierung der Familie mütterlicherseits lässt an den Zusammenhalt der Familie Spinola denken, die übrigens auch den oft als schwierig beschriebenen Sohn Adolf Spinola fürsorglich einband: »Von dem Familiensinn seiner mütterlichen Aszendenten [Vorfahren, UE] legt die sprichwörtlich im 17. Jahrhundert bekannt gewordene Redensart Zeugnis ab: ›Il[s] s'aiment comme les Roqui.‹«[39]

Interessanterweise nutzt Behring die Passage über Pasteurs Milzbrandschutzimpfung, um nochmals das Thema ›Priorität‹ anzusprechen und dabei dem damals noch lebenden Robert Koch einen Seitenhieb zu versetzen. Bis in die Mitte der 1880er Jahre seien

> in der Gelehrtenwelt nicht bloß [Pasteurs] Priorität bestritten, sondern auch die Zuverlässigkeit und der praktische Wert seiner Versuche auf dem Gebiet der präventiven Milzbrandbekämpfung [...] angezweifelt [worden]. Nicht wenige Führer im Streit eigneten sich das Urteil R. Kochs an, welches folgendermaßen lautete: »Wenn auf dem Kongresse zu Genf (1882) Pasteur als zweiter Jenner gefeiert wurde, so geschah das wohl etwas verfrüht, und man hatte offenbar im Drange der Begeisterung vergessen, daß Jenners segensreiche Entdeckung nicht Schafen, sondern Menschen zugute gekommen ist.«

»Wissenschaftlich betrachtet« (und nach Meinung Behrings) stehe Pasteur aber höher als Jenner. Er habe erkannt, »dass die Schutzwirkung der Kuhpocken-Impfung [...] ein Spezialfall in der Seuchengeschichte ist [...], welcher sich auf ein der experimentellen Prüfung zugängliches Prinzip zurückführen läßt.«[40]

Behring verfasste den Essay knapp zwölf Jahre nach Pasteurs Tod im September 1895. 1907 waren schon »Denkmäler in Marmor und Erz, Straßen, internationale Institute und andere Stiftungen« errichtet worden, die Pasteurs Namen trugen. »Unzählige Biographien sind über ihn geschrieben, und die Dankbarkeit nicht bloß des französischen Volkes, sondern der ganzen Welt ist ihm für alle Zeiten gesichert. Denn er hat Taten vollbracht, die dazu geeignet sind, menschliches Elend zu mildern und den Wohlstand der Völker zu heben«, so Behring.[41]

Zum Zeitpunkt des Schreibens hatte Behring bereits Ähnliches erfahren. Auch nach ihm waren Straßen benannt worden, man hatte ihn mit Orden und Ehrungen, nicht zuletzt dem Nobelpreis, ausgezeichnet. Zu diesem herausgehobenen Status hatte er, wie gezeigt wurde, nicht nur durch die wissenschaftliche Leistung, sondern auch durch das gezielte Auftreten in der Öffentlichkeit – sozusagen als Werbebotschafter seiner selbst – beigetragen, darin übrigens Pasteur nicht unähnlich.[42] Nach den Erfolgen im Umfeld der Serumentwicklung hatte er von den Eltern geretteter Diphtheriekinder regelrechte Verehrung erfahren, die in dem Huldigungsgedicht einer Dichterin aus Jena (»Erlöser«)[43] einen Höhepunkt fand. Wie Pasteur konnte Behring in dem Wissen leben, durch seine Entdeckungen und das Betreten neuer Pfade[44] die wissenschaftliche Welt verändert zu haben.[45] Auch er sollte erfahren, dass man ihm zu Ehren Büsten aufstellte – »fast zu viel des Ehrenden und Anerkennenden«, wie er Wernicke am 24. Dezember 1915 nicht ohne Stolz mitteilte.[46] Noch vor seinem Tod ließ er auf Elsenhöhe, mit grandiosem Blick auf das Marburger Landgrafenschloss, ein Mausoleum errichten: ein selbst geschaffenes, weithin sichtbares Behring-Denkmal. Und auch er wandte sich wie Pasteur noch im fortgeschrittenen Lebensalter neuen Aufgaben zu (»Hundswutstudien«),[47] den Blick, wie Pasteur nachgesagt, stets auf das Unbekannte, das Kommende gerichtet: *»les yeux tournés vers l'inconnu, vers l'avenir«*.[48]

Schließlich findet Behring, um die Beziehung zu seiner Familie zu schildern, die poetischsten Bilder:

> [Dieser] Mann muß der zartesten Empfindungen fähig gewesen sein im intimen Kreise seiner Familie und seiner Freunde. Das scheint mir u. a. hervorzugehen aus der Tatsache, daß er, um einen ihm äußerst antipathischen Gegner zu kennzeichnen, nichts Schlimmeres vorzubringen wußte als: »Il est capable de battre sa femme. C'est un homme terrible.«

Gerald Geison hat in seiner Pasteur-Biographie diese verklärende Darstellung aufgebrochen. Ohne Pasteurs wissenschaftliche Verdienste zu schmälern, weist er auf andere Aspekte seines Protagonisten hin, die ihn nicht als liebenswürdigen und um seine Familie besorgten, sondern als selbstherrlichen, unangenehmen Zeitgenossen – darin Behring sehr ähnlich – präsentieren. Maxime du Camp zitierend, schreibt Geison: *»It is said that he is brutal and despotic […]. His colleagues fear him and hardly trouble themselves to please him. Of him, they openly say: ›He thinks he's a god.‹«*[49] Diese dunkle Seite des verehrten Vorbilds darzustellen, konnte selbstverständlich nicht in Behrings Absicht liegen.

XVII. Nachleben. Instrumentalisierung

1. Abschiede

Am 31. März 1917 starb Behring in seinem Marburger Haus an den Folgen einer Lungenentzündung. Ein schlecht verheilender Schenkelhalsbruch hatte ihn zu monatelanger Bettruhe gezwungen. Folgt man den Erinnerungen seines behandelnden Arztes Georg Magnus, der ihn während der letzten Lebensmonate begleitete, blieb Behring auch in dieser letzten Phase seines Lebens ein kritischer Geist, bis zuletzt im Vollbesitz seiner geistigen Kräfte, die Herausforderungen des Schachspiels wie des philosophischen Streitgesprächs liebend; nach Magnus ein Skeptiker, der das »Banale« und die öffentliche Meinung stets hinterfragte.

> Wer in der Nähe von Behring war, lernte es bald, sich vor Banalitäten zu hüten, [...] seine Zunge zu wahren und seine Gedankengänge scharf zu beobachten. Die strenge Kritik an eigenem und fremdem Denken ist bis in die allerletzten Tage hinein völlig unverändert geblieben.[1]

Neben dieser kritisch-intellektuellen Seite Behrings erwähnt Magnus auch einen anderen Aspekt seiner Persönlichkeit, der wohl dann zutage trat, wenn er Vertrauen zu den ihn umgebenden Personen gefasst hatte: eine gewisse Wärme und Herzlichkeit, wie sie uns auch in den Briefen an die Braut und die Schwiegereltern begegnet ist, Anteilnahme am Schicksal anderer und Dankbarkeit für menschliches Mitempfinden.

Die Marburger Bürgerschaft und die Universität verabschiedeten sich am 4. April 1917 von der *öffentlichen* Person, dem Wissenschaftler und Marburger Ehrenbürger. Direkt nach der Trauerfeier in der Aula der Universität brachte ein Trauerzug durch die Stadt den Sarg zur Elsenhöhe, wo Behring in der Gruft seines Mausoleums beigesetzt wurde. In Marburg trafen Kondolenzschreiben aus ganz Deutschland ein. Kaiser Wilhelm II. ließ einen Kranz und ein Beileidstelegramm schicken, in dem die wissenschaftlichen Leistungen gewürdigt wurden. Die Worte am Sarg erinnerten noch einmal an Behrings Verdienste als Forscher und Impfstoffentwickler. Kaum einer verschwieg aber den als problematisch, schwierig oder kompliziert bezeichneten Charakter des Verstorbenen.[2] Auch die im Todesjahr gedruckten Nekrologe und die in den Folgejahren erschienenen Erinnerungen ehemaliger Mitarbeiter und Kollegen waren durchaus ambivalent. Einer der Verfasser war Wilhelm Ruppel, der in den späten 1890er Jahren in Behrings Schlossberglaboratorium gearbeitet hatte. Als er im Frühjahr 1903 zu den *Farbwerken* nach Höchst wechselte,[3] war er Behrings Diskreditierungen ausgesetzt,[4] doch trotz dieser Vorgeschichte skizziert Ruppel Behrings Lebenswerk und seine Persönlichkeit differenziert und im Ton verbindlich. Schon in der Berliner Zeit sei Behring ein unabhängiger und zielbewusst handelnder Geist gewesen, kompliziert, zäh und ausdauernd, der nach außen hin »den Anschein des Eigennutzes und der Selbstsucht« erweckte. Wie Magnus erwähnt Ruppel den weichen Kern in der harten Schale: »Seine Natur neigte eher zur Weichheit, wie [süddtsch. für als, UE] zur Härte, und selbst wenn er einmal bei der Verfolgung seiner Pläne Wunden geschlagen hatte, da kam bald darauf bittere Reue und er suchte durch doppelte Güte das Geschehene wieder auszugleichen.«[5] Diese versöhnliche Sicht mögen Geschäftspartner und Kollegen, die Behring näher kannten, nicht geteilt haben. Paul Ehrlich etwa blieb in seinen Äußerungen über den privaten Behring zurückhaltend. Hingegen drücken Behrings Worte an Ehrlichs Grab seine tiefe innere Verbundenheit und Wertschätzung dieser *anima candida*, Ehrlichs reiner Seele, aus.[6]

Auch in den Folgejahren erschienen zu Jahrestagen Berichte zu Person und Wirken,[7] doch diese Texte waren in der Regel kurz und stellten Behrings Verdienste um die Serumtherapie aus der ärztlichen Perspektive dar. Für den Medizinhistoriker Henry E. Sigerist war Behring vor allem »Schüler und Mitarbeiter« Robert Kochs.[8] Eine Renaissance erfuhr Behring 1940, als im zweiten Jahr des Zweiten Weltkriegs in Marburg eine Erinnerungsfeier mit deutlicher Heroisierungstendenz veranstaltet wurde, in deren zeitlichem und geistigem Umfeld auch die in hoher Auflage gedruckte Behring-Biographie von Zeiss und Bieling erschien.[9]

Sowohl das Erscheinen der Biographie, die für Else von Behring eine Herzensangelegenheit gewesen war, wie auch die Gedächtnisfeier in Marburg erlebte Else von Behring nicht mehr. Sie starb zwei Wochen vor Vollendung ihres 60. Lebensjahres am 13. August 1936 nach einem Herzinfarkt. Die Jahre nach dem Tod ihres Ehemannes waren außerordentlich belastet durch persönliche Verluste, die den politischen Umständen des Ersten Weltkriegs und der nationalsozialistischen Rassenpolitik geschuldet sind. Am 20. Juli 1918 kam der zweitälteste Sohn Bernhard ums Leben. Er fiel als Soldat in Cuchéry bei der zweiten Schlacht an der Marne[10] im jugendlichen Alter von 18 Jahren.[11] Fritz von Behring war seit den 1920er Jahren als Kaufmann in hoher Position für die Bayer-Werke in Ostasien tätig und lebte in Japan; Emil Karl wanderte nach seiner kaufmännischen Ausbildung nach Argentinien aus, wo er als Vertreter der *Behringwerke* in Buenos Aires lebte. Hans studierte Medizin in Süddeutschland und arbeitete danach bis Juni 1933 als Assistenzarzt in Freiburg,[12] Kurt und der jüngste Sohn Otto blieben zunächst in Marburg bei der Mutter. Else von Behring musste miterleben, dass sich Kurt, inzwischen Gerichtsassessor am Oberlandesgericht Kassel, am 16. Dezember 1935 das Leben nahm. Man vermutet, dass er den Entschluss zur Selbsttötung fasste, nachdem er aufgrund des Gesetzes zur Wiederherstellung des Berufsbeamtentums und des damit einhergehenden Berufsverbots seine Anstellung in Kassel verloren hatte. Elise Spinola, Elses Mutter, war vor ihrer Konversion jüdischen Glaubens, die Nachkommen der zweiten Generation waren gemäß des Sprachgebrauchs des Nationalsozialismus »Vierteljuden« und damit »nicht-arisch«. Damit war ihnen der Zugang zur Universität verwehrt, Angestellte im Staatsdienst wurden entlassen. Else von Behring kämpfte mit einer Eingabe an Hitler darum, dass ihren Söhnen keine Nachteile aus ihrer Abstammung erwachsen sollten und berief sich dabei auf die Bekanntheit ihres verstorbenen Ehemannes. Am 26. Februar 1935 schrieb sie an Adolf Hitler:

> Aus unserer Ehe sind 6 Kinder hervorgegangen. Hans musste am 1.7.33 seine Assistentenstelle [an der Universitätsfrauenklinik Freiburg, UE] aufgeben. [...] Kurt wurde im Juli 1933 aus dem Justizdienst entlassen. [...] Mein jüngster Sohn Otto, der Medizin studierte und der nach dem Abitur Ostern 1932 in die Partei eingetreten war, musste sich exmatrikulieren lassen und im Jahre 1933 wieder aus der Partei austreten. Grund zu dieser Maßnahme war die Tatsache, dass meine Mutter [...] jüdischer Abkunft ist.[13]

Nach Monaten des Wartens erhielt die Familie am 11. Juli 1935 zur Antwort, dass den Behring-Söhnen aus der »nichtarischen Abstammung« keine Nachteile erwachsen sollten.[14] Otto von Behring wurde es erlaubt, das Medizinstudium fortzusetzen.[15] Kurt suizidierte sich kurz vor Weihnachten 1935.[16]

Zuvor hatte am 1. Mai 1935 die von Julius Streicher herausgegebene *Deutsche Volksgesundheit aus Blut und Boden* einen Text gedruckt, der die Familie und Behrings Forschung gleichermaßen diffamierte. Über Behring heißt es:

> Er verriet sein Volk und heiratete 1896 die Jüdin Else Spinola. So wurde er (geistig) beschnitten und ein Werkzeug in der Hand der Juden. [...] Der Gedanke, das menschliche Blut durch artfremdes Tierserum [gemeint: das Diphtherieheilserum, UE] zu verderben, ist [...] typisch jüdisch [...] und paßt in die Weltbeherrschungspläne des Judentums [...]. Hinaus mit allen Juden und Judenknechten aus der deutschen Heilkunde! Die Juden sind unser Unglück![17]

Neben den Diffamierungen von außen und den schweren Schicksalsschlägen in der Familie, wozu sicherlich auch der Tod der haltgebenden Mutter im Jahr 1926 gehörte, musste Else von Behring auch in finanzieller Hinsicht Verluste verkraften, die ebenfalls mit der »nicht-arischen« Herkunft zusammenhingen. Wie erwähnt war sie Mitglied verschiedener karitativer Vereine. Seit 1901 war sie im Vorstand des Vaterländischen Frauenvereins aktiv, 1920 wurde sie Vorsitzende des Vereins. Sie leistete maßgebliche Aufbauarbeit bei der 1919 in Marburg gegründeten Schwesternschaft des Roten Kreuzes und bürgte 1926 mit ihrem privaten Vermögen für den Kauf eines Mutterhauses des Roten Kreuzes.[18] Unter ihrer Leitung vergrößerte sich das Marburger Mutterhaus von zehn auf fast zweihundert

Schwestern, die in den Universitätskliniken und in der Gemeindepflege tätig waren. 1933 musste sie als »Halbjüdin« den Vorsitz des Vereins abgeben.[19] Trotz der Fürsprache von Freunden der Familie wurde sie von ihren Ämtern entbunden, ihre Bürgschaft wurde eingefordert, und sie war gezwungen, einen Vergleich mit der Bank zu schließen. Die Wiedergutmachungsforderungen ihrer Söhne nach dem Zweiten Weltkrieg wurden abgelehnt.[20]

2. Instrumentalisierung

Vor dem Hintergrund der politischen Entwicklungen erscheint es umso befremdlicher, dass 1940 eine Gedenkfeier in Marburg stattfand, in deren Mittelpunkt der ›große Deutsche‹ Emil von Behring stand. Den äußeren Anlass bot der 50. Jahrestag der Entdeckung der Heilserumtherapie; das Datum nimmt Bezug auf die Publikation der Behring-Kitasato-Schrift *Ueber das Zustandekommen der Diphtherie-Immunität und der Tetanus-Immunität,* die am 4. Dezember 1890 erschienen war.

Die dreitägige Marburger Feier wurde von der Universität, der Stadt und den *Behringwerken* organisiert, die Durchführung lag in den Händen der Universität, die offizielle Leitung hatte der damalige Rektor, der Historiker Theodor Mayer. Wie Kornelia Grundmann nach Auswertung des Archivmaterials[21] zeigen konnte, ging die Initiative vom Dekan der medizinischen Fakultät, Hellmut Becher, aus.[22] Becher stellte eine aus Universitätsangehörigen bestehende Planungskommission zusammen, zu der auch Hans Schmidt und Alexander von Engelhardt gehörten. Diese waren bei den *Behringwerken* angestellt, hatten aber auch Aufgaben in der universitären Lehre übernommen und fungierten damit als Bindeglied zwischen Hochschule und Werk. In den folgenden Monaten arbeitete man eng mit den *Behringwerken* und der Stadt Marburg zusammen, staatliche Stellen wie das Reichsinnenministerium waren ebenfalls involviert. Vom Auswärtigen Amt musste eine Genehmigung für die Einladungen ausländischer Ehrengäste eingeholt werden.[23]

Neben der Einweihung des Behring-Denkmals, in welche die Stadtgesellschaft einbezogen war, bildete die am 5. und 6. Dezember stattfindende wissenschaftliche Tagung den an ein Fachpublikum gerichteten Höhepunkt der Feierlichkeiten. Anknüpfend an die historische Figur Behring bot sich hier die Gelegenheit, den Gästen und den späteren Lesern der *Chronik*[24] den Stand der deutschen Impfstoffforschung und die Leistungsfähigkeit der pharmazeutischen Industrie zu präsentieren. Als Redner waren führende deutsche Bakteriologen und Hygieniker wie Gerhard Domagk und Heinrich Gins sowie der Pädiater Georg Bessau eingeladen. Ehrenpräsident war Paul Uhlenhuth, der bis zu seiner Berufung nach Freiburg die wissenschaftliche Abteilung der *Behringwerke* geleitet hatte. Die meisten Referate griffen Behrings Forschungsschwerpunkte Immunitätsforschung und Tuberkulose auf, daneben gab es Vorträge zu den Zoonosen und der Entwicklung der Chemotherapie.[25] Richard Bieling übrigens war der Einzige, der in seinem

Vortrag über Viruserkrankungen kurz auf Else von Behrings Nachlasstätigkeit hinwies.[26] Insgesamt wurden Behrings Verdienste hervorgehoben, ohne seine Irrwege und Fehlannahmen hinsichtlich der Tuberkulosebekämpfung zu verschweigen. Paul Ehrlich, der Pionierarbeit bei der Immunitätsforschung und der Chemotherapie geleistet hatte, wurde nicht erwähnt, obwohl sowohl seine Arsenbehandlung der Syphilis als auch seine Seitenkettentheorie zur Sprache kamen und mit Richard Otto und Hans Schlossberger zwei ehemalige Mitarbeiter und Schüler Ehrlichs vortrugen.[27]

Für den Marburger Produktionsstandort der *Behringwerke*, seit 1929 eingegliedert in die *IG Farbenindustrie AG*, waren gerade in der Kriegssituation Fragen der Impfstoffentwicklung und Seuchenbekämpfung von großer Bedeutung. Insbesondere die Bekämpfung des als »Kriegsseuche« bezeichneten Fleckfiebers, das sich nicht nur an der Front, sondern auch in den Ghettos, den Kriegsgefangenen- und Konzentrationslagern epidemisch ausbreitete, versprach den an den Forschungen beteiligten Wissenschaftlern Reputation und dem pharmazeutischen Unternehmen finanziellen Gewinn. Der Leiter der Serumabteilung der *Behringwerke*, Richard Bieling – Mitautor der Behring-Biographie von 1940 –, galt als Fleckfieberspezialist[28] und hatte wie auch Richard Otto und Hans Schmidt, letzterer Forschungsleiter bei den *Behringwerken*, Kontakte zur Heeressanitätsinspektion.[29] Zum Zeitpunkt seiner Rede, 1940, stand allerdings noch keine Technik zur Verfügung, die es ermöglicht hätte, den Impfstoff in großen Mengen zu produzieren. Das sollte erst nach der Gründung eines eigenen Fleckfieberimpfstoffinstituts erfolgen, das 1942 als *Behring-Institut* in Lemberg eröffnet wurde.

Die Hintergründe dieser Behrings Namen tragenden Neugründung wurden im Rahmen einer Dissertation von Thomas Werther und zuletzt von der Ostmitteleuropahistorikerin Heidi Hein-Kircher aufgearbeitet.[30] Die Analysen zeigen, dass der Institutsstandort im Osten Galiziens mit Bedacht gewählt wurde und dass sich die Akteure – Wissenschaftler, das Leitungspersonal der *Behringwerke* und die politischen Funktionäre des NS-Staates – zum Teil persönlich kannten. Es war kein Zufall, dass bei der als »Staatsakt« bezeichneten Eröffnungsfeier des Lemberger Instituts am 10. Dezember einflussreiche Funktionäre des Deutschen Reiches anwesend waren: neben dem Gouverneur des Distrikts Galizien, SS-Brigadeführer Otto Wächter, und dem stellvertretenden Reichsärzteführer Kurt Blome auch der Generalgouverneur für die besetzten polnischen Gebiete, Hans Frank. Nach Franks Worten sollte das *Behring-Institut* »im Geiste der Tradition Behrings und der deutschen ärztlichen Forschung« errichtet werden, nach Blome sollte es, wie auch die Stadt Lemberg, ein »Bollwerk« gegen den Bolschewismus, ein »Seuchenschutzwall«, sein.[31] Zu den prominenten Festrednern gehörte auch der Behring-Biograph Heinz Zeiss. Als Bakteriologe und Geomediziner des »Ostraumes«[32] sah er es als herausragende Aufgabe des neuen Instituts an, die vom »Fleckfieberbrandherd Sowjetrußlands« ausgehende Gefahr, die »in Europa fortschwele«, einzudämmen.[33] Das zur Bedrohung für die »abendländische Kultur« dämonisierte

Fleckfieber müsse durch die Geomedizin gebannt werden; diese müsse »eine der lebenswichtigsten Aufgaben [...] erfüllen, ohne die es eine militärische, politische, kulturelle und wirtschaftliche Erschließung des Ostraumes nicht geben wird.«[34] Die in Ostgalizien lebende jüdische Bevölkerung wurde als »Seuchenherd« diskriminiert, die »schädlichen Einflüsse des Krankheitsraumes« sollten durch Vernichtung der Juden eliminiert werden.[35] Das Lemberger *Behring-Institut* diente also nicht in erster Linie der Forschung im Dienste der Seuchenbekämpfung,[36] sondern war vielmehr, so Hein-Kircher, Bestandteil der internationalen Expansionsstrategie der damaligen IG Farbenindustrie und ein Beitrag zur »NS-Lebensraumpolitik und Vernichtungspolitik«.[37] Die Vertreter der *IG Farben* nutzten die guten Kontakte zur SS, um in den folgenden Kriegsjahren Menschenversuche mit Testimpfstoffen der *Behringwerke Marburg* im Konzentrationslager Buchenwald durchzuführen.[38] Auch Bieling und Zeiss waren als Fleckfieberforscher[39] eingebunden in die Vernichtungsstrategie. Behrings Name wurde von ihnen in den 1940er Jahren für geopolitische und rassen- und seuchenhygienische Zwecke instrumentalisiert.

Auch bei der Marburger Gedenkfeier von 1940 waren hochrangige Politiker des NS-Regimes anwesend. Neben dem Präsidenten des Reichsgesundheitsamtes Hans Reiter, der Behrings wissenschaftliche Leistungen beschrieb, sprach der Reichsminister für Wissenschaft, Erziehung und Volksbildung, Bernhard Rust. Er hob in seiner Rede die Bedeutung der deutschen Universitäten hervor, die als »Stätten des deutschen Lebens ersten Ranges« im Sinne des »nationalsozialistische[n] Programm[s]« zu pflegen und zu entwickeln seien. Behring sei einer der »Heroen der Wissenschaft«, und sein weltberühmter Name, der »durch immer neue Großtaten deutscher Ärzte und Forscher weiterklingen« solle, diene dem »Stolze Deutschlands«.[40] Ein weiteres Geleitwort sprach Leonardo Conti, Reichsgesundheitsführer und Chef der Reichsärztekammer. Er präsentierte Behring als einen unsterblichen Vertreter »deutschen Forscherfleißes, deutscher Wissenschaft und deutscher Kultur« und stellte, Hitlers martialische Worte zitierend, eine Verbindung zum nationalsozialistischen Staat her: »Dieser Staat soll nicht eine Macht sein ohne Kultur. Auch die Rüstung eines Volkes ist nur dann moralisch berechtigt, wenn sie Schild und Schwert einer höheren Mission ist.« Die bei der Feier anwesenden Behring-Söhne Hans und Otto fanden in keiner der Ansprachen eine Erwähnung.

Für die Bevölkerung Marburgs bildete die Enthüllung des von der Stadt gestifteten Behring-Denkmals auf einem kleinen Platz neben dem Hygieneinstitut den Höhepunkt der Feierlichkeiten. Der Akt wurde im Sinne der nationalsozialistischen Ideologie voller Pathos inszeniert: »Mütter und Kinder huldigten dem unsterblichen Arzt Behring«, heißt es im eigens für die Teilnehmer zusammengestellten Bildbericht über die Erinnerungsfeier. Vertreter der Hitlerjugend standen neben dem Denkmal Spalier, Hakenkreuzfahnen wehten, Kinder legten Blumensträuße nieder, und schließlich »grüßten drei Trägerinnen des goldenen Mutterkreuzes Behring mit erhobener Rechten und legten einen Kranz nieder –

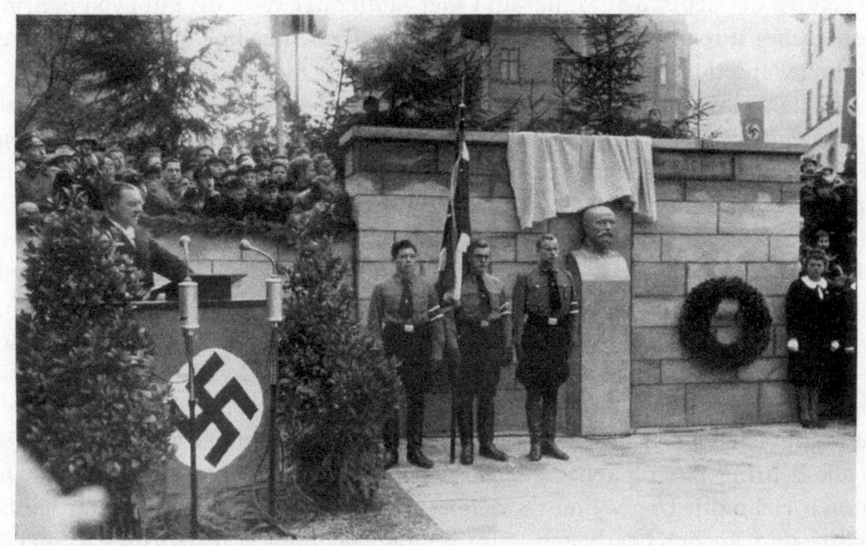

Oberbürgermeister Dr. E. Scheller nahm die Enthüllung vor

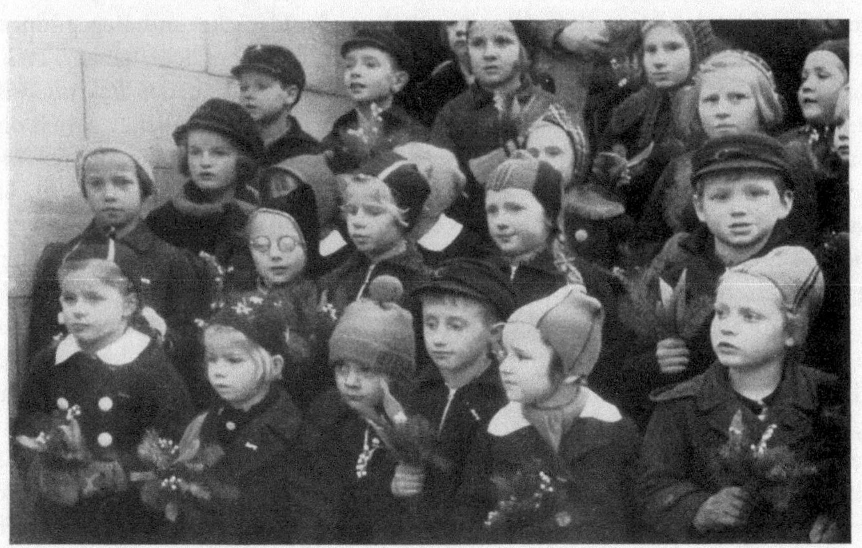

Unsere Jüngsten standen unmittelbar neben dem Denkmal des „Retters der Kinder“

Abb. 63: Seite aus dem Bildbericht für die Teilnehmer der Behring-Erinnerungsfeier, S. 25.

im Namen der deutschen Mutter und aller Mütter der Welt, die Emil von Behring die Rettung ihrer Liebsten verdanken.«[41] Die Fotos der hochpolitischen Inszenierung wurden in wechselnder Zusammenstellung mehrfach publiziert.

Bei allen Aktionen öffentlicher Heroisierung war Alexander von Engelhardt als Drahtzieher im Hintergrund beteiligt: Bei den *Behringwerken* hatte der aus dem Baltikum stammende Arzt seit 1923 die Funktion des Archivars und Außenrepräsentanten inne, war aber auch, wie Thomas Werther zeigen konnte, als Vermittler von serobakteriologischem Material[42] und Informationen in die Fleckfieberversuche der *Behringwerke* eingebunden. Im Laufe der Jahre wurde von Engelhardt zum Öffentlichkeitsmanager der *Behringwerke*. Mit seinen Aktivitäten trug er auch zur Formung des bis in die jüngste Vergangenheit präsenten Behring-Bildes bei. Er war stark involviert in den Entstehungsprozess der Behring-Biographie von 1940, rangierte zunächst als Kontaktperson zu Else von Behring und später als Auskunft gebender, sichtender und auswählender Übersender von Dokumenten an alle Behring-Biographen, zu denen neben Zeiss und Bieling auch die Romanautoren Hellmuth Unger und Oswald Gerhardt gehörten.[43] Er übernahm Hilfsdienste und Recherchearbeiten, etwa bei der Sichtung von Behrings Krankenakten in der Hoeßlin'schen Klinik in München,[44] und er besuchte Hinterbliebene wie Wernickes Witwe Meta, von denen er sich wichtige Lebenszeugnisse aushändigen oder kopieren ließ. Über die Reisen, Fundstücke und Begegnungen berichtete er in selbstbewusstem, oft herablassendem Ton dem lieben »P.G.«, Parteigenossen Zeiss, nach Berlin.[45] 1940 gab er als Heft 10 der *Behringwerk-Mitteilungen* eine Zusammenstellung von Behrings wissenschaftlicher Arbeit und seiner Publikationen heraus.[46] 1942 war er der inoffizielle Repräsentant der *Behringwerke* bei der Enthüllung einer Gedenktafel an der ehemaligen Behring-Villa auf Capri.[47] Im selben Jahr edierte er die Festschrift *Die Welt dankt Behring*, die wie andere Publikationen über Behring[48] im Verlag des SS-Mitglieds Bruno Schultz[49] in Berlin erschien.

Das aufwändig gestaltete Buch berichtet über Behring-Jubiläumsfeiern im In- und Ausland, gibt Pressestimmen in der Originalsprache und in der deutschen Übersetzung wieder, druckt internationale Zeitungsartikel ab, die an Behring als den »Retter der Kinder« erinnern, und nutzt Bildmaterial aus dem Nachlass Behrings. Ausführlich wird auch über die Behring-Würdigungen im Radio, in Kinowerbefilmen und mittels neuartiger Fernsehübertragung informiert.[50] Sowohl die Ausstattung des jeweils individuell nummerierten großformatigen Werks mit einem Umfang von mehr als vierhundert Seiten als auch die zusammengetragene Materialfülle zielten auf Überwältigung. Durch die Berichterstattung über Parallelveranstaltungen ausländischer medizinischer Gesellschaften und staatlicher Institutionen, die aneinandergereihten Zeitungsmeldungen und die Bildcollagen der internationalen Artikel wird der Eindruck einer zahlenmäßig nicht fassbaren und geographisch weltumspannenden Verehrung Behrings erzeugt.

Hierbei kommt den japanischen Aktivitäten eine besondere Bedeutung zu. Dokumentiert ist ein im Radio übertragenes Telefongespräch zwischen Behrings ehemaligem Mitarbeiter Taichi Kitashima in Tokio und Hans Schlossberger in Berlin.[51] Bereits am 16. Oktober 1940 fand in Tokio eine Behring-Erinnerungsfeier mit Kitashima und Fritz von Behring statt.[52] Hier begegneten sich zwei Personen wieder, die sich aus vierzig Jahre zurückliegenden Marburger Zeiten kannten. Fritz von Behring, damals etwa drei Jahre alt, war wie oben erwähnt in den 1920er Jahren als Vertreter der *Bayer-Werke* der *IG Farben* nach Japan gegangen und inzwischen in Shanghai zum Chef für ganz Ostasien aufgestiegen. Kitashima leitete das Kitasato-Institut seines ehemaligen Lehrers Kitasato in Tokio und gehörte zu den angesehensten Bakteriologen Japans. Die Kontinuität der wiederbelebten deutsch-japanischen Kooperation drückte sich auch in der Anwesenheit Shutarō Kitasatos, des ältesten Sohnes Shibasaburō Kitasatos, aus. Es traten also ehemals mit Behring verbundene Personen – oder ihre direkten Nachkommen – aktiv in Erscheinung. Mit Bezugnahme auf die ehemalige wissenschaftliche Zusammenarbeit zwischen den beiden Nationen wurde aber auch die politische Verbundenheit bekräftigt. Die Feier, an der auch der deutsche Botschafter in Tokio, Eugen Ott, teilnahm, symbolisierte das in den 1940er Jahren in Japan aufflammende politisch motivierte Bekenntnis zu den deutsch-japanischen Wissenschaftsbeziehungen. Der fünfzigste Jahrestag der Entdeckung der Serumtherapie bot dem nationalsozialistischen Staat die Gelegenheit, die historischen Verbindungen nun unter dem ideologischen Schirm des Dreimächtepakts Berlin, Rom und Tokio zu reaktivieren. Bei seiner Ansprache soll Kitashima nicht nur die wissenschaftlichen Leistungen von Behring und Kitasato, sondern explizit auch das gerade zustande gekommene »japanisch-deutsch-italienische Bündnis«[53] angesprochen haben.

Betrachtet man die damalige weltpolitische Lage, so handelte es sich sowohl bei der Marburger Erinnerungsfeier als auch bei dem Buch *Die Welt dankt Behring* um die absurde Inszenierung eines Landes, das sich im zweiten Jahr im Krieg mit der Welt befand. Der Buchtitel wirkt geradezu zynisch. Vertreter des Nachbarlandes Frankreich waren nicht eingeladen, die ausländischen Gäste kamen aus verbündeten oder annektierten Staaten wie Belgien, den Niederlanden, Dänemark oder Norwegen. Programmatisch stand am Anfang des Buches, das als Propagandaschrift angesehen werden kann, ein Zitat aus Hitlers *Mein Kampf*, in dem die Ziele und Erfolge der Wissenschaft den Interessen der Nation untergeordnet werden. Der völkische Staat betrachtete die Wissenschaft als ein Hilfsmittel »zur Förderung des Nationalstolzes«. Das Individuum sei nicht ausgewiesen durch seine Persönlichkeit, seinen Beruf oder seine Aufgaben, sondern durch seine Zugehörigkeit zum deutschen Volk. »Es darf ein Erfinder nicht nur groß erscheinen als Erfinder, sondern muß größer noch erscheinen als Volksgenosse«, so das Hitler-Zitat, das Oberregierungsrat Fritz Imhoff an den Anfang seines Einführungstextes stellte.[54]

Die Feiern, der Denkmalkult und die zahlreichen Buchproduktionen zeigen, auf welche Weise Behrings Name und wissenschaftliche Leistung für die ideologischen Ziele des Nationalsozialismus instrumentalisiert wurden. Behring war »Volksgenosse«, dessen »Sippe« aus dem »ewigen Quell des Bauern [...] hervor[] tauchte«, so Heinz Zeiss.[55] Die Figur Behring, als Konstrukt befreit von eigenem psychischem Leid und den selbstgewählten familiären, also »jüdischen«, Verbindungen, wurde für den NS-Staat zur erinnerungswürdigen Person, indem sie zum »Retter der Kinder und Soldaten« erhoben wurde. Mit der Idealisierung einher ging die Transformation zum Typus des »großen Forschers«. Ähnliches ließe sich über die vom Nationalsozialismus favorisierten »deutschen« Maler Albrecht Dürer oder Caspar David Friedrich sagen,[56] aber auch über Paracelsus,[57] Martin Luther[58] oder Robert Koch, der in dem 1939 entstandenen gleichnamigen Film[59] als Widerpart zum Liberalen Rudolf Virchow dargestellt wurde.

Nur scheinbar besteht zwischen der Zurückdrängung des Individuums zugunsten eines übergeordneten Ganzen und dem Personenkult des Nationalsozialismus ein Widerspruch. Wie bereits im 19. Jahrhundert entfalteten die von der Nation zu Helden stilisierten Männer als kollektive Identitätsfiguren im Prozess der Nationalstaatenbildung Gemeinschaft stiftende Wirkungen.[60] Performative Akte des Gedenkens wie Heldendenkmäler, Jubiläums- und Gedächtnisfeiern, biographische Erzählungen und Filme dienten der nach innen gerichteten Selbstvergewisserung eines Staates, der auf diese Weise eine nationale Identität herausbilden oder festigen wollte. Vor diesem Hintergrund sollte man die mit dem Personenkult um Behring verbundene Erinnerungsfeier in Marburg zum einen, wie Kornelia Grundmann gezeigt hat, als Stadt- und Universitätsfeier mit gezielter Außenwirkung verstehen,[61] zum anderen aber auch als eine an die Marburger Initiative anknüpfende Propagandamaßnahme des nationalsozialistischen Staates, die weit über regionale Interessen hinausreichte. Die Feier war ein Fest der Marburger Universität, aber auch ein »deutsches« Ereignis mit identitätsstiftender Funktion im Sinne der nationalsozialistischen Ideologie.

Die Behring-Biographie von Zeiss und Bieling ist – wenn auch im Sprachduktus gemäßigter und in der Darstellung differenzierter – in das ideologische Umfeld dieser politischen Inszenierungen einzuordnen.[62] Wir sollten uns bewusst sein, dass die weit verbreitete Biographie und der Bildband *Die Welt dankt Behring* über Jahrzehnte das Behring-Bild prägten. Die Rolle Alexander von Engelhardts im Gefüge der damaligen Behring-Propaganda bleibt ein Desiderat der Forschung im Kontext von Medizingeschichtsschreibung und Nationalsozialismus.

In Behrings Heimatdorf Hansdorf, dem heutigen Ławice, und der nahegelegenen Kreisstadt Iława erinnert man seit 2002 aktiv an Behring.[63] Eine Büste und eine Gedenktafel vor der Hansdorfer Dorfschule verweisen auf den berühmten Mitbürger, eine Krankenstation im örtlichen Krankenhaus und ein Fahrradweg sind nach ihm benannt. Auch in Marburg ist Behrings Name gegenwärtig. Sein Wohnhaus wird als »Behring-Villa« von der Universität genutzt, das Gelände der *Behringwerke* an der gleichnamigen Straße ist Standort weltweit operierender pharmazeutischer Unternehmen, das Denkmal aus dem Jahr 1940 steht am historischen Ort, der Platz davor wird von der Stadt gepflegt. Ein in eine städtische Behring-Route eingebettetes kleines Behring-Museum dokumentiert Stationen seines Lebens. Für Marburger Institutionen und die örtliche Pharma-Industrie ist der Mann, der seine größten Erfolge in Berlin bei Koch erzielte, als Bürger Marburgs bis heute Werbeträger und neben der Heiligen Elisabeth und dem Universitätsstifter Philipp dem Großmütigen die bedeutendste historische Gestalt, Bestandteil des kollektiven Gedächtnisses und der städtischen Identität.

Doch weder im regionalen noch im wissenschaftshistorischen Kontext sollte Behring nur als Repräsentant innovativer immunologischer Forschung und als Träger des ersten Nobelpreises für Medizin wahrgenommen werden. Als zu Lebzeiten medial omnipräsente Person agierte er als moderner Wissenschaftler-Unternehmer an der Schnittstelle zwischen universitärer Forschung, staatlich geförderter Seuchenbekämpfung und pharmazeutischer Industrie; als versierter Netzwerker überschritt er mit großem Erfolg Fach- und Institutionengrenzen. Doch im Gegensatz zur preisgekrönten Entwicklung eines wirksamen Heilserums gegen die Diphtherie waren die späteren Projekte, die Behring am Herzen lagen – eine von den Höchster *Farbwerken* unabhängige eigene Produktionsstätte für Impfstoffe und die Tuberkulose- und Rindertuberkulosebekämpfung – nur mäßig erfolgreich. Die kriegsbedingten hohen Umsätze beim Verkauf des Marburger Tetanusimpfstoffs während des Ersten Weltkriegs sollten nicht darüber hinwegtäuschen, dass Behring als Unternehmer der kaufmännische Weitblick fehlte.

Behring war eine schwierige Persönlichkeit. Dieses historische Urteil kann nach der Auswertung der nachgelassenen Dokumente und der intimen Familienkorrespondenz zwar relativiert, aber nicht revidiert werden. Doch wie die Brüche in seiner wissenschaftlichen und unternehmerischen Biographie verleiht die »dunklere Seite« des seinerzeit weltbekannten Wissenschaftlers seiner Lebensgeschichte einen besonderen Reiz und eine gewisse Tragik.

Als Leser von Friedrich Nietzsches *Unzeitgemäßen Betrachungen* markierte Behring im Buch einen Schopenhauer zugeschriebenen Satz, wonach ein glückliches Leben unmöglich sei. »[…] das Höchste, was der Mensch erlangen kann, ist ein *heroischer Lebenslauf*.«[64] Hatte Behring für sich ein glückliches Leben ausgeschlossen und deshalb ein ›heldenhaftes‹ angestrebt? In der Konsequenz hätte es für ihn bedeutet, bei diesen als »Kampf« empfundenen Herausforderungen stets sein Bestes geben zu müssen. Als öffentliche Person wurde der mit Preisen überhäufte Wissenschaftler von den dankbaren Eltern geheilter Diphtheriekinder als Retter idealisiert, und möglicherweise wollte er sich selbst auch, angelehnt an die eigenen Idole Napoleon und Bismarck und damit ganz Kind des Wilhelminismus, als ein solcher Heros sehen. Doch wie jedes Leben war auch dieses voller Höhen und Tiefen, facettenreich, diskontinuierlich und menschlich.

Anmerkungen

I. Leben – Nachlass – Biographie

1 A. J. A. Symons: The Quest for Corvo, with an introduction by Julian Symons. East Lansing 1955, S. 1. S. auch Bernhard Fetz: Zur Bedeutung der Quellen, in: Christian Klein (Hg.): Handbuch Biographie. Methoden, Traditionen, Theorien. Stuttgart/Weimar 2009, S. 433-438; hier S. 434.

2 Für die Möglichkeit, das Haus Otto von Behrings vor der Räumung und dem Verkauf besuchen und besichtigen zu können, danke ich Emilio von Behring sehr herzlich.

3 Aleida Assmann: Erinnerungsräume: Formen und Wandlungen des kulturellen Gedächtnisses. München 1999, S. 338.

4 »Seinem lieben E. von Behring freundschaftlichst gewidmet PEhrlich«. Paul Ehrlich (Hg.): Gesammelte Arbeiten zur Immunitätsforschung. Berlin 1904.

5 »EvB« steht hier für Else von Behring. – Gemäß »Malerei-Bestellungsbuchs vom 25. November 1880 bis 16. Januar 1882« der KPM handelte es sich um ein Geschenk der Kaiserin Augusta, der Gemahlin Wilhelms I., für Bernhard Spinola: »Für Ihre Majestät die Kaiserin zum 10. März ganz bestimmt. Datum der Bestellung 16. Februar 1881 / 2 Rococo Uhrgehäuse mit Engelsköpfen u. Urne / 2 Postamente dazu rechteckig / 4 Väschen mit Leuchter Einsatz auf hohem Fuß [...] 1 Garnitur mit schönem grünem Fond u. [...] mit feiner u. reicher Gold Decoration.« SPSG, KPM-Archiv, Sign. 401, Bl. 81, Eintrag Nr. 1596. Anfrage vom 14. 8. 2017. Für die Überprüfung des Bestellbuchs danke ich herzlich Eva Wollschläger, SPSG, Potsdam.

6 Fetz: Zur Bedeutung der Quellen, S. 433.

7 Hannes Schweiger: ›Biographiewürdigkeit‹, in: Klein (Hg.): Handbuch Biographie, S. 32-36.

8 Aus dem direkten Umfeld Behrings sein ehemaliger Mitarbeiter Hans Much: Arzt und Mensch. Das Lebensbuch eines Forschers und Helfers. Dresden 1933; aus Behrings Kollegenkreis Otto Heubner (Otto Heubners Lebenschronik, 1927) oder Ludwig Aschoff (Ein Gelehrtenleben in Briefen an die Familie. Freiburg i. Br. 1966), jeweils mit Passagen über Behring.

9 Christoph Gradmann: Nur Helden in weißen Kitteln? Anmerkungen zur medizinhistorischen Biographik in Deutschland, in: Hans Erich Bödeker (Hg.): Biographie schreiben. Göttingen 2003, S. 243-284.

10 Heinz Zeiss, Richard Bieling: Behring. Gestalt und Werk. Berlin 1940, ^{2}1941; Derek S. Linton: Emil von Behring. Infectious Disease, Immunology, Serum Therapy. Philadelphia 2005; Kornelia Grundmann: Emil von Behring in Marburg. Ein Lesebuch. Marburg 2019, ^{2}2022.

11 Peter-André Alt: Mode ohne Methode? Überlegungen zu einer Theorie der literaturwissenschaftlichen Biographik, in: Christian Klein (Hg.): Grundlagen der Biographik. Theorie und Praxis des biographischen Schreibens. Stuttgart/Weimar 2002, S. 21-39, hier S. 23.

12 Virginia Woolf: Notizbucheintrag vom Oktober 1934, zit. nach Bernhard Fetz: Die vielen Leben der Biographie. Interdisziplinäre Aspekte einer Theorie der Biographie, in: ders., Hannes Schweiger (Hg.): Die Biographie – Zur Grundlegung ihrer Theorie. Berlin 2009, S. 3-66; hier S. 7.

13 Sigmund Freud an Arnold Zweig, 31. 5. 1936, zit. nach Gradmann: Helden in weißen Kitteln, S. 246. Gradmann beruft sich auf Peter Gays Freud-Biographie von 1987: Freud: eine Biographie für unsere Zeit.

14 Lorraine Daston, Otto Sibum: Scientific *Personae* and Their Histories, in: Science in Context 16 (2003), S. 1-8; Gadi Algazi: Eine gelernte Lebensweise: Figurationen des Gelehrtenlebens

zwischen Mittelalter und Früher Neuzeit, in: Berichte zur Wissenschaftsgeschichte 30 (2007), S. 107-118.

15 Algazi: Eine gelernte Lebensweise.

16 Karin Knorr-Cetina: Laborstudien. Der kulturhistorische Ansatz in der Wissenschaftsforschung, in: Renate Martinsen (Hg.): Das Auge der Wissenschaft. Zur Emergenz von Realität. Baden-Baden 1995, S. 101-135; dies.: Wissenskulturen. Ein Vergleich naturwissenschaftlicher Wissensformen. Frankfurt a. M. 2002; Hans Jörg Rheinberger, Michael Hagner, Bettina Wahrig-Schmidt (Hg.): Räume des Wissens. Repräsentation, Spur, Codierung. Berlin 1997; Peter Weingart: Neue Formen der Wissensproduktion: Fakt, Fiction und Mode. TA-Nachrichten, 8. Jg. (1999), S. 48-57; ders.: Wissenschaftssoziologie. Bielefeld 2003; Mitchell G. Ash: Wissenschaft und Politik als Ressourcen füreinander, in: Rüdiger vom Bruch, Brigitte Kaderas (Hg.): Wissenschaften und Wissenschaftspolitik. Bestandsaufnahme zu Formationen, Brüchen und Kontinuitäten im Deutschland des 20. Jahrhunderts. München 2002, S. 32-51; Volker Roelcke: Auf der Suche nach der Politik in der Wissensproduktion: Plädoyer für eine historisch-politische Epistemologie, in: Berichte zur Wissenschaftsgeschichte 33 (2010), S. 176-192.

17 »Definieren wir ›Denkkollektiv‹ als Gemeinschaft der Menschen, die im Gedankenaustausch oder in gedanklicher Wechselwirkung stehen, so besitzen wir in ihm den Träger geschichtlicher Entwicklung eines Denkgebietes, eines bestimmten Wissensbestandes und Kulturstandes, also eines besonderen Denkstiles.« Ludwik Fleck: Entstehung und Entwicklung einer wissenschaftlichen Tatsache. Einführung in die Lehre vom Denkstil und Denkkollektiv [1935]. Mit einer Einleitung hg. von Lothar Schäfer und Thomas Schnelle. Frankfurt a. M. [9]2012, S. 54 f.

18 Latour hatte sich seit den 1970er Jahren in seinen Studien als Wissenschaftsforscher mit dem Beobachtungsstil und den Methoden der Ethnologie sowie der Situation in den Forschungslaboratorien mit ihren Tieren, Geräten, Aufschreibesystemen und Menschen beschäftigt und die belebten und unbelebten Einheiten als miteinander agierende Aktanten beschrieben.

19 Vgl. dazu Andreas Reckwitz: Latours Plädoyer für eine post-strukturalistische Heuristik des Sozialen, in: Soziologische Revue 31 (2008), S. 337-343.

20 Katharina Kreuder-Sonnen: Wie man Mikroben auf Reisen schickt. Zirkulierendes bakteriologisches Wissen und die polnische Medizin 1885-1939. Tübingen 2018; Heiner Fangerau: Spinning the Scientific Web: Jacques Loeb (1859-1924) und sein Programm einer internationalen biomedizinischen Grundlagenforschung. Berlin 2010; Axel C. Hüntelmann: Paul Ehrlich: Leben, Forschung, Ökonomien, Netzwerke. Göttingen 2011. – Theoretische Überlegungen bei Heiner Fangerau: Evolution of knowledge from a network perspective: recognition as a selective factor in the history of science, in: Heiner Fangerau, Hans Geisler, Thorsten Halling, William F. Martin (Hg.): Classification and Evolution in Biology, Linguistics and the History of Science. Concepts, Methods, Visualization. Stuttgart 2013, S. 11-32.

21 Kreuder-Sonnen: Wie man Mikroben auf Reisen schickt, S. 2.

22 Beispielhaft Erika Runge: Bottroper Protokolle. Frankfurt a. M. 1968; dies.: Frauen – Versuche zur Emanzipation. Frankfurt a. M. 1970.

23 Hannes Schweiger: ›Biographiewürdigkeit‹, in: Klein (Hg.): Handbuch Biographie, S. 32-36; hier S. 36.

24 Rüdiger Zymner: Biographie als Gattung?, in: Klein (Hg.): Handbuch Biographie, S. 7-11; hier S. 7.

25 Doris Knab: Das Annolied. Probleme seiner literarischen Einordnung. Tübingen 1962.

26 Pierre Bourdieu: Die biographische Illusion, in: ders.: Praktische Vernunft. Zur Theorie des Handelns. Frankfurt a. M. 1998, S. 75-89.

27 Levke Harders: Migration und Biographie. Mobile Leben beschreiben, in: Österr. Ztschr. f. Geschichtswissenschaft 29 (2018), S. 17-36.

28 Brian Boyd: Das Leben eines Biografen. Als Jäger und Sammler unterwegs zwischen Nabokov und Popper – Dankesrede zur Verleihung des Einhard-Preises, in: Literaturen 7/8 (2001), S. 22-27.

29 Thomas Söderqvist: Science as Autobiography. The Troubled Life of Niels Jerne. New Haven/London 2003, insbes. Vorwort, S. XVIII f.: »Archive, Conversations, and Voices«.

30 A. J. A. Symons: The Quest for Corvo. London 1934. – Symons portraitiert damit nicht nur den Schriftsteller Frederick Rolfe, sondern mit der Schilderung der Suche auch sich selbst.

31 Brian Boyd: Stalking Nabokov. Selected Essays. New York 2011.

32 Beispiele bei Söderqvist: Science as Autobiography, S. XIX f.; Boyd: Das Leben eines Biografen, S. 27; Symons: The Quest for Corvo.

33 Söderqvist: Science as Autobiography, Vorwort, S. XIX.

34 Bernhard Fetz: Biographisches Erzählen zwischen Wahrheit und Lüge, Inszenierung und Authentizität, in: Klein (Hg.): Handbuch Biographie, S. 54-60; hier S. 60.

35 Sigmund Freud an Arnold Zweig, 31. 5. 1936, zit. nach Gradmann: Helden in weißen Kitteln, S. 246. Gradmann beruft sich auf Peter Gays Freud-Biographie, vgl. Anm. 13.

36 Jean Renoir: Mein Vater Auguste Renoir. Zürich 1981 (franz. 1962), S. 5; zit. nach Sven Hanuschek: Referentialität, in: Klein (Hg.): Handbuch Biographie, S. 12-16, hier S. 15.

37 Christian Klein: Handbuch Biographie – einleitende Überlegungen, in: ders. (Hg.): Handbuch Biographie, S. XII-XV, hier S. XIV.

38 Nicolaas A. Rupke: Alexander von Humboldt. A Metabiography. London/Chicago 2008.

39 Steven Shapin: Rezension in *Nature*, zitiert bei Rupke: Alexander von Humboldt (Klappentext, Buchrückseite der Paperback-Edition).

40 Vgl. Anita Runge: Wissenschaftliche Biographik in: Klein (Hg.): Handbuch Biographie, S. 113-121, hier S. 117 f.

41 Gradmann: Nur Helden in weißen Kitteln?, S. 266; Bruno Latour: Science in Action. How to follow Scientists and Engineers through Society. Milton Keynes 1987; für die Medizingeschichte Thomas Schlich: Wissenschaft. Die Herstellung wissenschaftlicher Fakten als Thema der Geschichtsforschung, in: Norbert Paul, Thomas Schlich (Hg.): Medizingeschichte: Aufgaben, Probleme, Perspektiven. Frankfurt a. M. 1998, S. 107-129.

II. Überlieferung und Erinnerung

1 W. G. Sebald: Die Ausgewanderten. Vier lange Erzählungen. Frankfurt a. M. 1997, S. 69.

2 Zum Fotoalbum als »Idealtypus des individuellen Gedächtnisses« vgl. Christiane Holm: Fotografie, in: Christian Gudehus, Ariane Eichenberg, Harald Welzer (Hg.): Gedächtnis und Erinnerung. Ein interdisziplinäres Handbuch. Stuttgart/Weimar 2010, S. 227-234.

3 Thorsten Benkel: Bilder der Erinnerung. Vom Gedächtniswissen zur Festschreibung durch Fotografie, in: René Lehmann, Florian Öchsner, Gerd Sebald (Hg.): Formen und Funktionen sozialen Erinnerns: Sozial- und kulturwissenschaftliche Analysen. Wiesbaden 2013, S. 131-151.

4 Trauerzug s. BAM, Evb/L 1/60-64; Behring auf dem Totenbett. BAM, EvB/L 1/47.

5 Zur Bedeutung privater Fotoalben vgl. Cord Pagenstecher: Private Fotoalben als historische Quelle, in: Zeithistorische Forschungen/Studies in Contemporary History 6 (2009), S. 449-463; hier S. 453.

6 Vgl. dazu: Silke Horstkotte: Nachbilder: Fotografie und Gedächtnis in der deutschen Gegenwartsliteratur. Köln/Weimar/Wien 2009, insbes. Kap. »Die fotografische Wiederkehr der Toten« (zu G. W. Sebald), S. 234-246.

7 Benkel: Bilder der Erinnerung, S. 139.

8 In Teilen der Familie ist man stolz darauf, einen »großen Namen« zu tragen. Ein ärztlich tätiger Enkel beruft sich auf das Vorbild seines Großvaters.

9 Else von Behring: Todesanzeige für Emil von Behring, 31. 3. 1917. BAM, EvB/L 1/48.

10 »[…] am Mittwoch, den 4. April, vormittags 11 Uhr, in der Wohnung, Roserstraße 7«. Else von Behring: Todesanzeige für Emil von Behring, 31. 3. 1917. Behring-Nachlass BAM, EvB/L 1/48.

11 Meldung der Oberhessischen Zeitung [Ausriss]. BAM, EvB/L 1/52.

12 Fotoalbum (BAM, EvB/L 1). Fotos der Trauerfeier und der Beisetzung: BAM, EvB/L 1/58–L 1/65.

13 Minna von Below: Georg von Below. Ein Lebensbild für seine Freunde. Stuttgart 1930.

14 Diesen Aktivitäten Else von Behrings verdankt sich die Sammlung von Dokumenten aus dem Leben Bernhard Spinolas, heute im Bestand der Familie Roland Spinola, Fulda. Freundliche Mitteilung v. Roland Spinola, 2015.

15 Fritz war während des Krieges Offizier bei den Halberstädter Kürassieren, Hans seit 1914 Kadett an der Karlsruher Kadettenanstalt.

16 Zur politischen Ausrichtung des Vereins s. Andrea Hänger: Politisch oder vaterländisch? Der vaterländische Frauenverein zwischen Kaiserreich und Weimarer Republik, in: »Ihrem Volk verantwortlich«: Frauen der politischen Rechten (1890-1933). Organisationen – Agitationen – Ideologien. Berlin 2007, S. 57-86.

17 Zudem war sie Mitglied im »Frauenbund der Deutschen Kolonialgesellschaft«. – Der Vaterländische Frauenverein wurde 1934 aufgelöst; Gertrud Scholtz-Klink übernahm die Leitung des Reichsfrauenbundes des Deutschen Roten Kreuzes. Vgl. Christiane Streubel: Frauen der politischen Rechten in Kaiserreich und Republik. Ein Überblick und Forschungsbericht, in: H-Soz-Kult, 10. 6. 2003, www.hsozkult.de/publicationreview/id/reb-3523. WEB 18. 10. 2022. – Zu Else von Behrings Tätigkeit in diversen Vereinen im Überblick: Anita Jesberg-Boris: Else von Behring (1876-1936). Die Frau des ersten Nobelpreisträgers für Medizin. Lebensspuren. Marburg 2012, S. 27-39.

18 »Die Studierenden haben Zutritt zu der Trauerfeier.« Meldung der Oberhessischen Zeitung [Ausriss, o. D.]. BAM, EvB/L 1/52.

19 Vgl. Mitteilung des Geheimen Justizrats Max Klingenbiel, »dass Frau von Behring die Bibliothek ihres verstorbenen Mannes, soweit dieselbe für die Behringwerke Interesse hat, diesen zum Geschenk machen will. Die Bibliothek soll in dem neuen Laboratorium in der Marbach aufgestellt werden und vorkommendenfalles auch Studierenden der Marburger Universität zugängig gemacht werden«. Die *Behringwerke* willigten bei der Sitzung ein, das »ausserordentlich wertvolle Vermächtnis« anzunehmen. BAM, EvB/B 193/40.

20 Das Übergabeprotokoll stammt vermutlich vom Archivar der *Behringwerke*, Alexander von Engelhardt. »Niederschrift über die Besprechung des Herrn Dr. von Engelhardt anlässlich des Nachlasses Emil von Behring in Marburg a. d. Lahn.« – UniA MR, Archiv der Behringwerke, Best.313, Nr. 2242.

21 Hans Much: E. von Behring. Ein Wort zu seinem sechzigsten Geburtstag, in: BKlW 11 (1914), S. 483 f.

22 Zu Römer s. Gerold Brandt: Paul Heinrich Römer, Lebenslauf und Tuberkuloseforschung. Diss. med. Marburg 1944; Nachruf von Ernst Friedberger: Dem Andenken Paul Heinrich Römers, in: Zeitschrift für Immunitätsforschung und experimentelle Therapie 1 (1917), S. 11.

23 Max von Gruber bekleidete seit 1902 eine Hygieneprofessur in München. Zur Korrespondenz über eine Biographie vgl. Max von Gruber an Else von Behring, 9. 3. 1924. BAM, EvB/F 1 u. F 2.

24 Max von Gruber: Gedenkrede auf Emil v. Behring. Gesprochen im Aerztl. Verein in München am 20. Juni 1917, in: MMW 38 (1917), S. 1235-1239.

25 Es liegen nur Grubers Briefe und nicht die Gegenbriefe vor. BAM, EvB/B 58/1-7.

26 Max von Gruber an Else von Behring, München, 9. 3. 1924. BAM, EvB/F 1/4.

27 Ernst Klee: Das Personenlexikon zum Dritten Reich. Wer war was vor und nach 1945. Frankfurt a. M. [2]2005, S. 350 (Artikel Kuhn, Philalethes); Sigrid Oehler-Klein (Hg.): Die Medizinische Fakultät der Universität Gießen im Nationalsozialismus und in der Nachkriegszeit. Stuttgart 2007, S. 617.

28 Zum wissenschaftlichen Lebensweg und zur Rolle von Heinz Zeiss während des Nationalsozialismus vgl. Paul J. Weindling: Heinrich Zeiss, Hygiene and the Holocaust, in: Dorothy Porter, Roy Porter (Hg.): Doctors, Politics, and Society: Historical Essays. Amsterdam 1993, S. 174-187; Sabine Schleiermacher: Der Hygieniker Heinz Zeiss und sein Konzept der ›Geomedizin des Ostraums‹, in: Rüdiger vom Bruch, Christoph Jahr, Rebecca Schaarschmidt (Hg.): Die Berliner Universität in der NS-Zeit: Fachbereiche und Fakultäten. Stuttgart 2005, S. 17-34; Susan Gross Solomon (Hg.): Doing medicine together. Germany and Russia between the wars. Toronto 2006; Wolfgang U. Eckart: Nach bestem Vermögen tatkräftige Hilfe leisten, in: Uni-Spiegel der Universität Heidelberg 3 (1999) (http://www.uni-heidelberg.de/presse/ruca/ruca99_3/.html. WEB 6.12.2013); Volker Roelcke: ›Zivilisationsschäden am Menschen‹ und ihre Behandlung: Das Projekt einer ›seelischen Gesundheitsführung‹ im Nationalsozialismus, in: Medizinhistorisches Journal 31 (1996), S. 3-48; zu Zeiss' Biographie S. 15-20.

29 Heinz Zeiss an Else von Behring. 7. September 1928. BAM, EvB/F 1/14/1.

30 Im BAM Notizen zu Alexander von Engelhardt: Mitglied der NSDAP, Reiter-SA, NSV [= NS-Volkswohlfahrt], Deutsche Arbeitsfront, NS-Ärztebund; Fachgruppenleiter der Zentrale für Ostforschung (s. Bundesarchiv Berlin, R 6, Nr. 33). Vgl. Joseph Stärck an Paul Weindling, 23.4.1997, Anlage zum Brief (BAM, Sign. 23, Stand: O-I).

31 Behring an Friedrich Althoff [Briefentwurf], 9.7.1907. BAM, EvB/W 68.

32 Vgl. Alfred Goldscheider an Meta Wernicke, 27.10.1932. BAM, Liste 08-01, K-I, Nr. 1048 (»Briefe an Wernicke«, unveröffentlicht).

33 Richard Bieling an Alfred Goldscheider, nachträglich datiert auf den 7.7.1932. BAM, EvB/F1/14/17.

34 Bieling arbeitete nach dem Medizinstudium von 1918 bis 1923 als wissenschaftlicher Mitarbeiter bei den *Farbwerken* in Höchst. 1923 erfolgte die Habilitation im Fach Hygiene, 1927 die außerordentliche Professur an der Universität Frankfurt a. M.. Seit 1936 war er Mitarbeiter der *Behringwerke*, wo er sich schwerpunktmäßig mit Viruserkrankungen beschäftigte; nach der erfolgten Umhabilitation nach Marburg 1937 wurde er 1940 außerplanmäßiger Professor. Von 1951 bis 1959 hatte er eine Hygieneprofessur in Wien inne. Seine Publikationen behandeln insbesondere Viruserkrankungen des Menschen und der Haus- und Labortiere. – Zu Bielings Fleckfieberforschung s. Kap. XVII, S. 415.

35 »[…] da er mich in Angelegenheit der Biographie meines Mannes berät«. Else von Behring an Heinz Zeiss, 27.4.1932. BAM, EvB/F 1/14/15.

36 Vgl. Richard Bieling an Heinz Zeiss, 7.7.1932. BAM, EvB/F 1/14/16.

37 »[…] es ist ein verdienstreiches Werk, ein Bild von dem Wesen und Wirken Ihres hochverehrten Herrn Gemahls für die Nachwelt festzuhalten; ich wünsche Ihnen von Herzen guten Erfolg. […] Meine Marburger Zeit ist mit dem Haus Behring sehr stark verknüpft […].« Fritz König an Else von Behring, 20.7.1932. BAM, EvB/F 1/10.

38 Ludolph von Krehl an Else von Behring, 20.7.1932. BAM, EvB/F 1/9.

39 Rudolf von Hoeßlin an Else von Behring, 19.2.1933. BAM, EvB/F 1/6. – Die Briefe sind erhalten und erlauben einen guten Einblick in Behrings Befindlichkeit und seine Pläne nach der dreijährigen krankheitsbedingten Pause. Vgl.: Ulrike Enke: Behrings Briefe – neu gelesen. Zum Briefnachlass Emil von Behrings im Behring-Archiv in Marburg, in: Irmtraut Sahmland, Kornelia Grundmann (Hg.): Perspektiven der Medizingeschichte Marburgs. Darmstadt/Marburg 2011, S. 103-127.

40 Zeiss, Bieling: Behring, S. 540.

41 Vgl. ebd., S. 540 (Kitashima) und S. 502 (an Hoeßlin, 27.9.1910).
42 Heinz Zeiss: Emil von Behring und die experimentelle Therapie. Vortrag, gehalten am 20. September 1934 in der II. Allgemeinen Sitzung der 93. Versammlung der Gesellschaft Deutscher Naturforscher und Ärzte, Hannover, in: Klinische Wochenschrift 12 (1935), S. 429-433.
43 Zeiss: Behring und die experimentelle Therapie, S. 432.
44 Als Datum wurde die Publikation des Aufsatzes *Über das Zustandekommen der Diphtherie-Immunität und der Tetanus-Immunität bei Thieren* von Behring und Shibasaburō Kitasato in der DMW, der 4. Dezember 1890, angesetzt.
45 Nl Zeiss-07: »Schriftwechsel mit dem Leiter des Behring-Archivs Dr. v. Engelhardt und Prof. Bieling, Leverkusen, I. G. Werk wegen Bearbeitung der Biographie Behrings, Indexnummer: 7, Juli 1932 – März 1944«, Bl. 389: IG Farbenindustrie [Alexander von Engelhardt?] an Heinz Zeiss, 30.4.1938.
46 Paul J. Weindling: Epidemics and Genocide in Eastern Europe, 1890-1945. Oxford 2000, S. 233-236.
47 Zeiss, Bieling: Behring, Vorwort [unpag., S. 7].
48 Dazu der Eintrag von Heinz Zeiss ins Gästebuch der Familie vom 20.9.1932: »Moege das Ausklingen der Zusammenarbeit so harmonisch sein wie der Anfang!« – Privates Gästebuch (Slg. E. u. T. v. Behring).
49 Am 15. September wurden die »Nürnberger Gesetze« (das »Reichsbürgergesetz« und das »Gesetz zum Schutze des deutschen Blutes und der deutschen Ehre«) verabschiedet. Mit ihnen wurden die jüdischen Mitbürger zu Menschen minderen Rechts diskriminiert. »§ 4 (1) Ein Jude kann nicht Reichsbürger sein.«
50 Weindling: Epidemics and Genocide, S. 254.
51 Die Zeiss-Forschung hat – mit Ausnahme von Paul Weindling – dessen Behring-Biographie bisher kaum wahrgenommen. Vgl. Weindling: Epidemics and Genocide S. 233-236.
52 In dieser Einschätzung wurde er von Engelhardt unterstützt, s. Alexander von Engelhardt an Heinz Zeiss, 19.4.1939: »Die Ueberarbeitung des Bielingschen Teils macht sehr viel Mühe, vor allen Dingen, weil die Unterlagen seinerzeit nicht registriert worden sind und es sich auch sonst als unerlässlich erweist, den Stil demjenigen Ihres Tuberkuloseteils anzupassen. Sie wissen schon, wie ich das meine.« Nl Zeiss-07, Bl. 286.
53 Heinz Zeiss an G. Böhmer (Rechtsanwalt und Notar), 13.9.1937. Nl Zeiss-07, Bl. 412.
54 Rechtsanwälte Böhmer und Müllner an Akademische Verlagsanstalt Leipzig, 23.9.1937. Nl Zeiss-07, Bl. 409.
55 Richard Bieling an Heinz Zeiss, 1.11.1937. NL Zeiss-07, Bl. 404.
56 Näheres zur ideologischen Ausrichtung der Behring-Feier 1940 in Kap. XVII, S. 414-418.
57 Alexander von Engelhardt an Heinz Zeiss, 19.3.1940. Nl Zeiss-07, Bl. 208.

III. Eine Frage des Lebensstils

1 Pierre Bourdieu: Die feinen Unterschiede. Frankfurt a. M. 1982.
2 Behring an Else Spinola, 1.11.1896. BAM, EvB/B 214/3.
3 Brautbriefe Emil Behrings an Else Spinola, 31.10.1896 bis 11.12.1896. BAM, EvB/B 214/1-11. Einer der Briefe ist, da die erste und letzte Seite fehlen, nicht zu datieren.
4 Näheres dazu in Kap. X »In Marburg!« u. in Kap. XIII »Tuberkuloseforschung in Marburg«.
5 Behring an Else Spinola, 10.12.1896. BAM, EvB/B 214/9.
6 Die beiden Direktoren der Charité, Generalarzt Gustav Mehlhausen und Geheimrat Bernhard Spinola, werden von Behring namentlich erstmals in einem Brief an Carl Binz im April 1892 erwähnt. Behring an Carl Binz, 30.4.1892. BAM, EvB/B 1/17.

7 Ausgewertet wurden sowohl der Nachlass Behrings in Marburg (inklusive Briefentwürfe) als auch der Nachlass Friedrich Althoffs in Berlin (= Nl Althoff). Der erste Brief datiert auf den 8.11.1892; der Name Spinola fällt erstmals in einem Brief Behrings vom 10.5.1904.

8 Siehe Brautbriefe: 31.10.1896 bis 11.12.1896. BAM, EvB/B 214/1–11.

9 Emil Behring: Lebenslauf. BAM, EvB/L 1/3. – Dieser zunächst von Emil Behring verfasste Lebenslauf endet 1886, er wurde von Else von Behring fortgesetzt.

10 Behring an Else Spinola, 31.10.1896. BAM, EvB/ 214/2.

11 Diese Adresse war zugleich die Anschrift des Charité-Krankenhauses. Siehe: Berliner Adreß-Buch für das Jahr 1895. urn:nbn:de:kobv:109-1-719229/fragment/page=2884. WEB 19.5.2022.

12 Standesamt Berlin: Heiratsurkunde Emil und Else von Behring geb. Spinola. 29.12.1896. Beglaubigung vom 15.6.1935. BAM, EvB/L 104.

13 Ludwig Fränkel: Leo, Friedrich August, in: ADB 51 (1906), S. 646-653. https://www.deutsche-biographie.de/pnd104268107.html. WEB 21.2.2023.

14 Ebd.

15 Kurzbiographien der in Leipzig lebenden jüdischen Bevölkerung in Adolf Diamant: Chronik der Juden in Leipzig. Aufstieg, Vernichtung und Neuanfang. Chemnitz/Leipzig 1993, S. 182-200.

16 Diamant: Chronik der Juden in Leipzig, S. 105.

17 Stephan Wendehorst: Eine jüdische Geschichte der Universität Leipzig: Konzeption, Umsetzung und Perspektiven, in: ders. (Hg.): Bausteine einer jüdischen Geschichte der Universität. Leipzig 2006, S. 11-37; hier S. 35 f.

18 Journal Juden in Sachsen (= JJIS), Mai/Juni 2009, S. 35.

19 Wendehorst: Eine jüdische Geschichte, S. 35.

20 Die israelitische Gemeinde wurde 1846 gegründet. Vgl. Diamant: Chronik der Juden in Leipzig, S. 107.

21 Ebd., S. 125.

22 Ebd., S. 126.

23 Stadtarchiv Leipzig, II. Sektion, B 1810: »Gesuch des Israeliten Adolph Bendix um Erlaubnis zur Verheirathung mit einer ausländischen Israelitin.« Der Name der Braut und die Herkunft konnten nicht ermittelt werden.

24 Gustav Mehlhausen: Erinnerungsblätter zum 25jährigen Jubiläum des Verwaltungsdirektors des Charité-Krankenhauses Bernhard Spinola, in: Charité-Annalen 23. Berlin 1898, S. 1-42; hier S. 1.

25 Zu Werner Theodor Joseph Spinola s. Wilhelm Koner, Julius Eduard Hitzig: Gelehrtes Berlin. Verzeichniss im Jahre 1845 in Berlin lebender Schriftsteller und ihrer Werke. Berlin 1846, S. 334 f.; sowie: Wissenschaftliche Sammlungen an der Humboldt-Universität zu Berlin, Dokumente, Nr. 12983 und 12984 (Portraitsammlung Berliner Hochschullehrer; Historische Sammlungen der Universitäts-Bibliothek).

26 Bernhard Spinola an Elise Bendix, 8. Juli 1869. BAM, EvB/B 216/4.

27 Ebd.

28 Bernhard Spinola an Elise Bendix, 14. November 1869. BAM, EvB/B 216/7.

29 Getraute in der St.-Lucas-Kirche im Monat Februar u. März Jahr 1870. A 4702, DS. 00113, Eintr. 10.

30 Bernhard Spinola an Elise Bendix, 8. Juli 1869. BAM, EvB/B 216/4.

31 Mehlhausen: Erinnerungsblätter zum 25jährigen Jubiläum.

32 Eine – zum Teil lücken- bzw. fehlerhafte – Genealogie wurde 1967 von Ruth Hoevel und Karl Otto zusammengestellt. Ruth Hoevel, Karl Otto: Die Familie des Serumforschers Emil v. Behring, in: Archiv ostdeutscher Familienforscher, 3. Bd., Mai 1967, S. 226-228.

33 Bilder aus dem Besitz von Roland Spinola und Ursula Vest, geb. Spinola (Slg. Spinola). Die Kinderbilder wurden bei dem Berliner Hoffotografen Julius Braatz circa 1883 angefertigt.

34 Mehlhausen: Erinnerungsblätter zum 25jährigen Jubiläum, S. 38
35 Ebd., S. 37.
36 Ebd., S. 40.
37 Ebd.
38 Ebd., S. 37, S. 40.
39 Der heutige Name ist Nowe Miasto Lubawskie, Polen.
40 Der im Landkreis Rosenberg (poln. Susz) gelegene Ort hieß Gramten und gehörte zum Regierungsbezirk Marienwerder.
41 August Behring absolvierte seine Lehrerprüfung als 20-Jähriger in Graudenz an der Weichsel und arbeitete ab 1840 zunächst in Raudnitz und Klein-Sehren (beide Kr. Rosenberg/Susz), dann im nahe gelegenen Chrosle (Kreis Löbau), wo sein drittes Kind aus der Ehe mit Ernestine Jaekel geboren wurde.
42 Hoevel, Otto: Die Familie des Serumforschers Emil v. Behring, S. 226; August Behring, Albert Behring: Chronik der Schule zu Hansdorf [Auszüge, Abschrift]. BAM, EvB/S 8, S. 3.
43 Ebd.
44 Behring, Behring: Schulchronik.
45 Nach den auf Grundlage der Jahrbücher für das Preussische Volksschulwesen vorgenommenen Berechnungen von Heinz-Elmar Tenorth. Heinz-Elmar Tenorth: Lehrerberuf und Lehrerbildung, in: Karl-Ernst Jeismann, Peter Lundgreen (Hg.): Handbuch der deutschen Bildungsgeschichte, Bd. 3: 1800-1870. München 1987, S. 250-270; hier S. 258, und S. 268, Anm. 29.
46 Gerd Friederich: Das niedere Schulwesen, in: Jeismann, Lundgreen (Hg.): Handbuch der deutschen Bildungsgeschichte, S. 123-152; hier S. 127-129.
47 In der Chronik der Hansdorfer Schule werden die »Schulverhältnisse« als »traurig« beschrieben, »die Wohn- und Schulstube war niedrig und ungesund«. Behring, Behring: Schulchronik, S. 3.
48 Friederich: Das niedere Schulwesen, S. 127-129.
49 Rainer Bölling: Volksschullehrer und Politik: Der Deutsche Lehrerverein 1918-1933. Göttingen 1978, S. 16f.
50 Wilhelm Busch: Max und Moritz, eine Bubengeschichte in sieben Streichen. München 1865. 4. Streich.
51 Vgl. dazu Tenorth: Lehrerberuf und Lehrerbildung, S. 258.
52 Bölling: Volksschullehrer und Politik, S. 16f.
53 Behring, Behring: Schulchronik, S. 3.
54 Jakob Kempka war damals Lehrer im nahe gelegenen Klein-Sehren, Amtsbezirk Raudnitz, Kr. Rosenberg.
55 August Behring an Jakob Kempka. 14.4.1850, 21.6.1854, 29.8.1857. BAM, EvB/B 211/1; EvB/B 211/3; EvB/B 211/4.
56 August Behring an Jakob Kempka, 17.1.1886. BAM, EvB/B 211/5, S. 4.
57 Behring, Behring: Schulchronik, S. 5.
58 Nachruf des Raudnitzer Lehrervereins in der Westpreußischen Lehrerzeitung Nr. 38, in: Behring, Behring: Schulchronik, S. 6.
59 Hartmut Titze: Lehrerbildung und Professionalisierung, in: Christa Berg (Hg.): Handbuch der deutschen Bildungsgeschichte, Bd. 4: 1870-1918, München 1991, S. 345-370; hier S. 357.
60 Tenorth: Lehrerberuf und Lehrerbildung, S. 259, Anm. 36.
61 Walter Bieber an Else von Behring, 7.1.1925. BAM, Liste: 02-10, Stand U-II, Nr. 1460. – Offenbar hatte Walter Bieber von Else von Behring den Auftrag erhalten, für die geplante Behring-Biographie Material über die Herkunftsfamilie Emil von Behrings zu sammeln. In seinem Brief beruft sich Walter auf seinen Bruder Hermann Bieber, damals Lehrer in Hansdorf. Hermann griff auf Erinnerungen und Erzählungen der Hansdorfer Bevölkerung zurück.

62 1889 oder 1890. Datum erschlossen aus dem Hinweis auf das Geschenk zu ihrem Geburtstag, den Augustine Behring am 28. April feiern konnte. BAM, EvB/B 212/2.
63 Vgl. Korrespondenz August Behrings mit Jakob Kempka. BAM, EvB/B 211/1-7.
64 So schrieb beispielsweise Paul Behring an Albert Behring am 28. März 1893 aus Plutowo nach Hansdorf und berichtete von einer neuen Orgel in der Plutower Kirche, die von dem Orgelbauer Wilhelm Sauer aus Frankfurt/Oder gebaut wurde. Zur Eröffnung wollte Paul Behring eine Toccata des Komponisten Moritz Brosig aufführen, ein Stück, das »im Löbauer Seminar viel gespielt wurde«. – Briefe an Albert Behring [unveröffentlicht]. Nl Albert u. Christian-Ulrich Behring, BAM. – Albert Behring hatte von 1881 bis 1884 das Königliche Schullehrerseminar zu Löbau besucht (Behring, Behring: Schulchronik, S. 4), Paul machte seine 2. Lehrerprüfung in Löbau im Juni 1890 (ebd., S. 6).
65 Schriftl. Mitteilung v. Brigitte Vetter, Enkelin von Hermann und Margarete Behring, 8.1.2019.
66 Ev. Landeskirchliches Archiv Berlin, Kirchenbuch-Nr. 865. Kirchenbücher der Dreifaltigkeitskirche Berlin (Heiratsregister Nr. 181/1896). – Zu Ernst Dryander und seiner Verbindung zum preußischen Königshaus s. Erich Beyreuther: Dryander, Ernst von, in: NDB 4 (1959), S. 141 f.; https://www.deutsche-biographie.de/pnd119059436.html#ndbcontent. WEB 19.5.2022. – Für freundliche Hinweise danke ich Siegfried Malcher und Bert Buchholz, Landeskirchliches Archiv, Berlin.
67 Hofphotograph Sandau, Unter den Linden 19, Berlin.
68 Behring an Friedrich Althoff, 14.12.1896. Nl Althoff, Nr. 668, Dok.-Nr. 68-71.
69 Zu den Brills der Berliner Gesellschaft gehörten u.a. die Juwelen-, Gold- und Silberhändler Brill & Cassel sowie der Filzschuhfabrikant R. Brill. – Berliner Adreß-Buch für das Jahr 1895: urn:nbn:de:kobv:109-1-719229. WEB 19.5.2022.
70 Privates Gästebuch d. Fam. Behring. Digitalisat. BAM, EvB/L 266. (Orig. Slg. E. u. T. v. Behring.)
71 Behring an Else Spinola, 2.11.1896. BAM, EvB/B 214/4.
72 Menü-Karte der Hochzeit Emil und Else Behrings, 29.12.1896 [Foto, Orig. im Nachlass Erich Wernicke]. BAM, EvB/L 18.
73 Augustine Behring an Emil Behring [Januar 1892]. BAM, EvBEvB/B 212/5.
74 Emma Behring an Albert Behring [o.D., 1892 oder 1893]. Nl Albert u. Christian-Ulrich Behring, BAM.
75 Günter Lauer: Kinder- und Jugendjahre am Rande der Marburger Altstadt 1938-1948. Privatdruck [ca. 2015], S. 10 f.
76 Kap. XI »Häuslichkeit und Internationalität«, S. 279-302.

IV. »Erziehung zur Freiheit«

1 In Behrings Nachlass befinden sich mehrere Jahreskalender, in welchen nach Art knapper Tagesrapporte Ereignisse des Tages, kurz gefasste Ergebnisse von Versuchen, Namen und Hinweise auf Korrespondenzen, die Schlaffrequenz des unter Schlaflosigkeit Leidenden oder alltägliche Verrichtungen wie das Aufziehen der Uhren notiert sind. Es sind nicht alle Kladden erhalten geblieben; das Tagebuch, in dem die sich plötzlich bietende Möglichkeit, Medizin zu studieren, dokumentiert sein soll, gilt als Verlust. Ein Hinweis verzeichnet es als Leihgabe an die Behring-Ausstellung in der Alten Schlossbergschule in Marburg. Hs. ergänzt: »nicht erhalten, s. Ordner 1252a, T-I.« – Zeiss und Bieling weisen auf Tagebuchaufzeichnungen aus dem Jahr 1913 mit Bezug auf den Bahnhof Raudnitz hin. Zeiss, Bieling: Behring, S. 549, Anm. 4.
2 Emil von Behring: Auto-Biographie. BAM, EvB/L 259, S. 384-387. Die Abk. des Originaltextes wurden aufgelöst.

3 Zeugnis des Gymnasiums Hohenstein vom 20.12.1873, mit Unterschrift von Eugen Trosien und Friedrich Wilhelm Krause, dem Ordinarius der Prima. BAM, EvB/L 108.

4 Lebenslauf des Dr. Behring aus Bojanowo [Abschrift, mit Erg. Else von Behrings]. BAM, EvB/L 1/3. – Vgl. auch: »Lebenslauf des Unterarztes beim 4ten Posenschen Infanterie-Regiment No. 59 Dr. Behring« (BAM, EvB/L 143/1): »Bis zu meinem 14ten Lebensjahr wurde ich im elterlichen Hause erzogen.«

5 Behring, Behring: Schulchronik, darin Albert Behring: »Geboren am 9. Juli 1864 in Hansdorf besuchte ich bis zur Konfirmation (Oktober 1878) die Schule meines Vaters, trat im April 1879 in die Königl. Präparantenanstalt in Rehden ein, wurde am 25. April 1881 in das Königl. Schullehrer-Seminar zu Löbau / Westpreussen aufgenommen und am 21. Februar 1884 als ›bestanden‹ entlassen.« (Ebd., S. 4.)

6 Hohenstein (Olsztynek) wurde erst 1887 an das Eisenbahnnetz angeschlossen und erhielt einen Bahnhof. Bis heute ist der Ort von Iława aus nur über Allenstein (Olsztyn) oder Soldau (Działdowo) mit dem Zug zu erreichen. – Geschichte von Olsztynek – Hohenstein; Pagelshof, in: http://www.ostpreussen.net/ostpreussen/orte.php?bericht=683&gl683=8. WEB 12.9.2017.

7 Renate Lenz: Emil von Behrings Kindheitsstätten, in: Alexander von Engelhardt (Hg.): Die Welt dankt Behring. Berlin 1942, S. 277-278.

8 Ludwig Adolf Wiese: Das höhere Schulwesen in Preußen. Historisch-statistische Darstellung. Bd. 2: 1864-1868. Berlin 1869, S. 95.

9 Das Fest des Heiligen Michael, Michaelis, wurde am 29. September gefeiert.

10 Paul Behring kam im Januar 1867 zur Welt, die jüngste Schwester Emma wurde 1869 geboren.

11 Internetrecherche Ordensburg Hohenstein. Ohne Autor.

12 Die *Hohensteiner Post* vom 20. März 1928 (Nr. 34) berichtete über die am 19. März 1928 erfolgte »Namensweihe der Behring-Schule«.

13 Wiese: Das höhere Schulwesen in Preußen, Bd. 2, S. 61.

14 Ludwig Adolf Wiese: Das höhere Schulwesen in Preußen. Historisch-statistische Darstellung, Bd. 1, Berlin 1864, Übersicht S. 610 f.

15 Wiese: Das höhere Schulwesen in Preußen, Bd. 1, S. 61.

16 Ludwig Adolf Wiese: Das höhere Schulwesen in Preußen, Bd. 3: 1869-1873. Berlin 1874, S. 113 f.

17 Wiese: Das höhere Schulwesen, Bd. 2, S. 95.

18 Wiese: Das höhere Schulwesen, Bd. 1, S. 38.

19 Wiese: Das höhere Schulwesen, Bd. 2, S. 95.

20 Karl Lohmeyer: Toeppen, Max Pollux, in: ADB 38 (1894), S. 451-453, https://de.wikisource.org/w/index.php?title=ADB:Toeppen,_Max_Pollux&oldid=2507897. WEB 12.9.2017; Franz Kössler: Personenlexikon von Lehrern des 19. Jahrhunderts, Bd. 21: »Tabulski – Tzschentke«, o. Pag. Preprint 18.12.2007. http://geb.uni-giessen.de/geb/volltexte/2008/6502. WEB 3.3.2023.

21 J. Maßner: Eugen Trosien und die Stellung der Philologen und Juristen in den Provinzialschulkollegien, in: Deutsches Philologenblatt 32 (1924), S. 226-229. – S. auch: Eugen Trosien: Antrittsrede des Directors [E. Trosien], in: Programm des Königlichen Gymnasiums zu Hohenstein i. Ostpr. Königsberg 1870, S. 19-23.

22 »Trosien, Eugen«, in: Kössler: Personenlexikon von Lehrern des 19. Jahrhunderts, Bd. 21, o. Pag.

23 Trosien: Antrittsrede des Directors, S. 19-23.

24 Ebd., S. 19.

25 Ebd., S. 20.

26 Immanuel Kant: Grundlegung zur Metaphysik der Sitten, in: Wilhelm Weischedel (Hg.): Immanuel Kant – Werkausgabe, Bd. 7. Frankfurt a. M. [3]1977, S. 46.

27 Programm des Königlichen Gymnasiums Hohenstein 1870, S. 19.

28 Ebd., S. 22.

29 Die von Trosien gestellten Aufsatzthemen lauten in Auswahl: Eines Mannes Tugend erprobt allein die Stunde der Gefahr (Fr. Schiller); Das Gute tun ist leicht, selbst Schwachen eine Lust. Das Böse meiden schwer, Kampf einer Heldenbrust (Fr. Rückert); Wie ergänzen die beiden Aussprüche einander: »Aller Ausgang ist ein Gottesurteil« und »Der Ausgang ist der Tat Gepräge, nicht ihr Wert«; Die Vorfabel zu Lessings »Nathan dem Weisen«. – Aufsatzheft Emil Behring. BAM, EvB/L 106. S. auch: Programm des Königlichen Gymnasiums Hohenstein 1874, S. 34.

30 Metschnikoff, mit dem sich Behring zu dieser Zeit in regem Austausch befand, propagierte in seinen populärwissenschaftlich gehaltenen Schriften ein optimistisches Weltbild, losgelöst von Religion und Metaphysik, wonach die Naturwissenschaften an die Stelle einer Zukunftsreligion treten sollten. Vgl. Thomas Schmuck: Il'ja Il'ič Mečnikov – Denkwege zwischen Philosophie und Medizin, in: Heiner Kaden, Ortrud Riha (Hg.): Studien zu Carl Julius Fritzsche (1808-1871) und Il'ja Il'ič Mečnikov (1845-1916). Aachen 2008, S. 91-170.

31 Emil Behring: Philosophische, literarische und künstlerische Notizen [Titel fing.], 9.7.1903. BAM, EvB/L 261.

32 Programm des Königlichen Gymnasiums Hohenstein 1874, S. 34.

33 Trosien: Antrittsrede des Directors, S. 21.

34 Ebd.

35 Ebd.

36 »Namensweihe der Behring-Schule« am 19. März 1928. Bericht der *Hohensteiner Post* vom 20. März 1928 (Nr. 34). – Else von Behring war anwesend und hielt eine Ansprache.

37 Programm des Königlichen Gymnasiums Hohenstein 1874, S. 38.

38 Zeiss, Bieling: Behring, S. 17.

39 Königliches Gymnasium Hohenstein: Zeugniss behufs der Meldung zum einjährigen freiwilligen Militärdienst [für Emil Behring] mit Datum vom 20.12.1873. BAM, EvB/L 108.

40 Programm des Königlichen Gymnasiums Hohenstein 1874, S. 42 [Freitag, 31. Juli 1874].

41 Lothar Mertens: Bildungsprivileg und Militärdienst im Kaiserreich. Die gesellschaftliche Bedeutung des Einjährig-Freiwilligen Militärdienstes für das deutsche Bildungsbürgertum, in: Bildung und Erziehung, 43 (1990), S. 217-228; hier S. 219.

42 Lenz: Emil von Behrings Kindheitsstätten, S. 277; Zeiss, Bieling: Behring, S. 549, Anm. 4.

43 Die Anekdote wird erzählt bei Lenz: Emil von Behrings Kindheitsstätten, S. 277.

44 Zu Oberstabsarzt Ernst Blumensath s. Paul Wätzold: Stammliste der Kaiser Wilhelms-Akademie für das militärärztliche Bildungswesen. Berlin 1910, S. 31.

45 Zur Geschichte der Berliner Universität und ihrem ersten Jahrhundert grundlegend: Heinz-Elmar Tenorth, Charles E. McClelland (Hg.): Geschichte der Universität Unter den Linden, Bd. 1: Gründung und Blütezeit der Universität zu Berlin 1810-1918. Berlin 2013.

46 Acta des Emil Adolph v Behring, darin: »Personalnotizen über den verstorbenen Wirklichen Geh. Mediz.Rat Prof. Dr. Emil v. Behring, Exzellenz«. BAM, EvB/L 143/1.

47 »Bestimmungen über die Aufnahme in die militärärztlichen Bildungsanstalten zu Berlin« [7.7.1876], in: Otto Schickert: Die Militärärztlichen Bildungsanstalten von ihrer Gründung bis zur Gegenwart. Festschrift zur Feier des hundertjährigen Bestehens des medizinisch-chirurgischen Friedrich Wilhelms-Instituts. Berlin 1895, S. 281-285; hier S. 283 f.

48 Modus der Aufnahme, § 12 bis §17, in: Schickert: Die Militärärztlichen Bildungsanstalten, S. 284 f.

49 »Bestimmungen über die Aufnahme in die militärärztlichen Bildungsanstalten zu Berlin« [7.7.1876], in: Schickert: Die Militärärztlichen Bildungsanstalten, Anlage XIV, S. 281-285.

50 Ebd., S. 214 f.

51 Ebd., S. 211.

52 Rolf Winau: Medizin in Berlin. Berlin/New York 1987, S. 153.

53 Schickert: Die Militärärztlichen Bildungsanstalten, S. 182.
54 Das ist der hs. Adressangabe auf einem Kollegheft zu entnehmen: Emil Behring: Geisteskrankheiten Westphal. Kollegheft mit hs. Eintragungen. BAM, EvB/L 115, Titelblatt.
55 Schickert: Die Militärärztlichen Bildungsanstalten, S. 178 f. Lagepläne nach S. 120 und S. 178, Grundriss des Lehrgebäudes S. 180, zeitgenössische Fotos des Lehrgebäudes nach S. 180.
56 Ebd., S. 179. Abb. des Grundrisses S. 180.
57 Ebd., S. 192-194.
58 Ebd., S. 190 f.
59 Jürgen Kocka: Bürgertum im 19. Jahrhundert. Bd. 2: Wirtschaftsbürger und Bildungsbürger, Göttingen 1995, S. 106 f.
60 Wätzold: Stammliste der Kaiser Wilhelms-Akademie, S. 190-195.
61 Frank-Peter Kirsch: »Götter in deren Hand Donner und Blitz liegt.« Ausbildung und Forschung der Berliner Militärärzte von 1870 bis 1895. Diepholz/Stuttgart/Berlin 2010, S. 30-32. – Zum Beruf des Volksschullehrers und Behrings Herkunft s. Kap. III, S. 42 f.
62 Claudia Huerkamp nennt als Beispiele mangelnder Differenzierung Bauer versus Gutsbesitzer, Handwerker versus Fabrikant, Pensionsbezieher versus Privatier. Claudia Huerkamp: Der Aufstieg der Ärzte im 19. Jahrhundert. Göttingen 1985, S. 66.
63 Ebd., S. 73.
64 »Mit meinen Mitteln hat derselbe [Emil B.] ja nicht das Gymnasium u Universität durchgemacht; es machte sich so infolge Begünstigungen u natürlich, daß er auch ein gut Teil Schulden gemacht, aber nun auch so ziemlich gedeckt hat.« August Behring an Jakob Kempka, 17. 1. 1886. BAM, EvB/B 211/5.
65 Schickert: Die Militärärztlichen Bildungsanstalten, S. 230.
66 Zu Muttray s. Wätzold: Stammliste der Kaiser Wilhelms-Akademie, S. 194.
67 Zur Verleihung des Titels vgl. Zeitschrift für ärztliche Fortbildung 14 (1971), S. 588.
68 Richard Paasch: Gesundheit und Lebensklugheit. Leipzig 1913.
69 Zu Georg Gaffky s. Jasper Hein, Franz Schulenburg: Georg Gaffky, in: Hans Georg Gundel, Peter Moraw, Volker Press (Hg.): Gießener Gelehrte in der ersten Hälfte des 20. Jahrhunderts, Bd. 2, Teil 1. Marburg 1982, S. 256-263; hier S. 263.
70 Verzeichnis der Alten Herren des Corps an der Kaiser Wilhelms-Akademie Suevo-Borussia. Aufgestellt im Juni 1914 [Kopie, BAM, EvB/B 162/3/2], Behring als Nr. 105 auf S. 6.
71 Oswald Gerhardt: Millionen Kinder danken ihm … Vor fünfzig Jahren wurde das erste durch Emil von Behrings Diphtherie-Heilserum gerettet, in: Kölnische Illustrierte Zeitung, Nr. 42 [1940], S. 990.
72 Theodor Billroth: Über das Lehren und Lernen der medizinischen Wissenschaften an den Universitäten der deutschen Nation, nebst allgemeinen Bemerkungen über Universitäten. Wien 1876, S. 242, Anm.
73 Rüdiger vom Bruch: Gelehrtenpolitik, Sozialwissenschaften und akademische Diskurse in Deutschland im 19. und 20. Jahrhundert. Stuttgart 2006, S. 13 f.
74 Ernst von Leyden: Lebenserinnerungen, hg. v. Clarissa Lohde-Boetticher. Stuttgart/Leipzig 1910, S. 133.
75 R. S. Turner: The Growth of Professional Research in Prussia 1818-1948, in: Historical Studies in the Physical Sciences 3 (1971), zit. nach Huerkamp: Der Aufstieg der Ärzte, S. 94.
76 Zur Person s. Christoph Meinel, Hartmut Scholz (Hg.): Die Allianz von Wissenschaft und Industrie. August Wilhelm Hofmann (1818-1892). Zeit, Werk, Wirkung. Weinheim 1992.
77 Wilhelm Ostwald: Lebenslinien, Teil I (Berlin 1926, S. 185), zit. nach Christoph Meinel: August Wilhelm Hofmann – »Regierender Oberchemiker«, in: Meinel, Scholz (Hg.): Hofmann, S. 27-64; hier S. 47.

78 Colin A. Russell: August Wilhelm Hofmann – Cosmopolitan Chemist, in: Meinel, Scholz (Hg.): Hofmann, S. 65-75.
79 Meinel: August Wilhelm Hofmann, S. 44 und 47.
80 Hans-Werner Schütt: Der Zustand der Chemie in Preußen und die chemischen Laboratorien von August Wilhelm Hofmann, in: Meinel, Scholz (Hg.): Hofmann, S. 133-140.
81 Justus von Liebig: Die organische Chemie in ihrer Anwendung auf Physiologie und Pathologie. Braunschweig 1842.
82 Justus von Liebig: Chemische Briefe. Wohlfeile Ausgabe. Leipzig/Heidelberg 1865.
83 August Wilhelm von Hofmann: Aus Justus Liebig's und Friedrich Wöhler's Briefwechsel in den Jahren 1829-1873, Bd. 1-2. Braunschweig 1888.
84 »Einzelne Beobachtungen ohne Zusammenhang sind auf einer Ebene zerstreute Punkte, die uns nicht gestatten, einen bestimmten Weg zu wählen. In der Chemie hatte man Jahrhunderte lang nichts als diese Punkte, deren Zwischenräume auszufüllen Mittel genug in Anwendung kamen; allein bleibende Entdeckungen, wahre Fortschritte wurden erst dann gemacht, als man ihre Verknüpfung nicht mehr der Phantasie überließ.« Liebig: Die organische Chemie, S. XV. – Am Rand notiert: »Senkblei«. Das Wort bezieht sich auf eine weitere Passage: »Gewiß ist unser Senkblei nicht lang genug, um die Tiefe des Meeres zu messen, allein es verliert deshalb seinen Werth für uns nicht; wenn es uns vorläufig nur hilft, um die Klippen und Sandbänke zu vermeiden, so ist dieser Nutzen groß genug.« (Ebd., S. XV f.)
85 Margit Szöllösi-Janze: Fritz Haber 1868-1934. Eine Biographie, München [2]2015, S. 39.
86 Hermann von Helmholtz: Handbuch der physiologischen Optik, Hamburg/Leipzig [2]1896.
87 Behring: Auto-Biographie. BAM, EvB/L 259, S. 384.
88 Eine zeitgenössische Würdigung Alexander Carl Heinrich Brauns in: Leopoldina. Amtliches Organ der Kaiserlich leopoldinisch-carolinisch-deutschen Akademie der Naturforscher, Heft 13, Nr. 7-8, April 1877, S. 50-60, sowie: Leopoldina (ebd.), Nr. 9-10, Mai 1877, S. 66-72.
89 Studienplan vom Jahre 1875, »I. Semester: Winterbeginn«, in: Schickert: Die Militärärztlichen Bildungsanstalten, S. 210-215.
90 Rudolf Virchow: Über den Unterricht in der pathologischen Anatomie (Klinisches Jahrbuch 2, 1890, S. 75-100; hier S. 97), zit. nach Constantin Goschler: Rudolf Virchow: Mediziner – Anthropologe – Politiker. Köln/Weimar/Wien 2002, S. 205.
91 Goschler: Virchow, S. 208.
92 Ebd., S. 208. – Hier auch weitere Beschreibungen seines didaktischen Vorgehens.
93 Emil Behring: Die Geschichte der Diphtherie. Mit besonderer Berücksichtigung der Immunitätslehre. Leipzig 1893, S. 201: »Man lese […] *Virchow's* Darstellung solcher Krankheiten, die wir jetzt als tuberculöse, pneumonische, diphtherische u. s. w. bezeichnen, und vergleiche damit, was seit *R. Koch's* Eintreten in die medicinische Forschung daraus geworden ist.« – Im Rückblick auch in: ders.: 30 Jahre Diphtherieforschung, in: ders.: Gesammelte Abhandlungen NF. Bonn 1915, S. 29-38 (Wiederabdruck): »Ich muß sogar gestehen, dass ich von keinem meiner medizinischen Lehrer mehr beeinflußt worden bin als von ihm.« (Ebd., S. 30.)
94 Behrings Vorlesungsmitschriften zu Geisteskrankheiten (BAM, EvB/L 115) und zum Nervensystem (BAM, EvB/L 117). Hier wurde das Kapitel »Degeneration der Seitenstränge = Tabes dorsalis = Paralysis spastica« nachträglich mit Bleistift bearbeitet (Unterstreichungen, Hinweis auf Charcot).
95 Emil Behring: Geisteskrankheiten Westphal. Kollegheft mit hs. Eintragungen. BAM, EvB/L 115, Titelblatt. – Westphal las über Melancholie als Psychoneurose, Hypochondrie, Manie (»Cerebropsychose«), Tobsucht als Psychoneurose, »Verrücktheit«, Zwangsvorstellungen, allgemeine Paralyse, chronische Myelitis, »Degenerationszustände als Ausgänge schwerer Neurosen«, Epilepsie, Hysterie, Idiotie, »Monomanieen«, »Mikrocephalie« und schließlich über die »Aetiologie der

Geistesstörungen«; Behring ergänzte die Mitschrift mit Hinweisen aus Heinrich Schüles *Handbuch der Geisteskrankheiten* (Leipzig 1878).

96 Behring: Auto-Biographie. BAM, EvB/L 259, S. 385.

97 Zur Korrespondenz Ernst von Leydens mit Behring s. BAM, EvB/B 92/1-9. – »Die deutsche Klinik« in: Ernst von Leyden, Felix Klemperer (Hg.): Die deutsche Klinik am Eingange des zwanzigsten Jahrhunderts in akademischen Vorlesungen. 14 Bde. Berlin/Wien 1903-1913.

98 Zur Hochzeit von Else und Emil Behring hatte das Ehepaar Leyden ein Geschenk geschickt. Else Behring an Elise Spinola, 18.10.1897. (Slg. E. u. T. v. Behring.) – Weitere Hinweise auf private Beziehungen im Briefwechsel Else Behring – Elise Spinola.

99 James Marion Sims: Klinik der Gebärmutter-Chirurgie mit besonderer Berücksichtigung der Behandlung der Sterilität. Erlangen 1866.

100 Nach BAM handelte es sich um Professor Dr. Schmieden, Frankfurt a. M. – Zwei Blätter wurden abfotografiert, auf denen sich Mitschriften zu Punktion, Akupunktur und Bohren und Arteriotomie bei Kopfverletzungen befinden. (BAM, EvB/L 122.)

101 Emil Behring. Vorlesungsmitschrift »Kinderkrankheiten Henoch«. BAM, EvB/L 137.

102 Manfred Stürzbecher: Henoch, Eduard, in: NDB 8 (1969), S. 549; https://www.deutsche-biographie.de/pnd116717300.html#ndbcontent. WEB 26.3.2019.

103 Zu Heubner s. Volker Hesse: Leben und Werk Otto Heubners, in: Monatsschrift für Kinderheilkunde 164 (2016), DOI 10.1007/s00112-016-0174-z. WEB 26.3.2019. – Zum Briefwechsel Behring – Heubner s. Enke: Behrings Briefe – neu gelesen, S. 113-117; sowie BAM, EvB/B 1/40-1/62 (Behring) und EvB/B 62/1-8 (Heubner).

104 Eduard Henoch: Vorlesungen über Kinderkrankheiten. Berlin ^{6}1892.

105 Vgl. Wolfgang U. Eckart (Hg.): Rudolf Virchow und Gustav Adolph Spiess. Cellular-Pathologie versus Humoral- und Solidarpathologie. Berlin/Heidelberg 2016.

106 Vgl. Kap. VII, S. 142f., und Kap. IX, S. 247-249.

107 Schickert: Die Militärärztlichen Bildungsanstalten, S. 172.

108 [Emil Behring:] Lebenslauf des Unterarztes beim 4ten Posenschen Infanterie-Regiment No. 59 Dr. Behring, in: Acta des Emil Adolph v Behring. BAM, EvB/L 143/1.

109 Wilhelm Horn: Das preussische Medicinalwesen. 2. Teil. Berlin ^{2}1863, S. 32 f. – Erläuterungen S. 34 f.

110 Tentamen Physicum. Emil Adolf Behring. 24.2.1877. BAM, EvB/L 109.

111 Huerkamp: Der Aufstieg der Ärzte, S. 104.

112 Kirsch: »Götter«, S. 97 u. S. 72 (hier Auswertung der von Wätzold aufgestellten Stammliste).

113 Emil Behring: Neuere Beobachtungen über die Neurotomia opticociliaris. Diss. med. Berlin 1878.

114 Behring: Auto-Biographie. BAM, EvB/L 259, S. 385.

115 Andrzej Grzybowski, Helmut Wilhelm: Little known ophthalmic interests of Emil von Behring, the first Nobel Prize Laureate in Medicine or Physiology, in: Acta Ophthalmologica 91 (2013), S. 381-384; hier S. 382.

116 Behring: Neuere Beobachtungen über die Neurotomia opticociliaris, S. 30.

117 Promotionsurkunde der Friedrich-Wilhelms-Universität zu Berlin. BAM, EvB/L 110.

118 Billroth: Über das Lehren und Lernen der medizinischen Wissenschaften, S. 242.

119 Leyden: Lebenserinnerungen, S. 134.

120 S. Hüntelmann: Paul Ehrlich, S. 30-44.

121 Ebd., S. 31. – Hüntelmann verweist auf Wilhelm von Waldeyer-Hartz: Lebenserinnerungen. Bonn ^{2}1921, S. 158.

122 Dagegen die Überlieferung bei Ehrlich hinsichtlich der Versuche mit Tieren (Frösche, Mäuse). Vgl. Hüntelmann: Paul Ehrlich, S. 34.

123 Zeiss, Bieling: Behring, S. 24.

V. Kaninchenkäfige und Jodoform

1 Rudolf Lennhoff: Wohltäter der Menschheit: zum 60. Geburtstag der Professoren v. Behring und Ehrlich, in: Berliner Illustrirte Zeitung vom 15.3.1914, S. 189-191; hier S. 189.

2 Die Fotos wurden von Waldemar Titzenthaler aufgenommen und zeigen u.a. Behring bei der »Pferdeimpfung«.

3 Lennhoff: Wohltäter der Menschheit.

4 Donna J. Haraway: When Species Meet. Minneapolis 2005.

5 Martina Schlünder, Christian Reiß, Axel Hüntelmann, Susanne Bauer: Cakes and Candies. Zur Geschichte der Ernährung von Versuchstieren, in: Berichte zur Wissenschaftsgeschichte 35 (2012), S. 275-285; hier S. 279.

6 Die Experimentatoren gingen davon aus, dass die mithilfe der Tierkörper und Körperreaktionen gewonnenen Erkenntnisse modellhaft und ohne Reibungsverluste auf den Menschen zu übertragen seien. – Zum ›Tiermodell‹ in der experimentellen Medizin des 19. Jahrhunderts vgl. Volker Roelcke: Repräsentation – Reduktion – Standardisierung. Zur Formierung des ›Tiermodells‹ menschlicher Krankheit in der experimentellen Medizin des 19. Jahrhunderts, in: Roland Borgards, Nicolas Pethes (Hg.): Tier – Experiment – Literatur 1880-2010. Würzburg 2013, S. 15-36.

7 Die Versuche wurden noch bei Behrings Lehrer Emil du Bois-Reymond durchgeführt. Emil du Bois-Reymond: Untersuchungen über thierische Elektricität, Bd. 1. Berlin 1848, S. 459.

8 Zu den Experimentaltieren im späten 19. Jahrhundert s. Axel C. Hüntelmann: Füttern und Gefüttert-Werden. Versorgungskreisläufe und Nahrungsregimes im Königlich Preußischen Institut für experimentelle Therapie, ca. 1900 bis 1910, in: Berichte zur Wissenschaftsgeschichte 3 (2012), S. 300-321; zur Geschichte des Tierversuchs s. Axel C. Hüntelmann: Geschichte der Tierversuche, in: Roland Borgards (Hg.): Tiere. Kulturwissenschaftliches Handbuch. Stuttgart 2016, S. 160-173.

9 [Emil Behring] Lebenslauf des Unterarztes beim 4ten Posenschen Infanterie-Regiment No. 59 Dr. Behring, in: Acta Emil Adolph v. Behring. BAM, EvB/L 143/1.

10 Frank-Peter Kirsch wertet die Jahre 1873 bis 1891 aus. Kirsch: »Götter«, S. 197, Tab. III.

11 Vgl. Claudia Wolff: Georg Gaffky (1850-1918). Erster Vertreter der Hygiene in Gießen von 1888 bis 1905. Gießen 1992, S. 18-20. – Gaffkys Lehrer waren der Pathologe Ludwig Traube, der Physiologe Heinrich Adolf von Bardeleben, der Ophthalmologe Karl Ernst Theodor Schweigger und der Pädiater Eduard Heinrich Henoch. – S. auch Wätzold: Stammliste der Kaiser Wilhelms-Akademie, S. 136 f.

12 Kirsch: »Götter«, S. 169.

13 Personalnotizen über den verstorbenen Wirkl. Geh. Medicin. Rat Prof. Dr. Emil von Behring, in: Acta Emil Adolph v Behring. BAM, EvB/L 143/1.

14 InterimsZeugnis über bestandene ärztliche Prüfung. Ausgestellt durch die Medizinische Fakultät der Universität Berlin, 7.6.1880. BAM, EvB/L 111. – Urkunde über die Approbation als Arzt, ausgestellt durch das Ministerium der geistlichen, Unterrichts- und Medicinalangelegenheiten. BAM, EvB/L 112.

15 Linton: Emil von Behring, S. 17-40: »The Making of a Medical Researcher«.

16 Christian Klein, Lukas Werner: Biographische Erzählungen in audio-visuellen Medien. Spielfilm, in: Klein (Hg.): Handbuch Biographie, S. 154-164; hier S. 162.

17 Zur angenommenen Linearität des Lebensverlaufes s. Michaela Holdenried: Biographie vs. Autobiographie, in: Klein (Hg.) Handbuch Biographie, S. 37-43; hier S. 41.

18 »Vereinsleben (Augstein, Caspar, Goldscheider, Wernicke, Scheuerlen [recte: Scheurlen], Hecker, Rudloff, Löffler, Gaffky, Schjerning, Renvers, Martin, Gärtner.«, in: [Emil von Behring:] Auto-Biographie. BAM, EvB/L 259, S. 382 f.

19 Nach Michael Rademacher: Deutsche Verwaltungsgeschichte von der Reichseinigung 1871 bis zur Wiedervereinigung 1990. pos_posen.html. (Online-Material zur Diss., Osnabrück 2006.) WEB 3.4.2019.

20 Der bis heute mit einem Denkmal geehrte Hipolit Cegielski, ein ehemaliger Gymnasiallehrer, hatte 1846 in Posen das Unternehmen H. Cegielski – Poznań gegründet, das Landmaschinen und Lokomotiven produzierte.

21 Andreas Daum: Wissenschaftspopularisierung im 19. Jahrhundert: Bürgerliche Kultur, naturwissenschaftliche Bildung und die deutsche Öffentlichkeit 1848-1914. München 2002, S. 92.

22 Verzeichniss der Mitglieder des naturwissenschaftlichen Vereins der Provinz Posen [ca. 1880]. BAM, EvB/L 155a.

23 Pauly und Samter werden in dem Fallbericht von Behring und Bolesław Wicherkiewicz erwähnt, s. unten. Emil Behring, Bolesław Wicherkiewicz: Ein Fall von metastasirendem Chlorosarkom, in: BklW 33, S. 509-513; hier S. 510 (Pauly), S. 511 (Samter).

24 Das Militärlazarett befand sich im Nordwesten der Stadt an der Wallstraße, Ecke Königsstraße. Adressbuch der Stadt Posen. 1886. Mit Plan der Stadt Posen. https://ia800902.us.archive.org/o/items/Posen/1886%20Adreßbuch%20der%20Stadt%20Posen.pdf. WEB 5.3.2023.

25 BAM, EvB/L 3/1.

26 Provinz Posen (1820-1914) © HGIS Germany 2006-2007. WEB 9.4.2019.

27 Ein Kollegheft mit dem Titel »Zur Frage der Entzündung, Sepsis, Antisepsis« trägt auf dem vorderen Einband das Datum 11.6.1882. BAM, EvB/W 21.

28 »Aufzeichnungen über Elternhaus und Jugend Emil v. Behrings, zusammengestellt von Dr. Jancke vom September 1938 nach Angaben von Behring's Schwägerin Frau Margarete B., geb. Kollpack«, S. 6. (BAM, Liste: 02-10, Stand: U_II, Nr. 1462). Nachträgl. dat. auf 12.9.1938.

29 Der Begriff wird verwendet in der Monatsschrift *Der praktische Arzt*. Wetzlar 1882, S. 63.

30 An anderer Stelle werden aber Namen genannt: »Pauly, Wild[t], Landsberger«. [Emil von Behring:] »Auto-Biographie«. BAM, EvB/L 259, S. 382.

31 Ebd.

32 Carl Möller: Pharmakologische Untersuchungen über Jodoform und Jodsäure. Diss. med. Bonn 1877. – Möller dankt Carl Binz, der ihn bei der Anfertigung der Arbeit unterstützte.

33 Beim 74. Stiftungsfest des Friedrich-Wilhelms-Instituts am 2. August 1868 hielt Langenbeck eine Rede über Schussfrakturen. Bernhard von Langenbeck: Ueber die Schussfracturen der Gelenke und ihre Behandlung. Berlin 1868.

34 Von dem Pathologen und Bakeriologen Gustav Hauser definiert als »Zersetzung organischer Körper durch Spaltpilze unter Entwicklung stinkender Gase«. Gustav Hauser: Über Fäulnisbakterien und deren Beziehungen zur Septicämie: Ein Beitrag zur Morphologie der Spaltpilze. Leipzig 1885, S. 2.

35 In Übersicht Ursula Lang, Sabine Anagnostou: Combating rotting flesh and putrid smells: the history of antisepsis from antiquity to the nineteenth century, in: Pharmaceutical Historian 48 (2018), S. 1-11.

36 Chlorwasser war ein Antiseptikum, das auf Basis von Chlor hergestellt wurde. Chlor wurde ebenso wie andere Stoffe aus der Gruppe der Halogene (z. B. Brom, Jod) zur Herstellung solcher Antiseptika genutzt. – Clemens Bopp: Alfred Schönwerth (1865-1941). Ein Münchner Chirurg in der Nachfolge von Johann Nepomuk von Nußbaum. Die Entwicklung der Kriegschirurgie von 1866-1914. Diss. med. München 2005. Online: https://mediatum.ub.tum.de/doc/602613/602613.pdf. WEB 6.5.2019.

37 Joseph Lister: On the Antiseptic Principles of the Practice of Surgery, in: The Lancet 1867.

38 Dennis Pitt, Jean-Michel Aubin: Joseph Lister; father of modern surgery, in: Canadian Journal of Surgery 55 (2012), E9-E9. doi: 10.1503/cjs.007112. WEB 10.7.2019.

39 Rickman John Godlee: Lord Lister. Dtsch. v. E. Weischedel. Leipzig 1925, S. 195.
40 Behring: Neuere Beobachtungen über die Neurotomia opticociliaris, S. 30.
41 Militär-Medizinal-Abtheilung des Königlich Preussischen Kriegsministeriums (Hg.): Sanitäts-Bericht über die Deutschen Heere im Kriege gegen Frankreich 1870/71. Bd. 3. Berlin 1888: Tabelle IV: »Wundkrankheiten bei zuwartend behandelten Gelenkwunden Deutscher 1870/71«, S. 670. – Genannt werden u. a. Pyämie, Septikämie, Wundstarrkrampf und Wundbrand.
42 Robert Koch: Ueber Desinfection, in: Mittheilungen aus dem Kaiserlichen Gesundheitsamte 1, 1881, S. 287-338. – Koch beschreibt die Experimente mit Milzbrandsporen.
43 Zur Person s. Judith Bauer: Mosetig, Albert von, in: NDB 18 (1997), S. 207 f. https://www.deutsche-biographie.de/pnd116939753.html#ndbcontent. WEB 10. 7. 2019.
44 Möller: Pharmakologische Untersuchungen, S. 10.
45 Laura Meneghello: Jacob Moleschott. A Transnational Biography, Bielefeld 2017, S. 463. S. auch Oscar Kniffler: Jodoform zur inneren Anwendung, in: Emil Behring (Hg.): Gesammelte Abhandlungen zur ätiologischen Therapie von ansteckenden Krankheiten, 1. T. Leipzig 1893, S. 74-106; hier S. 89.
46 Albert Mosetig von Moorhof: Ueber den Jodoform-Verband, in: Richard von Volkmann (Hg.): Sammlung klinischer Vorträge, Serie 8, Nr. 211, 1882.
47 Otto Roth: Die Arzneimittel der heutigen Medicin mit Formeln ihrer Anwendung und einem therapeutischen Repetitorium als Anhang: Taschenbuch für Ärzte. Würzburg [3]1877. In Behrings Exemplar, Sign. 950, Besitzvermerk »Dr Behring«. – Vgl. Ulrike Enke: Randnotizen als Lebensspuren? Über die biographische Aussagekraft von Buchannotationen am Beispiel Emil von Behrings, in: Medizinhistorisches Journal 52 (2017), S. 41-55.
48 Roth: Die Arzneimittel der heutigen Medicin, S. 110.
49 Linton: Emil von Behring, S. 33.
50 Gottfried Ewald: Die Jodoformpsychose und ihre Stellung innerhalb der exogenen Prädilektionstypen, in: Monatsschrift für Psychiatrie und Neurologie 47 (1920), S. 125-148; hier S. 125.
51 Ebd.
52 Friedrich Trendelenburg: Die ersten 25 Jahre der Deutschen Gesellschaft für Chirurgie: Ein Beitrag zur Geschichte der Chirurgie. Berlin 1923, S. 46.
53 Lebenslauf des Dr. Behring aus Bojanowo. BAM, EvB L 1/3.
54 Christian Staehr: Dr. Paul Börner, Gründer der Deutschen Medizinischen Wochenschrift, in: DMW 124 (38) (1999), S. 1119 f.
55 Beispielsweise im 7. u. 8. Jahrgang der DMW, 1881 u. 1882; Pauly wird in Jg. 8 (1882) als »Referent« genannt (S. XVIII). – Als wiss. Autor: Josef Pauly: Zur Jodoformfrage, in: DMW (1882), S. 258.
56 Für 1882: Hermann Hirschberg (Sanitätsrat, Kreiswundarzt), Theophil von Kaczorowski (Hospitalarzt), Otto Riebe (Stabsarzt) in Jg. 7 u. 8 (1881 u. 1882).
57 Otto Riebe publizierte: Weitere Beiträge zur Wirkung des Jod gegen croupöse Pneumonie, in: DMW 7 (1881), S. 712.
58 Mitschrift »Hüter Allgemein chirurgische Bemerkungen über Entzündung«. BAM, EvB/L 125.
59 Carl Hueter: Die allgemeine Chirurgie; eine Einleitung in das Studium der chirurgischen Wissenschaft, Leipzig 1873. Die Überschrift lautet: »Hüter: Allgemein chirurg[ische] Bemerkungen über Entzündung«. Der Rostocker Chirurg Carl Hueter war Mitte der 1860er Jahre in Berlin Assistent Virchows und Langenbecks, bei dem er sich 1868 habilitierte. https://de.wikipedia.org./wiki/Carl Hueter. WEB 7. 5. 2019.
60 Es handelt sich um die historische Bezeichnung für einzellige Mikroorganismen, die sich durch Teilung (»Spaltung«) vermehren.
61 Mitschrift »Hüter Allgemein chirurgische Bemerkungen über Entzündung«. BAM, EvB/L 125 [S. 1].

62 Zu Louis Pasteur umfassend Gerald L. Geison: The Private Science of Louis Pasteur. Princeton 1995. – Aus zeitgenössischer Perspektive: Emil Schiff: Aus dem naturwissenschaftlichen Jahrhundert. Hg. v. Carl Posner. Berlin 1902, S. 1-10; hier S. 10.

63 Louis Pasteur: La théorie des germes et ses applications à la médecine et à la chirurgie. Paris 1878.

64 Vgl. Traugott Bäumgärtel: Grundriss der theoretischen Bakteriologie. Berlin 1924, S. XV.

65 [Joseph Lister:] Der Lister'sche Verband. Leipzig 1875.

66 Mitschrift »Hüter Allgemein chirurgische Bemerkungen über Entzündung«. BAM, EvB/L 125 [S. 12].

67 Das auf Hippocrates zurückgehende Wort *Sēpsis*, altgriechisch σῆψις, bedeutet Fäulnis.

68 Vgl. Notiz auf Rückseite: »Der Verfasser Herr Assistenzarzt Dr. Behring in Posen ist um genaue Angabe der Überschrift zu ersuchen.« BAM, EvB/W 20.

69 Koch: Ueber Desinfection.

70 BAM, EvB/W 19. Briefentwurf, Fragm., Behring an unbek. Empfänger, 22.12.1881, Berlin. Briefkopf des »Central-Hôtels« in der Friedrichstraße. (Passagen des Briefes sind mit leicht geänderter Rechtschreibung abgedruckt bei Zeiss, Bieling: Behring, S. 33 f.)

71 Ebd., Behring an unbek. Empfänger, 22.12.1881.

72 Ebd.

73 Linton: Emil von Behring, S. 32.

74 [Emil Behring:] Kollegheft »J«, 28.11.1882 bis 4.1.1883. BAM, EvB/W 24: Loseblatteinlage, Notiz auf Papier.

75 Vgl. Volker Hess, J. Andrew Mendelsohn: *Paper Technology* und Wissensgeschichte, in: NTM 21 (2013), S. 1-10; Worterklärung S. 4.

76 Etwa im Kollegheft »J«, 28.11.1882 bis 24.12.1883. BAM EvB/W 24, S. 61.

77 Von Listers Desinfektionsmethoden wurde die Diskussion um »fäulnisswidrige Mittel« und deren potentielle Schädlichkeit angestoßen. – Emil Behring: Die Bedeutung des Jodoforms in der antiseptischen Wundbehandlung, in: DMW 23 (1882), S. 321 f.; hier S. 322.

78 Felix Hoppe-Seyler war der Verfasser des 1881 erschienenen Lehrbuchs *Physiologische Chemie*. Felix Hoppe-Seyler: Physiologische Chemie. In 4 Theilen. Berlin 1881.

79 »Desinfection nennt [Koch] die Vernichtung von Bakterien und Sporen, welche daran erkannt wird, dass dieselbe[n] in günstiger Närsubstanz sich nicht mehr entwickeln.« Behring: Die Bedeutung des Jodoforms in der antiseptischen Wundbehandlung, zit. in: ders.: Gesammelte Abhandlungen,. 1. T., S. 1-21; hier S. 8.

80 Linton: Emil von Behring, S. 31.

81 Zur Ätiolologie ansteckender Krankheiten s. Emil Behring: Einleitende Bemerkungen über die ätiologische Therapie von ansteckenden Krankheiten, in: ders.: Gesammelte Abhandlungen, 1. T., S. VII-LXXI; hier S. XX.

82 Robert Koch: Die Ätiologie der Milzbrand-Krankheit begründet auf die Entwicklungsgeschichte des Bacillus Anthracis, in: Beiträge zur Biologie der Pflanzen 2 (1876), S. 277-311.

83 Christoph Gradmann: Krankheit im Labor. Robert Koch und die medizinische Bakteriologie. Göttingen 2005, S. 89 f.

84 Das Kaiserliche Gesundheitsamt wurde 1876 gegründet. – Zum Gesundheitsamt und zu Koch als dessen Mitglied umfassend Axel C. Hüntelmann: Hygiene im Namen des Staates. Das Reichsgesundheitsamt 1876-1933. Göttingen 2008, S. 93-97.

85 William F. Bynum: Science and the Practice of Medicine in the Nineteenth Century. Cambridge 1994, S. 219.

86 Verzeichniss der Vorlesungen, welche auf der Friedrich-Wilhelms-Universität zu Berlin im Sommer-Semester vom 29. April bis 15. August 1878 gehalten werden, S. 5. Digitalisat Humboldt-Uni Berlin: https://www.digi-hub.de/viewer/image/DE-11-001721166/14/. WEB 29.7.2019.

87 Dr. [Emil] Behring: Ueber Jodoform und Jodoformwirkung, in: DMW 11 (1882), S. 146-148; hier S. 147.
88 Behring: Einleitende Bemerkungen über die ätiologische Therapie, S. X.
89 Dr. [Emil] Behring: Ueber Jodoform und Jodoformwirkung, in: DMW 11 (1882), S. 146-148. – Gemeint sind die Chirurgen Franz König und Max Schede.
90 Der praktische Arzt. Eine Monatsschrift, Wetzlar 1882, S. 63.
91 Das Krankenhaus wurde von Sanitätsrat Dr. Joseph Samter geleitet. Zur Posener Arztfamilie Samter s. https://de.wikipedia.org/wiki/Oskar_Samter. WEB 30.7.2019.
92 Behring: Ueber Jodoform und Jodoformwirkung, in: DMW 11 (1882), S. 146-148; hier S. 147.
93 Ebd.
94 Ebd., S. 148.
95 Emil Behring: Ueber Jodoformintoxication, in: DMW 20 (1882), S. 278 f.
96 Karin Knorr-Cetina: Die Fabrikation von Erkenntnis. Zur Anthropologie der Wissenschaft. Frankfurt a. M. ²2002, ⁴2016; Bruno Latour, Steve Woolgar: Laboratory Life. The Construction of Scientific Facts. Princeton ²1986.
97 Knorr-Cetina: Fabikation von Erkenntnis, Vorwort, S. XV.
98 Behring hatte brieflichen Kontakt zu Binz aufgenommen. Behring: Ueber Jodoformintoxication, S. 279, Anm. 3.
99 Behring nennt jedoch Kitasatos Namen nicht! Zu Shibasaburō Kitasato und seinen Verdiensten ausführlich in Kap. VII, S. 152-163.
100 Behring: Einleitende Bemerkungen über die ätiologische Therapie, S. IX.
101 Ebd., S. IX f. – S. auch Zeiss, Bieling: Behring, S. 36.
102 »In Posen fand ich Gelegenheit im Laboratorium der Untersuchungsstation unter ihrem Direktor Dr. Wildt mich mit chemischen Studien zu beschäftigen.« – Lebenslauf des Dr. Behring aus Bojanowo. BAM, EvB L 1/3.
103 Emil Behring, Bolesłav Wicherkiewicz: Ein Fall von metastasirendem Chlorosarkom, in: BKlW 33 (1882), S. 509-513.
104 Fleck: Entstehung und Entwicklung einer wissenschaftlichen Tatsache.
105 Fleck: Wissenschaftliche Tatsache, S. 54 f. – Zur Definition des Begriffs »Denkstil« s. Kap. I, Anm. 17.
106 Fleck: Wissenschaftliche Tatsache, S. 163.
107 Vgl. Lothar Schäfer, Thomas Schnelle: Ludwik Flecks Begründung der soziologischen Betrachtungsweise in der Wissenschaftstheorie, in: Fleck: Wissenschaftliche Tatsache, S. XXXIX-XLII.
108 Andrzej Grzybowski, Dieter Schmidt: Boleslaw Wicherkiewicz: interesting contributor to European ophthalmology, in: Acta ophthalmologica 90 (2012), S. 193-198.
109 Vgl. auch Wätzold: Stammliste der Kaiser Wilhelms-Akademie, S. 120. Dort die Angabe Oktober 1867 bis Oktober 1869.
110 Bolesław Wicherkiewicz: Über Sarkome und ihr Vorkommen im Mediastinum, Berlin 1872.
111 Anna Bogdali, Jakub Jarczak, Bartłomiej Ciszewski, Natalia Mackiewicz, Martyna Szworak, Bożena Romanowska-Dixon: Bolesław Wicherkiewicz i jego wkład w rozwój nowych technik operacji zaćmy wprowadzanych pod koniec XIX wieku. – Bolesław Wicherkiewicz and his role in the development of new cataract surgery techniques in the late XIX century, in: Klinika Oczna 119 (1) (2017), S. 67-70. – https://pl.wikipedia.org/wiki/Bolesław_Wicherkiewicz. WEB 31.7.2019.
112 Zur Anwendung von Atropin in der ophthalmologischen Praxis s. Ed. M. Curtis: The Use of Atropia in Ophthalmic Practice. Sacramento 1874.
113 Karl Huber: Studien über das sogenannte Chlorom (metastasirendes periostales Sarcom), in: Archiv für Heilkunde 19 (1878), S. 129-159.

114 Rudolf Virchow: Die krankhaften Geschwülste. Bd. 2. Berlin 1864-1865, S. 220.
115 Behring, Wicherkiewicz: Ein Fall von metastasirendem Chlorosarkom, S. 513.
116 Ebd.
117 Ebd.
118 Fleck: Wissenschaftliche Tatsache, S. 156 f.
119 Huber: Studien über das sogenannte Chlorom.
120 Kreuder-Sonnen: Wie man Mikroben auf Reisen schickt, S. 6.
121 Bruno Latour spricht von Akteursnetzwerken. – Ausführlich zur Akteur-Netzwerk-Theorie (ANT): Andréa Belinger, David J. Krieger (Hg.): ANThology. Ein einführendes Handbuch zur Akteur-Netzwerk-Theorie. Bielefeld 2006; Henning Schmidgen: Bruno Latour zur Einführung. Hamburg 2010.
122 Schon um 1750 hatten Naturforscher wie der Hallenser Arzt Johann Gottlob Krüger und sein Schüler Christian Gottlieb Kratzenstein an menschlichen Probanden mit auf Reibungselektrizität beruhenden Elektrisiermaschinen experimentiert. (Christian Gottlieb Kratzensteins *Schreiben von dem Nutzen der Electricität in der Arzneiwissenschaft*, 1844). Hinter den Versuchen steckte der auf die antike Viersäftelehre zurückgehende Gedanke, dass durch elektrische Verfahren die Stauungen der Körpersäfte, wie sie sich bei Dickblütigkeit (»spissitudo sanguinis«), Kopfschmerzen, Schnupfen, Brustbeschwerden, bei Fieber und sogar bei der Pest äußern würden, aufgelöst würden, da sie »Schwefel und Salzteilchen« austrieben. Vgl. Heinz Schott: Heilkräfte aus der Maschine – Elektrische und magnetische Kuren im 18. Jahrhundert, in: Gesnerus 44 (1987), S. 55-66; hier S. 56. – Zur Dickblütigkeit s. Carl Friedrich Wilhelm Funke: Handbuch der speziellen Pathologie und Therapie der grösseren nutzbaren Haussäugethiere, Bd. 1. Leipzig 1845, S. 157 f., §§ 98 u. 99.
123 Holger Steinberg: »Auch die Electricität leistet keine Wunder!« Die vergessenen Beiträge deutscher Psychiater um 1880 zur Therapie von Depressionen und Psychosen, in: Der Nervenarzt 7 (2014), S. 872-886; hier S. 879 (Tabelle 2).
124 Emil du Bois-Reymond: Untersuchungen über thierische Elektricität. Bd. 1. Berlin 1848.
125 Emil Behring: Ausarbeitungen über Elektrizität und elektrische Strömungen im lebenden Organismus. [Ms., Titel fing.] BAM, EvB/W 23.
126 Behring: »Auto-Biographie«. BAM, EvB/L 259, S. 382.
127 Verzeichniss der Vorlesungen, welche auf der Friedrich-Wilhelms-Universität zu Berlin im Sommer-Semester vom 29. April bis 15. August 1878 gehalten werden, S. 8, S. 10. Digitalisat Humboldt-Uni Berlin: https://www.digi-hub.de/viewer/image/DE-11-001721166/14/. WEB 20. 8. 2019.
128 Wilhelm Erb: Handbuch der Elektrotherapie. Leipzig 1882, S. 5.
129 Ebd.
130 Laut Leipziger Adreß-Buch von 1880 besaß Tauber in Leipzig ein »optisch-oculistisches Institut und physikalisches Magazin«. [Leipziger Adreß-Buch] 1880, Hist.Sax.H. 1390-1880. https://digital.slub-dresden.de/werkansicht/dlf/92052/206/. WEB 13. 8. 2019.
131 Dr. Taube: Eine transportable galvanische Batterie mit Spamer'schen Elementen, in: DMW 6(6) (1880), S. 65-66. DOI: 10.1055/s-0029-1195237. WEB: 12. 8. 2019.
132 Eintrag »Hornn, Oswald«, in: [Leipziger Adreß-Buch] 1880. WEB 13. 8. 2019.
133 Josef Pauly: Zur Lehre von den Gelenkfrakturen, in: Centralblatt für Chirurgie 10 (1882), SD (4 S.).
134 Behring an Richard Muttray, 7. 1. 1889. BAM, EvB/B 1/128. Hier: »Dr. Wicherkiewicz, [...] mit welchem ich sehr befreundet war«.
135 Justus von Liebig: Chemische Briefe. Leipzig/Heidelberg 1865. In Behrings Privatbibliothek, Nummer 519 (hs. 725).

136 Peter Strohschneider: Faszinationskraft der Dinge. Über Sammlung, Forschung und Universität, in: Denkströme, in: Journal der Sächsischen Akademie der Wissenschaften 8 (2012), S. 9-26; hier S. 14.
137 Ebd., S. 12.
138 GStA PK 14.27: Personalakten und Personalunterlagen der älteren Medizinalregistratur, »Behring, Emil Adolf, geb. in Hansdorf« (I. HA Rep. 76, VIII A Nr. 4123). – Das Marburger Behring-Archiv besitzt nur die Negativkopien, geführt als »Acta betref: die Personalien des p. Dr. Emil Adolph v Behring Berlin, 1876-1889. Best. Kriegs-Ministerium, Militärische Medicinal-Abtheilung«. BAM, EvB/L 143/1. Im Folgenden »Acta Emil Adolph v. Behring«.
139 Zeiss, Bieling: Behring, S. 38.
140 Acta Emil Adolph v. Behring, Bl. 21.
141 Der spätere Oberstabsarzt Dr. Johannes Kaegler war bis zu seinem frühen Tod Regimentsarzt in Ratibor. Wätzold: Stammliste der Kaiser Wilhelms-Akademie, S. 138.
142 Acta Emil Adolph v. Behring, Bl. 22.
143 Personalbericht [über aktive Dienstzeiten]. Emil Behring, mit hs. Einträgen Behrings. 31.12.1891. BAM, EvB/L 144.
144 Vgl. Ulrike Enke: Der Nobelpreisträger als Landarzt. Ein Blick auf Emil von Behrings unbekannte Jahre in der schlesischen Provinz, in: Gerhard Aumüller, Andreas Hedwig (Hg.): Regionale Medizingeschichte. Konzepte – Ergebnisse – Perspektiven. Marburg 2022, S. 59-81.
145 Michael Rademacher: Deutsche Verwaltungsgeschichte von der Reichseinigung 1871 bis zur Wiedervereinigung 1990. wohlau.html#ew39wohlwinzig. (Online-Material zur Diss., Osnabrück 2006). – Wikipedia »Wińsko« https://de.wikipedia.org/wiki/Wińsko. WEB 31.1.2023. Der Name Winzig (auch Wintzig) lässt sich auf Wein anbauende Winzer zurückführen (s. Gemeindewappen).
146 Joseph Partsch: Schlesien. Eine Landeskunde für das deutsche Volk auf wissenschaftlicher Grundlage. 1. T. Breslau 1896, S. 273.
147 Emil Behring: [Kladde] »Angefangen September 1883«. BAM, EvB/W 30.
148 Zum Begriff »Landarzt« s. Claudia Huerkamp: Der Aufstieg der Ärzte im 19. Jahrhundert. Göttingen 1985, S. 189.
149 Ebd., S. 185.
150 Behring: Kladde September 1883. BAM, EvB/W 30, S. 8.
151 Ebd., S. 11.
152 Roth: Die Arzneimittel der heutigen Medicin, S. 145.
153 Behring: Kladde September 1883. BAM, EvB/W 30, S. 12.
154 Marginalien Behrings in: Roth: Die Arzneimittel der heutigen Medicin.
155 Roth: Die Arzneimittel der heutigen Medicin. – Zitate nach Behrings Exemplar, Nr. 950, Blankoseite 15, rechts, mit hs. Einträgen.
156 Roth: Die Arzneimittel der heutigen Medicin, S. 195-199; hier S. 195, Nummer 6.
157 Marginalien Behrings in: Roth: Die Arzneimittel der heutigen Medicin. Zitate nach Behrings Exemplar, Nr. 950, Blankoseite 15, rechts, mit hs. Einträgen.
158 Emil Behring: Ueber Jodoformvergiftung und ihre Behandlung, in: ders: Gesammelte Abhandlungen, S. 40-52.
159 Emil Behring: Ueber Jodoformvergiftung und ihre Behandlung, in: DMW 5 (1884), S. 68-70.
160 Zur Salizylsäure und ihrer Verwendung u. a. als Verbandstoff s. Ursula Lang: Salicylsäure und ihr Debüt als Antiseptikum und Konservierungsmittel, in: Geschichte der Pharmazie 2/3 (2016), S. 24-36.
161 Behring: Ueber Jodoformvergiftung, in: ders.: Gesammelte Abhandlungen, 1. T., S. 42.
162 Ebd., S. 40.

163 Emil Behring: Ueber Jodoformintoxication [2], in: DMW 21 (1882), S. 297 f., Tabelle S. 298, nach Franz König: Das Jodoform als antiseptisches Verbandmittel, in: Centralblatt für Chirurgie 48 (1881), S. 755.

164 Behring: Ueber Jodoformvergiftung, in: ders.: Gesammelte Abhandlungen, 1. T., S. 49. – Behring bezieht sich u. a. auf die Schrift von Josef Forster: Versuche über die Bedeutung der Aschebestandtheile in der Nahrung, in: Zeitschrift für Biologie 9 (1873), S. 297-380.

165 Zu Falksons Hundeversuchen s. Behring: Ueber Jodoformvergiftung, S. 47 f. Der Königsberger Chirurg Robert Falkson war durch seine Abhandlung *Über Gefahren, Schattenseiten und Vorzüge der Jodoform-Wundbehandlung* (Archiv für klinische Chirurgie 28, 1882) bekannt geworden.

166 Behring: Ueber Jodoformvergiftung, in: ders.: Gesammelte Abhandlungen, 1. T., S. 48.

167 Freundlicher Hinweis von Dr. Ursula Lang (München/Marburg), der ich an dieser Stelle herzlich danke.

168 »Um 0,5 Jod durch Zufuhr von Kaliumcarbonat zu neutralisiren, braucht man 0,3 K_2CO_3 unter der Voraussetzung, daß dann die ganze Kaliummenge verwerthet werden kann. / 0,6 Ka_2CO_3, wenn nur die zunächst jedenfalls erfolgende Reaction $HI + K_2CO_3 = KHCO_3 + KI$ allein erfolgend gedacht wird.« Notiz vom 25. 12. 1882. BAM, EvB/W 28, S. 4. – Ich danke Dr. Jana Brüßler, Institut für Pharmazeutische Technologie & Biopharmazie Marburg, für die freundliche Überprüfung der Summenformel, die Behrings Berechnung bestätigte.

169 Zum Problem der im Tiermodell gewonnenen Ergebnisse s. Roelcke: Repräsentation – Reduktion – Standardisierung.

170 Behring: Ueber Jodoformvergiftung, in: ders.: Gesammelte Abhandlungen, 1. T., S. 51.

171 Franz Kafka: Ein Landarzt, in: ders.: Ein Landarzt. Kleine Erzählungen, München 1919.

172 Ernst Leopold Salkowski: Ueber die Möglichkeit der Alkalientziehung beim lebenden Thier, in: Virchows Archiv 58 (1873), S. 1-35. – Salkowski war außerordentlicher Professor für medizinische Chemie an der Berliner Friedrich-Wilhelms-Universität. Zu seinen bekanntesten Werken gehörte das 1882 gemeinsam mit Wilhelm von Leube publizierte Handbuch *Die Lehre vom Harn*.

173 Carl Binz: Toxikologisches über Jodpräparate, in: Archiv für experimentelle Pathologie und Pharmakologie 13 (1880), S. 115-124.

174 Vgl. Literaturverzeichnis in: Behring: Ueber Jodoformvergiftung, in: ders.: Gesammelte Abhandlungen, 1. T., S. 52.

175 Ebd., S. 43.

176 Der praktische Arzt Dr. Carl Ferdinand Struensee, Winzig, wird als möglicher Vertreter Behrings in einem Urlaubsgesuch vom 11. 2. 1885 erwähnt. Acta Emil Adolph v. Behring, Bl. 25 f.

VI. Die Abkehr vom Arztberuf und der Aufenthalt bei Binz in Bonn

1 »[…] damals [in Winzig, UE] hatte ich fast das Doppelte der Einnahmen (durch Privatpraxis) wie jetzt hier in Berlin.« Behring an Carl Binz, 13. 10. 1892, nach Arthur Binz: Aus der Frühgeschichte des Diphtherieserums. Nach persönlichen Erinnerungen, in: Angewandte Chemie 3/4 (1941). Wiederabdruck in: Engelhardt (Hg.): Die Welt dankt Behring, S. 136-138; hier S. 137.

2 Max Nordau: Ausgewählte Pariser Briefe. Berlin 1884/Leipzig [2]1887. – Zur Biographie vgl. Martha Keil: Nordau, Max, in: NDB 19 (1999), S. 339 f.; https://www.deutsche-biographie.de/pnd118588583.html#ndbcontent. WEB 8. 10. 2019.

3 Behring datiert seinen Eintrag auf den 17. Dezember 1883, die 1. Auflage der *Pariser Briefe* erschien jedoch erst 1884. Bei der Überprüfung im Buch konnte Behrings Zitat nicht verifiziert werden. Die abgekürzte Jahreszahl des Datums »83« ist ohne Zweifel zu entziffern, vgl. Abb. 14.

4 Emil Behring: Kladde »Angefangen September 1883«. BAM, EvB/W 30, Bl. 13.

5 Vgl. Huerkamp: Der Aufstieg der Ärzte, S. 18.

6 Behring reichte seine 97 Seiten umfassende Physikatsarbeit *Die Verletzungen des Kniegelenks* am 17. Juli 1884 ein. Die Zulassung zur Prüfung erfolgte am 18.12.1884, das »Fähigkeits-Zeugniss zur Verwaltung Physikats-Stelle«, das ihn nach der mit »genügend« bestandenen Staatsprüfung zur Verwaltung einer Kreisphysikatsstelle qualifizierte, ist auf den 14.3.1885 ausgestellt. BAM, EvB/L 113. Vgl. Emil Behring: Die Verletzungen des Kniegelenks vom gerichtsärztlichen Standpunkt: Physikatsarbeit für die Staatsprüfung als Kreisphysikus. Winzig, 17.7.1884. BAM, EvB/L 140.

7 Vorstand der Ortskrankenkasse für den Kreis Kröben: Zulassung als Kassenarzt für den Kreis Kröben. Sarne, 25.5.1886. BAM, EvB/L 141.

8 General-Arzt V. Armee-Corps (Wilhelm Henrici), Meldung vom 18.8.1886. Acta betref: die Personalien des p. Dr. Emil Adolph v Behring Berlin, 1876-1889. BAM, EvB/L 143/1, Bl. 48.

9 Lebenslauf des Dr. Emil Behring aus Bojanowo [ca. August 1886]. (Abschr.) BAM, EvB/L 102. – J. Simon erwähnt als weiteren Teilnehmer des Kurses August Falk, jedoch ohne Belege. Vgl. Jonathan Simon: Emil Behring's Medical Culture: From Disinfection to Serotherapy, in: Medical History 51 (2007), S. 201-218; hier S. 211.

10 Eugen Bostroem: Der menschliche Körper und die Bakterien. Akademische Festrede zur Feier des Stiftungsfestes der Großherzoglich Hessischen Ludewigs-Universität am 1. Juli 1889 gehalten von dem derzeitigen Rektor. Gießen 1889, S. 4.

11 Axel C. Hüntelmann: Die Geburtsstunde der Immunologie, in: Deutsche Gesellschaft für Immunologie (Hg.): Immunologie in Deutschland: Geschichte einer Wissenschaft und ihrer Fachgesellschaft. Berlin 2017, S. 13-78; hier S. 15.

12 Entdeckt wurde der Milzbranderreger *Bacillus anthracis* bereits 1849 von Aloys Pollender. Zur Geschichte der Milzbrandforschung und zur Rolle Ferdinand Julius Cohns und Robert Kochs vgl. Gradmann: Krankheit im Labor, S. 67-77; Susan D. Jones: Death in a Small Package: a short History of Anthrax. Baltimore 2010.

13 Georg Gaffky gelang es erstmals, den Abdominaltyphuserreger nach dem Koch'schen Verfahren in Reinkultur zu züchten. Vgl. Wolff: Georg Gaffky, S. 47 f. u. S. 311-321.

14 Zu den »Erregerjagden« der 1880er Jahre s. Gradmann, Krankheit im Labor, S. 14-16.

15 Gradmann: Krankheit im Labor; Olaf Briese: Angst in den Zeiten der Cholera. Über kulturelle Ursprünge des Bakteriums. Seuchen-Cordon I. Berlin 2003, S. 19-23.

16 Hans-Heinz Eulner: Die Entwicklung der medizinischen Spezialfächer an den Universitäten des deutschen Sprachgebietes. Stuttgart 1970, Kap. Hygiene, S. 139-158.

17 Conrad Schmitt war Direktor des Schmitt'schen Laboratoriums, einer Untersuchungs- und chemischen Versuchsstation mit hygienischem Institut in der Schwalbacher Straße 30 in Wiesbaden. S. Georg Schwedt: Staatl. Fachingen. Seit 275 Jahren. Norderstedt 2017, S. 95.

18 Zu August Pfeiffer s. Pfeiffer, August, in: Pagel: Biographisches Lexikon hervorragender Ärzte des 19. Jahrhunderts. Berlin/Wien 1901, Sp. 1288; http://www.zeno.org/Pagel-1901/A/Pfeiffer,+August. WEB 26.11.2019.

19 Zu Emil Pfeiffer s. Matthias Godt: Der Wiesbadener Arzt und Entdecker des Drüsenfiebers Dr. Emil Pfeiffer (1846-1921). Köln 2010; Peter Voswinckel: Pfeiffer, Emil, in: NDB 20 (2001), S. 317 f.; https://www.deutsche-biographie.de/pnd116162856.html#ndbcontent. WEB 11.12.19.

20 Zu den Krankheitsfällen in Gonsenheim und Finthen s. Wolff: Georg Gaffky, S. 101-108, sowie: Georg Gaffky: Die Cholera in Gonsenheim und Finthen im Herbst 1886, in: Arbeiten aus dem Kaiserlichen Gesundheitsamte, Bd. 2. Berlin 1887, S. 39-66 und Tafel 1 u. 2.

21 Christoph Gradmann: Das reisende Labor: Robert Koch erforscht die Cholera 1883/84, in: Medizinhistorisches Journal 38 (2003), S. 35-56; Martin Exner: Die Entdeckung der Cholera-Ätiologie durch Robert Koch 1883/84. [Aus dem Institut für Hygiene und Öffentliche Gesundheit der Universität Bonn, o. J.]; https://www.ihph.de/dokumente/rk_cholera.pdf. WEB 10.12.2019.

22 Wolff: Georg Gaffky, S. 103 f. – Pfeiffer publizierte dazu: August Pfeiffer: Das erste Erscheinen der asiatischen Cholera auf deutschem Boden nach Entdeckung des Kommabacillus, in: DMW 12 (1886), S. 845-847; ders.: Über den Verlauf und die Erforschung der Cholera indica im Jahre 1886, in: DMW 13 (1887), S. 31 f.
23 Pfeiffers Referat über die »Zulässigkeit der Klärung städtischer Abwässer mit Hülfe chemischer Fällung der suspendirten organischen Bestandtheile« ist in der *Dtsch. Vierteljahrsschrift f. öffentliche Gesundheitspflege* 20 (1888), unter der Überschrift *Die hygienische Section der 60. Versammlung Deutscher Naturforscher und Aerzte in Wiesbaden* [Berichterstatter: Oscar Schwartz], S. 37 abgedruckt.
24 Ulrike Enke: Wissenschaft auf Reisen. Die deutsche Pestexpedition nach Indien, in: dies. (Hg.): Die Medizinische Fakultät der Universität Gießen: Institutionen, Akteure und Ereignisse von der Gründung 1607 bis ins 20. Jahrhundert. Stuttgart 2007, S. 251-286.
25 Behring war von Mitte Dezember 1886 bis Mitte Februar 1887 in Berlin.
26 Eugen Steinmann war von 1885 bis 1887 Landrat des Kröbener Kreises. Dieser wurde am 1. Oktober 1887 aufgelöst, aus der Südhälfte entstand der neue Kreis Rawitsch.
27 Meldung des General-Arztes Dr. Wilhelm Henrici, Posen, 17.12.1886: »Der Assistenzarzt 1. Klasse Dr. Behring vom Westpreußischen KürassierRegiment No. 5 ist vom 16. d. Mts. bis 14. k. Mts nach Berlin beurlaubt worden. Dr. Henrici.« – Acta Emil Adolph v. Behring, Bl. 52.
28 Acta Emil Adolph v. Behring.
29 Behring an Oberstabs- und Regimentsarzt [Weber], 15.2.1887. Acta Emil Adolph v. Behring, Bl. 57 f.
30 Linton: Emil von Behring, S. 39.
31 Emil Behring: Ueber Jodoform und Acetylen, in: DMW 20 (1887), S. 422 f.
32 Emil Behring: Ueber Jodoform und Acetylen, zit nach: ders.: Gesammelte Abhandlungen zur ätiologischen Therapie von ansteckenden Krankheiten. 1. T., Leipzig 1893, S. 53-59; hier S. 55.
33 Zeiss, Bieling: Behring, S. 47.
34 Ebd.
35 Urlaubsgesuch vom 29.12.1886 in: Acta Emil Adolph v. Behring, Bl. 53.
36 Als Adresse ist angegeben: Berlin Königstraße 39, III. Zur historischen Lage s. Berliner Adreßbuch für das Jahr 1887. Berlin 1887.
37 Schreiben Behrings vom 29.12.1886, in: Acta Emil Adolph v. Behring, Bl. 53. – Behring datiert den Brief auf den 29.12.1887 [richtig ist 1886]. Das Gesuch wurde am 31.12.1886 bewilligt (Acta, Bl. 54).
38 Christoph Gradmann: Robert Koch: Zentrale Texte. Berlin 2018, S. 3.
39 Zur Biologie des *Bacillus anthracis* vgl. Susann Dupke: Untersuchung der Virulenz Bacillus anthracis-ähnlicher Isolate aus West- und Zentralafrika. Diss. rer. nat. Berlin 2011, S. 7-18. https://pdfs.semanticscholar.org/b77f/0a729efd588095a01cd432c595ca4d966d26.pdf. WEB 4.11.2019.
40 Zur Fotografie in der Bakteriologie vgl. Thomas Schlich: Wichtiger als der Gegenstand selbst – Die Bedeutung des fotografischen Bildes in der Begründung der bakteriologischen Krankheitsauffassung durch Robert Koch, in: Martin Dinges, Thomas Schlich (Hg.): Neue Wege in der Seuchengeschichte. Stuttgart 1995, S. 143-174; Silvia Berger: Bakterien in Krieg und Frieden. Eine Geschichte der medizinischen Bakteriologie in Deutschland 1890-1933. Göttingen 2009, S. 40.
41 Friedrich Löffler: Zum 25jährigen Gedenktage der Entdeckung des Tuberkelbazillus, in: DMW 33 (1907), S. 449-451 u. 489-495, zit. nach Gradmann: Krankheit im Labor, S. 105.
42 Hüntelmann: Paul Ehrlich, S. 55.
43 Nach Friedrich Löffler betrug die jährliche Tuberkulosesterblichkeit in Preußen in den Jahren 1875 bis 1887 durchschnittlich 31 Todesfälle auf 10.000 Einwohner. Friedrich Loeffler: Ueber die

Fortschritte in der Bekämpfung der Infektionskrankheiten in den letzten 25 Jahren. Greifswald 1896, S. 17.

44 René Dubos, Jean Dubos, Barbara Gutmann Rosenkrantz (Hg.): The white plague. Tuberculosis, man, and society. New Brunswick, N. J. 1987.

45 Im Überblick Grandmann: Krankheit im Labor, S. 110 f. Vgl. auch die ältere Darstellung von Richard Bochalli: Die Entwicklung der Tuberkuloseforschung in der Zeit von 1878 bis 1958. Stuttgart 1958, S. 41-52.

46 Zu Kochs Vorgehen ausführlich Gradmann: Krankheit im Labor, S. 112-121.

47 Zu Kochs erster und den weiteren Färbungen s. Bochalli: Tuberkuloseforschung, S. 15.

48 Impfung mit tuberkulösen Sustanzen: »[…] die Zahl der so infizierten Tiere belief sich auf 172 Meerschweinchen, 32 Kaninchen und 5 Katzen«. Robert Koch: Die Ätiologie der Tuberkulose, in: BKlW 15 (1882), S. 432; RKI (Hg.): https://edoc.rki.de/bitstream/handle/176904/5163/428-445.pdf?sequence=1. WEB 29. 10. 2019.

49 »Aber in Zukunft wird man es im Kampf gegen diese schreckliche Plage des Menschengeschlechtes nicht mehr mit einem unbestimmten Etwas, sondern mit einem faßbaren Parasiten zu tun haben, dessen Lebensbedingungen zum größten Teil bekannt sind und noch weiter erforscht werden können.« – Koch: Die Ätiologie der Tuberkulose, S. 444.

50 Gradmann: Krankheit im Labor, S. 127-129.

51 Robert Koch: Die Ätiologie der Tuberkulose.

52 Gradmann: Krankheit im Labor, S. 109.

53 Robert Koch: Bericht zur Cholera in Ägypten an den Staatsminister von Bötticher. Alexandria, 25. August 1883, in: Robert Koch: Gesammelte Werke, Bd. 2,2. S. 850. – Robert Koch, Georg Gaffky: Bericht über die Thätigkeit der zur Erforschung der Cholera im Jahre 1883 nach Egypten und Indien entsandten Kommission. Berlin 1887, Anl. II, S. 1-28. – Das Forscherteam bestand aus den Ärzten Koch, Georg Gaffky und Bernhard Fischer sowie dem Chemiker Hermann Treskow. Ragnhild Münch: Robert Koch und sein Nachlaß in Berlin. Berlin/New York 2003, S. 42.

54 Vgl. Gradmann: Das reisende Labor, S. 49. Die Schlagzeile des *Berliner Tageblatts* vom 3. 5. 1884 lautete: »Willkommen, Ihr Sieger!«

55 F.: Der Entdecker des Cholerapilzes, in: Die Gartenlaube (1884), S. 433, zit. nach Gradmann: Das reisende Labor, S. 51.

56 Den Zustand um 1887 schildert Julius Richard Petri, damals Kustos am Berliner Hygienemuseum, in seinem Beitrag: Die hygienischen Institute in Berlin C., Klosterstraße 32-36, in: Centralblatt für Bacteriologie und Parasitenkunde 1 (1887), S. 275-279.

57 Das Gebäude wurde 1885 aus Anlass von Kochs Antrittsvorlesung beschrieben: R. Koch's Antrittsvorlesung und das neue hygienische Institut, in: BKlW 45 (1885), 9. 11. 1885, S. 738 f.

58 R. Koch's Antrittsvorlesung und das neue hygienische Institut, S. 739.

59 Ebd.

60 Judith Hahn, Ulrike Gaida, Marion Hulverscheidt: 125 Jahre Hygiene-Institute an Berliner Universitäten. Eine Festschrift. Berlin 2010, S. 10; Münch: Robert Koch und sein Nachlaß, S. 58, Anm. 229.

61 Münch: Robert Koch und sein Nachlaß, S. 56.

62 Kreuder-Sonnen: Wie man Mikroben auf Reisen schickt, S. 27 f.

63 Münch: Robert Koch und sein Nachlaß, S. 58 f.

64 R. Koch's Antrittsvorlesung und das neue hygienische Institut, S. 739.

65 Allerdings waren diese Arbeitsplätze nicht kostenlos, s. Centralblatt für die gesamte Unterrichts-Verwaltung in Preußen 1885, S. 713, dort Angabe der Gebühren: »[…] während eines ganzen Semesters, wochentags von 9-5 Uhr, am Sonnabend von 9-12 Uhr 100 Mk.« Dazu kamen noch die Kosten für die Nutzung der Geräte und Reagenzien.

66 Kreuder-Sonnen: Wie man Mikroben auf Reisen schickt, S. 37.
67 Ebd.
68 Hans-Jörg Rheinberger: Experimentalsysteme und epistemische Dinge. Frankfurt a. M. 2006, S. 29.
69 Michael Polanyi: The Tacit Dimension. With a new foreword by Amartya Sen. Chicago 2011. – Polanyi versteht unter diesem stillen oder impliziten Wissen sowohl intuitiv erfasste Praktiken und Fertigkeiten als auch theoretische Vorgehensweisen, wie wir sie beispielsweise bei den Praktiken eines in der Medizin tätigen Diagnostikers oder bei Künstlern beobachten können. Es handelt sich um ein Wissen, das auf Erfahrung und Übung beruht, über das verbal reproduzierbare Faktenwissen hinausgeht und nicht mit verbalen Schritt-für-Schritt-Anleitungen wiedergegeben wird. Es ist dem Körper und Geist eingeschrieben und kann jederzeit abgerufen werden – so wie die komplexe Fähigkeit des Fahrradfahrens. Beispiele bei Michael Hagner: Perception, knowledge and freedom in the age of extremes: on the historical epistemology of Ludwik Fleck and Michael Polanyi, in: Studies in East European Thought 64 (2012), S. 107-120.
70 Emil Behring: Kollegheft mit der Aufschrift: »Mitteilungen aus dem Reichsgesundheitsamte: Tuberkelbacillen; Typhusbacillen; Mikrob. tetrangenus, Pneumoniebacillen, Aktinomyces« [um 1887]. BAM, EvB/W 25.
71 Ebd., S. 7-17.
72 Karin Knorr-Cetina: Das naturwissenschaftliche Labor als Ort der »Verdichtung« von Gesellschaft, in: Zeitschrift für Soziologie 17/2 (1988), S. 85-101; hier S. 89.
73 Bruno Latour, Steve Woolgar: Laboratory Life. The Construction of Scientific Facts. Princeton ^{2}1986, S. 16.
74 Zur Einführung in Latours Arbeiten s. Lars Gertenbach, Henning Laux: Zur Aktualität von Bruno Latour: Einführung in sein Werk, Wiesbaden 2019, insb. Kap. 3: »In der Gesellschaft des Labors«, S. 19-58.
75 Beispiele bei Münch: Robert Koch und sein Nachlaß, S. 58.
76 Zur Theorie der Alkalinität, dem Säurebindungsvermögen des Blutes und dem Einfluss auf das Bakterienwachstum s. Arthur M. Silverstein: A History of Immunology. Amsterdam ^{2}2009, S. 19 f.
77 Zu den Farbstoffversuchen s. Simon: Emil Behring's Medical Culture, hier: »Industry, Chemistry and Disinfection«.
78 Zur inneren Desinfektion bei Koch und Georg Cornet s. Gradmann: Krankheit im Labor, S. 137-139.
79 Behring: Ueber Jodoform und Acetylen, in: DMW 20 (1887), S. 422 f.
80 Als Beispiele zwei Monographien von Koch-Schülern: Ferdinand Hueppe: Die Methoden der Bakterienforschung, Wiesbaden ^{2}1885 (mit Widmung für Koch); Friedrich Löffler: Vorlesungen über die geschichtliche Entwickelung der Lehre von den Bacterien. Leipzig/Köln 1887.
81 Hüntelmann: Hygiene im Namen des Staates, S. 95 f.
82 Das zeigt Katharina Kreuder-Sonnen für Odo Bujwid; s. Kreuder-Sonnen: Wie man Mikroben auf Reisen schickt, S. 28 f. – Pfeiffer hatte den Dreierschritt bei seinen Cholerauntersuchungen praktiziert.
83 Zu Colers Werdegang s. Otto Schjerning: Vorrede zur Bibliothek v. Coler, in: Otto Schjerning (Hg.): E. v. Behring: Diphtherie (Begriffsbestimmung, Zustandekommen, Erkennung und Verhütung.) Mit 2 Abbildungen im Text. Berlin 1901, S. VIII-XV. – S. auch: Manfred Stürzbecher: Coler, Alwin, in: NDB 3 (1957), S. 318 f.; https://www.deutsche-biographie.de/pnd116636726.html#ndbcontent. WEB 14.10.2019.
84 Arthur Binz: Aus der Frühgeschichte des Diphtherieserums, in: Engelhardt (Hg.): Die Welt dankt Behring, S. 136.
85 Acta Emil Adolph v. Behring.

86 Behring an Oberstabs- und Regimentsarzt [Weber], 15.2.1887, in: Acta Emil Adolph v. Behring, Bl. 57f.

87 Die Förderung Behrings durch Alwin von Coler bezüglich Behrings Wunsch nach Versetzung nach Bonn vermutet Linton, belegt dies jedoch nicht durch Quellen. Linton: Emil von Behring, S. 39f.

88 Darin Wiederholung des Versetzungswunsches: »[...] nach einer Universitätsstadt, am liebsten Bonn; behufs Fortsetzung begonnener wissenschaftlicher Arbeiten, besonders pharmakologischer Untersuchungen«. – Acta Emil Adolph v. Behring, Schreiben vom 21.2.1887, Bl. 59.

89 Genehmigung am 5.5.1887 durch die Medizinalabteilung des Kriegsministeriums (ebd., Bl. 63).

90 Max Eyth: Im Strom unserer Zeit. Aus Briefen eines Ingenieurs. Heidelberg 1904, S. 600. [Brief vom 11.9.1882.]

91 Dietrich Höroldt: Bonn als Universitäts-, Rentner- und Garnisonstadt, in: ders., Manfred van Rey (Hg.): Bonn in der Kaiserzeit 1871-1914. Festschrift zum 100jährigen Jubiläum des Bonner Heimat- u. Geschichtsvereins. Bonn 1986, S. 105-118; hier S. 105.

92 Karl Baedeker: Die Rheinlande von der Schweizer bis zur Holländischen Grenze. Handbuch für Reisende. Leipzig [23]1886, S. 351. – Zit. nach Höroldt: Bonn als Universitäts-, Rentner- und Garnisonstadt, S. 105.

93 Berthold Litzmann: Im alten Deutschland. Erinnerungen eines Sechzigjährigen. Berlin 1923, S. 160.

94 Höroldt: Bonn als Bonn als Universitäts-, Rentner- und Garnisonstadt, S. 106f.

95 Julius R. Haarhaus: Ahnen und Enkel. Erinnerungen. Ebenhausen 1921, S. 161f.

96 Mathias Christmann: Otto Wallach: Begründer der Terpenchemie und Nobelpreisträger 1910, in: Angewandte Chemie 122 (2010), S. 9775-9781; hier S. 9776. https://onlinelibrary.wiley.com/doi/full/10.1002/ange.201003155. WEB 26.2.2020.

97 Richard Anschütz: August Kekulé. Bd. 1: Leben und Wirken. Berlin 1929, S. 373.

98 Ebd., S. 366.

99 Wallachs wissenschaftlicher Werdegang begann in Göttingen, wo er sein Chemiestudium bei Friedrich Wöhler absolvierte, dem sich ein Semester in Berlin bei August Wilhelm Hofmann anschloss. Seit 1870 war er als Privatassistent Mitarbeiter Kekulés in Bonn, wo er 1873 Privatdozent und zum Leiter des organischen Praktikums ernannt wurde. 1876 erhielt er auch eine ordentliche Professur. In Bonn schloss er Freundschaften mit dem später in Marburg lehrenden Theodor Zincke und mit van't Hoff, der im gleichen Jahr wie Behring einen Nobelpreis erhalten sollte. Ab 1879 unterrichtete Wallach auch in Pharmazie, was ihn in Berührung mit den Terpenen, seinem späteren großen Forschungsgebiet, brachte. Christmann: Otto Wallach. – Zu Wallachs Terpenforschung Walter Hückel: Aus der Geschichte der Terpenchemie, in: Die Naturwissenschaften 1-3 (1942), S. 17-30.

100 Franz Freiherr von Eynatten war Hauptmann und Companiechef im 2. Rheinischen Infanterie-Regiment Nr. 28. Adress-Buch der Stadt Bonn und der Gemeinde Poppelsdorf. Bonn 1887.

101 Maarflachweg 12 als Adresse auf einer Postkarte an Ernst Scheurlen. BAM, EvB/B 1/169. Behring ist im *Adress-Buch der Stadt Bonn* mit dieser Adresse unter der Rubrik: »Praktische Aerzte« verzeichnet. Adress-Buch der Stadt Bonn und der Gemeinde Poppelsdorf, Bonn 1887, S. 284. http://digitale-sammlungen.ulb.uni-bonn.de/periodical/pageview/1296317?query=Behring. WEB 14.10.2019.

102 Nach dem Bonner Stadtplan von 1887 (in: Adress-Buch der Stadt Bonn 1887) befand sich der Maarflachweg in der Nähe der Brauerei Wolter. Er biegt links von der Hofgartenstraße ab und führt zur Lennéstraße. Das Pharmakologische Institut in der Convictstraße ist im Stadtplan ebenfalls eingetragen (als Nr. 38).

103 Adress-Buch der Stadt Bonn 1887, S. 284: Kat. 16. Medicinal- und Veterinär-Wesen, A. Praktische Aerzte.

104 Die Infanteriegarnison gab es in Bonn seit 1883. Die Entscheidung, eine solche in Bonn zu installieren, war in der Stadt nicht einhellig begrüßt worden, da Bonn den Charakter der vornehmen und ruhigen Universitätsstadt, in der sich auch die gut betuchten Rentner wohlfühlten, behalten sollte. Schließlich ließ der preußische Staat die weitläufige Ermekeilkaserne nahe des Poppelsdorfer Schlosses bauen. Das 2. Bataillon des 2. Rheinischen Infanterieregiments Nr. 28 zog am 31. März 1883, vier Jahre vor Behrings Bonner Aufenthalt, ein. Vgl. Höroldt: Bonn als Universitäts-, Rentner- und Garnisonstadt, S. 113.

105 Adress-Buch der Stadt Bonn 1887, S. 63.

106 Gehälter preußischer Stabsärzte nach: https://de.wikipedia.org/wiki/Militärärzte_der_Preußischen_Armee. WEB 21. 10. 2019.

107 Emil Behring: Der antiseptische Werth der Silberlösungen, in: ders.: Gesammelte Abhandlungen, 1. T., S. 107-133; hier: S. 130. – Erstmals publ. in: DMW 37 (1887), S. 805-807.

108 Die Statistiken unterscheiden zwischen verheirateten und ledigen Männern und Frauen. Alfred Grotjahn: Soziale Pathologie. Versuch einer Lehre von den sozialen Beziehungen der menschlichen Krankheiten als Grundlage der sozialen Medizin und der sozialen Hygiene. Berlin / Heidelberg [2]1915, Kap. Geschlechtskrankheiten, S. 97-117; hier S. 98.

109 Roth: Die Arzneimittel der heutigen Medicin, S. 251. (»Krankheiten der Geschlechtsorgane [...]. Gonorhoe.«)

110 Behring: Der antiseptische Werth der Silberlösungen, S. 130.

111 Oscar Kniffler: Jodoform zur inneren Anwendung. Diss. med. Bonn 1889. Zit. nach dem Wiederabdruck in: Emil Behring (Hg.): Gesammelte Abhandlungen (1893), 1. T., S. 74-106; »Krankengeschichte N.«, S. 97-101. – Bei N. waren am Ende der Behandlung keine Bakterien mehr nachweisbar, keine Kavernen, kein Fieber, Gewichtszunahme um 18 Pfund.

112 Behring verabreichte den Kaninchen *per anum* in erwärmter Vaseline gelöstes Jodoform (Behring: Ueber Jodoformvergiftung und ihre Behandlung), der Patient N. wurde mit Klysmata behandelt.

113 Emil Behring: Ueber Quecksilbersublimat in eiweisshaltigen Flüssigkeiten, in: ders.: Gesammelte Abhandlungen, 1. T., S. 135-143; hier S. 138. – Behring entdeckte angeblich *Staphyolococcus pyogenes aureus*, beschreibt aber auch die Beobachtung unter dem Mikroskop, bei der nur »Kettenkokken«, also Streptokokken, zu sehen sind. Ebd., S. 139.

114 Kniffler: Jodoform, S. 96.

115 Die im BAM ursprünglich verzeichnete Kopie der Urkunde über die ordentliche Mitgliedschaft bei der Niederrheinischen Gesellschaft für Natur- und Heilkunde, ausgestellt am 20. Juni 1887 in Bonn, ist verloren gegangen. Vgl. BAM, EvB/L 158.

116 Zur Niederrheinischen Gesellschaft s. Karl Gutzmer: Vereinsleben, Sport und Geselligkeit, in: Hörholdt, van Rey (Hg.): Bonn in der Kaiserzeit 1871-1914, S. 431-464; hier S. 439.

117 Sitzungsberichte der Niederrheinischen Gesellschaft für Natur- und Heilkunde zu Bonn. Bonn 1875, S. VII.

118 *Kölnische Zeitung* vom 28. Mai 1885, zit. nach Münch: Robert Koch und sein Nachlaß, S. 53 f.

119 S. Behring: »Auto-Biographie«. BAM, EvB/L 259, S. 382: »Vereinsleben«.

120 Zu Scheurlens Werdegang s. Wätzold: Stammliste der Kaiser Wilhelms-Akademie, S. 276, Nr. 1163; Landesarchiv Baden-Württemberg, https://www.leo-bw.de/web/guest/detail/-/Detail/details/PERSON/wlbblb_personen. WEB 27. 4. 2020.

121 Emil Behring: Cadaverin, Jodoform und Eiterung, in: DMW 32 (1888), S. 653-655, Wiederabdruck in: ders.: Gesammelte Abhandlungen, 1. T., S. 60-73. – Behring nimmt Bezug auf Ernst Scheurlen: Weitere Untersuchungen über die Entstehung der Eiterung, ihr Verhältniss zu den Ptomainen und zur Blutgerinnung, in: Arbeiten aus der chirurgischen Klinik der Universität Berlin, 3. Theil, Erstpubl. in: Langenbecks Archiv für klinische Chirurgie 36 (1887), S. 925-933.

122 Ferdinand Hueppe: Die Methoden der Bakterienforschung. Wiesbaden ^{2}1885, S. 150.

123 F. Gräbner: Beiträge zur Kenntniss der Ptomaïne in Gerichtlich-chemischer Beziehung. Diss. med. Dorpat 1882.

124 Ludwig Brieger: Über Ptomaïne – Weitere Untersuchungen über Ptomaine in 3 Teilen. Berlin 1885-86. – Brieger hatte sich 1881 an der Berliner Friedrich-Wilhelms-Universität habilitiert, wo er danach als Privatdozent tätig war.

125 S. auch: Emil Behring: Zur Kenntniss der physiologischen und der (und der cholera-ähnlich) toxischen Wirkungen des Pentamethylendiamins (Cadaverin L. Brieger), in: DMW 24 (1888), S. 477 f.

126 Faulendes Blut und faulenden Fleischinfus hatte auch Robert Koch bei der künstlichen Erzeugung von Wundinfektionserkrankungen eingesetzt. S. Robert Koch: Untersuchungen über die Aetiologie der Wundinfectionserkrankungen. Leipzig 1878, S. 40 (dort über »putride Flüssigkeiten«). – Bei Fleischinfus handelt es sich um einen Aufguss *(Infusum)* aus kochendem Wasser, der in der Zubereitung mit der Bereitung von Tee verglichen werden kann.

127 Brieger: Über Ptomaine; vgl. Behring: Ueber Jodoform und Acetylen, in: ders.: Gesammelte Abhandlungen, 1. T., S. 57.

128 Behring: Cadaverin, Jodoform und Eiterung, zit. nach ders.: Gesammelte Abhandlungen, 1. T., S. 61 u. 62.

129 Ebd., S. 61.

130 Renate Maria Bertling: Der Pharmakologe Carl Binz. Diss. med. Bonn 1969, S. 72.

131 Carl Binz: Zur Geschichte der Pharmakologie in Deutschland, in: Klinisches Jahrbuch 2 (1890), S. 3-74; hier S. 70.

132 Carl Binz: Ueber die Abortivbehandlung der Infektionskrankheiten, zit. bei Behring: Der antiseptische Werth von Silberlösungen, in: ders.: Gesammelte Abhandlungen, 1. T., S. 107-134; hier S. 128.

133 Carl Binz: Pharmakologische Studien über Chinin, in: Virchows Archiv 46 (1868), S. 67-105.

134 Binz' Position sollte nach dem Tod des Stelleninhabers Johann Friedrich Albers eigentlich mit Rudolf Buchheim, dem Begründer der experimentellen Pharmakologie, besetzt werden. Buchheim lehnte das Angebot zugunsten einer gleichzeitig erfolgten Berufung nach Gießen ab. Binz erhielt 1868 zunächst nur ein Extraordinariat, im gleichen Jahr wurde er aber Direktor des pharmakologischen Apparats, einer aus Büchern und Arzneidrogen bestehenden pharmakologischen Sammlung, die er seit 1867 interimistisch leitete und stetig erweiterte. – Bertling: Carl Binz, S. 28-32.

135 Vgl. Eulner: Die Entwicklung der medizinischen Spezialfächer, S. 118.

136 Zum deutschen Arzneibuch s. Thomas Richter: Pharmakopöen, in: Werner E. Gerabek, Bernhard D. Haage, Gundolf Keil, Wolfgang Wegner (Hg.): Enzyklopädie Medizingeschichte. Berlin 2005, S. 1149 f.

137 Bertling: Carl Binz, S. 19.

138 »7. das pharmacologische Institut«, in: Adress-Buch der Stadt Bonn und der Gemeinde Poppelsdorf 1887, S. 271 = http://digitale-sammlungen.ulb.uni-bonn.de/periodical/pageview/1296304?query=pharmacolog. WEB 18. 2. 2020.

139 Bertling: Carl Binz, S. 32, unter Bezugnahme auf Chronik der Universität Bonn 1887/88, Jahresbericht des pharmakologischen Institutes, S. 61.

140 Bertling: Carl Binz, S. 32 f.

141 Binz: Toxikologisches über Jodpräparate, S. 115. Vgl. Kap. V.

142 Behring: Einleitende Bemerkungen über die ätiologische Therapie von ansteckenden Krankheiten, S. XXVII.

143 Bertling: Carl Binz, S. 84 (im Kap. »Gedruckte Literatur«, S. 81-90).

144 Zu dieser Untersuchung s. Emil Behring: Ueber die Ursache der Immunität von Ratten gegen Milzbrand, in: Centralblatt für klinische Medizin 38 (1888), S. 681-690; Wiederabdruck in: ders.: Gesammelte Abhandlungen, 2. T., S. 24-38; hier S. 38.
145 Kniffler: Jodoform.
146 Zu Behrings Bonner Arbeiten ausführlich Linton: Emil von Behring, S. 41-67.
147 Der in Wesel am Rhein geborene Oscar Kniffler hatte in Kiel und Bonn Medizin studiert. Nach unbestätigten Quellen starb er am 27.1.1936 in New York.
148 Behring: Ueber Jodoformvergiftung und ihre Behandlung, s. Kap. V.1. »Werdejahre« in Posen, S. 450, Anm. 112. – Dazu auch Kniffler: Jodoform, S. 75.
149 Ebd., S. 103 f.
150 Ebd., »Krankengeschichte N.«, S. 97-101. – Dank auf S. 104.
151 Ebd., S. 92.
152 Der Begriff der Gabe nimmt Bezug auf Marcel Mauss: Die Gabe. Form und Funktion des Austauschs in archaischen Gesellschaften. Frankfurt a. M. 1990.
153 Emil Behring: Ueber Jodoform und Acetylen, in: DMW 20 (1887), S. 422 f.; ders.: Der antiseptische Werth von Silberlösungen, in: DMW 37 (1887), S. 805-807; ders.: Behandlung von Milzbrand mit Silberlösungen, in: DMW 38 (1887), S. 830-834; ders.: Zur Kenntniss der physiologischen und der (und der cholera-ähnlich) toxischen Wirkungen des Pentamethylendiamins (Cadaverin L. Brieger), in: DMW 24 (1888), S. 477 f.; ders.: Cadaverin, Jodoform und Eiterung, in: DMW 32 (1888), S. 653-655; ders.: Ueber die Ursache der Immunität von Ratten gegen Milzbrand, in: Centralblatt für klinische Medizin 38 (1888), S. 681-690; ders.: Ueber den antiseptischen Werth des Creolins und Bemerkungen über die Giftwirkung antiseptischer Mittel, in: Deutsche militärärztliche Zeitschrift 8 (1888), S. 337-348; ders.: Ueber Quecksilbersublimat in eiweisshaltigen Flüssigkeiten, in: Centralblatt für Bacteriologie 3 (1888), S. 64-66.
154 Behring: Cadaverin, Jodoform und Eiterung, in: DMW 32 (1888), S. 653-655.
155 Behring definiert das Cadaverin als eine »stark alkalisch reagirende wasserklare Flüssigkeit von ölartiger Consistenz«, das mit gelber Flamme verbrennt und einen »eigenthümliche[n] Spermageruch« aufweist. Behring: Cadaverin, Jodoform und Eiterung, zit. nach: ders.: Gesammelte Abhandlungen, 1. T. 1893, S. 60-73; hier S. 63 f.
156 Behring machte auch Vivisektionen (»Section einer noch athmenden Maus«). Behring: Cadaverin, Jodoform und Eiterung, in: ders.: Gesammelte Abhandlungen, 1. T., S. 67.
157 Hueppe: Die Methoden der Bakterienforschung, S. 151.
158 Linton: Emil von Behring, S. 55.
159 Behring: Ueber die Ursache der Immunität von Ratten gegen Milzbrand, in: ders.: Gesammelte Abhandlungen, 2. T., S. 24-38; hier S. 27. – Klinger, späterer Professor für Chemie in Bonn und Königsberg, wird auch im Entwurf zu Behrings »Auto-Biographie« (EvB/L 259, S. 382) genannt.
160 »Sommervorlesungen von Prof Wallach 1888 Org. Chemie«. Emil Behring: Manuskript zum Themenfeld »Qualitative Analyse. Organische Chemie u. a.« BAM, EvB/W 32, S. 8-143.
161 Behring: Die Geschichte der Diphtherie, S. 85.
162 Behring füllte Jodoformäther in Reagenzgläschen und schützte sie vor Luft und Licht, indem er die Behälter mit Wachs überzog. Unter Lichteinfluss ohne Sauerstoff wurde kein Jod abgespalten, Sauerstoff ohne Lichtwirkung führte ebenfalls nicht zur Freisetzung von freiem Jod. Im Kontrollversuch setzte er das Jodoform dem Licht und dem Sauerstoff aus, was innerhalb weniger Minuten zur Verfärbung der Lösung führte. – S. Kniffler: Jodoform, S. 83 f.
163 Behring: Cadaverin, Jodoform und Eiterung, in: ders.: Gesammelte Abhandlungen, 1. T., S. 70.
164 Fangerau: Jacques Loeb, S. 127.
165 Behring an Ernst Scheurlen, 8.5.1887. BAM, EvB/B 1/169.

166 Emil Behring: Ueber Jodoform und Acetylen, in: ders.: Gesammelte Abhandlungen, 1. T., S. 54 f.

167 Mit den Reinkulturen wurden differenzierte Analysen der Wirkungs- und Reaktionsweisen der Bakterien erst möglich gemacht. Heraeus' Versuche über die Zersetzung des Jodoforms durch naszierenden – also im Entstehen begriffenen – Wasserstoff ($H_{nasc.}$ oder $H_{nasz.}$) hatten gezeigt, dass hierbei Acetylen (Ethin, C_2H_2) entsteht.

168 Behring: Ueber Jodoform und Acetylen, S. 55.

169 Behring: Cadaverin, Jodoform und Eiterung, S. 72.

170 Ebd.

171 Behring: »Auto-Biographie«. BAM, EvB/L 259, S. 382.

172 Behring: Ueber die Ursache der Immunität von Ratten gegen Milzbrand.

173 Vgl. dazu auch Silverstein: A History of Immunology, S. 19 f.

174 Behring: Ueber die Ursache der Immunität von Ratten gegen Milzbrand, S. 31.

175 Ebd., S. 36.

176 Ebd., S. 38.

177 Behring: Ueber den antiseptischen Werth des Creolins; ders.: Ueber Quecksilbersublimat in einweisshaltigen Flüssigkeiten.

178 Emil Behring: Der antiseptische Werth von Silberlösungen, in: DMW 37 (1887), S. 805-807, und ders.: Behandlung von Milzbrand mit Silberlösungen, in: DMW 38 (1887), S. 830-834.

179 Behring: Der antiseptische Werth der Silberlösungen, hier zit. nach ders.: Gesammelte Abhandlungen, S. 107-134; hier S. 127.

180 Ebd., S. 132.

181 Emil Behring: [Literarische und künstlerische Notizen] 1888; 1889. BAM, EvB/L 260.

182 Zeiss, Bieling: Behring, S. 44. Linton greift diese Einschätzung auf, ebenfalls ohne Belege.

183 Zur Samtweberei Niedieck s. Theo Optendrenk, Greta van der Beek-Optendrenk: Samt und Seide. Zur Geschichte der Lobbericher Textilindustrie. Nettetal 2012; http://www.lobberich.de/lobberich/geschichte(n)/heimatbuecher/74-193.htm. WEB 2. 3. 2020.

184 Behring: [Literarische und künstlerische Notizen] 1888; 1889. BAM, EvB/L 260, S. 29.

185 Ebd., S. 32-35. – Die Fabrik H. W. von der Linde war von dem Apotheker Heinrich Wilhelm von der Linde gegründet worden. 1888 waren die Inhaber laut Adressbuch der Stadt Krefeld Carl, Emil und Gustav von der Linde. (Auskunft Stadtarchiv Krefeld, Andreas Münzer, 4. 3. 2020.)

186 Adolph Kohut: Gustav Freytag. Ein Gedenkblatt zu seinem 70. Geburtstage am 13. Juli 1886, in: Der Salon für Literatur, Kunst und Gesellschaft 1886, S. 497-508, zit. nach Philipp Böttcher: Gustav Freytag – Konstellationen des Realismus. Berlin/Boston 2018, S. 6.

187 Böttcher: Gustav Freytag, S. 12.

188 Das Werk lag schon im Oktober 1886 vor, s. Böttcher: Gustav Freytag, S. 10.

189 Behring: [Literarische und künstlerische Notizen] 1888; 1889. BAM, EvB/L 260.

190 Behring, Behring: Schulchronik. BAM, EvB/S 8, S. 5.

191 Einige Briefe der Mutter sind erhalten. BAM, EvB/B 212/1-5.

192 BAM, EvB/L 260, S. 48.

193 Acta Emil Adolf v. Behring, Bl. 32, 35, 36 u. 38.

194 Behring las *Die Versuchung des Pescara* (Leipzig 1887) wohl im März 1888. Vgl. Behring: [Literarische und künstlerische Notizen] 1888; 1889. BAM, EvB/L 260, Bl. 49.

195 Im Eintrag »Reise nach Belgien« (o. D.) ist Brüssel mit bekannten und unbekannteren Sehenswürdigkeiten aufgeführt: Kathedrale und Rathaus, *Musée Antoine Wiertz*. BAM, EvB/L 260, Bl. 30.

196 Hess, Mendelsohn: *Paper Technology* und Wissensgeschichte.

197 Behring an Ernst Scheurlen, 18. 2. 1888. BAM, EvB/B 1/170, S. 1. Randnotiz.

198 Binz war mit der Britin Harriet Schwabe verheiratet, die er in Italien kennengelernt hatte und deren Familie aus Deutschland stammte. Er selbst beherrschte vier »Weltsprachen«. Vgl. Bertling: Carl Binz, S. 15 u. 70.
199 Ebd., S. 15. Für Binz eröffnete die Heirat mit der sehr vermögenden Harriet Schwabe die Möglichkeit, seine medizinischen Studien in Berlin fortzusetzen und in der Folge eine wissenschaftliche Laufbahn einzuschlagen.
200 Glyn Garth und die Familie Schwabe. Aus: Reise in die Vergangenheit. Wales in historischen Reiseberichten (= http://footsteps.bangor.ac.uk/de/location/glyn-garth. WEB 2.3.2020).
201 Bertling: Carl Binz, S. 74f., unter Bezugnahme auf die Erinnerungen des Binz-Schülers Karl Schmiz (= Karl Schmiz: Carl Binz. Akademische Reden, Heft 13. Bonn 1932, S. 11).
202 Bertling: Carl Binz, S. 70.
203 Behring an Erich Wernicke, 20.4.1892. BAM, EvB/B 1/206.
204 Behring: Cadaverin, Jodoform und Eiterung, S. 69.
205 Ebd., S. 70.
206 Behring: Einleitende Bemerkungen über die ätiologische Therapie von ansteckenden Krankheiten, S. IX f. – Die Passage ist bei Zeiss und Bieling: Behring (S. 36) mit leicht veränderter Rechtschreibung zitiert.

VII. »Das Behring'sche Gold«

1 Der Begriff wurde geprägt von Otto Heubner. Ders.: Praktische Winke zur Behandlung der Diphtherie mit Heilserum. Vortrag, gehalten auf dem achten internationalen Congress für Hygiene und Demographie in Budapest, in: DMW 36 (1894), S. 701-703; hier S. 701.
2 Rudolph Stratz: Die ewige Burg. Roman aus dem Odenwald. 1. Auflage, hier zit. nach dem 29.-30. Ts. Berlin [o. J.], S. 316.
3 Hans-Werner Niemann: Das Bild des industriellen Unternehmers in deutschen Romanen der Jahre 1890-1945. Berlin 1982, S. 60.
4 Axel Hüntelmann zeigt am Beispiel einer Diphtherieepidemie von 1877/1878 in einer Zellerfelder Gemeinde, dass als Erklärung der Krankheitsursachen Verunreinigung des Bodens oder eitrige Ausleerungen diskutiert wurden. – Hüntelmann: Hygiene im Namen des Staates, S. 216-224.
5 Vgl. Ferdinand Justi an Behring [o. D., um 1900]. BAM, EvB/B 150.
6 Behring an Else Behring, 21.4.1898. BAM, EvB/B 214/27, S. 5.
7 Zahlen nach Jörg Vögele: Sozialgeschichte städtischer Gesundheitsverhältnisse während der Urbanisierung. Berlin 2001, Anhang 3.3, S. 483.
8 Serbien wies 412 Todesfälle auf 100.000 Lebende auf. – Zahlen nach Richard Otto: Emil von Behring. Die Begründung der Serumtherapie und das Diphtherieheilserum, in: Engelhardt (Hg.): Die Welt dankt Behring, S. 37-41. Übersicht S. 39. – Zur Mortalität s. auch: Emil Behring: Die Statistik in der Heilserumfrage, Marburg 1895. – Die im BAB liegenden Akten zur Diphtherie (R 86/1181) wurden von Hüntelmann (Hygiene im Namen des Staates, S. 216-224) ausgewertet.
9 Löffler: Ueber die Fortschritte in der Bekämpfung der Infektionskrankheiten, S. 96.
10 Ein Appell an Menschenfreunde, in: Berliner Local-Anzeiger (ca. 1894). BAM, EvB/S 1.
11 Der Begriff geht auf den ital. Arzt Francesco Nola (frühes 17. Jh.) zurück; s. Emil von Behring: Diphtherieforschungen im Laufe der letzten 100 Jahre, in: ders.: Epidemiologie, Aetiologie und Bekämpfung der Diphtherie. Nach dem Tode des Verfassers hg. v. Ernst Friedberger. Berlin 1918, S. 4-96; hier S. 5.
12 Eine Würdigung Bretonneaus bei Behring: Die Geschichte der Diphtherie, S. 52: Es habe »der Lebensarbeit und der Genialität eines Mannes wie Bretonneau« bedurft, um »das einheitliche Band der gemeinsamen Aetiologie [der Diphtherie] aufzufinden«.

13 Pierre Bretonneau: Des inflammations spéciales du tissu muqueux, et en particulier de la diphthérite. Paris 1826.

14 Marlis Höck, Helmut Hahn: Korynebakterien, in: Helmut Hahn, Stefan Kaufmann, Thomas Schulz, Sebastian Suerbaum (Hg.): Medizinische Mikrobiologie und Infektiologie. Berlin/Heidelberg 2009, S. 324-330.

15 Behring: Die Geschichte der Diphtherie, S. 37-39.

16 Ebd., S. 3-14; Friedrich Loeffler: The History of Diphtheria, in: G.H.F. Nuttall, G.S. Graham-Smith (Hg.): The Bacteriology of Diphtheria. Cambridge 1913, S. 1-52.

17 Dazu Roth: Die Arzneimittel der heutigen Medicin, S. 270. – Weitere Mittel für die »Localbehandlung« der erkrankten Stellen mit antiseptischen Lösungen (Quecksilber, Salzsäure, Chlorzink, Goldnatriumchlorid und Jodtrichlorid) bei Behring: Die Geschichte der Diphtherie, S. 119 u. 122f.

18 Auch bei Behring als symptomatisch wirkendes Mittel erwähnt. Behring: Der antiseptische Werth von Silberlösungen, in: ders.: Gesammelte Abhandlungen, 1. T., S. 107-134; hier S. 132.

19 Jan Sosath: Die geschichtliche Entwicklung der Perkutanen Dilatativen Tracheotomieverfahren im historischen Kontext. Diss. med. Greifswald 2007. https://epub.ub.uni-greifswald.de//index/index/docId/336. WEB 26.5.2020.

20 Vgl. Behring: Die Geschichte der Diphtherie, S. 99-135.

21 Behring: Diphtheriebekämpfung, in: ders.: Epidemiologie, Ätiologie und Bekämpfung der Diphtherie, S. 97-200; hier S. 97.

22 In der Gruppe der Drei- bis Fünfjährigen war jeder dritte Todesfall auf die hoch ansteckende Diphtherie zurückzuführen. Daten nach Albert Eulenburg (Hg.): Real-Encyclopädie der gesammten Heilkunde, Bd. 6. Wien/Leipzig [3]1895; Artikel Diphtherie S. 20-109; Tabelle der Sterblichkeit an Diphtherie nach Großstädten S. 35.

23 Behring: Die Geschichte der Diphtherie, S. 47-49.

24 Ebd., S. 14. – Behring nimmt Bezug auf Bretonneau und die von ihm aufgezeichnete Krankengeschichte des am *Hôpital général* in Tours tätigen Chirurgen Prof. Herpin, der nach einer Infektion mit dem Erreger aufgrund der Lähmungen starb.

25 Behring: Die Geschichte der Diphtherie, S. 50.

26 Das Phänomen der »Überschwemmung« des Organismus mit lebenden Krankheitserregern wurde Ende des 19. Jahrhunderts auch als Septikämie bezeichnet. – Vgl. Adolf Dieudonné: Immunität, Schutzimpfung und Serumtherapie. Leipzig [6]1909, S. 1. – Zum Milzbrand s. Kap. VI.3, S. 100.

27 Behring: Die Geschichte der Diphtherie, S. 78. – Behring beruft sich auf Robert Koch: Untersuchungen über die Aetiologie der Wundinfectionskrankheiten (1878), S. 22.

28 Gradmann: Krankheit im Labor, S. 69-74.

29 Eulner: Entwicklung der medizinischen Spezialfächer, S. 143.

30 Zu Pettenkofers Lehre und seinen Kritikern: Gregor Raschke: Die Choleratheorie Max von Pettenkofers im Kreuzfeuer der Kritik – Die Choleradiskussion und ihre Teilnehmer. Diss. med. TU München 2007 http://mediatum.ub.tum.de/doc/646039/document.pdf. WEB 22.6.2020.

31 Gradmann: Krankheit im Labor, S. 83.

32 Hüntelmann: Hygiene im Namen des Staates, S. 78.

33 Kaiserliches Gesundheitsamt (Hg.): Das Kaiserliche Gesundheitsamt. Rückblick auf den Ursprung sowie auf die Entwickelung und Thätigkeit des Amtes in den ersten zehn Jahren seines Bestehens. Berlin 1886. https://digital.zlb.de/viewer/image//1/LOG_0000/ WEB 10.6.2020. – Grundlegend Hüntelmann: Hygiene im Namen des Staates.

34 Das Kaiserliche Gesundheitsamt, S. 35.

35 Ebd., Anhang V, S. 88. – Bereits zum 15.7.1887 war Julius Richard Petri zum Gesundheitsamt kommandiert worden (ebd.).

36 Hüntelmann: Hygiene im Namen des Staates, S. 232.

37 Friedrich Löffler: Untersuchungen über die Bedeutung der Mikroorganismen für die Entstehung der Diphtherie beim Menschen, bei der Taube und beim Kalbe, in: Heinrich Struck (Hg.): Mittheilungen aus dem Kaiserlichen Gesundheitsamte, Bd. 2. Berlin 1884, S. 421-499.

38 Zehn Jahre später plädierte Behring in seiner *Geschichte der Diphtherie* nachdrücklich dafür, Löffler das alleinige Verdienst der Entdeckung und Identifizierung des »Diphtheriebacillus« zuzusprechen. »G]anz mit Unrecht« werde für Klebs »die Entdeckung des Diphtheriebacillus reclamirt«. – Behring: Die Geschichte der Diphtherie, S. 73.

39 Löfflers Vorgehen ist beschrieben bei Hüntelmann: Hygiene im Namen des Staates, S. 227-232.

40 Aus historischer Perspektive Christoph Gradmann: »Alles eine Frage der Methode«. Zur Historizität der Kochschen Postulate 1840-2000, in: Medizinhistorisches Journal 43 (2008), S. 121-148.

41 Löffler: Untersuchungen über die Bedeutung der Mikroorganismen, S. 424.

42 Behring: Diphtherieforschungen im Laufe der letzten 100 Jahre, S. 37.

43 Zum Diphtherietoxin Carola Throm: Das Diphtherieserum. Ein neues Therapieprinzip, seine Entwicklung und Markteinführung. Stuttgart 1995, S. 34 f.

44 Loeffler: Ueber die Fortschritte in der Bekämpfung der Infektionskrankheiten, S. 33.

45 Behring: Diphtherieforschungen im Laufe der letzten 100 Jahre, S. 59.

46 Émile Roux, Alexandre Yersin: Contribution à l'étude de la diphthérie, in: Annales de l'Institut Pasteur: Journal de microbiologie 12 (1888), S. 629-661; hier S. 629. https://www.biodiversity.org//3061773#page/687/mode/1up. WEB 15. 6. 2020.

47 Das Forschungsinstitut wurde am 14. Juni 1887 gegründet und am 14. November 1888 eingeweiht, s. https://www.pasteur.fr/fr/institut-pasteur/notre-histoire. WEB 15. 6. 2020.

48 Roux, Yersin: Contribution à l'étude de la diphthérie, S. 646 f.; Loeffler: The History of Diphtheria.

49 Zu Ludwig Brieger und Carl Fraenkel: Untersuchungen über Bakteriengifte (in: BKlW 11, 12 und 49, 1890) s. Throm: Das Diphtherieserum, S. 34 f. und 220.

50 August von Wassermann, Bernhard Proskauer: Ueber die von den Diphtheriebacillen erzeugten Toxalbumine, in: DMW 17 (1891), S. 585-588, zit. nach Throm: Diphtherieserum, S. 36 f. – S. auch Höck, Hahn: Korynebakterien, S. 325.

51 Oertel ging bereits 1868 davon aus, dass die Diphtherie durch spezifische Mikroorganismen (»Spaltpilzbildung«) im Rachen verursacht werde. – Eberhard J. Wormer: Oertel, Max Joseph, in: NDB 19 (1999), S. 450 f.; https://www.deutsche-biographie.de/.#ndbcontent. WEB 22. 6. 2020.

52 Max Joseph Oertel: Über das diphtherische Gift und seine Wirkungsweise, in: DMW 45 (1890), S. 985-989. Dazu Throm: Diphtherieserum, S. 36.

53 Emil von Behring: Diphtherieforschung im Laufe der letzten 100 Jahre; hier »Oertel«, S. 19-22.

54 Ebd., S. 19. – Behring zitiert aus Oertels Arbeit im Archiv für klinische Medizin VIII (1871).

55 Klebs-Loeffler-Bazillus.

56 »Löffler-Serum«: https://www.pschyrembel.de/Löffler-Serum/BoWP3. WEB 5. 8. 2020.

57 So erhielt Émile Roux 120 Nominierungen für den Nobelpreis, wurde aber nie ausgezeichnet. Vgl. Franz Luttenberger: Excellence and Chance: The Nobel Prize Case of E. von Behring and É. Roux, in: History and Philosophy of the Life Sciences 18 (1996), S. 225-239. https://www.jstor.org/stable/?seq=1#metadata_info_tab_contents. WEB 1. 7. 2020.

58 Zum Gegensatzpaar Grundlagenforscher versus Anwender vgl. Gerald L. Geison: Organisation, Produkt und Marketing im Unternehmen Louis Pasteur, in: Philipp Sarasin, Silvia Berger, M. Hänseler, M. Spoerri (Hg.): Bakteriologie und Moderne. Studien zur Biopolitik des Unsichtbaren 1870-1920. Frankfurt a. M. 2007, S. 220-238; hier S. 221.

59 Das betonte Behring im ersten Satz seiner Schrift *Das neue Diphtheriemittel*: »Mein Diphtherie-Heil- und Schutzmittel (Diphtherieheilserum, Diphtherie-Antitoxin) hat kein Analogon in der Geschichte der Medizin.« Emil Behring: Das neue Diphtheriemittel. Berlin 1894, S. 5.

60 Vgl. dazu Fleck: Entstehung und Entwicklung einer wissenschaftlichen Tatsache.
61 Bericht 23.10.1894, in: Acta Emil Adolph v. Behring, Bl. 67.
62 Schreiben des Korpsarztes des 8. Armeekorps in Koblenz an Gustav von Lauer vom 27.7.1888. Acta Emil Adolph v. Behring, Bl. 65. Gustav von Lauer, der Leibarzt Kaiser Wilhelms I., war als preußischer Generalarzt Behrings ranghöchster Vorgesetzter. Thomas Schäfer: Gustav Adolf von Lauer (1808-1889): Reformer des Preussisch-Deutschen Militär-Sanitätswesens. Diss. Marburg 1988.
63 Acta Emil Adolph v. Behring, Bl. 65.
64 James Eisenberg war bekannt geworden durch seine in mehreren Auflagen und in Übersetzungen ins Engl. erschienene *Bakteriologische Diagnostik*.
65 Max von Gruber: Gedenkrede auf Emil von Behring, in: MMW 38 (1917), S. 1235-1239. – Die Anekdote geht auf den Koch-Schüler James Eisenberg (vgl. Anm. 64) zurück, dem bei einem Besuch in Berlin von Behring berichtet wurde.
66 Michael Gamper: Der große Mann. Geschichte eines politischen Phantasmas. Göttingen 2016.
67 Robert Koch an einen unbekannten Kollegen im Ministerium (»Abtheilungschef« vermutlich Generalarzt Dr. Ernst Grasnick, damals Subdirektor der Kaiser-Wilhelms-Akademie), 22.7.1889, in: Acta Emil Adolph v. Behring, Bl. 71 u. 72.
68 Andrea Hopp: Geschichte als Momentaufnahme: Das »Dreikaiserjahr«, in: Ulrich Lappenküper (Hg.): Otto von Bismarck und das »lange 19. Jahrhundert«. Paderborn 2017, S. 663-678; hier S. 670.
69 Heinrich August Winkler bezeichnet dieses Bild Friedrichs II. allerdings als bis heute fortwirkenden Mythos. Heinrich August Winkler: Der lange Weg nach Westen. Bd. 1: Deutsche Geschichte vom Ende des Alten Reiches bis zum Untergang der Weimarer Republik. München [5]2002, S. 257.
70 Victoria Adelaine Mary Louisa, Prinzessin von Großbritannien und Irland.
71 Winkler: Der lange Weg nach Westen, S. 258.
72 Münch: Robert Koch und sein Nachlaß, S. 61.
73 Andreas Austilat: Mark Twain in Berlin: Bummel durch das europäische Chicago. Berlin/Brandenburg 2014.
74 Statistik und Sehenswürdigkeiten von Berlin, in: Berliner Adreß-Buch für das Jahr 1895. Unter Benutzung amtlicher Quellen hg. von W. und S. Loewenthal. 1. Bd. Berlin [o. J.], S. 183.
75 Richard Schultze: Die Hochbauten der Berliner Wasserwerke in Friedrichshagen und Lichtenberg, in: Zentralblatt der Bauverwaltung 27 (1894), S. 273-276, und 28 (1894), S. 285 f.
76 Vögele: Sozialgeschichte städtischer Gesundheitsverhältnisse, S. 262.
77 Vgl. Peter Rose: Wohnungselend in Berlin während der Urbanisierung, 2012. (sauseschritt.net. Geschichte[n] schreiben. https://sauseschritt.net/?p=590, WEB 8.7.2020); Vögele: Sozialgeschichte städtischer Gesundheitsverhältnisse, S. 232.
78 Alfons Labisch: Homo Hygienicus. Gesundheit und Medizin in der Neuzeit. Frankfurt a. M./New York 1992, S. 113.
79 »Hier [bei Virchow zur Beseitigung der Typhusepidemie, UE] finden wir die Anschauungen in voller Schärfe, welche noch lange Zeit einer naturwissenschaftlichen Betrachtungsweise der Krankheitsätiologie entgegenstanden: die Zurückführung der epidemischen Krankheiten auf das *sociale* Elend«. Behring: Gesammelte Abhandlungen, 1. T., Vorw., S. XIX.
80 Behring an Richard Muttray, 7.1.1889. BAM, EvB/B 1/128, S. 5.
81 Berliner Adreß-Buch für das Jahr 1890. Red. M. Ludwig. Berlin [o. J.], S. 64: »Behring, E. Dr. med., pr. Arzt, Stabsarzt, C Klosterstr. 58. Pt. [= Parterre] 8-9, 5-6.«
82 Behring an Richard Muttray, 7.1.1889. BAM, EvB/B 1/128, S. 5.
83 Bakteriologischer Kursus der Assistenzärzte Okt./Nov. 1890. BAM, EvB/L 9; Bakteriologischer Kursus für Militärärzte, ca. 1890. BAM, EvB/L 10; Bakteriologischer Kursus bei Robert Koch, Juli 1891. BAM, EvB/L 11.

84 BAM, EvB/L 1/9. – Ein zweites »Laborfoto« mit den Kollegen Paul Frosch und Erich Wernicke wurde im Sommer 1891 aufgenommen. BAM, EvB/L 12.

85 Datierung nach einer nachträglich angebrachten und nur undeutlich lesbaren Beschriftung auf der Vorderseite des im BAM in verschiedenen Reproduktionen vorhandenen Fotos.

86 Eine Zusammenstellung seiner Aufgaben und Funktionen bei Grundmann: Emil von Behring in Marburg, S. 64-68.

87 Kaiserliches Gesundheitsamt (Hg.): Das Kaiserliche Gesundheitsamt, Anhang: Das Beamten-Personal des Kaiserlichen Gesundheitsamtes seit dessen Errichtung bis zur Gegenwart, S. 86-91; hier S. 91.

88 Zeiss, Bieling: Behring, S. 459.

89 Shibasaburo Kitasato: Experimentelle Untersuchungen über das Tetanusgift, in: Zeitschr. f. Hygiene 10 (1891), S. 267-305, hier S. 269.

90 Robert-Koch-Museum, RKI, Berlin. https://www.rki.de/DE/Content/Institut/Geschichte/Robert_Koch.html, Bild 9. WEB 9.9.2020.

91 Knorr-Cetina: Das naturwissenschaftliche Labor als Ort der »Verdichtung«, S. 89.

92 Behring: Ueber die Ursache der Immunität von Ratten gegen Milzbrand.

93 Ebd., S. 690.

94 Alexander von Engelhardt: Emil von Behring. Chronik seiner Forschungsarbeit und seines Institutes für experimentelle Therapie. Berlin 1940.

95 Engelhardt: Chronik, S. 23. – Thomas Söderqvist nennt diese Form der Biographik im Dienste der Heldenverehrung »performative Akte des Lobens und des Gedenkens; sie artikulieren das starke Bedürfnis, diejenigen Männer und Frauen, die wissenschaftliches Neuland betraten, hervorzuheben und zu ehren.« Thomas Söderqvist: Wissenschaftsgeschichte à la Plutarch. Biographie über Wissenschaftler als tugendethische Gattung, in: Hans Erich Bödeker (Hg.): Biographie schreiben. Göttingen 2003, S. 285-326; hier S. 289 f.

96 Behring bezieht sich auf Publikationen der Jahre 1886 bis 1889. Wladimir Wyssokowitsch: Ueber die Schicksale der in's Blut injicirten Mikroorganismen im Körper der Warmblüter, in: Zeitsch. f Hygiene 1 (1886), S. 3-46; Josef von Fodor: Die Fähigkeit des Blutes Bacterien zu vernichten, in: DMW 34 (1887), S. 745-747; George Nuttall: Experimente über die bacterienfeindlichen Einflüsse des thierischen Körpers, in: Zeitschr. f. Hygiene 4 (1888), S. 353-394; Hans Buchner: Ueber die bakterientödtende Wirkung des zellenfreien Blutserums, in: Centralblatt für Bakteriologie und Parasitenkunde 5 (1889), S. 817-823. – S. dazu Behrings Manuskript *Aufzeichnungen und Entwürfe* vom Oktober 1890 bis März 1891. BAM EvB/W 35.

97 Fleck: Entstehung und Entwicklung einer wissenschaftlichen Tatsache, S. 163.

98 Als oberstes Ziel ihrer Zeitschrift definierten Koch und Flügge »die Förderung exacter wissenschaftlicher Arbeit auf dem ganzen Gebiet der Hygiene«. Robert Koch, Carl Flügge: Zur Einführung, in: Zeitschr. f. Hygiene 1 (1886), S. 1 f.

99 Zu Wyssokowitsch s. Marta Fischer: Mikroben, Seuchen und Vakzine. Biobibliographisches Lexikon der Bakteriologen, Hygieniker und Immunologen zwischen Deutschland und Russland im 19. Jahrhundert. Aachen 2015, S. 539-544.

100 Wladimir Wyssokowitsch: Ueber die Schicksale der in's Blut injicirten Mikroorganismen im Körper der Warmblüter, in: Zeitschr. f. Hygiene 1 (1886), S. 3-46 u. Tafel 1.

101 Ebd.

102 Zu Fodor s.: Obituary Josef von Fodor, in: The British Medical Journal (1901), S. 871 f.

103 Fodor: Die Fähigkeit des Blutes Bacterien zu vernichten, S. 747.

104 Franz Nissen: Zur Kenntniss der bacterienfeindlichen Eigenschaften des Blutes (Diss. med. Breslau). Leipzig 1889; ders.: Zur Kenntniss der bacterienvernichtenden Eigenschaft des Blutes, in: Zeitschr. f. Hygiene 6 (1889), S. 487-520.

105 Zu Nuttalls kosmopolitischem Leben s. George Stuart Graham-Smith, David Keilin: Obituary. George Henry Falkiner Nuttall, 1862-1937, in: The Royal Society (Hg.): Biographical Memoirs of the Fellows of the Royal Society 2 (1939), S. 492-499. https://doi.org/10.1098/rsbm.1939.0009. WEB 9.9.2020.

106 Ein Tropfen des Untersuchungsmaterials wird mithilfe einer sterilen Öse als Flüssigkultur auf ein Deckgläschen gebracht. Ein mit einer Vertiefung versehener Hohlschliff-Objektträger wird nun so auf das Deckgläschen gedrückt, dass dieses an der zuvor angebrachten Vaseline haften bleibt, ohne dass der Tropfen den Objektträger berührt. Beim schnellen Umdrehen des Objektträgers bleibt der Tropfen innerhalb des Hohlschliffs am Deckgläschen frei hängen und kann mikroskopisch untersucht werden. Vgl. Untersuchung im hängenden Tropfen, in: Friedrich Tobler et al.: (Hg.) Das Mikroskop und seine Anwendung. Berlin 1932, S. 257f.

107 Nuttall: Experimente über die bacterienfeindlichen Einflüsse.

108 Goschler: Rudolf Virchow, S. 280.

109 Den Begriff »Cellularpathologie« verwendete Virchow, damals Direktor des Berliner pathologischen Instituts, erstmals 1855, als Überschrift eines Aufsatzes in seinem *Archiv für pathologische Anatomie und Physiologie und für klinische Medizin.* Bd. 8. Der Text enthielt auch die berühmte Formel »Omnis cellula a cellula« [= Jede Zelle entsteht aus einer Zelle]. Erwin H. Ackerknecht: Zum hundertsten Geburtstag von Virchows »Cellularpathologie«. Ein Rückblick, in: Virchows Archiv für pathologische Anatomie 332 (1959), S. 1-5.

110 Der im russischen Kaiserreich geborene Zoologe, Immunologe und Bakteriologe Elias Metschnikoff (auch: lja Iljitsch Metschnikow, Transliteration: Il'ja Il'ič Mečnikov) arbeitete als Kollege von Émile Roux und Alexandre Yersin seit 1888 bei Louis Pasteur in Paris, zunächst bis 1904 als *Chef de Service*, von 1904 bis zu seinem Tod im Jahr 1916 als *Sous-directeur scientifique*. In der Pariser Zeit entstanden seine bedeutendsten Werke zur Immunologie, die jedoch bereits in frühen Studien, die er in Messina durchgeführt hatte, ihren Anfang nahmen. Vgl. Schmuck: Il'ja Il'ič Mečnikov, S. 105.

111 Phagozytose, aus dem Griechischen φαγεῖν *phagein*, fressen, und κύτος *cýtos*, Höhlung.

112 Robert Glaser, Manfred Henze: Metschnikow, Phagozyten und Gießen, in: Gießener Universitätsblätter 38 (2005), S. 69-74.

113 Elias Metschnikoff: Ueber die Beziehung der Phagocyten zu Milzbrandbacillen, in Archiv für pathologische Anatomie und Physiologie und für klinische Medicin 97 (1884), S. 502-526. https://link.springer.com/content/pdf/10.1007/BF02430437.pdf. WEB 15.9.2020. – Bereits 1883 erschienen Metschnikoffs *Untersuchungen über die mesodermalen Phagozcyten einiger Wirbeltiere*, in: Biologisches Zentralblatt 3 (1883), S. 560-565. Hier auch die Definition: »Mit dem Namen Phagocyten habe ich vor kurzem sämtliche Zellen bezeichnet, welche im stande sind, in ihr Inneres feste Nahrung aufzunehmen und nach Möglichkeit zu verdauen.« Ebd., S. 560.

114 Der vollständige Titel der Zeitschrift lautet: Archiv für pathologische Anatomie und Physiologie und klinische Medicin.

115 Metschnikoff: Phagocyten, Tafel 16 und 17, insges. 67 Figuren.

116 Bei der Endozytose können Zellen zur mikrobiellen Abwehr Makromoleküle und Partikel aus ihrer Umgebung aufnehmen. Dabei stülpt sich die Plasmamembran ein und bildet um den Fremdkörper ein Vesikel. Bis heute wird die Aufnahme größerer Partikel Phagozytose genannt; sie ist spezialisierten Zellen, den Phagozyten, vorbehalten. Vor allem die neutrophilen Granulozyten und die mononukleären Phagozyten sind zur Phagozytose befähigt. S. Stefan Kaufmann: Basiswissen Immunologie,.Berlin/Heidelberg 2014, Kap. 9, S. 85-96.

117 Nissen: Zur Kenntniss der bacterienfeindlichen Eigenschaften des Blutes.

118 Johannes Petruschky: Untersuchungen über die Immunität des Frosches gegen Milzbrand (Diss. med. Königsberg). Jena 1888.

119 Nissen hatte beobachtet, dass Frösche, die bei Zimmertemperatur gehalten werden, immun gegen Milzbrand sind, wohingegen bei Temperaturen von 30 bis 35° Celsius die Immunität verloren geht. – Nissen: Zur Kenntniss der bacterienvernichtenden Eigenschaft des Blutes (Aufsatz), S. 488.

120 Ebd.

121 Emil Behring (im Einverständnis mit Sh. Kitasato): Zur Immunitätsfrage. Erwiderung auf den Prioritätsanspruch des Herrn Prof. M. Ogata in Tokio in Bezug auf die immunisirende und therapeutische Wirkung des Blutes immuner Thiere, in: DMW 19 (1891), S. 655; Wiederabdruck in: ders.: Gesammelte Abhandlungen, 2. T., S. 83-86; hier S. 84.

122 Behring: Zur Immunitätsfrage, S. 84.

123 Elias Metschnikoff an Behring, 29.11.1891. BAM, EvB/B 101/1. – S. auch: Stefan H.E. Kaufmann: Remembering Emil von Behring: from Tetanus Treatment to Antibody Cooperation with Phagocytes, in: mBio 8/1 (2017): e00117-17. https://www.ncbi.nlm.nih.gov/pmc/articles/PMC5347343/#B2. WEB 1.2.2021.

124 Christina von Braun, Christoph Wulf (Hg.): Mythen des Blutes. Frankfurt a.M. 2007, S. 14.

125 Die Antikörper werden in den B-Lymphozyten, einer Untergruppe der weißen Blutkörperchen, gebildet. Zum Themenkomplex Antikörper/Antigene s. Kaufmann: Basiswissen Immunologie, Kap. 4.

126 Nissen: Zur Kenntniss der bacterienvernichtenden Eigenschaft des Blutes (Aufsatz).

127 Franz Nissen, Emil Behring: Ueber bacterienfeindliche Eigenschaften verschiedener Blutserumarten. Ein Beitrag zur Immunitätsfrage, in: Zeitschr. f. Hygiene 8 (1890), S. 412-433.– Wiederabdruck in: Behring: Gesammelte Abhandlungen, 1. T., S. 389-417.

128 Robert Koch: Ueber die Milzbrandimpfung. Eine Entgegnung auf den von Pasteur in Genf gehaltenen Vortrag. Kassel/Berlin 1882.

129 Dazu im Überblick Hüntelmann: Die Geburtsstunde der Immunologie, S. 28.

130 Detaillierte Darstellung bei Linton: Emil von Behring, S. 61-64.

131 Diese sogenannte Plattenmethode ermöglichte eine quantifizierbare Bestimmung der »bacterientödtenden Kraft des Serums«. Wenn nach 24 Stunden keine lebensfähigen Keime mehr nachzuweisen waren, konnte von einer totalen Abtötung ausgegangen werden. – Nissen, Behring: Ueber bacterienfeindliche Eigenschaften, S. 414.

132 Ebd., S. 394f.

133 Ebd., S. 396.

134 Donna Haraway: The Companion Species Manifesto. Dogs, People, and Significant Otherness. Chicago 2003, S. 20.

135 Zur Menschenliebe und Treue der Laborhunde eindrücklich die Geschichte vom »Pariser Professor Brachet«, nacherzählt von Roland Borgards und Nicolas Pethes, in: dies.: Tier – Experiment – Literatur, S. 7.

136 Nissen, Behring: Ueber bacterienfeindliche Eigenschaften, S. 396. Ähnlich wurde auch mit den weit weniger bissigen Kaninchen und Meerschweinchen verfahren.

137 Emil Behring: Untersuchungen über das Zustandekommen der Diphtherie-Immunität bei Thieren, in: DMW 50 (1890), S. 1145-1148. Wiederabdruck in: ders.: Gesammelte Abhandlungen, 2. T., S. 39-51.

138 So bei Untersuchungen des Transsudats in der Pleurahöhle nach Immunisierungsversuchen von 50 Meerschweinchen mit Diphtherietoxin. – Behring: Über das Zustandekommen der Diphtherie-Immunität bei Thieren. – Hans Schadewaldt dagegen schreibt (ohne Beleg), dass »nur wenige Tiere benötigt wurden«. Hans Schadewaldt: Die Anfänge der Immunologie. Emil Behrings Serumtherapie, in: Heinz Schott (Hg.): Meilensteine der Medizin. Dortmund 1996, S. 375-380; hier S. 378.

139 »Ich habe im Laufe der letzten 4 Jahre [von 1887 bis 1891, UE] fast ununterbrochen mit mehr als 100 Mitteln und an weit über 1000 Thieren Milzbrandheilungsversuche gemacht«. Emil Behring: Ueber Desinfection am lebenden Organismus, in: DMW 52 (1891), S. 1393-1397; zit. nach Sonderabdruck der DMW, S. 7.

140 Emil Behring: Labortagebuch 1889/90: Versuchs-Protokolle (Diarium) über Milzbrand, Diphtherie, Desinfektion sowie therapeutische und Immunisierungsversuche gegenüber der Diphtherie der Meerschweinchen, mit eingelegtem Zettel, der Tierställe (sechs) und Tiere auflistet (92 Meerschweinchen). BAM, EvB/W 1. Loser Zettel bei S. 26 [unpag.], Anfang 1890.

141 Emil von Behring: Therapeutische Tierexperimente im Dienste der Seuchenbekämpfung, in: Hans Kraemer (Hg.): Der Mensch und die Erde. Bd. 2. Berlin u. a. 1906, S. 331-354; hier S. 353.

142 Ebd., S. 354.

143 Fodor erwähnt diese Praktik in: ders.: Die Fähigkeit des Blutes Bacterien zu vernichten, in: DMW 34 (1887), S. 745.

144 Emil Behring mit Hermann Scholz im Berliner Laboratorium. Berlin 1889. BAM, EvB/L 1/9.

145 Nissen, Behring: Ueber bacterienfeindliche Eigenschaften.

146 Buchner sei noch 1889 von einer unspezifischen »bacterientödtende Wirkung des zellenfreien Blutserums« ausgegangen, so Behring und Nissen. Vgl. Hans Buchner: Ueber die bakterientödtende Wirkung des zellenfreien Blutserums, in: Centralblatt für Bakteriologie und Parasitenkunde 5 (1889), S. 817-823.

147 Hans Buchner: Berichtigende Bemerkungen zur Arbeit von Behring und F. Nissen: »Ueber bacterienfeindliche Eigenschaften verschiedener Blutserumarten«, in: Zeitschr. f. Hygiene 9 (1890), S. 95 f.; hier S. 96.

148 Throm: Diphtherieserum, S. 37. – 1910 äußert sich Behring Rudolf von Hoeßlin gegenüber jedoch differenzierter: Die antitoxische Funktion sei »nur an einen Theil des Serum-Eiweiß gebunden […], ebenso wie auch die toxische Serumfunction nur auf einen Theil der Eiweißkörper im Serum sich beschränkt.« Behring an Rudolf von Hoeßlin, 27. 9. 1910. BAM, EvB/B 1/63.

149 Behring und Nissen war es gelungen, im Serum solcher Meerschweinchen, die gegen den *Vibrio* künstlich immunisiert worden waren, eine stark bakterizide Wirkung gegenüber dem choleraähnlichen *Vibrio Metschnikovi* nachzuweisen. Nissen, Behring: Ueber bacterienfeindliche Eigenschaften, S. 429.

150 Ebd., S. 430.

151 Ebd., S. 431.

152 Ebd., S. 431. – Im Original gesperrt gedruckt.

153 Behring: Einleitende Bemerkungen über die ätiologische Therapie von ansteckenden Krankheiten, S. IX.

154 Ebd.

155 Ebd., S. IX f.

156 Behring: 30 Jahre Diphtherieforschung, in: ders.: Gesammelte Abhandlungen NF. Bonn 1915, S. 29-38; hier S. 33.

157 Émile Roux, Alexandre Yersin: Contribution à l'étude de la diphtérie. 3e mémoire, in: Annales de l'Institut Pasteur 4 (1890), S. 385-426. – Emil Behring: Aufzeichnungen und Entwürfe, 1890. BAM, EvB/W 35, S. 16. Hier zitiert Behring S. 385 f. der *Contribution*.

158 Das Material wurde von einer Diphtheriemembran eines im Januar 1890 verstorbenen Kindes genommen. Behring: Über das Zustandekommen der Diphtherie-Immunität, S. 1145.

159 Ludwig Brieger, Carl Fraenkel: Untersuchungen über Bakteriengifte, in: BKlW 49 (1890), S. 1133-1135. – Fraenkel hatte bei der Immunisierung von Tieren gegen Diphtherie entweder mit künstlich abgeschwächten Bakterienkulturen oder den Toxinen experimentiert. Zur Ab-

schwächung verwendete er Kaliumdichromat ($K_2Cr_2O_7$) oder Gentianaviolett (Kristallviolett), die Abschwächung besaß jedoch nur eine geringe Beständigkeit. – Zu den Immunisierungsversuchen s. Bernhard Proskauer: Chemisches Zentralblatt. Vollständiges Repertorium für alle Zweige der reinen und angewandten Chemie. Bd. 62, T. 1. Hamburg/Leipzig 1891, S. 102 f.

160 Hermann Thoms: Grundzüge der pharmazeutischen und medizinischen Chemie. Berlin [7]1921, S. 60.

161 Emil Behring: Untersuchungen über das Zustandekommen der Diphtherie-Immunität bei Thieren, in: ders.: Gesammelte Abhandlungen, 2. T., S. 39-51; hier S. 44.

162 Eine komplette Inaktivierung des Toxins, wie sie etwa bei der Erhitzung des Gemischs stattgefunden hätte, war nicht erwünscht, da damit auch dessen biologische Aktivität ausgelöscht worden wäre und der tierische Körper keine Antikörper gebildet hätte. – Für freundlich erteilte Auskünfte danke ich Dr. Michael Bröker, ehem. Leiter medizinisch-wissenschaftliche Information international, Novartis Behring (Marburg), Kuratoriumsmitglied der Stiftung Deutsche Impfstoffforschung.

163 Behring: Untersuchungen über das Zustandekommen der Diphtherie-Immunität, in: ders.: Gesammelte Abhandlungen, S. 51.

164 Emil Behring: Notizheft mit Versuchen zur antiseptischen Wirkung verschiedener Materialien sowie Notizen »Über bakterienfeindliche Wirkungen im Blute verschiedener Thiere«, 4. 7. 1890 bis 13. 11. 1890. BAM, EvB/W 34, S. 19.

165 Emil Behring: Aufzeichnungen und Entwürfe, 1890. BAM, EvB/W 35, Eintrag vom 23. 11. 1890, S. 13.

166 Gustav Konrad Heinrich von Goßler leitete seit 1881 das Ministerium der geistlichen-, Unterrichts- und Medizinalangelegenheiten.

167 Behring: Zur Immunitätsfrage, zit. nach ders.: Gesammelte Abhandlungen, S. 84.

168 Christoph Gradmann: Robert Koch – Bakteriologe, Hygieniker und Mediziner, in: ders.: Robert Koch – Zentrale Texte. Berlin 2018, S. 1-16; hier S. 7.

169 Geison: The Private Science of Louis Pasteur, S. 206 f.

170 Sandra Legout: The »Annales de l'Institut Pasteur«, 1887-2007: a glimpse into history, in: Research in Microbiology 159 (2008), S. 23-26.

171 Geison: Organisation, Produkt und Marketing im Unternehmen Louis Pasteur.

172 Ebd., S. 235.

173 Shibasaburō Kitasato. Die Umschreibung folgt den im BAM verwahrten Quellen; Kitasato statt Kitazato. Gemäß europäischer Gepflogenheiten wird zuerst der Vorname, dann der Nachname genannt. Zu Kitasatos Leben s. Ichiro Kitasato: Shibasaburo Kitasato's Nature. [Tokio] 2017; [Anonym:] The Life and Achievement of Shibasaburo Kitasato, in: Kitasato Institute (Hg.): Collected Papers of Shibasaburo Kitasato. Tokio 1977, S. 451-456; Michael Hubensdorf: Kitasato Shibasaburō, in: Wolfgang U. Eckart, Christoph Gradmann (Hg.): Ärzte-Lexikon. Berlin/Heidelberg [3]2006, S. 191 f.; historische Darstellung: Mikinosuke Miyajima: Robert Koch und Shibasaburo Kitasato. Genf 1931.

174 Zu Mansvelt s. Bernd Lepach: Meiji-Portraits: http://meiji-portraits.de/_portraits_m.html#20090527093411937_1_2_2_67_1. WEB 15. 2. 2021.

175 Hubenstorf: Kitasato, S. 183.

176 Hsiu-Jane Chen: ›Eine strenge Prüfung deutscher Art‹. Der Alltag der japanischen Medizinausbildung im Zeitalter der Reform von 1868 bis 1914. Husum 2010.

177 S. Chen: ›Eine strenge Prüfung‹; Frank Käser: Medizin nach deutschem Muster, in: Curt-Engelhorn-Stiftung (Hg.): Ferne Gefährten. 150 Jahre deutsch-japanische Beziehungen, Mannheim 2011, S. 113-117; Heidrun Reißenweber: Japanische Medizin, in: Gerabek et al. (Hg.): Enzyklopädie Medizingeschichte, S. 688-694.

178 Ardath W. Burks (Hg.): The Modernizers: Overseas Students, Foreign Employees and Meiji Japan. Boulder/London 1985; Chen: ›Eine strenge Prüfung‹.
179 Chen: ›Eine strenge Prüfung‹, S. 52 f.
180 Ichiro Kitasato: Shibasaburo Kitasato's Nature.
181 Zu den Voraussetzungen des Auslandsaufenthalts vgl. Chen: ›Eine strenge Prüfung‹, S. 146 f.
182 Shibasaburo Kitasato: Die Cholera in Japan, in: DMW 13 (1887), S. 921-922. – Die Cholera wurde durch europäische Schiffe nach Japan eingeschleppt und forderte im Verlauf des Jahrhunderts Zehntausende Tote. Bei der Epidemie von 1882 starben mehr als 32.000 Menschen. Vgl. Kitasato Institute (Hg.): Collected Papers, S. 1-4; hier S. 3.
183 Der kaiserlich russische Marine-Stabsarzt Paul Liborius hielt sich 1885-1886 zu einem Forschungsaufenthalt in Göttingen und Berlin auf. – Zu Liborius, der Liborius-Methode und -Kultur vgl. Fischer: Mikroben, Seuchen und Vakzine, S. 329-331.
184 Shibasaburō Kitasato: Ueber das Verhalten der Typhus- und Cholerabacillen zu säure- und alkalihaltigen Nährböden, in: Zeitschr. f. Hygiene 3 (1888), S. 404-426, zit. nach: ders.: Collected Papers, S. 5-28; hier S. 5.
185 Kitasato: Experimentelle Untersuchungen über das Tetanusgift. – Die vollständige Liste der deutschen Publikationen in: Kitasato Institute (Hg.): Collected Papers, S. 449 f.
186 Kitasato wurde am 1. Mai 1892 der Titel »Professor« verliehen. S. Kitasato Institute (Hg.): Collected Papers, Anhang, unpag. – Er war der erste Ausländer, der zum Professor ernannt wurde.
187 Shibasaburō Kitasato: Ueber den Tetanuserreger, in: Archiv für Klinische Chirurgie 39 (1889), S. 423-428; hier S. 423.
188 Kitasato: Ueber den Tetanuserreger, S. 428.
189 Der Chemiker und Mediziner Theodor Weyl war ab 1888 in Kochs Institut.
190 Shibasaburō Kitasato, Theodor Weyl: Zur Kenntniss der Anaëroben, 2. Abh.: Der Bacillus Tetani, in: Zeitschr. f. Hygiene 8 (1890), S. 404-411; hier S. 404.
191 Sekretion aus Mund und Nase. – Kitasato, Weyl: Der Bacillus Tetani, S. 407.
192 Shibasaburō Kitasato: Experimentelle Untersuchungen über das Tetanusgift, zit. nach Kitasato-Institute (Hg.): Collected Papers, S. 145-183; hier S. 173 f.
193 Ebd.
194 Ebd., S. 175.
195 Mithridates soll sich durch Gewöhnung an ein bestimmtes Gift vor dem befürchteten Giftmord geschützt haben. Zeitgenössisch abgehandelt z. B. bei Max Kassowitz: Über Giftgewöhnung, in: ders.: Gesammelte Abhandlungen. Berlin/Heidelberg 1914, S. 444-448. – Behring setzte Kochs Versuche der Immunisierung gegen Tuberkulose mit dem Mithridatismus gleich. Emil von Behring: Versuchsnotizen zu Tetanus und Tuberkulose, Frauenmilch, Perhydrasemilch. BAM, EvB/W 46, S. 109 f.: »Jennerisation, Mithridatismus und Serumtherapie« (Eintrag 12. 8. 1906). – S. auch: Dieudonné: Immunität, Schutzimpfung und Serumtherapie, S. 175.
196 Behring: Ueber das Zustandekommen der Diphtherie-Immunität bei Thieren.
197 Ebd., S. 1145.
198 Emil Behring: Ueber Desinfection, Desinfectionsmittel und Desinfectionsmethoden, in: Zeitschr. f. Hygiene 9 (1890), S. 394-478; hier S. 465.
199 Kitasato: Experimentelle Untersuchungen über das Tetanusgift, S. 298.
200 Ebd. S. 301.
201 Emil Behring, Shibasaburō Kitasato: Ueber das Zustandekommen der Diphtherie-Immunität und der Tetanus-Immunität bei Thieren, in: DMW 49 (1890), S. 1113 f.
202 Im Englischen: »a landmark paper«. Jürgen Drews: Paul Ehrlich: Magister Mundi, in: Nature 3 (2004), S. 797-801; hier S. 798. So auch bei Schadewaldt: Die Anfänge der Immunologie.

203 Eileen Crist, Alfred I. Tauber: The Phagocyte, the Antibody, and Agency in Immunity: Contending Turn-of-the-Century Approaches, in: Anne-Marie Moulin, Alberto Cambrosio (Hg.): Singular Selves. Historical Issues and Contemporary Debates in Immunology. Amsterdam 2001, S. 123 f.; zit. nach Linton: Emil von Behring, S. 450.
204 Behring, Kitasato: Ueber das Zustandekommen der Diphtherie-Immunität und der Tetanus-Immunität, S. 1113.
205 Ebd.
206 Brieger, Fraenkel: Untersuchungen über Bakteriengifte. Der Aufsatz erschien einen Tag zuvor, am 3. Dezember 1890. – Zu Carl Fraenkels Arbeit s. Linton: Emil von Behring, S. 72 u. 81.
207 Eine ausführliche Darstellung der Versuchsabläufe und die Abgrenzung von Charles-Joseph Bouchard und Georges-Henri Roger bei Linton: Emil von Behring, S. 72-77.
208 Behring, Kitasato: Ueber das Zustandekommen der Diphtherie-Immunität und der Tetanus-Immunität.
209 Johann Wolfgang von Goethe: Faust. Eine Tragödie. Tübingen 1808. (Szene: Studierzimmer II, Mephistopheles zu Faust, Vers 1740.) In Goethes Originaltext: »Blut ist ein ganz besondrer Saft.«
210 Ulrike Enke: Behring als Leser. Zur Erfassung der Privatbibliothek im Nachlass Emil von Behrings, in: Archivnachrichten aus Hessen 13/1 (2013), S. 30-33. – S. auch Emil von Behring: Exzerpte zu Philosophie, Literatur, 1911-1912. BAM, EvB/W 77/3.
211 Zum Blut als Ur- und Kraftstoff des Lebens, seiner volksmedizinischen und religiösen Bedeutung s. Christine Knust, Dominik Groß: Blut. Die Kraft des ganz besonderen Saftes in Medizin, Literatur, Geschichte und Kultur. Eine thematische Einführung, in: dies. (Hg.): Blut. Die Kraft des ganz besonderen Saftes. Kassel 2010, S. 7-13.
212 Es geht um den Konflikt zwischen Mephistos Angebot der diesseitigen Befriedigung und Fausts »hohe[m] Streben«: »Ward eines Menschen Geist, in seinem hohen Streben / Von deinesgleichen je gefaßt?« (Goethe: Faust, Vers 1676 f.) – Zu Behrings Ringen um ein heldenhaftes Leben s. Kap. XVII, S. 421.
213 Zu den »Mythen des Blutes« s. Braun, Wulf (Hg.): Mythen des Blutes. Zum Blut als mythischem Heil- und Stärkungsmittel, insb. im Volksglauben, s. Christine Knust: Von Armsündertüchlein und Liebestränken, in: Knust, Groß (Hg.): Blut, S. 209-228.
214 Im Wortlaut: »Wir dürfen daher wohl den Schluss ziehen, dass die oben ausgesprochene Auffassung des Zustandekommens der Immunität, welche sofort und ohne jede Schwierigkeit eine sicher wirksame und für die Thiere *ganz unschädliche Immunisirungsmethode* entdecken liess, auch einem sehr weitgehenden Causaliätsbedürfnis Genüge leistet.« [Hervorh. im Original.] Behring, Kitasato: Ueber das Zustandekommen der Diphtherie-Immunität und der Tetanus-Immunität, S. 1114.
215 Myriam Spörri: Reines und gemischtes Blut: Zur Kulturgeschichte der Blutgruppenforschung. Bielefeld 2013, S. 55.
216 Etwa in Kitasato: Experimentelle Untersuchungen über das Tetanusgift.
217 Bruno Heymann: Shibasaburo Kitasato zum Gedächtnis, in: Klinische Wochenschrift 30 (1931), S. 1430 f.; hier S. 1431. (Der Zimmergenosse war Ministerialdirektor Gottstein.)
218 Erich Wernicke an Bernhard Möllers, 29. 8. 1924. BAM, EvB/F 5, S. 1.
219 Ebd., S. 4.
220 Shibasaburo Kitasato an Behring, 21. 3. 1892. BAM, EvB/B 70/1.
221 Shibasaburo Kitasato an Behring, 27. 3. 1892. BAM, EvB/B 70/2.
222 Behring an Erich Wernicke, 5. 4. 1892. BAM, EvB/B 1/198.
223 Über Taichi Kitashimas Aufenthalt in Marburg s. Kap. XIII.1.3, S.322-326. – Vgl. Aeka Ishihara, Ulrike Enke: Über die wissenschaftliche Karriere des Bakteriologen Taichi Kitashima und den

Einfluss Shibasaburō Kitasatos und Emil von Behrings, in: Historia Scientiarum 27/2 (2018), S. 254-277.

224 Berücksichtigt sind der Nachlass im BAM, der Privatnachlass der Familie Behring und die Bestände in der Kitasato-Forschungsstelle Tokio (Für den freundlischen Austausch der Forschungsergebnisse danke ich Aeka Ishihara sehr herzlich).

225 Kitasato errichtete am Hygieneinstitut in Tokio einen Schrein für Robert Koch, der u. a. ein Portrait und eine Haarlocke Kochs enthielt. Jährlich zu Kochs Todestag am 27. Mai wurde hier eine Gedenkzeremonie abgehalten.

226 Zur Koch-Verehrung in Japan s. Heymann: Shibasaburo Kitasato, S. 1431. – Beate Wonde: Der Bakteriologe im Kimono. https://beatewonde.de/exhibitions/robert-koch-in-japan-12-6-bis-21-11-2008-im-anschluss-mehrere-jahre-im-robert-koch-institut/. WEB 15. 2. 2021.

227 Mikinosuke Miyajima: Lehrer und Schüler [Koch und Kitasato]. Tokio 1935.

228 Manasori Ogata ging von einer Infektionskrankheit aus, was Kitasato widerlegte. Trotz der wissenschaftlichen Berechtigung führte die Kritik des Schülers an der Arbeit seines Lehrers zu einem Zerwürfnis, da Kitasato gegen den japanischen Kodex verstoßen hatte, der den Respekt vor den Leistungen Älterer forderte.

229 Kitashima war von November 1897 bis März 1901 in Deutschland.

230 Erika Schulte: Der Anteil Erich Wernickes an der Entwicklung des Diphtherieantitoxins. Berlin 2001, hier: »Die Rolle Kitasatos«, S. 130 f.

231 Behring, Kitasato: Ueber das Zustandekommen der Diphtherie-Immunität und der Tetanus-Immunität, S. 1113.

232 Behring bezieht sich auf Arbeiten von Charles-Joseph Bouchard und Georges-Henri Roger. Bouchards *Essai d'une théorie de l'infection* war in Behrings SD-Sammlung. EvB/A 27/6.

233 Behring, Kitasato: Ueber das Zustandekommen der Diphtherie-Immunität und der Tetanus-Immunität, S. 1113.

234 Behring: Die Geschichte der Diphtherie, S. 152.

235 Ebd., S. 164 f.

236 Erich Wernicke an Bernhard Möllers, 29. 8. 1924. BAM, EvB/F 5, S. 3.

237 Kitasato: Experimentelle Untersuchungen über das Tetanusgift, S. 271, Fig. 2.

238 Ichiro Kitasato: Shibasaburo Kitasato's Nature, S. 7-9.

239 Ulrike Enke: »Der erste zu sein.« – Über den ersten Medizinnobelpreis für Emil von Behring im Jahr 1901, in: Berichte zur Wissenschaftsgeschichte 41 (2018), S. 19-46; hier S. 28 f.

240 Shibasaburō Kitasato: Heilversuche an tetanuskranken Thieren, in: Zeitschr. f. Hygiene 12 (1892), S. 256-260.

241 Behring an Erich Wernicke, 25. 1. 1892 (BAM, EvB/B 1/182). Behring wünschte, Wilhelm Schütz solle seine Untersuchungsergebnisse unter dem Titel »Versuchsprotokolle betreffend die Immunisierung und Heilung gegenüber dem Tetanus nach einer von Behring angegebenen Methode, mitgetheilt von Prof. Dr. Schütz« publizieren. – Tetanusserum von Pferden ließ sich Behring nach Wiesbaden schicken.

242 In der *Zeitschrift für Hygiene* und dem *Centralblatt für Bacteriologie*, dazu mit Georg Frank ein Aufsatz in der DMW. – Übersicht bei Engelhardt (Hg.): Chronik, S. 52 f.

243 Behring an Erich Wernicke, 13. 2. 1892 (BAM, EvB/B 1/185), Behring an Erich Wernicke, 30. 4. 1892 (BAM, EvB/B 1/208), Behring an Erich Wernicke, 7. 5. 1892 (BAM, EvB/B 1/209).

244 Behring an Erich Wernicke, 7. 5. 1892 (BAM, EvB/B 1/209, S. 4). Hiernach fand das Treffen mit Thieme am 4. Mai 1892 statt.

245 Behring: Die Geschichte der Diphtherie.

246 Emil Behring: Die praktischen Ziele der Blutserumtherapie und die Immunisirungsmethoden zum Zweck der Gewinnung von Heilserum. Leipzig 1892, S. 5.

247 Ludwig Brieger, Shibasaburo Kitasato, August Wassermann: Ueber Immunität und Giftfestigkeit, in: Zeitschr. f. Hygiene 12 (1892), S. 137-182. – Brieger arbeitete damals als Vorsteher der Krankenabteilung im Institut für Infektionskrankheiten, Wassermann war Assistent am selben Institut.
248 Behring: Die praktischen Ziele der Blutserumtherapie, S. 19.
249 Behring: Die Geschichte der Diphtherie, S. 151 f.; Hervorh. im Text.
250 Behring war von Ende Januar bis Ende April 1892 in Wiesbaden.
251 Behring an Friedrich Althoff, 8. 2. 1895 (BAM; EvB/B 1/3). Escamotieren = zum Verschwinden bringen.
252 Behring: Die Geschichte der Diphtherie, S. 150 f.
253 Jochen Gosepath: Fraenken, Karl, in: NDB 5 (1961), S. 310 f.; https://www.deutsche-biographie.de/pnd116691247.html#ndbcontent. WEB 17. 2. 2021.
254 Behring: Die Geschichte der Diphtherie, S. 147.
255 Der 11. Kongress für Innere Medizin fand vom 20. bis 23. April in Leipzig statt. Zu den Themen s. Ernst von Leyden, Emil Pfeiffer (Hg.): Verhandlungen des Congresses für Innere Medizin. 11. Congress. Wiesbaden 1892.
256 Behring an Erich Wernicke, 5. 4. 1892. BAM, EvB/B 1/198. – Der Münchener Hygieniker Rudolf Emmerich gab 1887 bekannt, dass er die Möglichkeit der Blutserumtherapie erkannt habe. Er hatte 1885 Heilversuche bei Kaninchenmilzbrand mit Erysipelkokken durchgeführt und vermutete, dass die Kokken durch chemische Reaktionen bakterizide Substanzen produzierten, die auf die Anthraxerreger bakterientötend wirkten. Behrings angekündigter Artikel erschien am 19. 7. 1892 unter dem Titel *Ueber die Prioritätsansprüche des Herrn Professor Emmerich (München) in Fragen der Blutserumtherapie* im *Centralblatt für Bacteriologie* 12 (1892), S. 74-80.
257 Gleichwohl sind Behrings Bücher oftmals durch das Zusammenführen mehrerer Zeitschriftenartikel ohne eine übergeordnete Analyse entstanden. Fleck (Entstehung und Entwicklung einer wissenschaftlichen Tatsache, S. 156) bezeichnet dies als »Addition«.
258 Manfred Stürzbecher: Mitentdecker des Diphtherie-Serums. Der Arzt Erich Wernicke (1859-1928), in: Berlinische Monatsschrift 5 (1999), S. 64-69; hier S. 66. https://berlingeschichte.de/bms/bmstxt99/9905porb.htm. WEB 22. 2. 2021.
259 Vgl. Katharina Fuhrin: Der prominente Wissenschaftler: Motive für mediale Präsenz. Wiesbaden 2013.
260 Behring: Über das Zustandekommen der Diphtherie-Immunität bei Thieren.
261 Zur Biographie Wernickes Schulte: Wernicke. Ausbildung und akademischer Lebenslauf S. 11 f.
262 Erich Wernicke an Bernhard Möllers, 29. 8. 1924. BAM, EvB/F 5.
263 »Behring war wegen seines unruhigen Naturells und dann aber auch wegen seiner damaligen fortwährenden Krankheiten (1890-1893) gar nicht in der Lage, tagein, tagaus jahrelang sorgfältige Tierexperimente zu machen: Das überließ er gern mir.« Ebd.
264 Neben dem bekannten Foto der Dreiergruppe Wernicke, Paul Frosch und Behring (ca. 1891), (BAM, EvB/L 12) und dem Gruppenbild vom bakteriologischen Kursus (BAM, EvB/L 11), vgl. Abb. 23, S. 166, gibt es auch ein unbekannteres Bild von Behring und Wernicke (Abdruck in Erich Wernicke: Zur Geschichte des Diphtherieserums, in: Zeitschrift f. ärztliche Fortbildung 28 [1931], S. 160), das wohl zur gleichen Zeit wie das Bild der Dreiergruppe gemacht wurde. Das Arrangement auf dem Tisch ist nahezu identisch. Vgl. auch Schulte: Wernicke, Abb. 4, S. 31.
265 Bei den Briefen, Postkarten und Telegrammen Wernickes handelt es sich bis auf wenige Ausnahmen um Negativkopien aus dem Besitz der Familie Wernicke. Der erste erhaltene Brief datiert auf den 29. 10. 1891, der letzte auf den 24. 12. 1915. BAM, EvB/B 1/176-276.
266 Die Briefe stammen vom 23. 12. 1912 (Weihnachtsbrief aus Rasdorf bei Posen) und vom 4. 12. 1915 (25 Jahre Diphtherieheilserum, aus Kowno /Kaunas), die Feldpostkarte, die Wernicke als Generalarzt unterzeichnet, vom 13. 8. 1914 aus Dirschau. (BAM, EvB/B 158/1-3.)

267 Wernicke: Zur Geschichte des Diphtherieserums, S. 160.
268 Ebd. – Wernicke war Unterarzt bei Friedrich Frerichs, sein damaliger Oberarzt war Paul Ehrlich.
269 Nach Wernickes Formulierung eine »Lebensaufgabe«. Erich Wernicke: Emil v. Behring zum Gedächtnis, in: DMW 21 (1917), S. 1-6; als SD in: BAM, EvB/L 1/77.
270 Hier zitiert nach der Druckfassung in Wernicke: Zur Geschichte des Diphtherieserums, S. 160.
271 Emil von Behring: »Auto-Biographie«. BAM, EvB/L 259, S. 382.
272 Acta Emil Adolph v. Behring.
273 Behring hatte das das Examen Rigorosum im Juli 1878 abgelegt und war im August 1878 zum Doktor promoviert worden. [Emil Behring:] Lebenslauf des Unterarztes beim 4ten Posenschen Infanterie-Regiment No. 59 Dr. Behring, in: Acta, BAM, EvB/L 143/1, Bl. 8-10.
274 »Wir waren damals gemeinsame Assistenten bei Robert Koch, von unserer Studienzeit her befreundet und Korpsbrüder.« Wernicke: Zur Geschichte des Diphtherieheilserums, S. 160; Verzeichnis der Alten Herren des Corps an der Kaiser Wilhelms-Akademie Suevo-Borussia. Berlin 1914. Behring ist als Nr. 105, Muttray als Nr. 106, Wernicke als Nr. 189 und Scheurlen als Nr. 211 aufgeführt. BAM, EvB/L 180b.
275 Zur Biographie s. Schulte: Wernicke. Ausbildung und akademischer Lebenslauf S. 11-14.
276 Wernicke an Bernhard Möllers, 29.8.1924: »Ich konnte damals Meerschweine [sic] zu einer erstaunlich hohen Di.-Immunität bringen und entsprechendes Serum von ihnen gewinnen. Nebenbei erwähne ich, daß ich später Meerschw. auch gegen unbegrenzt große Mengen des virulentesten Milzbrandes immunisieren konnte, was mir bis heute Niemand nachgemacht hat.« BAM, EvB/F 5, S. 2 f.
277 Joseph Lister hatte im Herbst 1890 seine an Lungentuberkulose leidende Nichte nach Berlin begleitet, wo sie im Rahmen der »allgemeinen Tuberkulin-Euphorie« mit Kochs Tuberkulin behandelt werden sollte. – Vgl. Behring: Gesammelte Abhandlungen NF 1915, S. 29-38; hier S. 34, Anm. 1.
278 Hüntelmann: Paul Ehrlich, S. 96. – Hüntelmann verwendet den Begriff *Modell-System* in Anlehnung an Angela N. H. Creager, Elizabeth Lunbeck, M. Norton Wise: Science without Laws: Model Systems, Cases, Exemplary Narratives. Durham 2007.
279 Erich Wernicke an Bernhard Möllers, 29.8.1924. BAM, EvB/F 5, S. 3 u. 7. – Dtsch.: »Es ist jedoch wichtig zu wissen, dass die sichere Immunisierung kleiner Tiere wie Kaninchen und Meerschweinchen immer ein langer (d. h. zeitaufwändiger) und schwieriger (heikler) Prozess ist.« (Émile Roux) – Roux veröffentlichte die Untersuchungen 1894 mit seinem Kollegen Louis Martin: Émile Roux, Louis Martin: Contribution à l'Étude de la Diphtérie (Sérum-Thérapie), in: Annales de l'Institut Pasteur 9 (1894), S. 609-639; frz. Originalzitat auf S. 612.
280 Erich Wernicke an Thorvald Madsen [o. O., o. D.]. BAM, EvB/F 5/1.
281 Behring schreibt, er habe mit Wernicke »unter Aufwendung von eigenen Mitteln die Vorbehandlung von grösseren Thieren (Schafen) soweit gefördert, dass auch hier es nur darauf ankommt, unsere Versuche im grösseren Maassstabe zu *wiederholen*, um den *diphtheriekranken* Menschen zu heilen. Unser eigenes Thiermaterial gedenken wir in der Hauptmenge für wissenschaftliche Untersuchungen über die Steigerungsfähigkeit der heilenden Wirksamkeit des Blutes und über die Natur der Heilkörper auszunützen.« – Behring: Die praktischen Ziele der Blutserumtherapie, S. 12. (Hervorheb. im Orig.)
282 Wernicke: Zur Geschichte des Diphtherieserums.
283 Anna Echterhölter: Schattengefechte. Genealogische Praktiken in Nachrufen auf Naturwissenschaftler (1710-1860). Göttingen 2012.
284 Wernicke: Emil v. Behring zum Gedächtnis, in: DMW 21 (1917), S. 1-6, hier S. 3.
285 Vgl. Schlich: Wichtiger als der Gegenstand selbst; ders.: Repräsentationen von Krankheitserregern. Wie Robert Koch Bakterien als Krankheitserreger dargestellt hat, in: Rheinberger, Hagner, Wahrig-Schmidt (Hg.): Räume des Wissens, S. 165-190.

286 Geison: The Private Science of Louis Pasteur, S. 145-176.
287 Ebd., S. 205 f., S. 215, S. 238 f. – Pasteurs Ergebnisse waren zusammengefasst: 1. Der Erreger lässt sich durch die 14-tägige Trocknungsprozedur so weit abschwächen, dass er nicht mehr pathogen ist. 2. Die Impfungen schützten vor dem Tollwuterreger. 3. Die Impfung, die erfolgte, nachdem man einem Krankheitserreger ausgesetzt war, ist in diesem Fall eindeutig wirksam.
288 Die Tuberkulose wurde durch klimatische und hygienisch-diätetische Therapie in Luftkurorten behandelt. Zur Therapie der Lungentuberkulose im historischen Rückblick Bochalli: Die Entwicklung der Tuberkuloseforschung, insb. Kap. VI, S. 79-122.
289 Gradmann: Krankheit im Labor: »Der Weg zum Tuberkulin«, S. 134-150.
290 Gradmann: Krankheit im Labor, S. 154 f. u. S. 180.
291 Robert Koch: Über bakteriologische Forschung. Verhandlungen des X. Internationalen Medizinischen Kongresses Berlin 1890. Berlin 1891.
292 Koch: Über bakteriologische Forschung. Nachdruck in Gesammelte Werke von Robert Koch, Bd. 1, S. 650-660; hier S. 660.
293 Gradmann: Krankheit im Labor: »Der Weg zum Tuberkulin«, S. 142 f.
294 Auch die Entdeckung des Tuberkuloseerregers war als öffentliches Ereignis zelebriert worden. Dazu Thomas Schlich: Ein Symbol medizinischer Fortschrittshoffnung. Robert Koch entdeckt den Erreger der Tuberkulose, in: Schott (Hg.): Meilensteine der Medizin, S. 368-374.
295 Gradmann: Krankheit im Labor, S. 151.
296 Koch: Über bakteriologische Forschung, S. 660.
297 Vossische Zeitung, Nr. 337, 16. 11. 1890 (= Sonntagsausgabe).
298 Gradmann: Krankheit im Labor, S. 189.
299 Behring: 30 Jahre Diphtherieforschung, in: ders.: Gesammelte Abhandlungen NF, S. 34, Anm. 1.
300 Beispiel bei Gradmann: Krankheit im Labor, S. 201 u. S. 356 (Ernst Schwimmer: Die Behandlung mit Koch'scher Lymphe vom dermatologischen Standpunkt aus beurteilt, 1891).
301 Gradmann: Krankheit im Labor, S. 200 u. S. 349 (zu Vinzenz Czerny: Erster Bericht über die Koch'schen Impfungen, 1891).
302 Gradmann: Krankheit im Labor, S. 204-206. – Dort auch weitere Zahlen und Behandlungsergebnisse.
303 Leyden verweist darauf, dass man über die »Natur« des neuen Heilmittels nichts wisse; »bis auf unbestimmte Vermuthungen ist es in ein tiefes Geheimnis gehüllt.« Ernst von Leyden: Bericht über die Anwendung des Koch'schen Heilverfahrens auf der 1. Medicinischen Klinik vom 20. bis 27. November 1890 (1890, S. 1145-1150), zit. nach Gradmann: Krankheit im Labor, S. 197 u. S. 354.
304 Barbara Elkeles: Der ›Tuberkulinrausch‹ von 1890, in: DMW 115 (1990), S. 1729-1732.
305 Seinen Befund stellte Virchow am 7. Januar 1891 vor der Berliner Medizinischen Gesellschaft vor. Vgl. Gradmann: Krankheit im Labor, S. 201 f.
306 Ebd., S. 203 f.
307 Ebd., S. 202.
308 Ebd., S. 27.
309 Ebd., S. 179.
310 Albert Moll: Versuche am lebenden Menschen [in: Die Zukunft 29, 1899], Wiederabdruck in: Nicolas Perthes et al. (Hg.): Menschenversuche. Eine Anthologie 1750-2000. Frankfurt a. M. 2008, S. 601-609.
311 Preußisches Abgeordnetenhaus, Sitzung vom 8. 5. 1891. Stenographische Berichte, Diskussionsbeitrag des Abgeordneten Goldschmidt, zit. nach Gradmann: Krankheit im Labor, S. 218 f.
312 Gradmann zeigt dies am Beispiel Wilhelm Kolles und dessen Ausführungen zum Menschenversuch. [Volksvertretung und Medicin, 1900]. Gradmann: Krankheit im Labor, S. 228 f.

313 Zur Entwicklung der chemisch-pharmazeutischen Industrie: Wolfgang Wimmer: ›Wir haben fast immer was Neues.‹ Gesundheitswesen und Innovation der Pharma-Industrie in Deutschland 1880-1935. Berlin 1994; Michael Bürgi: Pharmaforschung im 20. Jahrhundert: Arbeit an der Grenze zwischen Hochschule und Industrie. Zürich 2011.

314 Gradmann: Krankheit im Labor, S. 219 f.

315 Behring an Richard Muttray, 13. [Mai??] 1891, Nachtrag vom 9.10.1891. BAM, EvB/B 1/132.

316 Georg Gaffky: Das Königliche Institut für Infektionskrankheiten in Berlin, in: Medizinische Anstalten auf dem Gebiete der Volksgesundheitspflege in Preußen. Jena 1907, S. 23-66; hier S. 24.

317 Ebd.

318 Zeiss und Bieling datieren den Brief auf den 13. Mai 1891. Zeiss, Bieling: Behring, S. 233. Auf Behrings Brief ist das Wort »August« eindeutig zu lesen (BAM, EvB/B 1/132), nachweislich befand er sich jedoch am 13. August 1891 in London, wo er auf dem VII. Internationalen Kongress für Hygiene und Demographie (10. bis 17.8.1891) einen Vortrag über Desinfektion am lebenden Organismus hielt, s. unten.

319 Behring an Richard Muttray, 13. [Mai?] 1891. BAM, EvB/B 1/132. – Zeiss und Bieling datieren die Schweiz-Reise auf das Frühjahr 1891. Zeiss, Bieling: Behring, S. 233.

320 Behring an Richard Muttray, 13. [Mai?] 1891. BAM, EvB/B 1/132.

321 S. »Notiz« in: Acta Emil Adolph v. Behring, Bl. 84: »Der Stabsarzt und Bataillonsarzt [...] Dr. Behring wird vom 1. September d. J. an als wissenschaftlicher Assistent zu dem Institut für Infectionskrankheiten kommandiert.«

322 Gaffky: Das Königliche Institut für Infektionskrankheiten in Berlin, S. 25 f.

323 Gradmann: Krankheit im Labor, S. 137-139.

324 Zu Paul Ehrlichs Arbeit im Institut vgl. Hüntelmann: Paul Ehrlich, S. 90-108; Zitat S. 90.

325 Hüntelmann: Paul Ehrlich, S. 90.

326 Behring an Richard Muttray, 13. [Mai?] 1891.

327 Der Vortrag wurde am 24.12.1891 in der DMW publiziert: Behring: Ueber Desinfection am lebenden Organismus, in: DMW 52 (1891), S. 1393-1397.

328 Behring an Richard Muttray, 13. [Mai?] 1891. – Zudem habe er in Mühlhausen Fabrikhygiene und Arbeiterhäuser studiert.

329 Die pathologische Anatomie erhielt 1882/83 einen großzügigen Neubau, in dem auch die Sektion großer Tiere problemlos durchgeführt werden konnte. Wilhelm Schütz (Hg.): Die Thierärztliche Hochschule zu Berlin, 1790-1890. Festschrift. Berlin 1890, S. 261. – Das neue Institut wurde für pathologisch-anatomische und experimentelle Forschung genutzt.

330 Kurt Schroeder: Veterinärmedizin in Berlin 1790-1965. Berlin 1965, S. 184.

331 Behring an Richard Muttray, 13. [Mai?] 1891, Nachtrag vom 9.10.1891.

332 Emil Behring: Ueber Immunisirung und Heilung von Versuchsthieren beim Tetanus, in: Zeitschr. f. Hygiene 12 (1892), S. 45-57; hier S. 54.

333 Ebd., S. 46; Kitasato: Heilversuche an tetanuskranken Thieren.

334 Wilhelm Schütz: Versuche zur Immunisirung von Pferden und Schafen gegen Tetanus, in: Zeitschr. f. Hygiene 12 (1892), S. 58-81; hier S. 58 f.

335 Behring: Ueber Immunisirung und Heilung von Versuchsthieren beim Tetanus.

336 Ebd., S. 51.

337 Schütz konnte große Erfahrungen mit den Pferdesektionen vorweisen, in seinem Institut wurden pro Jahr mehr als zweihundert Pferde obduziert (1889: 212 Pferde). Schütz (Hg.): Die Thierärztliche Hochschule zu Berlin, S. 264.

338 Schütz: Versuche zur Immunisirung von Pferden und Schafen gegen Tetanus.

339 Behring: Ueber Immunisirung und Heilung von Versuchsthieren beim Tetanus, S. 51.

340 Schütz: Versuche zur Immunisirung von Pferden und Schafen gegen Tetanus.
341 Behring: Die praktischen Ziele der Blutserumtherapie, S. 9 f.
342 Ebd., S. 10.
343 Das änderte sich zu Beginn des Ersten Weltkriegs. – Vgl. Emil von Behring: Mein Tetanusimmunserum, in: BKlW 6 (1915), S. 121-126.
344 Zu den Symptomen des Tetanus beim Pferd zeitgenössisch: L. Hoffmann: Tierärztliche Chirurgie für praktische Tierärzte und Studierende. 2. Bd. Stuttgart 1892, S. 72-79 (»Starrkrampf, Tetanus«).
345 Behring: Therapeutische Tierexperimente, S. 349.
346 Behring: Die praktischen Ziele der Blutserumtherapie, S. 11 f.
347 Behring: Ueber Immunisirung und Heilung von Versuchsthieren beim Tetanus, S. 45.
348 Behring: Die praktischen Ziele der Blutserumtherapie, S. 11.
349 Behring: Ueber Immunisirung und Heilung von Versuchsthieren beim Tetanus; Schütz: Versuche zur Immunisirung von Pferden und Schafen gegen Tetanus.
350 Behring, Die praktischen Ziele der Blutserumtherapie, S. 21.
351 Ebd., S. 12.
352 Wernicke schildert die Ereignisse des Sommers 1891 mit einer zeitlichen Distanz von mehr als dreißig Jahren in einem Brief an den dänischen Bakteriologen Thorvald Madsen. Der Brief erschien 1931 unter Wernickes Namen mit einer Anmerkung der Redaktion. – Vgl. auch Wernicke an Bernhard Möllers, 29. 8. 1924. BAM, EvB/F 5.
353 Wernicke: Zur Geschichte des Diphtherieserums, S. 160.
354 »Zur Behandlung des kranken Menschen haben wir uns entschlossen, eines der Thiere zu tödten. Nach Feststellung der Gesundheit desselben ist jetzt für einige diphtheriekranke Kinder eine genügende Serummenge vorhanden.« Behring: Die praktischen Ziele der Blutserumtherapie, S. 12.
355 Ebd., S. 13.
356 Meta Wernicke, geb. Füth; Eheschließung mit Erich Wernicke am 15. 6. 1894. Vgl. Schulte: Wernicke, S. 16.
357 Erich Wernicke an Thorvald Madsen [o. O., o. D.]. BAM, EvB/F 5/1.
358 Behring an Erich Wernicke, 29. 10. 1891. BAM, EvB/B 1/176.
359 Der Vortrag wurde am 24. 12. 1891 publiziert. Behring: Ueber Desinfection am lebenden Organismus.
360 Ausführlicher Bericht zum Kongress in: Seventh International Congress of Hygiene and Demography, in: British Medical Journal, Vol. 2 (15. 8. 1891), S. 349-387, sowie Josef von Fodor, Charles Edward Shelly: Transactions of the Seventh International Congress of Hygiene and Demography, London, 10.-17. 8. 1891. Bd. 1. London 1892.
361 Emil Behring, Erich Wernicke: Ueber Immunisirung und Heilung von Versuchsthieren bei der Diphtherie, in: Zeitschr. f. Hygiene 12 (1892), S. 10-44; hier: Versuchsreihe I, S. 35-37.
362 Vgl. Schulte: Wernicke, S. 57 f. – Die Demonstration wird kurz erwähnt bei Emil Behring, Oscar Boer: Die Werthbestimmung des Diphtherieheilserums (1893), Wiederabdruck in: Behring: Gesammelte Abhandlungen, 2. T., S. 333-344; hier S. 341.
363 Schulte: Wernicke, S. 58 (unter Berufung auf die Protokollbücher).
364 Die Kultur lagerte in einem auf 2°C heruntergekühlten Eisschrank. Vgl. Behring, Boer: Die Werthbestimmung des Diphtherieheilserums (1893), S. 341.
365 Die Versuchsverläufe veröffentlichte er in dem gemeinsam mit Wernicke publizierten Aufsatz Behring, Wernicke: Ueber Immunisirung und Heilung von Versuchsthieren bei der Diphtherie, S. 10-44; S. 35-37 (Versuchsreihe I) und S. 41-33 (Versuchsreihe II).
366 Behring an Erich Wernicke, 28. 12. 1891. BAM, EvB/B 1/181.

367 Wernicke: Emil v. Behring zum Gedächtnis, S. 3.

368 Behring, Wernicke: Ueber Immunisirung und Heilung von Versuchsthieren bei der Diphtherie.

369 So Oswald Gerhardt: Stationen einer Idee. Behrings schicksalsvoller Weg. Berlin 1941, S. 5-7.

370 Ebd., S. 7.

371 Stratz: Die ewige Burg, S. 316.

372 Auch Zeiss und Bieling erzählen die Geschichte, bezeichnen sie aber als eine der Phantasie entsprungene »Legende«. Zeiss, Bieling: Behring, S. 85 f. – Christina Oedingen und Joseph Stärk nennen das Datum im Titel ihrer Publikation: Christina Oedingen, Joseph Stärk: First Cure for Diphtheria by Antitoxin as Early as 1891, in: Annals of Science 54 (1997), S. 607-610.

373 Wernicke: Zur Geschichte des Diphtherieserums, S. 161.

374 Madsen hatte 1896 eine medizinische Doktorarbeit über Behrings Diphtherieserum geschrieben: Experimentelle undersøgelser over difterigiften. – Vgl. Oluf Thomsen: Thorvald Madsen, in: Dansk Biografisk Leksikon, Bd. 15. Kopenhagen [2]1938, S. 179-185; hier S. 180.

375 Wernicke: Zur Geschichte des Diphtherieserums, S. 161.

376 Zum Jahresende 1891 teilte Behring Richard Muttray mit, Bergmann plane Heilserumversuche an diphtheriekranken Kindern für den Januar 1892. Über die tatsächliche Anwendung geben die Quellen keine Auskunft. Behring an Richard Muttray, 30. 12. 1891. BAM, EvB/B 1/133.

377 Emil Behring: Berichtigung, in: DMW 50 (1894), S. 943 f.; Ernst von Bergmann: Erwiderung, in: DMW 50 (1894), S. 944 f. – Throm geht jedoch unter Berufung auf den gemeinsamen Aufsatz von Behring, Boer und Kossel: Zur Behandlung Diphtheriekranker [sic] Menschen mit Diphtherieheilserum (DMW 17,1893, S. 389-393) von Versuchen an Menschen bereits »Ende 1891« aus.

378 Schulte: Wernicke, S. 58. Schulte beruft sich auf Behring, Wernicke: Ueber Immunisirung und Heilung von Versuchsthieren (insb. auf die Formulierung: »keinerlei Versuche«, S. 10), Schulte spricht von zeitlicher »Unklarheit« über »die ersten erfolgreichen Anwendungen am Menschen«. Ebd., S. 123.

379 Linton: Emil von Behring, S. 112-117: »First, neither Wernicke or Geissler published an account of these two injections in any medical journal. [...] Second, we have no way of knowing whether the serum actually worked. There were no controls and we have no real evidence about the concentration of the serum. [...] From any available documentation, it is impossible to establish with certainty what exactly transpired in Bergmann's clinic during December 1891 and January 1892.« (S. 114 f.)

380 Behring, Wernicke: Ueber Immunisirung und Heilung von Versuchsthieren bei der Diphtherie, S. 39.

381 Im Brief an Thorvald Madsen erwähnt Wernicke diese Sehstörungen. Behring habe sich auf Rat Alfred Goldscheiders zur Kur in Wiesbaden aufgehalten. – Wegen der Nervenschmerzen wollte er Muttray und seiner Familie während der Weihnachtsfeiertage nicht zur Last zu fallen. Behring an Richard Muttray, 30. 12. 1891. BAM, EvB/B 1/133.

382 Behring an Erich Wernicke, 31. 1. 1892. BAM, EvB/B 1/183.

383 Behring an Erich Wernicke, 18. 3. 1892. BAM, EvB/B 1/194. – Auch noch am 30. März 1892 hielt Behring den Einsatz des Heilmittels in Bergmanns Klinik für verfrüht. Behring an Erich Wernicke, 30. 3. 1892. BAM, EvB/B 1/196.

384 Behring an Erich Wernicke, 9. 4. 1892. BAM, EvB/B 1/200.

385 Gradmann: Krankheit im Labor, S. 179.

386 »Aber ich meine, wenn wir im Stande sind, bei der Behandlung eines kranken Menschen jede Gefahr seiner Schädigung durch das anzuwendende Heilmittel auszuschliessen, dann haben wir auch die Pflicht, das zu thun, und dann dürfen wir nicht aus Sparsamkeitsrücksichten ein solches Risiko übernehmen, wie wir es zur Behandlung von Pferden unbedenklich thun werden.« Behring: Die praktischen Ziele der Blutserumtherapie, S. 10.

387 Urlaubsantrag vom 7.1.1892, in: Acta Emil Adolph v. Behring, Bl. 86-87. – Diagnose nach Stabsarzt Alfred Goldscheider, Behrings Freund.

388 Der Urlaub zur »Wiederherstellung seiner Gesundheit« wurde am 19.1.1892 bewilligt. Acta Emil Adolph v. Behring, Bl. 93. – Behrings »Gesundmeldung« am 13.5.1892 (ebd., Bl. 97).

389 *Die praktischen Ziele der Blutsemrumtherapie* erschienen 1892 bei Thieme in Leipzig.

390 Behring an Richard Muttray, 30.12.1891. BAM, EvB/B 1/133.

391 Albert Behring an Emil Behring (Telegramm), 20.1.1892. BAM, Slg. [o. Sign.].

392 Emil Behring an Albert Behring, 20.1.1892 (BAM, Nl Albert u. Christian-Ulrich Behring): »Die letzten Tage konnte ich zwar noch nicht aus dem Zimmer, war aber wenigstens großentheils den Tag über außer Bett, so dass ich daran denken konnte einen Krankenurlaub nach Wiesbaden antreten zu können. Leider hat sich mein Zustand jetzt wieder so verschlimmert, daß ich zumal in der großen Kälte noch nicht an die Abreise denken kann. Wie unmöglich es unter diesen Umständen ist, an eine Reise nach Hause zu denken, so sehnlich ich auch möchte, unsre gute Mama zu sehen, das kannst du dir denken. Holt doch so oft, als möglich Dr. Steppaler oder einen anderen Arzt: es ist ja ganz unmöglich, ohne daß ein Arzt persönlich den Kranken sieht, in so einem schweren Fall Anordnungen zu treffen. Auch wird es sich empfehlen eine geübte Krankenpflegerin durch Dr. Steppaler besorgen zu lassen. [...] Ich bin jetzt mit meinen Gedanken immer zu Hause und warte auf tägliche Nachricht. Aber das mußt du doch einsehen, daß ich nicht von hier aus Rezepte schreiben kann, wo der Krankheitszustand von Mama von Tag zu Tag und von Stunde zu Stunde wechselt. [...] Euer Emil. Sag auch Mama, dass nur eigene schwere Krankheit mich abhalten kann, selbst nach Hause zu kommen.«

393 Bei diesem Verfahren wurde mit Hilfe von Reizstromgeräten Gleichstrom oder niederfrequente Wechselströme unter anderem zur Muskelstimulation eingesetzt. Vgl. Rainer Gernet: Zur technischen Entwicklung der medizinischen Elektrisierapparate und Reizstromgeräte bis Ende des 19. Jahrhunderts. Diss. human. biol. München 1992; ders. und Christa Habrich (Bearb.): Unter Strom. Zur Geschichte der Elektrotherapie. Ingolstadt 2000.

394 Behring an Erich Wernicke, 7.2.1892. BAM, EvB/B 1/184.

395 Behring an Erich Wernicke, 21.2.1892. BAM, EvB/B 1/187.

396 Behring an Erich Wernicke, 4.3.1892. BAM, EvB/B 1/191.

397 Behring an Erich Wernicke, 11.4.1892. BAM, EvB/B 1/203. – Postkarte bei Enke: Behrings Briefe neu gelesen, S. 103 f. (dort Abb.).

398 Behring an Erich Wernicke, 14.4.1892. BAM, EvB/B 1/205.

399 Behring an Erich Wernicke, 25.1.1892. BAM, EvB/B 1/182.

400 Behring an Richard Muttray, 13.8.1891 [recte: 12.5.1891]. BAM, EvB/B 1/132.

401 Behring an Erich Wernicke (aus Wiesbaden!), 18.3.1892. BAM, EvB/B 1/194, S. 2.

402 Behring an Richard Muttray, 13.5.1891, Nachtrag vom 9.10.1891. BAM, EvB/B 1/132.

403 Behring an Erich Wernicke, 30.3.1892. BAM, EvB/B 1/196, S. 12.

404 Ebd.

405 Behring, Wernicke: Ueber Immunisirung und Heilung von Versuchsthieren bei der Diphtherie.

406 Tabellen über 60 Meerschweinchen (ebd., S. 26-42) und drei Hammel (ebd., S. 43 f.).

407 Ebd. S. 37.

408 Ebd., S. 16 f.

409 Ebd., S. 38.

410 Vgl. dazu Schulte: Wernicke, S. 67 f. – Behring: Die praktischen Ziele der Blutserumtherapie, S. 61 f.

411 Eigentlich: Krankheiten, die durch Streptokokken erzeugt werden. Behring zählt dazu »Puerperalfieber, Pyämie, Wundrose, Lungen-, Brustfell-, Bauchfell-, Gelenk-, Halsentzündungen

u. s. w.«. Behring: Die praktischen Ziele der Blutserumtherapie, S. 13. – Zu den Streptokokkenforschungen mit Lingelsheim s. Linton: Emil von Behring, S. 143-147 (»Streptococcus Research«).

412 Behring: Die praktischen Ziele der Blutserumtherapie, S. 48.

413 So beispielsweise Behring an Erich Wernicke, 18. 3. 1892 (BAM, EvB/B 1/194): »Wiesbaden, Bad Nerothal«. – Möglicherweise wohnte Behring in der »Curanstalt Nerothal«, Adresse Nerothal 16. – S.: Carl Schnegelberger (Hg.): Neues Adressbuch von Wiesbaden und Umgebung für das Jahr 1891/92. Wiesbaden 1891, S. 400. – Zu Nerotal s. Sigrid Russ: Kulturdenkmäler in Hessen Wiesbaden, 2. Die Villengebiete. Stuttgart [2]1996, S. 345-357.

414 Eberhard J. Wormer: Pagenstecher, Alexander, in: NDB 20 (2001), S. 2; https://www.deutsche-biographie.de/pnd11601556X.html#ndbcontent. WEB 31. 5. 2021. – Zur Anstalt s. Michael Knoll: https://www.wiesbaden.de/microsite/stadtlexikon/a-z/Augenheilanstalt.php. WEB 31. 5. 2021.

415 Fresenius war u. a. Mitglied der Leopoldina und der Bayerischen und der Preußischen Akademie der Wissenschaften.

416 Leo Gros: Das Making-of eines Analytikers [Carl Remigius Fresenius], in: Nachrichten aus der Chemie 66 (2018), S. 1178-1181; hier S. 1180; ders.: Carl Remigius Fresenius – Vater der Analytischen Chemie. Katalog zur Ausstellung »Carl Remigius Fresenius«. Wiesbaden 2018, S. 22 (Gruppenfoto).

417 Vgl. Gros: Carl Remigius Fresenius.

418 Remigius Fresenius: 100 Jahre Chemisches Laboratorium Fresenius zu Wiesbaden (1848-1948), in: Fresenius' Zeitschrift für analytische Chemie 128 (1948), S. 363-373.

419 Hueppe: Methodik der Bakterienforschung.

420 Informationen zur Carl Remigius Fresenius und seinem Wiesbadener Institut von Gros: Carl Remigius Fresenius. – Behring als Schüler von Fresenius S. 85.

421 »Meerschweine gibt's genügend hier«. – Behring an Wernicke, 16. 3. 1892. BAM, EvB/B 1/193.

422 Zu Georg Frank s. Heinrich Fresenius: Geschichte des Chemischen Laboratoriums zu Wiesbaden während der zweiten 25 Jahre seines Bestehens. Wiesbaden 1898, sowie: Neues Adressbuch von Wiesbaden und Umgebung, S. 56.

423 Behring an Erich Wernicke, 10. 3. 1892. BAM, EvB/B 1/192. – Frank mache seine Sache gut. Er selbst »habe an der Arbeit sehr großes Vergnügen.« Behring an Wernicke, 16. 3. 1892. BAM, EvB/B 1/193.

424 Behring: Ueber Immunisirung und Heilung von Versuchsthieren beim Tetanus.

425 Emil Behring, Georg Frank: Experimentelle Beiträge zur Lehre von der Bekämpfung der Infektionskrankheiten. Ueber einige Eigenschaften des Tetanusheilserums, in: DMW 16 (1892), S. 348-349.

426 »Auch Fresenius wäre bereit die Sache zu machen, u. das hätte am meisten für sich; daher das Hineinziehen des Frank in die Tetanusarbeit.« Behring an Wernicke, 9. 4. 1892. BAM, EvB/B 1/200.

427 Behring an Erich Wernicke, 9. 4. 1892. BAM, EvB/B1/200.

428 Damaliger Name: *Theerfarbenfabrik Meister, Lucius & Co.*

429 Zur Geschichte der *Farbwerke* in Höchst Ernst Bäumler: Die Rotfabriker. Familiengeschichte eines Weltunternehmens. München 1988; ders.: Ein Jahrhundert Chemie. Düsseldorf 1963.

430 Dazu Bäumler: Ein Jahrhundert Chemie.

431 Zum Tuberkulocidin s. Edwin Klebs: Die Behandlung der Tuberkulose mit Tuberkulocidin. Vorläufige Mittheilung. Hamburg/Leipzig 1892. – Klebs verpflichtet die Empfänger, wöchentliche Berichte über die Verläufe nach Behandlung einzusenden. (Ebd., S. 38.)

432 [Anonym:] Bericht nach August Laubenheimer und Kurt Laubenheimer [1904]. BAM, EvB/B 196/146, S. 4.

433 Kurt Laubenheimer charakterisierte das Verhältnis zwischen seinem Vater August und den für Höchst tätigen externen Wissenschaftlern als gleichberechtigtes: »Die grossen Forscher sahen in meinem Vater nicht den Direktor eines grossen industriellen Unternehmens, sondern den

Wissenschaftler, einen Ihresgleichen.« Bericht von Kurt Laubenheimer in: Bericht nach August Laubenheimer, S. 3.

434 Abschrift des nicht mehr vorhandenen Briefes in: Zur Geschichte der Serum-Darstellung in den Farbwerken. BAM, EvB/B 196/7, S. 2.

435 Behring, Wernicke: Ueber Immunisirung und Heilung von Versuchsthieren bei der Diphtherie, S. 37.

436 Ebd., S. 11.

437 Zur Geschichte der Serum-Darstellung in den Farbwerken, S. 2.

438 Ebd., S. 3.

439 Throm: Diphtherieserum, S. 48 f.

440 Zur Geschichte der Serum-Darstellung in den Farbwerken, S. 3.

441 Behring an Alwin von Coler, 7. 8. 1892 (Brief mit 2 Anlagen), in: Acta Emil Adolph v. Behring, Bl. 98-117.

442 Alwin von Coler an Behring, o. D. [1892], Abschrift, in: Zur Geschichte der Serum-Darstellung in den Farbwerken, S. 3 f.

443 Zur Geschichte der Serum-Darstellung in den Farbwerken, S. 4.

444 Libbertz war seit 1892 Leiter der Bakteriologischen Abteilung der *Farbwerke*. Er war mit Robert Koch befreundet, an dessen Experimenten und Studienreisen (Marseille 1883, Tuberkulinimpfungen in Berlin 1890/92, Afrika 1906) er teilnahm. Vgl. Sabine Hock: Libbertz, Arnold, in: Frankfurter Personenlexikon (Onlineausgabe). http://frankfurter-personenlexikon.de/node/3070. WEB 4. 11. 2020.

445 Zur Geschichte der Serum-Darstellung in den Farbwerken, S. 6. Vgl. auch Vertrag vom 20. 12. 1892. BAM, EvB/L 213.

446 Gemäß Vertrag trat dieser Paragraph nicht in Kraft, solange Behring »aktiver Militärarzt« war. – Ebd., § IV (S. 5 des Berichts).

447 Vertrag zwischen Emil Behring und den Farbwerken Vormals Meister, Lucius & Brüning betreffend »Gewinnung von Diphterie-Heilserum [sic]«. 20. 12. 1892. BAM, EvB/B 196/2/4. – Weitere Verträge mit angepassten Bedingungen schlossen sich 1895 und 1904 an: Arbeitsvertrag zwischen Emil Behring und den Farbwerken vorm. Meister, Lucius und Brüning. 23. 4. 1895 (BAM, EvB/196/28); Vertrag vom 1. 7. 1904 bis 30. 6. 1909 (BAM, EvB/B 196/121) sowie Vertrag vom 30. 6. 1904 [Unterhaltung einer »Versuchs- und Reservestation für Diphtherie-Heilserum« und Gewinnbeteiligung. Laufzeit vom 1. 7. 1904 bis 30. 6. 1909]. 30. 6. 1904; 28. 6. 1904. (BAM, EvB/L 221).

448 Vertrag zwischen Emil Behring und den Farbwerken vom 20. 12. 1892. BAM, EvB/B 196/2/4.

449 Vgl. Behring an Friedrich Althoff [Abschrift o. D.], [November 1894]. BAM, EvB/B 196/18.

450 Arnold Eiermann: Die Einrichtungen zur Darstellung des Diphtherie-Heil-Serums in den »Höchster Farbwerken«, in: MMW 51 (1894), S. 1038-1040. – Auch BAM, EvB/B 196/8.

451 Eiermann: Die Einrichtungen.

452 Zeiss, Bieling: Behring, S. 95.

453 Wernicke: Zur Geschichte des Diphtherieserums, S. 161.

454 Emil Behring: Stand der Diphtherie-Heilungsfrage, in: Behring, Boer und Kossel: Zur Behandlung Diphtheriekranker Menschen, nach Wiederabdruck in: ders.: Gesammelte Abhandlungen, 2. T., S. 311-325.

455 Behring an Erich Wernicke, 20. 4. 1892. BAM, EvB/B 1/206.

456 Leiter des Instituts war Karl Maria Finkelnburg, der von Haus aus nicht Bakteriologe und Hygieniker, sondern Psychiater und Vertreter der Öffentlichen Gesundheitspflege war. Julius Pagel: Biographisches Lexikon hervorragender Ärzte des 19. Jahrhunderts. Berlin/Wien 1901, Sp. 503-504. – Einen etatmäßigen Lehrstuhl für Hygiene gab es erst 1898 unter Dittmar Finkler.

457 Brieger, Kitasato, Wassermann: Ueber Immunität und Giftfestigkeit. In der Publikation wird Behring dreizehn Mal und meist mit anerkennendem Zusatz genannt.
458 Behring an Carl Binz, 30.4.1892. BAM, EvB/B 1/17.
459 Hüntelmann: Paul Ehrlich, S. 98.
460 Eine selbstständige Poliklinik gab es in Marburg seit 1888.
461 Behring an Erich Wernicke, 7.5.1892. BAM, EvB/B 1/209.
462 Behring an Carl Binz, 18.5.1892. BAM, EvB/B 1/18. – Behring hatte kurz zuvor ein Gespräch mit Althoff, er sei »in überaus entgegenkommender Weise« aufgenommen worden. (Ebd.)
463 Behring an Erich Wernicke, 12.5.1892. BAM, EvB/B 1/210.
464 Ebd.
465 Behring an Carl Binz, 11.11.1892, Behring an Carl Binz, 25.11.1892, Behring an Erich Wernicke, 25.10.1892 (hier allerdings: Althoff favorisiere Dittmar Finkler.)
466 »Morgen ziehe ich nach Johannisthal.« Behring an Wernicke, 29.4.1892. BAM, EvB/B 1/207. Der erste Brief mit der Adresse Johannisthal stammt vom 7.5.1892. Behring an Wernicke, 7.5.1892. BAM, EvB/B 1/209.
467 Emma Behring wurde am 25.11.1869 in Hansdorf geboren und starb am 10.6.1926 in Hannover. Sie war seit 1897 verheiratet mit dem späteren Medizinprofessor und Generalarzt Wilhelm Schumburg, der Ehe entstammten zwei Kinder, Emil und Lotte. Der Sohn, Dr. Emil Schumburg, geboren am 14. Mai 1898 in Berlin, gestorben am 17. Februar 1961 in Hannover, war promovierter Jurist, deutscher Diplomat und Judenreferent im Auswärtigen Amt. – Zu Emil Schumburg s. Hans-Jürgen Döscher: Schumburg, Emil (Diplomat), in: Handbuch des Antisemitismus. Bd. 2, 2. Berlin 2009, S. 752 f.
468 »Meine Schwester [Emma] kommt wahrscheinlich her.« Behring an Wernicke, 12.5.1892. BAM, EvB/B 1/210.
469 So der Briefkopf.
470 Behring an Richard Muttray, 7.1.1889. BAM, EvB/B 1/128, S. 5.
471 BAM, Nl Albert u. Christian-Ulrich Behring.
472 Zeitliche Zuordnung zum neuen Wohnort durch Adressangabe in Behrings Briefen: erster Brief von Johannisthal: 7.5.1892 an Wernicke, dann am 12.5.1892 an Wernicke, dann am 18.5.1892 an Carl Binz, hier als Adresse: Johannisthal bei Berlin, Villa Koppen. An Wernicke, 29.4.1892 (BAM, EvB/B 1/207) heißt es, Behring ziehe am 30.4.1892 nach Johannisthal um.
473 Auch Albert Behring mischte sich mit einem Brief vom 27.8.1892 an Bruder Emil mit einer Bitte ein: »Es betrifft Emma. Zwar hat Emma sich entschlossen, Deinen Vorschlag anzunehmen und bei Dir zu bleiben. Die Sache wäre demnächst als abgeschlossen anzusehen; doch kann ich dieses nicht thun. Wenngleich auch Emma nichts von Wiederkommen schreibt, so lassen ihre Briefe zwischen den Zeilen lesen, dass sie an liebsten herfliegen möchte, je eher – je lieber. Was meinst Du nun? Ists nur vorübergehendes Heimweh, das sich mit der Zeit legen wird, oder fühlt sich Emma so vereinsamt und fremd, daß darunter ihr sehr krankhafter nervöser Zustand leidet und es für sie besser wäre, daß sie wieder nach Hause kommt, wohin es sie ganz gewaltig zu ziehen scheint?« BAM, Nl Albert u. Christian-Ulrich Behring.
474 Emma Behring an Albert Behring, 9.8.1892. Nl Albert u. Christian-Ulrich Behring.
475 Emma Behring an Albert Behring, undat. [nach 17.8.1892]. Nl Albert u. Christian-Ulrich Behring.
476 Emma Behring an Albert Behring, 10.3.1896 (Rom). Nl Albert u. Christian-Ulrich Behring.
477 Vgl. Kap. VII., 4.6. »Die Farbwerke in Höchst. Kontakte zu August Laubenheimer«.
478 Emma Behring an Albert Behring, [Johannisthal,] 26.6.1892. Nl Albert u. Christian-Ulrich Behring.

479 So schreibt er an Richard Muttray: »Du hast es gut; wenn deine militärärztlich. [...] Thätigkeit erledigt ist, dann kannst du im Schooß deiner Familie jeden Tag mit Muse dein Tageswerk beschauen.« Behring an Richard Muttray, 21.10.1895. BAM, EvB/B 1/138.

480 Gemeint ist die Diakonissenanstalt Kaiserswerth bei Düsseldorf. – Emma Behring an Albert Behring, 1.3.1893. Nl Albert u. Christian-Ulrich Behring.

481 Wahrscheinlich *Die Blutserumtherapie*. Das Buch war im Frühjahr 1892 bei Thieme erschienen und hatte auch Otto Heubners Aufmerksamkeit geweckt. Vgl. Kap. VII, 4.7.3. »Das Behring'sche Gold«: Otto Heubner und das Diphtherieheilserum.

482 Robert Koch, Antrag vom 18.1.1892, in: Acta Emil Adolph v. Behring, Bl. 89.

483 Schulte: Wernicke, S. 141 und 146: Protokoll Nr. 4, Immunisierung Hammel V – IX (31.12.1891-4.6.1892), und Protokoll Nr. 8, Infektion des ›Schwarzen Pudels‹ mit Diphtheriebouillonkulturen (13.2.1892-1.3.1892). Der Pudel starb am 1. März 1892.

484 Behring an Erich Wernicke, 29.4.1892. BAM, EvB/B 1/207.

485 Acta Emil Adolph v. Behring, Bl. 97. (Behring hatte sich am 19.5.1892 gesund gemeldet und seinen Dienst wieder angetreten.)

486 Behring an Elias Metschnikoff, 12.10.1892. BAM, EvB/B 1/78; Joseph Lister an Behring, 8.11.1892. BAM, EvB/B 94/1.

487 Schulte: Wernicke, S. 142 u. 143: Protokoll Nr. 5 und 6: »Braune Jagdhündin«, »Schwarze Jagdhündin«.

488 Behring, Boer, Kossel: Zur Behandlung Diphtheriekranker Menschen mit Diphtherieheilserum. Die Tabelle S. 328 f. nennt den 9. März als Tag der Aufnahme, die Behandlung erfolgte am 10. März.

489 Hermann Kossel: Ueber die Behandlung diphtheriekranker Kinder mit »Diphtherieheilserum«, in: Behring: Gesammelte Abhandlungen, 2. T., S. 326-332, Tab. S. 328 f.

490 Hess, Mendelsohn: *Paper Technology* und Wissensgeschichte.

491 Behring: Stand der Diphtherie-Heilungsfrage, in: Behring: Gesammelte Abhandlungen, 2. T., S. 311-325; hier S. 324.

492 Otto Heubners Lebenschronik, S. 132.

493 Otto Heubner: Die Einführung des Behring'schen Diphtherieheilserums in die Klinik und die Praxis. Eine Rückerinnerung, in: BKlW 11 (1914), S. 484 f.

494 Behring an Otto Heubner, 20.9.1892. BAM, EvB/B 1/57. Zu Henochs Berliner Versuchen mit Behrings Heilserum s. Henoch: Vorlesungen über Kinderkrankheiten, Kap. Diphtherie, S. 707-757; hier S. 743 u. 744.

495 Behring an Otto Heubner, 27.9.1892. BAM, EvB/B 1/40.

496 Otto Heubner: Klinische Studien über die Behandlung der Diphtherie mit dem Behringschen Heilserum, Leipzig 1895, S. 96, dort Fall Nr. 1.

497 Heubner: Die Einführung des Behring'schen Diphtherieheilserums. Rückerinnerung, S. 484.

498 Die Kontaktaufnahme erfolgte im Juli 1892. Vgl. Otto Heubner: Ueber die Anwendung des Heilserums bei der Diphtherie. Vortrag, gehalten auf dem XI. internationalen Congress zu Rom in der Section für Kinderheilkunde, in: Jahrbuch für Kinderheilkunde und physische Erziehung NF, Bd. 38 (1894), S. 221-232; hier S. 223. https://books.google.de/books?id=Q5s5AQAAMAAJ&printsec=frontcover&hl=de&source=gbs_ge_summary_r&cad=0#v=onepage&q&f=false. WEB 10.3.2023.

499 Zum Briefwechsel zw. Behring und Heubner s. Enke: Behrings Briefe neu gelesen, S. 103-127; hier S. 113-117. Ein Faksimile des Briefes ebd., S. 116.

500 Am 19.12.1892 beantragte Robert Koch für Behring das Prädikat »Professor« (Antrag in: Acta Emil Adolph v. Behring, Bl. 125; Genehmigung des Antrags am 12.1.1893 durch Kultusminister Julius Robert Bosse [Acta, Bl. 140]).

501 Heubner erinnerte sich an Behring als »glänzende[n] analytische[n] Kopf, dessen kühne Ideen von streng mathematischer Anschauung beherrscht waren. [...] Es war ein seltener Genuß für mich, von einem solchen ursprünglichen Forschergenie mit Gedankenreihen überflutet zu werden, die mir ganz neue Gesichtskreise eröffneten.« Heubner: Lebenschronik, S. 132 f.
502 Heubner: Die Einführung des Behring'schen Diphtherieheilserums. Rückerinnerung, S. 485.
503 Behring an Otto-Heubner, 23.12.1892. BAM, EvB/B 1/46.
504 Behring an Otto-Heubner, 4.5.1893. BAM, EvB/B 1/53.
505 Behring an Otto Heubner, 5.12.1892. BAM, EvB/B 1/42.
506 Behring an Otto-Heubner, 23.12.1892. BAM, EvB/B 1/46.
507 Ebd.
508 Behring an Otto Heubner, 14.2.1893. BAM, EvB/B 1/50.
509 Behring an Otto Heubner, 4.5.1893. BAM, EvB/B 1/53.
510 Behring an Otto Heubner, 8.5.1893 [Brief 2 dieses Datums]. BAM, EvB/B 1/55.
511 Behring: Stand der Diphtherie-Heilungsfrage, in: ders.: Gesammelte Abhandlungen, 2. T., S. 311-325; hier S. 324.
512 Behring an Otto Heubner, 9.5.1893. BAM, EvB/B 1/56.
513 Behring an Otto-Heubner, 4.5.1893. BAM, EvB/B 1/53.
514 Behring an Otto Heubner, 8.5.1893. [Brief 2 dieses Datums]. BAM, EvB/B 1/55.
515 Vorträge beim XI. internationalen Kongress in Rom in der Sektion für Kinderheilkunde (30.3.1894), beim Internationalen Hygiene-Kongress in Budapest (7.9.1894) u. beim 13. Kongress für Innere Medizin (2.4.1895) in München. (Nach Heubner: Klinische Studien, S. 96 f., Anm. 1; Ernst Leyden, Emil Pfeiffer [Hg.]: Verhandlungen des Congresses für Innere Medicin. 13. Congress zu München, 2.-5. April 1895. Wiesbaden 1895.)
516 Heubner: Klinische Studien, Tabelle der »Leipziger Fälle«, S. 96-110.
517 Ebd.
518 Ebd., S. 52-67: »Belege zu den Ausführungen über die in der Abhandlung niedergelegten klinischen Erfahrungen. I. Kinderabteilung in der Kgl. Charité.«
519 Behring an Otto-Heubner, 8.5.1893 [Brief 1 dieses Datums]. BAM, EvB/B 1/54.
520 Heubner: Bemerkungen zur Blutserumtherapie. Vortrag.
521 Mauss: Die Gabe.
522 Gradmann: Krankheit im Labor, S. 27.
523 Heubner: Praktische Winke zur Behandlung der Diphtherie mit Heilserum.
524 Behringwerke Marburg (Hg.): Idee und Tat. Marburg [o. J.], S. 17.
525 BAM, Konvolut Dankesschreiben. BAM, EvB/B 161/1-49. – Die Sprachfigur des Erlösers stammt aus dem Prosagedicht *Huldigung* der Leipziger Dichterin Marga Cohn. Marga Cohn an Behring, 14.3.1916. BAM, EvB/B 161/4. Dort heißt es: »Es ist Einer gekommen, / Den hat der Himmel / Auf die Stirn geküsst. / [...] Kindern ward er zum Retter! / Grossen ward er zum Helfer. / Und der Erlöser lebt, / Lebt in unserer Mitte!«

VIII. Paul Ehrlich, das Problem der Wertbestimmung und die staatliche Kontrolle des Diphtherieheilseums

1 Paul Ehrlich: Die Wertbemessung des Diphtherieheilserums und deren theoretische Grundlagen, in: Klinisches Jahrbuch 6 (1897), S. 299-326.
2 Im Rahmen zweier von Volker Hess bzw. Christoph Gradmann geleiteten DFG-Projekte zur Geschichte der Impfstoffe, insbes. zum Diphtherieimpfstoff, sind von 2005 bis 2010 wichtige Publikationen zu Serumtherapie und Wertbestimmung erschienen, so: Christoph

Gradmann: Locating Therapeutic Vaccines in Nineteenth-Century History, in: Science in Context 21 (2008), S. 145-160; ders., Jonathan Simon (Hg.): Evaluating and Standardizing Therapeutical Agents 1890-1950. Basingstoke 2010; Anne I. Hardy: Paul Ehrlich und die Serumproduzenten: Zur Kontrolle des Diphtherieserums in Labor und Fabrik, in: Medizinhistorisches Journal 41 (2006), S. 51-84; Ulrike Klöppel: Enacting Cultural Boundaries in French and German Diphtheria Serum Research, in: Science in Context 21 (2008), S. 161-180; Axel C. Hüntelmann: Diphtheria Serum and Serotherapy. Development, Production and Regulation in *Fin de siècle* Germany, in: Dynamis 27 (2007), S. 107-131; ders.: Two Cultures of Regulation. The Production and State Control of Diphtheria serum at the End of the Nineteenth Century in France and Germany, in: Hygiea Internationalis 6 (2007), S. 99-119; ders.: The Dynamics of Wertbestimmung, in: Science in Context 21 (2008), S. 229-252; ders.: Evaluation as a Practical Technique of Administration. The Regulation and Standardization of Diphtheria-Serum, in: Gradmann, Simon (Hg.): Evaluating and standardizing, S. 31-51.

3 Hüntelmann: Paul Ehrlich, S. 93.

4 Fotos, die beide Kollegen gemeinsam zeigen würden, gibt es nicht.

5 Ehrlich: Die Wertbemessung des Diphtherieheilserums.

6 Farbwerke vorm. Meister Lucius & Brüning: Gebrauchsanweisung für Behring's Diphtherieheilmittel, 1. 8. 1894. BAM, EvB/B 196/15. – Abb. der Etikette auf der Gebrauchsanweisung.

7 Die Beschreibung von Paul Ehrlichs Kindheit, Jugend und Studium folgt Hüntelmann: Paul Ehrlich, S. 17-44.

8 Abb. bei Hüntelmann: Paul Ehrlich, S. 35. (Nach Bäumler 1979.)

9 Ebd., S. 21.

10 Albert Neisser ist der Namensgeber der Gonokokken *(Neisseria gonorrhoeae)*.

11 Wie erwähnt (s. Kap. VII), lieferte Cohns botanische Methode für Robert Kochs bakteriologische Forschungen »die Lösung eines medizinischen Problems mithilfe der Botanik«, so Christoph Gradmann, in: ders.: Robert Koch – Zentrale Texte, S. 3.

12 Paul Ehrlich: Beiträge zur Kenntnis der Anilinfärbungen und ihrer Verwendung in der mikroskopischen Technik, in: Archiv fuer mikroskopische Anatomie 13 (1877), S. 263-278. Ehrlich wird als *cand. med.* geführt.

13 Hüntelmann: Paul Ehrlich, S. 43.

14 [Emil Behring, 1878:] Lebenslauf des Unterarztes beim 4ten Posenschen Infanterie-Regiment No. 59 Dr. Behring, in: Acta Emil Adolph v. Behring, Bl. 8-10.

15 Die Darstellung der Assistentenzeit Ehrlichs bei Frerichs und Carl Gerhardt folgt Hüntelmann: Paul Ehrlich, S. 45-73.

16 Wernicke: Zur Geschichte des Diphtherieserums, S. 160.

17 Hüntelmann: Paul Ehrlich, S. 51 u. S. 52 (zur angeblichen Patientenfreundlichkeit).

18 Ebd., S. 53.

19 Hüntelmann: Hygiene im Namen des Staates, S. 93.

20 Zur Geschichte des Reichsgesundheitsamtes Hüntelmann: Hygiene im Namen des Staates. Zur Adresse ebd., S. 78.

21 Hüntelmann: Paul Ehrlich, S. 55.

22 Es blieb ungeklärt, ob der Tod Folge eines apoplektischen Anfalls oder Suizid durch Einnahme einer Überdosis eines Opiats war.

23 Ehrlich konnte zu dieser Zeit schon mehr als vierzig Publikationen vorweisen. Vgl. Paul-Ehrlich-Institut: Publikationen von Paul Ehrlich (alle Publikationen als Downloads auf der Seite https://www.pei.de/DE/institut/paul-ehrlich/publikationen-von-paul-ehrlich/publikationen-von-paul-ehrlich-node.html).

24 Carl Gerhardt genoss einen Ruf als Kehlkopfspezialist. – Zum Kehlkopfkrebs Friedrich Wilhelms III. s. Joachim Gerlach, Gundolf Keil: Der Kehlkopfkrebs Kaiser Friedrichs III., in: Würzburger medizinhistorische Mitteilungen 6 (1988), S. 267-291.

25 Die Zusammenfassung dieses Lebensabschnitts folgt Hüntelmann: Paul Ehrlich, Kap. »Krise, Krankheit, Umbruch – von der Klinik zum Labor 1885-1891«, S. 74-87.

26 Zu den ersten Kontakten mit den Farbwerken und speziell zu August Laubenheimer s. Kap. VII, 4.6.: Die Farbwerke in Höchst. Kontakte zu August Laubenheimer, S. 190-195.

27 Zu Kochs Kontakten zu Höchst s. Ernst Bäumler: Paul Ehrlich – Forscher für das Leben. Frankfurt a. M. 1979, S. 100 f.

28 Wimmer: ›Wir haben fast immer was Neues‹, S. 149-154.

29 Vgl. Kap. VII, 4.2.: Berlin und die Welt im ›Tuberkulinrausch‹, S. 170-174.

30 Publiziert unter: Paul Ehrlich: Recent experiences in the treatment of tuberculosis by Koch's method, in: The Lancet (1891), S. 917-920. – Vgl. Hüntelmann: Paul Ehrlich, S. 88 f.

31 In seinem am 15. 8. 1891 veröffentlichten Kongressbericht listet das *British Medical Journal* auch die Vortragenden und Kongressteilnehmer auf, u. a. Alwin von Coler als Vorsteher der preußischen Delegation, Paul Ehrlich, Elias Metschnikoff, Hans Buchner, Rudolf Emmerich, Shibasaburō Kitasato, Robert Koch und Émile Roux. Vgl.: The British Medical Journal, Vol. 2 (1891), S. 349-387. – Ehrlich beteiligte sich auch an der Diskussion über das Wesen der Immunität. (»Professor Ehrlich reported some experiments with antitoxins, and then discussed the question of inheritance. He stated that the descendants of highly immune fathers were not themselves immune, while, on the other hand, the descendants of immune mothers were relatively immune, but in a less degree than the parent.«) Ebd., S. 380.

32 Zu den Differenzen zwischen der Koch-Schule und der Pasteur-Schule, die sich auch beim Londoner Kongress auftaten, s. Klöppel: Enacting Cultural Boundaries, S. 162 f.

33 Der Kongress fand vom 10. bis 17. August 1891 statt, Behring hielt seinen Vortrag *Desinfection am lebenden Organismus* am 14. August 1891 in der Sektion II: »Bacteriology«, den Vorsitz hatte Lister. Er wurde ins Engl. übertragen und unter dem Titel »Disinfection of the Living Body, Read in the Section of Bacteriology at the International Congress of Hygiene and Demography« in: The British Medical Journal, Vol. II, 22. 8. 1891, S. 406-408, abgedruckt.

34 Hüntelmann: Paul Ehrlich, S. 90.

35 Ricin ist im Samen des Wunderbaums *(Ricinus communis)* enthalten, Abrin im Samen der tropischen Hülsenfrucht Paternostererbse *(Abrus precatorius)*. Vgl. Kirsten Weinig: Arsen und Spitzenforschung. Paul Ehrlich und die Anfänge einer neuen Medizin. Berlin 2015, S. 27.

36 Paul Ehrlich: Ueber Immunität durch Vererbung und Säugung, in: Zeitschr. f. Hygiene 12 (1892), S. 183-203; hier S. 185.

37 Bei seinen Versuchen mit Ricin und Abrin habe Ehrlich »eine genaue zahlenmässige Untersuchung über Immunität und Immunitätssteigerung vorgenommen«. Ludwig Brieger, Paul Ehrlich: Beiträge zur Kenntniss der Milch immunisirter Thiere, in: Zeitschr. f. Hygiene 13 (1893), S. 336-346; hier S. 337 f.

38 Ehrlich: Über Immunität durch Vererbung und Säugung, S. 189.

39 Hüntelmann: Paul Ehrlich, S. 99.

40 Ebd., S. 100.

41 Behring an Elias Metschnikoff, 7. 10. 1891. (Abschrift.) BAM, EvB/B 1/75.

42 Brieger, Ehrlich: Beiträge zur Kenntniss der Milch immunisirter Thiere.

43 Ebd., S. 341.

44 Ebd., S. 338.

45 Ebd., S. 343.

46 Ebd., S. 343.

47 Ehrlich: Die Wertbemessung des Diphtherieheilserums, S. 303 f.
48 Brieger, Ehrlich: Beiträge zur Kenntniss der Milch immunisirter Thiere, S. 339.
49 Ebd.
50 Ehrlich: Die Wertbemessung des Diphtherieheilserums, S. 301.
51 Ebd., S. 303.
52 Ebd., S. 302.
53 Ebd., S. 303 f. – Geringfügige und wieder verschwindende Anschwellungen sollten keinen Anlass zur Beanstandung geben.
54 Ehrlich: Über Immunität durch Vererbung und Säugung, S. 201.
55 Ehrlich: Bemerkungen über die Immunität durch Vererbung und Säugung, in: DMW 18 (1892), S. 511.
56 Hüntelmann: Paul Ehrlich, S. 293. – Dort Beispiele für Ehrlichs Fürsorge gegenüber ehemaligen Schülern und Gastwissenschaftlern.
57 Behring an Friedrich Althoff, 6. 11. 1895. Nl Althoff, Nr. 668, Dok.-Nr. 50.
58 Behring: Die praktischen Ziele der Blutserumtherapie.
59 Ehrlich: Über Immunität durch Vererbung und Säugung.
60 Brieger, Ehrlich: Beiträge zur Kenntniss der Milch immunisirter Thiere, S. 337 f.
61 Ebd., FN, S. 337 f.
62 Ebd., S. 343.
63 Brieger, Kitasato, Wassermann: Ueber Immunität und Giftfestigung.
64 Elias Metschnikoff an Behring, 29. 3. 1892. BAM, EvB/101/2. – Behring an Erich Wernicke, 5. 4. 1892. BAM, EvB/B 1/198.
65 Behring an Erich Wernicke, 30. 3. 1892. BAM, EvB/B 1/196.
66 Behring an Erich Wernicke, 9. 4. 1892. BAM, EvB/B 1/200.
67 Behring, Frank: Über einige Eigenschaften des Tetanusheilserums.
68 Behring an Erich Wernicke, 12. 5. 1892. BAM, EvB/B 1/210.
69 Ludwig Brieger an Paul Ehrlich, 1. 9. 1892, zit. nach Hüntelmann: Paul Ehrlich, S. 98.
70 Ausführlich dazu Kapitel VII., 4.7.2. »Versuche am Menschen«.
71 Kossel: Ueber die Behandlung diphtheriekranker Kinder mit »Diphtherieheilserum«, in: Behring: Gesammelte Abhandlungen, 2. T., S. 326-332; hier S. 332.
72 Hermann Kossel: Ueber die Behandlung der Diphtherie des Menschen mit Diphtherieheilserum, in: Zeitschr. f. Hygiene 17 (1894), S. 489-516; hier S. 494.
73 Paul Ehrlich, Hermann Kossel, August Wassermann: Ueber Gewinnung und Verwendung des Diphtherieheilserums, in: DMW 16 (1894), S. 353-355; hier S. 354.
74 Ehrlich, Kossel, Wassermann: Ueber Gewinnung und Verwendung, S. 354.
75 Dazu das Beispiel der Luise Schulz aus Kossel: Ueber die Behandlung der Diphtherie des Menschen mit Diphtherieheilserum. Krankenbericht ebd., S. 509. – Vgl. Ulrike Enke: »Luise Schulz, 10 Jahre – 11. April geheilt entlassen.« Über eine frühe Behandlung der Diphtherie mit dem Behringschen Heilserum, in: Kinder- und Jugendarzt 3 (2017), S. 139-143.
76 Eiermann: Die Einrichtungen zur Darstellung des Diphtherie-Heil-Serums, S. 1038.
77 Arbeitsvertrag zwischen Emil Behring und Paul Ehrlich, 14.10.[1893]. BAM, EvB/B 1/27.
78 August Laubenheimer: Bericht an den Aufsichtsrat der Farbwerke, 20. 4. 1894, Beilage Bl. 5. (BAM, EvB/B 196/13.)
79 Hüntelmann: Paul Ehrlich, S. 103.
80 Emma Behring an Albert Behring, 26. 1. 1895. BAM, Nl Albert u. Christian-Ulrich Behring.
81 Behring an Erich Wernicke, 29. 5. 1892. BAM, EvB/B 1/211: »Am Mittwoch den 1ten Juni will ich, um Goldscheider, Gerstacker, Knorr, Boer, Zenthöfer bei mir zu sehen, ein Krebsessen veranstalten«.

82 »[…] ich war sehr traurig, daß du vor 8 Tagen nicht kamst. [Richard] Pfeiffer spielte mit uns damals einen Skat u. wir waren so lange fidel zusammen, bis [Josef] Rotter den letzten Zug verpaßte.« Behring an Wernicke, 25.10.1892. BAM, EvB/B 1/215.

83 Heubner: Die Einführung des Behring'schen Diphtherieheilserums. Rückerinnerung, S. 485.

84 [Emil Behring:] Notiz- und Tagebuch wissenschaftlichen Inhalts, insbesondere Krankheitslehre, Blutserumtherapie und medizinische Methoden. 1893-1894. BAM, EvB/W 40.

85 Ebd. (28.9.1893), S. 148.

86 Ebd., S. 152.

87 Ebd., S. 154.

88 Ebd., S. 153.

89 Ebd., S. 168.

90 Ebd., S. 173.

91 Gemeint ist die Milch einer immunisierten Ziege.

92 Behring: Notiz- und Tagebuch, Einträge vom 3.11.1893, 6.11.1893, 15.12.1893, 24.12.1893. BAM, EvB/W 40, S. 180, S. 184, S. 227, S. 232.

93 »Urlaubsgesuch nach Höchst vom 4ten bis 7ten dM [des Monats] an Koch«. Notiz in: Behring: Notiz- und Tagebuch, 3.1.1894. BAM, EvB/W 40, S. 325.

94 Behring an August Laubenheimer, 6.4.1894. BAM, EvB/B 196/11: Behring komme am 8. April 1894 nach Frankfurt und wolle nach seiner Ankunft sofort Libbertz benachrichtigen.

95 Behring: Notiz- und Tagebuch, 8.4.1894. BAM, EvB/W 40, S. 315.

96 Die *Chemische Fabrik auf Actien* (vormals *E. Schering*), Müllerstraße 170/171, war 1851 von dem Apotheker Ernst Schering als »Grüne Apotheke« gegründet und 1871 in die *Chemische Fabrik* überführt worden. – Zu Schering s. Wimmer: ›Wir haben fast immer was Neues‹, S. 197-216; insb. S. 211-216 (»Bakteriologie bei Schering«).

97 Chemische Fabrik auf Actien: Diphtherie-Antitoxinlösung-Schering […] von Dr. Hans Aronson. Berlin, 15.3.1894. BAM, EvB/L 232. – S. auch Behring an August Laubenheimer, 30.3.1894. BAM, EvB/B 196/9. Gedrucktes Zirkular als Beilage zum Brief mit eh. Anstreichungen.

98 Zum deutschen Patentgesetz von 1877, zum Patentschutz und zur Entwicklung des Patentgesetzes vgl. Wimmer: ›Wir haben fast immer was Neues‹, S. 85-90. – Zeiss und Bieling (Behring, S. 120) ziehen den falschen Schluss, dass die frühzeitige Publikation die Patentierung verhindert habe.

99 Hüntelmann: Two Cultures of Regulation?, S. 102, S. 105.

100 Im physiologischen Institut bei Professor Nathan Zuntz. – Hans Aronson: Demonstration gegen Diphtherie immunisirter Kaninchen [Vortrag vor der Berliner medicinischen Gesellschaft, Sitzung vom 21.12.1892], in: BKlW 4 (1893), S. 100.

101 Aronson: Demonstration gegen Diphtherie immunisirter Kaninchen.

102 Zeiss und Bieling zitieren aus einem nicht näher spezifizierten Tagebuch Behrings, in dem Behring notiert haben soll: »[…] als früherer Schüler von Professor Ehrlich hatte er [Hans Aronson, UE] einen genügenden Einblick in die Bedingungen der Antitoxingewinnung bekommen, um nach den von uns rückhaltlos publizierten Methoden arbeiten zu können.« Zeiss, Bieling: Behring, S. 120. Dazu Anm. 42, S. 559 f., mit Quellenangabe »Behring-Archiv«.

103 Hans Aronson: Ueber Diphtherieantitoxinlösung zu Immunisirungszwecken, in: DMW 19, 10.5.1894, S. 431; ders.: Weitere Untersuchungen über Diphtherie und das Diphtherie-Antitoxin, in: BKlW 15 (1894), S. 355-358; ders.: Meine Stellung in der Diphtherie-Antitoxinfrage, in: BKlW 47 (1894), S. 1077 f.

104 Dokumente im BAM: EvB/B 1/73; EvB/B 196/9; EvB/B 196/11.

105 Emil Behring, Paul Ehrlich: Zur Diphtherieimmunisirungs- und Heilungsfrage, in: DMW 20 (1894), S. 437 f.; hier S. 437.

106 So hatte Aronson noch eine halbe Tage betriebene medizinische Praxis, der Verlust an Serumpferden, die in Mietställen untergebracht wurden, war enorm. – Wimmer: ›Wir haben fast immer was Neues‹, S. 212.
107 Behring an August Laubenheimer, 30.3.1894. (Abschrift.) BAM, EvB/B 1/73.
108 Ebd.
109 Behring: Notiz- und Tagebuch. BAM, EvB/W 40, S. 309 f.
110 Zu dem Aronsons Heilserumversuche betreffenden Konflikt zwischen Virchow und Behring s. Zeiss, Bieling: Behring, S. 118-120.
111 Emil Behring: Das neue Diphtheriemittel. Berlin 1894, S. 30.
112 Rudolf Virchow an Friedrich Althoff, 17.10.1894. (Abschrift, Urschrift im Geschäftsgang.) Nl Althoff, Nr. 326, Dok.-Nr. 14.
113 Yersin verließ Paris im Sommer 1890 und reiste als Schiffsarzt nach Indochina, wo er sich in Nha Trang niederließ und das erste Pasteur-Institut außerhalb Frankreichs aufbaute. Henri H. Mollaret, Jacqueline Brossollet: Alexandre Yersin: der Mann, der die Pest besiegte. Zürich 1987, S. 105 f.
114 Das kann Klöppel für Roux anhand seiner Notizen auf der Rückseite seines Notizbuches nachweisen. Es handelt sich um eine Zusammenfassung von Behrings und Wernickes Methode zur Konservierung des Diphtherieserums mittels Karbolsäure. – Klöppel: Enacting Cultural Boundaries, S. 166, Anm. 10.
115 Hüntelmann: Two Cultures of Regulation?, S. 102.
116 Vgl. Klöppel: Enacting Cultural Boundaries, S. 167.
117 Michel Louis Simonet: Monsieur Roux, un bienfaiteur de l'humanité, in: Revue de Biologie Médicale, Feuillets de Biologie 345 (2018), S. 51-60.
118 Émile Roux/L. Martin: Contribution à l'étude de la diphtérie (sérum-thérapie), in: Annales de l' Institut Pasteur 8 (1894), S. 609-39.(25); Émile Roux/Alexandre Yersin: Contribution à l'étude de la diphtérie (3e mémoire), in: Annales de l'Institut Pasteur 4 (1890), S. 385-426.(26); Émile Roux, L. Martin, A. Chaillou: Troiscents cas de diphtérie traités par le sérum antidiphtérique, in: Annales de l'Institut Pasteur 8 (1894), S. 640-661.
119 Hüntelmann: Two Cultures of Regulation?, S. 111: Zahlen aus *Le Figaro*, 1.1.1895.
120 Hüntelmann: Two Cultures of Regulation?, S. 108 f. – Zur Serumprüfungsmethode der Franzosen s. Hardy: Paul Ehrlich und die Serumproduzenten, S. 79, Anm. 127.
121 Klöppel: Enacting Cultural Boundaries, S. 176.
122 Elias Metschnikoffs an Behring, 14. Mai 1894. BAM, EvB/B 101/5.
123 »[…] mes travaux ne méritent pas d'être placés au même rang que les vôtres.« Émile Roux an Behring, 26.12.1895. BAM, EvB/B 126/1. (»Meine Arbeiten verdienen es nicht auf dieselbe Stufe wie die Ihren gehoben zu werden.« Übersetzung UE.)
124 In Behrings Personalakte befindet sich weder ein Urlaubsgesuch noch eine Krankmeldung.
125 Der Vortrag sollte den Titel *Die Blutserumtherapie zur Diphtheriebehandlung des Menschen* tragen. Im Typoskript wird in einer Fußnote darauf hingewiesen, dass es sich um einen Auszug aus einem »für den internationalen hygienischen Congress in Budapest bestimmten Vortrag« handele. – BAM, EvB/SD 10, Nr. 19, mit hs. Anm. Behrings. (Stand A-I, Nr. 10, 19.)
126 Behring an Richard Muttray, 13.8.1894. BAM, EvB/B 1/135.
127 Friedrich Althoff an Walter Bronsart von Schellendorff, 5.9.1894 (Ministerium der geistlichen, Unterrichts- und Medicinal-Angelegenheiten, Vorgang Nr. 17037/II – BAM, EvB/L 143/1, Bl. 148), sowie »Bestallung für den bisherigen Stabsarzt in Berlin Dr. Emil Behring als außerordentlicher Professor in der medizinischen Fakultät der Universität Halle-Wittenberg«, ausgestellt am 15.9.1894. BAM, EvB/L 147.
128 Urkunde über die Ehrenpräsidentschaft der 1. Section des VIII. Internationalen Congresses für Hygiene und Demographie vom 1. bis 9. September 1894 in Budapest, 23.5.1894. BAM, EvB/L 181.

129 Max von Gruber an Behring, 17.9.1894. BAM, EvB/B 58/2.

130 Bericht über den Achten internationalen Congress für Hygiene und Demographie, Budapest, 2. bis 9. September 1894. Vereinigte Sitzung der Sectionen für Aetiologie der Infectionskrankheiten, Prophylaxe der Epidemieen und Hygiene der Kinder am 3. September 1894, in: Vereins-Beilage der DMW 15 (1894), S. 117 f.

131 VIII. Internationaler Congress für Hygiene und Demographie in Budapest, Kleinere Mittheilungen, in: Jahrbuch für Kinderheilkunde und physische Erziehung, NF 39, Leipzig 1894, S. 104-108.

132 Farbwerke: Gebrauchsanweisung für Behring's Diphtherieheilmittel, 1.8.1894. BAM, EvB/B 196/15.

133 Farbwerke: Gebrauchsanweisung für Behring's Diphtherieheilmittel, 1.9.1894. BAM, EvB/B 196/16.

134 Tab. »Diphtherie-Heilmittel aus Berlin«, 26.11.1894. BAM, EvB/B 196/19. Verzeichnet sind die Eingänge und die Ausgänge der Heilmittellieferung aus Berlin vom 14.9.1894 bis zum 26.11.1894 sowie die Gesamteinnahmen von insgesamt 132.349 Mark.

135 Verhandlungsprotokoll der Farbwerke vorm. Meister Lucius und Brüning vom 1.2.1895 (Berlin). BAM, EvB/B 196/25.

136 Dazu ausführlich mit einem Beispiel Grundmann: Behring in Marburg, S. 123 f.

137 Im BAM sind etwa 300 Fragebogen gesammelt. BAM, EvB/S 13/1.

138 Beratung betreffend das Diphtherieserum, Protokoll der Sitzung vom 3.11.1894. BAM, EvB/L 233, S. 2.

139 Die Besprechung fand am 24.10.1894 statt, s. Hardy: Paul Ehrlich und die Serumproduzenten, S. 65.

140 Ebd., S. 64.

141 Beratung betreffend das Diphtherieserum. Protokoll der Sitzung vom 3.11.1894 und vom 5.11.1894, Anlage A. (BAM, EvB/L 215/1.)

142 Hardy: Paul Ehrlich und die Serumproduzenten, S. 64.

143 Ebd., S. 67.

144 Beratung betreffend das Diphtherieserum, Protokoll der Sitzung vom 3.11.1894, Anlage A. BAM, EvB/L 215/1, Bl. 17 f.

145 Wie nötig dies war, zeigt der Fall des Kindes Ernst Langerhans, das unmittelbar nach einer prophylaktisch verabreichten Seruminjektion im April 1896 verstarb. Dank Überprüfung des Serums anhand der Chargennummer konnte dessen Unschädlichkeit nachgewiesen werden. – Axel C. Hüntelmann: Das Diphtherie-Serum und der Fall Langerhans, in: MGG 24 (2006), S. 71-104.

146 Aufsichtsrat: Eugen Lucius, Gustav Brüning; Vorstand: August de Ridder, August Laubenheimer; Produktion: Arnold Libbertz. – Vgl. Hardy: Paul Ehrlich und die Serumproduzenten, S. 66 f.

147 Der nicht unterzeichnete Originalentwurf stammt möglicherweise von August Laubenheimer. BAM, EvB/B 196/27.

148 Beratung betreffend das Diphtherieserum. Protokoll der Sitzung, 3.11.1894 und 5.11.1894, Anlage A. BAM, EvB/L 215/1, Bl. 17 u. 18. – Vgl. Hardy: Paul Ehrlich und die Serumproduzenten, S. 65.

149 »Heute hatten wir, Koch, [Adolf] Schmidtmann, Ehrlich und ich, eine Konferenz wegen der Kontrollstation. Die Sache geht gut voran und wird Ihnen Ehrlich das Nähere darüber berichten.« Friedrich Althoff an Behring, 15.1.1896. BAM, EvB/B 3/8. – Adolf Schmidtmann war zu dieser Zeit Referent im Kultusministerium.

150 Zum Problem der Labilität des Serums, der Abschwächung der Wirksamkeit und des Testgifts s. Hardy: Paul Ehrlich und die Serumproduzenten, S. 68-74. – Behring entwickelte 1896 ein

Trockenserum, das am 28.12.1896 bei einer Sitzung des Gesundheitsamtes vorgestellt wurde. (Hardy: ebd., S. 74, Anm. 107.)

151 Hüntelmann: Paul Ehrlich, S. 109-111.

152 Ebd., S. 111.

153 Throm: Diphtherieserum, Tab. IV.1, S. 206. (Zahlen nach Höchst-Archiv, GL 18.5.1 und 18.5.2.)

154 Zur Geschichte des Instituts für Serumforschung und Serumprüfung in Steglitz s. Hüntelmann: Paul Ehrlich, S. 109-130.

155 Bestallung als außerordentlicher Professor in der medizinischen Fakultät der Universität Halle-Wittenberg (15.9.1894). BAM, EvB/L 147.

156 Behring: Das neue Diphtheriemittel, hier: »Staatliche Kontrole [sic] über die gute Beschaffenheit des Diphtherieheilserums«, S. 28-30.

157 In einem Brief von 1898 verwendet Behring die Grußformel »Dein Freund Behring«, die sonst nur Muttray und Wernicke vorbehalten war. – Behring an Paul Ehrlich, 7.8.1898. BAM, EvB/B 1/28.

158 Paul Ehrlich an Behring, 30.8.1903. BAM, EvB/B 1/32.

159 Paul Ehrlich an Friedrich Althoff, 12.9.1903. Nl Althoff, Nr. 668, Dok.-Nr. 33.

160 Hüntelmann: The Dynamics of Wertbestimmung.

161 Gradmann: Locating Therapeutic Vaccines in Nineteenth-Century History.

IX. Übergänge, Zwischenräume, kleine Fluchten

1 Emma Behring an Albert Behring, o.D. [Herbst 1894]. BAM, Nl Albert u. Christian-Ulrich Behring.

2 Behring an Erich Wernicke, 20.4.1892. BAM, EvB/B 1/206.

3 Behring an Carl Binz, 18.5.1892 (BAM, EvB/B 1/18): Behring wolle, wenn er nicht in Berlin bleiben könne, gerne nach Bonn kommen. Binz bittet er in dieser Angelegenheit um Unterstützung. S. dazu Kap. VII, 4.7.1. »Veränderungswünsche und Bleibeverhandlungen«, S. 196-198.

4 Behring an Erich Wernicke, 25.10.1892. BAM, EvB/B 1/215: »Leider höre ich, daß Finkler Althoff's Candidat ist […].«

5 Bestallung zum außerordentlichen Professor der medizinischen Fakultät der Universität Halle-Wittenberg, 15.9.1894. BAM, EvB/L 147. – Das Begleitschreiben zur Ernennung zum a.o. Professor in Halle nennt im Gegensatz zur Urkunde eine Befristung »bis Ende März k.[ommenden] J[ahre]s« zur »Vertretung des durch das Ausscheiden des Professors Dr. Renk erledigten Ordinariats«. Personalakte Emil Behring, hier: Schreiben des Ministeriums (Abschrift). UniA MR 310, Nr. 9636.

6 Renk hatte sich 1879 bei Pettenkofer an der Universität München habilitiert und wurde Assistent am Hygieneinstitut der Universität München. Im April 1887 wurde er im Kaiserlichen Gesundheitsamt angestellt, im September 1887 zum Regierungsrat befördert. 1889 berief ihn die Medizinische Fakultät der Universität Halle auf das Ordinariat für Hygiene. 1901 wurde er Mitglied des Reichsgesundheitsrates. Vgl. HE [= Henrik Eberle]: Friedrich Renk, in: https://www.catalogus-professorum-halensis.de/ WEB 1.11.2021.

7 Wolfgang G. Locher: Max von Pettenkofer: Pionier der wissenschaftlichen Hygiene, Regensburg 2018.

8 Nadine Yvonne Meyer: Das Hygieneinstitut der Ludwig-Maximilians-Universität München unter Max von Pettenkofer als internationale Ausbildungs- und Forschungsstätte. Diss. med., München 2016. https://edoc.ub.uni-muenchen.de/19077/1/Meyer_Nadine.pdf. WEB 10.11.2021.

9 Eulner: Die Entwicklung der medizinischen Spezialfächer. Hygiene S. 139-158; hier S. 146.

10 Ebd.

11 Max von Pettenkofer: Ueber Hygiene und ihre Stellung in den Hochschulen, in: Wiener medizinische Wochenschrift 26 (1875), S. 105 f., zit. nach Labisch: Homo Hygienicus, S. 129.

12 Labisch: Homo Hygienicus, S. 124-132.

13 Pettenkofer spricht von den Einflüssen »der natürlichen und künstlichen Umgebung«. Pettenkofer: Ueber Hygiene, nach Labisch: Homo Hygienicus, S. 129.

14 Auch Hans H. Lauer schreibt: »Die Umstände, die sich mit dem Weggang Fraenkels nach Halle im Jahre 1894 verbinden, sind noch sind noch ungeklärt. Der Fakultät war sehr daran gelegen, ihn zu halten.« »Die Personalakte Fraenkels im Staatsarchiv […] gibt nur wenig Auskunft.« – Hans H. Lauer: Das Hygiene-Institut in Marburg – ein Rückblick auf hundert Jahre seiner Geschichte. https://www.uni-marburg.de/de/fb20/bereiche/ziei/medmikrobio/geschichte/geschichte-hygiene-institut-marburg.pdf. WEB 2. 11. 2021.

15 Zu Fraenkel in Halle s. UAHW, Rep. 11, PA 6180, Karl Fraenkel. Gosepath: Fraenken, Karl, in: NDB 5 (1961), S. 310 f.; https://www.deutsche-biographie.de/pnd116691247.html#ndbcontent. WEB 2. 11. 2021. – Carl Fraenkel änderte 1912 seinen Nachnamen in Fraenken.

16 Der Kurs fand im Institut für Infektionskrankheiten statt, eine Mitschrift Behrings ist erhalten. Emil Behring: Cursus Fraenkel-Esmarch [Ms., Mitschriften eines Kurses im Königlichen Institut für Infektionskrankheiten], November 1889. BAM, EvB/L 139.

17 Gruppenbild eines bakteriologischen Kursus für Militärärzte mit Unterschriften. Berlin, ca. 1890. BAM, EvB/L 10. Original: StaBi, Handschriftenabteilung (Nl Erich Wernicke, 156).

18 UAHW, PA 6180 (Fraenkel). Für freundliche Unterstützung danke ich Karin Keller, UAHW, und Dr. Carsten Lind, UniA MR.

19 UniA MR 310, Nr. 9635. Freundliche Auskunft Dr. Carsten Lind, 4. 11. 2021.

20 PA Emil Behring, hier: Schreibens des Ministeriums (Abschrift), UniA MR 310, Nr. 9636.

21 Eduard Hitzig an Friedrich Althoff, 10. 8. 1894, zit. nach Dieter Schwartze: Emil (v.) Behrings Drang zu akademischer Karriere und die Schattenseiten eines Genies, in: Ärzteblatt Sachsen-Anhalt 11 (2020), S. 56-58; hier S. 57 (ohne Quellenangaben).

22 Carl Günther: Carl Fraenken (Forts.), in: DMW 13 (1916), S. 392.

23 Carl Fraenkel: Grudriss der Bakterienkunde. Berlin 1887.

24 Carl Fraenkel, Richard Pfeiffer: Mikrophotographischer Atlas der Bakterienkunde, Berlin 1889-1892.

25 Behring an Erich Wernicke, 7. 5. 1892. BAM, EvB/B 1/209.

26 Zusammenstellung bei Engelhardt: Chronik, S. 50-59 (hier: die Jahre 1889 bis 1894).

27 Emil Behring (Hg.): Die Bekämpfung der Infectionskrankheiten. Hygienischer Theil. Leipzig 1894. – Widmung: »Die zielbewusste Verwendung der in diesem Buche beschriebenen Einrichtungen und Maassnahmen zu Desinfektionszwecken verdankt die Menschheit Ihrem Eingreifen in die Medicin. Von Ihren Lehren durchdrungen haben die Verfasser dieses Buch geschrieben; sie hoffen, dass es auch in Ihrem Sinne geschrieben ist.«

28 Behring an Erich Wernicke, 5. 4. 1892. BAM EvB/B 1/198.

29 Das Patent als Professor wurde am 12. 1. 1893 ausgestellt. BAM, EvB/L 146.

30 Das legt jedenfalls ein in Behrings Nachlass erhaltenes Manuskript nahe, das auf einem Briefbogen von »L. Achtelstetter's Hôtel ›Stadt Hamburg‹« niedergeschrieben wurde. – Emil Behring: Die Verhütung und Heilung der Diphtherie [Ms.], Halle 1894. BAM, EvB/W 41, Bl. 8.

31 Gustav Staude, Gustav Hüllmann, Karl von Fritsch: Die Stadt Halle a. S. im Jahre 1891: Festschrift für die Mitglieder und Teilnehmer der 64. Versammlung der Gesellschaft Deutscher Naturforscher und Ärzte. Halle 1891, zit. nach Siegfried Ortel: Die Errichtung der Hygiene und Mikrobiologie an der Martin-Luther-Universität Halle-Wittenberg. Halle 1965, S. 4 f.

32 Florian Bruns: Hygiene in der Industriegesellschaft. Konzepte und Transformationen vom 19. ins 20. Jahrhundert, in: Heilen an Leib und Seele. Medizin und Hygiene im 18. Jahrhundert. Halle 2021, S. 144-159.

33 Als habilitierter Mediziner las Kohlschütter an der Universität Halle klinische Propädeutik und Balneologie. – Zur Person vgl. HE [= Henrik Eberle]: Ernst Kohlschütter, in: https://www.catalogus-professorum-halensis.de/. WEB 4.11.2021.

34 »Hygiene«, oder nach den früheren Bezeichnungen »Staatsarzneikunde« bzw. »gerichtliche Medizin«, wurde in Halle seit 1838, also lange vor der Anerkennung als selbstständige wissenschaftliche Disziplin, gelehrt. Seit 1883 war das Fach obligater Teil des medizinischen Staatsexamens. Die Lehre übernahm zunächst der spätere Ordinarius für Heilmittellehre Ludwig Krahmer, der das Fach ab 1869 auch prüfte. Abgelöst wurde er 1884 von dem Psychiater Eduard Hitzig, der die Aufgabe bis zur Berufung Friedrich Renks im Jahr 1889 übernahm. – Ein Überblick bei Horst Heindorf: Zur Vorgeschichte des Hygiene-Institutes der Martin-Luther-Universität Halle-Wittenberg, in: Wissenschaftliche Zeitschrift der Martin-Luther-Universität Halle-Wittenberg, Mathematisch-Naturwissenschaftliche Reihe, 14. Jg., Heft 2 (1965), S. 103-111. – S. auch: Eulner: Die Entwicklung der medizinischen Spezialfächer. Übersicht über die Lehrstühle S. 154.

35 Florian Steger, Maximilian Schochow: Medizin in Halle – ein medizinhistorischer Stadtführer. Halle 2013, S. 166-168, mit Abb. des Gebäudes.

36 Erweiterungsbau des hygienischen Instituts (12.11.1894). UAHW, Rep. 8, Mappe, Nr. 82, Blatt VII.

37 Der englische Physiologe Frederick Parlett Fisher Ransom hatte im *King's College* London studiert und wurde um 1875 in Edinburgh promoviert. Weshalb er in den 90er Jahren nach Deutschland kam, ist bisher nicht bekannt. Im Winter 1894 arbeitete er bei Behring in Halle und wechselte mit ihm 1895 nach Marburg, von wo er aber vorübergehend nach Höchst ausweichen musste, da das dortige neuerrichtete serumtherapeutische Labor zunächst bessere Forschungsbedingungen bot als das Marburger Hygieneinstitut. Zu den veränderten Arbeitsbedingungen seit 1896/97 s. Kap. XIII: Tuberkuloseforschung in Marburg. Um 1910 ging Ransom nach London zurück, wo er als Pharmakologe und Physiologe in Cambridge und am *King's College* in London tätig war. – Walter John O'Connor (Hg.): British Physiologists 1885-1914. A Biographical Dictionary. Manchester 1991, S. 55 f. – Vgl. Behring an Friedrich Althoff, 24.12.1894, BAM, EvB/B 1/2.

38 Behring an Friedrich Althoff, 5.12.1894 (Nl Althoff, Nr. 668, Bl. 16): »Heute ist übrigens die Existenz eines Choleraantitoxins in meinem Institut, durch den Engländer, Herrn Dr Ransom, sichergestellt, was als die fundamentalste Entdeckung in der wissenschaftlichen Medicin der Gegenwart anzusehen ist u. noch größere Tragweite bekommen wird.«

39 PA Emil Behring; hier: Carl Fraenkel an Wilhelm Schrader [1895]. (Nach Kopie: BAM, EvB/L 271/4.)

40 UAHW, Rep. 41, Nr. 8. – Freundliche Auskunft von Dr. Karin Keller, UAHW.

41 Emil Behring: Vorlesungsmanuskript zur Ernährung im Rahmen der Hygiene-Vorlesung. Ms. [Halle, 1894]. BAM, EvB/W 89.

42 UAHW, Rep. 4, Nr. 681. – Im Protokoll werden unter Punkt VII. I. 4 die Berufungen von Carl Fraenkel *und* Emil Behring genannt.

43 Behring an Erich Wernicke, 16.10.1894. BAM, EvB/B 1/220.

44 Die *Zukunft* erschien im Verlag von Oscar Häring, in dem auch Behrings Buch *Das neue Diphtheriemittel* verlegt wurde. – Emil Behring: Das neue Diphtheriemittel, in: Die Zukunft, 20.10.1894, S. 97-109, und: Die Zukunft, 10.11.1894, S. 249-264.

45 Behring: Das neue Diphtheriemittel, S. 101.

46 »Hier [bei Virchow über die Beseitigung der Typhusepidemie, UE] finden wir die Anschauungen in voller Schärfe, welche noch lange Zeit einer naturwissenschaftlichen Betrachtungsweise der Krankheitsätiologie entgegenstanden: die Zurückführung der epidemischen Krankheiten auf das *sociale* Elend«. Behring: Gesammelte Abhandlungen, 1. T., Vorw., S. XIX.

47 Martina King: Das Mikrobielle in der Literatur und Kultur der Moderne. Zur Wissensgeschichte eines ephemeren Gegenstands (1880-1930). Berlin 2021, S. 128 f.

48 Josef Freiherr von Mering, seit 1890 Leiter der Universitätspoliklinik in Halle und seit 1894 Ordinarius für Innere Medizin ebd., forschte auf dem Gebiet der Physiologie und Pharmakologie.

49 Josef von Mering an Friedrich Althoff, 10. 12. 1894. Nl Althoff, Nr. 326, Bl. 21.

50 Behring an Friedrich Althoff, o. D. [November 1894]. BAM, EvB/B 196/18.

51 Behring an Friedrich Althoff, 5. 12. 1894. Nl Althoff, Nr. 668, Bl. 16.

52 Ortel: Die Errichtung der Hygiene und Mikrobiologie, S. 7.

53 Heute das Luxushotel InterContinental Paris, *Le Grand*, mit dem Juweliergeschäft Cartier im Erdgeschoss.

54 Behring an Friedrich Althoff, 24. 12. 1894. BAM, EvB/B 1/2.

55 Behring: Das neue Diphtheriemittel.

56 Emil Behring: Der jetzige Stand der Diphtheriebehandlung mit Serum, in: MMW 4 (1895), S. 83.

57 Ransoms Marburger Publikationen sind zusammengestellt bei Engelhardt: Chronik, S. 75 f.

58 Vgl. Arnd Bauerkämper, Hans Erich Bödeker, Bernhard Struck (Hg.): Die Welt erfahren: Reisen als kulturelle Begegnung von 1780 bis heute. Frankfurt a. M./New York 2004; Johanna Gehmacher, Elizabeth Harvey: Reisen als politische Praxis (Editorial), in: Österr. Ztschr. f. Geschichtswissenschaften 1 (2011), S. 5-15.

59 Niklas Weber: Das Schweigen der Passagiere. Wolfgang Schivelbuschs Geschichte der Eisenbahnreise neu gelesen. https://geschichtedergegenwart.ch/. WEB 22. 11. 2021. – Reiseskizze »Eingeschneit« von C. Falkenhorst, mit Zeichnungen von Artur Lewi, in: Die Gartenlaube 4 (1887), S. 64.

60 Nach Walter Benjamin: Paris, die Hauptstadt des XIX. Jahrhunderts (1934). – S. dazu: Karin Westerwelle: Baudelaire und Paris. Flüchtige Gegenwart und Phantasmagorie. Paderborn 2020, S. 183.

61 Westerwelle: Baudelaire und Paris, S. 55. – Karlheinz Stierle: Der Mythos von Paris. Zeichen und Bewusstsein der Stadt. München/Wien 1993.

62 Beispiele bei Ingrid Pfeiffer, Max Hollein (Hg.): Esprit Montmartre. Die Bohème in Paris um 1900. Köln/München 2014.

63 Giacomo Puccini machte aus Henri Murgers Roman *Scènes de la vie de bohème* (1847-49) seine in Paris spielende berühmte Oper *La Bohème*, die 1896 in Turin uraufgeführt wurde. – Paul Gauguin malte 1894 sein Bild *Paris sous la neige*, das von den mit Schnee bedeckten Dächern dominiert wird, aber am linken unteren Bildrand auch zwei frierende Menschen zeigt.

64 Vgl. die biographische Skizze Behrings: Pasteur, in: Internationale Wochenschrift für Wissenschaft, Kunst und Technik, 27. 7. 1907, S. 519-533. Dazu Kap. XVI, 5.

65 Dokumentierte Paris-Aufenthalte: Station der Hochzeitsreise 1897 mit Else Behring, Zwischenstation auf dem Weg zum Kongress für Hygiene und Demographie in Madrid mit Friedrich Löffler im April 1898 und Teilnahme beim Internationalen Tuberkulosekongress im Oktober 1905.

66 Zu den Folgen des Krieges und dem proklamierten »evangelischen Kaisertum« s. Winkler: Der lange Weg nach Westen, S. 213 ff.

67 Acta des Emil Adolph v. Behring. BAM, EvB/L 143/1, Bl. 126-137. Zur Ablehnung des Urlaubsgesuchs s. Brief an Alwin von Coler, 23. 12. 1892, ebd., Bl. 134 f.

68 Ebd.

69 »Urlaub auf 1 Jahr unter Stellung à la suite des Sanitäts-Corps«, mit Datum vom 23. 10. 1894. BAM, EvB/L 143/2, Bl. 2.

70 Zwei Briefe aus Paris sind erhalten: Behring an Friedrich Althoff, 12. 12. 1894 (BAM, EvB/B 1/2), und Behring an Erich Wernicke, 29. 12. 1894 (BAM, EvB/B 1/223).

71 Behrings Zwischenstation mit Löffler (April 1898) auf der Reise nach Madrid (Intern. Kongress f. Hygiene und Demographie). Gemeinsamer Besuch der Plätze und der Sehenswürdigkeiten: »Montmartre auf der einen Seite, Notre Dame, Pantheon, Luxembourg, Eiffethurm (sic) u. Trocadéro, Arc de Triomphe auf der anderen Seite«. Behring an Else Behring, 7.4.1898. BAM, EvB/B 214/12.

72 Noch am 18.12.1894 hatte Behring Althoff einen Besuch abstatten wollen, ihn aber nicht angetroffen, vgl. Behring an Friedrich Althoff, 24.12.1894. BAM, EvB/B 1/2.

73 Vgl. Brief an Wernicke, 2.1.1895. Behring erwähnt eine Geldsendung von 4000 Mark und spricht von zukünftigen großen Einnahmen: »Nach der jetzigen Schätzung ist das nur ein minimaler Procentantheil, der multiplicirt wird [...]. Die Höchster Leute u. auch Herrn Libbertz habe ich an der Strippe u. da kann weder Koch noch sonst Jemand etwas ändern.« Behring an Erich Wernicke, 2.1.1895. BAM, EvB/B 1/224.

74 Althoff gegenüber erwähnt Behring Treffen mit dem Präsidenten der Republik, Jean Paul Pierre Casimir-Perier, dem französischen Außen- und Kolonialminister Albert Hanotaux sowie dem Premier- und Innenminister Charles-Alexandre Dupuy. – Behring an Friedrich Althoff, 2.1.1895. Nl Althoff, Nr. 325, Bl. 17, 18, 16.

75 Behring an Erich Wernicke, 29.12.1894. BAM, EvB/B 1/223.

76 Behring an Friedrich Althoff, 2.1.1895. Nl Althoff, Nr. 325, Bl. 17, 18, 16.

77 Institut für Experimentelle Medizin, St. Petersburg, s. https://de.erch2014.com/zdorove/118395-institut-eksperimentalnoy-mediciny-sankt-peterburg-opisanie-otzyvy.html. WEB 30.11.2021.

78 Darunter der Bakteriologe Martin Hahn, der über die Epidemie den Bericht *Von der Cholera-epidemie an der Wolga* verfasste. – Zu M. Hahn s. Juliane C. Wilmanns, Dietrich von Engelhard, Gerrit Hohendorf (Hg.): Im Kampf gegen die Cholera. Der jüdische Arzt Martin Hahn (1865-1934) als Forschungsreisender in Russland. Münster u.a. 2012.

79 Reinhard Nachtigal: Hygienemaßnahmen und Seuchenbekämpfung als Probleme der russischen Staatsverwaltung 1914 bis 1917: Prinz Alexander von Oldenburg und die Kriegsgefangenen der Mittelmächte, in: Medizinhistorisches Journal 39 (2004), S. 135-163; hier S. 139-141, sowie S. 159; ders.: Die Entstehung eines staatlichen Gesundheitswesens in Russland 1890-1918 vor dem Hintergrund der Seuchenproblematik, in: Alfred Eisfeld, Guido Hausmann, Dietmar Neutatz (Hg.): Hungersnöte in Russland und in der Sowjetunion 1891-1947. Essen 2017, S. 297-329.

80 Behring an Friedrich Althoff, 2.1.1895. Nl Althoff, Nr. 325, Bl. 17, 18, 16.

81 Behring an Erich Wernicke, 25.2.1895. BAM, EvB/B 1/228.

82 Behring an Erich Wernicke, 29.12.1894. BAM, EvB/B 1/223.

83 Behring an Friedrich Althoff, 2.1.1895. Nl Althoff, Nr. 325, Bl. 17, 18, 16.

84 Behring an Friedrich Althoff, 14.12.1895. BAM, EvB/B 1/5.

85 Behring an Friedrich Althoff, 2.1.1895. Nl Althoff, Nr. 325, Bl. 17, 18, 16.

86 Behring an Friedrich Althoff, 24.12.1894. BAM, EvB/B 1/2.

87 Behring an Friedrich Althoff, 2.1.1895. Nl Althoff, Nr. 325, Bl. 17, 18, 16.

88 Zum Auskundschaften der Optionen s. Behring an Erich Wernicke, 25.2.1895. BAM, EvB/B 1/228.

89 »Vorgestern erhielt ich Ihr Telegramm, heute einen sehr freundlichen Brief von Roux. Sowohl die Tatsache der Decoration [der in Aussicht gestellte Preis, UE], als besonders auch der Ausdruck Ihrer und Roux's freundschaftlicher Gesinnung hat [mich] mit lebhafter Befriedigung erfüllt und ich danke Ihnen beiden aufrichtigst dafür. [...] Genehmigen Sie, verehrter Herr College, den Ausdruck aufrichtigster Freundschaft Ihres E. Behring«. Behring an Elias Metschnikoff, 28.1.1895. (Abschrift.) BAM, EvB/B 1/83.

90 Zwischen 1887 und 1895 lebte das Ehepaar von November bis Mai in Cannes; Friedrich Franz litt unter Asthma und war herzkrank. https://de.wikipedia.org/wiki/Anastasia_Michailowna_Romanowa. WEB 2.12.2021.

91 Illustrirte Zeitung, 6. Mai 1893: »Hofnachrichten«, S. 479.

92 Die repräsentative dreistöckige Villa »Wenden« mit hervorragendem Blick auf die Bucht von Cannes befand sich in einem weitläufigen Park. https://second.wiki/wiki/villa_wenden. WEB 7.12.2021.

93 Prinz Emmanuel d'Orleans, Duc de Vendôme, wohnte im Château Saint Michel in der Nachbarschaft der von Mecklenburg.

94 Dieser Abstecher nach Rom und Genua wird erwähnt in Behring an Erich Wernicke, 25.2.1895. BAM, EvB/B 1/228.

95 Behring an Erich Wernicke, 2.1.1895, BAM, EvB/B 1/224.

96 Genannt werden Georges Daremberg, Mitglied der Académie des médecines, der in Cannes ansässige Arzt J. L. Gimbert, der in den *Mémoires de la Société des Sciences Naturelles* von 1868 über den Eukalyptus publiziert hatte (*L'Eucalyptus Globulus*, ebd., S. 84-107), sowie Charles Bouchard.

97 Behring an Friedrich Althoff, 2.1.1895. Nl Althoff, Nr. 325, Bl. 17, 18, 16.

98 Leider ohne Belege gehen Zeiss und Bieling von einem Treffen mit Celli in Rom aus. Zeiss, Bieling: Behring, S. 206. – Eine freundschaftliche Begegnung ist aber denkbar, denn Behring lud Celli 1896 zu seiner Hochzeit ein. S. Angelo Celli an Behring, 21.11.1896. BAM, EvB/B 28/1.

99 »Von Frankfurt über Paris nach Cannes, von dort nach Rom u. Genua, nach Nizza u. Monte Carlo«. Behring an Erich Wernicke, 25.2.1895. BAM, EvB/B 1/228.

100 Zu Behring auf Capri s. Ulrike Enke: Salvatore dell'Infanzia, in: Il gabbiano di Capri 51 (2011), S. 14-21.

101 Das beschreibt eine Leserinnenzuschrift an den *Berliner Lokal-Anzeiger* (1917) unter dem Titel »Erinnerung«. Die dort genannten Jahreszahlen sind widersprüchlich. – Die Abschrift in der Hs. Else von Behrings befindet sich im Nachlass Else von Behrings. (Slg. E. u. T. v. Behring.)

102 Behring an Richard Muttray, 21.10.1895. BAM, EvB/B 1/138.

103 Behring an Friedrich Althoff, o. D. [November 1894]. BAM, EvB/B 196/18.

104 Die Reise war deklariert als »Erholungsreise«. Gradmann: Krankheit im Labor, S. 154.

105 Hüntelmann: Paul Ehrlich, S. 83-86, ein Foto von Ehrlich auf einem Kamel S. 85.

106 Ehrlich machte während seines Aufenthalts eine Tour auf dem Nil und besuchte Alexandria, Kairo, Helonan und Luxor. Hüntelmann: Paul Ehrlich, S. 86.

107 S. »Plan von Alexandrien« 1882. Abgedruckt in: Die Gartenlaube (1882). Nach: www.wikipedia.org/wiki/Alexandria. WEB 14.12.2021.

108 Behring an Elias Metschnikoff, 28.1.1895. (Abschrift.) BAM, EvB/B 1/83: »Wir sitzen heute in Cannes in tiefem Schnee; überhaupt ist das Wetter im Januar nicht schön gewesen; nur an wenigen Tagen lernte ich die Vorzüge des südlichen Klimas schätzen. [...] Morgen [29.1.1895] will ich nach Nizza gehen, um dort bis zur Abfahrt des Hamburger Schiffs ›Augusta Victoria‹ für die Orient-Excursion zu bleiben.«

109 Hüntelmann: Paul Ehrlich, S. 86.

110 Michel Foucault: Die Heterotopien; Der utopische Körper. Zwei Radiovorträge. Berlin 2013, S. 7-22; hier S. 21.

111 Johannes Gerhardt: Albert Ballin. Hamburg 2009.

112 Im Nachlass der Familie Behring befinden sich zahlreiche Postkarten aus Ägypten und anderen südöstlichen Mittelmeeranrainern, die diese Motive abbilden. (Slg. E. u. T. v. Behring.)

113 Christian Wilhelm Allers: Backschisch. Erinnerungen an die Reise der *Augusta Victoria* in den Orient. https://digital.staatsbibliothek-berlin.de/werkansicht?PPN=PPN818226110&PHYSID=PHYS_0007&DMDID=. WEB 14.6.2023.

114 Arnold Kludas: Die deutschen Schnelldampfer. Bd. 2: Die »Augusta-Victoria«-Klasse – Anschluß an das Weltniveau, in: Deutsches Schiffahrtsarchiv 4 (1981), S. 93-108. https://nbn-resolving.org/urn:nbn:de:0168-ssoar-55873-1. WEB 14.12.2021.

115 Behring an Elias Metschnikoff, 28.1.1895. (Abschrift.) BAM, EvB/B 1/83. – Es ist fraglich, ob Athen tatsächlich über den Hafen Konstantinopel (Istanbul) erreicht wurde, oder ob es sich nicht viel eher um einen Transkriptionsfehler handeln könnte.

116 Linton: Emil von Behring, S. 194.

117 Die Ägyptenreise wird schon im Brief an Althoff vom 24.12.1894 erwähnt. Im Brief an Wernicke vom 25.2.1895 beschreibt Behring die Reiseroute zu Land: Frankfurt, Paris, Cannes, Rom, Genua, Nizza und schließlich Monte Carlo. In dem nahe bei Monte Carlo liegenden Nizza wollte Behring auf das Schiff warten, ein Casinogewinn hätte ihm zusätzliches, nicht aber für die teure Reise dringend erforderliches Reisegeld verschafft. – Behring an Erich Wernicke, 25.2.1895. BAM, EvB/B 1/228.

118 Behring an Erich Wernicke, 25.2.1895. BAM, EvB/B 1/228.

119 Linton: Emil von Behring, S. 194; Zeiss, Bieling: Behring, Faksimile neben S. 120; stark verkürzte Transkription auf S. 603. Die Schiffsreise selbst wird nur am Rande erwähnt.

120 Behring an Erich Wernicke, 25.2.1895. BAM, EvB/B 1/228.

X. In Marburg!

1 Friedrich Althoff an Behring, 31.1.1895. BAM, EvB/B 3/2.

2 Adolf Harnack: Friedrich Althoff. Rede, 1908 gehalten bei seinem Begräbnis in der Kirche zu Steglitz, in: Internat. Wochenschrift f. Wissenschaft, Kunst u. Technik (Ausg. v. 31.10.1908), Sp. 1377-1384; hier Sp. 1380.

3 Eulner: Die Entwicklung der medizinischen Spezialfächer. Hygiene S. 139-158.

4 Felix Marchand: Felix Marchand, in: Louis Ruyter Grote (Hg.): Die Medizin der Gegenwart in Selbstdarstellungen. Leipzig 1923, S. 58-104, hier S. 75.

5 Lauer: Das Hygiene-Institut in Marburg; UniAr MR, Best. 310, Nr. 8687 u. 8688: Akten betr. Hygieneinstitut Marburg (allgemein); Nr. 9222: Akten betr. Hygieneinstitut (Bauangelegenheiten).

6 Max Rubner: Über die Ausnützung einiger Nahrungsmittel im Darmkanal des Menschen. Diss. med., München 1880. – Das Bundesforschungsinstitut für Ernährung und Lebensmittel (MRI) in Karlsruhe ist nach Max Rubner benannt.

7 Max Rubner: Lehrbuch der Hygiene. Leipzig/Wien 1890.

8 Albrecht Kossel erhielt 1910 den Nobelpreis für Medizin oder Physiologie für seine Entdeckung der »Nucleinbasen«. Der von Behring hoch geschätzte Kossel, er war fünf Jahre lang Behrings Fakultätskollege in Marburg, war ein Bruder des Bakteriologen Hermann Kossel. Als Kossel 1901 den Ruf nach Heidelberg annahm, hielt Behring eine Abschiedsrede (Redetyposkript im BAM, EvB/W 50).

9 Behring: Das neue Diphtheriemittel (gemeint sind hier die Aufsätze in der *Zukunft*, 20.10.1894 und 10.11.1894). – Hierin hatte Behring Virchows Theorie der Krankheitsentstehung heftig angegriffen. Vgl. Kap IX, 1: »Tage […] am Schreibtisch«.

10 Carl Fraenkel an Friedrich Althoff, 18.12.1894. Nl Althoff, Nr. 326, Bl. 23-24.

11 PA Emil Behring; hier: Der Kurator der Universität, Mannkopff (in Vertretung), an die Medizinische Fakultät, Marburg 11.4.1895. UniAr MR, Best. 307 c, Nr. 196, Bl. 7.

12 Bernhard vom Brocke: Friedrich Althoff – Forschungsstand und Quellenlage; Bemühungen um eine Biographie, in: ders. (Hg.): Wissenschaftsgeschichte und Wissenschaftspolitik im Industriezeitalter: das »System Althoff« in historischer Perspektive. Hildesheim 1991, S. 15-44; ders: Im Großbetrieb der Wissenschaft. Adolf von Harnack als Wissenschaftsorganisator und Wissenschaftspolitiker – zwischen Preußischer Akademie und Kaiser-Wilhelm-Gesellschaft,

in: Kurt Nowak, Otto Gerhard Oexle (Hg.): Adolf von Harnack: Theologe, Historiker, Wissenschaftspolitiker. Göttingen 2001, S. 419-441.

13 Wolfgang U. Eckart: Friedrich Althoff und die Medizin, in: vom Brocke (Hg.): Wissenschaftsgeschichte und Wissenschaftspolitik im Industriezeitalter, S. 375-404; hier S. 379-382.

14 Benedict Anderson: Die Erfindung der Nation. Zur Karriere eines erfolgreichen Konzepts. Frankfurt a. M. [2]1993.

15 Für die Physikalische Chemie s. Szöllösi-Janze: Fritz Haber, S. 88-96; für die Chemie Hartmut Scholz: Friedrich Althoffs Einfluß auf die Entwicklung der Chemie in Deutschland, in: vom Brocke (Hg.): Wissenschaftsgeschichte und Wissenschaftspolitik im Industriezeitalter, S. 337-354; für die Biologie Gottfried Zirnstein: Friedrich Althoffs Wirken für die Biologie in der Zeit des Umbruchs, in: ebd., S. 355-373.

16 Werner Sombart: Althoff, in: Neue Freie Presse Wien, 4. August 1907, S. 2 f., hier S. 2.

17 Bernhard vom Brocke: Hochschul- und Wissenschaftspolitik in Preußen und im Deutschen Kaiserreich 1882-1907. Das »System Althoff«, in: Peter Baumgart (Hg.): Bildungspolitik in Preußen zur Zeit des Kaiserreichs. Stuttgart 1980, S. 9-118; hier S. 69.

18 Stefan Rebenich, Gisa Franke (Hg. und Einleit.): Theodor Mommsen und Friedrich Althoff, Briefwechsel 1882-1903. München 2012, S. 1.

19 Hüntelmann: Paul Ehrlich, S. 264-271.

20 Für den Chemiker und späteren Nobelpreisträger Fritz Haber hat dies Margit Szöllösi-Janze aufgezeigt. Szöllösi-Janze: Fritz Haber.

21 Behring an Richard Muttray, 9. 4. 1895. BAM, EvB/B 1/137.

22 Ministerium der geistlichen, Unterrichts- und Medizinalangelegenheiten: Versetzung an die Universität Marburg als ordentlicher Professor für Hygiene und Direktor des Hygienischen Instituts, 8. 4. 1895. BAM, EvB/L 149.

23 Urkunde über die korrespondierende Mitgliedschaft bei der Senckenbergischen Naturforschenden Gesellschaft Frankfurt a. M., 23. 3. 1895. BAM, EvB/L 151.

24 Gesellschaft der Kinderärzte der Kaiserlichen Universität zu Moskau an Emil Behring, 26. 3. 1895. BAM, EvB/L 160.

25 Hoffmann [Gemeinde-Vorstand von Treptow bei Berlin] an Behring, 22. 4. 1895. BAM, EvB/L 210.

26 Friedrich Althoff an Behring, 31. 1. 1895. BAM, EvB/B 3/2.

27 Verzeichniss der Vorlesungen, welche im Sommerhalbjahre 1895 vom 16. April bis 15. August auf der Universität Marburg gehalten werden sollen. Marburg 1895. BAM, EvB/S 14/1. – Ein Dozentenname fehlt in diesem Programm.

28 Heinrich Steinmetz, Kurator der Universität Marburg, an medizinische Fakultät, 11. 4. 1895, in: PA Emil Behring. (Kopie: BAM, EvB/L 271/5.)

29 Emil Behring: Vorlesungsankündigung für das Sommersemester 1895 an der Medizinischen Fakultät der Universität Marburg, 13. 4. 1895, mit den Unterschriften der Fakultätsmitglieder Uhthoff, Mannkopf, Müller, Kossel, Gasser, Marchand, Ahlfeld, Tuczek, Küster, H. Meyer. BAM, EvB/L 272.

30 Zur Geschichte der Marburger Trinkwasserversorgung vgl. Reinhold Schütt: Das Wasserwerk Wehrda 1893-1993. Marburg 1993.

31 Richard J. Evans: Tod in Hamburg. Stadt, Gesellschaft und Politik in den Cholera-Jahren 1830-1910. Reinbek 1990.

32 Zu Behrings Trinkwasserengagement vgl. Grundmann: Behring in Marburg, S. 207-212.

33 So ließ Georg Gaffky im nahen Gießen, dessen Universität zum Großherzogtum Hessen (-Darmstadt) gehörte, als Hygieneprofessor die städtische Kanalisation bauen. Vgl. Wolff: Georg Gaffky, S. 205-222.

34 Verzeichniss der Vorlesungen, welche im Winterhalbjahre 1895/96 vom 15. October 1895 bis 15. März 1896 auf der Universität Marburg gehalten werden sollen. Marburg 1895. BAM, EvB/S 14/2.

35 Emil Behring: Zur Geschichte der medicinischen Therapie [Ms.]. BAM, EvB/W 45.
36 Unbekannter Verfasser: Experimentelle Therapie. Mitschrift einer Vorlesung von Geheimrat Behring SS 1897. (3.5.1897-8.7.1897.) BAM, EvB/W 91.
37 Ebd.
38 Es ist jedoch überliefert, dass Behring einige Jahre später bei Ludwig Aschoff die Sektion eines Rindes in Auftrag gab. – Vgl. Ludwig Aschoff an Clara Aschoff, August [1904?], in: Aschoff: Ein Gelehrtenleben in Briefen, S. 164.
39 Friedrich Althoff an Behring, 31.1.1895. BAM, EvB/B 3/2.
40 »Die Lehrthätigkeit habe ich in der vergangenen Woche begonnen, und es gereicht mir zur besonderen Genugthuung, daß ich schon jetzt die Sicherheit habe, das Vorurtheil von meiner mangelnden Lehrfähigkeit beseitigen zu können. Diese Sicherheit liegt allerdings nicht bloß in meinem Können, sondern mehr noch in dem regen Interesse und Eifer der medicinischen Zuhörer. Es ist ein wohlthuender Gegensatz zu anderen Universitäten, wie sehr hier die Studenten bei der Sache sind. Das früher wohl etwas strenge Regime des seligen Külz kommt jetzt den anderen akademischen Lehrern zugute.« Behring an Friedrich Althoff, 30.4.1895. Nl Althoff, Nr. 668, Bl. 13-15.
41 Paul Ehrlich an Behring, 6.01.[1896]. BAM, EvB/B 36/3.
42 Schulte: Erich Wernicke, S. 16. – Friedrich Althoff an Erich Wernicke, 16.1.1896 (Nl Erich Wernicke), nach Schulte, ebd., Anm. 40.
43 Friedrich Althoff an Behring, 31.3.1896. BAM, EvB/B 3/9.
44 Behring an Erich Wernicke, 18.10.1895. BAM, EvB/B 1/234.
45 Ebd.
46 Behring an Erich Wernicke, 25.3.1896. BAM, EvB/B 1/241. – In der Bahnhofstraße 16 (heute 22) sollte Wernicke mit seiner wachsenden Familie bis zum Sommersemester 1898 wohnen.
47 Behring an Erich Wernicke, 2.4.1896. BAM, EvB/B 1/242.
48 Behring an Erich Wernicke, 19.3.1896. BAM, EvB/B 1/240.
49 PA Erich Wernicke. UniAr MR, Best. 310, Nr. 3717; hier: Erlass vom 24. August 1896.
50 Ebd.
51 Behring an Bernhard Spinola, 20.2.1899 aus Capri. (Slg. E. u. T. v. Behring.)
52 Behring an Bernhard Spinola, 17.3.1899. (Slg. E. u. T. v. Behring.) Postkarte aus Capri.
53 Im BAM zwei Briefe, ein Telegramm und eine Feldpostkarte. BAM, EvB/B 158/1-3.
54 Behring an Erich Wernicke, 2.1.1899. BAM, EvB/B 1/248.
55 10.4.1899: Wernicke wird kommissarischer Leiter des Königlichen Hygieneinstituts in Posen (UniA MR, Best. 305a, Nr. 7820); sowie Mitteilung des Kurators der medizinischen Fakultät, Heinrich Steinmetz, an die med. Fakultät, 27.4.1899: Wernicke wird Direktor des Königl. Hygieneinstituts in Posen (UniA MR, Best. 305a, Nr. 7820).
56 Hein Retter: Zur Erinnerung an die preußische Polenpolitik vor 100 Jahren. Die »Königliche Akademie zu Posen«, in: Sklarska Porba [Schreiberhau], 27.9.2004-1.10.2004. (ResearchGate, WEB 24.1.2022).
57 Vgl. Christoph Schutte: Die Königliche Akademie in Posen (1903-1919) und andere kulturelle Einrichtungen im Rahmen der Politik zur »Hebung des Deutschtums«. Marburg 2008. – Zum Hygienischen Institut S. 84-92, sowie »Medizin und Hygienisches Institut«, S. 327-332.
58 Retter: »Die Königliche Akademie zu Posen«.
59 Zur Adam-Mickiewicz-Universität Posen s. https://de.wikipedia.org/wiki/Adam-Mickiewicz-Universität_Posen. WEB 24.1.2022.
60 Schulte: Erich Wernicke, S. 18 f.
61 Er sei in Posen – im Gegensatz zu Berlin – »ohne Concurrenz die erste hygienische Autorität«. Erich Wernicke an Behring, 23.12.1912. BAM, EvB/B 158/1.

62 Wätzold: Stammliste der Kaiser Wilhelms-Akademie, S. 272, Nr. 1143.

63 Am 30.3.1899 schreibt Althoff an Behring, »einen zuverlässigeren jüngeren Kollegen« könne Behring nicht bekommen; auch Ehrlich habe sich »in der vortheilhaftesten Weise« über Bonhoff geäußert. Friedrich Althoff an Behring, 30.3.1899. BAM, EvB/B 3/10.

64 Franz Gundlach: Catalogus professorum academiae Marburgensis, Bd. 1. Marburg 1927.

65 Behring an Elise Spinola, 3.12.1899. (Slg. E. u. T v. Behring.)

66 Der aus Breslau stammende Chemiker Wilhelm G. Ruppel hatte in Freiburg i. Br. studiert und dort 1889 seine Dissertation *Ueber das Di-β-naphtylenketonoxyd* vorgelegt. Er arbeitete seit dem Sommersemester 1900 als Abteilungsvorsteher im Privatlabor Behrings. Bereits vorher war er bei Eduard Külz und Albrecht Kossel in Marburg angestellt. (Vgl. Behring an Fr. Althoff, 1.3.1896. Nl Althoff, Nr. 668, Dok.-Nr. 50.) 1902 wurde er zum Professor ernannt. Danach leitete er die Serobakteriologische Abteilung der *Farbwerke* in Höchst, seit 1918 die Serobakteriologische Abteilung der Elektroosmoseaktiengesellschaft Berlin. S. auch: UniA MR, Best. 310, Nr. 4925 u. 4926: Akten betr. Assistenten Hygieneinstitut, 1889 bis 1909.

67 Behring an Elise Spinola, 3.12.1899. (Slg. E. u. T. v. Behring.)

68 UniA MR, Best. 310, Nr. 3717: Akten betr. den a. o. Professor in der med. Fakultät Dr. Bonhoff.

69 Behring an Richard Muttray, 9.4.1895. BAM, B 1/137.

70 Friedrich Althoff an Behring, 31.1.1895. BAM, B 3/2.

XI. Häuslichkeit und Internationalität

1 Behring an Erich Wernicke, 22.3.1899. BAM, EvB/B 1/255.

2 Behring an Erich Wernicke, 11.5.1895. BAM, EvB/B 1/230.

3 Bernhard vom Brocke: Marburg im Kaiserreich 1866-1918: Geschichte und Gesellschaft, Parteien und Wahlen einer Universitätsstadt, in: Erhart Dettmering, Rudolf Grenz (Hg.): Marburger Geschichte. Rückblick auf die Stadtgeschichte in Einzelbeiträgen. Marburg 1980, S. 367-540; hier S. 377, Tab. 1.

4 Vom Brocke: Marburg im Kaiserreich, S. 429-435.

5 Stenograph. Berichte über die Verhandlungen des preußischen Abgeordnetenhauses 1868/69, Sp. 1074, zit. nach vom Brocke: Marburg im Kaiserreich, S. 387 f.

6 Vom Brocke: Marburg im Kaiserreich, S. 384 ff.

7 Marburger Arbeitsstelle für Dokumentation (Hg.): Die Stadt Marburg. Gesamtdokumentation. II. Bürgerhäuser der Altstadt. Marburg 1981, S. 17.

8 Vom Brocke: Marburg im Kaiserreich, S. 377.

9 Marburger Arbeitsstelle (Hg.): Die Stadt Marburg, S. 17.

10 Ebd., S. 79.

11 Behring an Erich Wernicke, 11.5.1895. BAM, EvB/B 1/230.

12 Adressangabe nach einem Brief Emma Behrings an Albert Behring vom 18.12.1895. Dort: Bahnhofstr. 16. BAM, Nl Albert u. Christian-Ulrich Behring. – Die Hinweise auf die veränderte Hausnummerierung und die nachfolgende Konkordanz verdanke ich Angus Fowler, Marburg.

13 Marburger Arbeitsstelle (Hg.): Die Stadt Marburg, S. 19. – Der Straßenname »Rosenstraße« für die heutige Robert-Koch-Straße weist auf die Gartenanlagen hin (ebd., S. 20).

14 Zu Behrings Marburger Wohnungen und Häusern s. Ulrike Enke: ›A prince's palace it seems to be‹. – Zur Frühgeschichte von Behrings Institut für experimentelle Therapie, einem Wohnhaus und Forschungsinstitut auf dem Marburger Schlossberg, in: Katharina Schaal (Hg.): Von mittelalterlichen Klöstern zu modernen Institutsgebäuden. Aus der Baugeschichte der Philipps-Universität Marburg. Münster 2019, S. 187-217.

15 Lauer: Das Hygiene-Institut in Marburg.

16 Emil Behring: Die Marburger Institute für experimentelle Therapie (Beitrag zu der Festschrift für den XIV. Internationalen Kongress für Hygiene und Demographie) [Marburg 1907] – Typoskript mit eh. Erg. und Korr. BAM, EvB/L 256/2.

17 Behring an Erich Wernicke, 22.3.1899. BAM, EvB/B 1/255. – Wernicke hatte am 5.4.1899 einen Ruf als Direktor des neu gegründeten Hygieneinstituts in Posen erhalten. Vgl. Schulte: Erich Wernicke, S. 18.

18 Die Fahrt auf dem Schnelldampfer *Victoria Luise*, wiederum durchgeführt von der HAPAG, fand vom 29. März bis zum 8. Mai 1902 statt. Sie führte durch das Mittelmeer bis ins Schwarze Meer. Das von Julius Friedrich Holtz verfasste Buch *Zur Erinnerung an die Frühlingsfahrt nach dem Mittel- und Schwarzen Meere auf der Jacht Prinzessin Viktoria Luise* (Berlin 1902) befand sich in Behrings Privatbibliothek.

19 Zu Behrings Beziehung zu Capri s. Enke: »Salvatore dell'Infanzia«.

20 Bestallungsurkunde zum Ordinarius für Hygiene an der Universität Marburg, 23.4.1895. BAM, EvB/L 148.

21 Behring an Friedrich Althoff, 30.4.1895. Nl Althoff, Nr. 668, Bl. 13-15.

22 Behring an Richard Muttray, 9.4.1895. BAM, EvB/B 1/137.

23 Emma Behring an Albert Behring, 17.6.1895. BAM, Nl Albert u. Christian-Ulrich Behring.

24 Das Jahresgehalt von 3600 Mark plus Wohngeld bezog Behring nach der Beförderung zum ordentlichen Professor im Mai 1895. Vgl. Brief des Ministeriums an den Kurator der Königlich Preußischen Universität Marburg vom 7.5.1895. (UniA MR 310, Nr. 9635, Bl. 111.)

25 Die Verträge zwischen Behring und den *Farbwerken* im BAM, EvB/L 215/4; EvB/B 196/2/4; EvB/L 213.

26 Throm: Das Diphtherieserum, S. 206, Tab. IV.1. – Hiernach betrug Behrings Anteil 1895 353.385,06 Mark, das entspricht 50 Prozent des Gesamtgewinns von 706.770, 12 Mark. Der prozentuale Anteil am Gewinn sank ab 1897 jedoch kontinuierlich (ebd., Tab. IV.1 und IV.2).

27 Neben dem Haus gab es einen Hausgarten sowie Nebengebäude, Stall, Tenne, Waschküche und Treibhaus. – Vgl. Kai Umbach: Der Grundbesitz Emil von Behrings in den Gemeindebezirken Marbach und Marburg nach Angaben des Liegenschaftsbuchs der Grundsteuerverwaltung, in: Schaal (Hg.): Aus der Baugeschichte der Philipps-Universität Marburg, S. 206-217; hier Tab. 1, S. 209.

28 Stadt Marburg, Fachdienst Bauaufsicht: Hausakte Gisonenweg 5, Int. Nr. 62a/5-12.9.1895. – Zu Behrings Marburger Wohnungen und Häusern s. Enke: ›A prince's palace it seems to be‹.

29 Behring an Else Spinola, 31.10.1896. BAM, EvB/B 214/1.

30 »A prince's palace although it seems to be, it is nothing but the private workshop of a man who did unmeasured good to mankind, who helped to raise biologic science to a pin[n]acle of a height never dreamt of before […]. It is Behring's private laboratory.« H. Carl Fisch: Remarks to the Behring Antitoxin Patent, in: St. Louis Medical Gazette 1 (1898), S. 237-241, hier S. 238. – Vgl. Enke: ›A prince's palace it seems to be‹.

31 Lange soll die Elisabethkirche von 1854 bis 1861 restauriert haben. Vgl. Marburger Arbeitsstelle (Hg.): Die Stadt Marburg, S. 19. – An anderer Stelle (ebd., S. 84, dort Anm. 49) ist jedoch von Langes Restauration der Elisabethkirche im Jahr 1851 [!] die Rede.

32 Jutta Schuchard: Carl Schäfer 1844-1908. Leben und Werk des Architekten der Neugotik. München 1979.

33 Die von Kreisbauinspektor Klücken [Krücken?] durchgeführte Überprüfung erfolgte zügig am 25. September 1895. Eine revidierte Fassung der Pläne mit Beschriftung der Grundrisse des Kellergeschosses ist datiert auf den 18.2.1896. – Beschreibung des Grundbesitzes Behrings und des Bauvorhabens bei Enke: ›A prince's palace it seems to be‹, S. 192-198.

34 Behring an Erich Wernicke, 2.4.1896. BAM, EvB/B 1/242.

35 »[...] unser Schlößchen«. Behring an Else Spinola, 31.10.1896. BAM, EvB/B 214/1.

36 Ausländische Besucher bei Emil von Behring vor dem Institut für experimentelle Therapie. Fotograf: Wilhelm Risse, 28.10.1902. BAM, EvB/L 20. – Neben Behring stehen Wilhelm Ruppel und Paul Römer.

37 Im Brief nennt Behring auch den Hausbesitzer seiner Stadtwohnung, Dauber. BAM, EvB/B 1/242. Es handelt sich vermutl. um den Bauherren seines Hauses am Breiten Weg 5. – Wernicke wohnte dann bis zum Sommersemester 1898 in der Bahnhofstraße 22 (vermutl. identisch mit Nr. 16).

38 »Heute kann ich weiter manches thun, was Dich freuen wird. Die schon gestern begonnene Correspondenz wegen der Verlegung der Laboratoriumsräume in das Souterrain wird fortgesetzt mit den Höchster Farbwerken, und ich kann Dir vielleicht schon den neuen Hausplan nach Berlin mitbringen.« Behring an Else Spinola, 31.10.1896, BAM, EvB/B 214/1.

39 Behring hatte sich am 20. Oktober 1896 mit Else Spinola verlobt. »Nominell ist ja unser Verlobungstag heute, aber ich rechne mehr nach den Tagen. Heut vor 1 Jahr um diese Zeit (¾ 11) erschien E. schon wieder auf der Bildfläche und bat dich, Ihr möchtet doch ›du‹ sagen.« Else Spinola an Elise Spinola, 20.10.1897. (Slg. E. u. T. v. Behring.)

40 In der Pension von Frau Blanc war Emma auch während Behrings Orientreise einquartiert. – Behring an Else Spinola, 2.11.1896. BAM, EvB/B 214/4.

41 Königlich preußische Katasterverwaltung: Auszug aus der Grundsteuermutterrolle des Gemeindebezirks Marburg enthaltend einen Teil unter Artikel 1800 eingetragenen Grundgüter des von Behring. Marburg, 12.9.1908. BAM, EvB/L 228.

42 Behring an Else Spinola, 11.12.1896. BAM, EvB/B 214/10.

43 Behring an Else Spinola, 31.10.1896. BAM, EvB/B 214/1.

44 »Scholz schafft heute 22 große Kisten nach unten«. Behring an Else Spinola, 31.10.1896. BAM, EvB/B 214/1.

45 Vgl. dazu Urs Keller: ›Nur du und ich‹: Schweizer Paare auf Hochzeitsreise, in: Schweizerisches Archiv für Volkskunde/Archives suisses des traditions populaires 1 (2007), S. 1-20.

46 Bernhard Spinola wurde Anfang Dezember 1896 infolge eines alten Nierenleidens »von einer lähmungsartigen Schwäche der linken Körperhälfte« befallen. – Behring an Elias Metschnikoff, 15.12.1896. (Abschrift.) BAM, EvB/B 1/88.

47 Behring an Elias Metschnikoff, 15.12.1896. (Abschrift.) BAM, EvB/B 1/88.

48 Vgl. Kap. IX.2.3. »An Bord«: Die Mittelmeerreise 1895.

49 Alexander Marmorek war als *Chef de travaux* am *Institut Pasteur* Kollege Metschnikoffs; Marmoreks Streptokokkenserum wurde zunächst zur Behandlung des Scharlachs, später auch für die Therapie der Tuberkulose eingesetzt.

50 Behring an Else Spinola, 24.11.1896. BAM, EvB/B 214/7.

51 Komturkreuz des Ordens der Krone von Italien, verliehen von König Umberto I. von Italien, ausgestellt vom Cancelliere dell'Ordine, Rom, 13.12.1896. BAM, EvB/L 200/7. Der Verdienstorden der Krone von Italien *(Ordine della Corona d'Italia)* war am 20.2.1868 von König Viktor Emanuel II. zum Andenken an die Einigung Italiens gestiftet worden. – Briefe und Urkunden im Umfeld der Verleihung im BAM, EvB/L 200/1-7.

52 Zu Edgardo Saporetti s. https://commons.wikimedia.org/wiki/Category:Edgardo_Saporetti. WEB 17.5.2022.

53 Margherita unterstützte viele gemeinnützige Vereinigungen, u.a. das Rote Kreuz.

54 Die Datierung »9.II.97« auf dem Brief an Metschnikoff (BAM, EvB/B 1/90) wurde vermutl. von der den Brief transkribierenden Person vorgenommen. Das Datum steht im Widerspruch zum Verweis auf einen Artikel aus dem Pariser *Figaro*, der angeblich am 2.3.1897 erschienen war, und auch zu der Signatur auf dem Portrait Else Behrings (13.2.1897). – Behring an Elias Metsch-

nikoff, 9.2.1897. (Abschrift.) BAM, EvB/B 1/90. – Ein Brief Behrings an Wernicke aus Capri trägt das Datum 25.2.1897 (BAM, EvB/B 1/244).

55 Emma Behring an Albert Behring, 17.6.1895 und 10.3.1896. BAM, Nl Albert u. Christian-Ulrich Behring.

56 Émile Bourquelot: Les Ferments solubles (diastases, enzymes). Paris 1896.

57 »Von Ransom habe ich eine grössere Arbeit über das Schicksal der Diphtheriebazillen in der Bauchhöhle der Meerschweinchen [...;] wollen Sie dieselbe lesen? Viel Phagozytose.« – Behring an Elias Metschnikoff, 9.2.1897 [Datierung unklar]. (Abschrift.) BAM, EvB/B 1/90.

58 Bayer. Staatsbibliothek München: Anton Dohrn und die Zoologische Station in Neapel. (Ausstellung.) WEB 19.5.202

59 Behring an Elias Metschnikoff, 3.3.1897. (Abschrift.) BAM, EvB/B 1/91.

60 Walther Hermann Nernst an Else von Behring, 29.10.1932. BAM, EvB/B 108/2.

61 Friedrich Alfred Krupp an Behring, 3.3.1900. BAM, EvB/B 85/1.

62 Margherita Mengarini an Behring [o. D.]. BAM, EvB/B 153. – In dem heiteren Brief, geschrieben wohl nach einer Feier in der Villa Behring, bezeichnet sie Capri als »Paradies ohne Schlange«.

63 Behring an Elias Metschnikoff, 3.3.1897. (Abschrift.) BAM, EvB/B 1/91.

64 Christian Wilhelm Allers: Else Behring, Capri 1897 (Ganzfigur, Zeichnung). Beschriftung des Marburger Exemplars durch Else Behring: »Auf der Hochzeitsreise in Capri 1897«. BAM, EvB/L 1/18.

65 Die Vervielfältigung wurde für gut befunden, die Rahmung fand dagegen nicht die uneingeschränkte Zustimmung Elses. Else Behring an Elise Spinola, 30.9.1897 und 8.10.1897. (Slg. E. u. T. v. Behring.)

66 Bis 2017 waren noch mehrere Bögen im Haus der Familie Behring, Wetzlar, aufbewahrt. (Slg. E. u. T. v. Behring.) – Das Portrait ist abgedruckt in: Enke: »Salvatore dell'Infanzia«, S. 18 u. Titelblatt.

67 Verzeichniss der Vorlesungen, welche im Winterhalbjahre 1897/98 vom 15. October 1897 bis 15. März 1898 auf der Universität Marburg gehalten werden sollen. Marburg 1897. – Wernickes Adresse ist Bahnhofstraße 22, Behrings ehemalige Anschrift. (Ebd., S. 29.)

68 Gemäß Adressverzeichnis für das Wintersemester 1896/97: »Drei Eichen«. Verzeichniss der Vorlesungen, welche im Winterhalbjahre 1896/97 vom 15. October 1896 bis 15. März 1897 auf der Universität Marburg gehalten werden sollen. Marburg 1896, S. 28. – Die drei Marburger Eichen wurden 1888 als »Drei-Kaiser-Eichen« im Schlosspark zur Erinnerung an das Dreikaiserjahr gepflanzt.

69 »Den ›Greulichen Pfad‹ [zum Laboratorium, UE] muß E. bei recht spärlicher Beleuchtung gehen, wenn er bis Abends oben [im Schlossberglabor, UE] bleibt; es kommt aber fast nie vor. Wenn er Nachm. nochmal nach oben geht, gehe ich gewöhnlich mit & wir sind um ½ 6-6 zurück.« – Else Behring an Elise Spinola, 22.11.1897. (Slg. E. u. T. v. Behring.)

70 Beispiele aus den Briefen Else Behrings an Elise Spinola vom Herbst 1897, etwa 11.10.1897. (Slg. E. u. T. v. Behring.)

71 Die etwa 1900 Schriftstücke von Else Behring an Elise Spinola wurden von Elise Spinola aufbewahrt. Ich erhielt sie 2017 von Emilio von Behring zur inhaltlichen Auswertung. Die Briefe sind in den Anm. unter Slg. E. u. T. v. Behring verzeichnet.

72 Else Behring an Elise Spinola, 27.10.1897. (Slg. E. u. T. v. Behring.)

73 Das Urteil fiel hinsichtlich der Kombination von schwarzer Federboa und weißem Kleid. Else Behring an Elise Spinola, 27.11.1897. (Slg. E. u. T. v. Behring.)

74 Else Behring an Elise Spinola, 23.10.1897. (Slg. E. u. T. v. Behring.)

75 Beide beschreiben den bzw. die andere als gutaussehend.

76 »Cousine Else« Levinstein war die Tochter von »Tante Lotte« (Charlotte Levinstein, geb. Bendix), der älteren Schwester von Elise Spinola. Sie heiratete den Maler Friedrich Klein-Chevalier.

77 »Eigentlich ist es mir unverständlich, wie ich bei dem täglichen Geschreibe und unserm aufregenden Leben so viel Seiten immer zusammenschmieren kann. Es steht aber oft ein Blödsinn drin. – Wenn das Fremde läsen.« Else Behring an Elise Spinola, 12.10.1897. (Slg. E. u. T. v. Behring.)
78 Else Behring an Elise Spinola, 22.11.1897. (Slg. E. u. T. v. Behring.)
79 »Emil arbeitet jetzt sehr viel zu Haus schriftlich, z. T. für seine Vorlesungen«. Else Behring an Elise Spinola 23.10.1897. (Slg. E. u. T. v. Behring.)
80 Else Behring an Elise Spinola, 29.10.1897. (Slg. E. u. T. v. Behring.)
81 Else Behring an Elise Spinola, 14.11.1897. (Slg. E. u. T. v. Behring.)
82 So Behring an Bernhard Spinola, 5.11.1897: »Der Schimmel ist jetzt wieder stark in Behandlung. Er war gestern früh eingespritzt & gestern Nachm. war er rasend geschwollen.« (Slg. E. u. T. v. Behring.)
83 Else Behring an Elise Spinola, 9.10.1897. (Slg. E. u. T. v. Behring.)
84 Else Behring an Elise Spinola, 8.10.1897. (Slg. E. u. T. v. Behring.)
85 Else Behring an Elise Spinola, 28.10.1897. (Slg. E. u. T. v. Behring.)
86 Else Behring an Elise Spinola, 17.10.1897. (Slg. E. u. T. v. Behring.)
87 Else Behring an Elise Spinola, 27.11.1897. (Slg. E. u. T. v. Behring.)
88 Else Behring an Elise Spinola, 30.10.1897. (Slg. E. u. T. v. Behring.)
89 Im Berliner Adressbuch ist A. Staberey mit ihrem Atelier in der Behrenstraße 7 verzeichnet.
90 Zu Johann Christian Jureit s. Heinrich Mehl: Altes Handwerk in Schleswig-Holstein: Werkzeug und Arbeitsformen im Wandel. Heide 1999.
91 Else Behring an Elise Spinola, 29.9.1897 u. 13.11.1897. (Slg. E. u. T. v. Behring.)
92 Begegnungen werden etwa in den Briefen vom 29.9.1897 u. 13.11.1897 erwähnt. (Slg. E. u. T. v. Behring.)
93 Adams, Charles H. Dr. American Dentist in der Mainzer Landstraße 19/2, in: Adressbuch von Frankfurt a. M. mit Bockenheim, Bornheim, Oberrad und Niederrad, S. 4. und S. 1061 (Gewerbe), Frankfurt a. M. 1897. – Auf S. 1341 wird Adams als »Zahnkünstler« bezeichnet.
94 »Auf d. Straße trafen wir d. Sigrid Arnoldson, worüber E. in Verzückung geriet. Natürlich [trug sie] auch eine russische Breitschwanzjacke […]. Reizend. […] – Die Vorstellung war wundervoll; von [Frl.] Arnoldsen bin ich ganz entzückt. Die Stimme ist herrlich, glockenrein; & dann ist sie bildschön & jung & spielt auch reizend. […] Ich finde d. Oper [= *Mignon* von Thomas Ambroise, UE] auch so nett. Bei dem Lied (sie singt französisch) ›Connais-tu le pays‹ war eine ordentlich feierliche Stille.« – Die Rolle der *Mignon* galt als Glanzrolle der Arnoldson. – Else Behring an Elise Spinola, 25.11.1897. (Slg. E. u. T. v. Behring.)
95 Elise Hulda von Borries geb. Werner. Ihr Ehemann, der preußische Offizier Karl von Borries, kommandierte von Juni 1897 bis November 1904 das Kurhessische Jäger-Bataillon Nr. 11 in Marburg.
96 Zu Minna von Below, geb. Wiebel, in: Kalliope: https://kalliope-verbund.info/de/eac?eac.id=116115386. WEB 13.3.2023. 1930 veröffentlichte sie ein »Lebensbild« ihres 1927 verstorbenen Ehemannes. Minna von Below: Georg von Below. Ein Lebensbild für seine Freunde. Stuttgart 1930.
97 Hess hatte 1896 den Ruf nach Marburg und die Leitung der Marburger Augenklinik erhalten.
98 Eintrag »Below, Georg von«, in: Kalliope: https://kalliope-verbund.info/de/eac?eac.id=118658085. WEB 13.3.2023, sowie Harro Kieser: Below, Georg von, in: https://kulturstiftung.org/biographien/below-georg-von-2. WEB 1.6.2022.
99 Verzeichniss der Vorlesungen, welche im Winterhalbjahre 1898/99 vom 15. October 1898 bis 15. März 1899 auf der Universität Marburg gehalten werden sollen. Marburg 1898. Hier Below Renthofstraße 17 (S. 32), Behring Roserstraße 7 (S. 28). Die erste Wohnung der Belows war in der Schwanallee.

100 Franz Schubert hatte seine Militärmärsche für zwei Klaviere komponiert.

101 Elsa oder Else von Blankensee war die Tochter des Generalleutnants a. D. Karl Kleinhans, der mit seiner Ehefrau Marie, einer geborenen Freiin von Uslar-Gleichen, auch im Haus der Familie Behring verkehrte. Elsa Kleinhans heiratete 1893 den preußischen Premierlieutenant Arthur Richard Friedrich Heinrich Peter von Blankensee [auch: Blanckensee, UE]. Ihr Mann starb bereits 1898. Vor dem Ersten Weltkrieg war sie eine bekannte Rezitatorin und leitete unter anderem die Geschäftsstelle der Ferienkurse zur Fortbildung von Lehrerinnen und Lehrern des neusprachlichen Unterrichts in Marburg (vgl. https://www.uni-marburg.de/uniarchiv/archivalie/ferienkurse13-14. WEB 23. 9. 2016. https://www.uni-marburg.de/de/uniarchiv/inhalte-pdf/ferienkurse_1.pdf. WEB 15. 6. 2022.) Zu Karl Kleinhans s. Hessenland: Zeitschrift für hessische Geschichte und Literatur Nr. 3 (1911), S. 47.

102 Else Behring an Elise Spinola, 27. 10. 1897. (Slg. E. u. T. v. Behring.)

103 Else Behring an Elise Spinola, 13. 11. 1897. (Slg. E. u. T. v. Behring.)

104 Else Behring an Elise Spinola, 29. 9. 1897. (Slg. E. u. T. v. Behring.)

105 Eventuell Gunthram Freiherr Schenk zu Schweinsberg und Ehefrau Evelina, Hanau-Philippsruh, die 1917 ein Kondolenzschreiben an Else von Behring sandten (BAM, EvB/B 163/18/7), Gustav und Emilie Schenk zu Schweinsberg oder Emmy von Schenk [sic]. geb. von Wulffen (Kondolenzschreiben, BAM, EvB/B 163/18/3).

106 Else Behring an Elise Spinola, 5. 12. 1897. (Slg. E. u. T. v. Behring.)

107 Else Behring an Elise Spinola, 28. 10. 1897. (Slg. E. u. T. v. Behring.)

108 Else Behring an Elise Spinola, 20. 10. 1897. (Slg. E. u. T. v. Behring.)

109 Else Behring an Elise Spinola, 23. 11. 1897. (Slg. E. u. T. v. Behring.)

110 Auguste Laubenheimer war verheiratet mit dem Gießener Pädiatrieprofessor Emmanuel Hans Koeppe.

111 Else Behring an Elise Spinola, 21. 11. 1897. (Slg. E. u. T. v. Behring.)

112 »Eben hat mir d. Japaner Kitashima Besuch gemacht. So was Komisches. Er begrüßt einen noch ganz japanisch, indem er sich bückt & mit den Händen seine Beine reibt.« Else Behring an Elise Spinola, 21. 11. 1897. (Slg. E. u. T. v. Behring.)

113 Else Behring an Elise Spinola, 5. 12. 1897. (Slg. E. u. T. v. Behring.)

114 Nach dem von Bourdieu in *Die feinen Unterschiede* entwickelten Konzept des sozialen Raums kann man von einem aus ökonomischem, kulturellem und sozialem Kapital bestehenden »Kapitalvolumen« sprechen.

115 Dass das Leben mit einem berühmten Wissenschaftler auch ganz anders verlaufen konnte, zeigen die kürzlich publizierten Lebenserinnerungen Hedwig Kochs. Heiner Barz (Hg.): Hedwig Koch. Mein Weg mit Robert Koch. Göttingen 2023.

116 »Wie war denn Emma neulich Abend. Ich hatte ein paar Zeilen von ihr; es stand aber nichts drin. Es war höchst kühl gehalten; wahrscheinlich in Folge einer Postkarte die Emil an ›Willy‹ [wahrscheinlich Wilhelm Schumburg] geschrieben hatte und in welcher er ihm ›bald eine etwas behaglichere Häuslichkeit‹ wünscht! Deutlich!« Else Behring an Bernhard Spinola, 5.10.1897. (Slg. E. u. T. v. Behring.)

117 Heubner: Lebenschronik, S. 133.

118 »[…] natürlich erzählte Emil sämtlichen Leuten in seiner hörbaren Nähe, daß sie so einen Käse noch nie zu Gesicht bekommen hätten. Das wäre eine ganz bes. Sorte & Delikatesse, die nur ›seine Schwiegermutter kriegte!‹« Else Behring an Elise Spinola, 6. 11. 1897. (Slg. E. u. T. v. Behring.)

119 Bernhard Spinola starb am 2. Dezember 1900. Elise Spinolas Haus befand sich im Marbacher Weg. Abb. »Haus Spinola« in: BAM, EvB/L 1/34.

120 Much: Arzt und Mensch, S. 12 f.

121 Behring an Erich Wernicke, 5. 4. 1898. BAM, EvB/B 1/247.

122 Karl Wilhelm Paul Rahts: Kurzer Rückblick auf die Internationalen Kongresse für Hygiene und Demographie, in: DMW 33 (1907), S. 1607.
123 Behring an Else Behring, 9. 4. 1898. BAM, EvB/B 214/15.
124 Ninth International Congress of Hygiene and Demography, Madrid, April 10th, in: The British Medical Journal, 16. 4. 1898, S. 1039 f.; hier S. 1040.
125 Ebd., S. 1039.
126 Diploma de Presidente honorario de Sección seconda, ausgestellt von Präsident und Generalsekretär des 9. Congreso Internacional de Higiene y Demografia, Madrid, 10. 4. 1898. BAM, EvB/L 183.
127 Behring an Else Behring, 11. 4. 1898. BAM, EvB/B 214/17.
128 Behring an Else Behring, 12. 4. 1898. BAM, EvB/B 214/19.
129 Behring an Else Behring, 13. 4. 1898. BAM, EvB/B 214/21.
130 Zu Behrings Madrider Vortrag s. Grundmann. Behring in Marburg, S. 167. – Der Vortrag ist publiziert: Autoreferat von Prof. E. Behring über seinen am 12. April 1898 in der Mikrobiologischen Sektion des Congresses für Hygiene und Demographie in Madrid gehaltenen Vortrag. DMW 19 (1898), S. 293.
131 Behring an Else Behring, 11. 4. 1898. BAM, EvB/B 214/17.
132 Alfons XII. starb 1885 27-jährig an Tuberkulose. Maria Christina vertrat als spanische Regentin den minderjährigen Thronfolger Alfons XIII. bis zu dessen 16. Lebensjahr.
133 Vgl. Behring an Elise Spinola, 12. 4. 1898. BAM, EvB/B 214/20.
134 Ninth International Congress of Hygiene and Demography, S. 1039.
135 Behring an Else Behring, 21. 4. 1898. BAM, EvB/B 214/27.
136 Émile Roux an Else Behring, 3. 10. 1898. BAM, EvB/B 177/1.
137 Gästebucheinträge vom 15. 10. 1898, darunter Elise und Bernhard Spinola, Friedrich Löffler, Erich und Meta Wernicke, Wilhelm Ruppel, Charlotte Levinstein (= »Tante Lotte«) sowie Pfarrer Reinhard Scheffer. (Privates Gästebuch, Slg. E. u. T. v. Behring.)
138 Zaubertrommel. Optisches Gerät zur Vorführung bewegter Bilder. – Émile Roux an Behring, 30. 12. 1902. BAM, EvB/B 126/7.
139 Aus einer Gedichtzeile des französischen Dada-Lyrikers und Bildhauers Pierre Albert-Birot, zit. nach Gaston Bachelard: Poetik des Raumes. Frankfurt a. M. 1987, S. 30 [dort Albert Birot].
140 Eine Zusammenstellung der Ehrungen bei Engelhardt (Hg.): Die Welt dankt Behring, S. 14-16.
141 Vgl. Enke: Behrings Briefe neu gelesen. Auf S. 126, Abb. 8, Briefpapier mit der Behring-Villa.
142 Beschreibung eines Sommerfests 1911 von Emilie Seiberts, geb. Sempt. Sie war von 1910 bis 1913 Köchin im Haushalt der Behrings. (In: Wir kannten Emil von Behring – Farbenpost 1954 zum 100. Geburtstag). Abdruck bei Grundmann: Behring in Marburg, S. 53-55. Informationen zu den Mitarbeitern und Hausangestellten verdanke ich Sandra Baumgarten, Leiterin des Stadtarchivs Marburg.
143 Neben Roux waren auch Löffler und Wernicke zu Fritz' Paten bestimmt worden. – Erich Wernicke an Bernhard Möllers, 29. 8. 1924. BAM, EvB/F 5.
144 Die Konfirmationsfeier von Bernhard von Behring wurde am 5. 4. 1914 begangen, die Feier von Emil Karl Elie am 20. 3. 1920. (Privates Gästebuch, Slg. E. u. T. v. Behring.)
145 Abiturfeier Kurt von Behring am 1. 3. 1923. (Privates Gästebuch, Slg. E. u. T. v. Behring.)
146 Am 11. 1. 1920 Verlobung von Behrings Neffen Walter Bieber, dem ältesten Sohn seiner Schwester Bertha, mit Charlotte von Reckow; Hochzeitsfeierlichkeiten am 29. 7. 1920. (Privates Gästebuch, Slg. E. u. T. v. Behring.) – Bieber studierte in Marburg Medizin, er wurde am 21. 2. 1919 (unter Heinrich Bonhoff!) promoviert. Zur weiteren Karriere im NS-Staat, insb. im Rahmen der Fleckfieberforschung der Behringwerke, s. Thomas Werther: Fleckfieberforschung im Deutschen Reich 1914-1945. Diss. phil., Marburg 2004.

147 So neben Walter Bieber ein nicht identifizierter Max, für den am 9.9.1925 nach »4 Semestern ›Dauergast‹ noch ein herrliches Abschiedsfest« gegeben wurde. (Privates Gästebuch, Slg. E.u.T.v. Behring.) – Nach Auskunft Brigitte Vetters, einer Enkelin Hermann Behrings, studierte auch ihre Mutter Erika Behring in Marburg und wohnte bei »Tante Else«. (Brigitte Vetter via E-Mail, 6.1.2019.)

148 Zum Marburger Biologischen Kränzchen s. Grundmann: Behring in Marburg, S. 151-154.

149 Beispielhaft der Eintrag von Fritz von Behrings Schwiegermutter Maria Gerdts: »Nach 4 ½ jähriger Ehe unserer Kinder endlich die Möglichkeit gehabt einen Besuch bei der ›Mutti‹ zu machen. Ich danke dir [...] innigst für die reizenden Tage in Deinem Heim, so Du mir mit solcher Herzenswärme entgegen kamst, daß ich heute schwere Herzens Abschied nehme, aber auch gleichzeitig die Empfindung mit mir davontrage, daß Ingeli [Fritz' 1. Ehefrau Inge, UE] keine bessere und gütigere Schwiegermama hätte bekommen können. Maria Gerdts. Tokyo – Marburg, 10. – 17. März. 1936.« (Privates Gästebuch, Slg. E.u.T.v. Behring.)

150 Behring an Else Behring, 26.7.1898. BAM, EvB/B 214/29.

XII. Renommee und schwedische Kronen

1 Else von Behring an Elise Spinola, 16.11.1901. (Slg. E.u.T.v. Behring.)

2 Else von Behring an Elise Spinola, 19.11.1901. (Slg. E.u.T.v. Behring.)

3 Else von Behring an Elise Spinola, 25.11.1901. (Slg. E.u.T.v. Behring.)

4 Behring an Friedrich Althoff, 16.11.1901. Nl Althoff, Nr. 668, Dok.-Nr. 51.

5 Friedrich Althoff an Behring, 19.11.1901. BAM, EvB/B 3/17.

6 MMW 51 (1901), S. 2094.

7 Text des Testaments auf Engl. und Schwed. unter https://www.nobelprize.org/alfred-nobel/alfred-nobels-testamente/. WEB 20.7.2022.

8 Ebd.

9 Margrit Wettstein: Alfred Nobel und die Idee hinter dem Nobelpreis, in: Nils Hansson, Thorsten Halling (Red.): It's Dynamite! Der Nobelpreis im Wandel der Zeit. Göttingen 2017, S. 9-15.

10 Zur nobelpreiswürdigen Exzellenz in der medizinischen Forschung s. Nils Hansson, Thorsten Halling, Heiner Fangerau (Hg.): Attributing Excellence in Medicine. The History of the Nobel Prize. [Paderborn] 2019. – S. auch Franz Luttenberger: Excellence and Chance: The Nobel Prize Case of E. von Behring and É. Roux, in: History and Philosophy of the Life Sciences 18 (1996), S. 225-239.

11 The Nobel Prize in Physiology or Medicine, 1901-2000. https://www.nobelprize.org/prizes/themes/the-nobel-prize-in-physiology-or-medicine-1901-2000/. WEB 14.3.2023.

12 Ausführlich zu Nobels Testament und dem Preis Elisabeth Crawford: The Beginning of the Nobel Institution: The Science Prizes, 1901-1915. Cambridge/Paris 1984, insb. Kap. »The statutes of the Nobel Foundation and the special regulations concerning the distribution of prizes«, S. 219-235.

13 The Nomination Database https://www.nobelprize.org/nomination/archive/list.php?prize=3-&year=1901. WEB 13.3.2023.

14 Von den 33 Voten für Pawlow im Jahr 1901 kamen 31 von der Militärmedizinischen Fakultät in St. Petersburg, wo Pawlow seit 1890 ununterbrochen wissenschaftlich tätig war.

15 Vgl. The Nomination Database, http://www.nobelprize.org/nomination/archive/list.php. WEB 12.6.2017.

16 Luttenberger: Excellence and Chance, S. 230.

17 »[...] it had taken place too long ago to be eligible«. Ebd., S. 231.

18 Göran Liljestrand: The Prize in Physiology or Medicine, in: H. Schück et al. (Hg.): Nobel, The Man and His Prize. Amsterdam/London/New York [2]1962, S. 131-343, zit. nach Luttenberger: Excellence and Chance, S. 232.

19 Luttenberger: Excellence and Chance, S. 231.

20 Ebd., S. 232.

21 Zum Vergleich: Robert Koch, der 1905 den Nobelpreis erhielt, wurde im Jahr 1901 von den Deutschen Emil Kraepelin und Alwin von Coler vorgeschlagen, 1902 von seinem Schüler Behring. Insgesamt erhielt Koch bis 1905 60 Nominierungen.

22 »Axel Holst«, in: Norsk biografisk leksikon, https://nbl.snl.no/Axel_Holst: »Disse arbeidene hadde økt Holsts interesse for hygiene, og med universitetsstipend foretok han studiereiser til Tyskland, Storbritannia og Frankrike 1890-92 [also nach Deutschland, Großbritannien und Frankreich, UE].« – Holst veröffentlichte auch auf Deutsch: *Über einen virulenten Streptococcus*, in: Zentralblatt für Bakteriologie 19 (1896), S. 387. WEB 12. 6. 2017.

23 »Poul Edvard Poulsson«, in: Norsk biografisk leksikon, https://nbl.snl.no/Edvard_Poulsson. WEB 12. 6. 2017.

24 Nobelpreis-Archiv Stockholm: Jahrbuch des Nobelkomitees für Physiologie oder Medizin, Jahrbuch 1901; Nominierungen. – Für die Bereitstellung der Dokumente danke ich herzlich Nils Hansson.

25 Abweichende Schreibweise auch: Bókai.

26 Nobelpreis-Archiv: Jahrbuch 1901.

27 Johann von Bokay: Die Geschichte der Kinderheilkunde. Berlin 1922. Wie Bokay schreibt, konnte er »als Leiter des Stefanie-Kinderspitals schon wenige Wochen später [nach dem Budapester Hygienekongress 1894, UE], infolge der herzlichen Zuvorkommenheit des Professors *Behring* und der Freigebigkeit des Ministers des Inneren *Hieronymi* mit meinen Heilversuchen beginnen und bereits am 27. Oktober 1894 vor dem Plenum der Budapester königlichen Ärztegesellschaft über deren Ergebnisse Bericht erstatten […], zu einer Zeit also, wo kaum einige in Paris, Berlin, Leipzig und München in der bevorzugten Lage waren, über sehr beschränkte Mengen des Heilserums verfügen zu können.« (Ebd., S. 90 f.)

28 Johann Bókai: Meine Erfolge mit Behring's Diphtherieheilserum, in: DMW 15 (1895) [zit. nach SD des BAM mit eh. Widmung für Behring (datiert auf 17. 4. 1895): »Hochachtungsvoll der Verfasser.« BAM, SD, Nr. 83, Nr. 15]. Bókai habe »die volle Ueberzeugung von der specifischen und günstigen Wirksamkeit des durch die Höchster Fabrik in Verkehr gesetzten Behring'schen Heilserums bei Diphtherie gewonnen«. (Bókai: Meine Erfolge, S. 17 f.)

29 »Diphtheria in Hungary. – Children carried off wholesale. – An outbreak of diphtheria in a very malignant type has occured in Hungary, The epidemic has already extensively spread. The young have been attacked mainly. In several villages practically all the children have died from the malady. In others mortality has also been great.« (The Mercury, London 24. 12. 1891, zit. nach Trove, National Library of Australia, http://trove.nla.gov.au/newspaper/article/12733116. Web 26. 6. 2017.)

30 Zu den Nominierenden und ihrem bakteriologischen Umfeld vgl. Enke: Über den ersten Medizinnobelpreis für Emil von Behring.

31 M. Rutgers: Jan Egens van Iterson. Nekrolog, in: Weekblad van het Nederlandsch Tijdschrift voor Geneeskunde 1 (1901), S. 977-979.

32 Die gemeinsame Nominierung wurde im selben Brief eingereicht. Alle Nominierenden waren Mitglieder der medizinischen Fakultät der Universität Leiden: der Anatom Teunis Zaaijer, der Kliniker Samuel Sigmund Rosenstein, der Pathologe und Hygieniker Theodorus Hendrik MacGillavry, der Chirurg Jan Egbert van Iterson, der Physiologe Willem Einthoven (der 1924 selbst einen Medizinnobelpreis erhielt), der Kliniker und Pharmakologe W. Nolen, der Ophthal-

mologe und Otologe Willem Koster, der Gynäkologe und Geburtshelfer Johann Veit und der Psychiater Gerbrandus Jelgersma. – Die Schreibweise der Namen der niederländischen Nominierenden weichen teilweise von der Schreibung in der *Nomination Database* ab.

33 Vgl. etwa den Bericht in der MMW 43 (1899), S. 1432: »J. C. J. Bierens de Haan: Die Erfolge der Serumbehandlung bei Diphtherie im Krankenhause zu Leiden von 1894-1899. [...] In Leiden ist Diphtherie seit 1882 endemisch, und wurden vom 1. Juli 1894 bis 1. Februar 1899 [im Spital, UE] 224 Fälle behandelt, von welchen bei 106 Tracheotomie nöthig war und zwar wurde lediglich die Tr[acheotomia] inferior nach der Methode von Prof. v. Iterson ausgeführt. [...] Auch die Sterblichkeit der Kinder unter einem Jahre bei Diphtherie, die in Leiden früher 80-90 Proc. betrug, ist z. Zt. nur mehr 35 Proc.«

34 Es handelte sich um eine mit Schwämmchen bestückte Hakenpinzette, mit der es möglich war, bis tief in die Bronchien der kleinen Patienten vorzudringen und dort die Pseudomembranen zu entfernen. Vgl. Bierens de Haan: Die Erfolge der Serumbehandlung.

35 Nobelpreis-Archiv: Jahrbuch 1901; Nominierungen. – [Buchstabengetreue Abschrift! Unterstr. und Auslassungen nach dem Original, UE.] Dtsch.: »Erst kürzlich haben die Statistiken bezüglich der Ergebnisse der Serotherapie unbestreitbar beweisen können, dass die Entdeckung von Prof. Behring einen beträchtlichen Wert für die Menschheit hat. Wir kennen keine Entdeckung deren Heilerfolge, selbst aus der Distanz betrachtet, vergleichbar mit den Resultaten von Prof. Behring sind. Daher haben wir – in vollstem Vertrauen – beschlossen, Hrn. Prof. Behring für den Nobelpreis zu bestimmen.« [Übersetzung UE.]

36 Theodor Langhans: Die Übertragbarkeit der Tuberkulose auf Kaninchen. Diss. med. Marburg 1867.

37 Nobelpreis-Archiv: Jahrbuch 1901; Nominierungen.

38 »Ernst Almquist«, in: Nordisk familjebok: 1800-talsutgåvan. 19. Supplement. A–Böttiger (1896), S. 185-186. WEB 6. 6. 2017.

39 Neben Almquist und Sundberg waren es der Pathologe und Neurologe Salomon Eberhard Henschen, der Anatom Erik Gottlieb Müller, der Biochemiker Karl Axel Hampus Mörner (zugleich Präsident – *ordförande* – des Komitees) und der Finne Robert Adolph Tigerstedt, Ordinarius für Physiologie am Karolinska-Institut.

40 Da es nicht möglich war, die Aussagen anhand der Eintragungen im Jahrbuch 1901 zu überprüfen, wird auf Ulf Lagerkvists Recherche zurückgegriffen. Ulf Lagerkvist: Pioneers of Microbiology and the Nobel Prize. River Edge 2003.

41 Ernst B. Almquist: Ueber die Ausbreitungsweise von Diphtherie und Croup. Göteborg 1885, zit. nach Max Spengler: Die Diphtheriebewegung im Königreich Sachsen, in: Jahrbuch für Kinderheilkunde 40, Heft 4, S. 378-420; hier S. 419.

42 [Albert] Albu, [Bericht:] Achter internationaler Congress für Hygiene und Demographie, Budapest, 2. bis 9. September 1894, in: Vereins-Beilage der DMW, 18. Oktober 1894, S. 117-119; hier S. 117.

43 Wie die am 30. Oktober 1901 erfolgte Auszeichnung Behrings schließlich zustande kam, ist in den Quellen nicht überliefert. Lagerkvist verweist auf den *mündlichen* Bericht an die medizinische Fakultät, der nicht protokolliert wurde. Lagerkvist: Pioneers of Microbiology, S. 149 f.

44 Negativbeispiele (z. B. Rudolf Virchow) bei Nils Hansson, Thorsten Halling: Hochbegabte ›Verlierer‹ – Nominierte Berliner Mediziner im frühen 20. Jahrhundert, in: dies. (Red.): It's Dynamite, S. 39-45; hier S. 44.

45 »[...] für seine Arbeit betreffend die Serumtherapie und besonders deren Anwendung gegen Diphtherie [...], wodurch er auf dem Gebiete der medizinischen Wissenschaft einen neuen Weg eingeschlagen und dem Arzte eine siegreiche Waffe im Kampf gegen Krankheit und Tod in die Hand gegeben hat«. (Text der Nobelpreisurkunde, Seite 2.) [Übersetzung UE.]

46 Heubner: Die Einführung des Behring'schen Diphtherieheilserums. Rückerinnerung, S. 484. – Zit. in Kap. VII. »Das Behring'sche Gold«, S. 202 f.

47 Text der Nobelpreisurkunde, Seite 2.

48 Vgl. Kap. VII. »Das Behring'sche Gold«.

49 Nobelpreis-Archiv: Jahrbuch 1901; Vote for Behring.

50 Vgl. Kap. VII.3.3. »Prioritätsfragen«, S. 160 f.

51 James R. Bartholomew: The Formation of Japanese Science: Building a Research Tradition. New Haven 1989. – S. auch: David G. Wittner, Philip C. Brown (Hg.): Science, Technology, and Medicine in the Modern Japanese Empire. Abingdon/New York 2016.

52 James R. Bartholomew: How to Join the Scientific Mainstream: East Asian Scientists and Nobel Prizes, in: East Asian Science, Technology, and Medicine 31 (2010), S. 25-43; hier S. 25.

53 Ebd., S. 28.

54 Japan trat erst 1906 der Internationalen Assoziation der Akademien (IAA), Sektion Naturwissenschaften, dem Vorläufer des International Research Council, bei.

55 Vgl. dazu ausführlich Luttenberger: Excellence and Change.

56 *Berliner Morgenpost* vom 11.12.1901, Nr. 290, Erste Beilage (Titelblatt).

57 Vgl. Abb. 25, S. 204, Anwendung des Diphtheritis-Heilserums in einem Berliner Krankenhause. Originalzeichnung von Ernst Hosang, in: Illustrirte Welt (Berlin), 10 (1895).

58 Vgl. Kap. VII, S. 127

59 Fleck: Entstehung und Entwicklung einer wissenschaftlichen Tatsache, S. 57.

60 Behring's Diphtherie-Heilmittel dargestellt nach Behring-Ehrlich. BAM, EvB/B 196/15.

61 Zahlreiche Beispiele in der Datenbank Trove, https://trove.nla.gov.au, so aus der *North Otago Times* vom 8. Januar 1895: »Dr. Caro, who had returned from a tour in Europe, made himself thoroughly acquainted with Professor Roux's (of Paris) and Professors Behring and Erlich's [sic] new remedies in the treatment of diphtheria and croup. He has brought out with him samples of the antitoxin.«

62 Michael Gamper: Ausstrahlung und Einbildung. Der ›große Mann‹ im 19. Jahrhundert, in: Jesko Reiling, Carsten Rohde (Hg.): Das 19. Jahrhundert und seine Helden. Literarische Figurationen des (Post-)Heroischen. Bielefeld 2011, S. 173-198, hier S. 173.

63 Gamper: Der ›große Mann‹.

64 »Eben kommt ein Brief aus Stockholm: die Preisverleihung ist am 10ten Abends 7 Uhr, der Vortrag soll am 12ten stattfinden.« – Else von Behring an Elise Spinola, 24.11.1901. (Slg. E. u. T. v. Behring.)

65 Folke Henschen, Professor für pathologische Anatomie am Karolinska-Institut, 1942-1946 Vorsitzender des medizinischen Nobelkomitees.

66 Folke Henschen: From the first Nobel Prize award ceremony, 1901, s. https://www.nobelprize.org/ceremonies/from-the-first-nobel-prize-award-ceremony-1901/. WEB 26.7.2022.

67 https://www.nobelprize.org/ceremonies/nobel-banquet-menu-1901/. WEB 26.7.2022.

68 »Anliegend ein gewichtiges Stück Papier – 169.513 Mark –, das ich Dich bitte mir sorgfältig bis zu meiner Ankunft in Berlin aufzuheben«. Behring an Elise Spinola, 12.12.1901. BAM, EvB/B 214/32.

69 Ebd.

70 Ebd.

71 Oskar II. von Schweden: https://de.wikipedia.org/wiki/Oskar_II._(Schweden). WEB 26.7.2022.

72 Behring bewunderte Bismarck und besaß Literatur von und über ihn, z. B. Der Bundeskanzler Graf Bismarck 1867-1870, mit Einl. u. Erläuterungen vers. von Wilhelm Böhm. Berlin 1887. (Privatbibliothek Sign. 1206) – Seinen jüngsten Sohn Otto nannte Behring nach Bismarck, s. Behring an Erich Wernicke, 24.12.1915. BAM, EvB/B 1/276.

73 »Hoffentlich komme ich am Sonnabend von hier los, um dann noch einen Tag in Kopenhagen zu bleiben und schließlich so um den 26ten herum in Berlin einzutreffen.« – Behring an Elise Spinola, 12.12.1901. BAM, EvB/B 214/32.
74 »Meine Schwiegermutter hat Influenza.« – Behring an Erich Wernicke, 22.12.1901. BAM, EvB/B 1/262.
75 Behring an Elise Spinola, 12.12.1901. BAM, EvB/B 214/32.
76 Wilhelm Conrad Röntgen an Behring, 31.5.1905. BAM, EvB/B 122.
77 Eintrag im Gästebuch der Familie Behring. Neben dem Ehepaar van t'Hoff war auch das Ehepaar Marie und Allan MacFadyen zu Gast. MacFadyen war ein schottischer Bakteriologe und Immunologe. (Privates Gästebuch Slg. E. u. T. v. Behring.)
78 Else von Behring an Elise Spinola. o. D. [Anfang Dez. 1901?]. (Slg. E. u. T. v. Behring.)
79 Elias Metschnikoff an Behring, 11.12.1901. BAM, EvB/B 101/13.
80 »Nehmen Sie meine herzlichsten Komplimente für die hohe Auszeichnung entgegen, die Sie soeben erhalten haben. Wir alle am Institut Pasteur begrüßen die Entscheidung des Nobelkomitees, das Ihre wunderbaren Entdeckungen und die großen Verdienste belohnt, die Sie der Menschheit geleistet haben.« – Émile Roux an Behring, 11.12.1901. BAM, EvB/B 126/6.
81 Friedrich Löffler an Behring, 24.12.1901. BAM, EvB/B 95/6. – Das originale Schiller-Zitat lautet: »Das eben ist der Fluch der bösen Tat, / dass die fortzeugend immer Böses muss gebären.« Generalleutnant Octavio Piccolomini an seinen Sohn Max. (Friedrich Schiller, Wallenstein, 5. Aufzug, 1. Auftritt) [Tübingen 1900].
82 »[…] alle Nationen konkurrieren«. Else von Behring an Elise Spinola, 16.11.1901. (Slg. E. u. T. v. Behring.)
83 Nomination Database, https://www.nobelprize.org/nomination/archive/show_people.php?id=5731 [Friedrich W. Löffler]. Behrings Begründung für Löffler: »Work on the etiology of diphtheria, streptococcus infections, hog cholera, red typhus and hoof and mouth disease.« – WEB 26.7.2022.
84 Illustrirte Zeitung (Berlin) 51 (1901), 22.12.1901, S. 802.
85 Berliner Morgenpost vom 11.12.1901.
86 Emil von Behring: Die Serumtherapie in der Heilkunde und Heilkunst, in: Nordiskt Medicinskt Arkiv 18 (1901), S. 1-14.
87 Else von Behring an Elise Spinola, o. D. [um 20.11.1901]. (Slg. E. u. T. v. Behring.)
88 Ernst Schweniger an Behring, 3.2.1902. BAM, EvB/B 138/2.
89 Behring: Die Serumtherapie in der Heilkunde, S. 13. – Darin berichtete er, dass er bereits »Unterkunftsräume und Weideplätze für eine grosse Rinderzahl« angeschafft habe.
90 Behring: Die Serumtherapie in der Heilkunde, S. 14.
91 Nils Hansson, Thorsten Halling, Heiner Fangerau: Introduction, in: dies: Attributing Excellence in Medicine. The History of the Nobel Prize, S. 1-14; hier S. 1.
92 Illustrirte Zeitung (Berlin) 51 (1901), 22.12.1901, S. 802.
93 Im Ranking der Google-Treffer finden sich besonders häufig Lübeck und Lindau, die mit ihren Nobelpreisträgern Thomas Mann, Günter Grass und Willy Brandt bzw. ihrem Nobelpreisträgertreffen am Bodensee in der Öffentlichkeit werben.
94 Gustav Källstrand: Medaljens framsida: Nobelpriset i pressen 1897-1911. Stockholm 2012, S. 239: »han blev berömd«, er war berühmt.
95 Behrings wichtigste Auszeichnungen bei Engelhardt (Hg.): Die Welt dankt Behring, S. 14-16.
96 Berliner Morgenpost vom 11.12.1901, Nr. 290, Erste Beilage (Titelblatt).
97 Illustrirte Zeitung (Berlin) 51 (1901), 22.12.1901, S. 802.
98 Vgl. Hansson, Halling, Fangerau (Hg.): Attributing Excellence in Medicine.
99 Der US-amerik. Soziologe Robert K. Merton hat mit Rückgriff auf die Stelle im Matthäus-Evangelium »Denn wer hat, dem wird gegeben […]« (Matth. 25:29) das Phänomen beschrieben,

wonach Nobelpreisträger nach der Auszeichnung verstärkt Forschungszuwendungen und wissenschaftliche Preise erhalten. Robert K. Merton: The Matthew Effect in Science: The reward and communication systems are considered, in: Science 159 (1968), S. 56-63.

100 Massimiano Bucchi: Norms, competition and visibility in contemporary science: The legacy of Robert K. Merton, in: Journal of Classical Sociology 15 (2015), S. 233-252.

101 Illustrirte Zeitung (Berlin) 51 (1901), 22.12.1901, S. 802.

102 Behring an Elise Spinola, 12.12.1901. BAM, EvB/B 214/32.

103 Behring an Erich Wernicke, 22.12.1901. BAM, EvB/B 1/262.

104 Adelsbrief über die Erhebung in den erblichen Adel, ausgestellt durch König Wilhelm II. von Preußen, 18.1.1901. BAM, EvB/L 184.

XIII. Tuberkuloseforschung in Marburg

1 Behring: Therapeutische Tierexperimente im Dienste der Seuchenbekämpfung, S. 350.

2 Emil Behring: Leistungen und Ziele der Serumtherapie. B. Wissenschaftliche Ergebnisse und praktische Ziele in Bezug auf die Serumtherapie bei anderen Infectionskrankheiten, in: DMW 38 (1895), S. 623-634; hier S. 623 f.

3 Behring an Erich Wernicke, 22.12.1901. BAM, EvB/B 1/262.

4 Emil von Behring, Taichi Kitashima: Ueber Verminderung und Steigerung der ererbten Giftempfindlichkeit, in: BKlW 6 (1901), S. 157-163.

5 Umbach: Der Grundbesitz Emil von Behrings, Tab. 5, S. 214.

6 Vgl. Kap. XI.2. Behrings Haus auf dem Schlossberg (Abb. 41).

7 Behring an Friedrich Althoff, 14.12.1896. Nl Althoff, Nr. 668, Dok.-Nr. 68-71.

8 Stadt Marburg, Fachdienst Bauaufsicht: Hausakte Gisonenweg.

9 Bis 1902 seien mehr als 200.000 Liter Bouillonkulturen im Labor verarbeitet worden. Emil von Behring, Paul Römer, Wilhelm G. Ruppel: Organisation der Marburger Arbeiten über Rindertuberkulosebekämpfung, in: Emil von Behring (Hg.): Beiträge zur experimentellen Therapie, Heft 5: Tuberkulose. Marburg 1902, S. 17-28; hier S. 21.

10 Behring, Römer, Ruppel: Organisation der Marburger Arbeiten über Rindertuberkulosebekämpfung, S. 21 f.

11 Die ›Mobilien‹ sollten nach August Laubenheimer 32.000 Mark gekostet haben. Vgl.: Zur Geschichte der Serum-Darstellung in den Farbwerken, in: Brief an das Behring-Archiv, Marburg, Alexander von Engelhardt, IG-Farbenindustrie-Aktiengesellschaft, [Frankfurt a. M.] 14.2.1941, Beilage, S. 10. BAM, EvB/B 196/7. – Vgl. auch Behring an Farbwerke, 26.4.1903. BAM, EvB/B 196/63.

12 Gemäß der am 29.4.1903 erfolgten Zusammenstellung der Einrichtungsgegenstände (Maschinen, Möbel, Saug- und Druckpumpe, Lampen etc., insgesamt 45 Posten) handelte es sich um 37.435 Mark. Behring an Farbwerke, 26.4.1903. BAM, EvB/B 196/63.

13 Fisch: Remarks to the Behring Antitoxin Patent, S. 238 f.

14 Steven Shapin, Simon Schaffer: Leviathan and the Air-Pump: Hobbes, Boyle, and the Experimental Life. Princeton 1985.

15 Siehe dazu Kap. VIII: Paul Ehrlich, S. 236 f.

16 Behring an Friedrich Althoff, 14.12.1896. Nl Althoff, Nr. 668, Dok.-Nr. 68-71.

17 Eiermann: Die Einrichtungen zur Darstellung des Diphtherie-Heil-Serums.

18 Vertragsbestimmungen über die Beteiligung der Höchster Farbwerke am Marburger Betrieb des Prof. Behring für Giftgewinnung aus Bacterienculturen und für serumtherapeutische Arbeiten. Entwurf, Hs. Behrings [Juni 1897]. BAM, EvB/B 196/31.

19 Emil Behring: Leistungen und Ziele der Serumtherapie. Vortrag, gehalten auf der 67. Tagung der Gesellschaft Deutscher Naturforscher und Ärzte in Lübeck, 1895. –Abdruck des Vortrags in der DMW. Behring: Leistungen und Ziele der Serumtherapie, S. 634.

20 Emil Behring: Ueber die specifisch giftigen Eigenschaften der Tuberculinsäure, in: BKlW 25 (1899), S. 537-540.

21 Emil Behring, Frederick Ransom: Ueber Tetanusgift und Tetanusantitoxin, in: DMW 12 (1898), S. 181-185; Emil Behring [mit Frederick Ransom und Taichi Kitashima]: Ueber Tetanusgiftmodificationen, in: Fortschritte der Medizin 17 (1899), S. 501-505.

22 Frederick Ransom, Taichi Kitashima: Untersuchungen über die Agglutinationsfähigkeit der Choleravibrionen durch Choleraserum, in: DMW 19 (1898), S. 293-296.

23 Im Herbst 1900 wurden drei Affen behandelt. –Behring, Kitashima: Ueber Verminderung und Steigerung der ererbten Giftempfindlichkeit.

24 Zu Wilhelm Ruppel s. Kap. X, S. 493, Anm. 66.

25 Vgl. Behring an Elise Spinola, 3. Dezember 1899. (Slg. E. u. T. v. Behring.)

26 Behring an Erich Wernicke, 29.5.1892. BAM, EvB/B 1/211. Das Schreiben enthält eine Einladung zum Krebsessen.

27 Angelo Knorr in: UniA MR, Best. 307c, Nr. 145 (Habil.); im *Verzeichniss des Personals und der Studirenden auf der […] Universität Marburg […] Sommersemester 1895* mit Vornamen »August«. Adresse: Elisabethstraße 9. Gedächtnisfeier: UniA MR, Best. 312/3/11, Nr. 22.

28 Angelo Knorr: Experimentelle Untersuchungen über die Grenzen der Heilungsmöglichkeiten des Tetanus durch Tetanusheilserum. Marburg 1895.

29 Walter von Lingelsheim an Behring, 2.3.1899. BAM, EvB/B 93/1. – Im Brief Nachricht über die Todesursache, eine Infektion mit Pferderotz. Knorr starb am 22. Februar 1899. Nachruf in: Monatshefte für praktische Thierheilkunde 10 (1899), S. 418-421.

30 Behring an Friedrich Althoff, 5.12.1894. Nl Althoff, Nr. 668, Dok.-Num. 16.

31 Behring an Erich Wernicke, 3.10.1895. BAM, EvB/B 1/233. Behring teilt mit, dass er am 20.10.1895 wieder in Marburg sei, Knorr und Ranson seien bereits dort, Lingelsheim komme am 10. Oktober.

32 Zu Taichi Kitashimas beruflichem Werdegang s. Aeka Ishihara, Ulrike Enke: Über die wissenschaftliche Karriere des Bakteriologen Taichi Kitashima, S. 258 f.

33 Vgl. Kap. VII, 3. Shibasaburō Kitasato, ein Mitarbeiter in Kochs Forschungs-Unternehmen, S. 152-164.

34 Diese Kriterien waren notwendig, um ein Stipendium zu erhalten. Vgl. Chen: ›Eine strenge Prüfung‹, S. 52 f.

35 Taichi Kitashima: Jiden『北島多一自傳』(1955). Tokio: Kitashima Sensei Kinen Jigyôkai [auf Japan.]. Passagen ins Dtsch. übertragen von Aeka Ishihara in: Ulrike Enke, Aeka Ishihara: Ein Japaner in Marburg. Aus den Erinnerungen – Jiden – des japanischen Bakteriologen Taichi Kitashima (1870-1956), in: NTM 25 (2017), S. 237-256. – Die Faksimiles der Briefe sind abgedruckt in: Ulrike Enke: Schüler und Kollegen – Emil von Behrings Zusammenarbeit mit Shibasaburo Kitasato und Taichi Kitashima im Spiegel ihrer Briefe, in: Andreas Mettenleiter (Hg.): Japan – Siebold – Würzburg. Würzburg 2010, S. 175-187. Briefe im BAM, EvB/B 71/1-3.

36 Shibasaburō Kitasato an Behring, 28.9.1897. BAM, EvB/B 70/3. Transkription bei Enke: Schüler und Kollegen.

37 Kitashimas Reise begann am 3. Oktober 1897 in Yokohama, s. Saikingaku-Zasshi [= Zeitschrift für Bakteriologie in Japan, auf Japan.] 23 (1897), S. 51. Er kam am 13. November 1897 in Marburg an, ebd., 26 (1897), S. 49. – Übertr. ins Dtsch. Aeka Ishihara.

38 Kitashima erreichte am 16. April 1901 die Hafenstadt Kobe, s. Saikingaku-Zasshi [= Zeitschrift für Bakteriologie in Japan, auf Japan.], 65 (1901), S. 82. – Übertr. ins Dtsch. Aeka Ishihara.

39 Chen: ›Eine strenge Prüfung‹, S. 173.

40 Gemäß *Verzeichniss des Personals und der Studirenden auf der Königl. Preußischen Universität Marburg im Winter-Semester 1899/1900*, S. 25 (Tsuzuki), S. 30 (Osaki), S. 36 (Watanabe) u. S. 42 (»Immatrikulirte Nichtpreußen«). Jinnosuke Tsuzuki aus Tokio, Sutezō Osaki aus Niigata und Hiroshi Watanabe aus Hokkaidô wurden in Deutschland promoviert. Tsuzuki, der über die Therapie des Tetanus mithilfe von Antitoxinen geforscht hatte, dankt Kitashima. Watanabe hatte laut Lebenslauf 1900 »im (Privat)institut des Prof. v. Behring allgemeine Experimentalserumtherapie« studiert.

41 Kitashima: Jiden. 4. Kap., Abschnitt 2: 独逸留学 Doitsu-Ryûgaku: »Der Aufenthalt in Marburg«. Übertr. ins Dtsch.: Aeka Ishihara. – Die Übertragung ist abgedruckt in: Enke, Ishihara: Ein Japaner in Marburg, S. 243-247; hier S. 244.

42 Enke, Ishihara: Ein Japaner in Marburg, S. 245 f.

43 Vgl. z. B. die Äußerung Ruppels gegenüber Arnold Libbertz, 16. 9. 1902, BAM, EvB/B 196/46: Behring erwarte, dass die Angestellten ihm »subordiniert« seien.

44 Much: Arzt und Mensch; Renate Schulze-Rath: Hans Much (1880-1932). Bakteriologe und Schriftsteller. Diss. med. Mainz 1993.

45 Gästebuch der Familie Behring: 16. 12. 1899, 12. 5. 1900, 12.1899. (Privates Gästebuch, Slg. E. u. T. v. Behring.)

46 Behring an Elias Metschnikoff, 28. 7. 1900. (Abschrift.) BAM, EvB/B 1/99. – Das BAM enthält nur Abschriften der Briefe an Metschnikoff, die Transkription ist z. T. fehlerhaft: Tsuzuki wird als Fusuki wiedergegeben.

47 Jinnosuke Tsuzuki: Beitrag zur Tetanusantitoxintherapie bei Thieren und beim Menschen. Marburg 1900. – In der Danksagung erwähnt Tsuzuki »Dr. Kitashima«. Zum wissenschaftl. Werdegang Tsuzukis s. Lebenslauf in der Dissertation. (BAM, SD-Slg.)

48 Die Einweisung in diese Techniken konnte Kitashima nach der Rückkehr in die Heimat nutzen. Er entwickelte ein wirksames Antiserum gegen das Gift der in Südjapan verbreiteten Habu-Schlange *(Trimeresurus flavoviridis)*, einer hochgiftigen Grubenotter. Taichi Kitashima: Habudoku no Kessei oyobi sono Kessei-Ryôhô ni tsuite [= Studien über das Habu-Gift und die Behandlung durch Antitoxin.], in: Saikingaku-Zasshi [= Zeitschrift für Bakteriologie in Japan] (1908), S. 541-556 [auf Japan.]. – Vgl. Ishihara, Enke: Taichi Kitashima, S. 272-275.

49 Ishihara, Enke: Taichi Kitashima, S. 266-272.

50 Vgl. Frederick Ransom: Choleragift und Cholera-Antitoxin. Aus der wissenschaftlichen Versuchsstation der Höchster Farbwerke, in: DMW 29 (1895), S. 457. – Zum Zeitpunkt der Publikation war Ransom noch in Halle tätig.

51 Ransom, Kitashima: Untersuchungen über die Agglutinationsfähigkeit der Choleravibrionen.

52 Ebd., S. 295.

53 Unter Immunisierung verstand Behring die »Verhütung der krankmachenden Wirkung eines Infectionsstoffes durch Serumantitoxin«; unter Heilung die »lebensrettende Antitoxinwirkung bei einem schon erkrankten Individuum«. Emil von Behring: Ueber die quantitativen Bindungsverhältnisse zwischen Tetanusgift und Tetanusantitoxin im lebenden Meerschweinkörper. […], nach Versuchen von Dr. Ransom und Dr. Kitashima, in: Fortschritte der Medicin 17 (1899), S. 521-534, hier S. 521.

54 Behring: Ueber die quantitativen Bindungsverhältnisse.

55 Ebd., S. 529

56 Ebd., S. 534.

57 Behring, Kitashima: Ueber Verminderung und Steigerung der ererbten Giftempfindlichkeit.

58 Zit. nach SD im BAM; hier S. 15.

59 Linton: Emil von Behring, S. 329.

60 Emil von Behring: Einführung in die Lehre von der Bekämpfung der Infektionskrankheiten. Berlin 1912, S. 141.

61 Vgl. Enke, Ishihara: Ein Japaner in Marburg, S. 250 f.; The Institute of Medical Science, The University of Tokyo: Kitashima, Taichi: »Akten in der Zeit des Kaiserlichen Instituts für Infektionskrankheiten/Lebenslauf Kitashima«.

62 Mauss: Die Gabe.

63 Vgl. Emil von Behring: Mein Tetanus-Immunserum, in: Emil von Behring's Gesammelte Abhandlungen NF. Bonn 1915, S. 18-21. Erstdruck in: BKlW 42 (1915), S. 121-126.

64 K. G. [Kornelia Grundmann]: Objekt des Monats: Der Blaue Heinrich – ein Taschenspucknapf für Tuberkulöse. https://www.uni-marburg.de/de/fb20/bereiche/methoden-gesundheit/evbb/weiteres/objekt-des-monats_/archiv/odm-mai17.pdf. WEB 13. 9. 2022.

65 Uwe M. Schneede: Edvard Munch. Das kranke Kind. Frankfurt a. M. 1984.

66 Flurin Condrau: Lungenheilanstalt und Patientenschicksal: Sozialgeschichte der Tuberkulose in Deutschland und England im späten 19. und frühen 20. Jahrhundert. Göttingen 2000. – Tab. 2: »Allg. Sterblichkeit u. TB Sterblichkeit […] Preußen 1890«, S. 42

67 Behring bekam bei seinen Tuberkulosearbeiten Unterstützung durch das Preußische Landwirtschaftsministerium und durch Friedrich Althoff. – Vgl. Emil von Behring: Aus dem Marburger Institut für experimentelle Therapie. 1. Brennende Fragen in der Tuberkuloseforschung [= Emil von Behring: Abhandlungen 1904-1911, Bd. 7, Nr. 58], S. 88.

68 Behring: Therapeutische Tierexperimente, S. 350.

69 Emil von Behring: Ueber Lungenschwindsuchtentstehung und Tuberkulosebekämpfung, in: DMW 39 (1903), S. 685-697; unter demselben Titel Marburg 1903.

70 »Ich selbst habe vor 10 Jahren [d. i. 1893, UE] auf die Dosis von 4 mg [Alttuberkulin Koch, UE] mit Fieber und sehr lebhaftem Krankheitsgefühl reagirt und war danach in San Remo mehrere Tage bettlägerig, so dass mir nicht der geringste Zweifel aufkommt an der tuberkulösen Infektion meines Körpers.« Behring: Ueber Lungenschwindsuchtentstehung, S. 7.

71 Ebd., S. 9.

72 Condrau: Lungenheilanstalt und Patientenschicksal, S. 39. – Condrau weist bezüglich der Diagnosestellung auch auf die Probleme bei der Auswertung von Mortalitätsstatistiken hin.

73 Behring: Leistungen und Ziele der Serumtherapie.

74 »Nicht nur ich, sondern auch Herr Ruppel sowie einige Deutsche, die später kamen, wurden von Behring […] ausgenutzt und opferten unsere kostbare Zeit für die Tuberkuloseforschung Behrings.« Taichi Kitashima: Jiden, in: Enke, Ishihara: Ein Japaner in Marburg, S. 246.

75 Zur Arbeit der Verschriftlichung siehe Hess, Mendelsohn: *Paper Technology* und Wissensgeschichte.

76 Die Experimentaltiere wurden oft durch Namen oder Nummern individualisiert. Die Pferde trugen Namen wie Adolf, Bertha, Franz, Fritz, Max oder Polly, manchmal auch eine römische Nummer wie »Pferd I«. Die Kühe hießen Bertha, Ella oder Olga. Die namenlosen erhielten arabische Zahlen wie »Rind 344«.

77 Vgl. Engelhardt: Chronik seiner Forschungsarbeit, S. 59-69 u. 75-85 (hier Arbeiten der Mitarbeiter).

78 Der Zeitpunkt der initialen Infektion wurde in Forscherkreisen heftig diskutiert. In der SD-Slg. des BAM liegen zum Thema mehrere Hundert Aufsätze vor, die von Behring zum großen Teil durchgearbeitet wurden. – Vgl. BAM, SD-Slg., SD 04-005, Thema »Ansteckungswege der Tuberkulose und Phthiseogenese« Bd. 1-3.

79 In seinem Nachruf auf Behring führt Ruppel Behrings diesbezügliche Forschungen zusammen. Wilhelm G. Ruppel: Emil von Behring. Ein Nachruf, in: Die Umschau 20 (1917), S. 381-389.

80 Vortragstitel: Tuberkulosetilgung, Milchkonservierung und Kälberaufzucht (Bonn, 16. März 1904), Kuhmilch als Säuglingsnahrung (München, 17. 2. 1905), Die Gewinnung von gesund-

heitsgemäßer Kindermilch (Berlin, 8.2.1906), Ueber Rindertuberkulosebekämpfung und über hygienisch einwandfreie Milchgewinnung (Marburg, 5.6.1907).

81 Behring: Ueber Lungenschwindsuchtentstehung und Tuberkulosebekämpfung.

82 Der Breslauer Pathologe Emil Ponfick hatte diese These bereits 1877 in der BKlW (S. 673) unter dem Titel *Ueber die Entstehungs- und Verbreitungswege der acuten Miliartuberculose* publiziert.

83 Joseph Disse: Untersuchungen über die Durchgängigkeit der jugendlichen Magen-Darmwand für Tuberkelbacillen, in: BKlW 1 (1903). Vgl. dazu Paul Römer: Untersuchungen über die intrauterinen und extrauterine Antitoxinübertragung von der Mutter auf ihre Descendenten, in: BKlW 46 (1901), S. 1150-1157.

84 Als internationales Beispiel: Louis Cobbett: The portals of entry of the tubercle bacilli which cause phthisis, in: Journal of Pathology and Bacteriology 14 (1910), S. 563-605. – Der englische Diphtherie- und Tuberkuloseforscher Cobbett übergab Behring den Sonderdruck mit persönlicher Widmung.

85 An der Universitätskinderklinik in Berlin hatte Paul Reyher, damit Joseph Disse widerlegend, Studien durchgeführt, in denen er nachweisen konnte, dass es eine »lückenlose [..] Schleimlage« nicht nur beim Neugeborenen, sondern sogar schon im älteren Fötus gebe. Nach Albert Uffenheimer: Experimentelle Studien über die Durchgängigkeit der Wandungen des Magendarmkanals neugeborener Tiere für Bakterien und genuine Eiweißstoffe. München/Berlin 1906, S. 129.

86 Ludwig Aschoff an Behring, 21.4.1904. BAM, EvB/B 8/2.

87 Ruppel: Nachruf auf Emil von Behring, S. 386.

88 Emil von Behring: Tuberkulosebekämpfung. Vortrag auf der Versammlung von Naturforschern und Ärzten am 25.9.1903 in Kassel. Marburg 1903, S. 14.

89 Behring: Ueber Lungenschwindsuchtentstehung und Tuberkulosebekämpfung, S. 10.

90 Verfahren zur Darstellung hochgiftiger und immunisirender Substanzen aus Tubercelbacillen, rep. deren Culturflüssigkeiten. Marburg 27.9.1898. BAM, EvB/L 234/6; Behring: Ueber die specifisch giftigen Eigenschaften der Tuberculinsäure (Vortrag vom 7.6.1899 vor dem Marburger ärztlichen Verein).

91 Behring an Friedrich Althoff, 19.6.1897. Nl Althoff, Nr. 668, Bl. 33-37.

92 Verfahren zur Darstellung hochgiftiger und immunisirender Substanzen aus Tubercelbacillen, rep. deren Culturflüssigkeiten. Patentantrag auf die Gewinnung von Tuberkulosegift aus Tuberkelbazillen vom 27.9.1898. BAM, EvB/L 234/6.

93 Wilhelm Schütz an Behring, BAM, EvB/B 137.

94 Behring an Heinrich Steinmetz, 25.1.1900. BAM, EvB/L 250, S. 15.

95 An Althoff berichtete Behring, Morawitz sei »hervorragend gut auf physiologischen Gebiet«; er bewähre sich so gut, dass er ihm die Aufgaben eines Instruktors der bei Behring angemeldeten Kursteilnehmer zugedacht habe. Behring an Friedrich Althoff, 19.11.1905. BAM EvB/B 1/11.

96 Heubner empfahl Salge, der sich 1905 »in den Geburtswehen des Privatdocenten« befand, als herausragenden Mitarbeiter nach Marburg: »[…] einen technisch geschickteren, in Mikroskopie, Biologie, Photographie, physikalischer Chemie praktisch und theoretisch gleich versirten Mann habe ich nicht zur Verfügung«. Salges Qualitäten könne auch Paul Ehrlich bezeugen. – Otto Heubner an Behring, 10.11.1905. BAM, EvB/B 62/4.

97 Behring an Elias Metschnikoff, 3.2.1906. (Abschrift.) BAM, EvB/B 1/111.

98 Emil von Behring: Beitrag zur Lehre von den Infektionswegen der Tuberkulose (Druckfahne, unpag.). BAM, EvB/SD 7,47. [Schlechter Erhaltungszustand, unvollständig.] https://doi.org/10.17192/eb2013.0279. WEB 18.2.2022.

99 »Auch durch das Blutserum tuberkuloseimmuner Rinder kann man im Organismus tuberkulöser Meerschweine und anderer tuberkuloseinfizierter Tiere die Auflösung der Tuberkel-

bazillen in Granula befördern. In der Regel sterben aber die serumbehandelten Tiere früher an Tuberkulose wie die unbehandelt gebliebenen Kontrolltiere.« Ebd.

100 Behring: Therapeutische Tierexperimente, S. 352.

101 Behring, Römer, Ruppel: Organisation der Marburger Arbeiten über Rindertuberkulosebekämpfung, S. 20.

102 Der Londoner Tuberkulose-Kongress fand vom 22. bis 27. Juli 1901 statt.

103 Siehe den von Robert Koch und Wilhelm Schütz gemeinsam erstellten Bericht an den Minister für Landwirtschaft, Domänen und Forsten und den Minister für geistliche, Unterrichts- und Medizinalangelegenheiten vom 1. Juli 1901 zum Thema »Menschliche Tuberkulose und Rindertuberkulose (Perlsucht)«. Hier heißt es (in Fettdruck): »Aus den Ergebnissen dieser Versuche geht hervor, daß die Tuberkulose des Menschen und die Tuberkulose des Rindes zwei verschiedene Krankheiten sind.« Julius Schwalbe (Hg.): Gesammelte Werke von Robert Koch (1912), Bd. 2,2, S. 1064-1086; hier S. 1064. Die umfangreichen Versuche hätten gezeigt, »daß Schafe, ebenso wie Schweine und Kälber, nach Infektion mit Bazillen der menschlichen Tuberkulose nicht erkranken, daß aber nach Infektion mit Bazillen der Perlsucht eine Erkrankung an Tuberkulose bei Schafen eintritt, welche der bei Kälbern ähnlich ist«. (Ebd., S. 1086.) – Bereits am 14. 12. 1898 hatte sich Schütz mit der Bitte an Behring gewandt, »von der Anwendung des Tuberculosamins bei unseren Rindern so lange Abstand nehmen zu wollen, bis Sie sich über die oben erwähnte Differenz mit Herrn Geheimrath Koch geeinigt haben.« Nach eigenen Worten wollte Schütz in diese Streitfrage nicht hineingezogen werden »und alles vermeiden, wodurch ich mit Herrn Geheimrath Koch in Differenzen kommen könnte«. Wilhelm Schütz an Behring, 14. 12. 1898. BAM, EvB/B 137.

104 Etwa Lydia Rabinowitsch: Untersuchungen über die Beziehungen zwischen Tuberkulose des Menschen und der Tiere. Berlin 1906, S. 1-74; hier S. 40: Rinder-Tbc und Menschen-Tbc sind gleich. Der Mensch ist für Perlsucht empfänglich.

105 Katharina Alpers, Klaus Stark, Wiebke Hellenbrand, Andrea Ammon: Zoonotische Infektionen beim Menschen. Übersicht über die epidemiologische Situation in Deutschland, in: Bundesgesundheitsblatt – Gesundheitsforschung – Gesundheitsschutz 47 (2004), S. 622-632; insb. Tabelle 1, S. 623.

106 G. Hünermund, R. Kropp: Die Bekämpfung und Ausrottung der Rindertuberkulose, in: Pneumologie 60 (2006), S. 772-776; hier S. 772.

107 Albert Johne nennt »Separation und baldige Abschlachtung der tuberculösen Thiere« als Bekämpfungsmaßnahme. Albert Johne: Die Geschichte der Tuberculose mit besonderer Berücksichtigung der Tuberculose des Rindes und die sich hieran knüpfenden medicinal- u. veterinärpolizeilichen Consequenzen. Leipzig 1883, S. 85.

108 Zahlen nach Barbara Orland: Handeln in Zeiten der Ungewissheit. Tuberkulose, Milch und Tierseuchenbekämpfung im 19. und 20. Jahrhundert, in: Internationaler Arbeitskreis für Kulturforschung des Essens. Mitteilungen 8 (2001), S. 13-24; hier S. 18, Anm. 31. – Orland verweist auf *Tuberkulose-Arbeiten aus dem Kaiserlichen Gesundheitsamte*, Heft 1. Anhang. Berlin 1904, S. 99 f. (= Die Tuberkulose der Haustiere). Nach Orland sind die historischen Zahlen nur eingeschränkt zu beurteilen, da nicht alle Städte Schlachthäuser besaßen und gerade auf dem Dorf Hausschlachtungen vorgenommen wurden.

109 Behring an Heinrich Steinmetz, 2. 8. 1900 (Bericht an den Kurator der Universität Marburg). BAM, EvB/L 251.

110 Behring: Die Serumtherapie in der Heilkunde, S. 13. – Darin die Mitteilung, er habe bereits »Unterkunftsräume und Weideplätze für eine grosse Rinderzahl« angeschafft.

111 Behring an Carl Duisberg. Briefentwurf, ca. 1904. BAM, EvB/B 1/26.

112 Behring an Carl Bolle, 10. 7. 1904. BAM, EvB/B 210/1/3/2.

113 Den Gutshof, einen weiträumigen Hofraum mit Acker und zwei Gärten in der Flur »Im Dorf« (heute Brunnenstraße 16), hatte Behring 1903 von Adam Schneider erworben. Vgl. Umbach: Der Grundbesitz Emil von Behrings, S. 216 f.

114 Friedrich Weleminsky: Zur Pathogenese der Lungentuberculose, in: BKlW 37 (1903).

115 Behring berichtet dem Universitätskurator, er wolle seine Untersuchungen in der Provinz Hessen mit Unterstützung der Besitzer und Verwalter an Vogelsberger Rindern durchführen. Behring an Heinrich Steinmetz, 2. 8. 1900. BAM, EvB/L 251. – Vgl. auch: Behring: Die Serumtherapie in der Heilkunde, S. 8. Die Rinderrasse wird hier als »rote[] Höhenviehrasse« oder »Vogelsberger Rind« bezeichnet.

116 Behring: Therapeutische Tierexperimente, S. 351.

117 Emil von Behring: Leitsätze betreffend Rinderstall-Hygiene, Tuberculosebekämpfung und Säuglingsmilch-Gewinnung. Berlin 1904.

118 Shibasaburo Kitasato: Über das Verhalten der einheimischen japanischen Rinder zur Tuberculose (Perlsucht), in: Zeitschr. f. Hygiene 48 (1904). In dem Beitrag merkt Kitasato an, dass menschliche und Rindertuberkulose nicht identisch seien.

119 Robert Koch: Die Bekämpfung der Tuberkulose unter Berücksichtigung der Erfahrungen, welche bei der erfolgreichen Bekämpfung anderer Infektionskrankheiten gemacht sind. Vortrag, gehalten auf dem Britischen Tuberkulosekongreß, in: DMW 33 (1901), zit. nach: ders.: Gesammelte Werke, S. 566-577.

120 Emil von Behring: Tuberculoseentstehung, Tuberculosebekämpfung und Säuglingsernährung. Berlin 1904.

121 Vgl. Barbara Orland: Cow's Milk and Human Disease. Bovine Tuberculosis and the Difficulties involved in Combating Animal Diseases, in: Food and History 1 (2003), S. 179-202; hier S. 190.

122 Vgl. Behring: Brennende Fragen, S. 89 f.

123 Behring: Therapeutische Tierexperimente, S. 350.

124 Das *Gesetz, betreffend den Verkehr mit Nahrungsmitteln, Genußmitteln und Gebrauchsgegenständen* wurde im Reichsgesetzblatt Nr. 14 vom 22. 5. 1879 veröffentlicht. Vgl. https://de.wikipedia.org/wiki/Nahrungsmittelgesetz. WEB, 3. 3. 2022.

125 Karsten Fehlhaber: Zur Lebensmittelüberwachung in Deutschland – Tradition und Gegenwart, in: Rundschau für Fleischhygiene und Lebensmittelüberwachung 51 (1999), S. 27-32.

126 Iowa, Pennsylvania, Ohio und Cornell.

127 Susan D. Jones: Valuing Animals: Veterinarians and Their Patients in Modern America. Baltimore 2003, S. 54.

128 Verhandlungen der 34. Plenarversammlung des Deutschen Landwirtschaftsrats. 1906. Bekämpfung der Tuberkulose beim Rindvieh und hygienische Milcherzeugung. Verhandlung vom 8. Februar 1906 [Vortrag Behring]. BAM, SD 5, Stand A-I, Nr. 1: »Ich kenne diesen Forscher genau, ich verehre ihn außerordentlich, und ich möchte daran erinnern, daß alles, was auf dem Gebiet der hygienischen Tuberkulosebekämpfung beim Rindvieh geschieht, an den Namen Bang anknüpft.« (S. 42 f.) »[…] daß ich unter denjenigen, die bei der Bekämpfung der Rindertuberkulose das größte Verdienst haben, Bang in erster Reihe zu nennen geneigt bin.« (Ebd., S. 43.)

129 Bernhard Bang: Die Verwendung des Tuberkulins im Kampf gegen die Tuberkulose des Rindviehs, in: Deutsche Zeitschrift für Thiermedizin und vergleichende Pathologie 22 (1896), S. 1-31, und weitere Publikationen.

130 Schreibung auch Genoveva. – Zur Legende vgl. Elisabeth Frenzel: Genovefa, in: dies.: Stoffe der Weltliteratur. Ein Lexikon dichtungsgeschichtlicher Längsschnitte. Stuttgart [6]1983, S. 238-241.

131 Emil von Behring: Über Tuberkulose und Milch [Titel fing.]. Kladde, 28.6.1906 – 19.2.1907. BAM, EvB/W 109, Bl. 13.

132 Verena Limper: Of Human Cows and Baby Monkeys: Human-Animal Relations in Infant Feeding Discourses and Practices, Germany 1870s to 1970s, in: Jörg Vögele, Timo Heimerdinger (Hg.): Infant Feeding and Nutrition during the Nineteenth and Twentieth Centuries – Perceptions and Dynamics. Göttingen 2020, S. 85-114.

133 Heubner: Lehrbuch der Kinderheilkunde, S. 49 f.

134 Vgl. Behring: Tuberkulosebekämpfung (Vortrag), S. 25. – Siehe auch: Plenarversammlung des Deutschen Landwirtschaftsrats (1906), Vortrag Behring, S. 3.

135 Emil Schlesinger: Säuglingsernährung mit reiner Kuhmilch, in: Therapeutische Monatshefte 3 (1899), zit. nach Heubner: Lehrbuch, S. 61.

136 Durch vergleichende Untersuchungen wurden die chemische Zusammensetzung und damit die Unterschiede zwischen Frauen- und Tiermilch festgestellt und vor allem auf den hohen Kaseingehalt der Kuhmilch hingewiesen. Vgl. Philipp Biedert: Untersuchungen über die chemischen Unterschiede der Mensch- und Kuhmilch. Gießen 1869.

137 Orland: Cow's Milk and Human Disease, hier insb. »Bacteriology in the ›Milk War‹«, S. 185-189.

138 Auch Behring argumentierte, dass der Nährstoff- und Antikörpergehalt der Kuhmilch durch das Erhitzen dezimiert würde. Vgl. Behring: Tuberkulosebekämpfung (Vortrag), S. 25.

139 Provenienzerschließung der Privatbibliothek Emil von Behrings, V. v. Richter's Lehrbuch der anorganischen Chemie. Bonn [8]1895, S. 111.

140 Beim Budde-Hydrogen-Peroxid-Verfahren zur Entkeimung von Milch wird die Milch mit Wasserstoffsuperoxid versetzt; die so erhaltene Milch wird auf 52°C erhitzt.

141 Buddisierung von Milch, in: Nordischer Kongress für Innere Medicin (1905), S. 272-279.

142 Robert Strohecker: Chemische Technologie der Nahrungs- und Genussmittel. Berlin/Heidelberg 1926, S. 55. – Strohecker verweist auf den störenden »metallischen, auf das Wasserstoffsuperoxyd zurückzuführenden Beigeschmack«. Im Ersten Weltkrieg war die Verwendung freigegeben, in den 1920er Jahren war dieses Konservierungsverfahren verboten. (Ebd., S. 55.)

143 Patentanspruch zur Haltbarmachung von Milch durch Wasserstoffperoxyd und Erhitzen auf 52 Grad C. – Der Patentantrag zur Sterilisierung von Nahrungsmitteln mit Wasserstoffsuperoxid wurde mit der Begründung, es liege keine »patentfähige Erfindung« vor, abgelehnt. Patentamt des Deutschen Reiches an Carl C. Budde, 20.1.1903. BAM, EvB/B 210/1/1/10.

144 Kaiserliches Patentamt (18.6.1897). Patentschrift Nr. 93042, Klasse 12: Chemische Verfahren und Apparate. Dr. D. Finkler in Bonn a. Rh. Verfahren zur Gewinnung von Eiweisssubstanzen aus animalischen oder vegetabilischen Körpern. Patentiert im Deutschen Reiche vom 14. Juni 1895 ab. – BAM, EvB/B 210/1/1/6.

145 Gästebucheintrag: »C. Budde 6. Juli 1904«. (Privates Gästebuch, Slg. E. u. T. v. Behring.)

146 Emil von Behring: Patentanspruch. Verfahren zur Sterilisierung bezw. Konservierung. Erfunden von Prof. Dr. Emil von Behring Wirkl. Geh. Rat in Marburg, 2.4.1904. BAM, EvB/B 210/1/3/3. – S. dazu: Emil von Behring: Ueber die Verwertung von Wasserstoffsuperoxyd-Präparaten zur Conservierung und Desinfektion der Kuhmilch. Typoskript mit hs. Ergänzungen und Korrekturen. BAM, EvB/L 248.

147 Emil von Behring: Säuglingsmilch und Säuglingssterblichkeit, in: Therapie der Gegenwart, Januar 1904; dort Diskussion von Methoden der Milchkonservierung wie Wärmezufuhr bzw. Wärmeentziehung, die Einleitung von Gasen, die elektrische Behandlung, Wasserentziehung und Zusatz von zersetzungswidrigen Chemikalien. – Vgl. auch Behrings Patentanspruch für das Verfahren zur Sterilisierung bezw. Konservierung vom 2.4.1904. BAM, EvB/B 210/1/3/3.

148 Carl Bolle an Behring, o. D. [ca. 1903]. BAM, EvB/B 210/1/3/1.

149 Formaldehyd wird bis heute als Flächendesinfektionsmittel verwendet. Als Lebensmittelzusatzstoff kommt es nur noch bei der Herstellung von Süßstoffen zum Einsatz.

150 Briefwechsel zwischen Behring und Nikolaus Gerber (Dr. N. Gerber's Molkerei), 17.6.1904 – 28.7.1904. BAM, EvB/B 51 a und b, EvB/B 210/1/2.

151 Otto Heubner an Behring, 7.3.1904. BAM, EvB/B 62/2.

152 Grundmann: Behring in Marburg, S. 182 f.

153 Hans Much, Paul Römer: Ein Verfahren zur Gewinnung einer von lebenden Tuberkelbazillen und anderen lebensfähigen Keimen freien, in ihren genuinen Eigenschaften im Wesentlichen unveränderten Kuhmilch, in: Beiträge zur Klinik der Tuberkulose 8 (1906), S. 349-364.

154 Wissenschaftliche Deputation für das Medicinalwesen an den Minister für geistliche, Unterrichts- und Medizinal-Angelegenheiten, 27.7.1904, Bl. 265-270, hier Bl. 270, zit. nach Grundmann: Behring in Marburg, S. 182.

155 Albert Calmette: L'infection bacillaire et la tuberculose chez l'homme et chez les animaux; processus d'infection et de defense. Paris 1920, S. 578.

156 ›Sei sauber …!‹ Eine Geschichte der Hygiene und öffentlichen Gesundheitsfürsorge in Europa. Ausstellungskatalog Musée d'Histoire de la Ville de Luxembourg. Köln 2004. – Ausführlich Verena Limper: Flaschenkinder. Säuglingsernährung und Familienbeziehungen in Deutschland und Schweden im 20. Jahrhundert. Wien/Köln/Weimar 2021, S. 56-64.

157 Behring: Säuglingsmilch und Säuglingssterblichkeit, S. 10.

158 Eduardi Jenneri […] Disquisitio De Caussis Et Effectibus Variolarum Vaccinarum, ex Anglico in Latinum Conversa ab Aloysio Careno. Wien 1799. [Privatbibliothek Nr. 775, mit Behrings hs. Anmerkungen und einer Einlage.]

159 Im Sommersemester 1897 (BAM, EvB/W 91), im Wintersemester 1902/03 (Thema »Pocken«, BAM, EvB/W 97).

160 Von lat. *bovis*, das Rind.

161 Emil von Behring: Zur Prioritätsfrage in Sachen der Jennerisierung von Rindern gegen Perlsucht. BAM, EvB/L 238/5.

162 Dazu Zeiss, Bieling: Behring, S. 280-289.

163 [Emil von Behring:] Vorlesung im Wintersemester 1902/03 (Thema »Pocken«). BAM, EvB/W 97.

164 Paul Ehrlich an Frigedrich Althoff, ca. 17.2.1906. Nl Althoff, Nr. 668, Dok.-Nr. 709, Bl. 80-92.

165 Mariano Martini, Giorgio Besozzi, Ilaria Barberis: The never-ending story of the fight against tuberculosis: from Koch's bacillus to global control programs, in: Journal of Preventive Medicine and Hygiene 59 (2018), E241–E247; hier E243. https://doi.org/10.15167/2421-4248/jpmh 2018.59.3.1051. WEB 3.5.2022.

166 Calmette: L'infection bacillaire et la tuberculose, S. 577.

167 Martin Klimmer: Beitrag zur Schutz- und Heilimpfung gegen die Tuberkulose, in: Wolfgang Weichardt (Hg.): Ergebnisse der Hygiene, Bakteriologie, Immunitätsforschung und Experimentellen Therapie, Bd. 14. Berlin 1933, S. 1-81; hier S. 10.

168 Grundmann: Ein Impfstoff gegen Rindertuberkulose, in: dies: Behring in Marburg, S. 172-178.

169 Behring an Elias Metschnikoff, 20.11.1905. (Abschrift.) BAM, EvB/B 1/108.

170 Behring definiert diese Immunmilch als »Milch von Kühen, die auf besondere Art tuberkuloseimmun gemacht worden sind, welche Milch bei der Verabreichung an neugeborene menschliche Säuglinge diesen Tuberkuloseimmunität verleihen soll.« – Plenarversammlung des Deutschen Landwirtschaftsrats (1906), Vortrag Behring, S. 15.

171 Behring an Elias Metschnikoff, 30.12.1906. (Abschrift.) BAM, EvB/B 1/116.

172 Der Säugling als »body machine«; Beispiele bei Limper: Of Human Cows, S. 99-102 u. S. 106.

173 Behring an Émile Roux, 4.7.1900. BAM, EvB/B 1/158a: Im September 1900 kämen Emil und Else Behring mit Sohn Fritz nach Paris, momentan stille seine Frau noch Bernhard [geboren am 27.2.1900, UE].

174 Vgl. Ulrike Enke: Sufonmilch und Kuhstallhygiene. Zur Tiermilchernährung von Neugeborenen und Säuglingen im frühen 20. Jahrhundert, in: BVKJ 9 (2013), S. 500-505.

175 Behring an Carl Duisberg. Briefentwurf, ca. 1904. BAM, EvB/B 1/26.

176 Zum Vogelsberger Höhenvieh vgl. S.511, Anm. 115. – Behring an Heinrich Steinmetz, 2.8.1900. (Bericht.) BAM, EvB/L 251.

177 [Paul Römer:] Die Bovovaccination. Mitteilung des Herrn Dr. Römer gelegentlich des Besuchs französischer Aerzte. BAM, EvB/L 255/1.

178 [Emil von Behring, Paul Römer:] Argentinische Versuche: Tuberkulose-Bekämpfung, Slg., 19 Dokumente. BAM, EvB/W 7.

179 Herman Strelinger an Paul Römer, 14.3.1904. BAM, EvB/B 180/2; Wilhelm von Schwanenfeld, Graf von Schwerin, an Behring, 16.1.1905. BAM, EvB/139/2; Hermann von Schwerin-Wolfshagen an Behring, 31.1.1905. BAM, EvB/B 140.

180 Vgl. August Eber: Tuberkulinprobe und Tuberkulosebekämpfung beim Rinde. Wissenschaftliche Untersuchungen und praktische Erfahrungen. Berlin 1898.

181 Gästebuch: »G. Lorenz, A. Eber, M. Schlegel 1.1.1902«. [Offenbar falsch datiert, UE.] (Privates Gästebuch, Slg. E. u. T. v. Behring.)

182 Gustav Lorenz: Die Bekämpfung der Rindertuberkulose und das Behringsche Immunisierungsverfahren. Vortrag gehalten in der Generalversammlung des tierärztlichen Vereins der Provinz Starkenburg, 31.10.1903. (Publ. in: Berliner tierärztliche Wochenschrift 48, 1903, S. 733-738 u. 50, S. 780.)

183 BAM, Quellensammlung Tuberkulose, 1905-1906. BAM, EvB/L 255/4. Gustav Lorenz: Die Schutzimpfung des Rindviehs gegen Tuberculose nach v. Behring und die Ausführung von Probeimpfungen im Grossherzogthum Hessen (ein vorläufiger Bericht), in: Zeitschrift für Thiermedizin, NF 9 (1905), S. 1-22.

184 Wilhelm von Leonrod an Behring, 28.1.1905. BAM, EvB/B 89/5.

185 Zu Herman Strelinger siehe: Strelinger, Herman, in: https://www.arcanum.com/hu/online-kiadvanyok/Lexikonok-magyar-irok-elete-es-munkai-szinnyei-jozsef-7891B/s-A6233/strelinger-herman-AAFA7/ [ungarisch]. WEB, 31.3.2022.

186 Herman Strelinger: Dreijährige Erfahrungen über die Schutzimpfungen gegen Tuberkulose nach v. Behring. Durchgeführt auf den ungarischen Gütern Sr. Königlichen Hoheit des Prinzen Ludwig von Bayern zu Sárvár in Ungarn, in: Zeitschrift für Tiermedizin, NF 10 (1906), S. 118-132; Die Perhydrase-Milch in der Praxis. Marburg 1906. (Magyarul valamelyik szaklapban.) Hermann Strelinger: Perhydrasemilch nach Much und Römer: Herstellung und Versand einer keimfreien rohen Dauermilch im Grossbetriebe in Sárvár, Ungarn. Marburg 1907. – Auf Ungarisch: A Behring-féle gümőkór ellen való védőojtás eredménye a sárvári uradalomban. Sárvár 1904.

187 Programm des VIII. Internationalen Tierärztlichen Kongresses 3.-9. September 1905 in Budapest, in: Schweizer Archiv für Tierheilkunde 47 (1905), S. 101-105.

188 Vgl. Slg. »Tuberkulose«: BAM, EvB/L 255/4.

189 Neues Wiener Tageblatt 157 (8.6.1905). – Zu Erzherzog Friedrich siehe: https://de.wikipedia.org/wiki/Friedrich_von_Österreich-Teschen. WEB, 28.3.2022.

190 Zur Zentralmolkerei in Wien: https://brand-history.com/erzherzog-friedrichsche-zentral-molkerei-wien/. WEB, 30.3.2022.

191 Strelinger: Dreijährige Erfahrungen.

192 Verhandlungen der 34. Plenarversammlung des Deutschen Landwirtschaftsrats. 1906. Ver-

handlung vom 8. Februar 1906 [Wilhelm von Schwerin-Göhren: Bericht und Diskussionsbeitrag]. BAM, SD 5, Stand A-I, Nr. 1, S. 29 f.

193 Gästebucheintrag: »13/14 Juny 04 Härmann Graf Schwerin-Wolfhagen«. (Privates Gästebuch, Slg. E. u. T. v. Behring.)

194 Plenarversammlung des Deutschen Landwirtschaftsrats (1906), Vortrag Behring, S. 29 f.

195 Behring an Carl Duisberg. Briefentwurf, ca. 1904. BAM, EvB/B 1/26.

196 Hubert Glaser: Ludwig II. und Ludwig III. – Kontraste und Kontinuitäten, in: Zeitschrift für bayerische Landesgeschichte 59 (1996), S. 1-14. (Digitalisat. WEB 28. 3. 2022.)

197 Aufstellung der staatlichen Zuschüsse für die Rinder-Tuberkulose-Forschung von Emil von Behring, 1898 bis 1903, Aktennotiz über Zuschüsse. (Nl Althoff, Nr. 325, Dok.-Nr. 147.)

198 Die Lieferung erfolgte in getrockneter und in flüssiger Form, abgepackt in Glasfläschchen.

199 Gesellschaftsvertrag zwischen Emil von Behring und Siebert & Ziegenbein betreffend die Herstellung und den Vertrieb von Tetanusheilserum und Tuberkuloseimpfstoff, Marburg, 15. 8. 1903. BAM, EvB/L 222. – Vgl. Grundmann: Behring in Marburg, S. 169.

200 Zum Behringwerk und den 1914 gegründeten Behringwerken s. Kap. XV, S. 375-400.

201 Carl Siebert an Behring, 25. 2. 1905. BAM, EvB/B 195/2.

202 [Firma Dr. Siebert und Dr. Ziegenbein, Marburg an der Lahn:] Bedingungen für die Impfstoffabgabe zu schematischen Schutzimpfungen von Rindern gegen Tuberkulose. BAM, EvB/B 204.

203 Carl Siebert an Behring, 1. 3. 1905. BAM, EvB/B 195/3.

204 Zu Leonard Pearson s. https://www.saddleandsirloinportraitfoundation.org/post/leonard-pearson-inducted-1918. WEB 31. 3. 2022.

205 Leonard Pearson, S. H. Gilliland: Some Experiments upon the immunization of cattle against Tuberculosis. Sonderdruck aus: Journal of comparative medicine and veterinary archives, Nov. 1902; Leonard Pearson, Mazyck P. Ravenel: Tuberculosis of cattle and the Pennsylvania plan for its repression: with a paper on tuberculosis of cattle and its repression in Denmark. Philadelphia 1901.

206 The New York Times, January 24, 1903, S. 6: »Philadelphia, Jan. 23 – Dr. Leonard Pearson, Dean of the veterinary department of the University of Pennsylvania to-day announced that experiments covering a period of more than two years had proved conclusively that cattle may be rendered immune from tuberculosis by vaccination.«

207 Carl Siebert an Behring, 1. 3. 1905. BAM, EvB/B 195/3.

208 Official Gazette of the United States Patent Office 117, Teil 1 (1905), Alphabetic List of Patentees, S. XI.

209 Carl Siebert an Behring, 1. 3. 1905. BAM, EvB/B 195/3.

210 Jones: Valuing Animals.

211 Gästebucheintrag: »Leonard Pearson 5 August, 1904«. (Privates Gästebuch, Slg. E. u. T. v. Behring.)

212 »L'imperfection des résultats obtenus par la méthode de v. Behring a déterminé beaucoup d'expérimentateurs à chercher des modifications susceptibles d'en accroître l'efficacité ou d'en restreindre les inconvénients, – la gravité de ces derniers, d'après ce qui vient d'être dit ci-dessus, imposant les plus expresses réserves.« Calmette: L'infection bacillaire et la tuberculose: »Bovovaccination de Behring«, S. 578-583; hier S. 583.

213 Freundliche Mitteilung von Julia Langenberg, 30. 3. 2022.

214 Plenarversammlung des Deutschen Landwirtschaftsrats (1906), Vortrag Behring, S. 14.

215 Es handelt sich hierbei um eine Bakterienemulsion, die auf Behrings Prinzip der Abschwächung eines Antigens durch Behandlung mit gleichartigem Serum beruht. Vgl. Eduard Müller (Hg.): Die Therapie des praktischen Arztes. 2. Bd.: Rezepttaschenbuch. Berlin 1923, S. 433.

216 Die Informationen basieren auf den mir freundlicherweise vorab zur Verfügung gestellten Erhebungen von Julia Langenberg. – Julia Langenberg: Pferde, Banken, Schweinepest: Die Geschichte der Behringwerke in Marburg 1918-1929. Darmstadt/Marburg 2023; hier: Preisliste Produkte Behringwerke 1914-1929, Tab. 31, S. 270-273.

217 Calmette: L'infection bacillaire et la tuberculose.

218 Zeiss, Bieling: Behring, S. 440. – Die Darstellung von Behrings Tuberkulose- und Rindertuberkuloseforschung umfasst fünf Kapitel (S. 276-441) und bildet einen Kernpunkt der Biographie.

219 In seinem Buch *L'infection bacillaire et la tuberculose chez l'homme et chez les animaux* nimmt Calmette auch Bezug auf die Marburger Studien von Behring, Ruppel, Much und Römer.

220 Stefan H.E. Kaufmann: Vaccine Development against Tuberculosis over the Last 140 Years: Failure as Part of Success, in: Frontiers in Microbiolology, 6.10.2021 https://www.frontiersin.org/articles/10.3389/fmicb.2021.750124/full. WEB 28.4.2022.

221 Das Verfahren nannte Calmette *vaccination préventive*. Albert Calmette: La vaccination préventive de la tuberculose par le BCG (Bacille Calmette-Guérin). Paris 1928.

222 Als 1930 in Lübeck verunreinigter Impfstoff verabreicht wurde und viele Impflinge starben, geriet BCG in Misskredit (»Lübecker Impfunglück«). Dennoch wird BCG bis heute als Lebendimpfstoff gegen Tuberkulose verwendet. Die präventive Impfung schützt in den meisten Fällen vor heftigen Krankheitsverläufen, jedoch nicht vor der Lungentuberkulose. Tuberkulose wird heute durch eine langwierige, sich über Monate erstreckende Antibiotikagabe behandelt. – Zum Lübecker Impfunglück Christian Bonah, Philippe Menut: BCG vaccination around 1930: dangerous experiment or established prevention?, in: Volker Roelcke, Giovanni Maio (Hg.): Twentieth Century Ethics of Human Subjects Research. Stuttgart 2004, S. 111-127; sowie Malte Thießen: Praktiken der Vorsorge als Ordnung des Sozialen: Zum Verhältnis von Impfungen und Gesellschaftskonzepten im »langen 20. Jahrhundert«, in: Sylvelyn Hähner-Rombach (Hg.): Geschichte der Prävention. Akteure, Praktiken, Instrumente. Stuttgart 2015, S. 203-227.

223 Behring: Therapeutische Tierexperimente, S. 352.

224 Die Unterschiede zwischen Koch und Behring beschreibt Hans Much: »Koch ist Flieger, Brehring Überflieger. Koch sorgt für seine Leute, mögen sie noch so unbegabt sein. […] Koch kämpft mit seinen Schülern. Das ist sehr klug. Koch ist ein Mann, der die Wirklichkeit der Wissenschaft meistert; Behring meistert die Wirklichkeit des Weltmarkts und des eigenen Ichs.« Much: Arzt und Mensch, S. 22.

225 Behring an Elias Metschnikoff, 13.6.1907. (Abschrift.) BAM, EvB/B 1/120.

226 Much: Arzt und Mensch, S. 15.

227 Plenarversammlung des Deutschen Landwirtschaftsrats (1906), Vortrag Behring, S.S. 41 (»meine Laboratoriumsdiener«).

228 Lingelsheim wurde 1899 zunächst an die deutsche zoologische Station in Neapel beurlaubt; im Mai 1901 wurde er Leiter der hygienischen Station in Beuthen. Vgl. Lingelsheim, Hugo August Walter von, in: Hessische Biografie https://www.lagis-hessen.de/pnd/117675806. WEB 2.5.2022.

229 Farbwerke Vormals Meister, Lucius und Brüning an Wilhelm G. Ruppel, 22.1.1903 (Angebot einer freiwerdenden Stelle). BAM, EvB/B 196/52.

230 BAM: Argentinische Versuche: Tuberkulose-Bekämpfung 1906/1907 [Titel fing.]. BAM, EvB/W 7/1-19.

231 Much: Arzt und Mensch, S. 26-28.

232 »[…] im Gegensatz zu Koch haßte er jede eigene Veröffentlichung seiner Mitarbeiter. Er wollte alles sein. Darum konnte er nie Schule machen. Es war erbärmliche Kurzsichtigkeit.« Much: Arzt und Mensch, S. 15.

233 Calmette: L'infection bacillaire et la tuberculose, S. 583-584: »Tauruman de R. Koch, et Schütz, Neufeld et Miessner.«

234 Vgl. Paul Ehrlich an Friedrich Althoff, 12.9.1903, in Kap. VIII, S. 238.
235 Paul Ehrlich an Friedrich Althoff, [undat., vermutlich. 15./17.2.1906]. Nl Althoff, Nr. 668, Dok.-Num. 79.
236 Der Brief Behrings an Althoff vom 15.2.1906 enthält Althoffs hs. Anmerkung: »Eine weitere Abschr. an Goldsch[eider] geschickt mit der Anfrage, was er von den neuesten Behringiana halte. [...] 20/2«. –Behring an Friedrich Althoff, 15.2.1906. NI Althoff, Nr. 668, Dok.-Num. 73, 74.
237 Ebd.
238 Vgl. Abb. 48 und 53 in diesem Kapitel sowie Abb. 58 in Kap. XV.
239 Emil von Behring: Ueber Rindertuberkulosebekämpfung und über hygienisch einwandfreie Milchgewinnung, in: Mitteilungen der Zentralstelle der Preußischen Landwirtschaftskammern 27 (1907), S. 187-190; Emil von Behring: Beitrag zur Lehre von den Infektionswegen der Tuberkulose, in: Tuberculosis 4 (1907), S. 423-436.
240 Emil von Behring: Pasteur, in: Internationale Wochenschrift für Wissenschaft, Kunst und Technik, 27.7.1907, S. 519-533.

XIV. Krise und Krankheit

1 Ernst Wilhelm Behring, geb. 14.1.1857, gest. 20.7.1904, beerdigt in Hansdorf 24.7.1904. Quelle: Genealog. Forschungen Siegfried Malcher.
2 Der Bankier und Direktor der Firma Degussa, Hugo Andreae, war so alt wie Behring. Vermutlich kannte man sich aus Capri, wo Andreae die Villa *Capricorno* besaß.
3 »Kümmere dich nicht darum« versus »Immer dabei!«
4 Behring an Friedrich Althoff [hs. mit zahlr. Überschreibungen, Entwurf?], 27.7.1904. BAM, EvB/B 1/10.
5 Acta Emil Adolph v. Behring, Bl. 32, 35, 36 und 38.
6 Behring an Friedrich Althoff [Entwurf?], 27.7.1904. BAM, EvB/B 1/10.
7 Eindrucksvoll bringt Behring diese Haltung in Briefen an Ehrlich zum Ausdruck: »Aber à la guerre comme à la guerre! Daß ich da schließlich sogar am Kampf nicht bloß des Sieges sondern auch des Kampfes wegen [...] meine Freude habe, das liegt nun mal in meiner Natur.« Behring an Paul Ehrlich, 30.8.1903. BAM, EvB/B 1/32.
8 »Sie sind doch ein Kampfhahn erster Güte!« Max Schottelius an Behring, 12.12.1904. BAM, EvB/B 136/2.
9 Ebd.
10 Behring an Erich Wernicke, 28.12.1904. BAM, EvB/B 1 /269.
11 Behring an Elias Metschnikoff, 4.8.1907. (Abschrift.) BAM, EvB/B 1/121.
12 Vgl. Kap. XIII,3.1: Das Scheitern der Tuberkuloseforschung, S. 348-354.
13 Der Kongress fand vom 2. bis 7. Oktober 1905 in Paris statt. – S. dazu Behrings Kongressbericht an den Minister der Geistlichen, Unterrichts- und Medizinalangelegenheiten, 24.10.1905. BAM, EvB/L 254.
14 So schrieb der Pariser Pathologe Maurice Letulle kurz nach dem Tuberkulosekongress am 13.10.1905, er sei wie Émile Roux ein Bewunderer Behrings. An einer »collaboration des savants français« sei er sehr interessiert. Seine Labore stelle er in Behrings Dienste; gerne wolle er Versuche in seiner Klinik machen lassen. Wenn Behring es wünschte, käme Letulle sofort nach Marburg. – Maurice Letulle an Behring, 13.10.1905. BAM, EvB/B 90/2.
15 Vgl. Briefwechsel zwischen Behring und Saturnin Arloing bzw. seinem Sohn Fernand Arloing. BAM, EvB/B 6/2-6, sowie EvB/B 1/13.
16 Vgl. Fernando Davél an Behring, 30.10.1906. BAM, EvB/W 7/8.

17 Henri Vallée war nach Edmond Nocards frühem Tod dessen Nachfolger in der Tierarzneischule in Alfort geworden und forschte ebenfalls zur Rindertuberkulose. »Henri Vallée« https://fr.wikipedia.org/wiki/Henri_Vallée. WEB 17.8.2022.

18 So ist in einem Brief an Wilhelm von Schwerin von internationalen Beziehungen zu »hervorragenden Tuberkuloseforschern« die Rede. – Behring an Wilhelm Schwerin von Schwanenfeld, 11.1905. BAM, EvB/B 1/175.

19 In seinem Artikel *La faillité d'un savant* im Pariser *Matin* vom 7.10.1906 weist Vallée auf die von ihm in Versuchen festgestellte Virulenz von Behrings Bovovaccin für Meerschweinchen hin. – Näheres zu dem Konflikt bei Zeiss, Bieling: Behring, S. 396-410. Zu der Auseinandersetzung siehe Behringwerke Mitteilungen, Heft 2, S. 68-80.

20 Emil von Behring: Cui bono? [1.2.1907] BAM, EvB/SD 5, Nr. 58, S. 7. https://archiv.ub.uni-marburg.de/ubfind/Record/urn:nbn:de:hebis:04-eb2013-0225/View. WEB 6.9.2022.

21 Behring an Friedrich Althoff [Entwurf?], 27.7.1904. BAM, EvB/B 1/10.

22 Etwa bei Behrings Auseinandersetzungen mit Paul Ehrlich, was zu einem von Althoff moderierten Treffen von Behring und Ehrlich in Nordhausen führte. Vgl. Behring an Friedrich Althoff, 30.8.1903. BAM EvB/B 1/8. (Mit Komment. durch Althoff.)

23 Sombart: Althoff, in: Neue Freie Presse Wien, 4. August 1907 (Nr. 15427, 1907), S. 2f., B. A.: Althoffs Rücktritt, in: Neue Freie Presse (ebd.), S. 3f.

24 Das Baden-Badener Sanatorium Dr. Paul Ebers, Markgraf-Bernhardstrasse 32/34 am Annaberg, wurde von dem Arzt Paul Ebers begründet und geleitet. Die Klinik warb für sich als Privatheilanstalt für Nerven- und innere Krankheiten. – S. Adressbuch der Stadt Baden-Baden 1900, Baden-Baden 1900, S. 32.

25 Seine Frau und seine Schwiegermutter begleiteten ihn. – Behring an Friedrich Althoff, 8.9.1907 (aus Baden-Baden). Nl Althoff, Nr. 668, Dok-Nr. 96-97.

26 »Neurasthenie« galt als Krankheitsdiagnose der Zeit. Das Krankheitsbild umfasste Gefühle der Niedergeschlagenheit, Schlaflosigkeit, »Überreizung« und ähnliche Symptome. Die Krankheit wurde als therapiebedürftig und therapierbar angesehen, zu den Maßnahmen gehörten u.a. längere Kur- und Sanatoriumsaufenthalte, bevorzugt in entfernten Heilbädern. – Zu dem über Erschöpfung und Überarbeitung klagenden Fritz Haber und seiner »Neurasthenie« s. Szöllösi-Janze: Fritz Haber, S. 123.

27 Szöllösi-Janze: Fritz Haber, S. 123.

28 Franz Carl Müller: Vorwort, in: ders. (Hg.), Rudolf von Hoeßlin (Bearb.) u.a.: Handbuch der Neurasthenie. Leipzig 1893, S. V f; hier: S. V.

29 Carl Pelman: Über die Errichtung von Sanatorien für Nervenkranke, in: Centralblatt für allgemeine Gesundheitspflege 19 (1900), S. 441-448; zit. nach Szöllösi-Janze: Fritz Haber, S. 123.

30 Der Politiker Heinrich von Schönaich-Carolath war Präsident der Berliner Hygieneausstellung von 1907, bei der auch das Marburger Hygieneinstitut Exponate ausstellen sollte. BAM, EvB/L 257/1-8.

31 Behring an [Heinrich von Schönaich-Carolath], 27.8.1907. BAM, EvB/L 257/2.

32 Behring an Friedrich Althoff, 8.9.1907. Nl Althoff, Nr. 668, Dok.-Nr. 96-97.

33 Friedrich Althoff an Behring, 14.12.1903. BAM, EvB/B 3/24; Friedrich Althoff an Behring, 8.1.1904. BAM, EvB/B 3/26.

34 Max Reger (1873-1916), in: Andreas Otte, Konrad Wink (Hg.): Kerners Krankheiten grosser Musiker. Stuttgart [6]2008, S. 403-420.

35 Emil von Behring: Vollmacht, 28.9.1907. BAM, EvB/L 274.

36 Auskünfte erteilte Klara Rabensteiner (Ordensschwester Klara, Barmherzige Schwestern) bei meinem Besuch in Martinsbrunn im Oktober 2016. – Sr. Klara Rabensteiner verdankt sich auch das bebilderte Redemanuskript von Sanitätsdirektor Dr. Vögele zum 100-jährigen Bestehen von Martinsbrunn im Jahre 1991.

37 Zu Hoeßlin [auch Hößlin oder Hoesslin] im privaten Umfeld vgl. Wolfgang Locher: Die Anfänge der Chirurgischen Privatheilanstalt des Dr. Albert Krecke in München 1890 bis 1914. München/Gräflingen 1984. – Krecke war mit Hoeßlins Tochter Margarete verheiratet.

38 Die Anstalt war 1885 von Hoeßlin als Sanatorium für Innere und Nervenkrankheiten gegründet worden. Großen Wert legte man auf physikalische Heilverfahren, auf Hydro- und Elektrotherapie, auf die Behandlung mit Höhensonne sowie Massagen. Vgl. Wolfgang Locher: Kuranstalt Neuwittelsbach, Klinik für Innere Krankheiten (um 1933), in: Münchner ärztliche Anzeigen 18 (2006), S. 5.

39 [Abschr.:] Krankengeschichte Emil von Behrings ab 1907 [Fragm.], 22.11.1907-23.2.1915. BAM, EvB/L 268.

40 Das auf historischen Postkarten dokumentierte ursprüngliche Gebäude im Stil einer herrschaftlichen Villa mit Seitenflügeln und Anbauten und einem angrenzenden parkähnlichen Garten wurde im Zweiten Weltkrieg zerstört. Heute steht hier ein moderner Krankenhauskomplex.

41 Stefan Vogt: Das Krankenhaus Neuwittelsbach, in: Neuhauser Werkstatt-Nachrichten; historische Zeitschrift für Neuhausen, Nymphenburg, Gern und Umgebung. München 2022, S. 187 f.

42 »[…] weitaus die Mehrzahl der Patienten«, schreibt Hoeßlin in seinem 1927 erschienenen *Jahresbericht*, suche die Anstalt auf den Rat »ihres Hausarztes oder eines Konsiliararztes« auf. Rudolf von Hoeßlin et al.: 21.-40. Ärztlicher Jahres-Bericht der Kuranstalt Neu-Wittelsbach München. Sanatorium und Privatklinik für innere Krankheiten und Nervenkrankheiten. München 1927, S. 4.

43 Münchner-Augsburger Abendzeitung, 14.1.1932, zit. nach Stefan Vogt: Das Krankenhaus Neuwittelsbach, in: Neuhauser Werkstatt-Nachrichten 8 (2002), S. 25.

44 Über weibliche Patientinnen berichtet Sergei Pankejeff in seinen Erinnerungen, so über eine Baronesse T. aus Triest. – [Sergei Konstantinovitch Pankejeff:] Die Erinnerungen des Wolfsmannes, in: Muriel Gardiner (Hg.): Der Wolfsmann vom Wolfsmann. Mit der Krankengeschichte des Wolfsmannes v. Sigmund Freud. Frankfurt a. M. 1972, S. 17-165; hier S. 74.

45 Gehe AG (Hg.): Gehes Codex der Bezeichnungen von Arzneimitteln, kosmetischen Präparaten und wichtigen technischen Produkten mit kurzen Bemerkungen über Zusammensetzung, Anwendung und Dosierung sowie einer Verdeutschung der vorkommenden fremdsprachlichen Fachausdrücke. Dresden [3]1920, S. 470.

46 Nach Behrings Medikation gemäß Ordinationsbogen.

47 Hoeßlin: Jahres-Bericht 1927, S. 4.

48 Zu Emil Kraepelins Biographie und wissenschaftlicher Leistung in kritischem Überblick: Eric J. Engstrom, Wolfgang Burgmair, Matthias M. Weber: Emil Kraepelin (1856-1926): Zwischen klinischen Krankheitsbildern und »psychischer Volkshygiene«, in: Deutsches Ärzteblatt 41 (2006), S. 2685-2691.

49 »Die in der Kuranstalt gebrauchte Behandlungsmethode [beruht] auf Kräpelins [sic] Lehre vom Ablauf des manisch-depressiven Irreseins […]. Die Tatsache des regelmäßigen Ablaufs der depressiven Periode, die spontane volle Wiederherstellung des Leistungswillens und die gänzliche Nutzlosigkeit, ja Gefährlichkeit der Aufmunterungsmethoden rechtfertigen unsere Maßnahmen in jedem einzelnen Fall.« Hoeßlin: Jahres-Bericht 1927, S. 46.

50 Alfred Goldscheider an Rudolf von Hoeßlin [Abschr.], 20.12.1907. MPIP GDA 824, S. 13

51 Briefentwurf an Friedrich Althoff vom 9.7.1907 über Goldscheider: »[…] seit 30 Jahren in freundschaftlichem Verkehr«. Emil von Behring: Kladde »7/IX 06«. BAM, EvB/W 68. Erinnert sei an die Einladung zum Krebsessen mit Freunden bei Behring am 1. Juni 1892. – Behring an Erich Wernicke, 29.5.1892. BAM, EvB/B 1/211.

52 Paul Ehrlich an Friedrich Althoff [undat., vermutlich. 15./17.2.1906]. Nl Althoff, Nr. 669, Dok.-Nr. 79.

53 Alfred Goldscheider an Rudolf von Hoeßlin [Abschr.], 20.12.1907. – MPIP GDA 824, S. 13.
54 Die Tabes mache »Fortschritte«, so Behring. »Ordinations-Bogen«, Eintrag 12.12.1908; S. 5.
55 Roth: Die Arzneimittel der heutigen Medicin.
56 »Lués / R[ecipe] Hydrarg[yri] mur[iatici] corros[ivi] 0,4 / Succi et Pulv[eris] Liquiritiae a[n]a 2,0 / F[iant] pill[ulae] N[ume]ro 30 / D[a]S[igna] die ersten 8 Tage 3mal täglich / 1 Pille u[nd] dann von 3 zu 3 Tagen pro die / um 1 Pille zu steigern.« Transkr. u. Erg.: Dr. Kerstin Grothusheitkamp.
57 Die Alopezie wollte Behring mit »Virginia-Pomade« nach Hermann Hager behandeln; die hs. Rezeptur befindet sich auf einer der vorderen Blankodoppelseiten von Roths *Arzneimittel.*
58 Rudolf von Hoeßlin an Alfred Goldscheider, 23.11.1908, MPIP GDA 824, S. 14.
59 Ebd.
60 Der Bericht (Abschrift) enthält den Ordinationsbogen und mehrere Briefe zum Krankheitsverlauf Behrings. Der Bericht wurde vom Archivar des Max-Planck-Instituts für Psychiatrie in München, Clemens Dücker, 2022 im Archiv des MPIP gefunden und mir dankenswerterweise zur Verfügung gestellt (Sign. MPIP GDA 824). Für wichtige Hinweise danke ich Prof. Tilo Kircher, Marburg.
61 Korrigiert werden müssen zwei Fehler: So wurde Behring nicht am 22. Dezember, sondern bereits am 22. November 1907 in der Klinik aufgenommen, er war damals 53, nicht 54 Jahre alt.
62 Klassifizierung der Depression und Suizidalität nach Heinz Henseler: Narzißtische Krisen. Zur Psychodynamik des Selbstmords. Reinbek 1974.
63 Feststellung der Invalidität am 20. April 1895: Der beidseitige Leistenbruch infolge des Reitens wird durch einen Arzt des militärärztlichen Dienstes am 20.4.1895 bestätigt. Die Untersuchung ergab zudem, dass er ansonsten völlig gesund sei. Durch den Leistenbruch sei Behring »feldunfähig« und für »dauernd halbinvalide«, aber »garnisonsfähig«. BAM, EvB/L 143/1, Bl. 176.
64 »Ordinations-Bogen«, Eintrag 22.11.1907 und 23.11.1907, S. 1.
65 »Ordinations-Bogen«, Eintrag 14.1.1908, S. 2.
66 »Die Suicidgefahr […] macht die die dauernde Anwesenheit einer Pflegerin notwendig.« Hoeßlin: Jahres-Bericht 1927, S. 46.
67 »Ordinations-Bogen«, Eintrag 10.11.1908, S. 4.
68 »Ordinations-Bogen«, Eintrag 15.11.1908, S. 4.
69 »Ordinations-Bogen«, Eintrag 28.12.1908. S. 5.
70 »Ordinations-Bogen«, Eintrag 16.7.1909, S. 5.
71 Davon habe der Patient »angeblich gar nichts gespürt«. »Ordinations-Bogen«, Eintrag 20.4.1909, S. 8.
72 »Bei sehr unruhigen Personen und Geisteskranken auch höhere Gaben. Dosen über 0,5g gebe man nicht auf einmal.« – Gehes Codex der Bezeichnungen von Arzneimitteln, S. 470. – Zum Proponal s. P. Schirbach: Klinische Erfahrungen mit Proponal, in DMW 32 (1906), S. 1576 f. – Dank an Maximilian Haars für den Literaturhinweis.
73 Elise Spinola hielt sich vom 18.12.1909 bis 3.1.1910 in München auf. »Ordinations-Bogen«, Eintrag 18.12.1909 und 3.1.1910, S. 10 u. 11.
74 Else von Behring an Elise Spinola. Briefe von November und Dezember 1909 (Slg. E. u. T. v. Behring). – Der damals jüngste Sohn Emil Karl Elie war am 8. Oktober 1906 geboren, damals also zwei Jahre alt.
75 Gehes Codex zur Bezeichnung von Arzneimitteln, S. 506. – Für Hinweise zur Anwendung von Proponal und Sajodin danke ich Axel Helmstädter
76 »Ordinations-Bogen«, Eintrag 15.2.1901, S. 11 u. 12.
77 »Ordinations-Bogen«, Eintrag 1.5.1910, S. 12: »1. 5. Geht seit ca. 5 Tagen nicht zu Tisch. […] betont […] immer wieder, daß er nur noch daran denke, wie ihn der Tod auf eine ehrenvolle

Weise erlösen möchte. / Er wird nie wieder etwas leisten. / Die ›Schande‹ sei zu groß, er sei ganz verkommen, verblödet und verlottert. Läßt sich aber dann doch überreden, mit einen Gang spazieren zu gehen. Gang ohne Beschwerden [...]. Pat. unterhält sich interessiert über wissenschaftliche und tagesgeschichtliche Themata.«– »5. 5. [...], bleibt im Bett, spricht von Suicid.« – »12. 5. [...] er sei verloren; gänzlich ohne Einsicht.«

78 »Ordinations-Bogen«, Eintrag 6. 8. 1910, S. 13.

79 Zu den neuen Projekten s. Kap. XV, S. 380-382. Zu den Briefen an Hoeßlin s. Enke: Behrings Briefe neu gelesen.

80 So am 7. Oktober 1911: »Ab[end]s bei v Hößlin mit Müller's [...] Osk. v. Miller, [...] und Fr. Feilitzsch«. Emil von Behring: Labornotizen zum Diphtherieheilserum und Exzerpte (Philosophie, Literatur) [Titel fingiert], Marburg/München/Capri, 2. 9. 1911-1. 8. 1912. BAM, EvB/W 77/3. – Auch im September 1911 hielt sich Behring in München, u. a. zum Besuch von Richard Wagners *Meistersingern*, auf. Emil von Behring: Reisetagebuch, 11. 8. 1911-30. 11. 1913. BAM, EvB/L 258.

81 Emil von Behring: Meine Blutuntersuchungen. Berlin 1911 (= Beiträge zur experimentellen Therapie, 12). Die Widmung ist datiert auf Weihnachten 1911.

82 Emil von Behring: Versuchsprotokolle. Marburg, 2. 7. 1911. BAM, EvB/W 8/6. – An Hoeßlin berichtet er bereits im September 1910 von der Wiederaufnahme der »Laboratoriumsarbeit«. Behring an Rudolf von Hoeßlin, 17. 9. 1910. BAM, EvB/B 1/64.

83 Emil von Behring: Ueber ein neues Diphtherieschutzmittel, in: DMW 19 (1913), S. 873-876.

84 Hoeßlin: Jahres-Bericht 1927, Fallbericht S. 49 f.

85 Der Bakteriologe Adolf Dieudonné, den Behring aus seiner Berliner Zeit kannte, war seit 1906 in München als Honorarprofessor tätig; Behring hatte während der Zeit in München wieder Kontakt mit ihm.

86 Behring an Erich Wernicke, 12. 12. 1908. BAM, EvB/B 1/273.

87 Pankejeff: Die Erinnerungen des Wolfsmannes.

88 Pankejeffs Vater Konstantin litt ebenfalls an einer schweren Depression; er suizidierte sich 1907, https://en.wikipedia.org/wiki/Sergei_Pankejeff. WEB 25. 8. 2022.

89 Pankejeff: Die Erinnerungen des Wolfsmannes, S. 75.

90 »Ordinations-Bogen«, Eintrag 1. 3. 1909, S. 8.

91 Zeiss, Bieling: Behring, S. 497.

92 Alexander von Engelhardt an Heinz Zeiss, 13. 4. 1939. NL Zeiss-07, Nr. 291. (Engelhardt berichtet über einen Besuch in der Klinik Neuwittelsbach, München, Romanstraße 11.)

93 Aus dem Briefwechsel wird ersichtlich, dass Engelhardt auch andere Recherchearbeiten und Informationsdienste übernahm. So besuchte er auch Wernickes Witwe Meta Wernicke. – Alexander von Engelhardt an Heinz Zeiss, 20. 6. 1939. NL Zeiss-07, Nr. 246.

94 Vgl. dazu auch Volker Roelckes Ausführungen zur »seelischen Gesundheitsführung« bei Zeiss u. a. zum Thema »Zivilisationskrankheit«. Roelcke: »Zivilisationsschäden am Menschen«, S. 42.

95 Vgl. Weindling: Epidemics and Genocide, S. 235.

96 Johann Wolfgang Goethe: Faust. Der Tragödie zweiter Teil: »Wer immer strebend sich bemüht, den können wir erlösen«. (V. 11 936 f.)

97 Zeiss, Bieling: Behring, S. 498.

98 Ebd., S. 497.

99 »Complaining of debilitating fatigue and deep depression, he entered a private sanatory in Munich.« Linton: Emil von Behring, S. 316-318; hier S. 318. – Bei Zeiss und Bieling heißt es: »Schwere Schlaflosigkeit quälte ihn; er litt zudem an depressiven Zuständen«. Zeiss, Bieling: Behring, S. 497.

100 Szöllösi-Janze: Fritz Haber, S. 122 f.

101 W. Jacob: Zur Krankheit Sigmund Freuds, in: Hubert Speidel, Bernhard Strauß (Hg.): Zukunftsaufgaben der psychosomatischen Medizin. Heidelberg 1989, S. 100-107.

102 Gradmann: Nur Helden in weißen Kitteln?, S. 270.

103 Der Schriftsteller Paul Auster schildert die eigene Körpererfahrung und -erinnerung in seinem autobiographischen *Winterjournal* (Reinbek 2013, S. 7): »Vielleicht solltest du deine Geschichten fürs Erste einmal beiseitelegen und zu ergründen versuchen, wie das für dich war, in diesem Körper zu leben – vom ersten Tag, an den du dich erinnern kannst, bis heute.« – Zu neuen Konzepten des Körpers in der Psychoanalyse (»Die Seele im Körper entdecken«) s. Marianne Leuzinger-Bohleber, Robert N. Emde, Rolf Pfeifer (Hg.): Embodiment. Ein innovatives Konzept für Entwicklungsforschung und Psychoanalyse. Göttingen 2013.

104 »Ordinations-Bogen«, Eintrag 15. 11. 1908, S. 4.

105 Der Psychoanalytiker und Narzissmusforscher Heinz Henseler hat diese Art des Rückzugs als passiven Suizid bezeichnet. Henseler: Narzißtische Krisen, S. 71.

106 Ebd.

107 So sollte den sich in einer Ausnahmesituation befindlichen Patienten eine vorzeitige Entlassung erspart bleiben, da sie sich in der häuslichen Umgebung »genieren« würden. Rudolf von Hoeßlin an Alfred Goldscheider, 23. 11. 1908, MPIP GDA 824, S. 14.

108 Unter »Kretin« (aus dem Französischen *crétin*, ein »an Kretinismus leidender Mensch«) verstand man noch Ende des 19. Jahrhunderts einen »Geisteskranken« im Sinne von »schwachsinnig« oder minderbegabt. – Man denke an Äußerungen Behrings über sein »verblödetes Gesicht« im Spiegel oder die Selbstbeschreibung, er sei »ganz verkommen, verblödet und verlottert«.

109 »Ordinations-Bogen«, Eintrag 6. 1. 1909, S. 7.

110 Augustine Behring an Emil Behring [um 1890], BAM, EvB/B 212/1: »[…] da mir bis dahin über B.[ernhards] Anfälle u. Aufenthalt alles verheimlicht wurde, und ich blos so brockenweise ahnte, das [sic] nicht alles in Ordnung ist. […] B[ernhards] Zustand betrübt u. bekümmert uns Alle sehr, u. sein Übel wird wohl kaum heilbar sein, und er zu tief gesunken sein, um selbst etwas dazu beizutragen.« – Augustine Behring an Emil Behring [um 1890], BAM, EvB/B 212/2: »[Bernhard] soll ja jetzt in Stellung sein, […] wer weiß wie lange, seine Karte klang so komisch von einem Mariechen, mit der er uns zu Weinachten [!] besuchen will, aber das sollte vielleicht Pfingsten sein, denn sein Kopf wird ihm wohl nicht ganz klar gewesen sein.«

111 Sterbeurkunde Nr. 22, ausgestellt auf Bernhard Behring. Dalldorf, 16. 1. 1891. – Dank an Siegfried Malcher.

112 Behring, Behring: Chronik der Schule zu Hansdorf. BAM, EvB/S 8, S. 19.

113 Die Recherchen zu den Lebens- und Todesdaten der weit verzweigten Familie Behring verdanken sich Siegfried Malcher und seinen genealogischen Forschungen.

114 »Ordinations-Bogen«, hs. Nachtrag o. D.

115 Behring an Rudolf von Hoeßlin, 17. 9. 1910. BAM, EvB/B 1/64.

116 Ebd.

117 Behrings Ziel war es, durch präventive aktive Immunisierung einen langjährigen Schutz vor der Diphtherie herzustellen. Der Organismus sollte durch eine ausgewogene Mischung von Toxinen und Antitoxinen (TA) dazu gebracht werden, Antikörper selbst zu bilden. – Zur Entwicklung des neuen Diphtherieschutzmittels s. Kap. XV.3.1. »Kühnste Erwartungen«, S. 380-382.

118 Behring an Rudolf von Hoeßlin, 29. 5. 1911. BAM, EvB/B 1/67.

119 Enke: Behrings Briefe neu gelesen, S. 120 f.

120 Else von Behring an Elise Spinola, 2. 10. 1910. (Slg. E. u. T. v. Behring.)

121 Behring an Erich Wernicke, 26. 12. 1912. BAM, EvB/B 1/274.

122 Emil von Behring: Labornotizen zum Diphtherieheilserum und Exzerpte (Philosophie, Literatur), 1911 und 1912 [Titel fing.]. BAM, EvB/W 77/3, S. 33.
123 Der Raum ist für die Öffentlichkeit nicht zugänglich. Durch kleine Türöffnungen ist jedoch die Büste Behrings zu sehen. Sie wird durch die umlaufende Fensterung der Laterne von oben indirekt beleuchtet.
124 Eduard von Hartmann: Das Problem des Lebens: biologische Studien. Bad Sachsa 1906, hier Kap. »Der Tod«, S. 289 ff.
125 Behring: Labornotizen zum Diphtherieheilserum und Exzerpte, S. 37.
126 Behring: Ueber ein neues Diphtherieschutzmittel.
127 Behring an Erich Wernicke, 24. 3. 1913. BAM, EvB/B 1/275.

XV. Die Behringwerke Bremen und Marburg und die Entwicklung eines neuen Diphtherieimpfstoffs

1 Vgl. Kap. VII, 4.6.: Die Farbwerke in Höchst. Kontakte zu August Laubenheimer, S. 190-195.
2 Arbeitsvertrag zwischen Emil Behring und den Farbwerken vorm. Meister, Lucius und Brüning, 23. 4. 1895. BAM, EvB/B 196/28. In diesem und den weiteren Arbeitsverträgen wurde festgelegt, dass das Serum aus der Marburger Versuchs- und Reservestation für Diphtherieheilserum nicht auf den Markt gebracht werden dürfe.
3 BAM, EvB/B 196/46. Wilhelm Ruppel [an Arnold Libbertz], 16. 9. 1902. In einem Gespräch mit Ruppel äußerte Behring die Ansicht, die Angestellten seien ihm »subordiniert«.
4 Behring an Farbwerke vorm. Meister, Lucius und Brüning, 17. 9. 1903. BAM, EvB/B 196/95. Hervorh. im Orig.
5 Behring an Friedrich Althoff [Entwurf?], 27. 7. 1904. BAM, EvB/B 1/10.
6 So im Brief der *Farbwerke* an Behring, 12. 9. 1903. BAM, EvB/B 196/91.
7 Max Casper: Beiträge zur Behandlung des Starrkrampfes der Pferde mit Behring's Tetanus-Antitoxin. Wiesbaden 1897, Diss. med. Freiburg i. Br. 1897. – Casper erhielt 1902 eine tierärztliche Professur an der Universität Breslau und war bis zur Emeritierung im Wintersemester 1934/35 Direktor der dortigen tierärztlichen Klinik.
8 S. Behring an August Laubenheimer, 24. 8. 1902. BAM, EvB/B 196/42.
9 Emil von Behring: Plan der Einrichtung einer staatlichen Kontrollstelle für die Herstellung und den Vertrieb serumtherapeutischer Präparate in Marburg [Typoskr.]. Marburg [1907]. BAM, EvB/L 256/1, S. 2.
10 Carl Duisberg an Behring, 22. 3. 1904. Nl Althoff, Nr. 325, Bl. 89-90.
11 Vgl. [Emil von Behring:] Gesellschaftsgründung Behringwerk Marburg. BAM, EvB/L 240/3, Bl. 6.
12 Behring an August Laubenheimer, 31. 12. 1902. BAM, EvB/B 196/49.
13 Behring an August Laubenheimer, 14. 3. 1903. BAM, EvB/B 196/58.
14 »Kosten über die Einrichtung des Bacteriol. Instituts von Geheimerath Behring in Marburg« (29. 4. 1903). Beil. zum Briefwechsel Behrings mit den *Farbwerken*, 26. 4. 1903. BAM, EvB/B 196/63.
15 Vgl. August Laubenheimer an Behring, 14. 5. 1903. BAM, EvB/B 196/68.
16 Gesellschaftsvertrag zwischen Emil von Behring und Siebert & Ziegenbein betreffend die Herstellung und den Vertrieb von Tetanusheilserum und Tuberkuloseimpfstoff, Marburg, 15. 8. 1903. BAM, EvB/L 222.
17 Zu Strophanthus s. Barbara Rumpf-Lehmann: Pfeilgift aus Afrika als Herzmittel, in: Irmtraut Sahmland, Kornelia Grundmnn (Hg.): Tote Objekte – lebendige Geschichte. Petersberg 2014, S. 206-220.
18 Vertrag zwischen Carl Siebert und Hans Ziegenbein, 1. 1. 1902. (Entwurf.) BAM, EvB/L 220.

19 Zu Siebert und dem *Behringwerk* s. Simon Morgen: Zur Frühgeschichte der Behringwerke unter besonderer Berücksichtigung von Carl Siebert (1863-1931), Diplomarbeit Marburg 2009; Christoph Friedrich: Die Anfänge der Behringwerke unter der Geschäftsführung von Dr. Carl Siebert (1863-1931) – ein Werkstattbericht, in: Sahmland, Grundmann (Hg.): Perspektiven der Medizingeschichte Marburgs, S. 87-102.

20 Gesellschaftsvertrag zwischen Emil von Behring und Siebert & Ziegenbein.

21 Behringwerk, Inh. v. Behring, Siebert, Marburg. Geschäftsnr. H. R. A. Nr. 217 [= Nr. der Firma].

22 Gesellschaftsgründung Behringwerk Marburg 1904. Vertragsentwurf. Typoskr. mit hs. Änderungen Behrings. BAM, EvB/L 240/2 und BAM, EvB/L 240/3.

23 Carl Siebert an Behring, 25. 2. 1905. BAM, EvB/B 195/2: Ziegenbein bittet um Entlassung zum 28. 2. 1905.

24 Wilhelm Scholz: Chronik der Behringwerke 1904-1952 (erste Niederschrift). [Manuskr.] BAM, 1904-1952 (»Geschichte«), Nr. 1536 (UniA MR, Archiv der Behringwerke, Best. 313, Geschichte u. Archiv), S. 7.

25 »Alle Fachblätter und alle Zeitungen belagern mich förmlich mit Bitten um Aufschluss über den Stand meiner therapeutischen Versuche; wenn ich heute einen Vortrag halte, dann weiss morgen schon alle Welt den wesentlichsten Inhalt«. Gesellschaftsgründung Behringwerk Marburg 1904. BAM, EvB/L 240/3, Bl. 6.

26 Katasterverwaltung: Auszug aus der Grundsteuermutterrolle, Bl. 3 u. 4. BAM, EvB/L 228.

27 Behring: Therapeutische Tierexperimente, Tafel III.

28 Mauerwerk, Kellertreppe, Lampen und die Kappendecke sind gut erkennbar und machen eine Identifizierung der noch heute erhaltenen Gebäudeteile möglich.

29 Gemäß Bildunterschrift der Tafel III: »Nach der Natur gezeichnet«.

30 Vgl. Carl Siebert, Paul H. Römer: Ein reines Tuberkulinpräparat (Tubolytin), in: Beiträge zur Klinik der Tuberkulose 26 (1913), S. 193-204.

31 »Wir verkauften in der Woche vom 12. bis 18. Februar an Tuberkulose-Impfstoff für Mk. 234.60, an Tetanusheilserum für Mk. 53.40 und Tuberkulin […] für Mk. 45.67. In dieser Woche hatten wir in Tuberkulose-Impfstoff einen Umsatz von Mk. 203.50, Bestellungen auf Tetanusheilserum gingen nicht ein.« Carl Siebert an Behring, 25. 2. 1905 (BAM, EvB/B 195/2). – Im Juli 1906 betrug der Wochenumsatz 1125 Mark, verkauft wurden Bovovaccin, Tetanusserum und Tuberkulin. (Carl Siebert an Behring, 28. 7. 1906. BAM, EvB/B 195/4.)

32 Laut Vertrag durfte das Marburger Serum nicht auf den Markt gebracht werden. BAM, EvB/B 196/121.

33 Dazu ausführlich Kap. XIV, S. 357-374.

34 Behringwerk, Inhaber C. Siebert. Amtsgericht Marburg, Handelsregister Abt. A, Nr. 217.

35 Vereinbarungen über die vertraglichen Beziehungen zwischen Emil von Behring und Carl Siebert, 31. 1. 1909. BAM, EvB/L 230/2.

36 Behring an Elias Metschnikoff, 18.7.1912. (Abschrift.) EvB/B1/124.

37 Vgl. Kap. VII: »Das Behring'sche Gold«, Abb. 27.

38 Behring: 30 Jahre Diphtherieforschung, in: ders.: Gesammelte Abhandlungen NF, S. 36.

39 Emil von Behring: Die präventive Diphtheriebekämpfung, in: ders.: Epidemiologie, Aetiologie und Bekämpfung der Diphtherie (hg. von E. Friedberger). Berlin 1918, S. 188-200; hier S. 194.

40 Die Morbidität (Krankheitshäufigkeit) gibt die Zahl der Erkrankten in Bezug auf die gesamte lebende Bevölkerung wieder, wohingegen die Mortalität die Sterberate, also das Verhältnis der Zahl der Gestorbenen zur Gesamtbevölkerung – oder einer sonstigen Bezugsgröße – bezeichnet. Vgl. Wolfgang Kiehl (Hg.): RKI-Fachwörterbuch Infektionsschutz und Infektionsepidemiologie. Fachwörter – Definitionen – Interpretationen. Berlin 2015, S. 92 f.

41 Behring: 30 Jahre Diphtherieforschung, in: Neue Freie Presse; ders.: Gesammelte Abhandlungen NF, S. 29-38; hier S. 36. (Wiederabdruck.)
42 Behring: Die präventive Diphtheriebekämpfung, S. 196.
43 Vgl. Kap. XIII: Tuberkuloseforschung in Marburg.
44 Emil von Behring: Ueber die isopathische und kombinierte Affenimmunisierung, in: ders.: Epidemiologie, Aetiologie und Bekämpfung der Diphtherie, S. 176-185.
45 Emil von Behring: Ueber das Diphtherieschutzmittel »TA«, in: BKlW 20 (1914), S. 916-920. Wiederabdruck in: ders.: Gesammelte Abhandlungen NF. Bonn 1915, S. 84-89.
46 Emil von Behring: v. Behrings neues Diphtherieschutzmittel »TA«, in: ders.: Gesammelte Abhandlungen NF, S. 84-91, hier: »Marke MM1 von TA.«, S. 89 f. – Das mit Karbolsäure versetzte Mittel war in Pauls Ehrlichs Frankfurter Institut für Serumforschung und Serumprüfung im Mai 1913 übrprüft worden.
47 Heinrich Viereck: Technische und theoretische Bemerkungen zur Anwendung des neuen Diphtherieschutzmittels, in: DMW 21 (1913), S. 978-980. Wiederabdruck in: Behring: Gesammelte Abhandlungen NF, S. 97-101.
48 Gravidae, mens. IX und X, vgl. Wilhelm Zangemeister: Die Anwendung des neuen Diphtherieschutzmittels in der Marburger Frauenklinik, in: DMW 21 (1913), S. 977 f. Wiederabdruck in: Behring: Gesammelte Abhandlungen NF, S. 94-97.
49 Hans Kleinschmidt, Heinrich Viereck: Vierte Mitteilung über v. Behrings Diphtherievakzin, in: DMW 41 (1913), S. 1977-1980. Wiederabdruck in: Behring: Gesammelte Abhandlungen NF, S. 101-106.
50 Paul Rohmer: Über die Diphtherieschutzimpfung von Säuglingen nach v. Behring, in: BKlW 29 (1914). Wiederabdruck in: Behring: Gesammelte Abhandlungen NF, S. 126-128.
51 Am 16. Mai 1913 kündigte Behring gegenüber den *Farbwerken* an, Testserum nach Hamburg-Eppendorf [zu Brauer, UE] zu schicken. Behring an Herbert von Meister, 16. 5. 1913. BAM, EvB/B 196/180.
52 Karl Kissling: Über v. Behrings Diphtherie-Vakzin, in: Behring: Gesammelte Abhandlungen NF, S. 106-115. (Zuerst in DMW 51, 1913.)
53 Es handelte sich um ein sog. »geschlossenes Haus«, geimpft wurden 34 Patientinnen und elf Pflegerinnen mit dem Gemisch »M1«. – Benno Hahn, Fritz Sommer: Praktische Erfahrungen mit dem v. Behringschen Schutzmittel gegen Diphtherie, in: Behring: Gesammelte Abhandlungen NF, S. 116-123. (Zuerst in DMW 1, 1914, S. 13 f.)
54 Emil von Behring: Reisetagebuch, 11. 8. 1911-30. 11. 1913. Eintrag vom 17. 9. 1911: »Besichtigung der neuen Bauten [des Behringwerks oHG, UE] mit Elster's, Klingenbiel's, [Ludolph] Brauer, [Paul] Römer«. – BAM, EvB/L 258.
55 Herbert von Meister: Protokoll einer Besprechung zwischen Exc. v. Behring und Dr. v. Meister: Homburg vor der Höhe, 24. 4. 1913. BAM, EvB/B 196/175.
56 Ebd., S. 3.
57 Vgl. Behring: Ueber ein neues Diphtherieschutzmittel, S. 1. – Zu Benno Hahns und Fritz Sommers Magdeburger Studien s. Linton: Emil von Behring, S. 347-353.
58 Der Zeitungsbericht ist abgedruckt bei Behring: Ueber ein neues Diphtherieschutzmittel. Behring selbst vermutet als Autor des Berichts den Berliner Kollegen Rudolf Lennhoff. – Der im Bericht erwähnte Geheimrat Max Matthes war von 1911 bis 1916 Lehrstuhlinhaber und Direktor der Klinik für Innere Medizin in Marburg.
59 Willi Scholz: Chronik der Behringwerke 1904 bis 1952 (erste Niederschrift). Unveröffentl. Ms. BAM, Ordner 1904-1952 (UniA MR, Best. 313, »Geschichte«), Nr. 1536, S. 10.

60 Zu Brauer s. Claudia Bedenbecker: Ludolph Brauer (1865-1951) als Internist und Wissenschaftsreformer. Werdegang und Anfangsjahre als Ärztlicher Direktor des Allgemeinen Krankenhauses Eppendorf in Hamburg. Diss. med. Hamburg 2014.
61 Bedenbecker: Brauer, S. 95.
62 Überliefert sind Urlaubsreisen nach Italien und in die Alpen. E. v. Behring: Reisetagebuch 1911-1913.
63 Brauer war Teilnehmer der erwähnten Besichtigung der Neubauten in der Wannkopfstraße im September 1911. – Behring: Reisetagebuch, Eintrag vom 17. 9. 1911.
64 Karl Kissling war seit dem 1. Juni 1913 Brauers Oberarzt an der I. Medizinischen Abteilung des Allgemeinen Krankenhauses. (UKE-Archiv, Biographische Kartei.) Vgl. Bedenbecker: Brauer, S. 226.
65 W. Scholz: Chronik der Behringwerke.
66 William Söder: Die Mängelanzeige nach modernem Handelsrecht. Diss. jur. Leipzig 1907.
67 Curt Allmers: Söder, Carl Heinrich William, in: Wilhelm Lührs in Verb. mit Fritz Peters u. Karl H. Schwebel (Bearb.): Bremische Biographie 1912-1962. Bremen 1969, S. 468; Passregister. Die Maus: Gesellschaft für Familienforschung e. V. Bremen, http://www.passagierlisten.de/Soeder. WEB 26. 10. 2020.
68 William Söder: Streng vertraulich. Bremen 1914. BAM, EvB/B 192/54. – Text und Faksimile abgedruckt bei Ulrike Enke: ›... mit Hilfe bremischer Kapitalisten ...‹ – Dokumente aus der Gründungszeit der Behringwerke Bremen und Marburg, in: Sabine Anagnostou, Ariane Retzar (Hg.): Facetten der Pharmaziegeschichte. Stuttgart 2019, S. 35-48; hier S. 42-44.
69 William Söder: Streng vertraulich.
70 Die Annäherung wurde ausführlich dargestellt bei Enke: Bremische Kapitalisten.
71 Siebert nennt in seinem Brief an Söder den »Montag«, dieser war 1914 der 5. Januar. – Carl Siebert an William Söder, 8. 1. 1914. BAM, EvB/B 194/1. – Chr. Friedrich geht unter Berufung auf Sieberts Tagebucheintragung vom 22. 2. 1914 von Verhandlungen ab Februar 1914 aus. Das muss revidiert werden. Friedrich: Die Anfänge der Behringwerke, S. 94.
72 Carl Siebert an William Söder, 8. 1. 1914. BAM, EvB/B 194/1.
73 William Söder an Carl Siebert, 11. 1. 1914. BAM, EvB/B 194/2.
74 William Söder an Carl Siebert, 16. 1. 1914. BAM, EvB/B 194/3.
75 Behring an William Söder, 16. 1. 1914. BAM, EvB/B 192/52.
76 Zu Karl Kissling s. Anm. 64.
77 Behring an William Söder, 16. 1. 1914. BAM, EvB/B 192/52.
78 Ebd.
79 William Söder an Carl Siebert, 19. 1. 1914. BAM, EvB/B 194/6.
80 Ebd.
81 Preisliste der Behringwerke GmbH »für Aerzte«, 8. 3. 1915. BAM, Slg. – Zum Verkauf des Impfstoffs in Deutschland und in den USA s. Langenberg: Pferde, Banken, Schweinepest, S. 159, Anm. 772.
82 William Söder an Carl Siebert, 19. 1. 1914. BAM, EvB/B 194/6.
83 Ebd.
84 Die Post, Berlin, Nr. 177, 1914. – Zeitungsausschnittsammlung des Behringwerk-Archivs, 16. 4. 1914 bis 18. 4. 1914, BAM, EvB/B 192/58.
85 Gesellschaftsvertrag der Behringwerke G. m. b. H. Bremen und Marburg vom 16. April 1914. Bremen 1914. – BAM, EvB/B 193/1.
86 Zu Carl Siebert vgl. Christoph Friedrich: Carl (Friedrich) Siebert (1863-1931). Apotheker, Bakteriologe und Mitarbeiter Emil v. Behrings (1854-1917), in: Kornelia Grundmann, Irmtraut Sahmland (Hg.): Concertino. Ensemble aus Kultur- und Medizingeschichte. Marburg 2008, S. 162-176.

87 Emil von Behring: Tagebuch 1912-1916. Eintrag vom 20. Januar 1914: »Brief von Dr Soeder – Bremen wegen G.m.b. ›Behringwerke‹ Bremen – Marburg«. BAM, EvB/L 259. – Abb. bei Ulrike Enke: ›Kaufmännischer Sinn‹ versus ›Geist der Medizin‹: Zur Gründungsgeschichte der Behringwerke Bremen und Marburg, in: Christian Kleinschmidt (Hg.): Seuchenbekämpfung, Wissenschaft und Unternehmensstrategien. Die Behringwerke und die Philipps-Universität im 20. Jahrhundert. Darmstadt/Marburg 2021, S. 25-60; hier S. 42.

88 Privates Gästebuch, Slg. E. u. T. v. Behring.

89 So William Söder an Carl Siebert, 16.1.1914. BAM, EvB/B 194/3. – Faksimile abgedruckt bei Enke: Bremische Kapitalisten, S. 35.

90 Bourdieu: Die feinen Unterschiede.

91 Die Liste der Gesellschafter vom 1. Februar 1915 ist ein *Who's who* der Bremer Honoratioren. BAM, EvB/B 193/3.

92 Notar Dr. Carl Schütte: Gründungsprotokoll, Register-Nr. 2335. (Abschrift.) BAM, EvB/B 193/2, S. 5.

93 Nach der Höhe der Anteile: Carl Fritze 85.000, William Söder 77.000, Carl Cremer 73.000, Walther Freudenberg 25.000 Mark. Fünfstellige Beträge zahlten auch der Bremer Kaufmann Franz Johannes Germeshausen (30.000 Mark) sowie die Bankdirektoren August Strube (25.000 Mark) und Heinrich Wilken Müller (10.000 M). – S. Schütte: Gründungsprotokoll (Register-Nr. 2335).

94 William Söder an Carl Siebert, 3.4.1915. BAM, EvB/B 194/241.

95 P. Schulz: 200 Jahre W.A. Fritze & Co.: Chronik eines Familienunternehmens 1796-1996. Bremen 1996.

96 Walther Freudenberg: Von deutscher Arbeit auf Ceylon. Erinnerungen und Erfahrungen des Hauses Freudenberg & Co., Colombo, seit 1873. Stuttgart 1926. – Die beigegebenen Fotografien zeigen u.a. den stattlichen Hausbesitz und die zahlreichen Angestellten der Familie in Colombo.

97 Friedrich Prüser: Freudenberg, Philipp, in: NDB 5 (1961), S. 409 f. https://www.deutsche-biographie.de/pnd13600914X.html#ndbcontent. WEB 20.10.2020.

98 Friedrich Prüser: Freudenberg, Ernst Walther Herbert, in: Wilhelm Lührs et al. (Bearb.): Bremische Biographie 1912-1962. Bremen 1969, S. 163 f.

99 Carl H. Cremer an Behring, 22.4.1915. BAM, EvB/B 192/218.

100 »Generalkonsul C.H. Cremer †«, in: Bremer Nachrichten, 1.3.1938 (Staatsarchiv Bremen, 9: Zeitgeschichtliche Sammlung, S: Sammler, 3: Personen: Cremer, Carl Heinrich, Generalkonsul).

101 H. Rosenberg: Obituary Prof. Max Cremer, in: Nature 136 (1935), S. 172 f.

102 Tim Birkhead: The Red Canary: The Story of the First Genetically Engineered Animal. London 2003.

103 Roselius wurde bekannt als Mäzen Bremer und Worpsweder Künstler, insbesondere aber durch die von ihm 1906 gegründete Kaffee-Handels-Gesellschaft (Kaffee HAG), die nach einem neu entwickelten Verfahren koffeinfreien Kaffee herstellte und vertrieb. – Herbert Schwarzwälder: Roselius, Ludwig, in: NDB 22 (2005), S. 47 f., https://www.deutsche-biographie.de/pnd118749714.#ndbcontent. WEB 20.10.2020.

104 Auswärtiges Amt der Bundesrepublik Deutschland, Politisches Archiv: Personalakten Carl Heinrich Hubert Cremer, Sign. 2515 und 2516 sowie P 13, Bd. 360. (Anfrage vom 25.1.2016, Gz.: 117-251.07/Auskunft Dr. Martin Kröger.) – Zur Funktion des als Kaiserlich Deutscher Konsul in Amsterdam tätigen »Vertrauensmannes« Cremer im Kaffeehandel s. Ursula M. Becker: Kaffee-Konzentration: zur Entwicklung und Organisation des hanseatischen Kaffeehandels. Stuttgart 2002, S. 212. – Zum Kontakt mit Mata Hari s. Pat Shipman: Femme Fatale: Love, Lies and the Unknown Life of Mata Hari. London 2007.

105 Carl H. Cremer an Carl Siebert, 25.4.1914. BAM, EvB/B 192/69.
106 Die Teilnehmer werden im Protokoll der Aufsichtsratssitzung aufgelistet. BAM, EvB/B 193/6.
107 Carl H. Cremer an Carl Siebert, 18.6.1914, BAM, EvB/B 192/97: »Ich habe Ihnen noch recht herzlich zu danken für die freundliche Uebersendung der Photographie unseres Kollegiums, welche s. Zt. im Wintergarten Sr. Excellenz genommen wurde«.
108 Privates Gästebuch, Slg. E. u. T. v. Behring, S. 52.
109 Vgl. Artikel »Rechter Kaufmannssinn«, in: Heinrich Dittmar (Hg.): Lebensspiegel für die deutsche Jugend, 1. T. Berlin 1823, S. 198-200.
110 Gesellschaftsvertrag der Behringwerke, §22: »Alle Beschlüsse der Gesellschafter erfordern [...] zu ihrer Gültigkeit absolute Mehrheit der abgegebenen Stimmen. Je Mk. 100.- eines Geschäftsabteils gewähren eine Stimme.«
111 Mietvertrag zwischen Emil von Behring und den Behringwerken vom 10.5.1914 [Abschr.]. BAM, EvB/B 193/4 (Besitz auf dem Schlossberg); Pachtvertrag zwischen Emil von Behring und den Behringwerken vom 6.5.1916 [Abschr.]. – BAM, EvB/B 193/5 (Besitz auf Elsenhöhe).
112 Protokoll der Aufsichtsratssitzung der Behringwerke vom 9. u. 10.5.1914. BAM, EvB/B 193/6.
113 William Söder an Carl Siebert, 5.2.1914. BAM, EvB/B 194/11. Söder schreibt jedoch noch, dass er »für Sie« (also für das *Behringwerk*, UE) die Firma »nach langem Suchen« ausfindig gemacht habe.
114 Protokoll einer Besprechung von C. Cremer, W. Freudenberg und W. Söder in Bremen, 30.5.1914. BAM, EvB/B 193/7.
115 Protokoll der Aufsichtsratssitzung vom 22. u. 23.12.1914: »Excellenz v. B. will zum Beginn unserer Propaganda für Diphtherie-Mittel einen wissenschaftlichen Artikel für die Fachpresse schreiben.« BAM, EvB/B 193/12. – Behrings ›Propaganda‹-Strategie wird auch in anderen Sitzungsprotokollen erwähnt, s. Protokoll einer Besprechung in Angelegenheiten der Behringwerke in Köln, 1.7.1915. BAM, EvB/B 192/266.
116 Protokoll einer Besprechung von E. v. Behring, C. Siebert, W. Söder in Marburg, 21.6.1914. BAM, EvB/B 193/8.
117 So verkaufte das *Behringwerk* im Juli 1906 Tetanusserum für 231,60 Mark in einer Woche, Bovovaccin gegen die Rindertuberkulose im gleichen Zeitraum dagegen für 830,40 Mark. – Carl Siebert an Behring, 28.7.1906. BAM, EvB/B 195/4.
118 Zum Verkauf des Impfstoffs durch die *Behringwerke AG* und die Nachfolgefirmen s. Langenberg: Die Geschichte der Behringwerke, S. 158-160.
119 Protokoll der Aufsichtsratsitzung der Behringwerke G.m.b.H. am 24.9.1914. BAM, EvB/B 193/11.
120 An die Kulturwelt!, in: Das Monistische Jahrhundert, Bd. 3 (1914), S. 593-596.
121 Wolfgang U. Eckart: Medizin und Krieg. Deutschland 1914-1924. Paderborn 2014.
122 Carl Siebert: Bericht für die Aufsichtsratssitzung in Bremen am 13.8.1916. BAM, EvB/B 192/520.
123 Protokoll der Aufsichtsratssitzung der Behringwerke vom 18.3.1917. BAM, EvB/B 193/38. – Für die Informationen zu den Kriegsgeschäften und -gewinnen der *Behringwerke* danke ich Julia Langenberg.
124 Carl Siebert an das Preußische Kriegsministerium, 11.8.1914. BAM, EvB/B 192/109.
125 Carl Siebert an William Söder, 14.10.1914. BAM, EvB/B 194/173.
126 Carl Siebert an Carl H. Cremer, 7.10.1914. BAM, EvB/B 192/124.
127 Carl Siebert an Carl H. Cremer, 27.4.1915, BAM, EvB/B 192/ 219.
128 Protokoll der Aufsichtsratssitzung vom 15.3.1915. BAM, EvB/B 192/195.
129 Walther Freudenberg an Behring, 13.5.1914. BAM, EvB/B 49.
130 Heranzüchtung der Bakterienkulturen, Immunisierung der Pferde, Blutentnahmen, Aufbereitung des Blutserums.

131 Im Briefwechsel Behrings finden sich zahlreiche Beispiele seiner »Kampfeslust«, z. B. Behring an Paul Ehrlich, 30. 8. 1903 (BAM, EvB/B 1/32): »Daß ich da schließlich sogar am Kampf nicht bloß des Sieges sondern auch des Kampfes wegen [...] meine Freude habe, das liegt nun mal in meiner Natur.«
132 Carl H. Cremer an Behring, 13. 4. 1915. BAM, EvB/B 192/205.
133 Umbach: Grundbesitz Behrings, S. 215. Vgl. Tabelle 6, ebd., S. 216.
134 Paul Ehrlich an Friedrich Althoff, undatiert [15./17. Februar 1906?]. Nl Althoff, Nr. 668, Dok.-Nr. 79. Vgl. Kap. XIII. Tuberkuloseforschung in Marburg, S. 319-356.
135 Das Architekturbüro Hildebrand und Günthel plante in Bremen u. a. das Silo Bremer Rolandmühle, eine Baumwolllagerhalle am Bremer Fabrikhafen und das Kaffee HAG-Werk II. https://de.wikipedia.org/wiki/Carl_Adalbert_Günthel. WEB 15. 12. 2020.
136 Behring an Carl H. Cremer, 10. 4. 1915. BAM, EvB/B 192/203.
137 Carl H. Cremer an Behring, 13. 4. 1915. Brief I. BAM, EvB/B 192/205.
138 Ebd. – Behring setzte als Verkaufssumme für die Zementhalle 20.000 Mark an.
139 Ebd.
140 Behring versicherte Cremer, dass er »ein grosses sportsmässiges Vergnügen« empfunden habe, »gelegentlich auf die Mensur zu gehen und lustig die Klingen zu kreuzen«. Behring an Carl H. Cremer, 17. 4. 1915. BAM, EvB/B 192/212.
141 Bordeaux-Wein, Schweinefutter und ein gemästetes Schwein in Kriegszeiten.
142 Protokoll der Gesellschafter-Versammlung der Behringwerke, 21. 4. 1915. BAM, EvB/B 192/217.
143 Behring an Carl H. Cremer, 2. 5. 1915. Telegramm (Entwurf). BAM, EvB/B 192/225: »Zementhalle definitiv für meine Privatzwecke eingerichtet, nachdem Stallbau auf Elsenhöhe beschlossen wurde. [...] Zusammenwirken mit Freudenberg für mich ausgeschlossen. Behring.«
144 William Söder an die Mitglieder des Aufsichtsrates der Behringwerke, 21. 7. 1915. BAM, EvB/B 192/267.
145 Mietvertrag zwischen Behring und den Behringwerken, 6. 5. 1916. BAM, EvB/B 194/5.
146 Protokoll der Gesellschafter-Versammlung der Behringwerke, 21. 4. 1915. BAM, EvB/B 192/ 217.
147 Protokoll einer Besprechung zwischen Carl H. Cremer, August Strube und Carl Siebert, 28. 3. 1916. BAM, EvB/B 193/27.
148 Protokoll einer Besprechung, 1. 7. 1915. BAM, EvB/B 193/19.
149 Carl Siebert an Carl H. Cremer und August Strube, 5. 4. 1916. BAM, EvB/B 192/414: Behrings Gesundheitszustand erlaube es ihm nicht, »weiterhin im Aufsichtsrat der Behringwerke tätig zu sein.« – Vgl. dazu Protokoll der Aufsichtsratssitzung, 25. 4. 1916. BAM, EvB/B 192/430.
150 Carl Siebert an Ludolph Brauer, 24. 5. 1916. BAM, EvB/B 192/468. – Besprechungsnotiz eines Treffens von C. Cremer, A. Strube, C. Siebert, M. Klingenbiel, 22. 5. 1916. BAM, EvB/B 193/29. – Protokoll der a. o. Gesellschafterversammlung vom 24. 6. 1916. BAM, EvB/B 193/30.
151 Walther Freudenberg an Behring, 13. 5. 1914. BAM, EvB/B 49.
152 Zum Begriff *Persona* vgl. Daston, Sibum: Scientific *Personae* and Their Histories.
153 Zu den Aktionären der 1920 Jahre s. Langenberg: Die Geschichte der Behringwerke, Tab. 7: Die Aktionäre der Behringwerke AG (10. Jan. 1920-2. Aug. 1930), S. 54.

XVI. Mütter, Väter und *Heroen*

1 Emil von Behring: Pasteur, in: Internationale Wochenschrift für Wissenschaft, Kunst und Technik, 27. 7. 1907, S. 519-533; zit. nach SD, Sp. 1-16
2 Behring an Friedrich Althoff, 15. 2. 1906, Nl Althoff Nr. 668, Bl. 71-72.
3 Krankenakte Emil von Behring. MPIP, GDA 824 (1), S. 2.
4 Behring an Rudolf von Hoeßlin, 17. 9. 1910. BAM, EvB/B 1/64.

5 Didier Eribon: Rückkehr nach Reims. Berlin 2016, S. 23. – Eribon verwendet in seinem autobiographischen Roman mit Bezug auf sich selbst beide Begriffe, den des Aufsteigers und des sozialen Überläufers.

6 Heubner: Lebenschronik, S. 133.

7 Beispielhaft: Behring an Erich Wernicke, 1. 12. 1892. BAM, EvB/B 1/216. Die Rücksichtslosigkeit gegen sich und andere sei »Mittel zum Zweck«, u. a. diesem, sich Wernicke gegenüber »als treuer u. dankbarer Freund zu erweisen«.

8 Siehe dazu Kap. IV, S. 51-68.

9 »Zum [...] Weihnachtsfeste [...] noch 40 M [...] von Emil. Auch in diesem Jahr er mir zum Geburtstage 50 M u. jetzt zu Weihnachten gab er den Geschwistern 30 M.« August Behring an Jakob Kempka, 17. 1. 1886. BAM, EvB/B 211/5.

10 Augustine Behring an Emil Behring, 1889-1891. BAM, EvB/B 212/5. – Über die Krankheit des Bruders Bernhard in Berlin war Behring offensichtlich im Bilde.

11 Siehe die Briefe Augustine Behrings an Emil Behring. BAM, EvB/B 212/1-5, ca. 1888-1892.

12 Behring: Neuere Beobachtungen über die Neurotomia opticociliaris.

13 Emil Behring an Albert Behring, 20. 1. 1892 (BAM, Nl Albert u. Christian Ulrich Behring).

14 Gemäß der Einträge in das private Gästebuch und der Erwähnung in den Privatbriefen.

15 Eribon: Rückkehr nach Reims, S. 53.

16 Bernhard Spinola an Behring, 20. 10. 1898. BAM, EvB/B 216/1.

17 Behring an Elise Spinola, 10. 6. 1899. (Slg. E. u. T. v. Behring.)

18 Behring an Émile Roux, 25. 12. 1905. (Abschrift.) BAM, EvB/B 1/159.

19 Ruppel: E. v. Behring. Nachruf, S. 388.

20 Zu Metschnikoffs philosophischem (»metaphysischem«) und naturwissenschaftlichem Denken vgl. Leon Chernyak, Alfred I. Tauber: The Idea of Immunity: Metchnikoff's Metaphysics and Science, in: Journal of the History of Biology 23 (1990), S. 187-249. Die Autoren sehen ihn auch bezüglich seiner wissenschaftlichen Theorienbildung als »one of the pioneers of this scientific revolution«. Ebd., S. 193.

21 Metschnikoff versandte sein Büchlein *Etudes sur la nature humaine* (Paris 1903) an Behring mit den Worten: »Ich weiß ja, daß Sie gerne philosophische Schriften lesen.« Elias Metschnikoff an Behring, 28. 1. 1903. BAM, EvB/B 101/14.

22 Metschnikoff unternahm zwei Suizidversuche, jeweils im Zusammenhang mit schweren Erkrankungen seiner ersten (1873) und seiner zweiten Ehefrau (1880). Ilja Iljitsch Metschnikow: https://de.wikipedia.org/wiki/Ilja_Iljitsch_Metschnikow. WEB 21. 3. 2023.

23 Behring an Elias Metschnikoff, 18. 7. 1912. (Abschrift.) BAM, EvB/B 1/124.

24 Hs. Notizen Behrings. Beilage zum Brief an Elias Metschnikoff, 18. 7. 1912. BAM, EvB/B 1/124.

25 Enke: »Salvatore dell'Infanzia«, S. 21; Peter Peter: Lenin auf der Luxusinsel, in: Karenina. Petersburger Dialog online, 28/12/2020. https://www.karenina.de/russland/geschichte/revoluzzer-auf-der-luxusinsel-was-lenin-bei-den-caprifischern-lernte/ WEB 21. 3. 2023.

26 Behring nennt als Quelle »Verlorene Leute« (an Metschnikoff, 18. 7. 1912. BAM, EvB/B 1/124). – Gorkis Geschichte von Danko erschien auf Deutsch in dem mit Illustrationen von Otto Ubbelohde versehenen Buch Maxim Gorki: Die alte Isergil. Gesammelte Erzählungen, Leipzig 1902.

27 Exlibris Emil von Behrings von Otto Ubbelohde. BAM, EvB/L 281.

28 Zur Napoleonverehrung im 19. Jahrhundert s. Gamper: Der große Mann, insb. Kap. 6: »Napoléons Größe«.

29 Napoleons Leben von ihm selbst. Ich, der Kaiser. 3 Bde. Übers. u. hg. v. Heinrich Conrad. Stuttgart [1912]; Otto von Bismarck: Fürst Bismarcks Briefe an seine Braut und Gattin. Stuttgart 1900.

30 Behring an Elias Metschnikoff, 13. 6. 1907. (Abschrift.) BAM, EvB/B 1/120.
31 Ebd.
32 Behring: Pasteur.
33 Vermutl. René Vallery-Radot: La vie de Pasteur. Paris 1900. Behring bittet um Zusendung der Biographie: Behring an Elias Metschnikoff, 13. 6. 1907. BAM, EvB/B 1/120. – Vallery-Radot hatte bereits 1883, noch zu Lebzeiten Pasteurs, eine Biographie herausgegeben: M. Pasteur. Histoire d'un savant par un ignorant. Paris 1883.
34 Geison: The Private Science of Louis Pasteur, S. 273.
35 Émile Duclaux: Pasteur, histoire d'un esprit. Sceaux 1896. Die Widmung lautet. »A M le Prof Behring. Hommage à haute estime«.
36 Behring an Elias Metschnikoff, 13. 6. 1907. (Abschrift.) BAM, EvB/B 1/120.
37 Die Aufzeichnungen reduzieren sich für die späteren Lebensjahre zu Stichwörtern und Namensnennungen. So steht für 1905 nur »Paris« und für 1907 bis 1910 »Hoeßlin. Dieudonné, Fr. Müller, Kraepelin. v. Miller«, die Personen, mit denen Behring in München Kontakt hatte.
38 Behring: Pasteur, Sp. 1.
39 Ebd.
40 Ebd., Sp. 8.
41 Ebd., Sp. 2. – Zur Pasteur-Verehrung in Frankreich s. Geison: The Private Science of Louis Pasteur; hier Kap. 10: »The Myth of Pasteur«, S. 259-278, wo Geison den »Mythos Pasteur« als zum Teil von Pasteur selbst geschaffen dekonstruiert.
42 Ebd., insbes. »Pasteurs Role in the Construction of his own Myth«, S. 267-269.
43 BAM, EvB/B 161/1-49. Die Zuschriften kamen aus Deutschland, aus dem europäischen Ausland (z. B. Palermo, Budapest, Rom, St. Petersburg, Neapel, Rostow am Don, dem Engadin) und aus Übersee (z. B. Pittsburgh oder Buenos Aires).
44 Erinnert sei an die Formulierung des Nobelpreistextes »en ny väg inom den medicinska vetenskapens«, vgl. Kap. XII, S. 309.
45 Behring: Pasteur, Sp. 16.
46 Behring an Erich Wernicke, 24. 12. 1915. BAM, EvB/B 1/276.
47 Behring: Pasteur, Sp. 9.
48 Ebd., Sp. 16.
49 Geison beruft sich auf eine Aussage Maxime du Camps. Geison: The Private Science of Louis Pasteur, S. 270.

XVII. Nachleben. Instrumentalisierung

1 Georg Magnus: Erinnerungen an Behring [Titel fing.], in: Zeiss, Bieling: Behring, S. 542-547; hier S. 543.
2 Die Nekrologe sowie die Fotos von Behring auf dem Totenbett, von der Trauerfeier und dem Trauerzug wurden von Else von Behring zusammengestellt in den Fotoalben für die Söhne »Dem Andenken des Vaters«. BAM, EvB/L 1/47-91.
3 August Laubenheimer an Behring, 26. 1. 1903. BAM, EvB/B 196/55. Im Brief zum Vertrag mit Ruppel ab 1. 4. 1903.
4 So im Brief Behrings an die Farbwerke, 23. 4. 1903. BAM, EvB/ B 196/62: Der Chemiker Ruppel sei nie von Behring für die Diphtherieserumgewinnung geschult worden, Behring habe »expressis verbis von seiner Übernahme in den Höchster Diphtheriebetrieb abgeraten«. – Eine Wiederannäherung ging 1915 von Behring aus, s. Wilhelm G. Ruppel an Behring, 28. 8. 1915. BAM, EvB/B 196/200.
5 Ruppel: Emil von Behring. Ein Nachruf.

6 Emil von Behring: Zum Tode von Paul Ehrlich: Worte am Grabe. Zeitungsausschnitt. BAM, EvB/L 1/46.
7 So auch 1924 anlässlich der 70. Geburtstage von Paul Ehrlich und Emil von Behring. Vgl. Linton: Emil von Behring, S. 393-397.
8 Henry E. Sigerist: Große Ärzte. Eine Geschichte der Heilkunde in Lebensbildern, München 1932, S. 276. Sigerist integriert die Ausführungen zu Behring in das Kapitel über Robert Koch (S. 270 ff.), Paul Ehrlich dagegen erhält ein eigenes Kapitel (S. 284-288).
9 Alexander von Engelhardt an Heinz Zeiss, 8. 10. 1940. NL Zeiss-07, Nr. 178.
10 Bernhard von Behring war Fähnrich im Kurhessischen Feldartillerie-Regiment Nr. 11. http://www.denkmalprojekt.org/2013/1-kurhess-feldart-reg_nr11_wk1.html. WEB 13. 12. 2022.
11 Else von Behring hat den kleinen Taschenkalender, den Bernhard damals bei sich trug, aufgehoben.
12 Laut Selbstauskunft Fritz von Behrings über seine Herkunftsfamilie und die Brüder wurde Hans von Behring zum 1. 7. 1933 aufgrund des »Berufsbeamtengesetz[e]s« aus dem Staatsdienst entlassen. Bis dahin hatte er eine Assistenzarztstelle an der Freiburger Universitätsfrauenklinik (Prof. Otto Pankow). Nl Zeiss-07, Bl. 58. – Zur direkten Einbindung Zeiss' s. Heinz Zeiss an Fritz von Behring, 9. 10. 1933 (Nl Zeiss-07, Bl. 510); hier Bezugnahme auf die Dienststelle des Sachverständigen für Rassenforschung im Reichsministerium des Innern.
13 Else von Behring an Adolf Hitler, 26. 2. 1935. BAM, Nl Else von Behring und Familie.
14 Reichs- und Preußischer Minister des Innern an Else von Behring, 11. 7. 1935. BAM, Nl Else von Behring und Familie.
15 Reichs- und Preußischer Minister des Innern an Otto von Behring, 11. 7. 1935. Nl Else von Behring und Familie; Erlass des Reichsinnenministeriums vom 17. 7. 1935. UniA MR, Best. 307c, Nr. 5477.
16 Über die näheren Umstände des Suizids ist nichts bekannt.
17 Deutsche Volksgesundheit, 1. 5. 1935, S. 2 f., zit. nach Werther: Fleckfieberforschung im Deutschen Reich, S. 167.
18 Vgl. Jesberg-Boris: Else von Behring.
19 Im Bericht Fritz von Behrings heißt es, »gewisse SA-Stellen« hätten »an ihrer Person Anstoss« genommen. Nl Zeiss-07, Bl. 58.
20 Vgl. Grundmann: Behring in Marburg, S. 48 f.
21 UniA MR, Best. 305 a, Nr. 9361 (Vorbereitung der Gedenkfeier); UniA MR, Best. 307c, Nr. 5922 (Behringfeier).
22 Kornelia Grundmann: Die Marburger Erinnerungsfeier 1940 am 50. Jahrstag der Erstveröffentlichung Emil von Behrings über das Diphtherie- und Tetanusheilserum, in: Kleinschmidt (Hg.): Seuchenbekämpfung, Wissenschaft und Unternehmensstrategien, S. 111-141; hier S. 112-116.
23 Grundmann: Die Marburger Erinnerungsfeier, S. 113.
24 Die Reden sind abgedruckt in: Philipps-Universität Marburg (Hg.): Behring zum Gedächtnis. Reden und wissenschaftliche Vorträge anlässlich der Behring-Erinnerungsfeier Marburg an der Lahn 4. bis 6. Dezember 1940. Berlin 1942.
25 Ausführlich zu den Vortragenden und den Inhalten der Reden Grundmann: Die Marburger Erinnerungsfeier, S. 123-135.
26 Richard Bieling: Immunität gegen Viruserkrankungen, in: Behring zum Gedächtnis, S. 75-85; hier S. 75.
27 Grundmann: Die Marburger Erinnerungsfeier, S. 123-135.
28 Richard Bieling war wie Richard Otto involviert in die Fleckfieberversuche im Konzentrationslager Buchenwald. Er lieferte Testimpfstoffe nach Buchenwald. Vgl. Werther: Fleckfieberforschung, S. 184 f.

29 Vgl. Grundmann: Die Marburger Erinnerungsfeier, S. 126 f.; Werther: Fleckfieberforschung, S. 184 f.; Heidi Hein-Kircher: Expansion im Dienst der nationalsozialistischen Lebensraum- und Vernichtungspolitik: das Lemberger Behring-Institut für Fleckfieberforschung, in: Kleinschmidt (Hg.): Seuchenbekämpfung, Wissenschaft und Unternehmensstrategien, S. 143-162.

30 Werther: Fleckfieberforschung; Hein-Kircher: Das Lemberger Behring-Institut, S. 157 f.

31 Zur »Bollwerkfunktion« der Stadt Lemberg und der Institutsneugründung s. Hein-Kircher: Das Lemberger Behring-Institut, S. 157.

32 Heinz Zeiss: Die Geomedizin des Ostraumes, in: Heinrich Teitge (Hg.): Behring-Institut Lemberg. Reden und wissenschaftliche Vorträge anlässlich der Eröffnung der Fleckfieber-Forschungsstätte Lemberg. Leipzig 1944, S. 60, zit. nach Hein-Kircher: Das Lemberger Behring-Institut. – Zu Zeiss als »Geomediziner des Ostraumes« s. Schleiermacher: Der Hygieniker Heinz Zeiss.

33 Zeiss: Geomedizin des Ostraumes, zit. nach Hein-Kircher: Das Lemberger Behring-Institut, S. 157.

34 Ebd., S. 158.

35 Ebd., S. 159.

36 Werther: Fleckfieberforschung, S. 195-208.

37 Hein-Kircher: Das Lemberger Behring-Institut, S. 143.

38 Vgl. Werther: Fleckfieberforschung, S. 201 f.

39 Seit 1933 war Zeiss Direktor des Hygieneinstituts der Berliner Charité. Zuvor arbeitete er als Assistent Ernst Rodenwaldts, mit dem er 1935 eine Einführung in die Hygiene und Seuchenlehre herausgab. Zeiss war Mitglied des Sachverständigenbeirats für Bevölkerungs- und Rassenpolitik des Reichsinnenministeriums. 1942 wurde er Direktor des hygienisch-bakteriologischen Instituts der Militärärztlichen Akademie. Vgl. Weindling: Epidemics and Genocide in Eastern Europe, S. 231 f. u. 247 ff.

40 Bernhard Rust: [Ansprache], in: Engelhardt (Hg.): Die Welt dankt Behring, S. 20.

41 Behring-Archiv (Hg.): Bildbericht für die Teilnehmer der Behring-Erinnerungsfeier vom 4. bis 6. Dezember 1940 in Marburg/Lahn. Marburg 1941, S. 15.

42 Werther: Fleckfieberforschung, S. 110, 185, 191 f. (Vorbereitung von Versuchen in Konzentrationslagern). – Thomas Werther hat die Akten des Bayer-Archivs Leverkusen (BAL) ausgewertet, hier insb. 169/13: Serum-Besprechungen (»E«) und 169/17: Protokolle der serobakteriologischen Betriebsbesprechungen.

43 Hellmuth Unger: Unvergängliches Erbe: das Lebenswerk Emil von Behring. Oldenburg/Berlin 1940 [u. weitere Auflagen]; Oswald Gerhardt: Emil von Behring. Stationen einer Idee. Berlin 1941.

44 Dazu Kap. XIV, S. 370.

45 Nl Zeiss, Briefwechsel Zeiss-Engelhardt, 20. 3. 1939 (Nr. 40), 18. 3. 1938 (Nr. 382). – Alexander von Engelhardt war Mitglied der NSDAP, der Reiter-SA, der NS-Volkswohlfahrt, der Deutschen Arbeitsfront und des NS-Ärztebundes; er war zudem Fachgruppenleiter der Zentrale für Ostforschung (siehe Bundesarchiv Berlin, R 6, Nr. 33). BAM, Joseph Staerck an Paul J. Weindling, 23. 4. 1997, Anlage zum Brief (BAM, Sign. 23, Stand: O-I).

46 Engelhardt: Chronik seiner Forschungsarbeit.

47 Die Feier fand am 25. September 1942 auf dem Platz vor Behrings ehemaliger Villa auf Capri statt. Enke: »Salvatore dell'Infanzia«, Abb. auf S. 20 u. S. 21.

48 Engelhardt (Hg.): Die Welt dankt Behring; ders.: Chronik seiner Forschungsarbeit; Zeiss, Bieling: Behring. 1. Aufl. 1940, 2. Aufl. 1941.

49 Der Verleger Bruno Schultz (nicht zu verwechseln mit dem Anthropologen Bruno Kurt Schultz) war ab ca. 1941 Untersturmführer der Allgemeinen SS und Hauptmann im Oberkommando der Wehrmacht. Wikipedia-Eintrag: https://de.wikipedia.org/wiki/Bruno_Schultz_(Verleger). WEB 15. 3. 2023.

50 »Berlin spricht mit Tokio. Behring-Ehrung im Kurzwellensender«. Engelhardt (Hg.): Die Welt dankt Behring, S. 399; Emil von Behring. Der Retter der Kinder. Hörspiel von Paul Schaaf in verschiedenen Sprachen, ebd., S. 403-413; »Der deutsche Fernsehsender ›Paul Nipkow‹ brachte zu Ehren Emil von Behrings eine Sendung ›Ihm danken alle Mütter‹«, ebd., S. 414-426.

51 Original-Ferngespräch Berlin-Tokio, ebd., S. 392-394. – Schlossberger hatte seit 1941 den Lehrstuhl für Hygiene in Jena inne. Zu seiner Kooperation mit dem KZ Buchenwald s. Grundmann: Die Marburger Erinnerungsfeier, S. 135.

52 Gedächtnisfeier [in Tokio] zum 50. Jahrestag der Entdeckung der Serum-Heilkunde, in: Engelhardt (Hg.): Die Welt dankt Behring, S. 64 f.

53 Ebd., S. 64 f.

54 Fritz Imhoff: Zur Einführung, in: Engelhardt (Hg.): Die Welt dankt Behring, S. 9.

55 »Aus dem ewigen Quell des Bauern ist die Sippe hervorgetaucht, aus der kinderreichen Familie eines westpreußischen Dorflehrers, aus dem wagemutigen und soldatischen Blut eines friderizianischen Siedlers.« Heinz Zeiss: Das Leben und Wirken Behrings. [Rede] in der Berliner medizinischen Gesellschaft am 27. November 1940, in: Engelhardt (Hg.): Die Welt dankt Behring, S. 47-49; hier S. 48. – Vgl. auch Volker Roelckes Hinweis auf Zeiss' nationalsozialistisches Gedankengut im Umfeld der »Volksgemeinschaft«, die nach Zeiss zu Recht »Lebensraum im Osten« beanspruche. Roelcke: »Zivilisationsschäden am Menschen«, S. 19.

56 Maike Steinkamp, Bruno Redenbach (Hg.): Mittelalterbilder im Nationalsozialismus. Berlin 2013. – Literatur zu Caspar David Friedrich bei Karin Hellwig: Künstlerbiographik 1900-1980, in: Klein (Hg.): Handbuch Biographie, S. 353 f., hier S. 354, Anm. 7.

57 Vgl. Udo Benzenhöfer: Zum Paracelsusbild im Nationalsozialismus, in: Christoph Meinel, Peter Voswinckel (Hg.): Medizin, Naturwissenschaft, Technik und Nationalsozialismus. Kontinuitäten und Diskontinuitäten. Stuttgart 1994, S. 265-273.

58 Zur Luther-Instrumentalisierung im NS-Staat siehe Stiftung Topographie des Terrors, Ulrich Prehn et al.: »Überall Luthers Worte …«: Martin Luther im Nationalsozialismus. Berlin 2017.

59 Der Film *Robert Koch, der Bekämpfer des Todes* basiert auf dem Roman *Robert Koch, Roman eines großen Lebens* (Berlin 1936, viele Aufl.) von Hellmuth Unger, der auch Romane über Wilhelm Conrad Röntgen, Rudolf Virchow, Louis Pasteur und Emil von Behring verfasste.

60 Schweiger: »Biographiewürdigkeit«, S. 34. Schweiger nimmt Bezug auf den Schweizer Kunsthistoriker Jacob Burckhardt.

61 Grundmann: Die Marburger Erinnerungsfeier, S. 138.

62 Etwa in der latenten Heroisierung durch die Zeichnung Behrings als einer »beispielhaften Gestalt der abendländischen Wissenschaft«. Zeiss, Bieling: Behring, S. 498.

63 2002 gründete die in Hansdorf geborene Rosemarie Franke-Schadewaldt (geb. Wormeck) den Förderverein Emil von Behring e. V., dessen wichtigstes Ziel die Erhaltung des Schulhauses war. Mit Hilfe von EU-Mitteln wurde das Haus saniert und der polnischen Behring-Stiftung zur Einrichtung einer Gedenkstätte und eines kleinen Behring-Museums übergeben.

64 Friedrich Nietzsche: Unzeitgemäße Betrachtungen. Bd. 2. Leipzig ^{2}1893. Auf S. 45 Bezug auf Arthur Schopenhauer als »Erzieher«. Sperrung im Drucktext. – Hier ist Behrings Markierung in seinem eigenen Exemplar zitiert.

XVIII. Verzeichnisse, Quellen und Literatur

1. Abkürzungen

Abt., Abth.	Abteilung, Abtheilung
ADB	Allgemeine Deutsche Biographie
BAB	Bundesarchiv Berlin
BAM	Behring-Archiv Marburg im Universitätsarchiv der Philipps-Universität Marburg
Bd., Bde.	Band, Bände
Best.	Bestand
BKlW	Berliner Klinische Wochenschrift
DMW	Deutsche Medicinische/Medizinische Wochenschrift
Erg.	Ergänzung, Ergänzungen
EvB	Nachlass Emil von Behring im Universitätsarchiv der Philipps-Universität Marburg
GStA PK	Geheimes Staatsarchiv Preußischer Kulturbesitz
Hs., hs.	Handschrift, handschriftlich
HStAM	Hessisches Staatsarchiv Marburg
KPM	Königliche Porzellan-Manufaktur Berlin
Med. Fak.	Medizinische Fakultät
MGG	Medizin, Gesellschaft und Geschichte
MMW	Münchener Medizinische Wochenschrift
Ms.	Manuskript
Nl, NL	Nachlass
NDB	Neue Deutsche Biographie
NTM	Zeitschrift für Geschichte der Naturwissenschaften, Technik und Medizin
PA	Personalakte
SD	Sonderdruck/Sonderdrucke
Sign.	Signatur
Slg.	Sammlung
StaBi	Staatsbibliothek zu Berlin
T.	Teil
UAHW	Universitätsarchiv der Martin-Luther-Universität Halle-Wittenberg
undat.	undatiert
UniA MR	Universitätsarchiv der Philipps-Universität Marburg

2. Archive

Berlin

Archiv der Humboldt-Universität Berlin

- Nachlass Heinz Zeiss, NL Zeiss-07: Findbuch »Schriftwechsel mit dem Leiter des Behring-Archivs Dr. v. Engelhardt und Prof. Bieling, Leverkusen, I. G. Werk wegen Bearbeitung der Biographie Behrings, Indexnummer 7« (Juli 1932 – März 1944)
- Med.Fak.01 – Promotionen Dr. med. 01. »Promotionsverfahren, abgeschlossene«, Laufzeit 9. Juli – 14. Okt. 1878 (Sign. 0641)
- Med.Fak.01. – Examina rigorosa 1877-1878, Laufzeit 1877-1878 (Sign. 0475)

Bundesarchiv Berlin

- R 86: Reichsgesundheitsamt
- R 86/1181: Akten zur Diphtherie
- R 9.01: Auswärtiges Amt der Bundesrepublik Deutschland, Politisches Archiv

Geheimes Staatsarchiv Preußischer Kulturbesitz (GStA PK)

- VI. HA Familienarchive und Nachlässe, Nachlass Friedrich Theodor Althoff

Bremen

Staatsarchiv Bremen

- Bestand: Handelsregister (Amtsgericht Bremen / Freie Hansestadt Bremen): Akten betreffend die Firma »Behringwerke Gesellschaft mit beschränkter Haftung«, Sign. B, 958, Fol. 407, Register-Nr. 2341
- Best. 9: Zeitgeschichtliche Sammlung
- Archiv Roselius im Ludwig-Roselius-Museum Böttcherstraße 6

Freiburg

Universitätsarchiv Freiburg

- Nachlass Ludwig Aschoff (E 0010, NL Ludwig Aschoff, Pathologe)

Halle

Universitätsarchiv der Martin-Luther-Universität Halle-Wittenberg (UAHW)

- Rep. 11: Personalakten, PA Emil Behring (heute UniA MR); PA Karl Fraenkel
- Rep. 29: Medizinische Fakultät
- Rep. 41: Personal- und Vorlesungsverzeichnisse

Leipzig

Archiv der Israelitischen Religionsgemeinschaft zu Leipzig K. d. ö. R.

Sächsisches Staatsarchiv Leipzig, Referat 33: Deutsche Zentralstelle für Genealogie/Sonderbestände

Stadtarchiv Leipzig: II. Sektion/B (= Personen, Gewerbe)

Marburg

Stadtarchiv (Stadt: Fachdienst 10.5): Personenstandsregister

Fachdienst Bauaufsicht, Hausakte Gisonenweg 5 (Int. Nr. 62a/5)

Hessisches Staatsarchiv Marburg (HStAM) – Kataster II
- Grundsteuerverwaltung Kreis Marburg: Liegenschaftsbuch (vorm. Mutterrolle) des Gemeindebezirks Marburg, Bd. 5. Band: Gemarkung Marburg

Universitätsarchiv (UniA MR)
- Best. 305a, Nr. 7820: Personalakten a. o. Prof. Erich Wernicke
- Best. 305a, Nr. 8288: Privatdozenten der med. Fakultät, 1890 bis 1924
- Best. 305a, Nr. 9361: Vorbereitung der Behring-Gedenkfeier 1940
- Best. 307c, Nr. 145: Angelo Knorr
- Best. 307c, Nr. 146: Personalakten Privatdozent Erich Wernicke
- Best. 307c, Nr. 196: Personalakten des Prof. Emil v. Behring
- Best. 307c, Nr. 5922: Behringfeier 1940
- Best. 310: Akten der Medizinischen Fakultät der Königlichen Universität Marburg
- Best. 310, Nr. 3717: Akten betr. Wernicke / Bonhoff
- Best. 310, Nr. 4924: Akten betr. Abteilungsvorsteher Hygieneinstitut, 1905 bis 1931
- Best. 310, Nr. 4925: Akten betr. Assistenten Hygieneinstitut, 1889 bis 1909
- Best. 310, Nr. 4926: Akten betr. Assistenten Hygieneinstitut (weitere)
- Best. 310, Nr. 8687 u. 8688: Akten betr. Hygieneinstitut Marburg (allgemein)
- Best. 310, Nr. 9222: Akten betr. Hygieneinstitut (Bauangelegenheiten, 1887 bis 1909)
- Best. 310, Nr. 9646: Akten betr. a. o. Prof. Paul Römer
- Best. 310, Nr. 9783: Akten betr. Hygieneinstitut (Bau, 1910 bis 1932)
- Best. 312/3/11, Nr. 22: Gedächtnisfeier Paul Römer
- Best. 313: Archiv der Behringwerke

Behring-Nachlass Marburg
- Behring, Emil von: Lebensdokumente: EvB/L 1-281
- Behring, Emil von: Universitätstätigkeit, Versuche, Werke (= Manuskripte, Arbeiten, Studien): EvB/W 1-121
- Sammlung: EvB/S 1-33
- Farbwerke Höchst: Verträge und Berichte: EvB/B 196/1-218
- Behringwerke: Verträge und Protokolle der Behringwerke: EvB/B 193/1-41
- Behringwerke: Werkskorrespondenz: EvB/B 192/1-528
- Behringwerke: Briefwechsel Carl Siebert – William Söder: EvB/B 194/1-254

Nachlass Else von Behring und Söhne
- Kondolenzschreiben an Else von Behring: EvB/B 163/1-433
- Sammlung EvB/F 1-5

Private Sammlungen

Sammlung Emilio und Dr. Tómas von Behring
- Privates Gästebuch der Familie Behring (Slg. E. u. T. v. Behring)
- Familienbriefe (Else von Behring, Emil von Behring an Elise Spinola, Bernhard Spinola)

Sammlung Christian-Ulrich Behring
- Nachlass Albert und Christian-Ulrich Behring (Briefe und Fotografien)

Sammlung Roland Spinola und Ursula Vest, geb. Spinola
- Nachlass Adolf und Ludovica Spinola (Fotografien und Gästebücher)

München

Max-Planck-Institut für Psychiatrie (MPIP): Genealogisch-Demographische Abteilung (GDA)

Potsdam

Stiftung Preußische Schlösser und Gärten Berlin-Brandenburg (SPSG), KPM-Archiv

Stockholm

Archiv der Nobelstiftung, Jahrbuch des Nobelkomitees für Physiologie oder Medizin (1901)

Tokio

Kitasato-Shibasaburō-Gedenkstätte:
- Kitashima Taichi『北島多一自傳』(Jiden)

Institute of Medical Science der Universität Tokio
- Akten in der Zeit des Kaiserlichen Instituts für Infektionskrankheiten

3. Gedruckte Quellen

3.1. Im Buch zitierte Schriften Behrings (nach dem Jahr der Veröffentlichung)

1878

Neuere Beobachtungen über die Neurotomia opticociliaris. Diss. med. Berlin 1878.

1882

Ueber Jodoform und Jodoformwirkung, in: DMW 11 (1882), S. 146-148.

Ueber Jodoformintoxication [1], in: DMW 20 (1882), S. 278 f., [2] DMW 21 (1882), S. 297 f.

Die Bedeutung des Jodoforms in der antiseptischen Wundbehandlung, in: DMW 23 (1882), S. 321 f.

(mit Bolesłav Wicherkiewicz): Ein Fall von metastasirendem Chlorosarkom, in: BKlW 33 (1882), S. 509-513.

1884

Ueber Jodoformvergiftung und ihre Behandlung, in: DMW 5 (1884), S. 68-70.
Ueber Quecksilbersublimat in einweißhaltigen Flüssigkeiten, in: Centralblatt für Bacteriologie 3 (1888), S. 64-66.

1887

Behandlung von Milzbrand mit Silberlösungen, in: DMW 38 (1887), S. 830-834.
Der antiseptische Werth der Silberlösungen, in: DMW 37 (1887), S. 805-807.
Ueber Jodoform und Acetylen, in: DMW 20 (1887), S. 422 f.

1888

Ueber den antiseptischen Werth des Creolins und Bemerkungen über die Giftwirkung antiseptischer Mittel, in: Deutsche militärärztliche Zeitschrift 8 (1888), S. 337-348.
Ueber die Ursache der Immunität von Ratten gegen Milzbrand, in: Centralblatt für klinische Medizin 38 (1888), S. 681-690.
Zur Kenntniss der physiologischen und der (cholera-ähnlich) toxischen Wirkungen des Pentamethylendiamins (Cadaverin L. Brieger), in: DMW 24 (1888), S. 477 f.
Cadaverin, Jodoform und Eiterung, in: DMW 32 (1888), S. 653-655.
Ueber Quecksilbersublimat in einweißhaltigen Flüssigkeiten, in: Centralblatt für Bacteriologie 3 (1888), S. 64-66.

1890

Ueber Desinfection, Desinfectionsmittel und Desinfectionsmethoden, in: Zeitschrift für Hygiene 9 (1890), S. 394-478.
(mit Shibasaburō Kitasato): Ueber das Zustandekommen der Diphtherie-Immunität und der Tetanus-Immunität bei Thieren, in: DMW 49 (1890), S. 1113 f.
Untersuchungen über das Zustandekommen der Diphtherie-Immunität bei Thieren, in: DMW 50 (1890), S. 1145-1148.

1891

(im Einverständnis mit Sh. Kitasato): Zur Immunitätsfrage. Erwiderung auf den Prioritätsanspruch des Herrn Prof. M. Ogata in Tokio in Bezug auf die immunisirende und therapeutische Wirkung des Blutes immuner Thiere, in: DMW 19 (1891), S. 655.
Disinfection of the Living Body, Read in the Section of Bacteriology at the International Congress of Hygiene and Demography, in: The British Medical Journal, Vol. II, 22.8.1891, S. 406-408.
Ueber Desinfection am lebenden Organismus, in: DMW 52 (1891), S. 1393-1397.

1892

(mit Erich Wernicke): Ueber Immunisirung und Heilung von Versuchsthieren bei der Diphtherie, in: Zeitschrift für Hygiene und Infectionskrankheiten 12 (1892), S. 10-44.

Ueber Immunisirung und Heilung von Versuchsthieren beim Tetanus, in: Zeitschrift für Hygiene und Infectionskrankheiten 12 (1892), S. 45-57.

(mit Georg Frank): Experimentelle Beiträge zur Lehre von der Bekämpfung der Infektionskrankheiten. Ueber einige Eigenschaften des Tetanusheilserums, in: DMW 16 (1892), S. 348 f.

Ueber die Prioritätsansprüche des Herrn Professor Emmerich (München) in Fragen der Blutserumtherapie, in: Centralblatt für Bacteriologie 12 (1892), S. 74-80.

Die Blutserumtherapie I: Die praktischen Ziele der Blutserumtherapie und die Immunisirungsmethoden zum Zweck der Gewinnung von Heilserum. Leipzig 1892.

1893

Die Geschichte der Diphtherie. Mit besonderer Berücksichtigung der Immunitätslehre. Leipzig 1893.

Stand der Diphtherieheilungsfrage, in: Behring, Boer und Kossel: Zur Behandlung Diphtheriekranker Menschen mit Diphtherieheilserum, in DMW 17 (1893), S. 389-393, u. DMW 18 (1893), S. 415-418.

(mit Oscar Boer): Die Werthbestimmung des Diphtherieheilserums, in: DMW 18 (1893), S. 415-418.

(mit Oscar Boer u. Hermann Kossel): Zur Behandlung Diphtheriekranker [sic] Menschen mit Diphtherieheilserum, in: DMW 17 (1893), S. 389-393, u. DMW 18 (1893), S. 415-418. (SD, S. 1-23.)

(Hg.): Gesammelte Abhandlungen zur ätiologischen Therapie von ansteckenden Krankheiten. 1. T.: Experimentelle Arbeiten über desinficirende Mittel. 2. T.: Experimentelle Arbeiten über Immunisirung und Heilung bei ansteckenden Krankheiten. Leipzig 1893.

Einleitende Bemerkungen über die ätiologische Therapie von ansteckenden Krankheiten, in: ders. (Hg.): Gesammelte Abhandlungen, 1. T., S. VII-LXXI.

Ueber Jodoformvergiftung und ihre Behandlung, in: ders: Gesammelte Abhandlungen, S. 40-52.

Ueber Jodoform und Acetylen, in: ders.: Gesammelte Abhandlungen, 1. T., S. 53-59.

Cadaverin, Jodoform und Eiterung, in: ders.: Gesammelte Abhandlungen, 1. T., S. 60-73.

Der antiseptische Werth der Silberlösungen (enthält: Behandlung von Milzbrand mit Silberlösungen), in: ders.: Gesammelte Abhandlungen, 1. T., S. 107-134.

Ueber Quecksilbersublimat in eiweisshaltigen Flüssigkeiten, in: ders.: Gesammelte Abhandlungen, 1. T., S. 135-143.

Ueber die Ursache der Immunität von Ratten gegen Milzbrand, in: ders. (Hg.): Gesammelte Abhandlungen, 2. T., S. 24-38.

Untersuchungen über das Zustandekommen der Diphtherie-Immunität bei Thieren, in: ders.: Gesammelte Abhandlungen, 2. T., S. 39-51.

(im Einverständniss mit Dr. Kitasato): Zur Immunitätsfrage. Erwiderung auf den Prioritätsanspruch des Herrn Prof. M. Ogata in Tokio in Bezug auf die immunisirende und therapeutische Wirkung des Blutes immuner Thiere, in: ders.: Gesammelte Abhandlungen, 2. T., S. 83-86.

(mit Oscar Boer u. Hermann Kossel): Zur Behandlung diphtheriekranker Menschen mit Diphtherieheilserum, in: ders.: Gesammelte Abhandlungen, 2. T., S. 311-357.

Stand der Diphtherie-Heilungsfrage, in: ders.: Gesammelte Abhandlungen, 2. T., S. 311-325.
(mit Oscar Boer): Die Werthbestimmung des Diphtherieheilserums, in: ders.: Gesammelte Abhandlungen, 2. T, S. 333-344.

1894

(Hg.): Die Bekämpfung der Infectionskrankheiten. Hygienischer Thei. Leipzig 1894.
Das neue Diphtheriemittel, in: Die Zukunft, 20.10.1894, S. 97-109, und 10.11.1894, S. 249-264.
Das neue Diphtheriemittel. Berlin 1894.
(mit Paul Ehrlich): Zur Diphtherieimmunisirungs- und Heilungsfrage, in: DMW 20 (1894), S. 437 f.
Berichtigung, in: DMW 50 (1894), S. 943.

1895

Der jetzige Stand der Diphtheriebehandlung mit Serum, in: MMW 4 (1895), S. 83.
Die Statistik in der Heilserumfrage. Marburg 1895.
Leistungen und Ziele der Serumtherapie. B. Wissenschaftliche Ergebnisse und praktische Ziele in Bezug auf die Serumtherapie bei anderen Infectionskrankheiten, in: DMW 38 (1895), S. 623-634.

1898

(mit Frederick Ransom): Ueber Tetanusgift und Tetanusantitoxin, in: DMW 12 (1898), S. 181-185.

1899

Ueber die specifisch giftigen Eigenschaften der Tuberculinsäure, in: BKlW 25 (1899), S. 537-540.
Ueber Tetanusgiftmodificationen [nach Versuchen mit Frederick Ransom und Taichi Kitashima], in: Fortschritte der Medizin 17 (1899), S. 501-505.
Ueber die quantitativen Bindungsverhältnisse zwischen Tetanusgift und Tetanusantitoxin im lebenden Meerschweinkörper. Nach Versuchen von Dr. Ransom und Dr. Kitashima, in: Fortschritte der Medicin 17 (1899), S. 521-534.

1901

Die Serumtherapie in der Heilkunde und Heilkunst, in: Nordiskt Medicinskt Arkiv 18 (1901), S. 1-14.
(mit Taichi Kitashima): Ueber Verminderung und Steigerung der ererbten Giftempfindlichkeit, in: BKlW 6 (1901), S. 157-163.

1902

Tuberkulose. Marburg 1902 (= Beiträge zur experimentellen Therapie 5).
(mit Paul Römer u. Wilhelm G. Ruppel): Erläuterung der Tabellen, betreffend die Abstammung und Gewinnung von Modifikationen des Tuberkulosevirus und des Tuberkulosegiftes, in: ders. (Hg.): Tuberkulose, S. 1-28.

(mit Paul Römer u. Wilhelm G. Ruppel): Organisation der Marburger Arbeiten über Rindertuberkulosebekämpfung, in: ders. (Hg.): Tuberkulose, S. 17-28.

1903

Tuberkulosebekämpfung. Vortrag auf der Versammlung von Naturforschern und Ärzten am 25.9.1903 in Kassel, in: BKlW 11, S. 233-238 (und Marburg 1903).
Ueber Lungenschwindsuchtentstehung und Tuberkulosebekämpfung, in: DMW 39 (1903), S. 685-697.
Ueber Lungenschwindsuchtentstehung und Tuberkulosebekämpfung. Marburg 1903.

1904

Säuglingsmilch und Säuglingssterblichkeit, in: Therapie der Gegenwart, Januar 1904, S. 1-10.
Leitsätze betreffend Rinderstall-Hygiene, Tuberculosebekämpfung und Säuglingsmilchgewinnung. Berlin 1904.
Tuberculoseentstehung, Tuberculosebekämpfung und Säuglingsernährung. Berlin 1904 (= Beiträge zur experimentellen Therapie 8).

1906

Therapeutische Tierexperimente im Dienste der Seuchenbekämpfung, in: Hans Kraemer (Hg.): Der Mensch und die Erde: Die Entstehung, Gewinnung und Verwertung der Schätze der Erde als Grundlagen der Kultur, Bd. 2. Berlin u.a. 1906, S. 331-354.

1907

Beitrag zur Lehre von den Infektionswegen der Tuberkulose, in: Tuberculosis 4 (1907), S. 423-436.
Cui bono? [1.2.1907.] BAM, EvB/SD 5, Nr. 58.
Ueber Rindertuberkulosebekämpfung und über hygienisch einwandfreie Milchgewinnung, in: Mitteilungen der Zentralstelle der Preußischen Landwirtschaftskammern 27 (1907), S. 187-190.
Pasteur, in: Internationale Wochenschrift für Wissenschaft, Kunst und Technik, 27.7.1907, S. 519-533.
Aus dem Marburger Institut für experimentelle Therapie. 1. Brennende Fragen in der Tuberkuloseforschung [1907]. [= ders.: Abhandlungen 1904-1911, EvB/SD 7, Nr. 58]. BAM (Liste 04-002, Stand A-I, Nr. 7).

1911

Meine Blutuntersuchungen. Berlin 1911 (= Beiträge zur experimentellen Therapie 12).

1912

Einführung in die Lehre von der Bekämpfung der Infektionskrankheiten. Berlin 1912.

1913

Ueber ein neues Diphtherieschutzmittel, in: DMW 19 (1913), S. 873-876.

1914

Ueber das Diphtherieschutzmittel »TA«, in: BKlW 20 (1914), S. 916-920.
30 Jahre Diphtherieforschung, in: Neue Freie Presse, 31.5.1914, S. 95-97 (Beilage).

1915

Mein Tetanusimmunserum, in: BKlW 6 (1915), S. 121-126.
(Hg.): Gesammelte Abhandlungen. Neue Folge. Bonn 1915.
Mein Tetanus-Immunserum, in: ders.: Gesammelte Abhandlungen NF, S. 18-21.
30 Jahre Diphtherieforschung [1914], in: ders.: Gesammelte Abhandlungen NF, S. 29-38.
Ueber das Diphtherieschutzmittel »TA«, in: ders.: Gesammelte Abhandlungen NF, S. 84-91.

1918 (posthum, hg. von Ernst Friedberger)

Epidemiologie, Aetiologie und Bekämpfung der Diphtherie. Nach dem Tode des Verfassers hg. von Ernst Friedberger. Mit Abbildungen im Text, Tabellen und farbiger Kurventafel. Berlin 1918 (= Beiträge zur experimentellen Therapie 13).
Diphtherieforschungen im Laufe der letzten 100 Jahre, in: ders.: Epidemiologie, Aetiologie und Bekämpfung der Diphtherie, S. 4-96.
Diphtheriebekämpfung, in: ders.: Epidemiologie, Ätiologie und Bekämpfung der Diphtherie, S. 97-200.
Ueber die isopathische und kombinierte Affenimmunisierung, in: ders.: Epidemiologie, Aetiologie und Bekämpfung der Diphtherie, S. 176-185.
Die präventive Diphtheriebekämpfung, in: ders.: Epidemiologie, Aetiologie und Bekämpfung der Diphtherie, S. 188-200.

3.2. Literatur (gedruckte Quellen)

A

Albu, Albert: [Bericht:] Achter internationaler Congress für Hygiene und Demographie, Budapest, 2. bis 9. September 1894, in: Vereins-Beilage der DMW, 18. Oktober 1894, S. 117-119.
Almquist, Ernst B.: Ueber die Ausbreitungsweise von Diphtherie und Croup. Göteborg 1885.
An die Kulturwelt!, in: Das Monistische Jahrhundert, Bd. 3 (1914), S. 593-596.
Aronson, Hans: Demonstration gegen Diphtherie immunisirter Kaninchen [Vortrag vor der Berliner medicinischen Gesellschaft, Sitzung vom 21.12.1892], in: BKlW 4 (1893), S. 100.

– Weitere Untersuchungen über Diphtherie und das Diphtherie-Antitoxin, in: BKlW 15 (1894), S. 355-358.
– Meine Stellung in der Diphtherie-Antitoxinfrage, in: BKlW 47 (1894), S. 1077-1078.
– Ueber Diphtherieantitoxinlösung zu Immunisirungszwecken, in: DMW 19 (1894), S. 431.
Aschoff, Ludwig: Ein Gelehrtenleben in Briefen an die Familie. Freiburg i. Br. 1966.

B

Baedeker, Karl: Die Rheinlande von der Schweizer bis zur Holländischen Grenze. Handbuch für Reisende. Leipzig [23]1886.
Bang, Bernhard: Die Verwendung des Tuberkulins im Kampf gegen die Tuberkulose des Rindviehs, in: Deutsche Zeitschrift für Thiermedizin und vergleichende Pathologie 22 (1896), S. 1-31.
Bäumgärtel, Traugott: Grundriss der theoretischen Bakteriologie. Berlin 1924.
Behring-Archiv Marburg (Hg.): Bildbericht für die Teilnehmer der Behring-Erinnerungsfeier vom 4. bis 6. Dezember 1940 in Marburg/Lahn. Marburg 1941, S. 15.
– Dokumente eines grossen Lebens als Arzt und Forscher. Emil von Behring. Marburg [o. J.].
Behringwerke (Hg.): Idee und Tat. E. v. Behring und die Behringwerke. Marburg [1938].
Below, Minna von: Georg von Below. Ein Lebensbild für seine Freunde. Stuttgart 1930.
Bergmann, Ernst von: Erwiderung, in: DMW 50 (1894), S. 944 f.
[Bericht:] Seventh International Congress of Hygiene and Demography, London, August 10th to 17th, 1891, in: The British Medical Journal Vol. 2 (1891) [15. 8. 1891], S. 349-387.
[Bericht:] Achter Internationaler Congress für Hygiene und Demographie, Budapest, 2. bis 9. September 1894. Vereinigte Sitzung der Sectionen für Aetiologie der Infectionskrankheiten, Prophylaxe der Epidemieen und Hygiene der Kinder am 3. September 1894, in: Vereins-Beilage der DMW 15 (1894), S. 117 f.
[Bericht:] Achter Internationaler Congress für Hygiene und Demographie in Budapest, Kleinere Mittheilungen, in: Jahrbuch für Kinderheilkunde und physische Erziehung NF 39 (1894), S. 104-108.
[Bericht:] Ninth International Congress of Hygiene and Demography, Madrid, April 10th, in: The British Medical Journal (1898) [16. 4. 1898], S. 1039 f.
[Bericht:] R. Koch's Antrittsvorlesung und das neue hygienische Institut, in: BKlW 45 (1885), 9. 11. 1885, S. 738 f.
Biedert, Philipp: Untersuchungen über die chemischen Unterschiede der Mensch- und Kuhmilch. Gießen 1869.
Bieling, Richard: Immunität gegen Viruserkrankungen, in: Philipps-Universität Marburg (Hg.): Behring zum Gedächtnis. Reden und wissenschaftliche Vorträge anlässlich der Behring-Erinnerungsfeier Marburg an der Lahn 4. bis 6. Dezember 1940. Berlin 1942, S. 75-85.
– Der Tod hatte das Nachsehen. Emil von Behring, Gestalt und Werk. Bielefeld 1954.
Bierens de Haan, J. C. J: Die Erfolge der Serumbehandlung bei Diphtherie im Krankenhause zu Leiden von 1894-1899, in: MMW 43 (1899), S. 1432.
Billroth, Theodor: Über das Lehren und Lernen der medizinischen Wissenschaften an den Universitäten der deutschen Nation, nebst allgemeinen Bemerkungen über Universitäten. Wien 1876.
Binz, Arthur: Aus der Frühgeschichte des Diphtherieserums. Nach persönlichen Erinnerungen, in: Angewandte Chemie 3/4 (1941). Wiederabdruck in: Alexander von Engelhardt (Hg.): Die Welt dankt Behring. Berlin 1942, S. 136-138.
Binz, Carl: Pharmakologische Studien über Chinin, in: Virchows Archiv 46 (1868), S. 67-105.

– Toxikologisches über Jodpräparate, in: Archiv für experimentelle Pathologie und Pharmakologie 13 (1880), S. 115-124.
– Zur Geschichte der Pharmakologie in Deutschland. Erweiterter Teil der zur Eröffnung des neuen Pharmakologischen Institutes der Rheinischen Friedrich-Wilhelms-Universität zu Bonn am 22. April 1890 gehaltenen Vorlesung, in: Klinisches Jahrbuch 2 (1890), S. 3-74.
Böhm, Wilhelm (Hg.): Der Bundeskanzler Graf Bismarck 1867-1870. Berlin 1887.
Bois-Reymond, Emil du *siehe* du Bois-Reymond.
Bókai, Johann *siehe* Bokay, Johann.
Bokay, Johann von: Meine Erfolge mit Behring's Diphtherieheilserum, in: DMW 15 (1895), S. 233-238.
– Die Geschichte der Kinderheilkunde. Berlin 1922.
Bostroem, Eugen: Der menschliche Körper und die Bakterien. Akademische Festrede zur Feier des Stiftungsfestes der Großherzoglich Hessischen Ludewigs-Universität am 1. Juli 1889. Gießen 1889.
Bouchard, Charles-Joseph: Essai d'une théorie de l'infection. Maladie, guérison, immunité, virus, vaccins. Berlin 1890.
Bourquelot, Émile: Les Ferments solubles (diastases, enzymes). Paris 1896.
Braun, Alexander Carl Heinrich, in: Leopoldina. Amtliches Organ der Kaiserlich leopoldinisch-carolinisch-deutschen Akademie der Naturforscher, Heft 13 (1877), S. 50-60.
Bretonneau, Pierre: Des inflammations spéciales du tissu muqueux, et en particulier de la diphthérite. Paris 1826.
Brieger, Ludwig: Über Ptomaïne – Weitere Untersuchungen über Ptomaine in 3 Teilen. Berlin 1885-1886.
Brieger, Ludwig; Fraenkel, Carl: Untersuchungen über Bakteriengifte, in: BKlW 49 (1890), S. 1133-1135.
Brieger, Ludwig; Kitasato, Shibasaburo; Wassermann, August: Ueber Immunität und Giftfestigkeit, in: Zeitschrift für Hygiene und Infectionskrankheiten 12 (1892), S. 137-182.
Brieger, Ludwig; Ehrlich, Paul: Beiträge zur Kenntniss der Milch immunisirter Thiere, in: Zeitschrift für Hygiene und Infektionskrankheiten 13 (1893), S. 336-346.
Buchner, Hans: Ueber die bakterientödtende Wirkung des zellenfreien Blutserums, in: Centralblatt für Bakteriologie und Parasitenkunde 5 (1889), S. 817-823.
– Berichtigende Bemerkungen zur Arbeit von Behring und F. Nissen: »Ueber bacterienfeindliche Eigenschaften verschiedener Blutserumarten«, in: Zeitschrift für Hygiene 9 (1890), S. 95 f.
Buddisierung von Milch, in: Nordischer Kongress für Innere Medicin (1905), S. 272-279.
Busch, Wilhelm: Max und Moritz, eine Bubengeschichte in sieben Streichen. München 1865.

C

Calmette, Albert: L'infection bacillaire et la tuberculose chez l'homme et chez les animaux; processus d'infection et de defense; étude biologique et expérimentale. Paris 1920.
– La vaccination préventive de la tuberculose par le BCG (Bacille Calmette-Guérin). Paris 1928.
Casper, Max: Beiträge zur Behandlung des Starrkrampfes der Pferde mit Behring's Tetanus-Antitoxin. Diss. med., Freiburg i. Br. 1897. [Druck: Wiesbaden 1897.]
Cobbett, Louis: The portals of entry of the tubercle bacilli which cause phthisis, in: Journal of Pathology and Bacteriology 14 (1910), S. 563-605.
Conrad, Heinrich (Hg.): Napoleons Leben von ihm selbst. Ich, der Kaiser. 3 Bde. Stuttgart [1912].
Curtis, Ed. M.: The Use of Atropia in Ophthalmic Practice. Sacramento 1874.

D

Die Welt dankt Behring, *siehe* Engelhardt, Alexander von (Hg.): Die Welt dankt Behring.

Dieudonné, Adolf: Immunität, Schutzimpfung und Serumtherapie. Zusammenfassende Übersicht über die Immunitätslehre. Leipzig ^{6}1909.

Disse, Joseph: Untersuchungen über die Durchgängigkeit der jugendlichen Magen-Darmwand für Tuberkelbacillen, in: BKlW 1 (1903), S. 4.

Dittmar, Heinrich (Hg.): Lebensspiegel für die deutsche Jugend, 1. T. Berlin 1823.

du Bois-Reymond Emil: Untersuchungen über thierische Elektricität. 1. Bd. mit sechs Kupfertafeln. Berlin 1848.

Duclaux, Émile: Pasteur, histoire d'un esprit. Sceaux 1896.

E

Eber, August: Tuberkulinprobe und Tuberkulosebekämpfung beim Rinde. Wissenschaftliche Untersuchungen und praktische Erfahrungen. Berlin 1898.

Ehrlich, Paul: Beiträge zur Kenntnis der Anilinfärbungen und ihrer Verwendung in der mikroskopischen Technik, in: Archiv fuer mikroskopische Anatomie 13 (1877), S. 263-278.

– Recent experiences in the treatment of tuberculosis (with special reference to pulmonary consumption) by Koch's method, in: The Lancet (1891), S. 917-920.

– Ueber Immunität durch Vererbung und Säugung, in: Zeitschrift für Hygiene und Infektionskrankheiten 12 (1892), S. 183-203.

– Bemerkungen über Immunität durch Vererbung und Säugung, in: DMW 18 (1892), S. 511.

Ehrlich, Paul; Kossel, Hermann; Wassermann, August: Ueber Gewinnung und Verwendung des Diphtherieheilserums, in: DMW 16 (1894), S. 353-355.

– Die Wertbemessung des Diphtherieheilserums und deren theoretische Grundlagen, in: Klinisches Jahrbuch 6 (1897), S. 299-326.

Eiermann, Arnold: Die Einrichtungen zur Darstellung des Diphtherie-Heil-Serums in den »Höchster Farbwerken«, in: MMW 51 (1894), S. 1038-1040.

Eisenberg, James: Bakteriologische Diagnostik: Hilfstabellen zum Gebrauche beim praktischen Arbeiten: nebst einem Anhange, Bakteriologische Technik, Bd. 1. Hamburg/Leipzig 1886, Wien ^{2}1887, Hamburg ^{3}1888, Philadelphia/London 1892.

Engelhardt, Alexander von: Emil von Behring. Chronik seiner Forschungsarbeit und seines Institutes für experimentelle Therapie. Zur Erinnerung an die vor fünfzig Jahren erfolgte Veröffentlichung Behrings über die Entdeckung der Serumtherapie. Berlin 1940 (= Behringwerk-Mitteilungen 10).

– (Hg.): Die Welt dankt Behring. Berlin 1942.

Erb, Wilhelm: Handbuch der Elektrotherapie. Leipzig 1882.

Eulenburg, Albert (Hg.): Real-Encyclopädie der gesammten Heilkunde. Medicinisch-chirurgisches Handwörterbuch für praktische Aerzte, Bd. 6. Wien/Leipzig ^{3}1895.

Ewald, Gottfried: Die Jodoformpsychose und ihre Stellung innerhalb der exogenen Prädilektionstypen, in: Monatsschrift für Psychiatrie und Neurologie 47 (1920), S. 125-148.

Eyth, Max: Im Strom unserer Zeit. Aus Briefen eines Ingenieurs. Heidelberg 1904.

F

F.: Der Entdecker des Cholerapilzes, in: Die Gartenlaube (1884), S. 433.

Falkenhorst, C.: Reiseskizze »Eingeschneit«, mit Zeichnungen v. Artur Lewi, in: Die Gartenlaube 4 (1887), S. 64.

Falkson, Robert: Über Gefahren, Schattenseiten und Vorzüge der Jodoform-Wundbehandlung, in: Archiv für klinische Chirurgie 28, 1882.

Farbwerke vorm. Meister Lucius und Brüning: Gebrauchsanweisung für Behring's Diphtherieheilmittel, 1.8.1894.

– Gebrauchsanweisung für Behring's Diphtherieheilmittel, 1.9.1894.

Fisch, H. Carl: Remarks to the Behring Antitoxin Patent, in: St. Louis Medical Gazette 1 (1898), S. 237-241.

Fodor, Josef von: Die Fähigkeit des Blutes Bacterien zu vernichten, in: DMW 34 (1887), S. 745-747.

Fodor, Josef von; Shelly, Charles Edward: Transactions of the Seventh International Congress of Hygiene and Demography, London, 10.-17.8.1891. Bd. 1. London 1892.

Forster, Josef: Versuche über die Bedeutung der Aschebestandtheile in der Nahrung, in: Zeitschrift für Biologie 9 (1873), S. 297-380.

Fraenkel, Carl: Grundriss der Bakterienkunde. Berlin 1887.

Fraenkel, Carl; Pfeiffer, Richard: Mikrophotographischer Atlas der Bakterienkunde. In 15 Lieferungen. Berlin 1889-1892.

Fresenius, Heinrich: Geschichte des Chemischen Laboratoriums zu Wiesbaden während der zweiten 25 Jahre seines Bestehens. Wiesbaden 1898.

Freudenberg, Walther: Von deutscher Arbeit auf Ceylon. Erinnerungen und Erfahrungen des Hauses Freudenberg & Co., Colombo, seit 1873. Stuttgart 1926.

Friedberger, Ernst: Dem Andenken Paul Heinrich Römers, in: Zeitschrift für Immunitätsforschung und experimentelle Therapie 1 (1917), S. 11.

Funke, Carl Friedrich Wilhelm: Handbuch der speziellen Pathologie und Therapie der grösseren nutzbaren Haussäugethiere, Bd. 1. Leipzig 1845.

G

Gaffky, Georg: Die Cholera in Gonsenheim und Finthen im Herbst 1886, in: Arbeiten aus dem Kaiserlichen Gesundheitsamte, Bd. 2. Berlin 1887, S. 39-66.

– Das Königliche Institut für Infektionskrankheiten in Berlin, in: Medizinische Anstalten auf dem Gebiete der Volksgesundheitspflege in Preußen. Festschrift, dargeboten von dem Preußischen Minister der geistlichen, Unterrichts- und Medizinal-Angelegenheiten. Jena 1907, S. 23-66.

Gerhardt, Oswald: Millionen Kinder danken ihm … Vor fünfzig Jahren wurde das erste durch Emil von Behrings Diphtherie-Heilserum gerettet, in: Kölnische Illustrierte Zeitung 42 [1940], S. 990.

– Stationen einer Idee. Behrings schicksalsvoller Weg. Berlin 1941.

– Mikroben im Weltgeschehen. München 1954.

Gimbert, J.L.: L'Eucalyptus Globulus, in: Mémoires de la Société des Sciences Naturelles, des Lettres et des Beaux-Art de Cannes (1868), S. 84-107.

Godlee, Rickman John: Lord Lister. Nach der 3. durchges. Aufl. übers. von E. Weischedel. Leipzig 1925.

Goethe, Johann Wolfgang [von]: Versuch die Metamorphose der Pflanzen zu erklären. Gotha 1790.

– Faust. Eine Tragödie. Tübingen 1808.

– Faust. Der Tragödie zweiter Teil. Stuttgart 1832/33.

Gorki, Maxim: Die alte Isergil. Gesammelte Erzählungen. Aus d. Russ. v. Michael Feofanow. Buchschmuck von Otto Ubbelohde. Leipzig 1902.

- Verlorene Leute *siehe* Gorki, Maxim: Die alte Isergil.

Gräbner, F.: Beiträge zur Kenntniss der Ptomaïne in Gerichtlich-chemischer Beziehung. Diss. med. Dorpat 1882.

Graham-Smith, George Stuart; Keilin, David: Obituary. George Henry Falkiner Nuttall, 1862-1937, in: The Royal Society (Hg.): Biographical Memoirs of the Fellows of the Royal Society 2 (1939), S. 492-499.

Grandhomme, Wilhelm: Die Fabriken der Aktien-Gesellschaft Farbwerke vorm. Meister, Lucius & Brüning zu Höchst am Main in sanitärer und socialer Beziehung. Frankfurt a. M. 1896.

Grotjahn, Alfred: Soziale Pathologie. Versuch einer Lehre von den sozialen Beziehungen der menschlichen Krankheiten als Grundlage der sozialen Medizin und der sozialen Hygiene. Berlin/Heidelberg ^{2}1915.

Gruber, Max von: Gedenkrede auf Emil v. Behring. Gesprochen im Aerztl. Verein in München am 20. Juni 1917, in: MMW 38 (1917), S. 1235-1239.

Günther, Carl: Carl Fraenken (Forts.), in: DMW 13 (1916), S. 392.

H

Haarhaus, Julius R.: Ahnen und Enkel. Erinnerungen. Ebenhausen 1921.

Hahn, Benno; Sommer, Fritz: Praktische Erfahrungen mit dem v. Behringschen Schutzmittel gegen Diphtherie, in: Behring (Hg.): Gesammelte Abhandlungen NF, S. 116-123. (Erstdruck in: DMW 1, 1914, S. 13 ff.)

Harnack, Adolf: Friedrich Althoff. Rede, 1908 gehalten bei seinem Begräbnis in der Kirche zu Steglitz, in: Internationale Wochenschrift für Wissenschaft, Kunst und Technik. Berlin (Ausgabe vom 31. 10. 1908), Sp. 1377-1384.

Hartmann, Eduard von: Das Problem des Lebens: biologische Studien. Bad Sachsa 1906.

Hauser, Gustav: Über Fäulnisbakterien und deren Beziehungen zur Septicämie: Ein Beitrag zur Morphologie der Spaltpilze. Leipzig 1885.

Helmholtz, Hermann von: Handbuch der physiologischen Optik. Leipzig ^{2}1896.

Henoch, Eduard: Vorlesungen über Kinderkrankheiten. Ein Handbuch f. Aerzte u. Studirende. Berlin ^{6}1892, ^{8}1895.

Heubner, Otto: Praktische Winke zur Behandlung der Diphtherie mit Heilserum. Vortrag, gehalten auf dem achten internationalen Congress für Hygiene und Demographie in Budapest, in: DMW 36 (1894), S. 701-703.

- Ueber die Anwendung des Heilserums bei der Diphtherie. Vortrag, gehalten auf dem XI. internationalen Congress zu Rom in der Section für Kinderheilkunde, in: Jahrbuch für Kinderheilkunde und physische Erziehung NF 38 (1894), S. 221-232.
- Klinische Studien über die Behandlung der Diphtherie mit dem Behringschen Heilserum. Nach einem an den 13. Kongress für Innere Medizin erstatteten Bericht, nebst Belegen. Leipzig 1895.
- Lehrbuch der Kinderheilkunde. 1. Bd. Leipzig 1903.
- Die Einführung des Behring'schen Diphtherieheilserums in die Klinik und die Praxis. Eine Rückerinnerung, in: BKlW 11 (1914), S. 484 f.
- Otto Heubners Lebenschronik. Von ihm selbst verfasst u. nach seinem Tode hg. von Wolfgang Heubner. Berlin 1927.

Heymann, Bruno: Shibasaburo Kitasato zum Gedächtnis, in: Klinische Wochenschrift 30 (1931), S. 1430 f.

Hoeßlin, Rudolf von; Poeschel, E.; Bitterauf, H.: 21.-40. Ärztlicher Jahres-Bericht (1.1.1906-1.1.1926) der Kuranstalt Neu-Wittelsbach München. Sanatorium und Privatklinik für innere Krankheiten und Nervenkrankheiten (R. von Hoeßlinsche Stiftung). München 1927.
Hoffmann, L.: Tierärztliche Chirurgie für praktische Tierärzte und Studierende. 2. Bd.: Allgemeine Chirurgie. Stuttgart 1892.
Hofmann, August Wilhelm von: Aus Justus Liebig's und Friedrich Wöhler's Briefwechsel in den Jahren 1829-1873, Bd. 1-2. Braunschweig 1888.
Holst, Axel: Über einen virulenten Streptococcus, in: Zentralblatt für Bakteriologie 19 (1896), S. 387.
Holtz, Julius Friedrich: Die Frühlingsfahrt nach dem Mittel- und Schwarzen Meere auf der Jacht ›Prinzessin Viktoria Luise‹ der Hamburg-Amerikanischen Packetfahrt-Actien-Gesellschaft vom 29. März bis 8. Mai 1902. Berlin 1902.
Hoppe-Seyler, Felix: Physiologische Chemie. In 4 Theilen. Berlin 1881.
Horn, Wilhelm: Das preussische Medicinalwesen. Aus amtlichen Quellen dargestellt. 2. Teil. Berlin ^{2}1863.
Hosang, Ernst: Anwendung des Diphtheritis-Heilserums in einem Berliner Krankenhause. Originalzeichnung, in: Illustrirte Welt 10 (1895), S. 237.
Huber, Karl: Studien über das sogenannte Chlorom (metastasirendes periostales Sarcom), in: Archiv für Heilkunde 19 (1878), S. 129-159.
Hueppe, Ferdinand: Die Methoden der Bakterienforschung. Wiesbaden ^{2}1885.
Hueter, Carl: Die allgemeine Chirurgie; eine Einleitung in das Studium der chirurgischen Wissenschaft. Nach dem Inhalt der an der Universität Greifswald in den Jahren 1869-1873 gehaltenen Vorlesungen für Ärzte und Studirende. Leipzig 1873.

I

Imhoff, Fritz: Zur Einführung, in: Alexander von Engelhardt (Hg.): Die Welt dankt Behring. Berlin 1942, S. 9.

J

Jenner, Edward: Eduardi Jenneri [...] Disquisitio De Caussis Et Effectibus Variolarum Vaccinarum, ex Anglico in Latinum Conversa Ab Aloysio Careno. Wien 1799.
Johne, Albert: Die Geschichte der Tuberculose mit besonderer Berücksichtigung der Tuberculose des Rindes und die sich hieran knüpfenden medicinal- u. veterinärpolizeilichen Consequenzen. Leipzig 1883.

K

Kafka, Franz: Ein Landarzt, in: ders.: Ein Landarzt. Kleine Erzählungen. München 1919.
Kaiserliches Gesundheitsamt (Hg.): Das Kaiserliche Gesundheitsamt. Rückblick auf den Ursprung sowie auf die Entwickelung und Thätigkeit des Amtes in den ersten zehn Jahren seines Bestehens. Berlin 1886.
Kant, Immanuel: Grundlegung zur Metaphysik der Sitten, in: Wilhelm Weischedel (Hg.): Immanuel Kant. Werkausgabe, Bd. VII. Frankfurt a. M. ^{3}1977.
Kassowitz, Max: Über Giftgewöhnung, in: ders.: Gesammelte Abhandlungen: Mit einem vollständigen Verzeichnis der Arbeiten des Verfassers, hg. von Julia Schall-Kassowitz. Berlin/Heidelberg 1914, S. 444-448.
Kissling, Karl: Über v. Behrings Diphtherie-Vakzin, in: Behring (Hg.): Gesammelte Abhandlungen NF, S. 106-115. (Erstdruck: DMW 51, 1913.)

Kitasato, Shibasaburō: Die Cholera in Japan, in: DMW 13 (1887), S. 921 f.
- Ueber das Verhalten der Typhus- und Cholerabacillen zu säure- und alkalihaltigen Nährböden, in: Zeitschrift für Hygiene 3 (1888), S. 404-426.
- Ueber den Tetanuserreger, in: Archiv für Klinische Chirurgie 39 (1889), S. 423-428.

Kitasato, Shibasaburō; Weyl, Theodor: Experimentelle Untersuchungen über das Tetanusgift, in: Zeitschrift für Hygiene 10 (1891), S. 267-305.
- Heilversuche an tetanuskranken Thieren, in: Zeitschrift für Hygiene und Infectionskrankheiten 12 (1892), S. 256-260.
- Über das Verhalten der einheimischen japanischen Rinder zur Tuberculose (Perlsucht), in: Zeitschrift für Hygiene und Infektionskrankheiten 48 (1904), S. 471 ff.
- Zur Kenntniss der Anaëroben, 2. Abhandlung: Der Bacillus Tetani, in: Zeitschrift für Hygiene 8 (1890), S. 404-411.

Kitasato, Shibasaburō: Experimentelle Untersuchungen über das Tetanusgift, in: Kitasato-Institute (Hg.): Collected Papers Shibasaburo Kitasato, Tokio 1977, S. 145-183. (Wiederabdruck.)

Kitashima, Taichi: Habudoku no Kessei oyobi sono Kessei-Ryôhô ni tsuite [= Studien über das Habu-Gift und die Behandlung durch Antitoxin], in: Saikingaku-Zasshi [= Zeitschrift für Bakteriologie in Japan] (1908), S. 541-556 [auf Japan.].

Klebs, Edwin: Die Behandlung der Tuberkulose mit Tuberkulocidin. Vorläufige Mittheilung. Hamburg/Leipzig 1892.

[Kleinhans, Karl:] »Todesfälle. Generalleutnant z. D. Karl Kleinhans«, in: Hessenland: Zeitschrift für hessische Geschichte und Literatur 3 (1911), S. 47.

Kleinschmidt, Hans; Viereck, Heinrich: Vierte Mitteilung über v. Behrings Diphtherievakzin, in: DMW 41 (1913), S. 1977-1980. (Wiederabdruck in: Behring ([Hg.]: Gesammelte Abhandlungen NF, S. 101-106.)

Klimmer, Martin: Beitrag zur Schutz- und Heilimpfung gegen die Tuberkulose, in: Wolfgang Weichardt (Hg.): Ergebnisse der Hygiene, Bakteriologie, Immunitätsforschung und Experimentellen Therapie, Bd. 14. Berlin 1933, S. 1-81.

Kniffler, Oscar: Jodoform zur inneren Anwendung. Diss. med. Bonn 1889.
- Jodoform zur inneren Anwendung, in: Emil Behring (Hg.): Gesammelte Abhandlungen zur ätiologischen Therapie von ansteckenden Krankheiten, 1. T. Leipzig 1893, S. 74-106.

Koch, Robert: Die Ätiologie der Milzbrand-Krankheit begründet auf die Entwicklungsgeschichte des Bacillus Anthracis, in: Beiträge zur Biologie der Pflanzen 2 (1876), S. 277-311.
- Ueber Desinfection, in: Mittheilungen aus dem Kaiserlichen Gesundheitsamte 1 (1881), S. 287-338.
- Über bakteriologische Forschung. Verhandlungen des X. Internationalen Medizinischen Kongresses Berlin 1890. Berlin 1891.

Koch, Robert; Flügge, Carl: Zur Einführung, in: Zeitschrift für Hygiene 1 (1886), S. 1 f.

Koch, Robert; Gaffky, Georg: Bericht über die Thätigkeit der zur Erforschung der Cholera im Jahre 1883 nach Egypten und Indien entsandten Kommission. Berlin 1887.

Koch, Robert; Schütz, Wilhelm: Menschliche Tuberkulose und Rindertuberkulose (Perlsucht). Bericht […] an den Minister für geistliche, Unterrichts- und Medicinalangelegenheiten und den Minister für Landwirtschaft, Domänen und Forsten vom 1. Juli 1901, in: Archiv für wissenschaftliche und praktische Thierheilkunde 28 (1902), S. 169-196.

Koch, Robert: Gesammelte Werke von Robert Koch, 2 Bde. Hg. von Julius Schwabe. Leipzig 1912.

– Untersuchungen über die Aetiologie der Wundinfectionskrankheiten (1878), in: Gesammelte Werke von Robert Koch, 2 Bde. Hg. von Julius Schwabe (Hg.). Leipzig 1912, Bd. 1, S. 61-108.
– Ueber die Milzbrandimpfung. Eine Entgegnung auf den von Pasteur in Genf gehaltenen Vortrag (1882), in: Gesammelte Werke, Bd. 1, S. 207-231.
– Die Ätiologie der Tuberkulose (1882), in: Gesammelte Werke, Bd. 1, S. 428-445.
– Über bakteriologische Forschung (1890), in: Gesammelte Werke, Bd. 1, S. 650-660.
– Die Bekämpfung der Tuberkulose unter Berücksichtigung der Erfahrungen, welche bei der erfolgreichen Bekämpfung anderer Infektionskrankheiten gemacht sind. Vortrag, gehalten auf dem Britischen Tuberkulosekongreß (1901), in: Gesammelte Werke, Bd. 1, S. 566-577.
– Die Expedition zur Erforschung der Cholera nach Ägypten [an den Staatsminister von Bötticher]. Alexandrien, 25.08 1883, in: Gesammelte Werke, Bd. 2,2, S. 850-852.

Koch, Robert; Schütz, Wilhelm: [Bericht] An den Herrn Minister für Landwirtschaft, Domänen und Forsten und den Herrn Minister für geistliche, Unterrichts- und Medizinalangelegenheiten. Berlin, 1.7.1901 [zum Thema Menschliche Tuberkulose und Rindertuberkulose (Perlsucht)], in: Gesammelte Werke, Bd. 2,2, S. 1064-1086.

Koner, Wilhelm; Hitzig, Julius Eduard: Gelehrtes Berlin. Verzeichniss im Jahre 1845 in Berlin lebender Schriftsteller und ihrer Werke. Berlin 1846.

König, Franz: Das Jodoform als antiseptisches Verbandmittel, in: Centralblatt für Chirurgie 48 (1881), S. 755.

Königliches Gymnasium zu Hohenstein i. Ostpr. (Hg.): Programm des Königlichen Gymnasiums zu Hohenstein in Ostpreußen. Osterode/Königsberg 1870.

Korschelt, Eugen: Das Haus an der Minne. Erinnerungen aus einem langen Leben. Marburg 1939.

Kossel, Hermann: Ueber die Behandlung der Diphtherie des Menschen mit Diphtherieheilserum, in: Zeitschrift für Hygiene und Infectionskrankheiten 17 (1894), S. 489-516.
– Ueber die Behandlung diphtheriekranker Kinder mit »Diphtherieheilserum«, in: Behring (Hg.): Gesammelte Abhandlungen zur ätiologischen Therapie, 2. T., S. 326-332. (Wiederabdruck.)

Kratzenstein, Christian Gottlieb: Schreiben von dem Nutzen der Electricität in der Arzneiwissenschaft. Halle 1844.

L

Langenbeck, Bernhard von: Ueber die Schussfracturen der Gelenke und ihre Behandlung: Rede gehalten zur Feier des vierundsiebzigsten Stiftungsfestes des medicinisch-chirurgischen Friedrich-Wilhelms-Instituts am 2. August 1868. Berlin 1868.

Langhans, Theodor: Die Übertragbarkeit der Tuberkulose auf Kaninchen. Diss. med. Marburg 1867.

Lennhoff, Rudolf: Wohltäter der Menschheit: zum 60. Geburtstag der Professoren v. Behring und Ehrlich, in: Berliner Illustrirte Zeitung 11 (15.3.1914), S. 189-191.

Lenz, Renate: Emil von Behrings Kindheitsstätten [aus: Preußische Zeitung Königsberg], in: Engelhardt (Hg.): Die Welt dankt Behring, S. 277 f.

Leyden, Ernst von: Bericht über die Anwendung des Koch'schen Heilverfahrens auf der I. medicinischen Klinik vom 20. bis 27. November 1890, in: BKlW 27 (1890), S. 1145-1150.
– Lebenserinnerungen, hg. v. Clarissa Lohde-Boetticher. Mit e. Vorwort v. Wilhelm Waldeyer. Stuttgart/Leipzig 1910.

Leyden, Ernst von; Pfeiffer, Emil (Hg.): Verhandlungen des Congresses für Innere Medizin. 11. Congress. Gehalten zu Leipzig, vom 20.-23. April 1892. Wiesbaden 1892.
Leyden, Ernst von; Klemperer, Felix: Die deutsche Klinik am Eingange des 20. Jahrhunderts in akademischen Vorlesungen. 15 Bde. Berlin/Wien 1903-1913.
Liebig, Justus von: Die organische Chemie in ihrer Anwendung auf Physiologie und Pathologie. Braunschweig 1842.
- Chemische Briefe. Wohlfeile Ausgabe der C. F. Winter'schen Verlagsbuchhandlung. Leipzig/Heidelberg 1865.
Lister, Joseph: On the Antiseptic Principles of the Practice of Surgery, in: The Lancet 1867.
- Der Lister'sche Verband. Dtsch. v. Oskar Thamhayn. Leipzig 1875.
Litzmann, Berthold: Im alten Deutschland. Erinnerungen eines Sechzigjährigen. Berlin 1923.
Löffler, Friedrich: Untersuchungen über die Bedeutung der Mikroorganismen für die Entstehung der Diphtherie beim Menschen, bei der Taube und beim Kalbe, in: Heinrich Struck (Hg.): Mittheilungen aus dem Kaiserlichen Gesundheitsamte, Bd. 2. Berlin 1884, S. 421-499.
- Vorlesungen über die geschichtliche Entwickelung der Lehre von den Bacterien: für Aerzte und Studirende. Leipzig/Köln 1887.
- Ueber die Fortschritte in der Bekämpfung der Infektionskrankheiten in den letzten 25 Jahren. Rede zur Feier des Geburtstages Sr. Majestät des Kaisers und Königs am 27. Januar 1896 bei dem Festaktus der Universität Greifswald. Greifswald 1896.
- Zum 25jährigen Gedenktage der Entdeckung des Tuberkelbazillus, in: DMW 33 (1907), S. 449-451 u. 489-495.
- The History of Diphtheria, in: G. H. F. Nuttall, G. S. Graham-Smith (Hg.): The Bacteriology of Diphtheria. Cambridge 1913, S. 1-52.
Lorenz, Gustav: Die Bekämpfung der Rindertuberkulose und das Behringsche Immunisierungsverfahren. Vortrag gehalten in der Generalversammlung des tierärztlichen Vereins der Provinz Starkenburg, 31. 10. 1903, in: Berliner tierärztliche Wochenschrift 48 (1903), S. 733-738, u. 50 (1903), S. 780.
- Die Schutzimpfung des Rindviehs gegen Tuberculose nach v. Behring und die Ausführung von Probeimpfungen im Grossherzogthum Hessen (ein vorläufiger Bericht), in: Zeitschrift für Thiermedizin NF 9 (1905), S. 1-22.

M

Madsen, Thorvald: Experimentelle undersøgelser over difterigiften. Diss. med. Kopenhagen 1896.
Marchand, Felix: Felix Marchand, in: Louis Ruyter Grote (Hg.): Die Medizin der Gegenwart in Selbstdarstellungen. Leipzig 1923, S. 58-104.
Maßner, J.: Eugen Trosien und die Stellung der Philologen und Juristen in den Provinzialschulkollegien, in: Deutsches Philologenblatt 32 (1924), S. 226-229.
Mehlhausen, Gustav: Erinnerungsblätter zum 25jährigen Jubiläum des Verwaltungsdirektors des Charité-Krankenhauses Bernhard Spinola, in: Charité-Annalen 23. Berlin 1898, S. 1-42.
Metschnikoff, Elias: Untersuchungen über die mesodermalen Phagozcyten einiger Wirbeltiere, in: Biologisches Zentralblatt 3 (1883), S. 560-565.
- Ueber die Beziehung der Phagocyten zu Milzbrandbacillen, in: Archiv für pathologische Anatomie und Physiologie und für klinische Medicin 97 (1884), S. 502-526.
- Etudes sur la nature humaine. Essai de philosophie optimiste. Paris 1903.
Meyer, Conrad Ferdinand: Die Versuchung des Pescara. Leipzig 1887.

Militär-Medizinal-Abtheilung des Königlich Preussischen Kriegsministeriums (Hg.): Sanitäts-Bericht über die Deutschen Heere im Kriege gegen Frankreich 1870/71. 3. Bd., specieller Theil. 2. Abth. III: Chirurgischer Theil: A. Verwundungen (der Gliedmaassen). Berlin 1888.

Miyajima, Mikinosuke: Robert Koch und Shibasaburo Kitasato. Genf 1931.

– Lehrer und Schüler [Koch und Kitasato]. Tokio 1935.

Möller, Carl: Pharmakologische Untersuchungen über Jodoform und Jodsäure. Diss. med. Bonn 1877.

Moll, Albert: Versuche am lebenden Menschen [in: Die Zukunft 29, 1899]. Wiederabdruck in: Nicolas Pethes et al. (Hg.): Menschenversuche. Eine Anthologie 1750-2000. Frankfurt a. M. 2008, S. 601-609.

Mosetig von Moorhof, Albert: Ueber den Jodoform-Verband, in: Richard von Volkmann (Hg.): Sammlung klinischer Vorträge, Serie 8, Nr. 211, 1882.

Much, Hans; Römer, Paul: Ein Verfahren zur Gewinnung einer von lebenden Tuberkelbazillen und anderen lebensfähigen Keimen freien, in ihren genuinen Eigenschaften im Wesentlichen unveränderten Kuhmilch, in: Beiträge zur Klinik der Tuberkulose 8 (1906), S. 349-364.

– E. von Behring. Ein Wort zu seinem sechzigsten Geburtstag, in: BKlW 11 (1914), S. 483 f.

– Arzt und Mensch. Das Lebensbuch eines Forschers und Helfers. Dresden 1933.

Müller, Eduard (Hg.): Die Therapie des praktischen Arztes. 2. Bd.: Rezepttaschenbuch. Berlin 1923.

Müller, Franz Carl: Vorwort, in: ders. (Hg.), Rudolf von Hoeßlin (Bearb.) u. a.: Handbuch der Neurasthenie. Leipzig 1893.

N

Napoleons Leben von ihm selbst. Ich, der Kaiser. 3 Bde. Übers. u. hg. v. Heinrich Conrad. Stuttgart [1912].

Nietzsche, Friedrich: Unzeitgemäße Betrachtungen. Bd. 2., 2. Aufl., mit e. Vorw. v. Peter Gast. Leipzig 1893.

Nissen, Franz: Zur Kenntniss der bacterienfeindlichen Eigenschaften des Blutes. Diss med., Leipzig 1889.

– Zur Kenntniss der bacterienvernichtenden Eigenschaft des Blutes, in: Zeitschrift für Hygiene 6 (1889), S. 487-520.

Nissen, Franz; Behring, Emil: Ueber bacterienfeindliche Eigenschaften verschiedener Blutserumarten. Ein Beitrag zur Immunitätsfrage, in: Zeitschrift für Hygiene 8 (1890), S. 412-433.

Nissen, Franz; Behring, Emil: Ueber bacterienfeindliche Eigenschaften verschiedener Blutserumarten. Ein Beitrag zur Immunitätsfrage, in: Emil Behring (Hg.): Gesammelte Abhandlungen zur ätiologischen Therapie, 1. T., S. 389-417. (Wiederabdruck.)

Nordau, Max: Ausgewählte Pariser Briefe. Berlin 1884/Leipzig ^{2}1887.

Nordisk familjebok: 1800-talsutgåvan. 19. Supplement. A–Böttiger (1896).

Nuttall, George: Experimente über die bacterienfeindlichen Einflüsse des thierischen Körpers, in: Zeitschrift für Hygiene 4 (1888), S. 353-394 u. Tafel.

O

Obituary Josef von Fodor, in: The British Medical Journal (1901), S. 871 f.

Oertel, Max Joseph: Über das diphtherische Gift und seine Wirkungsweise, in: DMW 45 (1890), S. 985-989.

Official Gazette of the United States Patent Office 117, Teil 1 (1905), Alphabetic List of Patentees.

Otto, Richard: Emil von Behring. Die Begründung der Serumtherapie und das Diphtherieheilserum. Vortrag in der deutschen militärärztlichen Gesellschaft Berlin am 21. November 1940, in: Engelhardt (Hg.): Die Welt dankt Behring, S. 37-41.

P

Paasch, Richard: Gesundheit und Lebensklugheit. Leipzig 1913.

Partsch, Joseph: Schlesien. Eine Landeskunde für das deutsche Volk auf wissenschaftlicher Grundlage. 1. Teil. Das ganze Land. Mit 6 farbigen Karten und 23 Abbildungen. Breslau 1896.

Pasteur, Louis: La théorie des germes et ses applications à la médecine et à la chirurgie. Lecture faite à l'Académie de médecine par M. Pasteur [...] le 30 avril 1878. Paris 1878.

Pauly, Josef: Zur Jodoformfrage, in: DMW 8 (1882), S. 258.

- Zur Lehre von den Gelenkfrakturen, in: Centralblatt für Chirurgie 10 (1882), SD.

Pearson, Leonard; Ravenel, Mazyck P.: Tuberculosis of cattle and the Pennsylvania plan for its repression: with a paper on tuberculosis of cattle and its repression in Denmark. Philadelphia 1901.

Pearson, Leonard; Gilliland, S. H.: Some Experiments upon the immunization of cattle against Tuberculosis. SD aus: Journal of comparative medicine and veterinary archives, Nov. 1902.

Pelman, Carl: Über die Errichtung von Sanatorien für Nervenkranke, in: Centralblatt für allgemeine Gesundheitspflege 19 (1900), S. 441-448.

Petri, Richard Julius: Die hygienischen Institute in Berlin C[entrum], Klosterstraße 32-36, in: Centralblatt für Bacteriologie und Parasitenkunde 1 (1887), S. 275-279.

Petruschky, Johannes: Untersuchungen über die Immunität des Frosches gegen Milzbrand. Diss. med. Königsberg 1888. [Druck: Jena 1888.]

Pfeiffer, August: Das erste Erscheinen der asiatischen Cholera auf deutschem Boden nach Entdeckung des Kommabacillus, in: DMW 12 (1886), S. 845-847.

- Über den Verlauf und die Erforschung der Cholera indica im Jahre 1886, in: DMW 13 (1887), S. 31 f.

- Über die Zulässigkeit der Klärung städtischer Abwässer mit Hülfe chemischer Fällung der suspendirten organischen Bestandtheile, in: Dtsch. Vierteljahrsschrift f. öffentliche Gesundheitspflege 20 (1888), S. 37.

Philipps-Universität Marburg (Hg.): Behring zum Gedächtnis. Reden und wissenschaftliche Vorträge anlässlich der Behring-Erinnerungsfeier Marburg an der Lahn 4. bis 6. Dezember 1940. Berlin 1942.

Ponfick, Emil: Ueber die Entstehungs- und Verbreitungswege der acuten Miliartuberculose, in: BKlW 46 (1877), S. 673.

Programm des VIII. Internationalen Tierärztlichen Kongresses 3.-9. September 1905 in Budapest, in: Schweizer Archiv für Tierheilkunde 47 (1905), S. 101-105.

Proskauer, Bernhard: Chemisches Zentralblatt. Vollständiges Repertorium für alle Zweige der reinen und angewandten Chemie. Bd. 62, T. 1. Hamburg/Leipzig 1891.

Q

Quednau, Werner: Antitoxin. Eine große Entdeckung. Stuttgart 1964.

R

Rabinowitsch, Lydia: Untersuchungen über die Beziehungen zwischen Tuberkulose des Menschen und der Tiere. Arbeiten aus dem pathologischen Institut zu Berlin 1906, S. 1-74.

Ransom, Frederick: Choleragift und Cholera-Antitoxin. Aus der wissenschaftlichen Versuchsstation der Höchster Farbwerke, in: DMW 29 (1895), S. 457.

Ransom, Frederick; Kitashima, Taichi: Untersuchungen über die Agglutinationsfähigkeit der Choleravibrionen durch Choleraserum, in: DMW 19 (1898), S. 293-296.

Raths, Karl Wilhelm Paul: Kurzer Rückblick auf die Internationalen Kongresse für Hygiene und Demographie, in: DMW 33 (1907), S. 1607.

Riebe, Otto: Weitere Beiträge zur Wirkung des Jod gegen croupöse Pneumonie, in: DMW 7 (1881), S. 712.

Rohmer, Paul: Über die Diphtherieschutzimpfung von Säuglingen nach v. Behring, in: BKlW 29 (1914). Wiederabdruck in: Behring (Hg.): Gesammelte Abhandlungen NF, S. 126-128.

Römer, Paul: Untersuchungen über die intrauterine und extrauterine Antitoxinübertragung von der Mutter auf ihre Descendenten, in: BKlW 46 (1901), S. 1150-1157.

Roth, Otto: Die Arzneimittel der heutigen Medicin mit Formeln ihrer Anwendung und einem therapeutischen Repetitorium als Anhang: Taschenbuch für Ärzte. Würzburg [3]1877.

Roux, Émile; Yersin, Alexandre: Contribution à l'étude de la diphthérie, in: Annales de l'Institut Pasteur 2 (1888), S. 629-661.

– Contribution à l'étude de la diphtérie. 3e mémoire, in: Annales de l'Institut Pasteur 4 (1890), S. 385-426.

Roux, Émile; Martin, Louis: Contribution à l'étude de la diphtérie (sérum-thérapie), in: Annales de l' Institut Pasteur 8 (1894), S. 609-639.

– Chaillou, Auguste: Trois cents cas de diphtérie traités par le sérum antidiphtérique, in: Annales de l'Institut Pasteur 8 (1894), S. 640-661.

Rubner, Max: Über die Ausnützung einiger Nahrungsmittel im Darmkanal des Menschen. Diss. med. München 1880.

– Lehrbuch der Hygiene. Systematische Darstellung der Hygiene und ihrer wichtigsten Untersuchungs-Methoden. Zum Gebrauche für Studirende der Medicin, Physikats-Candidaten, Sanitätsbeamte, Ärzte und Verwaltungsbeamte. Leipzig/Wien 1890.

Ruppel, Wilhelm G.: Ueber das Di-β-naphtylenketonoxyd. Diss. med. Freiburg i. Br. 1889.

– Emil von Behring. Ein Nachruf, in: Die Umschau. Wochenschrift über die Fortschritte in Wissenschaft und Technik 20 (1917), S. 381-389.

Rust, Bernhard: [Ansprache], in: Engelhardt (Hg.): Die Welt dankt Behring, S. 20.

Rutgers, M.: Jan Egens van Iterson. Nekrolog, in: Weekblad van het Nederlandsch Tijdschrift voor Geneeskunde 1 (1901), S. 977-979.

S

Salkowski, Ernst Leopold: Ueber die Möglichkeit der Alkalientziehung beim lebenden Thier, in: Virchows Archiv 58 (1873), S. 1-35.

Scheurlen, Ernst: Weitere Untersuchungen über die Entstehung der Eiterung, ihr Verhältniss zu den Ptomainen und zur Blutgerinnung, in: Arbeiten aus der chirurgischen Klinik der Königlichen Universität Berlin, III. Theil. Erstpubl. in: Langenbecks Archiv für klinische Chirurgie 36 (1887), S. 925-933.

Schickert, Otto: Die Militärärztlichen Bildungsanstalten von ihrer Gründung bis zur Gegenwart. Festschrift zur Feier des hundertjährigen Bestehens des medizinisch-chirurgischen Friedrich Wilhelms-Instituts. Berlin 1895.

Schiff, Emil: Aus dem naturwissenschaftlichen Jahrhundert: Gesammelte Aufsätze. Nach seinem Tod hg. v. Carl Posner. Berlin 1902, S. 1-10.

Schiller, Friedrich: Wallenstein. Tübingen 1900.

Schirbach, P.: Klinische Erfahrungen mit Proponal, in: DMW 32 (1906), S. 1576 f.

Schjerning, Otto: Vorrede zur Bibliothek v. Coler, in: ders. (Hg.): E. v. Behring: Diphtherie (Begriffsbestimmung, Zustandekommen, Erkennung und Verhütung). Berlin 1901, S. VIII-XV.

Schnegelberger, Carl (Hg.): Neues Adressbuch von Wiesbaden und Umgebung für das Jahr 1891/92. Wiesbaden 1891.

Schüle, Heinrich: Handbuch der Geisteskrankheiten. Leipzig 1878.

Schütz, Wilhelm (Hg.): Die Thierärztliche Hochschule zu Berlin, 1790-1890. Festschrift. Berlin 1890.

– Versuche zur Immunisirung von Pferden und Schafen gegen Tetanus, in: Zeitschrift für Hygiene und Infectionkrankheiten 12 (1892), S. 58-81.

Schultze, Richard: Die Hochbauten der Berliner Wasserwerke in Friedrichshagen und Lichtenberg, in: Zentralblatt der Bauverwaltung 27 (1894), S. 273-276; 28 (1894), S. 285 f.

Schwabe, Julius: (Hg.): Gesammelte Werke von Robert Koch, 2 Bde. Leipzig 1912. *Siehe auch* Koch, Robert.

Schwartz, Oscar: Die hygienische Section der 60. Versammlung Deutscher Naturforscher und Aerzte in Wiesbaden, in: Dtsch. Vierteljahrsschrift f. oeffentliche Gesundheitspflege 20 (1888), S. 34-39.

Siebert, Carl; Römer, Paul H.: Ein reines Tuberkulinpräparat (Tubolytin), in: Beiträge zur Klinik der Tuberkulose 26 (1913), S. 193-204.

Sims, James Marion: Klinik der Gebärmutter-Chirurgie mit besonderer Berücksichtigung der Behandlung der Sterilität. Dtsch. v. Hermann Beigel. Erlangen 1866.

Sitzungsberichte der Niederrheinischen Gesellschaft für Natur- und Heilkunde zu Bonn. Bonn 1875.

Söder, William: Die Mängelanzeige nach modernem Handelsrecht. Diss. jur. Leipzig 1907.

Sombart, Werner: Althoff, in: Neue Freie Presse Wien, 4. August 1907, S. 2 f.

Spengler, Max: Die Diphtheriebewegung im Königreich Sachsen, in: Jahrbuch für Kinderheilkunde und physische Erziehung N. F. 40 (1895), S. 378-420.

Staude, Gustav; Hüllmann, Gustav; Fritsch, Karl von: Die Stadt Halle a. S. im Jahre 1891: Festschrift für die Mitglieder und Teilnehmer der 64. Versammlung der Gesellschaft Deutscher Naturforscher und Ärzte. Halle 1891.

Stratz, Rudolph: Die ewige Burg. Roman aus dem Odenwald. Berlin 1900.

Strelinger, Herman: A Behring-féle gümőkór ellen való védőojtás eredménye a sárvári uradalomban. Sárvár 1904.

– Die Perhydrase-Milch in der Praxis. Marburg 1906. (Magyarul valamelyik szaklapban.)

– Dreijährige Erfahrungen über die Schutzimpfungen gegen Tuberkulose nach v. Behring. Durchgeführt auf den ungarischen Gütern Sr. Königlichen Hoheit des Prinzen Ludwig von Bayern zu Sárvár in Ungarn, in: Zeitschrift für Tiermedizin NF 10 (1906).

– Perhydrasemilch nach Much und Römer: Herstellung und Versand einer keimfreien rohen Dauermilch im Grossbetriebe in Sárvár, Ungarn. Marburg 1907.

Strohecker, Robert: Chemische Technologie der Nahrungs- und Genussmittel. Berlin/Heidelberg 1926.

T

Taube [= Tauber, Gottfried]: Eine transportable galvanische Batterie mit Spamer'schen Elementen, in: DMW 6 (1880), S. 65 f.

Thoms, Hermann: Grundzüge der pharmazeutischen und medizinischen Chemie. Berlin ^{7}1921.

Tobler, Friedrich, et al. (Hg.): Das Mikroskop und seine Anwendung: Handbuch der praktischen Mikroskopie und Anleitung zu mikroskopischen Untersuchungen. Berlin 1932.
Trendelenburg, Friedrich: Die ersten 25 Jahre der Deutschen Gesellschaft für Chirurgie: Ein Beitrag zur Geschichte der Chirurgie. Berlin 1923, S. 46.
Trosien, Eugen: Antrittsrede des Directors, in: Programm des Königlichen Gymnasiums zu Hohenstein i. Ostpr. Königsberg 1870, S. 19-23.
Tsuzuki, Jinnosuke: Beitrag zur Tetanusantitoxintherapie bei Thieren und beim Menschen. Diss. med. Marburg 1900.

U

Uffenheimer, Albert: Experimentelle Studien über die Durchgängigkeit der Wandungen des Magendarmkanals neugeborener Tiere für Bakterien und genuine Eiweißstoffe. München/Berlin 1906.
Unger, Hellmuth: Robert Koch. Roman eines großen Lebens. Berlin 1936.
– Unvergängliches Erbe. Das Lebenswerk Emil von Behrings. Oldenburg/Berlin 1940.
– Emil von Behring. Sein Lebenswerk als unvergängliches Erbe. Hamburg 1948.

V

Vallée, Henri: La faillité d'un savant, in: Le Matin, 7.10.1906.
Vallery-Radot, René: M. Pasteur. Histoire d'un savant par un ignorant. Paris 1883.
– La vie de Pasteur. Paris 1900.
Verzeichnis der Alten Herren des Corps an der Kaiser Wilhelms-Akademie Suevo-Borussia. Aufgestellt im Juni 1914.
Verzeichniss der Vorlesungen, welche im Sommerhalbjahre 1895 vom 16. April bis 15. August auf der Universität Marburg gehalten werden sollen. Marburg 1895.
Verzeichniss der Vorlesungen, welche im Winterhalbjahre 1895/96 vom 15. October 1895 bis 15. März 1896 auf der Universität Marburg gehalten werden sollen. Marburg 1895.
Verzeichniss der Vorlesungen, welche im Sommerhalbjahre 1896 vom 15. April bis 15. August auf der Universität Marburg gehalten werden sollen. Marburg 1896.
Verzeichniss der Vorlesungen, welche im Winterhalbjahre 1896/97 vom 15. October 1896 bis 15. März 1897 auf der Universität Marburg gehalten werden sollen. Marburg 1896.
Verzeichniss der Vorlesungen, welche im Winterhalbjahre 1897/98 vom 15. October 1897 bis 15. März 1898 auf der Universität Marburg gehalten werden sollen. Marburg 1897.
Viereck, Heinrich: Technische und theoretische Bemerkungen zur Anwendung des neuen Diphtherieschutzmittels, in: DMW 21 (1913), S. 978-980. Wiederabdruck in: Behring (Hg.): Gesammelte Abhandlungen NF, S. 97-101.
Virchow, Rudolf: Die krankhaften Geschwülste, II. Bd. Berlin 1864-1865.

W

Wätzold, Paul: Stammliste der Kaiser Wilhelms-Akademie für das militärärztliche Bildungswesen. Berlin 1910.
Wassermann, August von; Proskauer, Bernhard: Ueber die von den Diphtheriebacillen erzeugten Toxalbumine, in: DMW 17 (1891), S. 585-588.
Weleminsky, Friedrich: Zur Pathogenese der Lungentuberculose, in: BKlW 37 (1903), S. 843.
Wernicke, Erich: Emil von Behring zum Gedächtnis, in: DMW 21 (1917), S. 1-6.
– Zur Geschichte des Diphtherieserums. Ein Brief, in: Zeitschrift für ärztliche Fortbildung 28 (1931), S. 160 f.

Wicherkiewicz, Bolesław: Über Sarkome und ihr Vorkommen im Mediastinum. Berlin 1872.

Wiese, Ludwig Adolf: Das höhere Schulwesen in Preußen. Historisch-statistische Darstellung, Bd. 1. Berlin 1864.

– Bd. 2: 1864-1868. Mit einer Schulkarte und 10 Abbildungen von Schulhäusern, Berlin 1869.

– Bd. 3: 1869-1873. Mit einer Schulkarte. Berlin 1874.

Wir kannten Emil von Behring – Farbenpost 1954 zum 100. Geburtstag. [Marburg 1954.]

Wolff, Caspar Friedrich: Theoria generationis. Cum II Tabulis Aenis. Halle 1759.

Wyssokowitsch, Wladimir: Ueber die Schicksale der in's Blut injicirten Mikroorganismen im Körper der Warmblüter, in: Zeitschrift für Hygiene 1 (1886), S. 3-46 u. Tafel 1.

Z

Zangemeister, Wilhelm: Die Anwendung des neuen Diphtherieschutzmittels in der Marburger Frauenklinik, in: DMW 21 (1913), S. 977 f. Wiederabdruck in: Behring (Hg.): Gesammelte Abhandlungen NF, S. 94-97.

Zeiss, Heinz: Emil von Behring und die experimentelle Therapie. Vortrag, gehalten am 20. September 1934 in der II. Allgemeinen Sitzung der 93. Versammlung der Gesellschaft Deutscher Naturforscher und Ärzte, Hannover, in: Klinische Wochenschrift 12 (1935), S. 429-433.

– Das Leben und Wirken Behrings. [Rede] in der Berliner medizinischen Gesellschaft am 27. November 1940, in: Engelhardt (Hg.): Die Welt dankt Behring, S. 47-49.

– Die Geomedizin des Ostraumes, in: Heinrich Teitge (Hg.): Behring-Institut Lemberg. Reden und wissenschaftliche Vorträge anlässlich der Eröffnung der Fleckfieber-Forschungsstätte Lemberg. Leipzig 1944.

Zeiss, Heinz; Bieling, Richard: Emil von Behring. Gestalt und Werk. Berlin 1940, [2]1941.

4. Sekundärliteratur – Forschungsliteratur

A

Ackerknecht, Erwin H.: Zum hundertsten Geburtstag von Virchows »Cellularpathologie«. Ein Rückblick, in: Virchows Archiv für pathologische Anatomie 332 (1959), S. 1-5.

Algazi, Gadi: Eine gelernte Lebensweise: Figurationen des Gelehrtenlebens zwischen Mittelalter und Früher Neuzeit, in: Berichte zur Wissenschaftsgeschichte 30 (2007), S. 107-118.

Allmers, Curt: Söder, Carl Heinrich William, in: Wilhelm Lührs et al. (Bearb.): Bremische Biographie 1912-1962. Bremen 1969, S. 468.

Alpers, Katharina; Stark, Klaus; Hellenbrand, Wiebke; Ammon, Andrea: Zoonotische Infektionen beim Menschen. Übersicht über die epidemiologische Situation in Deutschland, in: Bundesgesundheitsblatt – Gesundheitsforschung – Gesundheitsschutz 47 (2004), S. 622-632.

Alt, Peter-André: Mode ohne Methode? Überlegungen zu einer Theorie der literaturwissenschaftlichen Biographik, in: Christian Klein (Hg.): Grundlagen der Biographik. Theorie und Praxis des biographischen Schreibens. Stuttgart/Weimar 2002, S. 21-39.

Anderson, Benedict: Die Erfindung der Nation. Zur Karriere eines erfolgreichen Konzepts. Frankfurt a. M. [2]1993.

Anschütz, Richard: August Kekulé. Bd. 1: Leben und Wirken. Berlin 1929.

Ash, Mitchell G.: Wissenschaft und Politik als Ressourcen füreinander, in: Rüdiger vom Bruch, Brigitte Kaderas (Hg.): Wissenschaften und Wissenschaftspolitik. Bestandsaufnahme zu

Formationen, Brüchen und Kontinuitäten im Deutschland des 20. Jahrhunderts. München 2002, S. 32-51.

Assmann, Aleida: Erinnerungsräume: Formen und Wandlungen des kulturellen Gedächtnisses. München 1999.

– Kooperieren und korrespondieren. Vom Briefwechsel zum E-Mail-Exerzitium, in: Jochen Henning, Udo Andraschke (Hg.): Weltwissen. 300 Jahre Wissenschaften in Berlin. Ausstellungskatalog zur Ausstellung im Martin-Gropius-Bau Berlin, 24. September 2010-9. Januar 2011. München 2010.

Auster, Paul: Winterjournal. Reinbek 2013.

Austilat, Andreas: Mark Twain in Berlin: Bummel durch das europäische Chicago. Berlin/Brandenburg 2014.

B

Bachelard, Gaston: Poetik des Raumes. Frankfurt a. M. 1987.

Bartholomew, James R.: The Formation of Japanese Science: Building a Research Tradition. New Haven 1989.

– How to Join the Scientific Mainstream: East Asian Scientists and Nobel Prizes, in: East Asian Science, Technology, and Medicine 31 (2010), S. 25-43.

Barz, Heiner (Hg.): Hedwig Koch. Mein Weg mit Robert Koch. Göttingen 2023.

Bauerkämper, Arnd; Bödeker, Hans Erich; Struck, Bernhard (Hg.): Die Welt erfahren: Reisen als kulturelle Begegnung von 1780 bis heute. Frankfurt a. M./New York 2004.

Bäumler, Ernst: Ein Jahrhundert Chemie. Hg. zum hundertjährigen Jubiläum der Farbwerke Hoechst AG. Düsseldorf 1963.

– Paul Ehrlich – Forscher für das Leben. Frankfurt a. M. 1979.

– Die Rotfabriker. Familiengeschichte eines Weltunternehmens. München 1988.

Becker, Ursula M.: Kaffee-Konzentration: zur Entwicklung und Organisation des hanseatischen Kaffeehandels. Stuttgart 2002.

Bedenbecker, Claudia: Ludolph Brauer (1865-1951) als Internist und Wissenschaftsreformer. Werdegang und Anfangsjahre als Ärztlicher Direktor des Allgemeinen Krankenhauses Eppendorf in Hamburg. Diss. med. Hamburg 2014.

Belinger, Andréa; Krieger, David J. (Hg.): ANThology. Ein einführendes Handbuch zur Akteur-Netzwerk-Theorie. Bielefeld 2006.

Benkel, Thorsten: Bilder der Erinnerung. Vom Gedächtniswissen zur Festschreibung durch Fotografie, in: René Lehmann, Florian Öchsner, Gerd Sebald (Hg.): Formen und Funktionen sozialen Erinnerns: Sozial- und kulturwissenschaftliche Analysen. Wiesbaden 2013, S. 131-151.

Benzenhöfer, Udo: Zum Paracelsusbild im Nationalsozialismus, in: Christoph Meinel, Peter Voswinckel (Hg.): Medizin, Naturwissenschaft, Technik und Nationalsozialismus. Kontinuitäten und Diskontinuitäten. Stuttgart 1994, S. 265-273.

Berger, Silvia: Bakterien in Krieg und Frieden. Eine Geschichte der medizinischen Bakteriologie in Deutschland 1890-1933. Göttingen 2009.

Bertling, Renate Maria: Der Pharmakologe Carl Binz. Diss. med. Bonn 1969.

Birkhead, Tim: The Red Canary: The Story of the First Genetically Engineered Animal. London 2003.

Bischoff, Christine: Auf See: Kreuzfahrten kulturwissenschaftlich betrachtet. Münster/New York 2021.

Bochalli, Richard: Die Entwicklung der Tuberkuloseforschung in der Zeit von 1878 bis 1958. Rückblick eines deutschen Tuberkulosearztes. Stuttgart 1958.

Bogdali, Anna; Jarczak, Jakub; Ciszewski, Bartłomiej et al.: Bolesław Wicherkiewicz i jego wkład w rozwój nowych technik operacji zaćmy wprowadzanych pod koniec XIX wieku. – Bolesław Wicherkiewicz and his role in the development of new cataract surgery techniques in the late XIX century, in: Klinika Oczna 119 (1) (2017), S. 67-70.
Bölling, Rainer: Volksschullehrer und Politik: Der Deutsche Lehrerverein 1918-1933. Göttingen 1978.
Böttcher, Philipp: Gustav Freytag – Konstellationen des Realismus. Berlin/Boston 2018.
Bonah, Christian; Menut, Philippe: BCG vaccination around 1930: dangerous experiment or established prevention? Debates in France and Germany, in: Volker Roelcke, Giovanni Maio (Hg.): Twentieth Century Ethics of Human Subjects Research. Stuttgart 2004, S. 111-127.
Borgards, Roland; Pethes, Nicolas: Tier – Experiment – Literatur: 1880-2010. Würzburg 2013.
Bourdieu, Pierre: Die feinen Unterschiede. Kritik der gesellschaftlichen Urteilskraft. Frankfurt a. M. 1982.
– Die biographische Illusion, in: BIOS 3 (1990), S. 75-81.
– Die biographische Illusion, in: ders.: Praktische Vernunft. Zur Theorie des Handelns. Dtsch. v. Hella Beister. Frankfurt a. M. 1998, S. 75-89.
Boyd, Brian: Das Leben eines Biografen. Als Jäger und Sammler unterwegs zwischen Nabokov und Popper – Dankesrede zur Verleihung des Einhard-Preises [übers. von Joachim Kalka], in: Literaturen 7/8 (2001), S. 22-27.
– Stalking Nabokov. Selected Essays. New York 2011.
Brandt, Geroldt: Paul Heinrich Römer, Lebenslauf und Tuberkuloseforschung. Diss. med. Marburg 1944.
Braun, Christina von; Wulf, Christoph (Hg.): Mythen des Blutes. Frankfurt a. M. 2007.
Briese, Olaf: Angst in den Zeiten der Cholera. Über kulturelle Ursprünge des Bakteriums. Seuchen-Cordon I. Berlin 2003.
Brocke, Bernhard vom: Marburg im Kaiserreich 1866-1918: Geschichte und Gesellschaft, Parteien und Wahlen einer Universitätsstadt im wirtschaftlichen und sozialen Wandel der Industriellen Revolution, in: Erhart Dettmering, Rudolf Grenz (Hg.): Marburger Geschichte. Rückblick auf die Stadtgeschichte in Einzelbeiträgen. Marburg 1980, S. 367-540.
– Hochschul- und Wissenschaftspolitik in Preußen und im Deutschen Kaiserreich 1882-1907. Das »System Althoff«, in: Peter Baumgart (Hg.): Bildungspolitik in Preußen zur Zeit des Kaiserreichs. Stuttgart 1980, S. 9-118.
– Wissenschaftsgeschichte und Wissenschaftspolitik im Industriezeitalter: das »System Althoff« in historischer Perspektive. Hildesheim 1991.
– Friedrich Althoff – Forschungsstand und Quellenlage; Bemühungen um eine Biographie, in: ders. (Hg.): Wissenschaftsgeschichte und Wissenschaftspolitik im Industriezeitalter, S. 15-44.
– Im Großbetrieb der Wissenschaft. Adolf von Harnack als Wissenschaftsorganisator und Wissenschaftspolitiker – zwischen Preußischer Akademie und Kaiser-Wilhelm-Gesellschaft. Auch ein Beitrag zur vergeblichen Reform der deutschen Akademien seit 1900, in: Kurt Nowak, Otto Gerhard Oexle (Hg.): Adolf von Harnack: Theologe, Historiker, Wissenschaftspolitiker. Göttingen 2001, S. 419-441.
Bruch, Rüdger vom: Gelehrtenpolitik, Sozialwissenschaften und akademische Diskurse in Deutschland im 19. und 20. Jahrhundert. Stuttgart 2006.
Bruns, Florian: Hygiene in der Industriegesellschaft. Konzepte und Transformationen vom 19. ins 20. Jahrhundert, in: Heilen an Leib und Seele. Medizin und Hygiene im 18. Jahrhundert (Ausstellungskatalog). Halle 2021.

Bucchi, Massimiano: Norms, competition and visibility in contemporary science: The legacy of Robert K. Merton, in: Journal of Classical Sociology 15 (2015), S. 233-252.

Bürgi, Michael: Pharmaforschung im 20. Jahrhundert: Arbeit an der Grenze zwischen Hochschule und Industrie. Zürich 2011.

Burks, Ardath W. (Hg.): The Modernizers: Overseas Students, Foreign Employees and Meiji Japan. Boulder/London 1985.

Bynum, William F.: Science and the Practice of Medicine in the Nineteenth Century. Cambridge 1994.

C

Chen, Hsiu-Jane: ›Eine strenge Prüfung deutscher Art‹. Der Alltag der japanischen Medizinausbildung im Zeitalter der Reform von 1868 bis 1914. Husum 2010.

Chernyak, Leon; Tauber, Alfred: The Idea of Immunity: Metchnikoff's Metaphysics and Science, in: Journal of the History of Biology 23 (1990), S. 187-249.

Christmann, Mathias: Otto Wallach: Begründer der Terpenchemie und Nobelpreisträger 1910, in: Angewandte Chemie 122 (2010), S. 9775-9781.

Condrau, Flurin: Lungenheilanstalt und Patientenschicksal: Sozialgeschichte der Tuberkulose in Deutschland und England im späten 19. und frühen 20. Jahrhundert. Göttingen 2000.

Crawford, Elisabeth: The Beginning of the Nobel Institution: The Science Prizes, 1901-1915. Cambridge/Paris 1984.

Creager, Angela N. H.; Lunbeck, Elizabeth; Wise, Norton M.: Science without Laws: Model Systems, Cases, Exemplary Narratives. Durham 2007.

Crist, Eileen; Tauber, Alfred: The Phagocyte, the Antibody, and Agency in Immunity: Contending Turn-of-the-Century Approaches, in: Anne-Marie Moulin, Alberto Cambrosio (Hg.): Singular Selves. Historical Issues and Contemporary Debates in Immunology. Amsterdam 2001, S. 115-139.

D

Daston, Lorraine; Sibum, Otto: Scientific Personae and Their Histories, in: Science in Context 16 (2003), S. 1-8.

Daum, Andreas: Wissenschaftspopularisierung im 19. Jahrhundert: Bürgerliche Kultur, naturwissenschaftliche Bildung und die deutsche Öffentlichkeit 1848-1914. München 2002.

Deutsche Gesellschaft für Ordenskunde e. V. (Hg.): Orden und Ehrenzeichen, das Magazin für Freunde der Phaleristik 64 (2009).

Diamant, Adolf: Chronik der Juden in Leipzig. Aufstieg, Vernichtung und Neuanfang. Chemnitz/Leipzig 1993.

Döscher, Hans-Jürgen: Schumburg, Emil (Diplomat), in: Handbuch des Antisemitismus. Judenfeindschaft in Geschichte und Gegenwart, Bd. 2: Personen in zwei Teilbänden, 2. Tb. (L–Z), hg. von Wolfgang Benz, im Auftrag des Zentrums für Antisemitismusforschung. Berlin 2009, S. 752 f.

Drews, Jürgen: Paul Ehrlich: Magister Mundi, in: Nature 3 (2004), S. 797-801.

Dubos, René; Dubos, Jean; Gutmann Rosenkrantz, Barbara (Hg.): The White Plague. Tuberculosis, Man, and Society. New Brunswick, N. J. 1987.

E

Echterhölter, Anna: Schattengefechte. Genealogische Praktiken in Nachrufen auf Naturwissenschaftler (1710-1860). Göttingen 2012.

Eckart, Wolfgang U.: Friedrich Althoff und die Medizin, in: vom Brocke (Hg.): Wissenschaftsgeschichte und Wissenschaftspolitik im Industriezeitalter, S. 375-404.
- Medizin und Krieg. Deutschland 1914-1924. Paderborn 2014.
- (Hg.): Rudolf Virchow und Gustav Adolph Spiess. Cellular-Pathologie versus Humoral- und Solidarpathologie. Berlin/Heidelberg 2016.

Eckart, Wolfgang U.; Gradmann, Christoph (Hg.): Ärzte-Lexikon. Von der Antike bis zur Gegenwart. Berlin/Heidelberg [3]2006.

Elkeles, Barbara: Der ›Tuberkulinrausch‹ von 1890, in: DMW 115 (1990), S. 1729-1732.

Engstrom, Eric J.; Burgmair, Wolfgang; Weber, Matthias M.: Emil Kraepelin (1856-1926): Zwischen klinischen Krankheitsbildern und »psychischer Volkshygiene«, in: Deutsches Ärzteblatt 41 (2006), S. 2685-2691.

Enke, Ulrike: Wissenschaft auf Reisen. Die deutsche Pestexpedition nach Indien, in: dies. (Hg.): Die Medizinische Fakultät der Universität Gießen: Institutionen, Akteure und Ereignisse von der Gründung 1607 bis ins 20. Jahrhundert. Stuttgart 2007, S. 251-286.
- Schüler und Kollegen – Emil von Behrings Zusammenarbeit mit Shibasaburo Kitasato und Taichi Kitashima im Spiegel ihrer Briefe, in: Andreas Mettenleiter (Hg.): Japan – Siebold – Würzburg. 25 Jahre Siebold-Gesellschaft – 15 Jahre Siebold-Museum. Würzburg 2010, S. 175-187.
- Behrings Briefe neu gelesen. Zum Briefnachlass Emil von Behrings im Behring-Archiv in Marburg, in: Irmtraut Sahmland, Kornelia Grundmann (Hg.): Perspektiven der Medizingeschichte Marburgs. Neue Studien und Kontexte. Darmstadt/Marburg 2011, S. 103-127.
- »Salvatore dell'Infanzia«. Emil von Behring und Capri, in: Il gabbiano di Capri 51 (2011), S. 14-21.
- Sufonmilch und Kuhstallhygiene. Zur Tiermilchernährung von Neugeborenen und Säuglingen im frühen 20. Jahrhundert, in: BVKJ – Zeitschrift des Berufsverbandes der Kinder- und Jugendärzte e.V. 9 (2013), S. 500-505.
- Behring als Leser. Zur Erfassung der Privatbibliothek im Nachlass Emil von Behrings, in: Archivnachrichten aus Hessen 13/1 (2013), S. 30-33.
- »Luise Schulz, 10 Jahre – 11. April geheilt entlassen.« Über eine frühe Behandlung der Diphtherie mit dem Behringschen Heilserum, in: Kinder- und Jugendarzt 3 (2017), S. 139-143.
- Randnotizen als Lebensspuren? Über die biographische Aussagekraft von Buchannotationen am Beispiel Emil von Behrings, in: Medizinhistorisches Journal 52 (2017), S. 41-55.
- »Der erste zu sein.« – Über den ersten Medizinnobelpreis für Emil von Behring im Jahr 1901, in: Berichte zur Wissenschaftsgeschichte 41 (2018), S. 19-46.
- »A prince's palace it seems to be«. – Zur Frühgeschichte von Behrings Institut für experimentelle Therapie, einem Wohnhaus und Forschungsinstitut auf dem Marburger Schlossberg, in: Katharina Schaal (Hg.): Von mittelalterlichen Klöstern zu modernen Institutsgebäuden. Aus der Baugeschichte der Philipps-Universität Marburg. Münster 2019, S. 187-217.
- »... mit Hilfe bremischer Kapitalisten ...« – Dokumente aus der Gründungszeit der Behringwerke Bremen und Marburg, in: Sabine Anagnostou, Ariane Retzar (Hg.): Facetten der Pharmaziegeschichte. Festschrift für Christoph Friedrich zum 65. Geburtstag. Stuttgart 2019, S. 35-48.
- »Kaufmännischer Sinn« versus »Geist der Medizin«: Zur Gründungsgeschichte der Behringwerke Bremen und Marburg, in: Christian Kleinschmidt (Hg.): Seuchenbekämpfung, Wissenschaft und Unternehmensstrategien. Die Behringwerke und die Philipps-Universität im 20. Jahrhundert. Darmstadt/Marburg 2021, S. 25-60.

– Der Nobelpreisträger als Landarzt. Ein Blick auf Emil von Behrings unbekannte Jahre in der schlesischen Provinz, in: Gerhard Aumüller, Andreas Hedwig (Hg.): Regionale Medizingeschichte. Konzepte – Ergebnisse – Perspektiven. Marburg 2022, S. 59-81.

Enke, Ulrike; Ishihara, Aeka: Ein Japaner in Marburg. Aus den Erinnerungen – Jiden – des japanischen Bakteriologen Taichi Kitashima (1870-1956), in: NTM 25 (2017), S. 237-256.

Eribon, Didier: Rückkehr nach Reims. Aus d. Franz. von Tobias Haberkorn. Berlin 2016.

Eulner, Hans-Heinz: Die Entwicklung der medizinischen Spezialfächer an den Universitäten des deutschen Sprachgebietes. Stuttgart 1970.

Evans, Richard J.: Tod in Hamburg. Stadt, Gesellschaft und Politik in den Cholera-Jahren 1830-1910. Reinbek 1990.

F

Fangerau, Heiner: Spinning the Scientific Web: Jacques Loeb (1859-1924) und sein Programm einer internationalen biomedizinischen Grundlagenforschung. Berlin 2010.

– Evolution of knowledge from a network perspective: recognition as a selective factor in the history of science, in: ders., Hans Geisler, Thorsten Halling, William F. Martin (Hg.): Classification and Evolution in Biology, Linguistics and the History of Science. Concepts, Methods, Visualization. Stuttgart 2013, S. 11-32.

Fehlhaber, Karsten: Zur Lebensmittelüberwachung in Deutschland – Tradition und Gegenwart, in: Rundschau für Fleischhygiene und Lebensmittelüberwachung 51 (1999), S. 27-32.

Fetz, Bernhard: Die vielen Leben der Biographie. Interdisziplinäre Aspekte einer Theorie der Biographie, in: ders., Hannes Schweiger (Hg.): Die Biographie – Zur Grundlegung ihrer Theorie. Berlin 2009, S. 3-66.

– Biographisches Erzählen zwischen Wahrheit und Lüge, Inszenierung und Authentizität, in: Christian Klein (Hg.): Handbuch Biographie. Methoden, Traditionen, Theorien. Stuttgart/Weimar 2009, S. 54-60.

– Zur Bedeutung der Quellen, in: Klein (Hg.): Handbuch Biographie, S. 433-438.

Fischer, Marta: Mikroben, Seuchen und Vakzine. Biobibliographisches Lexikon der Bakteriologen, Hygieniker und Immunologen zwischen Deutschland und Russland im 19. Jahrhundert. Aachen 2015.

Fleck, Ludwik: Entstehung und Entwicklung einer wissenschaftlichen Tatsache. Einführung in die Lehre vom Denkstil und Denkkollektiv [1935]. Mit einer Einleitung hg. von Lothar Schäfer und Thomas Schnelle. Frankfurt a. M. ^{9}2012.

Foucault, Michel: Die Heterotopien; Der utopische Körper. Les hétérotopies; Le corps utopique. Zwei Radiovorträge. Dtsch.-frz. Ausgabe. Berlin 2013.

Frenzel, Elisabeth: Stoffe der Weltliteratur. Ein Lexikon dichtungsgeschichtlicher Längsschnitte. Stuttgart ^{6}1983.

Fresenius, Remigius: 100 Jahre Chemisches Laboratorium Fresenius zu Wiesbaden (1848-1948), in: Fresenius' Zeitschrift für analytische Chemie 128 (1948), S. 363-373.

Friederich, Gerd: Das niedere Schulwesen, in: Karl-Ernst Jeismann, Peter Lundgreen (Hg.): Handbuch der deutschen Bildungsgeschichte 3: 1800-1870. Von der Neuordnung Deutschlands bis zur Gründung des Deutschen Reiches. München 1987, S. 123-152.

Friedrich, Christoph: Carl (Friedrich) Siebert (1863-1931). Apotheker, Bakteriologe und Mitarbeiter Emil v. Behrings (1854-1917), in: Kornelia Grundmann, Irmtraut Sahmland (Hg.): Concertino. Ensemble aus Kultur- und Medizingeschichte. Festschrift zum 65. Geburtstag von Prof. Dr. Gerhard Aumüller. Marburg 2008, S. 162-176.

– Die Anfänge der Behringwerke unter der Geschäftsführung von Dr. Carl Siebert (1863-1931) – ein Werkstattbericht, in: Irmtraut Sahmland, Kornelia Grundmann (Hg.): Perspektiven der Medizingeschichte Marburgs. Neue Studien und Kontexte. Darmstadt/Marburg 2011, S. 87-102.

Fuhrin, Katharina: Der prominente Wissenschaftler: Motive für mediale Präsenz. Wiesbaden 2013.

G

Gamper, Michael: Ausstrahlung und Einbildung. Der ›große Mann‹ im 19. Jahrhundert, in: Jesko Reiling, Carsten Rohde (Hg.): Das 19. Jahrhundert und seine Helden. Literarische Figurationen des (Post-)Heroischen. Bielefeld 2011, S. 173-198.

– Der große Mann. Geschichte eines politischen Phantasmas. Göttingen 2016.

Gardiner, Muriel (Hg.): Der Wolfsmann vom Wolfsmann. Mit der Krankengeschichte des Wolfsmannes von Sigmund Freud. Nachtrag von Ruth Mack Brunswick, Vorwort von Anna Freud. Frankfurt a. M. 1972.

Gehe AG (Hg.): Gehes Codex der Bezeichnungen von Arzneimitteln, kosmetischen Präparaten und wichtigen technischen Produkten mit kurzen Bemerkungen über Zusammensetzung, Anwendung und Dosierung sowie einer Verdeutschung der vorkommenden fremdsprachlichen Fachausdrücke. Dresden [3]1920.

Gehmacher, Johanna; Harvey, Elizabeth: Reisen als politische Praxis (Editorial), in: Österreichische Zeitschrift für Geschichtswissenschaften 1 (2011), S. 5-15.

Geison, Gerald L.: The Private Science of Louis Pasteur. Princeton 1995.

– Organisation, Produkt und Marketing im Unternehmen Louis Pasteur, in: Philipp Sarasin, Silvia Berger, M. Hänseler, M. Spoerri (Hg.): Bakteriologie und Moderne. Studien zur Biopolitik des Unsichtbaren 1870-1920. Frankfurt a. M. 2007, S. 220-238.

Gerhardt, Johannes: Albert Ballin. Hamburg 2009.

Gerlach, Joachim; Keil, Gundolf: Der Kehlkopfkrebs Kaiser Friedrichs III., in: Würzburger medizinhistorische Mitteilungen 6 (1988), S. 267-291.

Gernet, Rainer: Zur technischen Entwicklung der medizinischen Elektrisierapparate und Reizstromgeräte bis Ende des 19. Jahrhunderts. Realienkundliche Studie zu einem Sonderbestand des Deutschen Medizinhistorischen Museums Ingolstadt. Diss. human. biol. München 1992.

Gernet, Rainer; Habrich, Christa (Bearb.): Unter Strom. Zur Geschichte der Elektrotherapie. Ingolstadt 2000.

Gertenbach, Lars; Laux, Henning: Zur Aktualität von Bruno Latour: Einführung in sein Werk. Wiesbaden 2019.

Glaser, Hubert: Ludwig II. und Ludwig III. – Kontraste und Kontinuitäten, in: Zeitschrift für bayerische Landesgeschichte 59 (1996), S. 1-14.

Glaser, Robert; Henze, Manfred: Metschnikow, Phagozyten und Gießen, in: Gießener Universitätsblätter 38 (2005), S. 69-74.

Godt, Matthias: Der Wiesbadener Arzt und Entdecker des Drüsenfiebers Dr. Emil Pfeiffer (1846-1921). Leben und Werk. Köln 2010.

Goschler, Constantin: Rudolf Virchow: Mediziner – Anthropologe – Politiker. Köln/Weimar/Wien 2002.

Gradmann, Christoph: Nur Helden in weißen Kitteln? Anmerkungen zur medizinhistorischen Biographik in Deutschland, in: Hans Erich Bödeker (Hg.): Biographie schreiben. Göttingen 2003, S. 243-284.

– Das reisende Labor: Robert Koch erforscht die Cholera 1883/84, in: Medizinhistorisches Journal 38 (2003), S. 35-56.
– Bois-Reymond, Emil Heinrich du, in: Werner E. Gerabek, Bernhard D. Haage, Gundolf Keil, Wolfgang Wegner (Hg.): Enzyklopädie Medizingeschichte. Berlin/New York 2005, S. 198 f.
– Krankheit im Labor. Robert Koch und die medizinische Bakteriologie. Göttingen 2005.
– »Alles eine Frage der Methode«. Zur Historizität der Kochschen Postulate 1840-2000, in: Medizinhistorisches Journal 43 (2008), S. 121-148.
– Locating Therapeutic Vaccines in Nineteenth-Century History, in: Science in Context 21 (2008), S. 145-160.
– Robert Koch – Bakteriologe, Hygieniker und Mediziner, in: ders.: Robert Koch – Zentrale Texte. Berlin 2018, S. 1-16.

Gradmann, Christoph; Simon, Jonathan (Hg.): Evaluating and Standardizing Therapeutical Agents 1890-1950. Basingstoke 2010.

Gros, Leo: Carl Remigius Fresenius – Vater der Analytischen Chemie. Katalog zur Ausstellung Carl Remigius Fresenius (dtsch. und engl.). Museum Wiesbaden 23. Aug. 2018 – 20. Jan. 2019. Wiesbaden 2018.
– Das Making-of eines Analytikers [Carl Remigius Fresenius], in: Nachrichten aus der Chemie 66 (2018), S. 1178-1181.

Gross Solomon, Susan (Hg.): Doing medicine together. Germany and Russia between the wars. Toronto 2006.

Grundmann, Kornelia: Emil von Behring in Marburg. Ein Lesebuch. Marburg 2019, [2]2022.
– Die Marburger Erinnerungsfeier 1940 am 50. Jahrestag der Erstveröffentlichung Emil von Behrings über das Diphtherie- und Tetanusheilserum, in: Christian Kleinschmidt (Hg.): Seuchenbekämpfung, Wissenschaft und Unternehmensstrategien. Die Behringwerke und die Philipps-Universität im 20. Jahrhundert. Darmstadt/Marburg 2021, S. 111-141.

Grzybowski, Andrzej; Schmidt, Dieter: Bolesław Wicherkiewicz: interesting contributor to European ophthalmology, in: Acta ophthalmologica 90 (2012), S. 193-198.

Grzybowski, Andrzej; Wilhelm, Helmut: Little known ophthalmic interests of Emil von Behring, the first Nobel Prize Laureate in Medicine or Physiology, in: Acta Ophthalmologica 91 (2013), S. 381-384.

Gudehus, Christian; Eichenberg, Ariane; Welzer, Harald (Hg.): Gedächtnis und Erinnerung. Ein interdisziplinäres Handbuch. Stuttgart/Weimar 2010.

Gundlach, Franz: Catalogus professorum academiae Marburgensis. Die akademischen Lehrer der Philipps-Universität in Marburg. Bd. 1: Von 1527 bis 1910. Marburg 1927.

Gutzmer, Karl: Vereinsleben, Sport und Geselligkeit, in: Dietrich Höroldt, Manfred van Rey (Hg.): Bonn in der Kaiserzeit 1871-1914. Festschrift zum 100jährigen Jubiläum des Bonner Heimat- u. Geschichtsvereins. Bonn 1986, S. 431-464.

H

Hagner, Michael: Perception, knowledge and freedom in the age of extremes: on the historical epistemology of Ludwik Fleck and Michael Polanyi, in: Studies in East European Thought 64 (2012), S. 107-120.

Hahn, Judith; Gaida, Ulrike; Hulverscheidt, Marion: 125 Jahre Hygiene-Institute an Berliner Universitäten. Eine Festschrift. Berlin 2010.

Hänger, Andrea: Politisch oder vaterländisch? Der Vaterländische Frauenverein zwischen Kaiserreich und Weimarer Republik, in: Eva Schöck-Quinteros, Christiane Streubel (Hg.):

»Ihrem Volk verantwortlich«: Frauen der politischen Rechten (1890-1933). Organisationen – Agitationen – Ideologien. Berlin 2007, S. 57-86.

Hansson, Nils; Halling, Thorsten: Hochbegabte ›Verlierer‹ – Nominierte Berliner Mediziner im frühen 20. Jahrhundert, in: dies. (Red.): It's Dynamite! Der Nobelpreis im Wandel der Zeit. Beiträge eines medizinhistorischen Symposiums in Berlin 2017. Göttingen 2017, S. 39-45.

Hansson, Nils; Halling, Thorsten; Fangerau, Heiner (Hg.): Attributing Excellence in Medicine. The History of the Nobel Prize. [Paderborn] 2019.

Hansson, Nils; Halling, Thorsten; Fangerau, Heiner: Introduction, in: dies: Attributing Excellence in Medicine, S. 1-14.

Hanuschek, Sven: Referentialität, in: Klein (Hg.): Handbuch Biographie, S. 12-16.

Haraway, Donna: The Companion Species Manifesto. Dogs, People, and Significant Otherness. Chicago 2003.

– When Species Meet. Minneapolis 2005.

Harders, Levke: Migration und Biographie. Mobile Leben beschreiben, in: Österreichische Zeitschrift für Geschichtswissenschaft 29 (2018), S. 17-36.

Hardy, Anne I.: Paul Ehrlich und die Serumproduzenten: Zur Kontrolle des Diphtherieserums in Labor und Fabrik, in: Medizinhistorisches Journal 41 (2006), S. 51-84.

Hein, Jasper; Schulenburg, Franz: Georg Gaffky, in: Hans Georg Gundel, Peter Moraw, Volker Press (Hg.): Gießener Gelehrte in der ersten Hälfte des 20. Jahrhunderts. Bd. 2, T. 1. Marburg 1982, S. 256-263.

Heindorf, Horst: Zur Vorgeschichte des Hygiene-Institutes der Martin-Luther-Universität Halle-Wittenberg, in: Wissenschaftliche Zeitschrift der Martin-Luther-Universität Halle-Wittenberg, Mathematisch-Naturwissenschaftliche Reihe, Heft 2 (1965), S. 103-111.

Hein-Kircher, Heidi: Expansion im Dienst der nationalsozialistischen Lebensraum- und Vernichtungspolitik: das Lemberger Behring-Institut für Fleckfieberforschung, in: Kleinschmidt (Hg.): Seuchenbekämpfung, Wissenschaft und Unternehmensstrategien, S. 143-162.

Hellwig, Karin: Künstlerbiographik 1900-1980, in: Klein (Hg.): Handbuch Biographie, S. 353 f.

Henschen, Folke: Min långa väg till Salamanca: en läkares liv. Stockholm 1957.

Henseler, Heinz: Narzißtische Krisen. Zur Psychodynamik des Selbstmords. Reinbek 1974.

Hess, Volker; Mendelsohn J. Andrew: *Paper Technology* und Wissensgeschichte, in: NTM 21 (2013), S. 1-10.

Hesse, Volker: Leben und Werk Otto Heubners, in: Monatsschrift für Kinderheilkunde 164 (2016), S. 1116-1123.

Hillenbach, Ann-Kathrin: Literatur und Fotografie. Analysen eines intermedialen Verhältnisses. Bielefeld 2012.

Höck, Marlis; Hahn, Helmut: Korynebakterien, in: Helmut Hahn, Stefan Kaufmann, Thomas Schulz, Sebastian Suerbaum (Hg.): Medizinische Mikrobiologie und Infektiologie. Berlin/Heidelberg 2009, S. 324-330.

Höroldt, Dietrich: Bonn als Universitäts-, Rentner- und Garnisonstadt, in: ders.; Manfred van Rey (Hg.): Bonn in der Kaiserzeit 1871-1914, S. 105-118.

Hoevel, Ruth; Otto, Karl: Die Familie des Serumforschers Emil v. Behring, in: Archiv ostdeutscher Familienforscher, Bd. 3 (1967), S. 226-228.

Holdenried, Michaela: Biographie vs. Autobiographie, in: Klein (Hg.): Handbuch Biographie, S. 37-43.

Holm, Christiane: Fotografie, in: Gudehus et al. (Hg.): Gedächtnis und Erinnerung, S. 227-234.

Hopp, Andrea: Geschichte als Momentaufnahme: Das »Dreikaiserjahr«, in: Ulrich Lappenküper (Hg.): Otto von Bismarck und das »lange 19. Jahrhundert«: Lebendige Vergangenheit im Spiegel der »Friedrichsruher Beiträge« 1996-2016. Paderborn 2017, S. 663-678.

Horstkotte, Silke: Nachbilder: Fotografie und Gedächtnis in der deutschen Gegenwartsliteratur. Köln/Weimar/Wien 2009.

Hubensdorf, Michael: Kitasato Shibasaburō, in: Eckart; Gradmann (Hg.): Ärzte-Lexikon, S. 191 f.

Hückel, Walter: Aus der Geschichte der Terpenchemie, in: Die Naturwissenschaften 1-3 (1942), S. 17-30.

Hünermund, G.; Kropp, R.: Die Bekämpfung und Ausrottung der Rindertuberkulose, in: Pneumologie 60 (2006), S. 772-776.

Hüntelmann, Axel C.: Das Diphtherie-Serum und der Fall Langerhans, in: MGG 24 (2006), S. 71-104.

– Diphtheria Serum and Serotherapy. Development, Production and Regulation in Fin de siecle Germany, in: Dynamis 27 (2007), S. 107-131.

– Two Cultures of Regulation. The Production and State Control of Diphtheria serum at the End of the Nineteenth Century in France and Germany, in: Hygiea Internationalis 6 (2007), S. 99-119.

– Hygiene im Namen des Staates. Das Reichsgesundheitsamt 1876-1933. Göttingen 2008.

– The dynamics of Wertbestimmung, in: Science in Contest 21/2 (2008), S. 229-252.

– Evaluation as a Practical Technique of Administration: The Regulation and Standardization of Diphtheria Serum, in: Gradmann; Simon (Hg.): Evaluating and Standardizing Pharmaceutic Agents, S. 31-51.

– Paul Ehrlich. Leben, Forschung, Ökonomien, Netzwerk. Göttingen 2011.

– Füttern und Gefüttert-Werden. Versorgungskreisläufe und Nahrungsregimes im Königlich Preußischen Institut für experimentelle Therapie, ca. 1900 bis 1910, in: Berichte zur Wissenschaftsgeschichte 35 (2012), S. 300-321.

– Geschichte der Tierversuche, in: Roland Borgards (Hg.): Tiere. Kulturwissenschaftliches Handbuch. Stuttgart 2016, S. 160-173.

– Die Geburtsstunde der Immunologie, in: Deutsche Gesellschaft für Immunologie (Hg.): Immunologie in Deutschland: Geschichte einer Wissenschaft und ihrer Fachgesellschaft. Berlin 2017, S. 13-78.

Huerkamp, Claudia: Der Aufstieg der Ärzte im 19. Jahrhundert. Vom gelehrten Stand zum professionellen Experten: Das Beispiel Preußens. Göttingen 1985.

I

Ishihara, Aeka; Enke, Ulrike: Über die wissenschaftliche Karriere des Bakteriologen Taichi Kitashima und den Einfluss Shibasaburō Kitasatos und Emil von Behrings, in: Historia Scientiarum: International Journal of the History of Science Society of Japan 27/2 (2018), S. 254-277.

J

Jeismann, Karl-Ernst; Lundgreen, Peter (Hg.): Handbuch der deutschen Bildungsgeschichte, Bd. 3: 1800-1870. Von der Neuordnung Deutschlands bis zur Gründung des Deutschen Reiches. München 1987.

Jesberg-Boris, Anita: Else von Behring (1876-1936). Die Frau des ersten Nobelpreisträgers für Medizin. Lebensspuren. Marburg 2012.

Jones, Susan D.: Valuing Animals: Veterinarians and Their Patients in Modern America. Baltimore 2003.
- Death in a Small Package: a short History of Anthrax. Baltimore 2010.

K

Källstrand, Gustav: Medaljens framsida: Nobelpriset i pressen 1897-1911. Stockholm 2012.
Käser, Frank: Medizin nach deutschem Muster, in: Curt-Engelhorn-Stiftung für die Reiss-Engelhorn-Museen; Verband der Deutsch-Japanischen Gesellschaften (Hg.): Ferne Gefährten. 150 Jahre deutsch-japanische Beziehungen. Mannheim 2011, S. 113-117.
Kaufmann, Stefan H. E.: Basiswissen Immunologie. Berlin/Heidelberg 2014.
Keller, Urs: »Nur du und ich«: Schweizer Paare auf Hochzeitsreise, in: Schweizerisches Archiv für Volkskunde/Archives suisses des traditions populaires 1 (2007), S. 1-20.
Kiehl, Wolfgang (Hg.): RKI-Fachwörterbuch Infektionsschutz und Infektionsepidemiologie Fachwörter - Definitionen - Interpretationen. Berlin 2015.
King, Martina: Das Mikrobielle in der Literatur und Kultur der Moderne. Zur Wissensgeschichte eines ephemeren Gegenstands (1880-1930). Berlin 2021.
Kirsch, Frank-Peter: »Götter in deren Hand Donner und Blitz liegt.« Ausbildung und Forschung der Berliner Militärärzte von 1870 bis 1895. Diepholz/Stuttgart/Berlin 2010.
Kitasato, Ichiro: Shibasaburo Kitasato's Nature. [Tokio] 2017.
Kitasato Institute (Hg.): Collected Papers of Shibasaburo Kitasato. Tokio 1977.
Klee, Ernst: Das Personenlexikon zum Dritten Reich. Wer war was vor und nach 1945. Frankfurt a. M. [2]2005.
Klein, Christian (Hg.): Handbuch Biographie. Methoden, Traditionen, Theorien. Stuttgart/Weimar 2009.
- Handbuch Biographie - einleitende Überlegungen, in: ders. (Hg.): Handbuch Biographie, S. XII-XV.
Klein, Christian; Werner, Lukas: Biographische Erzählungen in audio-visuellen Medien. Spielfilm, in: Klein (Hg.): Handbuch Biographie, S. 154-164.
Kleinschmidt, Christian (Hg.): Seuchenbekämpfung, Wissenschaft und Unternehmensstrategien. Die Behringwerke und die Philipps-Universität im 20. Jahrhundert. Darmstadt/Marburg 2021.
Klöppel, Ulrike: Enacting Cultural Boundaries in French and German Diphtheria Serum Research, in: Science in Context 21/2 (2008), S. 161-180.
Knab, Doris: Das Annolied. Probleme seiner literarischen Einordnung. Tübingen 1962.
Knorr-Cetina, Karin: Das naturwissenschaftliche Labor als Ort der »Verdichtung« von Gesellschaft, in: Zeitschrift für Soziologie 17/2 (1988), S. 85-101.
- Laborstudien. Der kulturhistorische Ansatz in der Wissenschaftsforschung, in: Renate Martinsen (Hg.): Das Auge der Wissenschaft. Zur Emergenz von Realität. Baden-Baden 1995, S. 101-135.
- Die Fabrikation von Erkenntnis. Zur Anthropologie der Wissenschaft. Erweit. Neuaufl. Frankfurt a. M. 2002.
- Wissenskulturen. Ein Vergleich naturwissenschaftlicher Wissensformen. Frankfurt a. M. 2002.
Knust, Christine; Groß, Dominik: Blut. Die Kraft des ganz besonderen Saftes in Medizin, Literatur, Geschichte und Kultur. Eine thematische Einführung, in: dies. (Hg.): Blut. Die Kraft des ganz besonderen Saftes in Medizin, Literatur, Geschichte und Kultur, Kassel 2010, S. 7-13.

Knust, Christine: Von Armsündertüchlein und Liebestränken, in: Knust; Groß (Hg.): Blut, S. 209-228.

Kocka, Jürgen: Bürgertum im 19. Jahrhundert. Bd. 2: Wirtschaftsbürger und Bildungsbürger. Göttingen 1995.

Kreuder-Sonnen, Katharina: Wie man Mikroben auf Reisen schickt: Zirkulierendes bakteriologisches Wissen und die polnische Medizin 1885-1939. Tübingen 2018.

L

Labisch, Alfons: Homo Hygienicus. Gesundheit und Medizin in der Neuzeit. Frankfurt a. M./ New York 1992.

Lagerkvist, Ulf: Pioneers of Microbiology and the Nobel Prize. River Edge 2003.

Lang, Ursula: Salicylsäure und ihr Debüt als Antiseptikum und Konservierungsmittel, in: Geschichte der Pharmazie 2/3 (2016), S. 24-36.

Lang, Ursula; Anagnostou, Sabine: Combating rotting flesh and putrid smells: the history of antisepsis from antiquity to the nineteenth century, in: Pharmaceutical Historian 48 (2018), S. 1-11.

Langenberg, Julia: Pferde, Banken, Schweinepest: Die Geschichte der Behringwerke in Marburg 1918-1929. Darmstadt/Marburg 2023.

Latour, Bruno: Science in Action. How to follow Scientists and Engineers through Society. Milton Keynes 1987.

– Eine neue Soziologie für eine neue Gesellschaft. Einführung in die Akteur-Netzwerk-Theorie. Frankfurt a. M. 2007.

Latour, Bruno; Woolgar, Steve: Laboratory Life. The Construction of Scientific Facts. Princeton ²1986.

Lauer, Günter: Kinder- und Jugendjahre am Rande der Marburger Altstadt 1938-1948. Privatdruck [ca. 2015].

Legout, Sandra: The »Annales de l'Institut Pasteur«, 1887-2007: a glimpse into history, in: Research in Microbiology 159 (2008), S. 23-26.

Leuzinger-Bohleber, Marianne; Emde, Robert N.; Pfeiffer, Rolf (Hg.): Embodiment. Ein innovatives Konzept für Entwicklungsforschung und Psychoanalyse. Göttingen 2013.

Liljestrand, Göran: The Prize in Physiology or Medicine, in: H. Schück et al. (Hg.): Nobel, The Man and His Prize. Amsterdam/London/New York ²1962, S. 131-343.

Limper, Verena: Of Human Cows and Baby Monkeys: Human-Animal Relations in Infant Feeding Discourses and Practices, Germany 1870s to 1970s, in: Jörg Vögele, Timo Heimerdinger (Hg.): Infant Feeding and Nutrition during the Nineteenth and Twentieth Centuries – Perceptions and Dynamics. Göttingen 2020, S. 85-114.

– Flaschenkinder. Säuglingsernährung und Familienbeziehungen in Deutschland und Schweden im 20. Jahrhundert. Wien/Köln/Weimar 2021.

Linton, Derek S.: Emil von Behring. Infectious Disease, Immunology, Serum Therapy. Philadelphia 2005.

Locher, Wolfgang G.: Die Anfänge der Chirurgischen Privatheilanstalt des Dr. Albert Krecke in München 1890 bis 1914. München/Gräflingen 1984.

– Kuranstalt Neuwittelsbach, Klinik für Innere Krankheiten (um 1933), in: Münchner ärztliche Anzeigen 18 (2006), S. 5.

– (unter Mitarb. v. Ilona Zubrod u. Hans-Joachim Hecker): Max von Pettenkofer: Pionier der wissenschaftlichen Hygiene. Regensburg 2018.

Luttenberger, Franz: Excellence and Chance: The Nobel Prize Case of E. von Behring and É. Roux, in: History and Philosophy of the Life Sciences 18 (1996), S. 225-239.

M

Marburger Arbeitsstelle für Dokumentation (Hg.): Die Stadt Marburg. Gesamtdokumentation. II. Bürgerhäuser der Altstadt: Katalog. Studien zur baulichen Entwicklung Marburgs im 19. Jahrhundert. Marburg 1981.

Martini, Mariano; Besozzi, Giorgio; Barberis, Ilaria: The never-ending story of the fight against tuberculosis: from Koch's bacillus to global control programs, in: Journal of Preventive Medicine and Hygiene 59 (2018), E241-E247.

Mauss, Marcel: Die Gabe. Form und Funktion des Austauschs in archaischen Gesellschaften. Frankfurt a. M. 1990.

Medick, Hans: Mikro-Historie, in: Winfried Schulze (Hg.): Sozialgeschichte, Alltagsgeschichte, Mikro-Historie. Eine Diskussion. Göttingen 1994, S. 40-53.

Mehl, Heinrich: Altes Handwerk in Schleswig-Holstein: Werkzeug und Arbeitsformen im Wandel. Heide 1999.

Meinel, Christoph; Scholz, Hartmut (Hg.): Die Allianz von Wissenschaft und Industrie. August Wilhelm Hofmann (1818-1892). Zeit, Werk, Wirkung. Weinheim 1992.

Meinel, Christoph: August Wilhelm Hofmann – »Regierender Oberchemiker«, in: Meinel; Scholz (Hg.): Die Allianz von Wissenschaft und Industrie, S. 27-64.

Meneghello, Laura: Jacob Moleschott. A Transnational Biography. Bielefeld 2017.

Mertens, Lothar: Bildungsprivileg und Militärdienst im Kaiserreich. Die gesellschaftliche Bedeutung des Einjährig-Freiwilligen Militärdienstes für das deutsche Bildungsbürgertum, in: Bildung und Erziehung, 43 (1990), S. 217-228.

Merton, Robert K.: The Matthew Effect in Science: The reward and communication systems are considered, in: Science 159 (1968), S. 56-63.

Mollaret, Henri H.; Brossollet, Jacqueline: Alexandre Yersin: der Mann, der die Pest besiegte. Zürich 1987.

Münch, Ragnhild: Robert Koch und sein Nachlaß in Berlin. Berlin/New York 2003.

N

Nachtigal, Reinhard: Hygienemaßnahmen und Seuchenbekämpfung als Probleme der russischen Staatsverwaltung 1914 bis 1917: Prinz Alexander von Oldenburg und die Kriegsgefangenen der Mittelmächte, in: Medizinhistorisches Journal 39 (2004), S. 135-163.

– Die Entstehung eines staatlichen Gesundheitswesens in Russland 1890-1918 vor dem Hintergrund der Seuchenproblematik, in: Alfred Eisfeld, Guido Hausmann, Dietmar Neutatz (Hg.): Hungersnöte in Russland und in der Sowjetunion 1891-1947. Regionale, ethnische und konfessionelle Aspekte. Essen 2017, S. 297-329.

Niemann, Hans-Werner: Das Bild des industriellen Unternehmers in deutschen Romanen der Jahre 1890-1945. Berlin 1982.

O

O'Connor, Walter John (Hg.): British Physiologists 1885-1914. A Biographical Dictionary. Manchester 1991.

Oedingen, Christina; Stärk, Joseph: First Cure for Diphtheria by Antitoxin as early as 1891, in: Annals of Science 54 (1997), S. 607-610.

Oehler-Klein, Sigrid (Hg.): Die Medizinische Fakultät der Universität Gießen im Nationalsozialismus und in der Nachkriegszeit: Personen und Institutionen, Umbrüche und Kontinuitäten. Stuttgart 2007.

Orland, Barbara: Handeln in Zeiten der Ungewissheit. Tuberkulose, Milch und Tierseuchenbekämpfung im 19. und 20. Jahrhundert, in: Internationaler Arbeitskreis für Kulturforschung des Essens. Mitteilungen 8 (2001), S. 13-24.

– Cow's Milk and Human Disease. Bovine Tuberculosis and the Difficulties involved in Combating Animal Diseases, in: Food and History 1 (2003), S. 179-202.

Ortel, Siegfried: Die Errichtung der Hygiene und Mikrobiologie an der Martin-Luther-Universität Halle-Wittenberg. Festrede aus Anlaß der 75. Wiederkehr des Jahres der Errichtung des Hygiene-Lehrstuhls an der Martin-Luther-Universität Halle-Wittenberg am 26. April 1965. Halle 1965.

Otte, Andreas; Wink, Konrad (Hg.): Kerners Krankheiten grosser Musiker (Neubearb.). Stuttgart ^{6}2008.

P

Pagenstecher, Cord: Private Fotoalben als historische Quelle, in: Zeithistorische Forschungen /Studies in Contemporary History 6 (2009), S. 449-463.

Pankejeff, Sergei Konstantinovitch: Die Erinnerungen des Wolfsmannes, in: Gardiner (Hg.): Der Wolfsmann vom Wolfsmann, S. 17-165.

Pfeiffer, Ingrid; Hollein, Max (Hg.): Esprit Montmartre. Die Bohème in Paris um 1900 (Ausstellungskatalog). Köln/München 2014.

Polanyi, Michael: The Tacit Dimension. With a new Foreword by Amartya Sen. Chicago 2011.

Prüll, Cay-Rüdiger: Part of a Scientific Master Plan? Paul Ehrlich and the Origins of the Receptor Concept, in: Medical History 47 (2003), S. 332-356.

Prüser, Friedrich: Freudenberg, Ernst Walther Herbert, in: Wilhelm Lührs et al. (Bearb.): Bremische Biographie 1912-1962. Bremen 1969, S. 163 f.

R

Rebenich, Stefan; Franke, Gisa (Hg.): Theodor Mommsen und Friedrich Althoff, Briefwechsel 1882-1903. München 2012.

Reckwitz, Andreas: Latours Plädoyer für eine post-strukturalistische Heuristik des Sozialen, in: Soziologische Revue 31 (2008), S. 337-343.

Reißenweber, Heidrun: Japanische Medizin, in: Werner E. Gerabek et al. (Hg.): Enzyklopädie Medizingeschichte. Berlin 2005, S. 688-694.

Rheinberger, Hans-Jörg; Hagner, Michael; Wahrig-Schmidt, Bettina (Hg.): Räume des Wissens. Repräsentation, Spur, Codierung. Berlin 1997.

Rheinberger, Hans-Jörg: Experimentalsysteme und epistemische Dinge. Frankfurt a. M. 2006.

Richter, Thomas: Pharmakopöen, in: Gerabek et al. (Hg.): Enzyklopädie Medizingeschichte, S. 1149 f.

Roelcke, Volker: ›Zivilisationsschäden am Menschen‹ und ihre Behandlung: Das Projekt einer ›seelischen Gesundheitsführung‹ im Nationalsozialismus, in: Medizinhistorisches Journal 31 (1996), S. 3-48.

– Auf der Suche nach der Politik in der Wissensproduktion: Plädoyer für eine historisch-politische Epistemologie, in: Berichte zur Wissenschaftsgeschichte 33 (2010), S. 176-192.

– Repräsentation – Reduktion – Standardisierung. Zur Formierung des ›Tiermodells‹ menschlicher Krankheit in der experimentellen Medizin des 19. Jahrhunderts, in: Borgards; Pethes (Hg.): Tier – Experiment – Literatur, S. 15-36.

Rosenberg, H.: Obituary Prof. Max Cremer, in: Nature 136 (1935), S. 172 f.

Rumpf-Lehmann, Barbara: Pfeilgift aus Afrika als Herzmittel, in: Irmtraut Sahmland, Kornelia Grundmann (Hg.): Tote Objekte – lebendige Geschichte. Exponate aus den Sammlungen der Philipps-Universität Marburg. Petersberg 2014, S. 206-220.

Runge, Anita: Wissenschaftliche Biographik in: Klein (Hg.): Handbuch Biographie, S. 113-121.

Runge, Erika: Bottroper Protokolle. Mit einem Vorwort von Martin Walser. Frankfurt a. M. 1968.

– Frauen. Versuche zur Emanzipation. Frankfurt a. M. 1970.

Rupke, Nicolaas A.: Alexander von Humboldt. A Metabiography. London/Chicago 2008.

Russ, Sigrid: Kulturdenkmäler in Hessen Wiesbaden, 2. Die Villengebiete. Hg. vom Landesamt für Denkmalpflege. Stuttgart [2]1996, S. 345-357.

Russell, Colin A.: August Wilhelm Hofmann – Cosmopolitan Chemist, in: Meinel; Scholz (Hg.): Die Allianz von Wissenschaft und Industrie, S. 65-75.

S

Schadewaldt, Hans: Die Anfänge der Immunologie. Emil Behrings Serumtherapie, in: Heinz Schott (Hg.): Meilensteine der Medizin. Dortmund 1996, S. 375-380.

Schäfer, Lothar; Schnelle, Thomas: Ludwik Flecks Begründung der soziologischen Betrachtungsweise in der Wissenschaftstheorie, in: Fleck: Entstehung und Entwicklung einer wissenschaftlichen Tatsache, S. XXXIX-XLII.

Schäfer, Thomas: Gustav Adolf von Lauer (1808-1889): Reformer des Preussisch-Deutschen Militär-Sanitätswesens. Diss. Marburg 1988.

Schleiermacher, Sabine: Der Hygieniker Heinz Zeiss und sein Konzept der ›Geomedizin des Ostraums [sic]‹, in: Rüdiger vom Bruch, Christoph Jahr, Rebecca Schaarschmidt (Hg.): Die Berliner Universität in der NS-Zeit: Fachbereiche und Fakultäten. Stuttgart 2005, S. 17-34.

Schlich, Thomas: Wichtiger als der Gegenstand selbst – Die Bedeutung des fotografischen Bildes in der Begründung der bakteriologischen Krankheitsauffassung durch Robert Koch, in: Martin Dinges, Thomas Schlich (Hg.): Neue Wege in der Seuchengeschichte. Stuttgart 1995, S. 143-174.

– Ein Symbol medizinischer Fortschrittshoffnung. Robert Koch entdeckt den Erreger der Tuberkulose, in: Schott (Hg.): Meilensteine der Medizin, S. 368-374.

– Repräsentationen von Krankheitserregern. Wie Robert Koch Bakterien als Krankheitserreger dargestellt hat, in: Rheinberger; Hagner; Wahrig-Schmidt (Hg.): Räume des Wissens, S. 165-190.

– Wissenschaft. Die Herstellung wissenschaftlicher Fakten als Thema der Geschichtsforschung, in: Norbert Paul, Thomas Schlich (Hg.): Medizingeschichte: Aufgaben, Probleme, Perspektiven. Frankfurt a. M. 1998, S. 107-129.

Schlünder, Martina; Reiß, Christian; Hüntelmann, Axel C.; Bauer, Susanne: Cakes and Candies – Zur Geschichte der Ernährung von Versuchstieren, in: Berichte zur Wissenschaftsgeschichte 35 (2012), S. 275-285.

Schmidgen, Henning: Bruno Latour zur Einführung. Hamburg 2010.

Schmiz, Karl: Carl Binz. Akademische Reden, Heft 13. Bonn 1932.

Schmuck, Thomas: Il'ja Il'ič Mečnikov – Denkwege zwischen Philosophie und Medizin, in: Heiner Kaden, Ortrud Riha (Hg.): Studien zu Carl Julius Fritzsche (1808-1871) und Il'ja Il'ič Mečnikov (1845-1916). Aachen 2008, S. 91-170.

Schneede, Uwe M.: Edvard Munch. Das kranke Kind. Arbeit an der Erinnerung. Frankfurt a. M. 1984.

Scholz, Hartmut: Friedrich Althoffs Einfluß auf die Entwicklung der Chemie in Deutschland, in: vom Brocke (Hg.): Wissenschaftsgeschichte und Wissenschaftspolitik im Industriezeitalter, S. 337-354.

Schott, Heinz: Heilkräfte aus der Maschine – Elektrische und magnetische Kuren im 18. Jahrhundert, in: Gesnerus 44 (1987), S. 55-66.

Schroeder, Kurt: Veterinärmedizin in Berlin 1790-1965. Geschichte, Lehre und Forschung heute; der Tierarzt im Sozialismus. Berlin 1965.

Schuchard, Jutta: Carl Schäfer 1844-1908. Leben und Werk des Architekten der Neugotik. München 1979.

Schütt, Hans-Werner: Der Zustand der Chemie in Preußen und die chemischen Laboratorien von August Wilhelm Hofmann, in: Meinel; Scholz (Hg.): Die Allianz von Wissenschaft und Industrie, S. 133-140.

Schütt, Reinhold: Das Wasserwerk Wehrda 1893-1993. Zur Geschichte der Wasserversorgung in der Stadt Marburg in neuerer Zeit. Marburg 1993.

Schulte, Erika: Der Anteil Erich Wernickes an der Entwicklung des Diphtherieantitoxins. Eine medizinhistorische Untersuchung zur Entwicklung der Serumtherapie. Diss. med. Berlin 2001.

Schulz, P.: 200 Jahre W. A. Fritze & Co.: Chronik eines Familienunternehmens 1796-1996. Bremen 1996.

Schulze-Rath, Renate: Hans Much (1880-1932). Bakteriologe und Schriftsteller. Diss. med. Mainz 1993.

Schutte, Christoph: Die Königliche Akademie in Posen (1903-1919) und andere kulturelle Einrichtungen im Rahmen der Politik zur »Hebung des Deutschtums«. Marburg 2008.

Schwartze, Dieter: Emil (v.) Behrings Drang zu akademischer Karriere und die Schattenseiten eines Genies, in: Ärzteblatt Sachsen-Anhalt 11 (2020), S. 56-58.

Schwedt, Georg: Staatl. Fachingen. Seit 275 Jahren: Berichte aus drei Jahrhunderten. Norderstedt 2017.

Schweiger, Hannes: ›Biographiewürdigkeit‹, in: Klein (Hg.): Handbuch Biographie, S. 32-36.

Sebald, W. G.: Die Ausgewanderten. Vier lange Erzählungen. Frankfurt a. M. 1997.

»Sei sauber …!« Eine Geschichte der Hygiene und öffentlichen Gesundheitsfürsorge in Europa. Ausstellungskatalog Musée d'Histoire de la Ville de Luxembourg. Köln 2004.

Shapin, Steven; Schaffer, Simon: Leviathan and the Air-Pump: Hobbes, Boyle, and the Experimental Life. Princeton 1985.

Shipman, Pat: Femme Fatale: Love, Lies and the Unknown Life of Mata Hari. London 2007.

Sigerist, Henry E.: Große Ärzte. Eine Geschichte der Heilkunde in Lebensbildern. München 1932.

Silverstein, Arthur M.: A History of Immunology. Amsterdam ²2009.

Simon, Jonathan: Emil Behring's Medical Culture: From Disinfection to Serotherapy, in: Medical History 51/2 (2007), S. 201-218.

– Quality Control and the Politics of Serum Production in France, in: Gradmann; Simon (Hg.): Evaluating and Standardizing Therapeutic Agents, S. 89-104.

Simon, Jonathan; Hüntelmann, Axel C.: Two Models for Production and Regulation. The Diphtheria Serum in Germany and France, in: Viviane Quirke, Judy Slinn (Hg.): Perspectives on Twentieth Century Pharmaceuticals. Frankfurt a. M. 2007, S. 1-25.

Simonet, Michel Louis: Monsieur Roux, un bienfaiteur de l'humanité, in: Revue de Biologie Médicale, Feuillets de Biologie 345 (2018), S. 51-60.

Söderqvist, Thomas: Science as Autobiography. The Troubled Life of Niels Jerne. New Haven/ London 2003.
- Wissenschaftsgeschichte à la Plutarch. Biographie über Wissenschaftler als tugendethische Gattung, in: Hans Erich Bödeker (Hg.): Biographie schreiben. Göttingen 2003, S. 285-326.
Speidel, Hubert; Strauß, Bernhard (Hg.): Zukunftsaufgaben der psychosomatischen Medizin. Heidelberg 1989.
Spörri, Myriam: Reines und gemischtes Blut: Zur Kulturgeschichte der Blutgruppenforschung, 1900-1933. Bielefeld 2013.
Staehr, Christian: Dr. Paul Börner, Gründer der Deutschen Medizinischen Wochenschrift, in: DMW 124 (38) (1999), S. 1119 f.
Steger, Florian; Schochow, Maximilian: Medizin in Halle - ein medizinhistorischer Stadtführer. Halle 2013.
Steinberg, Holger: »Auch die Electricität leistet keine Wunder!« Die vergessenen Beiträge deutscher Psychiater um 1880 zur Therapie von Depressionen und Psychosen, in: Der Nervenarzt 7 (2014), S. 872-886.
Steinkamp, Maike; Redenbach, Bruno (Hg.): Mittelalterbilder im Nationalsozialismus. Berlin 2013.
Stierle, Karlheinz: Der Mythos von Paris. Zeichen und Bewusstsein der Stadt. München/Wien 1993.
Stiftung Topographie des Terrors, Ulrich Prehn et al.: »Überall Luthers Worte ...«: Martin Luther im Nationalsozialismus. Berlin 2017.
Strohschneider, Peter: Faszinationskraft der Dinge. Über Sammlung, Forschung und Universität, in: Denkströme. Journal der Sächsischen Akademie der Wissenschaften 8 (2012), S. 9-26.
Symons, Alphonse J. A.: The Quest for Corvo. An Experiment in Biography. London 1934.
- The Quest for Corvo. With an introduction by Julian Symons. East Lansing 1955.
Szöllösi-Janze, Margit: Fritz Haber (1868-1934). Eine Biographie. München ²2015.

T

Tenorth, Heinz-Elmar: Lehrerberuf und Lehrerbildung, in: Jeismann; Lundgreen (Hg.): Handbuch der deutschen Bildungsgeschichte, Bd. 3: 1800-1870, S. 250-270.
Tenorth, Heinz-Elmar; McClelland, Charles E. (Hg.): Geschichte der Universität Unter den Linden. Bd. 1: Gründung und Blütezeit der Universität zu Berlin 1810-1918. Berlin 2013.
The Life and Achievement of Shibasaburo Kitasato, in: Kitasato Institute (Hg.): Collected Papers of Shibasaburo Kitasato. Tokio 1977, S. 451-456.
Thießen, Malte: Praktiken der Vorsorge als Ordnung des Sozialen: Zum Verhältnis von Impfungen und Gesellschaftskonzepten im »langen 20. Jahrhundert«, in: Sylvelyn Hähner-Rombach (Hg.): Geschichte der Prävention. Akteure, Praktiken, Instrumente. Stuttgart 2015, S. 203-227.
Thomsen, Oluf: Thorvald Madsen, in: Dansk Biografisk Leksikon, Bd. 15. Kopenhagen ²1938, S. 179-185.
Throm, Carola: Das Diphtherieserum. Ein neues Therapieprinzip, seine Entwicklung und Markteinführung. Stuttgart 1995.
Titze, Hartmut: Lehrerbildung und Professionalisierung, in: Christa Berg (Hg.): Handbuch der deutschen Bildungsgeschichte, Bd. 4: 1870-1918. Von der Reichsgründung bis zum Ende des Ersten Weltkriegs. München 1991, S. 345-370.

U

Umbach, Kai: Der Grundbesitz Emil von Behrings in den Gemeindebezirken Marbach und Marburg nach Angaben des Liegenschaftsbuchs der Grundsteuerverwaltung, in: Schaal (Hg.): Von mittelalterlichen Klöstern zu modernen Institutsgebäuden, S. 206-217.

V

Vögele, Jörg: Sozialgeschichte städtischer Gesundheitsverhältnisse während der Urbanisierung. Berlin 2001.

Vogt, Stefan: Das Krankenhaus Neuwittelsbach, in: Neuhauser Werkstatt-Nachrichten. Historische Zeitschrift für Neuhausen, Nymphenburg und Gern 8 (2002), S. 25.

vom Brocke, Bernhard, *siehe* Brocke, Bernhard vom.

vom Bruch, Rüdiger, *siehe* Bruch, Rüdiger vom.

von Engelhardt, Alexander, *siehe* Engelhardt, Alexander von.

Vosskamp, Wilhelm: Die Gegenstände der Literaturwissenschaft und ihre Einbindung in die Kulturwissenschaften, in: Jahrbuch der deutschen Schillergesellschaft 42 (1998), S. 503-507.

W

Weindling, Paul Julian: Heinrich Zeiss, Hygiene and the Holocaust, in: Dorothy Porter, Roy Porter (Hg.): Doctors, Politics, and Society: Historical Essays. Amsterdam 1993, S. 174-187.

– Epidemics and Genocide in Eastern Europe, 1890-1945. Oxford 2000.

Weingart, Peter: Neue Formen der Wissensproduktion: Fakt, Fiction und Mode. TA-Nachrichten, 8. Jg. (1999), S. 48-57.

– Wissenschaftssoziologie. Bielefeld 2003.

Weinig, Kirsten: Arsen und Spitzenforschung. Paul Ehrlich und die Anfänge einer neuen Medizin. Ausstellungskatalog. Berlin 2015.

Wendehorst, Stephan: Eine jüdische Geschichte der Universität Leipzig: Konzeption, Umsetzung und Perspektiven, in: ders. (Hg.): Bausteine einer jüdischen Geschichte der Universität Leipzig. Leipzig 2006, S. 11-37.

Werther, Thomas: Fleckfieberforschung im Deutschen Reich 1914-1945. Untersuchungen zur Beziehung zwischen Wissenschaft, Industrie und Politik unter besonderer Berücksichtigung der I. G. Farben. Diss. phil. Marburg 2004.

Westerwelle, Karin: Baudelaire und Paris. Flüchtige Gegenwart und Phantasmagorie. Paderborn 2020.

Wettstein, Margrit: Alfred Nobel und die Idee hinter dem Nobelpreis, in: Hansson; Halling (Red.): It's Dynamite!, S. 9-15.

Wilmanns, Juliane C.; Engelhardt, Dietrich von; Hohendorf, Gerrit (Hg.): Im Kampf gegen die Cholera. Der jüdische Arzt Martin Hahn (1865-1934) als Forschungsreisender in Russland. Münster/Berlin/Wien/London 2012.

Wimmer, Wolfgang: »Wir haben fast immer was Neues«. Gesundheitswesen und Innovation der Pharma-Industrie in Deutschland 1880-1935. Berlin 1994.

Winau, Rolf: Medizin in Berlin. Berlin/New York 1987.

Winkler, Heinrich August: Der lange Weg nach Westen. Bd. 1: Deutsche Geschichte vom Ende des Alten Reiches bis zum Untergang der Weimarer Republik. München [5]2002.

Wittner, David G.; Brown, Philip C. (Hg.): Science, Technology, and Medicine in the Modern Japanese Empire. Abingdon/New York 2016.

Wolff, Claudia: Georg Gaffky (1850-1918). Erster Vertreter der Hygiene in Gießen von 1888 bis 1905. Gießen 1992.

Z

Zimmermann, Christian von; Zimmermann, Nina von (Hg.): Frauenbiographik. Lebensbeschreibungen und Portraits. Tübingen 2005.

Zirnstein, Gottfried: Friedrich Althoffs Wirken für die Biologie in der Zeit des Umbruchs der biologischen Disziplinen in Deutschland, der Erneuerung ihrer Forschung und Lehre an den Universitäten und des Rufes nach außeruniversitären Forschungsstätten, 1882 bis 1908, in: vom Brocke (Hg.): Wissenschaftsgeschichte und Wissenschaftspolitik im Industriezeitalter, S 355-373.

Zymner, Rüdiger: Biographie als Gattung?, in: Klein (Hg.): Handbuch Biographie, S. 7-11.

5. Internetquellen

5.1. Dissertationen (online)

Bopp, Clemens: Alfred Schönwerth (1865-1941). Ein Münchner Chirurg in der Nachfolge von Johann Nepomuk von Nußbaum. Die Entwicklung der Kriegschirurgie von 1866-1914 anhand einer Gegenüberstellung der kriegschirurgischen Schriften. Diss. med. TU München 2005. https://mediatum.ub.tum.de/doc/602613/602613.pdf. WEB 6.5.2019.

Dupke, Susann: Untersuchung der Virulenz *Bacillus anthracis*-ähnlicher Isolate aus West- und Zentralafrika. Diss. rer. nat. Berlin 2011. https://refubium.fu-berlin.de/bitstream/handle/fub188/1414/Dissertation_final_31.8.11.pdf?sequence=1 WEB 30.3.2023.

Meyer, Nadine Yvonne: Das Hygieneinstitut der Ludwig-Maximilians-Universität München unter Max von Pettenkofer als internationale Ausbildungs- und Forschungsstätte. Diss. med. München 2016. https://edoc.ub.uni-muenchen.de/19077/1/Meyer_Nadine.pdf. WEB 4.11.2021.

Rademacher, Michael: Deutsche Verwaltungsgeschichte von der Reichseinigung 1871 bis zur Wiedervereinigung 1990. pos_posen.html. Online-Material zur Dissertation. Osnabrück 2006. WEB 3.4.2019.

Raschke, Gregor: Die Choleratheorie Max von Pettenkofers im Kreuzfeuer der Kritik – Die Choleradiskussion und ihre Teilnehmer. Diss. med. TU München 2007. https://d-nb.info/988150298/34. WEB 22.6.2020.

Sosath, Jan: Die geschichtliche Entwicklung der Perkutanen Dilatativen Tracheotomieverfahren im historischen Kontext. Diss. med. Greifswald 2007. https://epub.ub.uni-greifswald.de/frontdoor/deliver/index/docId/336/file/Diss_Sosath_Jan.pdf. WEB 26.5.2020.

5.2. Sonstige Bücher und Artikel online

Adam-Mickiewicz-Universität Posen: https://de.wikipedia.org/wiki/Adam-Mickiewicz-Universität_Posen. WEB 24.1.2022.

Allers, Christian Wilhelm: Backschisch. Erinnerungen an die Reise der Augusta Victoria in den Orient [1892]. Online-Ausg. Historische Drucke digital. https://digital.staatsbibliothek-berlin.de/werkansicht?PPN=PPN818226110&PHYSID=PHYS_0007&DMDID. WEB 10.2.2023.

Bayerische Staatsbibliothek München: Anton Dohrn und die Zoologische Station in Neapel. Dokumente aus dem Nachlass des Zoologen. Virtuelle Ausstellung. https://www.bsb-muenchen.de/einblicke/anton-dohrn-und-die-zoologische-station-in-neapel-dokumente-aus-dem-nachlass-des-zoologen/. WEB 19.5.2022.

Eckart, Wolfgang U.: Nach bestem Vermögen tatkräftige Hilfe leisten, in: Uni-Spiegel der Universität Heidelberg 3 (1999) https://www.uni-heidelberg.de/presse/ruca/ruca99_3/eckart.html. WEB 6.12.2013.

Erzherzog-Friedrichsche-Zentralmolkerei Wien: https://brand-history.com/erzherzog-friedrichsche-zentral-molkerei-wien. WEB 30.3.2022.

Exner, Martin: Die Entdeckung der Cholera-Ätiologie durch Robert Koch 1883/84. https://www.yumpu.com/de/document/read/19698280/die-entdeckung-der-cholera-atiologie-durch-robert-koch-1883-84. WEB 30.3.2023.

Glyn Garth und die Familie Schwabe. Aus: Reise in die Vergangenheit. Wales in historischen Reiseberichten. http://footsteps.bangor.ac.uk/de/location/glyn-garth. WEB 18.5.2020.

Grundmann, Kornelia: Der Blaue Heinrich – ein Taschenspucknapf für Tuberkulöse. https://www.uni-marburg.de/de/fb20/bereiche/methoden-gesundheit/evbb/weiteres/objekt-des-monats_/archiv/odm-mai17.pdf. WEB 13.9.2022.

Institut eksperimentalnoy-mediciny Sankt Petersburg: https://de.erch2014.com/zdorove/118395-institut-eksperimentalnoy-mediciny-sankt-peterburg-opisanie-otzyvy.html. WEB 30.11.2021.

Institut Pasteur, Geschichte: https://www.pasteur.fr/fr/institut-pasteur/notre-histoire. WEB 30.6.2021.

Kaufmann, Stefan H.E.: Remembering Emil von Behring: from Tetanus Treatment to Antibody Cooperation with Phagocytes, in: mBio 8/1 (2017): e00117-17. https://journals.asm.org/doi/10.1128/mBio.00117-17. WEB 1.2.2021.

– Vaccine Development Against Tuberculosis Over the Last 140 Years: Failure as Part of Success, in: Frontiers in Microbiolology, 6.10.2021 https://www.frontiersin.org/articles/10.3389/fmicb.2021.750124/full. WEB 28.4.2022.

Kludas, Arnold: Die deutschen Schnelldampfer. Bd. 2: Die »Augusta-Victoria«-Klasse – Anschluß an das Weltniveau, in: Deutsches Schiffahrtsarchiv 4 (1981), S. 93-108. https://nbn-resolving.org/urn:nbn:de:0168-ssoar-55873-1. WEB 14.12.2021.

Knoll, Michael: [Augenheilanstalt Wiesbaden]. https://www.wiesbaden.de/microsite/stadtlexikon/a-z/Augenheilanstalt.php. WEB 31.5.2021.

Kössler, Franz: Personenlexikon von Lehrern des 19. Jahrhunderts. Berufsbiographien aus Schul-Jahresberichten und Schulprogrammen 1825-1918 mit Veröffentlichungsverzeichnissen. Bd. 21: »Tabulski – Tzschentke«. Preprint, 18.12.2007. Universitätsbibliothek Gießen: Giessener Elektronische Bibliothek 2008. http://geb.uni-giessen.de/geb/volltexte/2008/6502. WEB 7.2.2019.

Lauer, Hans H.: Das Hygiene-Institut in Marburg – ein Rückblick auf hundert Jahre seiner Geschichte. Festvortrag zur Hundertjahrfeier des Hygiene-Instituts der Philipps Universität Marburg am 18.10.1985. https://www.uni-marburg.de/de/fb20/bereiche/ziei/medmikrobio/geschichte/geschichte-hygiene-institut-marburg.pdf. WEB 5.1.2022.

Lepach, Bernd: Mansvelt, Constant George van, in: ders.: Meiji-Portraits: http://meiji-portraits.de/meiji_portraits_m.html#20090527093411937_1_2_2_67_1. WEB 5.7.2021.

Optendrenk, Theo; van der Beek-Optendrenk, Greta: Samt und Seide. Zur Geschichte der Lobbericher Textilindustrie. Nettetal 2012 (Lobbericher Geschichte 1): http://www.lobberich.de/lobberich/geschichte(n)/heimatbuecher/74-193.htm. WEB 11.5.2020.

Peter, Peter: Lenin auf der Luxusinsel, in: Karenina. Petersburger Dialog online, 28/12/2020. https://www.karenina.de/russland/geschichte/revoluzzer-auf-der-luxusinsel-was-lenin-bei-den-caprifischern-lernte. WEB 21.3.2023.

Pitt, Dennis, Jean-Michel Aubin: Joseph Lister, father of modern surgery, in: Canadian Journal of Surgery 55 (2012), E9-E9. doi: 10.1503/cjs.007112. WEB 10.7.2019.

Reichsgesetzblatt: »Gesetz, betreffend den Verkehr mit Nahrungsmitteln, Genußmitteln und Gebrauchsgegenständen«. Reichsgesetzblatt Nr. 14 vom 22.5.1879. https://de.wikipedia.org/wiki/Nahrungsmittelgesetz. WEB 4.5.2022.

Retter, Hein: Zur Erinnerung an die preußische Polenpolitik vor 100 Jahren. Die »Königliche Akademie zu Posen« und Peter Petersen als Redakteur der »Ost-deutschen Korrespondenz für nationale Politik«. Konferenzpapier zur 10. Deutsch-Polnischen Erziehungswissenschaftlichen Konferenz der Universität Warszawa (Pädagogische Fakultät), in: Sklarska Porba [Schreiberhau], 27.9.2004-1.10.2004. (ResearchGate, Uploaded by Hein Retter, WEB 24.1.2022).

Robert-Koch-Institut: Ratgeber Tuberkulose: https://www.rki.de/DE/Content/Infekt/EpidBull/Merkblaetter/Ratgeber_Tuberkulose.html. WEB 25.2.2022.

Rose, Peter: Wohnungselend in Berlin während der Urbanisierung, in: sauseschritt.net. Geschichte(n) schreiben. https://sauseschritt.net/?p=590. WEB 8.7.2020.

Streubel, Christiane: Frauen der politischen Rechten in Kaiserreich und Republik. Ein Überblick und Forschungsbericht, in: H-Soz-Kult, 10.6.2003: https://www.hsozkult.de/publicationreview/id/reb-3523. WEB 18.10.2022.

Stürzbecher, Manfred: Mitentdecker des Diphtherie-Serums. Der Arzt Erich Wernicke (1859-1928), in: Berlinische Monatsschrift 5 (1999), S. 64-69. https://berlingeschichte.de/bms/bmstxt99/9905porb.htm. WEB 22.2.2021.

Verzeichniss der Vorlesungen, welche auf der Friedrich-Wilhelms-Universität zu Berlin im Sommer-Semester vom 29. April bis 15. August 1878 gehalten werden. Humboldt-Universität Berlin: https://www.digi-hub.de/viewer/image/DE-11-001721166/14/. WEB 29.7.2019.

Weber, Niklas: Das Schweigen der Passagiere. Wolfgang Schivelbuschs Geschichte der Eisenbahnreise neu gelesen. https://geschichtedergegenwart.ch/das-schweigen-der-passagiere-wolfgang-schivelbuschs-geschichte-der-eisenbahnreise-neu-gelesen/. WEB 22.11.2021.

Wonde, Beate: Der Bakteriologe im Kimono. Vor hundert Jahren besuchte Robert Koch Japan. https://beatewonde.de/exhibitions/robert-koch-in-japan-12-6-bis-21-11-2008-im-anschluss-mehrere-jahre-im-robert-koch-institut/. WEB 15.2.2021.

5.3. Adressbücher

Baden-Baden: Adressbuch der Stadt Baden-Baden 1900, Baden-Baden 1900: https://www.baden-baden.de/mam/files/kultur/stadtarchiv/adressbuecher/1900_adressbuch_baden_baden.pdf. WEB 26.2.2023.

Bonn: Adress-Buch der Stadt Bonn und der Gemeinde Poppelsdorf 1887: https://digitale-sammlungen.ulb.uni-bonn.de/periodical/titleinfo/1296923. WEB 14.10.2019.

Berlin: Berliner Adreßbuch für das Jahr 1887 unter Benutzung amtlicher Quellen, Berlin 1887. https://digital.zlb.de/viewer/image/34115512_1887/0/LOG_0003/. WEB 9.7.2023.

Berliner Adreß-Buch für das Jahr 1890. Red. M. Ludwig. Berlin [o.J.]. https://digital.zlb.de/viewer/image/34115512_1890/1/LOG_0003/. WEB 9.7.2023.

Berliner Adreß-Buch für das Jahr 1895. Unter Benutzung amtlicher Quellen hg. von W. und S. Loewenthal. 1. Bd., Berlin [o. J.] https://digital.zlb.de/viewer/image/34115512_1895/1/. WEB 19.5.2022.

Frankfurt a. M.: Adressbuch von Frankfurt a. M. mit Bockenheim, Bornheim, Oberrad und Niederrad. Häuser-Verzeichniss von Frankfurt a. M. Bockenheim, Bornheim, Sachsenhausen, Frankfurt a. M. 1897. sammlungen.ub.uni-frankfurt.de/periodika/periodical/titleinfo/8678869. WEB 9.7.2023.

Leipzig: Leipziger Adreß-Buch 1880 (= Hist.Sax.H. 1390-1880). https://digital.slub-dresden.de/werkansicht/dlf/92052/67. WEB 13.8.2019.

Posen: Adressbuch der Stadt Posen. 1886. Mit Plan der Stadt Posen. https://ia800902.us.archive.org/0/items/Posen/1886%20Adreßbuch%20der%20Stadt%20Posen.pdf. WEB 5.3.2023

5.4. Datenbanken

Behring-Nachlass digital: https://www.uni-marburg.de/de/fb20/bereiche/methoden-gesundheit/evbb/der-nachlass-emil-von-behrings/nachlassdatenbank.

Bremer Passagierlisten: http://www.passagierlisten.de/.

Catalogus professorum halensis: https://www.catalogus-professorum-halensis.de/.

Deutsche Biographie (ADB und NDB): https://www.deutsche-biographie.de/.

Die Maus, Gesellschaft für Familienforschung e. V. Bremen: https://die-maus-bremen.info/.

Frankfurter Personenlexikon (Onlineausgabe): https://frankfurter-personenlexikon.de/.

Hessische Biographie: https://www.lagis-hessen.de/de/subjects/index/sn/bio.

Kalliope Verbundkatalog: https://kalliope-verbund.info/index_800.html.

Nobelpreis: The Nobel Prize: https://data.nobelprize.org/.

– Nomination Archive: https://www.nobelprize.org/nomination/archive/.

– Nomination Database: https://www.nobelprize.org/prizes/medicine/.

Norsk biografisk leksikon: https://nbl.snl.no/.

Pagel, Jakob: Biographisches Lexikon hervorragender Ärzte des 19. Jahrhunderts. Berlin/ Wien 1901: http://www.zeno.org/Pagel-1901.

Paul-Ehrlich-Institut: Publikationen von Paul Ehrlich: https://www.pei.de/DE/institut/paul-ehrlich/publikationen-von-paul-ehrlich/publikationen-von-paul-ehrlich-node.html.

Robert-Koch-Museum (RKI), Berlin.https://www.rki.de/DE/Content/Institut/Geschichte/Robert_Koch.html.

Trove. National Library of Australia: https://trove.nla.gov.au/.

6. Verzeichnis der Abbildungen

Register

Das Register enthält die im Text und in den Anmerkungen genannten Personen mit ihren Lebensdaten, soweit diese zu ermitteln waren. Bei Bedarf wurde zur eindeutigen Identifizierung, insbesondere bei Namensgleichheit, eine Verwandtschafts- oder Berufsbezeichnung beigefügt. Eine Verwandtschaftsbezeichnung findet sich zudem bei den Angehörigen der Familien Behring, Bieber und Spinola. Aufgrund der großen Zahl der Nennungen ist Erich Wernicke im Register nicht erfasst. Finden sich Personen auf Abbildungen, ist die Seitenzahl kursiv gesetzt. Firmen, Institute und Forschungseinrichtungen wurden ebenfalls ins Register aufgenommen (kursiv), nicht jedoch Kliniken, wissenschaftliche und gemeinnützige Gesellschaften und Vereinigungen.

A

B

C

H

L

M

N

R

S

T

U

V

W

Y

Z